U0377117

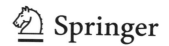

胰腺多学科教学集
——影像、外科和病理

Multidisciplinary Teaching Atlas of the Pancreas

Radiological, Surgical, and Pathological Correlations

原　著　[美]贾维尔·卡西利亚斯(Javier Casillas)

　　　　[美]乔·U.利维(Joe U. Levi)

　　　　[美]亚历山大·O.基洛兹(Alexander O. Quiroz)

　　　　[美]罗伯托·鲁伊兹−科德罗(Roberto Ruiz−Cordero)

　　　　[美]莫妮卡·T.加西亚−布伊特拉戈(Monica T. Garcia−Buitrago)

　　　　[美]丹尼·斯利曼(Danny Sleeman)

主　审　陆建平　郑建明

主　译　边　云　曹　凯　蒋　慧　刘艳芳

副主译　李　晶　刘　芳　方　旭　郑楷炼

译　者（按姓氏拼音排列）

　　　　白辰光　陈海虎　陈　铃　陈录广　陈士跃　陈　阳　程　超

　　　　邓露露　丁桂龄　高依莎　郭　猛　韩　换　黄筱奕　蒋英杰

　　　　孔凯文　李　骁　李芸芸　刘　日　刘星辰　刘雪霏　马　超

　　　　潘亚奇　钱煜平　邵成伟　盛　彧　史　张　孙　晨　塔　娜

　　　　王　金　王　莉　王馨蕊　许　兵　杨叶琳　尹　伟　张淋淋

　　　　张允硕　赵　娜

復旦大學出版社

图书在版编目（CIP）数据

胰腺多学科教学集：影像、外科和病理/（美）贾维尔·卡西利亚斯等主编；边云等主译.
—上海：复旦大学出版社，2020.12
书名原文：Multidisciplinary Teaching Atlas of the Pancreas: Radiological, Surgical, and Pathological Correlations
ISBN 978-7-309-13746-0

Ⅰ.①胰… Ⅱ.①贾… ②边… Ⅲ.①胰腺疾病-诊疗-教学研究 Ⅳ.①R576

中国版本图书馆 CIP 数据核字（2020）第 229642 号

Translation from the English language edition：
Multidisciplinary Teaching Atlas of the Pancreas
Radiological, Surgical, and Pathological Correlations
by Javier Casillas, Joe U. Levi, Alexander O. Quiroz, Roberto Ruiz-Cordero,
Monica T. Garcia-Buitrago and Danny Sleeman/ISBN: 978-3-662-46744-2
Copyright © Springer-Verlag Berlin Heidelberg 2016
This work is published by Springer Nature
The registered company is Springer-Verlag GmbH
All Rights Reserved

Chinese simplified translation rights 2020 by Fudan University Press Co., Ltd.
上海市版权局著作权合同登记号：图字 09-2017-587

胰腺多学科教学集：影像、外科和病理
［美］贾维尔·卡西利亚斯（Javier Casillas）
［美］乔·U.利维（Joe U. Levi）
［美］亚历山大·O.基洛兹（Alexander O. Quiroz）　　　　　　　　　　主编
［美］罗伯托·鲁伊兹-科德罗（Roberto Ruiz-Cordero）
［美］莫妮卡·T.加西亚-布伊特拉戈（Monica T. Garcia-Buitrago）
［美］丹尼·斯利曼（Danny Sleeman）
边　云　曹　凯　蒋　慧　刘艳芳　主译
责任编辑/贺　琦

复旦大学出版社有限公司出版发行
上海市国权路 579 号　邮编：200433
网址：fupnet@ fudanpress.com　　http://www.fudanpress.com
门市零售：86-21-65102580　　团体订购：86-21-65104505
外埠邮购：86-21-65642846　　出版部电话：86-21-65642845
上海丽佳制版印刷有限公司

开本 787×1092　1/16　印张 67.5　字数 1559 千
2020 年 12 月第 1 版第 1 次印刷

ISBN 978-7-309-13746-0/R·1694
定价：680.00 元

编 委 会

陆建平　　中国人民解放军海军军医大学第一附属医院放射诊断科
马　超　　中国人民解放军海军军医大学第一附属医院放射诊断科
潘亚奇　　中国人民解放军海军军医大学第一附属医院普外科
钱煜平　　中国人民解放军海军军医大学第一附属医院病理科
邵成伟　　中国人民解放军海军军医大学第一附属医院放射诊断科
盛　彧　　中国人民解放军第947医院放射诊断科
史　张　　中国人民解放军海军军医大学第一附属医院放射诊断科
孙　晨　　中国人民解放军海军军医大学第一附属医院病理科
塔　娜　　中国人民解放军海军军医大学第一附属医院病理科
王　金　　中国人民解放军海军军医大学第一附属医院病理科
王　莉　　中国人民解放军海军军医大学第一附属医院放射诊断科
王馨蕊　　中国人民解放军北部战区总医院放射诊断科
许　兵　　中国人民解放军海军军医大学第一附属医院放射诊断科
杨叶琳　　中国人民解放军海军军医大学第一附属医院病理科
尹　伟　　中国人民解放军海军军医大学第一附属医院放射诊断科
张淋淋　　中国人民解放军海军军医大学第一附属医院病理科
张允硕　　中国人民解放军海军军医大学第一附属医院病理科
赵　娜　　中国医学科学院阜外医院放射影像科
郑建明　　中国人民解放军海军军医大学第一附属医院病理科
郑楷炼　　中国人民解放军海军军医大学第一附属医院普外科

译　者（按姓氏拼音排列）

白辰光　　中国人民解放军海军军医大学第一附属医院病理科

边　云　　中国人民解放军海军军医大学第一附属医院放射诊断科

曹　凯　　中国人民解放军海军军医大学第一附属医院放射诊断科

陈海虎　　中国人民解放军海军军医大学第一附属医院介入科

陈　铃　　中国人民解放军海军军医大学第一附属医院肿瘤科

陈录广　　中国人民解放军海军军医大学第一附属医院放射诊断科

陈士跃　　中国人民解放军海军军医大学第一附属医院放射诊断科

陈　阳　　复旦大学附属肿瘤医院放射诊断科

程　超　　中国人民解放军海军军医大学第一附属医院核医学科

邓露露　　中国人民解放军海军军医大学第一附属医院病理科

丁桂龄　　中国人民解放军海军军医大学第一附属医院病理科

方　旭　　中国人民解放军海军军医大学第一附属医院放射诊断科

高依莎　　中国人民解放军海军军医大学第一附属医院病理科

郭　猛　　中国人民解放军海军军医大学免疫学教研室

韩　换　　中国人民解放军海军军医大学第一附属医院病理科

黄筱奕　　中国人民解放军海军军医大学第一附属医院病理科

蒋　慧　　中国人民解放军海军军医大学第一附属医院病理科

蒋英杰　　中国人民解放军海军军医大学第一附属医院病理科

孔凯文　　中国人民解放军海军军医大学第一附属医院病理科

李　晶　　中国人民解放军海军军医大学第一附属医院放射诊断科

李　骁　　中国人民解放军东部战区总医院放射诊断科

李芸芸　　中国人民解放军海军军医大学第一附属医院病理科

刘　芳　　中国人民解放军海军军医大学第一附属医院放射诊断科

刘　日　　中国科学院大学宁波华美医院放射科

刘星辰　　中国人民解放军海军军医大学第一附属医院病理科

刘雪霏　　中国人民解放军海军军医大学第一附属医院病理科

刘艳芳　　中国人民解放军海军军医大学第一附属医院病理科

陆建平　　中国人民解放军海军军医大学第一附属医院放射诊断科

马　超　　中国人民解放军海军军医大学第一附属医院放射诊断科

潘亚奇　　中国人民解放军海军军医大学第一附属医院普外科

钱煜平　　中国人民解放军海军军医大学第一附属医院病理科

邵成伟　　中国人民解放军海军军医大学第一附属医院放射诊断科

盛　彧　　中国人民解放军第947医院放射诊断科

史　张　　中国人民解放军海军军医大学第一附属医院放射诊断科

孙　晨　　中国人民解放军海军军医大学第一附属医院病理科

塔　娜　　中国人民解放军海军军医大学第一附属医院病理科

王　金　　中国人民解放军海军军医大学第一附属医院病理科

王　莉　　中国人民解放军海军军医大学第一附属医院放射诊断科

王馨蕊　　中国人民解放军北部战区总医院放射诊断科

许　兵　　中国人民解放军海军军医大学第一附属医院放射诊断科

杨叶琳　　中国人民解放军海军军医大学第一附属医院病理科

尹　伟　　中国人民解放军海军军医大学第一附属医院放射诊断科

张淋淋　　中国人民解放军海军军医大学第一附属医院病理科

张允硕　　中国人民解放军海军军医大学第一附属医院病理科

赵　娜　　中国医学科学院阜外医院放射影像科

郑建明　　中国人民解放军海军军医大学第一附属医院病理科

郑楷炼　　中国人民解放军海军军医大学第一附属医院普外科

序一

　　迈阿密大学米勒医学院杰克逊纪念医院放射科 Javier Casillas 教授、普外科 Joe U. Levi 教授、病理科 Roberto Ruiz-Cordero 教授等共同致力于胰腺疾病诊治，精诚合作，经过 25 余年的潜心研究和积累，完成 *Multidisciplinary Teaching Atlas of the Pancreas: Radiological, Surgical, and Pathological Correlations*（《胰腺多学科教学集——影像、外科和病理》）一书。本书集合胰腺影像、外科和病理等多学科知识，叙述全面、图文并茂、病例丰富、侧重临床。我有幸阅读了原著和全书译稿，受益匪浅。首先，本书充分表达了合作才能强大的精神，只有影像、外科、病理专家的长期合作，才能从多个学科深入阐述胰腺疾病的本质特征，呈献给读者实用而专业的著作。其次，本书撰写技巧高超，不仅图文并茂、要点突出，使读者容易记忆掌握；而且每章都有自测题，让读者带着问题深入学习，增加学习兴趣，提高学习效率。

　　本书由我院胰腺多学科团队中的青年医生翻译而成，他们不仅在胰腺疾病临床诊治中逐渐展露才华，而且基础知识扎实、视野宽广、文字水平高。译稿文笔流畅、通俗易懂，准确反映了原著的精髓。

　　我深信本书的出版一定有助于我国胰腺疾病诊治水平的提高，受益于从事胰腺疾病诊治的临床专业人员，同时造福于深受胰腺疾病困扰的广大患者。

海军军医大学第一附属医院放射诊断科

陆建平

2020 年 8 月

序二

随着临床肿瘤研究及各个学科的快速发展，以临床、影像、病理等多学科团队（multidisciplinary team，MDT）合作为特色的诊疗和研究模式已逐步成为疾病诊治的主流。一方面，随着影像技术的发展，临床越来越多无症状的胰腺疾病得以早期诊断，大大改善了患者的预后。另一方面，影像学的快速发展、手术技能的提高和外科手术适应证的扩大，使许多原本失去手术机会的患者获得了手术治疗的机会。同时也让病理学家能够接触到丰富多彩的胰腺标本，从而对许多胰腺疾病本质的认识不断深化。此外，胰腺疾病诊治国际指南的更新和发布，也使我国胰腺疾病的诊治水平与世界发达国家得以接轨，胰腺疾病诊治更加规范和标准化。

目前国内还未见到非常全面的胰腺疾病的相关专著，已有的专业书籍更多是从疾病诊断、治疗、影像或病理角度分别阐述。而这本由迈阿密大学米勒医学院影像、外科、病理等多名国际知名专家撰写的 *Multidisciplinary Teaching Atlas of the Pancreas: Radiological, Surgical, and Pathological Correlations*（《胰腺多学科教学集——影像、外科和病理》）一书专注于胰腺，内容详实全面，涵盖了胰腺从原始胚胎发育到正常解剖生理学再到病理学，从先天性异常到炎症性疾病、肿瘤性病变及胰腺移植等多个方面，并以疾病为单位，从各个学科不同的视角阐述胰腺疾病，更加全面而深刻地揭示了疾病的本质，为临床医师和多学科团队提供了实用而丰富的胰腺病知识。

本书由我院胰腺疾病多学科团队的青年医师集体翻译而成，他们致力于胰腺疾病的临床诊治和科学研究，对胰腺疾病有着深刻的认识和独到的见解，同时临床经验丰富、外语水平较高，在很好理解原著的基础上经过近一年的时间翻译而成。整本译稿文笔流畅、通俗易懂，准确地反映了原著的精髓。

相信本书的出版将有助于提高我国在胰腺疾病诊治领域临床与科学研究的水平。因此，本书适合于从事胰腺疾病诊断、治疗和研究的广大学者，是以为序。

海军军医大学第一附属医院病理科

郑建明

2020 年 8 月

致　谢

　　谨向帮助我们完成这本《胰腺多学科教学集——影像、外科和病理》的人们深表感谢。

　　诚挚感谢我的助手 Merlen Sánchez，她花费大量时间对本书进行校对、编辑、修改、整理。感谢 Danea Campbell 医师花费宝贵时间对本书进行编纂工作。感谢 Michelle Cubas, Maria Martinez，Jesus Irajacy Fernandez da Costa 医师，Leopoldo Arosemena 医师，Fernando Calmet 医师，Pooja Sheth 医师，Camilo Andres Velasquez 医师，Edward Russell 医师，Eduardo Campuzano 技师为本书所做出的重要贡献。感谢所有为本书提供影像学资料的超声科技师们。

　　同时我还要感谢 Chris Granville 医师和 Ivan Peña 为本书制作精美的插图，以及 Adel Bashirimoghaddam 为本书图片统一编排格式。

　　特别感谢放射科医师允许我们使用他们的图片，这让本书增色不少。

　　另外，感谢我的同事 Beatrice Madrazo 医师，Patricia Castillo 医师，Bernard Beber 医师对我坚定不移的大力支持，才使本书得以完成。

　　最后，鸣谢过去 25 年以来所有在杰克逊纪念医院肝胆及胰腺外科专业轮转过的普外科住院医师们，感谢他们为收集本书中的宝贵资料付出的辛勤劳动！

J Casillas医师

目　录

第4部分　胰腺炎症

38 号手术室

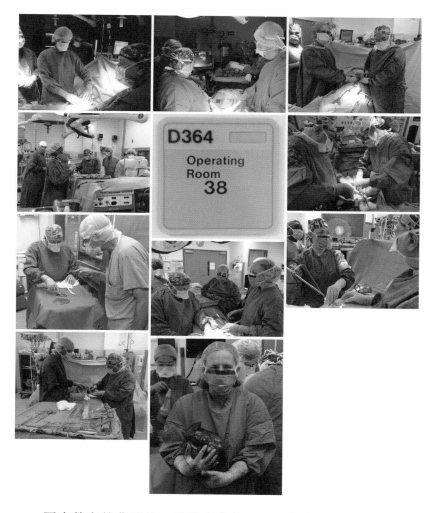

　　图中数字的背后是一段段宝贵的经历，各专业的紧密协作、我们的至感情深以及那些危急险情和日常点滴。38号手术室，是本书提及的绝大多数手术发生的地方。它不仅向我们展现了人类生命的顽强与可贵，同时也彰显了医师们精湛的医术与力挽狂澜。

　　38号手术室浓缩了我们在迈阿密大学米勒医学院及杰克逊纪念医院中的经历、情谊与成长。

胰腺简介

发现

Herophilus，古希腊卡尔西登人，解剖学家、外科医师（公元前 336 年），据载他首次描述了胰腺组织。

命名

"胰腺（pancreas）"由希腊以弗所人，解剖外科学家 Ruphos（公元 100 年）首次命名。

"胰腺（pancreas）"一词源于希腊语，"pan"意为"全部"，"kreas"意为"肉体，肉"。胰腺（pancreas）原指"全都是肉"。

之所以这样命名，可能是想说明其无骨或软骨成分。

功能（古希腊）

Claudius Galenus（公元 138~201 年）出生于希腊珀加蒙（现土耳其）。
Galenus 是罗马皇帝马可奥勒利乌斯及角斗士的医师。
他认为胰腺的作用是作为衬垫保护其后方的大血管。
Galenus 阐述的胰腺功能数千年来无人质疑。

Wirsung 胰管

1642 年，德国解剖学家 Johann Georg Wirsung 在意大利名为旧金山的帕多瓦修道院内，解剖一例因上吊自杀的男性时发现了胰腺导管（Wirsung 导管）。

1643 年 Wirsung 被谋杀，据说是因为争论谁先发现了胰管结构引起的。Wirsung 死后第 5 年，他曾经的学生 Moritz Hoffman，声称实际上是自己（而不是 Wirsung）发现了胰管。

Wirsung 并不了解胰管的功能。

胰腺腺泡

1852 年 D. Moyse 在法国巴黎发表了他的论文，第一次用外分泌腺泡结构图描述了胰腺组织。

胰岛

1869 年 Paul Langerhans 在其发表于德国柏林病理学院的论文中首次提出了胰岛的概念。

胰岛素

胰岛素（insulin）一词源于拉丁语 "*insula*"，意为 "岛"。之所以这样命名，是因为激素由胰岛分泌。

1921 年，骨科医师 Frederick Grant Banting 和医学生 Charles Herbert Best 在加拿大多伦多大学发现了胰岛素。他们在犬的胰腺提取物中发现了胰岛素，并通过给患糖尿病的犬注射胰岛素后，观察其血糖降低至正常水平，发现了胰岛素的功能。

英国人 Frederick Sanger 测定了胰岛素的分子结构，并因此获得了 1958 年的诺贝尔化学奖。

糖尿病

公元前 1 世纪人们就已经知道糖尿病了，希腊医师、卡帕多西恩人 Aretaeus 称之为 "diabainein"，意为 "虹吸管"，表示患有该病者排尿过多。

糖尿病（diabetes）一词在 1425 年及 1675 年首次被记录在册。

希腊语 "mellitus" 意为 "像蜂蜜样的"，进一步说明了糖尿病患者尿液的味道甘甜。

胰腺消化酶（淀粉酶、脂肪酶、胰蛋白酶）

19 世纪中后期人们发现了胰腺消化酶。每种肠内胰腺消化酶的作用均是通过观察脂肪、蛋白质及淀粉被降解为小分子而逐一发现的。

胰腺消化酶的发现者包括来自德国巴伐利亚州的 Johann Nepomuk Eberle，法国巴黎的 ClaudeBernard，俄国圣彼得堡的 Alexander Danilesvsky，以及荷兰阿姆斯特丹的 Willy Kuhne。

1908 年，来自德国柏林的 Julian Wohlgemuth 设计了一种测量血清中胰酶浓度的方法。

胰泌素

1902 年，Bayliss WB 和 Starling EH 在英国伦敦发现了该激素。

胰十二指肠切除术

1898~1922 年，一些外科医师开始为胰腺癌或壶腹部肿瘤患者行胰头及十二指肠切除术（Alessandro Codivilla, William S. Halstead, Desjardins, Sauve, Hirschel, Tenani）。

1940 年

Allen W. Whipple（美国纽约哥伦比亚长老会医院）首次报道一期手术，完整切除胰头及全部十二指肠。

在不知道 Whipple 手术步骤的情况下，来自巴尔地摩市约翰·霍普金斯医院的 Trimble IR, Parsons JW 和 Sherman CP，在 Whipple 手术后的数周进行相似的一期根治性切除术。为了避免十二指肠残端破裂，Trimble 又进行了远端胃切除术。

为了避免胰腺残端漏，Verne C. Hunt 进行了胰腺空肠吻合术。

1946 年

Whipple 总结了其在胰头及十二指肠根治性切除术方面的 10 年经验。在他的报道中，提出修正其原来手术步骤的几种方法，并且提倡施行一期手术。

胰腺移植

1966 年

由 Kelly, Lillehei, Merkel, Idezuki, Goetz 组成的外科团队，在美国明尼苏达大学进行了第 1 例肾脏及部分胰腺移植术。

推荐参考文献

Are C, Dhir M, Ravipati L. History of pancreaticoduodenectomy: Early misconceptions,initial milestones and the pioneers. HPB. 2011; 13(6): 377–84.

Busnardo AC, DiDio LJ, Tidrick RT, Thomford NR. History of the pancreas. Am J Surg. 1983; 146(5): 539–50.

BBC-History-Historic Figures: Galen. http://www.bbc.co.uk/history/historic_fi gures/galen.shtml. Accessed 8 July 2015.

History of the pancreas. The Pancreas Club.http://pancreasclub.com/home/pancreas .Accessed 7 July 2015.

第 1 部分
总 论

胰腺胚胎学与正常变异

目录

1.1　自测

1. 胰腺钩突起源于背胰芽。
   a.正确
   b.错误

2. 最常见的胰腺先天性变异类型是什么?

   a. 异位胰腺
   b. 胰腺发育不全
   c. 胰腺先天短小
   d. 环状胰腺
   e. 胰腺分裂

3. 异位的胰腺组织最常见于哪些部位?
   a. 胃
   b. 十二指肠
   c. 空肠
   d. 梅克尔憩室
   e. 脾脏

4. 环状胰腺与下列哪一项无关?
   a. 食管闭锁
   b. 肛门闭锁
   c. 先天性心脏病
   d. 肠旋转不良
   e. 脐膨出

5. 关于胰腺分裂的描述,除下列哪项以外都是正确的:
   a. 内镜逆行胰胆管造影是诊断该变异的检查手段
   b. 是最常见的胰腺先天性变异
   c. 该变异可引起胰腺炎
   d. MRCP是诊断胰胆管变异的最佳检查方法
   e. 大多数胰腺分裂患者无明显症状

正确答案:1. b, 2. e, 3. a, 4. e, 5. a。

1.2　胰腺的组织胚胎发生

（图1.1）

- 胰腺于妊娠第4周开始发育。
- 胰腺起源于十二指肠内胚层。
- 原肠的前肠与中肠汇合处发出2个内胚层芽，即腹胰芽和背胰芽。
- 胰腺腹侧芽形成胰头后部和钩突。
- 胰腺背侧芽形成胰头前部、胰体和胰尾。
- 主胰管（Wirsung管）由腹胰导管和背胰导管远段融合而成。

- 副胰管（Santorini管）可以因为背胰导管近段的保留而存在。
- 在胚胎第6周，由于前肠延长，腹胰、胆囊和胆管顺时针旋转至十二指肠后方并与背胰融合。
- 在胚胎第7周，腹胰芽与背胰芽融合为一个整体。
- 腹胰导管和胆总管在胚胎发育时期即汇合，导致两者会合后形成共同通道开口于十二指肠大乳头。

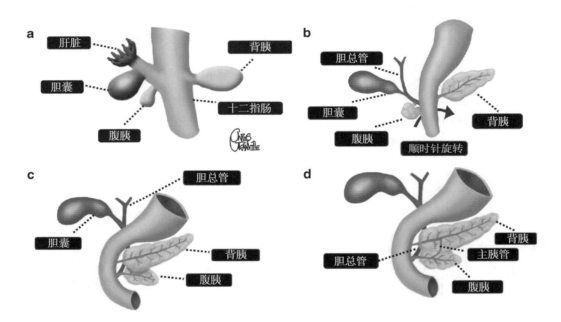

图1.1　胰腺的胚胎发育示意图。（**a**）胚胎第4周，十二指肠内胚层发出的腹胰芽和背胰芽构成胰腺的2个原基。（**b**）胚胎第6周，腹胰芽和胆管顺时针旋转至十二指肠后方（弯曲箭头所示）。（**c**）腹胰芽旋转至背胰芽的后下方。（**d**）约在胚胎第7周，背胰芽与腹胰芽融合为一个整体

1.3　胰腺的先天性变异

- 胰腺和胰腺导管先天性变异患者可能临床表现不明显从而给诊断带来困难。
- 在无症状患者中，这些先天性变异可能要等到成年后通过CT或MRI检查偶然发现。

1.3.1　胰腺发育不全

1.3.1.1　分类

- 腹胰和背胰完全缺如。
- 背胰完全缺如。
- 背胰发育不全。

1.3.1.2　腹胰和背胰完全缺如

- 临床非常罕见。
- 有致命性。
- 常合并其他畸形（如胆囊不发育、多脾、胎儿宫内生长迟缓、内脏异位和肠旋转不良）。
- 这一先天性异常与GATAG、PDX1及PTF1A基因突变有关。

1.3.1.3 背胰完全缺如（图1.2）

- 罕见变异。
- 背胰芽未能形成胰头前部、胰颈、胰体及胰尾。
- 此变异形成的病因学目前仍未知。
- 可并发胎儿宫内生长迟缓、内脏异位综合征及肠旋转不良。

- **临床表现**
  - 绝大多数患者无明显临床症状。
  - 此类患者可表现为非特异性腹痛、糖尿病、脂肪泻或黄疸。
- **影像学检查**（图1.3，图1.4）
  - 胰头前部、胰颈、胰体及胰尾缺如。
  - 可见短小、圆形的胰头后部。

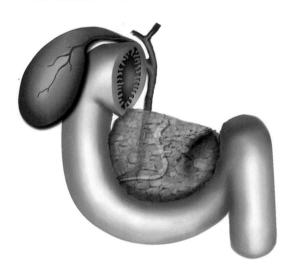

图1.2　背胰完全缺如示意图。可见胰头后部，而背胰缺如

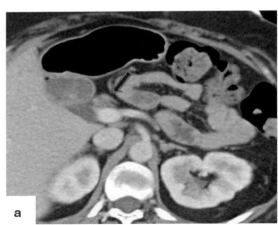
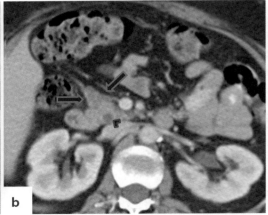

图1.3　背胰完全缺如的CT图像。腹部增强CT横断面图像（**a**，**b**）可见正常胰头（箭标所示）以及胰体尾部缺如。注意轻度扩张的胆总管末端（箭头所示）

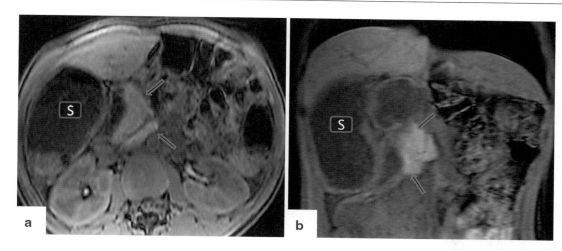

图1.4 背胰完全缺如的MRI图像。27岁女性患者，有内脏异位综合征。T1加权抑脂成像的横断面（**a**）和冠状面（**b**）图像可见明显的胰头（箭标所示）以及胰体尾部缺如。注意胃部异位（**S**）

1.3.1.4 背胰发育不全（图1.5~图1.7）
远端胰体部及胰尾部缺如。

- **临床表现**
  - 通常是横断面成像时偶然发现。
  - 绝大多数患者无明显临床症状。
- **影像学检查**
  - 截短的胰体部以及胰尾部缺如。

— 胰头、胰颈及近端胰体部正常。
- **鉴别诊断**
  - 胰头颈部肿瘤引发的背胰萎缩。
  - 继发于慢性胰腺炎的远端胰腺萎缩。

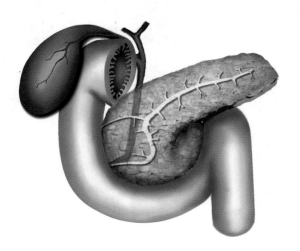

图1.5 背胰发育不全示意图。显示胰尾部缺如

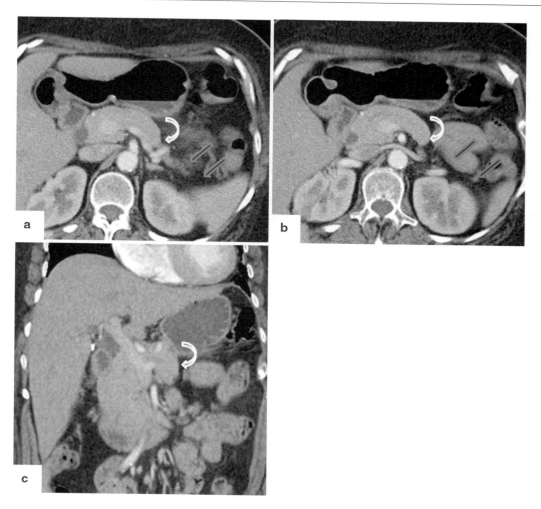

图1.6　背胰发育不全的增强CT图像。横断面（a，b）和冠状面（c）图像显示，胰体部远端及胰尾部缺如（箭标所示）。注意胰腺远端的截短征象（弯箭所示）

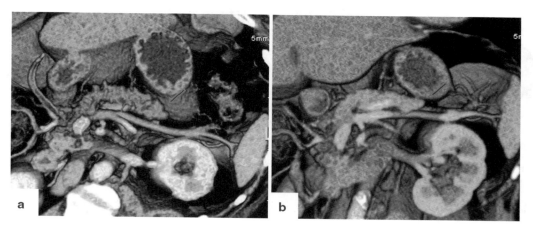

图1.7　背胰发育不全的CT图像。3D容积冠状面图像（a，b）显示截短的胰腺远端（箭标所示）

1.3.2　胰腺分裂（图1.8）

- 胰腺分裂是胰腺最常见的先天性变异。
- 据报道其发生率为4%~10%。
- 这一先天性变异是因为在妊娠第8周时背胰芽与腹胰芽融合失败所致。
- 胰头部和钩突部胰液经Wirsung管引流入大乳头。
- 胰体尾部胰液经Santorini管引流入小乳头。

- 临床表现
  - 绝大多数胰腺分裂患者无明显临床症状。
  - 此变异可能表现为胰腺炎的反复发作。
  - 有一种假说认为胰腺分裂中的Santorini管和小乳头太小，以至于不能充分引流胰体尾部分泌的胰液。

> **要点**
> - 对于无明显风险因素反复发作胰腺炎的年轻患者，应该首先考虑胰腺分裂症。

- 影像学检查
  - 最佳成像方法：内镜逆行胰胆管造影（ERCP）和磁共振胰胆管造影（MRCP）。
  - ERCP曾经是诊断胰腺分裂症唯一有效的成像方法。
    - ERCP表现（图1.9）：
    - （a）腹胰管：将导管插入大乳头，并注入对比造影剂后表现为短小的、逐渐变细的导管；腹胰管不会穿越中线。
    - （b）胰头部腺泡化（尝试填充胰管的剩余部分）。

> **要点**
> - 成年患者ERCP检查发现截短的腹胰管可能与恶性肿瘤有关。因此，有必要联合应用其他影像学检查。

- MRCP替代ERCP诊断胰腺分裂症
  - MRCP是无创、快速的成像方法，且无需使用对比造影剂。
  - 避免了ERCP诱发的急性胰腺炎。

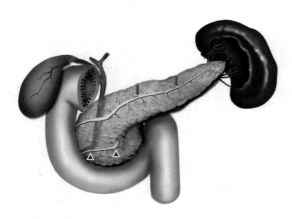

图1.8　胰腺分裂症示意图。示分离的背胰管（箭标所示）和腹胰管（箭头所示）

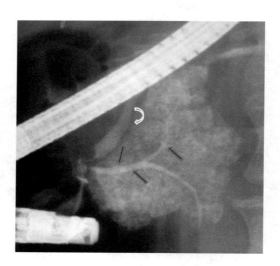

图1.9　胰腺分裂症的ERCP图像。在主胰管内注入对比造影剂后的X线摄片显示短小的腹胰管及胰头部的腺泡化（箭标所示）。胆总管亦显影（弯箭所示）

- **MRCP/增强CT**（图1.10~图1.13）
  - 背胰管与Santorini管相延续并引流入副乳头。
  - 短小的腹胰管与背胰管不相通；腹胰管与胆总管远端汇合进入大乳头。
  - 胰头可呈狭长的外形。
  - 胰泌素的使用提高了MRCP对胰腺分裂症诊断的敏感性。

- **鉴别诊断**

  可以导致远端胰管阻塞的疾病：
  - 胰腺癌。
  - 神经内分泌肿瘤。
  - 慢性胰腺炎。

  - 环状胰腺。
  - 创伤引起的胰颈部断裂。

- **治疗**
  - 无症状患者。
    ○ 无需特殊治疗。
  - 有症状患者。
    ○ 外科行副乳头括约肌成形术或内镜下副乳头扩张术及内镜下副乳头胰管支架置入术。

要点
- 副乳头内镜操作有诱发重症急性胰腺炎的风险。

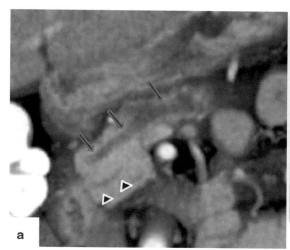
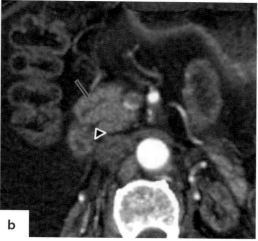

图1.10 胰腺分裂症的增强CT图像。腹部增强CT冠状面（**a**）和横断面（**b**）3D容积重建图像显示明显扩张的Santorini管（箭标所示）与Wirsung管并行（箭头所示），且两者之间无沟通

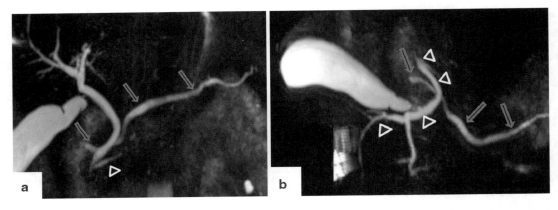

图1.11   胰腺分裂症的MRCP图像。厚层MRCP的冠状面（**a**）和横断面（**b**）图像显示，明显扩张的背胰管引流入副乳头（箭标所示），以及短小的腹胰管引流入大乳头（箭头所示）

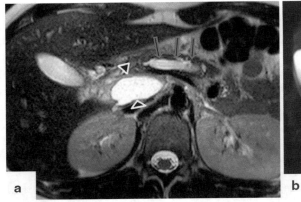

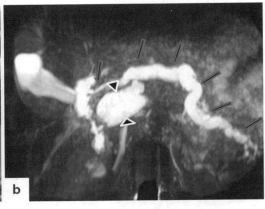

图1.12   胰腺分裂症诱发胰腺炎。9岁男性患者，反复发作胰腺炎病史。腹部单次激发快速自旋回波T2加权成像（**a**）和厚层MRCP冠状面（**b**）图像显示，显著扩张的背胰管引流入副乳头（箭标所示）。注意背胰管的不规则且其靠近副乳头段管腔狭窄，腹胰管未显示。此外，注意胰头部假性囊肿的形成（箭头所示）

图1.13   胰腺分裂症伴发慢性胰腺炎。45岁女性患者，慢性上腹痛和脂肪泻。厚层MRCP冠状面图像显示串珠样扩张的背胰管（箭标所示）。腹胰管轻度扩张且不与背胰管沟通。在胰体远端有信号缺失（箭头所示），这与前面CT检查发现的钙化灶有关

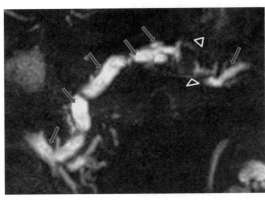

1.3.3　环状胰腺（图1.14，图1.15）

环状胰腺是罕见的先天性变异，由于腹胰芽的不完全旋转导致带状形态的胰腺环绕十二指肠。

- **位置**
  - 位于十二指肠第二段（85%）。
  - 位于十二指肠第一段或第三段（15%）。
- **分类**
  - 完全型（25%）。
  - 不完全型（75%）。
  - 此变异的流行病学尚不清楚（因为环状胰腺常无明显症状，故相当一部分患者未能检出）。

三种病因假说
- 腹胰芽右侧部与十二指肠壁黏连。
- 腹胰芽左侧部存留。
- 腹胰芽顶端附着于十二指肠，与十二指肠一起旋转包绕十二指肠。
  - **伴发其他先天性变异（75%）**
    - 食管闭锁。
    - 肛门闭锁。
    - 先天性心脏病。
    - 中肠旋转不良。
    - 唐氏综合征（Down综合征）。
- **临床表现**
  - 50%的患者在1岁左右出现胃肠道或胆道梗阻症状。
  - 50%的成年患者可能终身无明显症状，只是偶然被发现。

- 症状多在30~60岁时出现。
- 变异可伴胃出口梗阻、胃溃疡、胃肠道出血、急性和慢性胰腺炎或胆道梗阻。
- 患者可出现腹痛、餐后腹胀感、呕吐或黄疸。
- **影像学检查**
- **腹部X线平片**（图1.16）
  - "双泡"征
    - 近端大气泡：扩张的胃腔。
    - 远端小气泡：扩张的十二指肠球部。
- **鉴别诊断**
  - 十二指肠闭锁，肠旋转不良（新生儿）。
  - 十二指肠肿瘤，胰腺肿瘤侵犯十二指肠（成人）。
- **上消化道检查**（图1.17，图1.18）
  - 十二指肠第二段由于外界压迫形成的狭窄。
  - 十二指肠近端和胃扩张。
- **鉴别诊断**
  - 十二指肠癌。
  - 胰腺癌。
  - 十二指肠球后溃疡。
- **CT**（图1.19，图1.20）
  - 正常的胰腺组织（有或无小胰管结构）环绕十二指肠第二段。
  - 胰腺组织在十二指肠第二段的后外侧方向延伸，且伴发无明确病因的慢性胰腺炎或胃出口梗阻时需要考虑环状胰腺的可能。
  - 十二指肠前方及后方的胰腺组织呈"鳄鱼嘴"外观，高度提示不完全型环状胰腺的存在。

- MRI/MRCP（图1.21~图1.23）
  - 正常胰腺组织和胰管环绕十二指肠第二段。
  - 如果胰管未扩张，这种影像学检查方法可能难以诊断该变异。
- ERCP
  - 异常走形的胰管环绕十二指肠并与主胰管相连续。
- 治疗
  - 新生儿
    - 十二指肠-十二指肠吻合术（优先考虑的术式）。

- 成人（有症状）
  - 十二指肠-空肠吻合术，或胃-空肠吻合术。

要点
- 罕见情况下胰腺癌或胰腺导管内乳头状黏液性肿瘤（IPMN）可能发生于成人的环状胰腺。所以，对于有累及十二指肠第二段的胰腺肿块或复杂囊性肿块的患者，鉴别诊断时需要考虑上述情况。

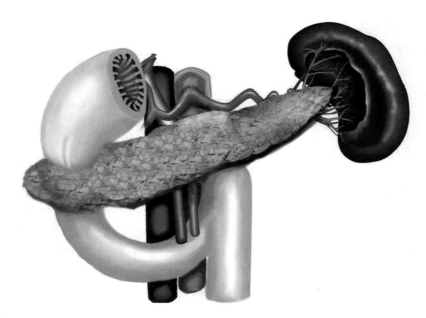

图1.14 环状胰腺示意图。显示环形胰腺组织环绕十二指肠第二段

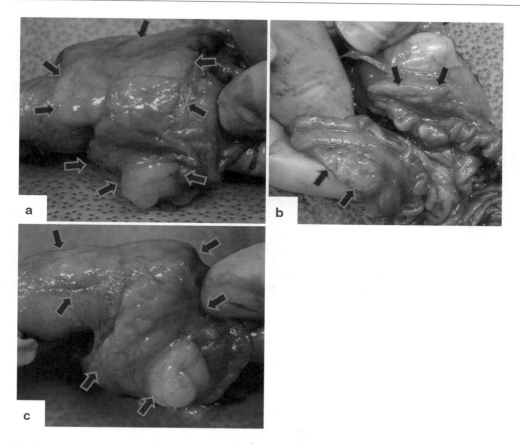

图1.15　环状胰腺大体标本。患者因小的壶腹部癌而行胰十二指肠切除术时偶然发现存在环状胰腺。大体标本（a~c）显示，带状胰腺组织完全的环绕十二指肠第二段（箭标所示）

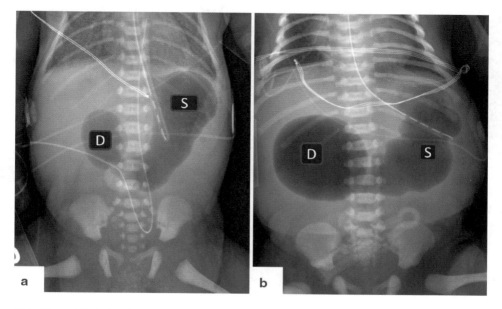

图1.16　环状胰腺X线平片。2例有顽固性呕吐症状的新生儿腹部X线平片（a，b）显示扩张的胃腔（S）及扩张的十二指肠第一段（D），即"双泡征"

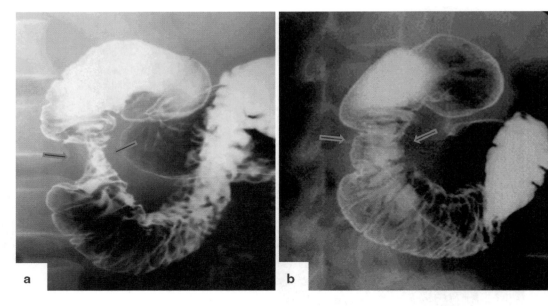

图1.17 环状胰腺上消化道钡餐造影（UGI）图像。前后位X线片（**a**，**b**）可见十二指肠第二段向心性狭窄（箭标所示）。注意该处的正常十二指肠黏膜层（图像由Claudio Cortes医师提供）

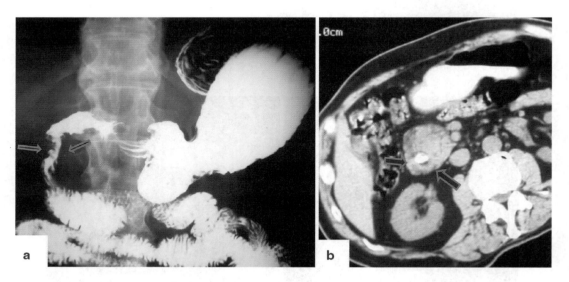

图1.18 环状胰腺上消化道钡餐造影（UGI）与CT图像。UGI检查（**a**）可见十二指肠第二段的偏心性狭窄（箭标所示）。增强CT（**b**）图像可见胰腺组织环绕对比剂充盈的十二指肠

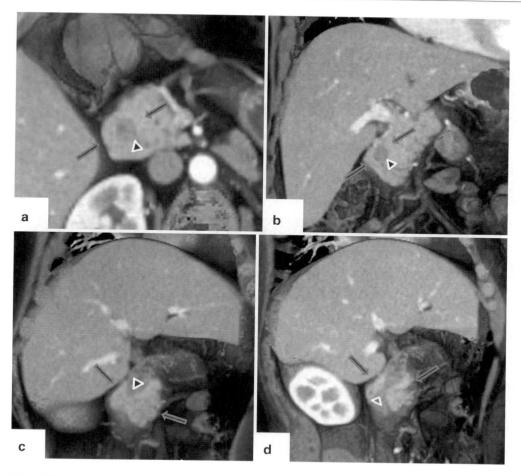

图1.19　环状胰腺增强CT图像。横断面（**a**）、冠状面（**b**）与斜矢状面3D容积重建（**c**，**d**）图像显示，带状胰腺组织（箭标所示）完全环绕十二指肠第二段，合并肠腔狭窄（箭头所示）

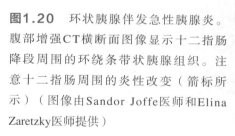

图1.20　环状胰腺伴发急性胰腺炎。腹部增强CT横断面图像显示十二指肠降段周围的环绕条带状胰腺组织。注意十二指肠周围的炎性改变（箭标所示）（图像由Sandor Joffe医师和Elina Zaretzky医师提供）

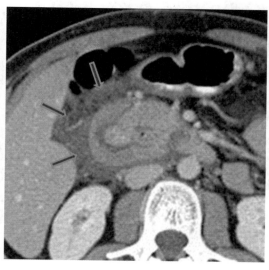

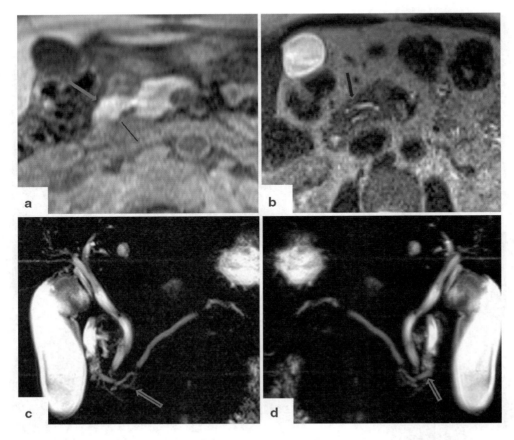

图1.21　环状胰腺MRI图像。T1加权横断面（**a**）图像显示，十二指肠降段周围的环绕条带状胰腺组织（箭标所示）。单次激发快速自旋回波T2加权横断面（**b**）图像，以及冠状面厚层MRCP（**c**，**d**）图像显示胰管环绕十二指肠（箭标所示）

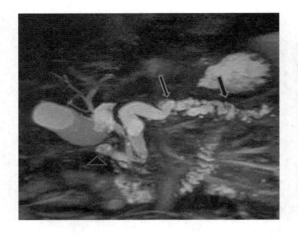

图1.22　环状胰腺伴发慢性胰腺炎。62岁男性患者，有慢性腹痛病史。厚层MRCP图像显示，胰管环绕十二指肠（箭头所示）。注意串珠样扩张的主胰管（箭标所示）

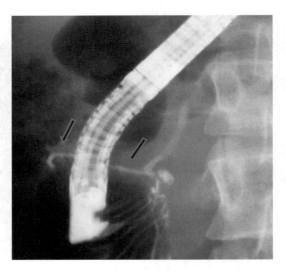

图1.23　环状胰腺的ERCP图像。主胰管内注入对比造影剂后的X线片显示一个起源于主胰管的细小管状影，其部分环绕十二指肠第二段（箭标所示）

1.3.4　门静脉型环状胰腺（图1.24）

- 是一种罕见的先天性变异。
- 胰腺实质围绕门静脉或肠系膜上静脉并融合所致
- 胚胎发育第6~7周，腹胰芽向后方旋转与背胰芽融合。罕见的情况是这一融合发生在肠系膜上静脉或门静脉的左侧，从而导致门静脉周围形成环状胰腺。
- **临床表现**
  - 患者多数无明显临床症状。
  - 患者多数为影像学检查偶然发现。
- **分类**
  - Ⅰ型：腹胰芽与背胰芽在门静脉后方融合，主胰管位于门静脉后方。
  - Ⅱ型：当Ⅰ型伴发胰腺分裂症时，胰内的门静脉走行于腹胰管与背胰管之间。
  - Ⅲ型：若仅仅是钩突部受累及，则可看到胰管在门静脉前方。
- **影像学检查**（图1.25，图1.26）
  - 超声、CT和MRI可以诊断门静脉型环状胰腺。
  - 胰头内的门静脉被正常的胰腺组织环绕。
- **治疗**
  - 这种先天性变异多不伴发临床症状，因此无需治疗。

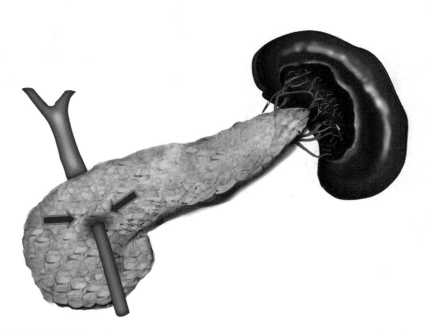

图1.24　门静脉型环状胰腺示意图。显示正常的胰腺组织环绕门静脉或肠系膜上静脉（箭标所示）

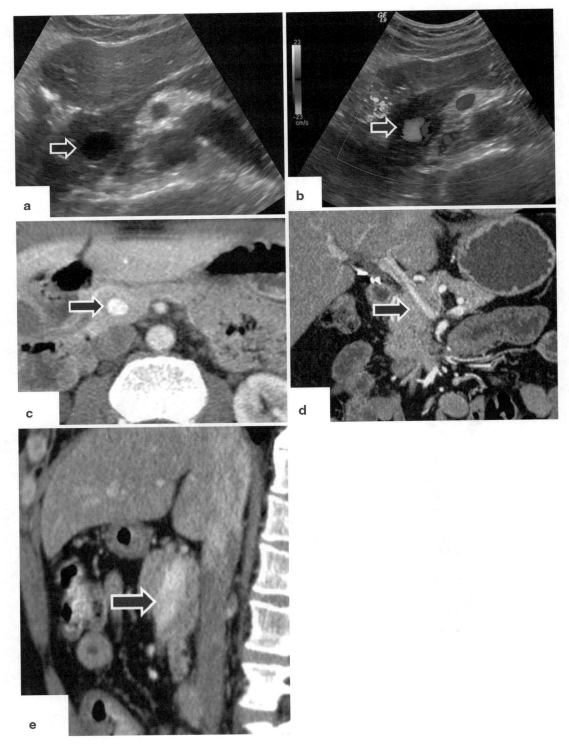

图1.25 门静脉型环状胰腺的超声和CT图像。腹部灰阶和彩色多普勒超声的横断面（**a**，**b**）和CT横断面（**c**）、冠状面（**d**）及矢状面（**e**）图像显示，胰头部胰腺组织环绕门静脉（箭标所示）

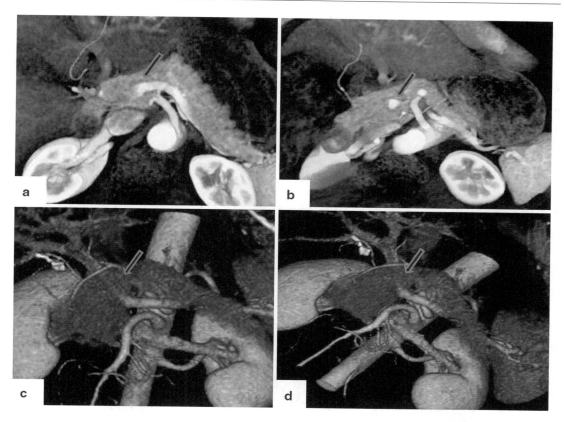

图1.26 门静脉型环状胰腺的CT图像。腹部增强CT横断面、冠状面和斜面3D容积重建成像 （**a~d**）显示，胰头部胰腺组织环绕门静脉（箭标所示）

1.3.5 动脉型环状胰腺（胰内肝动脉）
（图1.27）

- 是一种非常少见的先天性变异。
- 异常走形的肝动脉穿行于胰头部。
- **该变异相关动脉**
  - 肝总动脉。
  - 起源于肠系膜上动脉的替代肝总动脉。
  - 起源于肠系膜上动脉的替代肝右动脉。
- **临床表现**
  - 患者多数为影像学检查偶然发现。

- 患者多数无明显的临床症状。
- **影像学检查**（图1.28，图1.29）
  - 超声、CT和MRI检查可诊断先天性变异。
  - 异常动脉走行于胰头部胰腺实质。
- **治疗**
  - 与门静脉型环状胰腺一样，动脉型环状胰腺患者亦无明显的临床症状，无需特殊治疗。

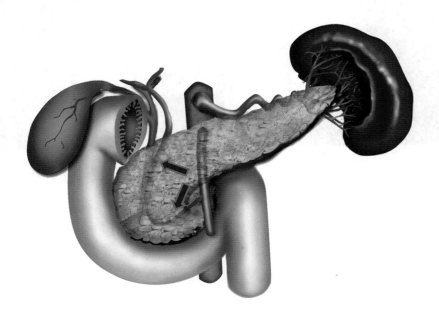

图1.27 动脉型环状胰腺示意图。显示起源于肠系膜上动脉的替代肝总动脉走行于胰头部胰腺实质（箭标所示）

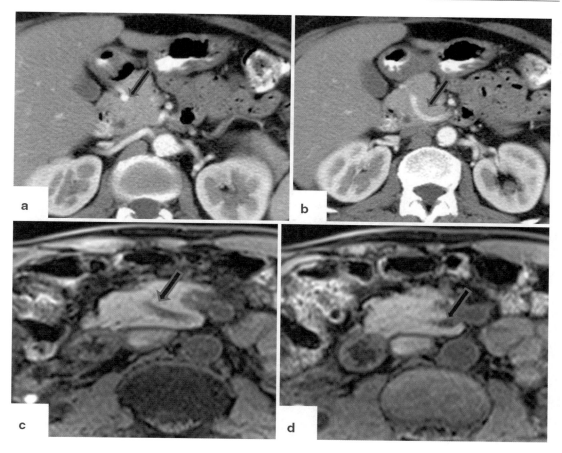

图1.28 动脉型环状胰腺的CT和MRI图像。增强CT横断面（**a，b**）和T1加权抑脂（**c，d**）图像显示，替代肝总动脉走行于胰头部胰腺实质（箭标所示）

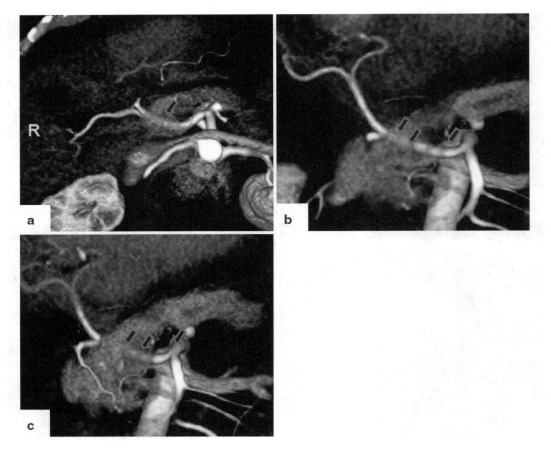

图1.29 胰内肝总动脉的CT图像。增强CT横断面和冠状面容积重建（a~c）图像显示，源自肠系膜上动脉的替代肝总动脉（箭标所示）走行于胰头部

1.3.6 门静脉-动脉共存型环状胰腺
（图1.30）

- 是一种非常罕见的先天性变异。
- 这类变异为肝动脉与门静脉共同走行于胰头部胰腺实质之间。
- **临床表现**
  - 患者多数为影像学检查偶然发现。
  - 患者多数无明显的临床症状。
- **影像学检查**
  - 超声、CT和MRI检查可以诊断此变异。
  - 门静脉和异常走行的动脉并行穿过胰头部。

- 治疗
  - 正如前文所述，此类患者多数无临床症状，因此无需特殊治疗。

> **要点**
> - 对于拟行胰十二指肠切除术患者的常规术前影像学检查，影像科医师对此类变异的正确诊断有助于外科医生在术中合理处理变异的血管。
> - 在胰腺切除术中，必须保留变异的肝脏血管以免造成肝损伤。

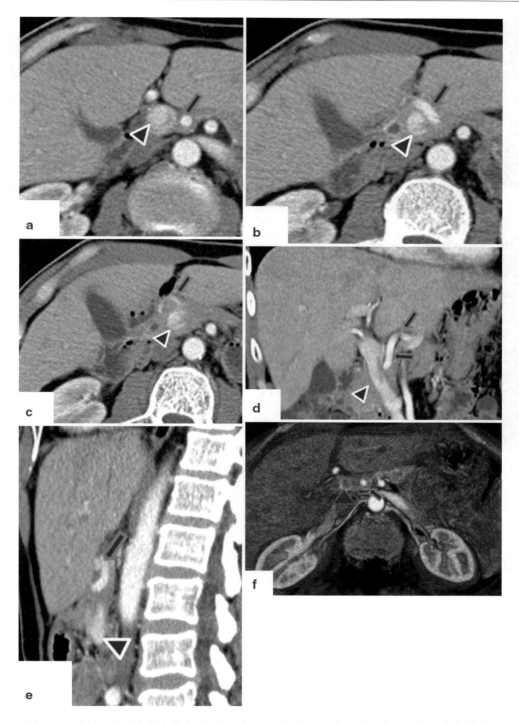

图1.30 门静脉–肝动脉共存型环状胰腺。横断面（**a~c**）、冠状面（**d**）、矢状面（**e**），以及3D重建（**f~i**）图像显示，肝动脉向下穿行于胰腺实质后向上走行供应肝脏血供（箭标所示）。此外，可见门静脉与肝动脉伴行于胰腺实质内（箭头所示）

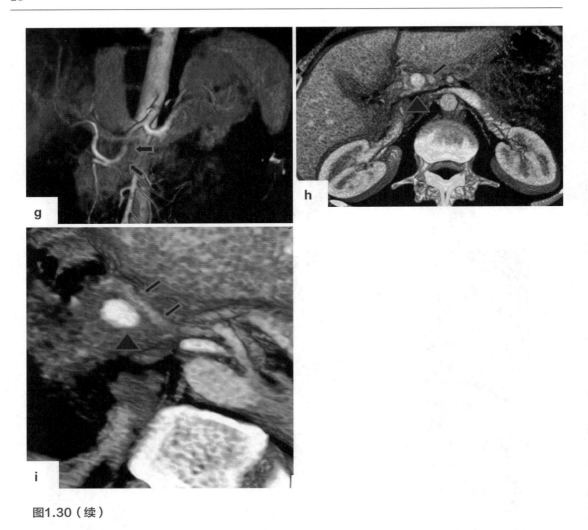

图1.30（续）

1.3.7　异位胰腺（图1.31，图1.32）

- 指胰腺组织出现于胰腺本身以外的异常位置。
- 异位的胰腺组织可沿着胃肠道分布。
- 异位胰腺从原始腹侧或背侧胰芽残留细胞发育而来。

- 异位的胰腺组织并不罕见，常在因其他指征行剖腹术的患者或尸检中偶然发现。
- **部位**
  - 大多数患者位于黏膜下：
    - 胃
    - 十二指肠
    - 近段空肠

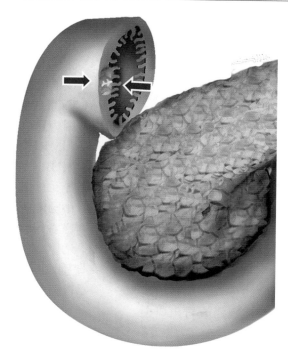

图1.31 异位胰腺示意图。可见在十二指肠第一段黏膜下有异位的胰腺组织（箭标所示）

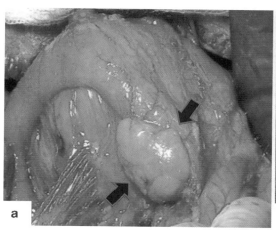

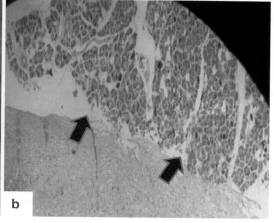

图1.32 异位胰腺的大体标本和病理切片。因胰头部囊性肿块行Whipple术的患者，在术中（a）偶然于十二指肠周围发现异位胰腺（箭标所示）。术中切除的十二指肠旁肿块的病理切片（b）（HE染色，4×）显示为胰腺组织（箭标所示）（图片由Cristian Julian提供）

- 不典型部位：
  - 胆囊
  - 胆总管
  - 脾脏
  - 回肠
  - 梅克尔憩室
  - 纵隔
- **临床表现**
  - 大多数患者无明显临床症状。
  - 即使出现症状，也因异位胰腺组织发生的部位、大小而不同。
  - 常见症状：腹痛、恶心、呕吐和胃肠道出血。
  - 胃内出现异位胰腺的患者，最易出现临床症状，表现为上腹痛或胃出口梗阻（因幽门前肿块引起）。
  - 异位胰腺可并发急性胰腺炎、假性囊肿形成及恶性转化。
- **影像学检查**（图1.33，图1.34）
  - **胃肠道透视检查**
    - 典型表现
      钡餐造影下显示胃大弯或近段空肠，黏膜外表面光滑的、宽基底的充盈缺损。如异位胰腺内残留的胰腺导管填充钡剂，则可见缺损中心有细小的钡斑亮点，称为"脐样征"（图1.35）。
    - 常见表现
      光滑的宽基底黏膜外病变，但无"脐样征"。
  - **鉴别诊断**
    - 胃溃疡
    - 胃腺癌
    - 胃间质瘤
    - 胃转移瘤
    - 十二指肠溃疡
    - 十二指肠黏膜下肿瘤

- **超声内镜（EUS）**
  - 胃、十二指肠或小肠黏膜下低回声肿块。若联合细针穿刺活检可提高该项检查的敏感性。
- **MDCT或MRI**（图1.36，图1.37）
  - 因为异位胰腺体积不大，所以MDCT和MRI检查对其诊断可能存在一定困难。
  - 异位胰腺可表现为胃、十二指肠或小肠壁内富血供的软组织肿块。
  - 患者很少表现为胃肠道管壁的环形增厚。
- **鉴别诊断**
  - 胃肠道间质瘤（GIST）
  - 平滑肌瘤
  - 神经内分泌肿瘤
  - 神经源性肿瘤
  - 局限性肠炎
  - 淋巴瘤
- **胃肠道外的异位胰腺**
  - 可能表现为与正常胰腺组织密度或信号相同的、小的、卵圆形的、边界清晰的肿块。
- **鉴别诊断**
  - 外生型十二指肠/胃部肿块，或增大的淋巴结。
- **治疗**
  - 有临床症状的患者采取手术切除术。
  - 无明显临床症状的患者无需手术介入治疗。
  - 对无明显临床症状的患者通过内镜检查随访尚有争议。

要点
- 异位胰腺可能恶变，因此有可能误认为其他原发性恶性肿瘤。

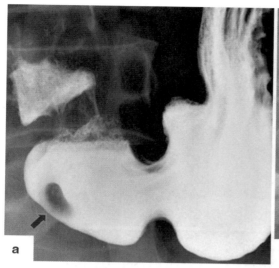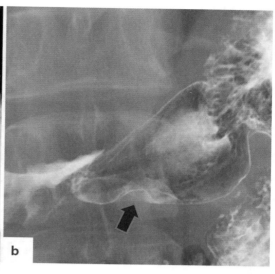

图1.33　胃部异位胰腺的胃肠道造影。2例患者的前、后位X线平片（**a**，**b**）显示，胃大弯一侧边缘见光滑的壁内肿块（箭标所示）（图片由Claudio Cortes提供）

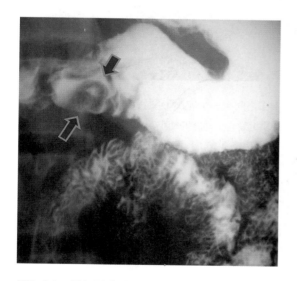

图1.34　胃部异位胰腺的胃肠道造影。前、后位X线平片显示，胃腔内见一边缘光滑的壁内肿块，并见"脐样征"（箭标所示）

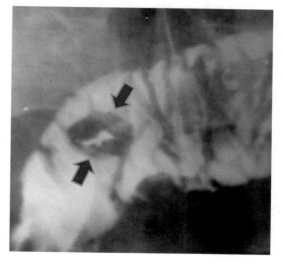

图1.35　十二指肠异位胰腺的胃肠道造影。上消化道造影前、后位X线片显示，十二指肠壁内的边缘光滑肿块，可见"脐样征"（为残留的胰管结构，箭标所示）

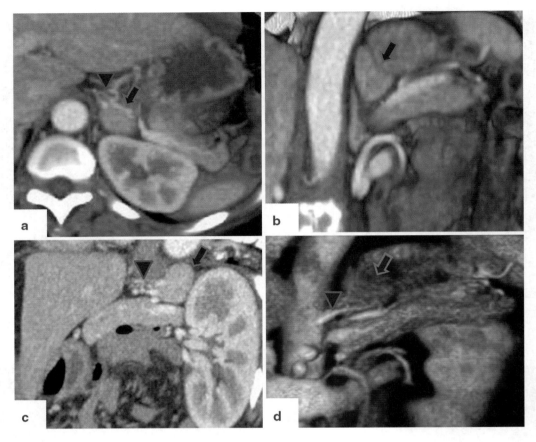

图1.36　胰腺周围的异位胰腺。增强CT
（a~d）3D容积重建图像可见主动脉与胰体
上缘之间有一个卵圆形肿块（箭标所示）。该
肿块由发自主动脉的细小动脉供血（箭头所示）

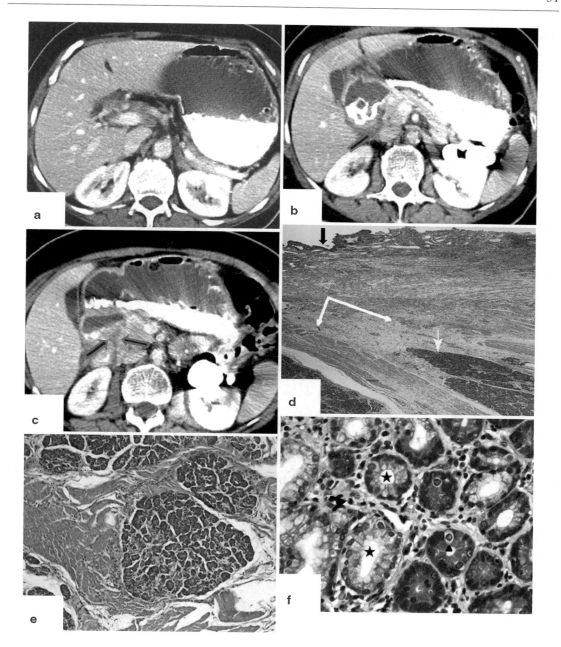

图1.37 继发于异位胰腺的胃窦部梗阻。57岁女性患者，近2个月出现非胆汁性呕吐，伴有严重的消瘦。胃镜检查曾在胃十二指肠汇合处发现一个肿块。增强CT横断面（**a~c**）图像显示，胃腔至十二指肠第二段扩张，在梗阻点十二指肠周围可见一个模糊的软组织肿块（箭标所示）。该患者行Whipple手术后，其组织病理切片（**d**）（HE染色，4×）显示，平滑肌束（双箭头所示）环绕胰腺小叶（白箭头所示），同时可见上覆黏膜的溃疡形成（黑箭头所示）。高倍镜显示平滑肌束环绕的胰腺小叶（**e**）（HE染色，20×）和含酶原颗粒腺泡及Brunner腺体旁（星标所示）的闰细胞（箭头所示），同时可见炎细胞浸润，包括中性粒细胞、嗜酸性粒细胞、淋巴细胞和散在分布于黏膜下层的浆细胞（**f**）（HE染色，50×）

1.3.8　胰尾分叉（图1.38）

- 非常罕见的良性变异，胰尾部（包括主胰管）出现分叉。
- 这种罕见的胚胎发育异常尚未得到很好的研究。
- 多数为偶然发现。

- **影像学检查**
  - MRCP（图1.39，图1.40）
    - 完全或不完全的胰体尾部胰管分叉。
  - MDCT/MR
    - 分叉的胰尾（鱼尾状胰腺）。
    - 胰体尾部分叉的胰管。

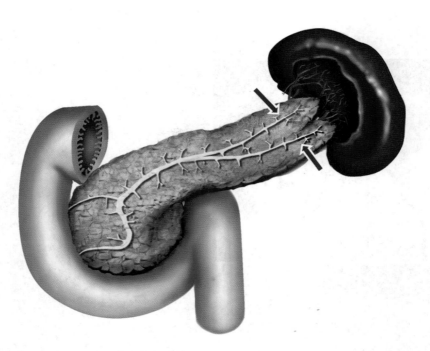

图1.38　胰腺分叉示意图。显示分叉的主胰管和胰尾部鱼尾状外观（箭标所示）

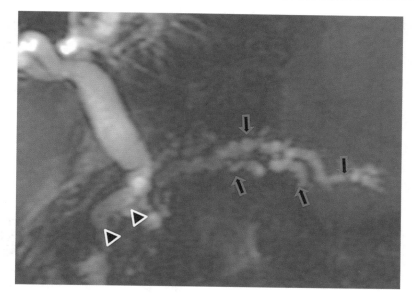

图1.39 胰腺分叉的MRI图像。65岁男性患者发现胰头占位就诊。厚层MRCP图像显示扩张且分叉的胰管（箭标所示）在胰体部汇合。注意胰头部肿块引起的胆道梗阻（箭头所示）

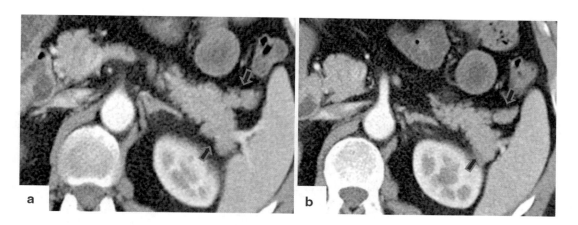

图1.40 胰腺分叉的CT图像。增强CT横断面图像（**a**，**b**）显示胰尾部分叉表现（鱼尾征）（箭标所示）

1.3.9　胰管袢（图1.41）

- 是一种罕见的胰管解剖变异。
- 在该变异中，变异的副胰管起自主胰管，先下行再上行形成一个环，并在十二指肠副乳头附近终止或汇入十二指肠副乳头。
- 这一变异的发生是由于副胰管与主胰管交界处闭塞，同时在这一联合点形成额外的一条联接腹胰管及背胰管的弯曲管道。
- **临床表现**
  - 多数患者无明显临床症状，常偶然发现。
  - 该变异与急性胰腺炎的相关性尚有争议。
- **影像学检查**（图1.42）
  - 最佳成像方式为MRCP和ERCP。
  - 胰腺侧支起源于主胰管并形成环状（反"S"征），终止于十二指肠副乳头附近或汇入副乳头。
- **治疗**
  - 无需特殊治疗。

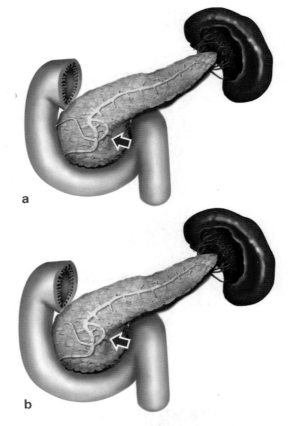

图1.41　胰管袢示意图。（**a**）显示胰管袢汇入副乳头，（**b**）显示胰管袢末端呈盲端（箭标所示）

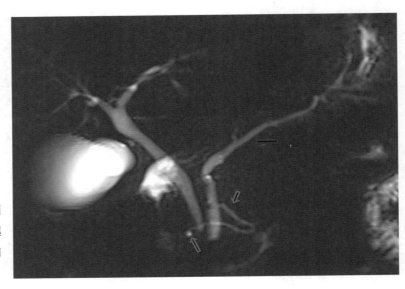

图1.42　胰管袢的MRI图像。厚层MRCP图像显示，起自近端主胰管的环状分支走向十二指肠副乳头（箭标所示）

1.4 胰腺正常变异

1.4.1 胰腺形态变异

- 多见于胰头和胰尾，且多为影像学检查发现。
  — 胰头和胰尾轮廓多数光滑。
  — 在影像学检查中偶见胰头侧面有一明显突起或胰尾膨大呈球状的外观，类似于胰腺肿瘤、胰周肿瘤或淋巴结病。

- 增强CT/MRI表现（图1.43~图1.46）
  此变异与胰腺肿瘤的关键鉴别点：
  — 在所有的影像学检查中（平扫、动静脉期及延迟期），胰头侧面的突起或球状膨大的胰尾密度、信号与正常胰腺组织相同。

> **要点**
> - 正确认识这些解剖变异非常重要，可以避免将其误诊为胰腺恶性肿瘤。

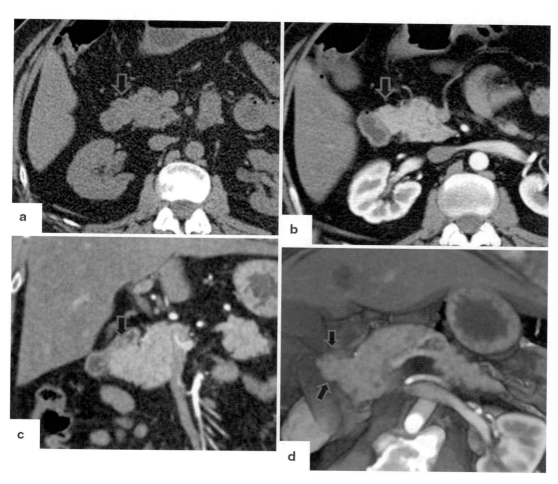

图1.43 正常胰腺形态变异的CT图像。平扫和增强CT横断面（**a**，**b**）图像、3D容积重建冠状面（**c**）图像和横断面（**d**）图像显示胰头侧面一个明显的突起（箭标所示）。该突起的密度与正常的胰腺实质相同。注意该突起并没有占位效应，也无胰管或胆管扩张

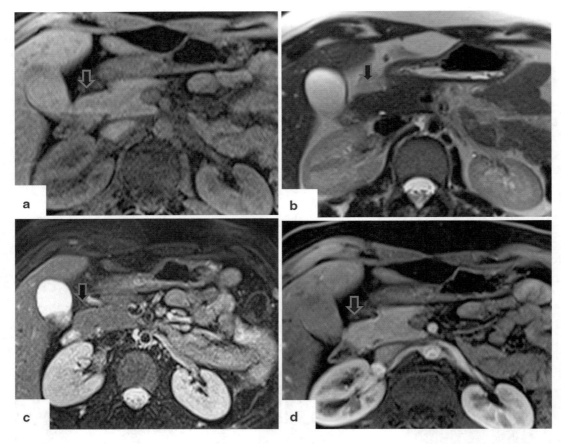

图1.44 正常胰腺形态变异的MRI图像。T1加权抑脂梯度回波像（**a**），T2加权单次激发快速自旋回波像（**b**），抑脂T2加权像（**c**）和T1加权增强抑脂梯度回波像（**d**）显示胰头侧面明显的突起（箭标所示）。注意该突起的各系列信号强度均与胰腺实质相同，无明显占位效应

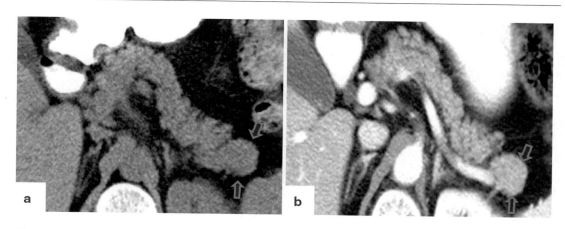

图1.45 正常胰尾解剖变异的CT图像。平扫CT横断面（**a**）图像和增强CT横断面（**b**）图像显示胰尾球状膨大（箭标所示）。注意该膨大并无明显的占位效应，平扫和增强CT扫描的密度均与胰腺实质相同

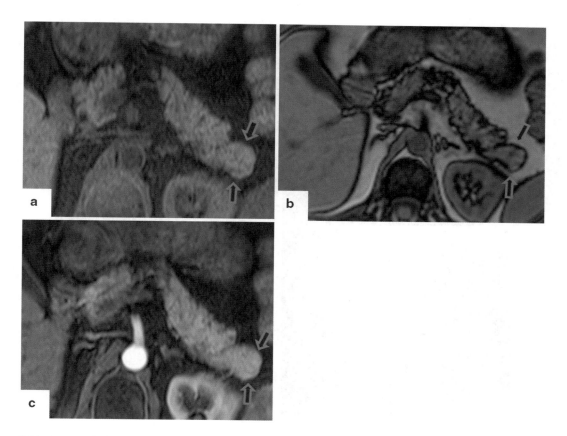

图1.46 正常胰尾解剖变异的MRI图像。T1加权抑脂（**a**）、反相位（**b**）和T1加权抑脂增强（**c**）图像显示胰尾球状膨大（箭标所示）。注意该膨大并无明显的占位效应，平扫和增强CT扫描的信号强度均与胰腺实质相同

1.5 胰腺脂肪替代

- CT检查时的常见表现。
- 一般为弥漫性改变，偶尔表现为局灶性。

1.5.1 弥漫性胰腺脂肪替代（图1.47~图1.51）

- 多见于老年人和肥胖患者。
- **此征象多见于胰腺囊性纤维化患者。**
  — 在胰腺囊性纤维化患者中，胰管内黏稠分泌物导致胰管扩张和胰腺腺泡萎缩。胰腺渐进性的轻度炎性反应、纤维化、脂肪替代以及胰腺囊肿的形成。
- 在成年人，这一改变多与慢性胰腺炎、糖尿病、类固醇药物治疗史、肝脏疾病、营养不良、病毒感染或胰腺肿瘤引起的胰管梗阻相关。
- 在儿童，多数伴有Shwachman-Diamond综合征和Johanson-Blizzard综合征。

要点

- 年轻患者发现弥漫性胰腺脂肪替代时，临床医师要想到胰腺囊性纤维化的可能。

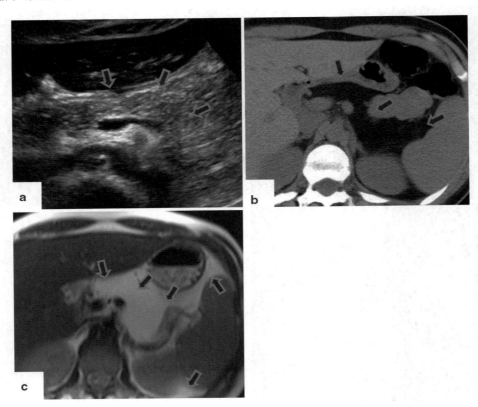

图1.47 胰腺弥漫性脂肪替代。18岁男性患者，胰腺囊性纤维化腹部超声横断面（**a**）图像，胰腺CT横断面（**b**）图像和T2加权横断面（**c**）图像。（**a**）显示胰腺实质回声弥漫性增高（箭标所示），（**b**）显示胰腺实质弥漫性脂肪密度（箭标所示）。（**c**）显示胰腺实质的信号强度与腹膜后或皮下脂肪信号相似（箭标所示）

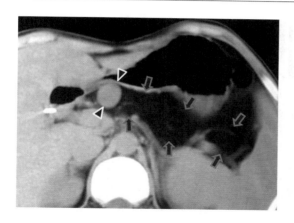

图1.48　胰腺弥漫性脂肪替代。34岁男性患者，胰腺囊性纤维化。胰腺平扫CT横断面图像显示胰腺实质完全被脂肪替代（箭标所示）。要注意胰颈部有一个囊性肿块（箭头所示）

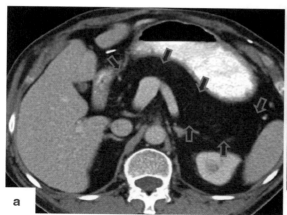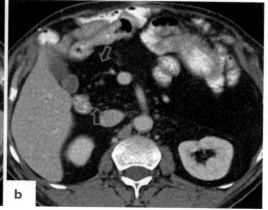

图1.49　特发性病因引起的胰腺弥漫性脂肪替代。48岁女性患者，既往有结肠癌药物治疗史。增强CT横断面（**a**，**b**）图像显示，胰腺实质弥漫性脂肪替代（箭标所示）。这一征象已稳定持续数年

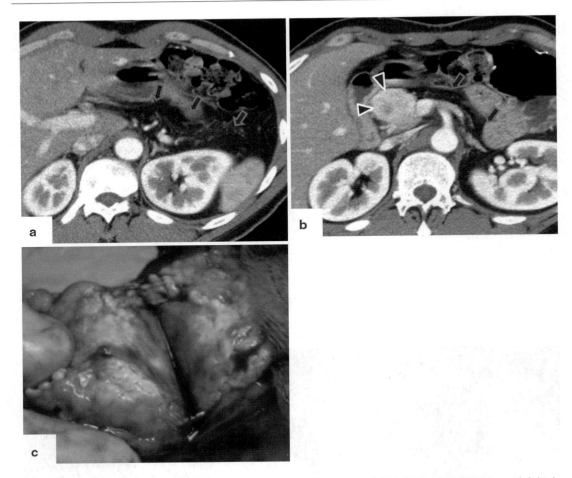

图1.50 与胰腺肿瘤相关的胰腺脂肪替代。45 岁肺炎患者行胸部CT检查偶然发现胰腺肿块。腹部增强CT图像（a，b）显示，一个椭圆形异质性富血供胰头颈部肿块（箭标所示），伴发胰体尾胰腺实质脂肪替代（箭标所示）。手术标本（c）显示肿瘤切面实性，局灶出血。最终病理诊断为胰腺无功能性神经内分泌肿瘤

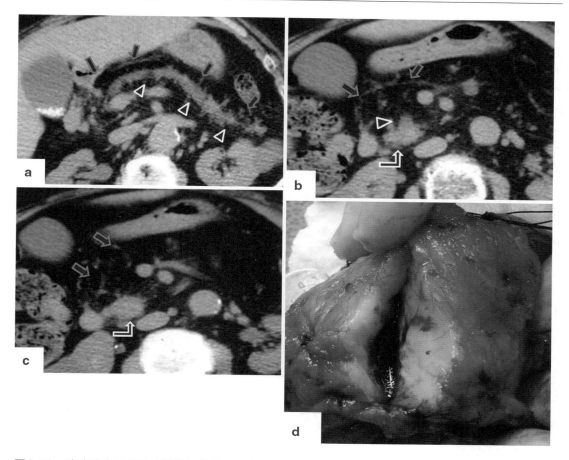

图1.51 胰腺肿瘤相关的胰腺脂肪替代。72岁男性患者因体重减轻和脂肪泻就诊。增强CT横断面（**a~c**）图像显示胰体尾部完全性脂肪替代，胰头部实质部分性脂肪替代（箭标所示）。注意胰头部边缘模糊的软组织肿块（弯箭标所示）和明显扩张梗阻性主胰管（箭头所示）。该患者行胰十二指肠切除术，术中可触及一个质硬肿块位于胰头部。大体标本（**d**）显示胰腺内黄色实性肿块。最终病理诊断为胰腺癌

1.5.2　局灶性胰腺脂肪替代

- 胰腺局灶性脂肪替代临床比较少见。
- 多见于胰头部。
- 表现胰腺内边缘模糊的低密度肿块。
- 当局灶性脂肪替代较轻时，此区域可能看不到典型的脂肪密度，而是类似于胰腺的肿块。

CT/MRI表现（图1.52~图1.54）

有助于鉴别胰腺肿块与局灶性脂肪替代：

- —局灶性脂肪替代仍保留胰腺正常轮廓和分叶状外观。
- —胰腺内含脂肪异常低密度灶（CT值 −50~−100HU）。
- —胰胆管正常。
- —邻近血管未受侵犯或推移。
- —在MRI反相位T1加权图像显示局灶性脂肪替代，表现为明显的信号减低。
- —鉴别诊断：胰腺脂肪瘤（边缘清晰的脂肪肿块）。

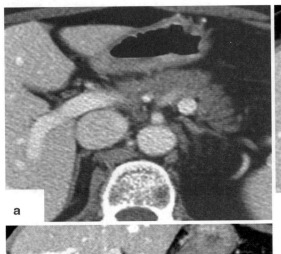

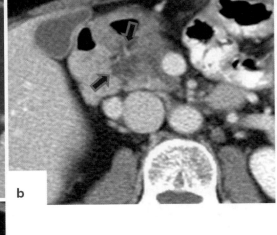

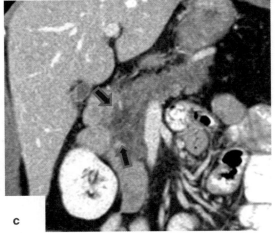

图1.52　胰头部局灶性脂肪替代的CT图像。63岁男性患者因慢性腹痛和体重减轻就诊。增强CT横断面（**a**，**b**）和冠状面（**c**）图像显示，胰腺外侧缘边界模糊的低密度灶（箭标所示）。注意胰胆管正常。该患者行Whipple术，术后病理结果证实为胰头部局灶性脂肪替代，而无明确肿块

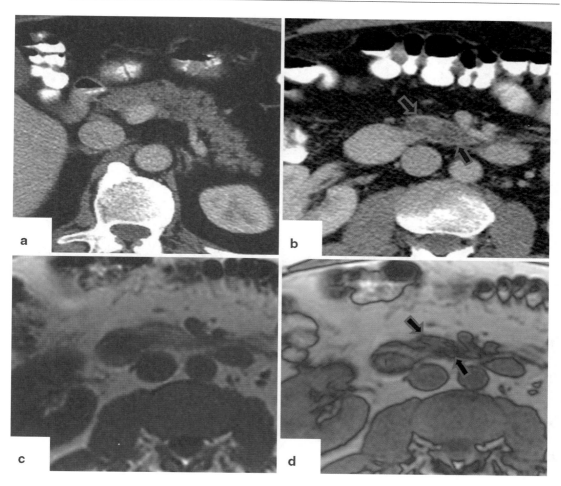

图1.53　胰头部局灶性脂肪替代平扫CT和MRI图像。75岁男性前列腺癌患者。增强CT横断面（**a**，**b**）图像显示胰头部2处低密度灶（箭标所示）。相较于胰腺恶性肿瘤局灶性脂肪替代可能性更大。正相位（**c**）和反相位（**d**）序列显示胰头部可疑病灶的信号强度明显减低。MRI图像明确了局灶性脂肪替代的诊断

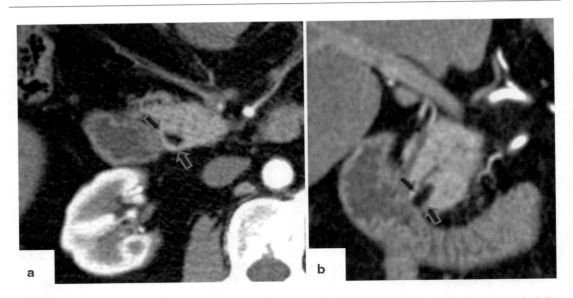

图1.54　胰腺脂肪瘤CT图像。横断面（a）和冠状面（b）图像显示胰头部一个边缘清晰脂肪密度的病灶（箭标所示）

1.6　教学要点

胰腺胚胎发育			
胰腺器官发生	开始于胚胎第4周	十二指肠发出腹胰芽和背胰芽。在胚胎第6周，腹胰、胆囊和胆管顺时针旋转	胚胎第7周，腹胰芽与背胰芽融合形成完整的胰腺
腹胰和背胰芽的演变	胰头	主胰管（Wirsung）	
腹胰芽的演变	钩突		
背胰芽的演变	胰体、胰头前部	胰尾	副胰管（Santorini）
胰腺先天变异			
胰腺发育不全	完全型或部分（背胰）发育不全	完全发育不全：致命性 背胰发育不全：无明显症状或腹痛、糖尿病、脂肪泻	最佳成像方式：增强CT/MRI
胰腺分裂	最常见的先天性变异 背胰芽和腹胰芽融合失败导致	绝大多数患者无明显症状 可能伴发急性和慢性胰腺炎	最佳成像方式：MRCP/ERCP 对有症状患者的治疗：括约肌成形术和内镜引导下支架置入术
环状胰腺	与胰头延续的带状胰腺组织环绕十二指肠第二段 完全型或不完全型	伴发其他先天性变异 50%的患者在1岁时出现症状（胃流出道梗阻、胆道梗阻） 并发症：十二指肠狭窄，胃或十二指肠溃疡，胆道梗阻	最佳成像方式：UGI、增强CT/MRI 对有症状患者的治疗：手术
门静脉型环状胰腺	门静脉被正常胰头部胰腺实质环绕	偶然发现 多数无明显临床症状	最佳成像方式：超声、增强CT/MRI 无需特殊治疗
动脉型环状胰腺	肝动脉被正常胰头部胰腺实质环绕	偶然发现 多数无明显临床症状	最佳成像方式：增强CT/MRI 无需特殊治疗
异位胰腺	胰腺组织出现于胰腺本身以外的异常位置 多为腹腔镜或尸检偶然发现	常见于胃窦或十二指肠黏膜下层 绝大多数患者无明显症状 伴发症状：腹痛、恶心、呕吐、胃肠道出血和梗阻	最佳成像方式：超声内镜，增强CT 治疗方式：对有出血或梗阻的患者采取手术治疗

推荐参考文献

Agenesis of the dorsal pancreas. 2014. Free online library http://www.thefreelibrary.com/Agenesis+of+the+dorsal+pancreas.-a0244026108. Accessed 5/28/2014.

Bhasin DK, Rana SS, Nanda M, Gupta R, Nagi B, Wig JD. Ansa pancreatica type of ductal anatomy in a patient with idiopathic acute pancreatitis. JOP. 2006; 7(3):315–20.

Dinter D, Lohr JM, Neff KW. Bifid tail of the pancreas: benign bifurcation anomaly. AJR Am J Roentgenol. 2007;189(5):W251–3.

Gupta MK, Karlitz JJ, Raines DL, Florman SS, Lopez FA. Clinical case of the month heterotopic pancreas. J La State Med Soc. 2010;162(6):310–3.

Haliloglu N, Erden A. Ansa pancreatica: a rare pancreas ductal variation. Turk J Gastroenterol. 2008;19(4):296–7.

Jarry J, Wagner T, Rault A, Sa Cunha A, Collet D. Annular pancreas: a rare cause of acute pancreatitis. JOP. 2011;12(2):155–7.

Joseph P, Raju RS, Vyas FL, Eapen A, Sitaram V. Portal annular pancreas. A rare variant and a new classification. JOP. 2010;11(5):453–5.

Kapa S, Gleeson FC, Vege SS. Dorsal pancreas agenesis and polysplenia/heterotaxy syndrome: a novel association with aortic coarctation and a review of the literature. JOP. 2007;8(4):433–7.

Karasaki H, Mizukami Y, Ishizaki A, et al. Portal annular pancreas, a notable pancreatic malformation: frequency, morphology, and implications for pancreatic surgery. Surgery. 2009;146(3):515–8.

Kawamoto S, Siegelman SS, Bluemke DA, Hruban RH, Fishman EK. Focal fatty infiltration in the head of the pancreas: evaluation with multidetector computed tomography with multiplanar reformation imaging. J Comput Assist Tomogr. 2009;33(1):90–5.

Kobayashi S, Honda G, Kurata M, Okuda Y, Tsuruta K. Pancreaticoduodenectomy in portal annular pancreas: report of a case. Surg Today. 2013;43(8):926–9.

Mortele KJ, Rocha TC, Streeter JL, Taylor AJ. Multimodality imaging of pancreatic and biliary congenital anomalies.Radiographics. 2006;26(3):715–31.

Moszkowicz D, Peschaud F, El Hajjam M, Saiag P, Nordlinger B. Preservation of an intra-pancreatic hepatic artery during duodenopancreatectomy for melanoma metastasis. Surg Radiol Anat. 2011;33(6):547–50.

Padin JM, Ramisch DA, Maraschio M, et al. Intrapancreatic common hepatic artery arising from the superior mesenteric artery, a challenging anatomic variation in a multiorgan harvesting. Transplant Proc. 2013;45(2):820–3.

Sandrasegaran K, Patel A, Fogel E, et al. Annular pancreas in adults. AJR Am J Roentgenol. 2009;193:455–60.

Sirasanagandla SR, Nayak SB, Bhat KM. A rare congenital anomaly of the pancreas: a cadaveric case report. JOP. 2013;14(4):454–7.

Tadokoro H, Takase M, Nobukawa B. Development and congenital anomalies of the pancreas. Anat Res Int. 2011;2011:351217.

Turkvatan A, Erden A, Turkoglu MA, Yener O. Congenital variants and anomalies of the pancreas and pancreaticduct: imaging by magnetic resonance cholangiopancreaticography and multidetector computed tomography. Korean J Radiol. 2013;14(6):905–13.

Yu J, Turner MA, Fulcher AS, Halvorsen RA. Congenital anomalies and normal variants of the pancreaticobiliary tract and the pancreas in adults: part 2, pancreatic duct and pancreas. AJR Am J Roentgenol. 2006; 187(6):1544–53.

胰腺解剖学 2

目录

2.1 自测

1. 下列关于胰腺位置的描述哪一项是正确的?
   a. 胰腺是位于肾旁后间隙的腹膜后脏器
   b. 胰腺是位于肾旁前间隙的腹膜后脏器
   c. 胰腺位于胃的下方
   d. 胰腺是位于T10~L1椎体水平的腹膜后脏器
   e. 胰腺水平走行于腹膜后腔

2. 依据胰腺的长度,胰尾可位于腹膜后或腹膜内。
   a. 正确
   b. 错误

3. 下列关于胰腺钩突描述正确的是哪一项?

a. 钩突呈圆球形
b. 钩突位于脾静脉后方
c. 钩突是胰头向内下方的延伸,位于肠系膜血管后方
d. 钩突位于肠系膜血管前方
e. 钩突是胰头向下方的延伸

4. 下列关于胰管的描述哪一项是错误的?
   a. 胰体部胰管直径较大
   b. 胰管引流腺体分泌的大部分胰液
   c. 胰管与胆总管一起汇合于壶腹部或大乳头
   d. 副胰管是主胰管的延续
   e. 有25%患者的胰管汇入十二指肠第三段

5. 下列关于胰腺动脉血供的描述哪一项是正确的?
   a. 胰腺的2支供血动脉:胃十二指肠动脉和脾动脉
   b. 胰上动脉(背侧)起自胃十二指肠动脉
   c. 胃十二指肠动脉与胰十二指肠下动脉吻合
   d. 胰头由弓形动脉供血
   e. 胰腺的供血动脉:胃十二指肠动脉、肠系膜上动脉和脾动脉

6. 胰十二指肠下静脉回流入门静脉。
   a. 正确
   b. 错误

7. 胰腺具有广泛而复杂的淋巴管网络,相互沟通并汇入各个方向。
   a. 正确
   b. 错误

8. **下列关于胰腺的神经支配描述错误的是：**

    a. 胰腺由交感神经和副交感神经系统支配

    b. 传入系统主要涉及感觉及疼痛传递

    c. 迷走神经和内脏神经丛是2个主要的外部构成

    d. 胰腺只受副交感神经系统支配

    e. 胰腺的支配神经丰富，有神经纤维、神经束和胰内神经节

正确答案：1. b，2. a，3. c，4. a，5. e，6. a，7. a，8. d。

2.2　大体解剖 （图2.1）

- 胰腺是较大的消化腺。
- 表面被覆一层薄的结缔组织，但没有真正的包膜。
- 位于腹膜后的肾旁前间隙。
- 斜向走行于胃后方。
- 胰腺在T12/L1~L3椎体水平从十二指肠凹面延伸至脾门（图2.2）。

- 胰腺的上方为小网膜囊，前方为横结肠，下方为腹膜腔。

- 胰腺的外形类似于向侧面翻转的字母"J"，"J"环与十二指肠的"C"环相嵌合（图2.3）。

- 成人胰腺平均重量为60~120g，长度平均为15~20cm。

- 胰腺的大小因患者的年龄及体型的不同而异。

要点

- 胰腺的绝对测量值仍有争议，影像上的测量并不能作为胰腺增大的诊断依据。

- 影像学检查提示胰腺异常的重要的测量指征有：①局限性或弥漫性增大；②外形不规则；③胰腺实质的异常回声、密度或信号强度；④胰腺周围脂肪间隙的异常回声、密度或信号强度；⑤胰管和（或）胆总管的扩张。

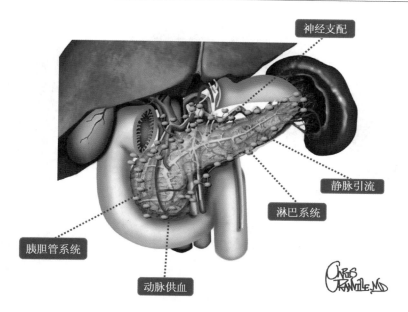

图2.1 胰腺解剖示意图

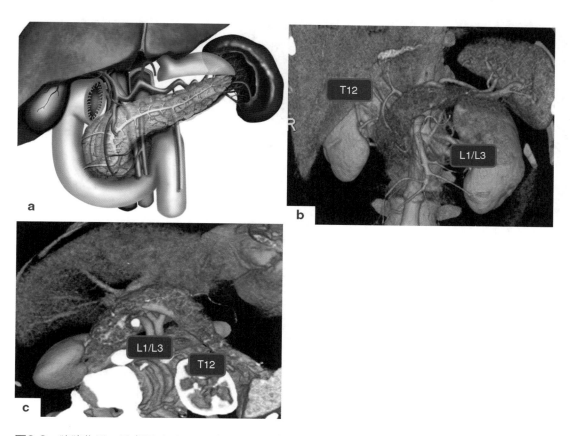

图2.2 胰腺位置。示意图（**a**），3D容积呈现重建图像的冠状面和横断面（**b**，**c**）示胰腺在腹膜后斜行走行

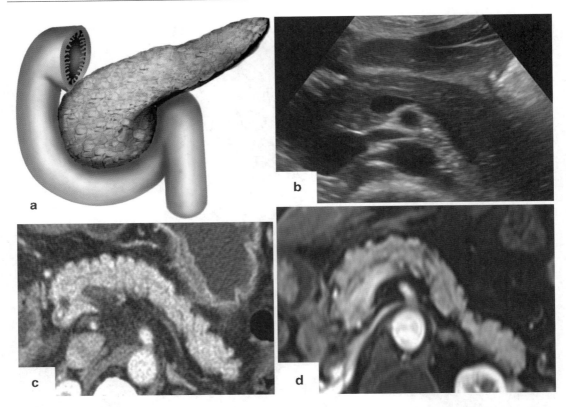

图2.3 胰腺外形。示意图（**a**），传统超声的胰腺横断面（**b**），增强CT横断面（**c**），增强MRI横断面（**d**）图像显示胰腺外观类似于向侧面翻转的字母"J"

2.2.1 胰腺分段和解剖关系

（图2.4~图2.6）

● **胰头**
　　— 是胰腺最宽的部分，嵌于十二指肠"C"形凹陷内。
　　— 下腔静脉、右肾动脉和双侧肾静脉位于胰头后方。

● **钩突**
　　— 胰头向内下方的延伸。
　　— 呈三角形或楔形。
　　— 位于肠系膜上动静脉与主动脉之间。
　　— 钩突的大小不一。

● **胰颈**
　　— 是胰头与胰体的联接部。
　　— 位于脾静脉与肠系膜上静脉汇合处上方。

● **胰体**
　　— 斜向上走行于肠系膜血管左侧。
　　— 位于小网膜囊后方，主动脉、左侧肾上腺、左肾以及左肾血管前方。

● **胰尾**
　　— 紧邻脾门，且与胰体无明确的分界点。
　　— 位于结肠脾曲内侧和左肾前方。
　　— 胰尾末端位于脾-肾韧带腹膜层之间（内有脾动脉和脾静脉起始部走行）。

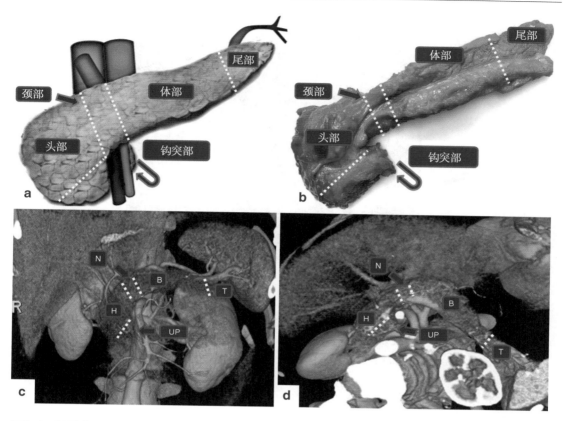

图2.4 胰腺分段。示意图（**a**），尸检胰腺大体标本（**b**）和3D容积再现重建冠状面（**c**）和横断面（**d**）图像显示胰腺的分段。H，胰头；UP，钩突［（**a**，**b**）（曲箭标所示），（**c**，**d**）（箭标所示）］；N，胰颈；B，胰体；T，胰尾

图2.5 胰腺（P）与周围脏器结构解剖关系的CT横断面图像。3D容积再现横断面重建图像显示：1.脾静脉；2.脾脏；3.左肾；4.左肾上腺；5.肠系膜上静脉；6.肠系膜上动脉；7.主动脉；8.右肾动脉；9.下腔静脉；10.右肾；11.升结肠；12.胆总管；13.肠系膜上静脉与脾静脉汇合处；14.胆囊；15.十二指肠；16.肝左叶；17.胃窦；18.小网膜囊；19.胃体

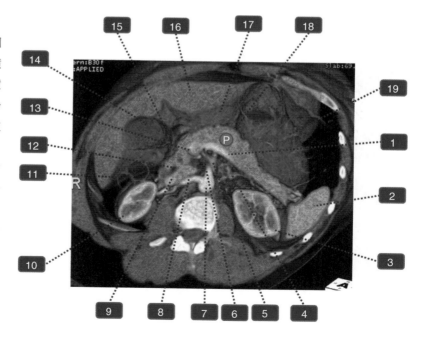

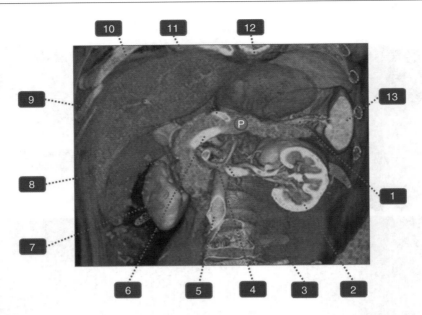

图2.6 胰腺与周围脏器结构解剖关系的CT冠状面示意图。3D容积再现冠状面重建图像显示：1.脾静脉；2.左肾；3.肠系膜上静脉；4.肠系膜上动脉；5.主动脉；6.肠系膜上静脉与脾静脉汇合处；7.右肾；8.十二指肠；9.肝；10.胆囊；11.脾动脉；12.胃；13.脾

2.2.2 胰胆管系统

2.2.2.1 主胰管（PD）（Wirsung）（图2.7）

- 主胰管（Wirsung）起自胰尾并横向延伸至胰头，于胰头部向下、向后走行。
- 主胰管沿途汇聚了20~35条分支胰管。
- 主胰管直径的正常范围如下：
  - 胰头：3~4mm
  - 胰体：2~3mm
  - 胰尾：1~2mm

主胰管直径随着年龄的增长及胰腺病变的出现而增大。

- 主胰管与胆总管汇合于壶腹部或大乳头，位置如下：
  - 十二指肠第2段的中间1/3处（75%）〔图2.8（a~c）〕
  - 十二指肠第3段（25%）〔图2.8（d~f）〕

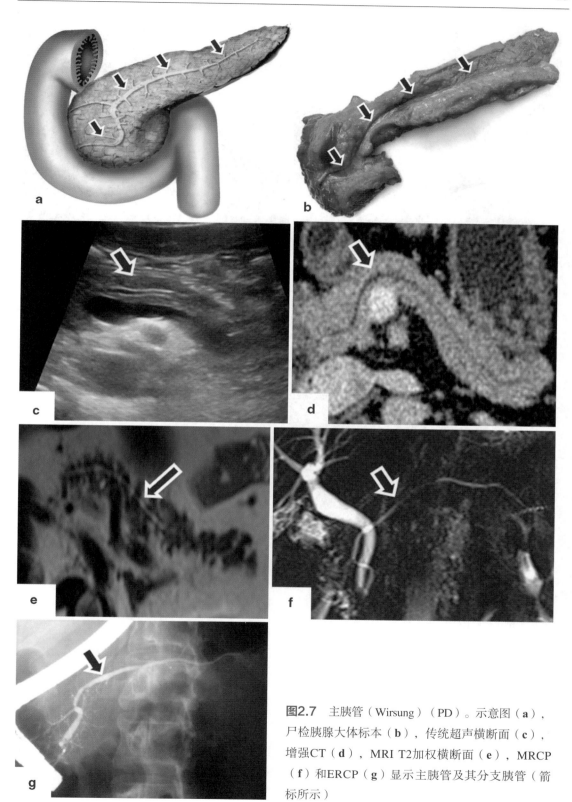

图2.7 主胰管（Wirsung）（PD）。示意图（**a**），尸检胰腺大体标本（**b**），传统超声横断面（**c**），增强CT（**d**），MRI T2加权横断面（**e**），MRCP（**f**）和ERCP（**g**）显示主胰管及其分支胰管（箭标所示）

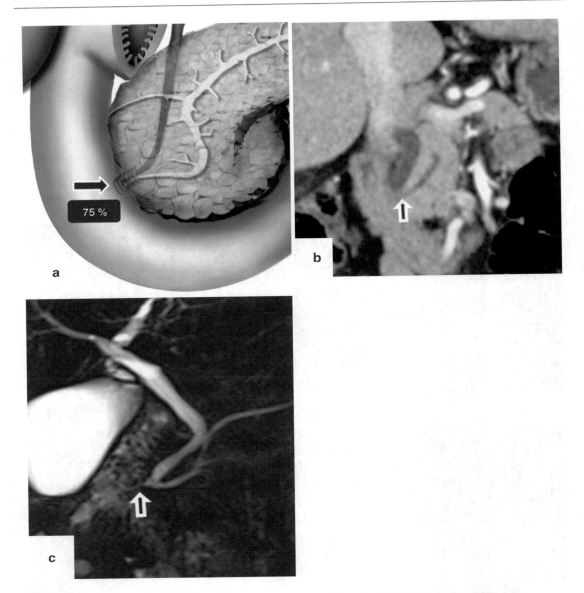

图2.8　大乳头位置。示意图（**a**），增强CT冠状面（**b**），MRCP（**c**）显示大乳头（箭标所示）位于十二指肠第二段（箭标所示）

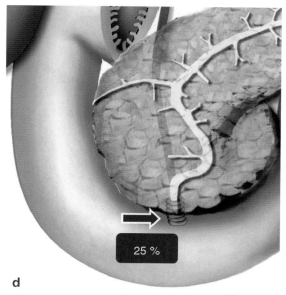

d

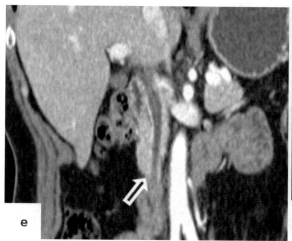

e

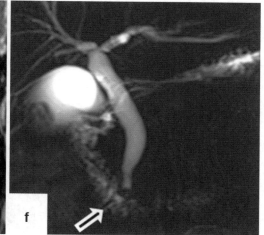

f

图2.8（续） 示意图（d），增强CT扫描横断面（e），MRCP（f）显示大乳头（箭标所示） 位于十二指肠第三段（箭标所示）

2.2.2.2 副胰管（Santorini）（图2.9）

- 副胰管负责引流胰头前上部的小部分。
- 副胰管汇入小乳头，位于大乳头内上方2cm处。
- 30%患者的副胰管末端为盲端或副胰管完全缺如。

要点

- 胰管直径最宽处在胰头，从胰头至胰尾方向管径逐渐变细。
- 胰管的局限性扩张可能是胰腺恶性肿瘤的早期征象，需要进一步检查。
- 绝大多数情况下，副胰管在CT或MRI上难以显示。
- 明显的副胰管提示可能存在胰腺分裂症。

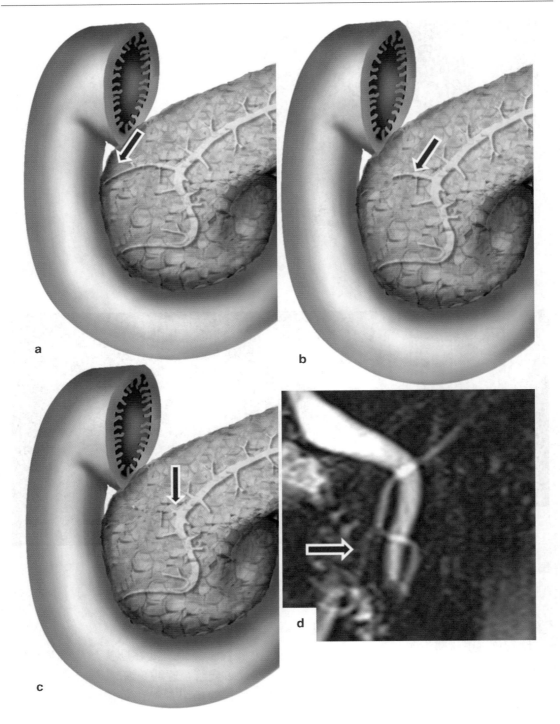

图2.9 副胰管的变异。示意图显示副胰管汇入小乳头（**a**）（箭标所示），（**b**）图像显示副胰管末端为盲端（箭标所示），（**c**）图像显示副胰管缺如（箭标所示）。MRCP（**d**）显示副胰管流入小乳头（箭标所示）

2.2.2.3　胆总管（图2.10~图2.12）

- 胆总管下行于胃十二指肠动脉右侧，向下经十二指肠后方降至胰头后方沟槽中。
- 胆总管与主胰管汇合于壶腹部。
- 当胆总管末端与胰管靠近十二指肠壁时，被平滑肌纤维（Oddi括约肌）包裹。
- Oddi括约肌调控胆汁和胰液流入十二指肠，以维持分泌液的无菌性并防止胃十二指肠内容物反流。
- 胆总管与主胰管的汇合点变异：
  — 胆总管与主胰管之间的共同管较短（60%）
  — 胆总管与主胰管之间的共同管较长（38%）
  — 胆总管与主胰管分别开口于十二指肠（2%）
- 有时，胆总管与主胰管在进入十二指肠壁前已经形成一个较长的共同管。
  — 该变异可能与胆总管囊肿的形成有关

要点

- 对Oddi括约肌的任何操作（ERCP或手术）都可能引起细菌性胆汁征。
- 细菌性胆汁征如果合并胆汁淤积可能导致胆管炎和脓毒血症。
- 有胆结石及胆总管（CBD）与主胰管（MPD）之间存在共同通道的患者发生胆源性胰腺炎的风险更高。

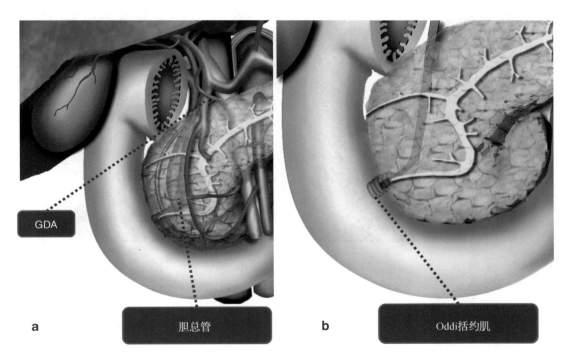

图2.10　胆总管（**CBD**）。示意图（**a**）显示胆总管与胃十二指肠动脉（GDA）的关系，（**b**）显示胆总管末端汇入大乳头（Oddi括约肌）

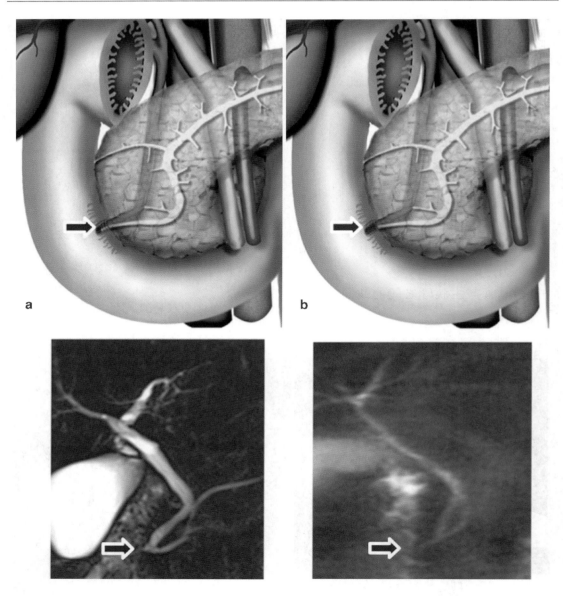

图2.11 胰胆管汇合处的变异。示意图和厚层 MRCP（**a**，**b**）显示一个短的共同管（箭标所示）、一个长的共同管（箭标所示），以及在大乳头处共同管的缺如（**c**）

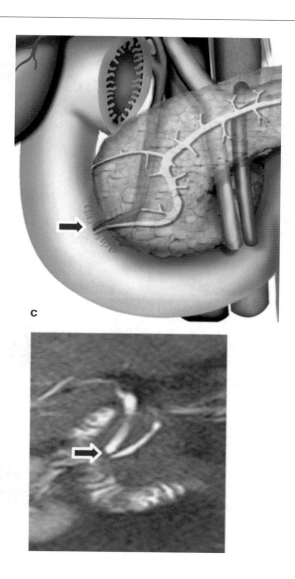

c

图2.11（续）

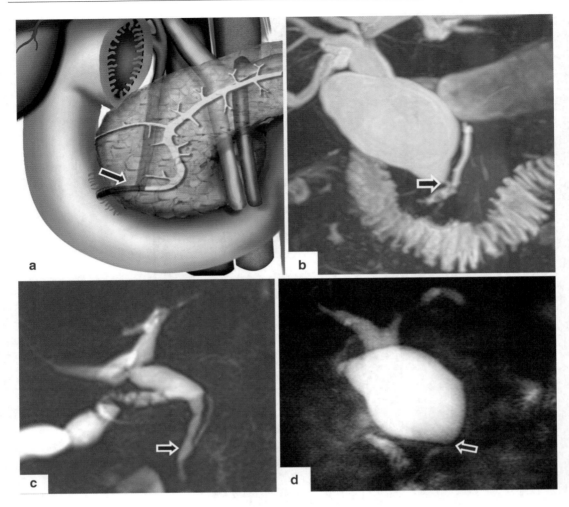

图2.12 胆总管与主胰管在进入十二指肠壁前形成较长的共同管。示意图（**a**）显示在汇入十二指肠前，胆总管与主胰管汇合（箭标所示）。3例不同患者的MRCP（**b~d**）图像可见胆总管囊肿。注意胆总管与主胰管汇合点位于十二指肠壁外（箭标所示）

2.2.3　胰腺供血动脉（图2.13~图2.16）

- 胰腺有丰富的动脉血供。
- 胰腺的动脉来源为以下2支血管：
  - 腹腔干
  - 肠系膜上动脉（SMA）

胰头和十二指肠的血供：

- **胰头和十二指肠的2支供血动脉：**
  - 位于前方的动脉：起自胃十二指肠动脉
  - 位于后方的动脉：起自肠系膜上动脉
- **胰十二指肠上动脉（SPDA）**
  - 胃十二指肠动脉发出SPDA。
  - SPDA发出2个分支：
    - 胰十二指肠上前动脉
    - 胰十二指肠上后动脉
- **胰十二指肠下动脉（IPDA）**
  - IPDA由肠系膜上动脉发出。
  - 此动脉发出2个分支：
    - 胰十二指肠下前动脉
    - 胰十二指肠下后动脉
- SPDA前后2个分支与IPDA前后2个分支分别汇合成2个动脉弓：
  - 胰十二指肠前动脉弓
  - 胰十二指肠后动脉弓

要点

- 肝动脉解剖变异较常见（图2.15，图2.16）。
- 迷走肝右动脉为最常见的血管变异。
- 另外常见的血管变异是右肝总动脉，它起自肠系膜上动脉或胰内肝动脉（肝动脉型环状胰腺）。
- 肝动脉的解剖变异可以从不同方面增加并发症发生的风险。
- 迷走动脉损伤或结扎可能引起胆管、肝脏的局部缺血，从而导致胆-肠吻合的失败、肝功能障碍或脓肿的发生。
- 为保护迷走动脉的过度操作可导致血管外膜的损伤，使其更容易形成假性动脉瘤；尤其是当存在胰-空肠漏时，可增加发生出血的风险。

胰体和胰尾的动脉供血

- 胰体和胰尾由脾动脉及其分支供血。
- 脾动脉走行于胰体和胰尾后方，胰腺上缘下方。
- **脾动脉的主要分支：**
  - 胰背动脉
  - 胰横（下）动脉
  - 胰大动脉
  - 胰尾动脉

- **胰背动脉（胰上动脉）：**
  - 多起自脾动脉起始段
  - 向下走行与胰颈后方，分为左、右2支
  - 也可起自于肝总动脉、腹腔干或主动脉
- **胰横动脉（胰下动脉）：**
  - 由胰背动脉的左支移行而来
  - 与脾动脉平行走行
- **胰大动脉：**
  - 起自脾动脉近脾侧后下行，发出2个分支与胰横动脉吻合

- **胰尾动脉：**
  - 起自脾动脉远端或胃网膜左动脉
  - 与胰横动脉吻合

> **要点**
> - 继发于急性和慢性胰腺炎的假性动脉瘤最多见的血管是脾动脉和胃十二指肠动脉。
> - 这些血管可能会破入胰管内，引起胰管内出血（假性血胆症）。

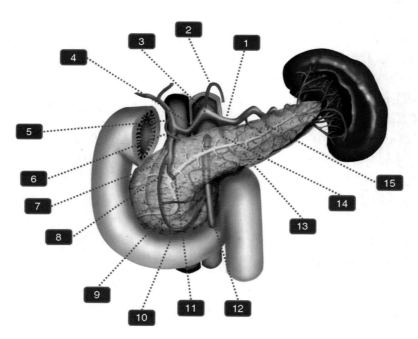

图2.13 胰腺动脉血供示意图。显示胰腺的主要供血动脉：1.脾动脉；2.胃左动脉；3.腹腔干；4.肝总动脉；5.肝固有动脉；6.胃十二指肠动脉；7.胰十二指肠上后动脉；8.胰十二指肠上前动脉；9.胰十二指肠下后动脉；10.胰十二指肠下前动脉；11.胃网膜动脉；12.肠系膜上动脉；13.胰横动脉；14.胰背动脉；15.胰大动脉

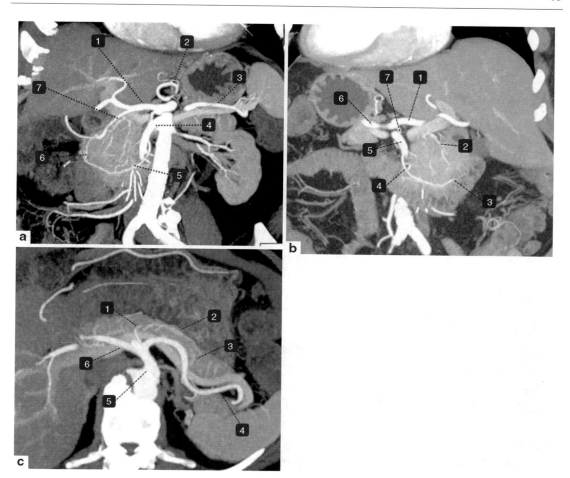

图2.14 CT图像显示胰腺供血动脉。MIP（**a**）图像显示：1.肝动脉；2.胃左动脉；3.脾动脉；4.肠系膜上动脉；5.胰十二指肠下前动脉；6.胰十二指肠上前动脉；7.胃十二指肠动脉。MIP（**b**）图像显示：1.肝动脉；2.胰十二指肠上后动脉；3.胰十二指肠下后动脉；4.胰十二指肠下动脉；5.肠系膜上动脉；6.脾动脉；7.胃十二指肠动脉。MIP横断面（**c**）图像：1.胰背动脉；2.胰横动脉；3.胰大动脉；4.脾动脉；5.腹腔干；6.肝动脉

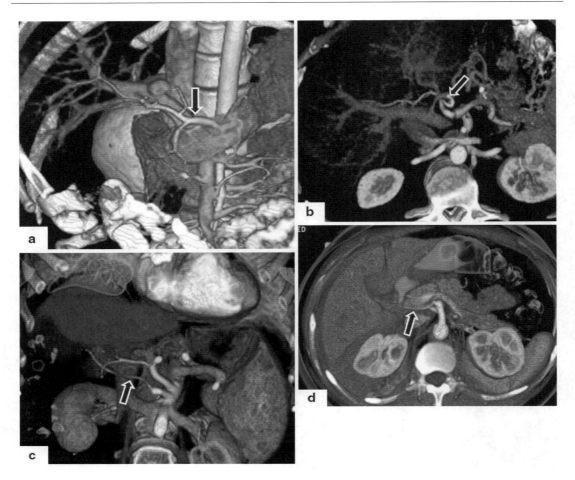

图2.15 肝动脉的解剖变异。3D容积呈现重建 （a，b）图像显示肝动脉起自腹腔干动脉（箭标 所示）。（c，d）图像显示替代肝动脉起自肠系 膜上动脉，并走行于胰头与下腔静脉之间（箭标 所示）

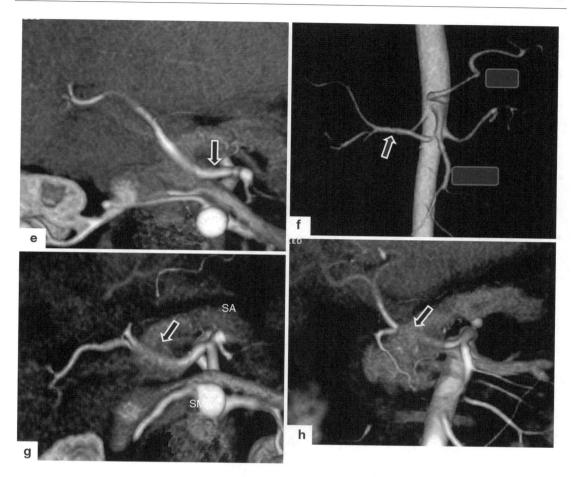

图2.15（续） （e，f）图像显示一个替代肝动脉主干起自肠系膜上动脉（箭标所示）。（g，h）图像显示一个环状肝动脉起自肠系膜上动脉。注意肝动脉走行于胰头部胰腺实质内（箭标所示）

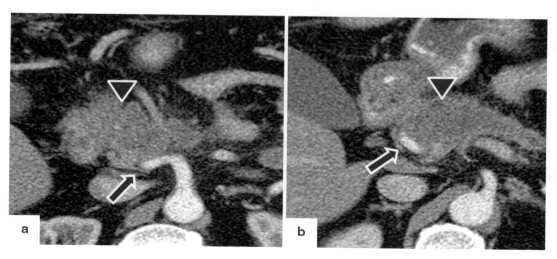

图2.16 胰腺肿瘤包绕肝动脉，肝动脉形态欠规则。增强CT图像（a，b）显示起自肠系膜上动脉的替代肝动脉（箭标所示）被胰头部胰腺肿瘤包裹（箭头所示）

2.2.4　胰腺静脉回流（图2.17~图2.18）

- **胰腺静脉系统回流入门静脉系统**
  - 门静脉系统由肠系膜上静脉、肠系膜下静脉及脾静脉汇合而成，位于胰颈后方。
  - 门静脉位于胰头和胰颈后方。
- **脾静脉起自脾门**
  - 在脾门处，脾静脉位于胰腺上缘。
  - 此静脉随后走行于胰体尾后方。
- **胰腺静脉伴行于胰腺供血动脉**
- **胰腺静脉常浅于动脉**
  - 胰十二指肠上静脉引流入门静脉。
  - 胰十二指肠下静脉和起自钩突部的小静脉引流入肠系膜上静脉。

- 起自胰头的一部分静脉血管引流入胃结肠干。
- 起自胰体的多支小静脉血管直接流入脾静脉。

> **要点**
>
> - 在急性和慢性胰腺炎或胰腺恶性肿瘤患者中，因脾静脉血栓形成而发生继发性门静脉高压并不少见，因为这一血管与胰腺体尾部接触非常紧密。
> - 显著扩张的胃静脉和胃短静脉提示该并发症的发生。
> - 门静脉血栓形成的患者可出现多支胰腺静脉曲张（图2.19）。

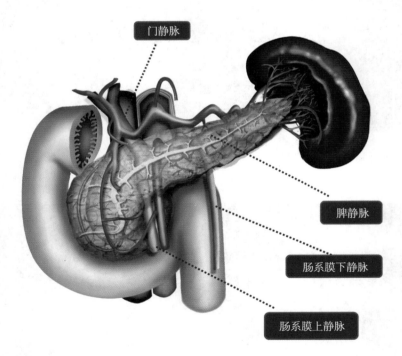

图2.17　胰腺的主要静脉回流示意图。显示胰腺的主要引流静脉

门静脉

脾静脉

肠系膜下静脉

肠系膜上静脉

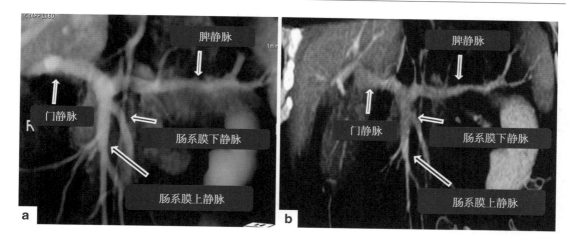

图2.18 CT图像显示胰腺主要的引流静脉。3D容积呈现重建（**a**，**b**）图像显示胰腺的主要引流静脉

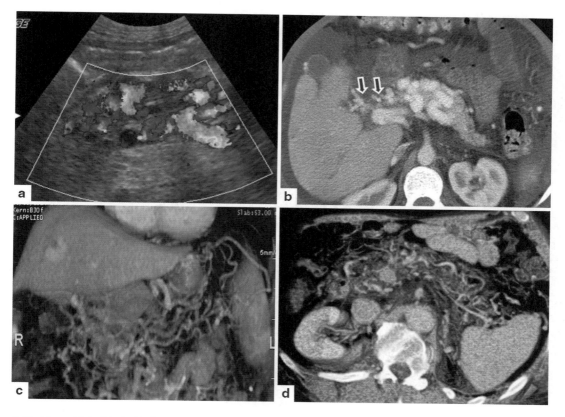

图2.19 2例患者因门静脉血栓引起胰腺静脉血管曲张。67岁男性肝硬化患者。彩色多普勒超声横断面（**a**）和增强CT横断面（**b**）图像显示，胰腺多支静脉血管明显扩张。注意门静脉的海绵样变性（箭标所示）。57岁女性患者，肝硬化（继发于丙型肝炎）。MIP（**c**）和3D容积呈现（**d**）图像显示，胰腺多支静脉血管明显扩张。注意门静脉主干缺如

2.2.5 胰腺淋巴系统（图2.20）

- 胰腺有丰富而复杂的淋巴管网，并与周围多个方向淋巴引流沟通。
- **目前尚无统一标准命名这些淋巴结。**
- **淋巴管通路：**
  — 集合淋巴管位于胰腺表面或边缘
  — 向上或向下引流
  — 这些通路在胰颈部水平被分为左、右2个部分
- **左上通路：**
  — 引流入胰上淋巴结
  — 引流入胰体尾上部淋巴结
  — 为沿胰腺上缘分布的胰脾淋巴结
  — 也可直接引流入沿胃左动脉走行的胃上淋巴结或肝淋巴结
- **左下通路：**
  — 胰下淋巴结
  — 引流入胰体尾下部淋巴结
  — 汇入胰腺下缘的淋巴结（胰下淋巴结）
  — 也可能汇入肠系膜上淋巴结或腰淋巴结（主动脉周围左侧淋巴结）
- **右上通路：**
  — 主要汇入幽门下淋巴结或直接汇入肝淋巴结
  — 也可汇入Winslow孔淋巴结和肝淋巴结
- **右下通路：**
  — 汇入胰十二指肠前淋巴结
  — 也可能直接汇入肠系膜淋巴结
  — 汇入胰十二指肠后淋巴结
  — 也可能直接汇入肠系膜上淋巴结

要点

- 胰腺有非常丰富而复杂的淋巴管网，并与周围多个方向淋巴引流沟通，这可以解释为什么胰腺癌患者初次就诊时就出现淋巴结阳性，以及局部复发和远处转移发生率很高的原因。
- 胰腺肿瘤的发生部位决定了淋巴结转移路径。

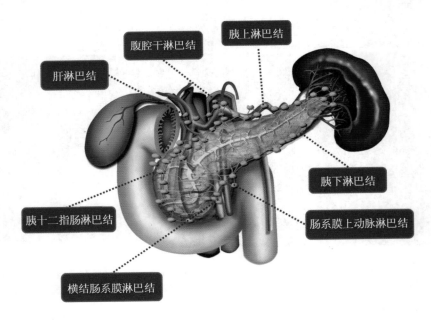

图2.20 胰腺淋巴回流示意图

2.2.6 胰腺神经支配（图2.21）

- 胰腺有丰富的神经支配。
- **胰腺由内脏神经的交感神经及源自迷走神经的副交感神经共同支配。**
- 迷走神经的传出纤维通过肝丛和腹腔神经丛。
- 这些迷走神经终止于胰腺小叶间隔上的副交感神经节。
- 迷走神经节后神经纤维支配胰腺腺泡、胰岛和胰管。
- 交感神经的神经元起自胸腰髓灰质。
- 交感神经的节后神经元位于腹部神经丛（包括腹腔神经节、肠系膜上神经节、主动脉肾节）。
- 交感神经的节后神经纤维仅支配血管。
- 交感神经传导痛觉。

> **要点**
>
> - 外科医生需要掌握胰腺的神经支配，对慢性胰腺炎或胰腺癌患者的止痛，制订腹腔神经阻断或神经松解术非常重要。
> - 在腹腔干和肠系膜上动脉之间注入化疗药物可以阻断交感神经和副交感神经的痛觉传导。

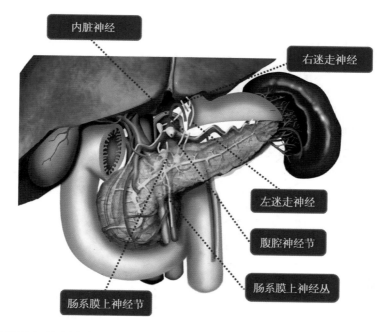

图2.21 胰腺的神经支配示意图。显示支配胰腺的主要神经丛和神经

2.3 教学要点

胰腺解剖	
位置	腹膜后的肾旁前间隙，约T12/L1~L3椎体水平
外形	像侧面翻转的字母"J"字形
长度	15~20cm
尺寸	因患者的年龄及体型而异
分段	胰头、钩突、胰颈、胰体和胰尾
主胰管（Wirsung）	起自胰尾横向延伸至胰头部，并在胰头处向后下延伸
	主胰管有20~35个分支
	直径：胰头，3~4mm；胰体，2~3mm；胰尾，1~2mm
副胰管（Sanroriini）	引流胰头前上部的小部分胰液
	30%患者的副胰管末端为盲端
胆总管	位于胰头后方深在的沟槽区
	与主胰管在壶腹部汇合
	分类：短共同管（60%），长共同管（38%），分别开口于十二指肠（2%）
供血动脉	由腹腔干和肠系膜动脉供血
	胰头和十二指肠由起自胃十二指肠动脉和肠系膜上动脉的前后2个动脉弓供血
	胰体尾由脾动脉及其分支，以及肠系膜上动脉供血
静脉回流	胰腺的静脉与动脉伴行
	回流至门静脉系统
淋巴系统	胰腺有非常丰富的毛细淋巴管丛，在周围淋巴结的各个方向形成通路
神经支配	内脏神经的交感神经
	迷走神经的副交感神经

推荐参考文献

解剖学

Eshuis WJ. Olde Loohuis Km. Busch OR, van Gulik TM, Gouma DJ. Influence of aberrant right hepatic artery on peroperative course and longterm survival after pancreatoduodenectomy. HPB (Oxford). 2011:13(3):161–7.

Healey J, Hodge J. Surgical anatomy. 2nd ed. Philadelphia: BC Decker; 1990. p. v–ix, 2–340.

Netter FH. The CIBA collection of medical illustrations: a compilation of paintings on the normal and pathologic anatomy of the digestive system, part III: liver, biliary tract and pancreas, vol. 3, Section XV. 2nd ed. New York: CIBA; 1964. p. v–xiii, 2–200.

Netter FH. Atlas of human anatomy. 3rd ed. Teterboro: Icon Learning Systems, LLC; 2003.

Pancreas anatomy. 2014. http://emedicine.medscape.con/article 1948885-overvies. Accessed 29 May 2014.

Sim JS, Choi BI, Han JK, et al. Helical CT anatomy of pancreatic arteries. Abdom Imaging. 1996; 21(6): 517–21.

Stewart ET, Vennes JA, Geenen JE, editors. Atlas of endoscopic retrograde cholangiopancreatography. Saint Louis: The C.V. Mosby Company; 1977.

Trede M, Carter D, editors. Surgery of the pancreas. Edinburgh: Churchill Livingstone; 1933.

Turkvatan A, Erden A, Turkoglu MA, Yener O. Congenital variants and anomalies of the pancreas and pancreatic duct: imaging by magnetic resonance cholangiopancreaticography and multidetector computed tomography. Korean J Radiol. 2013; 14(6): 905–13.

Zylak C, Pallie W. Correlative anatomy and computed tomogratphy: a module on the pancreas and posterior abdominal wall. Radiographics. 1981; 1(1): 61–83.

胰腺组织学

3

目录

3.1　自测

1. 下列哪项属于胰腺外分泌部的功能性
单位?
   a. 泡心导管
   b. 闰管
   c. β 细胞
   d. 腺泡
   e. α 细胞

2. 下列哪种细胞具有胞质酶原颗粒的
特征?
   a. 泡心细胞

   b. 导管细胞
   c. β 细胞
   d. 腺泡细胞
   e. α 细胞

3. 胰腺内分泌部的 α 细胞可分泌生长
抑素。
   a. 对
   b. 错

4. 大部分胰岛位于胰腺的什么部位?
   a. 胰头
   b. 钩突
   c. 胰体
   d. 胰尾
   e. 主胰管

5. 胰岛主要由以下哪种细胞构成的?
   a. 腺泡细胞
   b. 导管细胞
   c. β 细胞
   d. δ 细胞
   e. α 细胞

正确答案: 1. d, 2. d, 3. b, 4. d, 5. c。

3.2　胰腺组织学

- 胰腺实质是由浅灰红色或淡黄色结构完整的小叶及其间的纤维组织间隔组成。器官内没有囊腔形成，表面覆有薄层纤维组织被膜。
- 胰腺具有外分泌和内分泌功能（图3.1）。
  - 外分泌部主要成分为腺泡细胞
  - 内分泌部由胰岛构成

3.2.1　胰腺外分泌部（图3.1~图3.5）

- **腺泡**
  - 腺泡是胰腺外分泌部的分泌单位，由多个腺泡细胞组成。
  - 每个腺泡由单层腺泡细胞围绕排列构成，并在中央形成管腔。
  - 腺泡细胞是一种有极性的上皮细胞，具有发育良好的粗面内质网和胞质分泌颗粒，称为酶原颗粒（图3.2）。
  - 这些分泌型颗粒位于细胞的顶端并含有消化所需的多种酶。
  - 腺泡约占胰腺总重的85%。
- **导管系统**
  - 导管系统起始于与闰管相连的腺泡腔（图3.3）。
  - 每个闰管由单层泡心细胞组成。
  - 泡心细胞是一种细胞器少和细胞质淡染的立方上皮细胞。

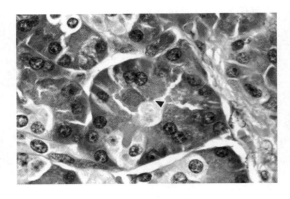

图3.1　图中的组织学切片取自胰尾部，其突出显示了胰腺实质的小叶结构。数个腺泡（外分泌）汇入小叶间导管（短箭标所示），小叶间导管再汇入大的导管（长箭标所示）。内分泌部由数个胰岛组成（箭头所示）（HE染色，2.5×）

图3.2　腺泡由数个锥形腺泡细胞组成，细胞核呈圆形，基底部胞质嗜碱性而顶部含有嗜酸性颗粒（箭头所示）。这些颗粒含丰富的酶原，如胰蛋白酶原、糜蛋白酶原、羧肽酶原、弹性蛋白酶原、脂酶、淀粉酶、前磷脂酶和激肽释放酶原（HE染色，100×）

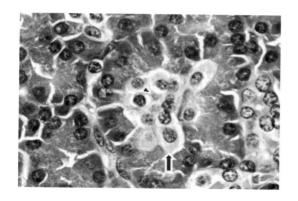

图3.3 数个胞质淡染且富含糖原的小立方上皮细胞（箭标所示）聚集形成闰管（箭头所示）。这些细胞可分泌氯化物、碳酸氢盐和水分以缓冲及稳定酶原直至其在十二指肠被激活（HE染色，100×）

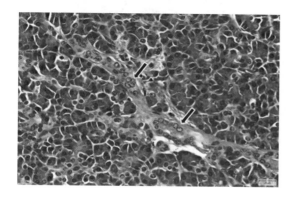

图3.4 图中显示的是小叶内导管（箭标所示）的纵切面，由胞质透亮的立方上皮细胞形成。这些导管的主要功能是运输胰液（HE染色，40×）

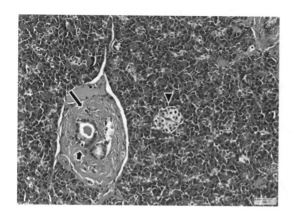

图3.5 小叶内导管汇合形成小叶间导管（长箭标所示）。小叶间导管由可分泌黏液的矮柱状细胞排列而成（短箭标所示）。小叶间导管汇入主胰管最终开口于十二指肠。图中还显示一个胰岛（箭头所示）（HE染色，20×）

—— 每个胰腺小叶内的多个闰管汇入大的小叶内导管（图3.4）。

—— 小叶内导管出小叶后汇入小叶间导管。

—— 小叶间导管又汇合成更大的导管（图3.1），最终汇入主胰管或副胰管。

—— 产黏液细胞常存在于主胰管内。

3.2.2 **胰腺内分泌部**（图3.6~图3.10）

- 胰腺内分泌部的功能单位是胰岛（图3.6）。
- 胰岛是由多角形内分泌细胞聚集形成的球形细胞团，细胞间有丰富的有孔型毛细血管网。
- 胰岛周围由薄层的结缔组织膜将其与胰腺外分泌组织分开。
- 胰岛约占成人腺体的2%。
- 胰岛在胰尾部数量最多。

胰岛由4种不同细胞构成：

—— α 细胞

—— β 细胞

—— δ 细胞

—— 胰多肽（PP）细胞

- **α 细胞** 占胰岛细胞数的15%~20%。

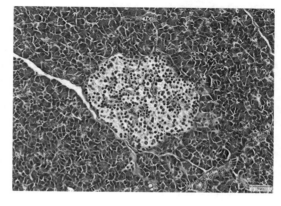

图3.6 胰岛（HE染色，20×）

— 主要位于胰岛的周边部。

— 胞质内含多种均匀致密分泌胰高血糖素的分泌颗粒（图3.7）。

- **β 细胞**　约占胰岛细胞数的70%。

— 分布于整个胰岛，因生理需要主要位于胰岛的中央部。

— 含大量分泌胰岛素的分泌颗粒（图3.8）。

- **δ 细胞**　占胰岛细胞数的5%~10%。

— 数量稀少且位于胰岛周边部。

— 分泌颗粒体积较大，分泌生长抑素（图3.9）。

- **胰多肽（PP）细胞**　数量少且分散的颗粒状内分泌细胞。

— 分散分布于胰岛的周边。

— 含有胰多肽分泌颗粒（图3.10）。

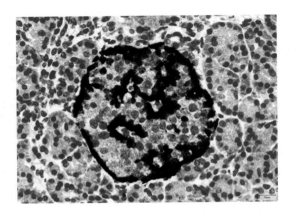

图3.7　胰高血糖素的免疫组化染色显示 α 细胞，其主要位于胰岛的外周部（40×）

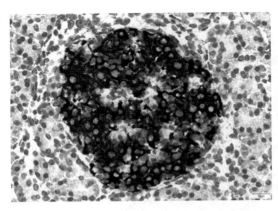

图3.8　胰岛素的免疫组化染色显示胰岛内数量众多的 β 细胞（40×）

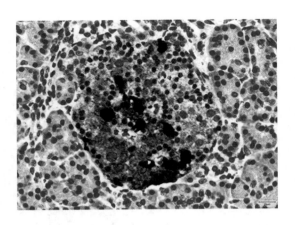

图3.9　生长抑素的免疫组化染色显示胰岛内数量稀少的 δ 细胞（40×）

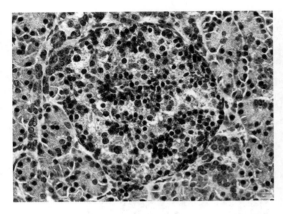

图3.10　胰多肽的免疫组化染色显示少量PP细胞分散分布于整个胰岛（40×）

3.3 教学要点

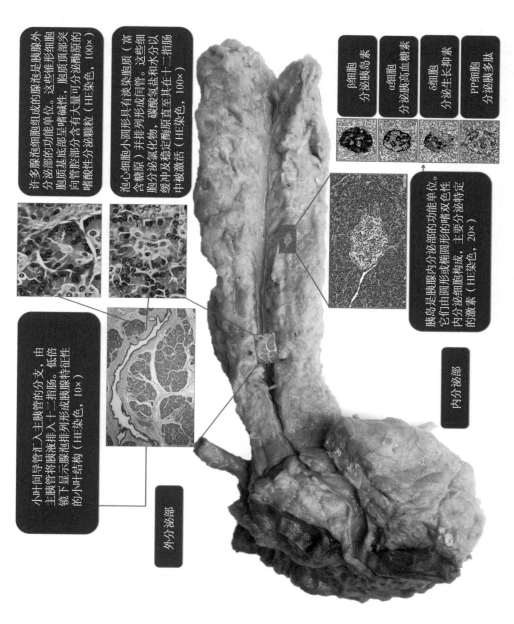

许多腺泡细胞组成的腺泡是膜腺外分泌部的功能单位。这些锥形细胞胞质基底部呈嗜碱性，胞质顶部空向管腔顶部分含有大量可分泌酶原的嗜酸性分泌颗粒（HE染色，100×）

泡心细胞小圆形具有浅染胞质（富含糖原）并排列形成闰管。这些细胞分泌碳酸氢盐化物，碳酸氢盐和水分以缓冲及稳定酶原直至其在十二指肠中被激活（HE染色，100×）

小叶间导管汇入主胰管的分支，由主胰管将胰液排入十二指肠。低倍镜下显示腺泡排列形成胰腺特征性的小叶样结构（HE染色，10×）

外分泌部

β细胞
分泌胰岛素

α细胞
分泌胰高血糖素

δ细胞
分泌生长抑素

PP细胞
分泌胰多肽

胰岛是胰腺内分泌部的功能单位。它们由圆形或椭圆形的嗜双色性内分泌细胞构成，主要分泌特定的激素（HE染色，20×）

内分泌部

图3.11 概括了胰腺外分泌部及内分泌部功能单位的主要组织学标记

推荐参考文献

Berger HG. The pancreas. Oxford: Blackwell science;1998.

Mills SE. Histology for pathologists. Philadelphia: Lippincott Williams and Wilkins; 2007. p.723–52. Chapter 30.

Motta PM, Macchiarelli G, Nottola SA, Correr S. Histology of the exocrine pancreas. Microsc Res Tech. 1997;37(5–6):384–98.

Ross MH, Kaye GI, Pawlina W. Histology: a text and atlas. Philadelphia: Lippincott Williams & Wilkins; 2003.

胰腺生理学 **4**

目录

4.1　自测

1. 在酸性食糜的刺激下，十二指肠可释放下列哪种成分？
   a. 乙酰胆碱
   b. 胆囊收缩素
   c. 胰泌素
   d. 胰蛋白酶
   e. 脂肪酶

2. 下列哪种细胞可分泌胆囊收缩素？
   a. G细胞
   b. 壁细胞
   c. S细胞
   d. I细胞
   e. B细胞

3. 下列哪种物质可刺激胆囊收缩素的分泌？
   a. 脂类、小肽和氨基酸
   b. 葡萄糖
   c. 胰泌素
   d. 乙酰胆碱
   e. 十二指肠中的H^+

4. 下列哪种酶可激活胰腺的酶原？
   a. 乳糖酶
   b. 磷脂酶
   c. 胰蛋白酶原
   d. 肠肽酶
   e. 核酸酶

5. 关于胰高血糖素的功能，下列哪项是正确的？
   a. 促进酮体生成
   b. 降血糖
   c. 结合酪氨酸激酶受体
   d. 主要作用于骨骼肌

6. 胰岛素引起脂肪细胞对血糖摄取增加，是由于下列哪种转运体效能增加所致？
   a. 葡萄糖转运体-1（GLUT-1）
   b. 葡萄糖转运体-2（GLUT-2）
   c. 葡萄糖转运体-3（GLUT-3）
   d. 葡萄糖转运体-4（GLUT-4）
   e. 葡萄糖转运体-5（GLUT-5）

7. 生长抑素与G-蛋白偶联受体结合，是依赖下列哪种第二信使发挥作用的？
   a. 花生四烯酸
   b. 磷酸肌醇

c. cGMP

d. cAMP

e. eGIP

正确答案：1. c, 2. d, 3. a, 4. d, 5. a, 6. d, 7. d。

4.2　概述

- 胰腺是一个具有外分泌和内分泌功能的腺器官。
- 胰腺外分泌的主要功能是辅助消化饮食中的营养素。
- 胰腺内分泌对维持人体正常代谢至关重要。

4.3 胰腺外分泌生理功能

（图4.1）

- 胰腺外分泌部约占胰腺总体积的95%。
- 胰腺外分泌部每日产生800~1 500 ml胰液。
- 胰液的主要成分是富含碳酸氢盐、电解质及酶类的液体。
- 胰腺由"葡萄簇状"的腺泡细胞构成，

细胞之间的沟通主要通过其间较短的闰管完成。
- 腺泡细胞的主要功能是合成和分泌消化酶进入导管系统，最终排入消化道并在消化道被激活。
- 泡心细胞在分泌碳酸氢盐和其他电解质中发挥重要作用。

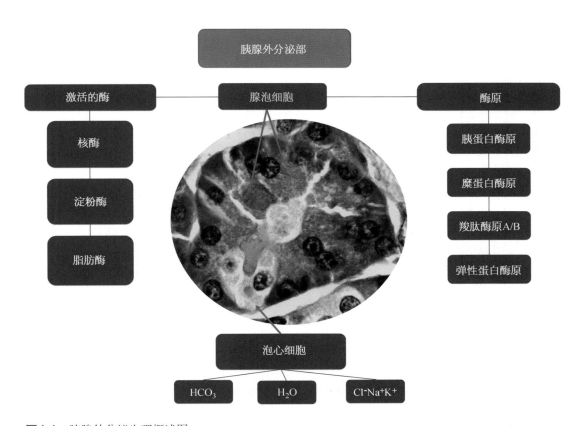

图4.1 胰腺外分泌生理概述图

4.3.1 胰液

主要成分：
- 碱性液体和电解质。
- 在分泌素的刺激下，主要由胰腺泡心细胞分泌。
- 主要由水、高浓度的碳酸氢盐和电解质如 Na^+、Cl^- 和 K^+ 组成。
- 主要作用是中和肠腔的酸，为激活消化酶类创造合适的环境。
- 随着胰液的分泌，碳酸氢盐的浓度升高而 Cl^- 的浓度降低。
- Na^+ 和 K^+ 的浓度维持恒定，与胰液分泌速率无关。

要点
- 在囊性纤维化这一遗传性疾病中，胰腺是受累最严重的器官之一。
- CFTR基因（囊性纤维化跨膜转运调节基因）缺陷会影响氯化物的调节和碳酸氢盐的分泌。
- 阴离子分泌的不足能减少胰液的正常流动，引起蛋白质沉积和胰管阻塞。

- **胰酶**
  - 胰腺外分泌部主要分泌4种酶：淀粉酶、脂肪酶、核酸酶和蛋白酶（表4.1）。
  - 这些酶主要消化食物中的蛋白质、碳水化合物和脂肪。
  - 胰酶由腺泡细胞在胆囊收缩素（CCK）和乙酰胆碱（Ach）的作用下分泌。
- 这些酶以活化形式或活化前体形式（酶原）释放。
- 胰腺的蛋白水解酶以酶原形式释放。
- 一旦进入肠腔，这些酶原就可被相应的激活酶分解形成活化形式。
- 胰蛋白酶原在十二指肠肠激酶的作用下形成活化形式——胰蛋白酶。一旦胰蛋白酶产生，就能作为主要的酶激活其他酶原（表4.2）。

要点
- 由于活化的酶可消化胰腺的细胞成分，因此酶原的分泌是防止胰腺自消化的一种措施。
- 急性胰腺炎是由于蛋白水解酶的不恰当激活而导致的炎症，在某些情况下甚至可导致严重的细胞损伤（胰腺坏死）。
- 急性胰腺炎反复发作可导致慢性胰腺炎，最终由于反复发作的炎症导致胰腺的永久性损伤。

表4.1　胰酶的种类

酶原	活化酶		
蛋白水解酶	淀粉分解酶	脂肪分解酶	核酸酶
胰蛋白酶原 糜蛋白酶原（A/B） 弹性蛋白酶原 羧肽酶原 A-B	淀粉酶	脂肪酶 酯酶（固醇酯酶、羧酸酯酶） 磷脂酶A2	脱氧核糖核酸酶 核糖核酸酶

表4.2 主要的胰腺酶原及活化酶

酶原	活化所需的酶	活化后的酶
胰蛋白酶原	肠激酶	胰蛋白酶
糜蛋白酶原	胰蛋白酶	糜蛋白酶
羧肽酶原A-B	胰蛋白酶	羧肽酶
弹性蛋白酶原	胰蛋白酶	弹性蛋白酶

4.3.2 胰腺外分泌的主要调节因子

（图4.2）

- **胰泌素**
  - 由十二指肠的S细胞产生。
  - 当酸性食糜进入十二指肠时释放。
  - 能强烈刺激导管细胞分泌碱性胰液。
  - 促使十二指肠布氏腺分泌碱性黏液。
  - 增强胆囊收缩素（CCK）的作用。
- **胆囊收缩素（CCK）**
  - 由小肠黏膜中I细胞分泌。
  - 当脂质、小肽、氨基酸进入十二指肠时可引起胆囊收缩素的释放。
  - 刺激腺泡细胞释放胰酶。
  - 其他作用包括收缩胆囊、松弛Oddi括约肌、增加幽门括约肌张力和延迟胃排空。
  - 增强胰泌素的作用。

- **乙酰胆碱（Ach）**
  - 由迷走神经的副交感纤维分泌。
  - 当酸性食糜、脂质、小肽、氨基酸进入肠腔时释放。
  - 刺激胰酶和碱性液体的分泌。
  - 增强胰泌素的作用。
- **多肽YY（PYY）**
  - 当脂肪进入远端小肠时由回肠和结肠的L细胞分泌。
  - 可减少胰腺血流并通过作用于抑制性神经通路抑制胰腺的外分泌功能。
  - 抑制胃液分泌和增加营养素在远端小肠和结肠的停留时间。

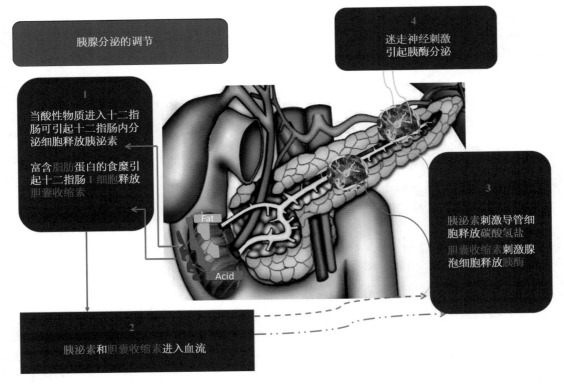

胰腺分泌的调节

迷走神经刺激
引起胰酶分泌

1
当酸性物质进入十二指
肠可引起十二指肠内分
泌细胞释放胰泌素

富含脂肪蛋白的食糜引
起十二指肠 I 细胞释放
胆囊收缩素

3
胰泌素刺激导管细
胞释放碳酸氢盐

胆囊收缩素刺激腺
泡细胞释放胰酶

2
胰泌素和胆囊收缩素进入血流

图4.2　胰腺分泌调节概述图

4.3.3　胰腺外分泌的分泌模式

- **空腹期（消化间期）**
  — 空腹时，胰酶和碳酸氢盐的基础分泌量很少。
  — 分泌速率变化较大且与小肠的节律性运动一致。
  — 这一时期主要的调节因子是乙酰胆碱和胆囊收缩素。
- **消化期**
  — 胰腺分泌显著增加。
  — 分为3个时期：头期、胃期和肠期。
    - **I期：头期（占分泌量的20%~25%）**
      □ 快相期由视觉、气味、味觉和进食动作触发
      □ 特点是分泌量少但所含胰酶多
      □ 由乙酰胆碱通过副交感神经介导

- **II期：胃期（占分泌量的10%）**
  □ 由食物引起的胃扩张触发
  □ 特点是分泌量很少
  □ 由副交感神经通过乙酰胆碱介导
- **III期：肠期（占分泌量的60%~70%）**
  □ 由酸性食糜、氨基酸和脂肪酸进入十二指肠触发
  □ 胰酶含量很高
  □ 高能量、高脂质物是最强烈刺激因素
  □ 由胰泌素、胆囊收缩素和乙酰胆碱介导

4.4 胰腺内分泌生理功能

（图4.3）

- 胰腺内分泌部合成和分泌的激素主要调节碳水化合物、脂肪和蛋白质的代谢。
- 胰岛约占胰腺总体积的1%。

- 由4种细胞组成：α细胞、β细胞、δ细胞和PP细胞。（图4.3）
- 内分泌细胞接受来自脾动脉、胰十二指肠上下动脉分支的血流，其静脉血汇入门静脉系统。
- 主要由迷走神经的副交感纤维支配。

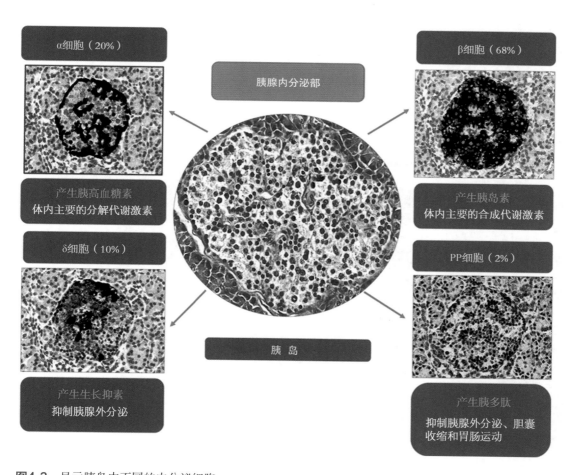

图4.3 显示胰岛中不同的内分泌细胞

4.4.1 胰腺内分泌的主要激素

4.4.1.1 胰岛素

- 人体内主要的合成代谢激素。
- 由胰腺 β 细胞合成。
- 含51个氨基酸，由 α 和 β 2条链通过二硫键连接而成。
- **胰岛素的作用**
  - 与膜上的酪氨酸激酶膜受体结合，从而激活磷酸化的级联反应。
  - 主要作用于肝脏、骨骼肌和脂肪组织。
  - 主要通过骨骼肌和脂肪组织上的葡萄糖转运体-4（GLUT-4）吸收血糖以降低血糖。
  - 抑制糖异生、肝糖降解、脂肪降解和酮体生成。
  - 促进糖原合成、蛋白质合成、脂肪积累和K^+重摄取。

表4.3 胰岛素分泌的调节

刺激因子	抑制因子
升高血糖	降低血糖
氨基酸	生长抑素
游离脂肪酸	去甲肾上腺素
胰高血糖素，GLP-1	肾上腺素
GIP，CCK	α-肾上腺素
β-肾上腺素，Ach	
生长激素	
皮质醇	
磺脲类药物	

注：GIP，肠抑胃肽；GLP-1，胰高血糖素样肽-1；CCK，胆囊收缩素；Ach，乙酰胆碱。

糖尿病

- **1型糖尿病**
  - 胰腺自身免疫性病变导致胰岛素缺乏。
  - 发病时部分或所有胰腺内 β 细胞被破坏。
  - 发病机制为多基因遗传缺陷和尚未明确的环境因素。
  - 促进因子：人类白细胞抗原（HLA），病毒感染，毒物和过度的压力。
  - 急性或亚急性症状：多尿、多饮、多食和体重减轻。
  - 诊断：高糖血症，C-肽和胰岛素降低；胰岛细胞和抗胰岛素抗体仅在疾病早期出现。
  - 辅助检查：空腹血糖、口服葡萄糖耐量和糖化血红蛋白检测。
  - 并发症：眼部损伤（视网膜病变），神经损伤（神经病变），肾脏损伤（肾病），心脏和动脉疾病，足部病变（溃疡、水泡、坏疽和"糖尿病足"），糖尿病酮症酸中毒。
  - 在病程较长的患者中，胰腺的体积缩小和重量减轻。
  - 胰腺体积缩小是因为胰腺腺泡萎缩并伴有小的分泌颗粒形成。
  - 腺泡细胞萎缩是病程较长的1型糖尿病患者胰腺外分泌功能降低的原因。

表4.4　2种类型糖尿病的比较

病变特征	1型糖尿病	2型糖尿病
比例	约10%	约90%
发病年龄	<40岁	>40岁，肥胖青少年可能提前
胰岛抗体	有	不常见
胰岛素自身抗体	有（年龄较轻）	无
炎症细胞	早期出现	无
β细胞	减少	不定
胰岛素	减少或缺乏	不定
家族史	不常有	常有
初发症状	急性或亚急性	慢性或亚急性
肥胖	不常见	常见
酮症酸中毒	频发	罕见
治疗	胰岛素，饮食治疗和胰腺移植	饮食治疗，控制体重，运动，口服降糖药物或胰岛素

- **2型糖尿病**
  - 外周组织胰岛素抵抗引起的血糖升高。
  - β细胞不能增加胰岛素分泌以补偿胰岛素的抵抗作用。

4.4.1.2　胰高血糖素

- 人体内主要的分解代谢激素。
- 由胰腺α细胞合成。
- 为一条由29个氨基酸组成的单链。
- **胰高血糖素的作用**
  - 与G蛋白偶联受体结合从而激活cAMP（第二信使）
  - 主要作用是升血糖
  - 增加糖原分解和糖异生
  - 促进脂肪分解和酮体生成
  - 主要作用于肝脏和脂肪组织

表4.5　胰高血糖素分泌的调节

刺激因素	抑制因素
血糖降低	血糖升高
氨基酸含量升高	胰岛素
胆囊收缩素	生长抑素
去甲肾上腺素	脂肪酸
肾上腺素	酮酸
乙酰胆碱	α-肾上腺素
β-肾上腺素	

4.4.1.3　生长抑素

- 由胰腺δ细胞合成。
- 摄入富含脂肪的食物或胃酸刺激其分泌。
- **生长抑素的作用：**
  - 与G蛋白偶联受体结合从而激活cAMP（第二信使）
  - 抑制胰岛素和胰高血糖素的分泌
  - 抑制其他胃肠激素的分泌和作用（促胃液素、胆囊收缩素、分泌素、肠抑胃肽、VIP、胃动素及胰多肽等）
  - 抑制胰腺外分泌
  - 抑制生长激素、促甲状腺激素和催乳素的分泌

4.4.1.4　胰多肽（PP）

- 由胰腺PP细胞合成。
- 在胰头含量较丰富。
- 由36个氨基酸组成。
- 在摄入富含蛋白质的食物、禁食、运动和急性低血糖时分泌。
- **胰多肽的作用：**
  - 抑制胰腺外分泌、胆囊收缩和胃肠运动

4.5　教学要点

胰腺外分泌	
生理	辅助食物消化 占总体积的95% 每日产生800~1500ml的胰液
碱性液体	主要由水分、碳酸氢盐和电解质组成 主要由胰腺导管细胞分泌 十二指肠中的酸性物质刺激胰泌素分泌 主要作用：中和胃酸，使胰酶更好地发挥作用
胰酶	4种成分：蛋白酶、淀粉酶、脂肪酶和核酸酶 用于消化蛋白质、碳水化合物和脂肪 以酶或酶原的活性形式释放 胆囊收缩和乙酰胆碱作用于腺泡细胞，促进胰酶分泌 酶原水解后才能激活为有活性的酶（肠激酶）
胰腺外分泌的调节因子	
胰泌素	由十二指肠的S细胞分泌 酸性物质进入十二指肠时释放 作用于导管细胞使其分泌碱性液体
胆囊收缩素	由十二指肠的I细胞分泌 脂质、小肽、氨基酸进入十二指肠时释放进入肠腔 刺激胰酶的释放和增强胰泌素的作用
乙酰胆碱	由迷走神经产生 酸性物质、脂质、小肽、氨基酸进入肠腔时释放 刺激胰酶的释放和增强胰泌素的作用
多肽YY	由回肠和结肠的L细胞分泌 脂肪进入远端小肠刺激其分泌 抑制胰腺外分泌
分泌模式	空腹期：胰酶的基础分泌量很少 消化期：分3个时期 头期（20%~25%的分泌量） 胃期（10%的分泌量） 肠期（60%~70%的分泌量）
胰腺内分泌	
生理	调节碳水化合物、脂肪和蛋白质正常代谢 胰岛产生的激素：胰岛素、胰高血糖素、生长抑素和胰多肽（PP）
胰岛素	β 细胞合成 主要调节因素：血糖 主要靶器官：肝脏、骨骼肌、脂肪组织 促进：糖原合成、蛋白质合成、脂肪合成 抑制：糖异生、糖原分解、脂肪降解和酮体生成及血钾水平

（续表）

胰高血糖素	α细胞合成
	主要调节因素：血糖、氨基酸
	主要靶器官：肝脏和脂肪组织
	促进：糖异生、糖原分解、脂肪分解和酮体生成
生长抑素	δ细胞合成
	主要调节因素：富含脂肪的食物和胃酸
	抑制胰腺外分泌、胰岛素、胰高血糖素、所有胃肠激素、生长激素、促甲状腺激素和泌乳素
胰多肽	PP细胞合成
	作用：抑制胰腺外分泌、胆囊和胃肠运动

推荐参考文献

Asa SL. Pancreatic endocrine tumors. Mod Pathol. 2011;24 Suppl 2:S66–77.

Boron W, Boulpaep E. Medical physiology: a cellular and molecular approach. Philadelphia: Elsevier/Saunders;2005. p.1319.

Brunicardi F, Andersen D, et al. Schwartz's principles of surgery. 9th ed. New York: The McGraw-Hill Company;2009. p. 1866.

Costanzo L. Board review series: physiology. 4th ed.Lippincott, Philadelphia, PA: Williams and Wilkins;2006. p.352.

Grapin-Botton A. Ductal cells of the pancreas. Int JBiochem Cell Biol. 2005;37(3):504–10.

Insulin secretion and pancreatic beta-cell function http://www.uptodate.com/contents/insulin-secretion-andpancreatic-beta-cell-function. Accessed 17 Nov 2014.

Johnson L, Ghishan F, Kaunitz J, Merchant J, et al.Physiology of the gastrointestinal tract, vol.1. 5th ed.London: Elsevier; 2012. p.2308.

Williams JA. Regulation of acinar cell function in the pancreas. Curr Opin Gastroenterol. 2010;26(5):478–83.

胰腺成像

5

5.1　自测

1. 对于胰腺内直径＜2 cm的恶性肿瘤，超声内镜是最敏感的检查方法。
   a. 正确
   b. 错误

2. 下列关于CT检查的描述中哪一项是错误的?
   a. CT的应用受限于碘造影剂的使用
   b. 通过各向同性体素，CT可进行三维重建
   c. CT是评价胰腺肿块最常用的成像方法
   d. CT对胰腺钙化的检出优于MRI检查
   e. CT可用于胰腺神经内分泌肿瘤的检出和分期

3. ERCP术后胰腺炎发生率＜5%。
   a. 正确
   b. 错误

4. 正常胰腺的T1加权抑脂成像的信号强度:
   a. 高于脾脏
   b. 与肾脏相似
   c. 低于肝脏
   d. 低于脾脏
   e. 低于肾脏

5. MRCP检查目前多用于诊断:
   a. 异位胰腺
   b. 胰腺外伤
   c. 胰腺分裂
   d. 门静脉型环状胰腺
   e. 胰腺钙化

6. 对于术后8-12周的患者而言，PET/CT检查有助于鉴别肿瘤复发和术后纤维化。
   a. 正确
   b. 错误

7. 奥曲肽扫描对检出胰岛细胞瘤的敏感性很高。
   a. 正确
   b. 错误

正确答案: 1. a, 2. e, 3. b, 4. a, 5. c, 6. a, 7. b。

5.2　胰腺成像

- 胰腺影像学检查是诊断胰腺疾病的重要
  手段。
- 胰腺疾病的诊断常常需要多种成像方法相
  结合，以评价胰腺实质、胰管和胰腺周围
  结构。
- **目前可用于研究胰腺病理的形态学和功能
  学成像技术如下：**
  - 超声
    - 经腹超声（US）
    - 超声内镜（EUS）
    - 术中超声（IOUS）
  - MDCT
  - MRI
  - ^{18}F-FDG PET/CT
  - 生长抑素受体闪烁成像，铟-111标记
    的奥曲肽扫描
  - 内镜逆行胰胆管造影（ERCP）

    这些成像方法各有利弊。它们的临床
  应用依据胰腺疾病的解剖和功能特点。

5.2.1　超声

5.2.1.1　经腹超声检查（图5.1~图5.7）

- 是怀疑胰腺疾病时的首选筛查方法。
- 非侵袭性、应用广、花费低且便携。
- 常规检查包括多平面扫描（横断面、矢
  状面和斜面）、谐波成像和多普勒超声
  成像。
- 增强超声扫描目前并未通过美国FDA的审
  批，但已在其他国家应用。
- **适应证**
  - 急性胰腺炎（评估胆道结石）。
  - 急性和慢性胰腺炎并发症（假性囊
    肿、假性动脉瘤、门静脉/脾静脉血
    栓、胆道梗阻和腹水）。

- 怀疑胰腺肿块（黄疸、上腹痛和体重
  减轻）。
- 检查并定性胰腺囊性肿块。
- 超声引导下细针穿刺胰腺肿块，或是
  经皮胰腺/胰周积液引流的介入治疗
  手段。
- **局限性**
  - 肥胖。
  - 腹腔积气。
  - 患者配合度差。
  - 外科敷料。
  - 依赖操作者经验。
- **正常胰腺的超声表现：**
  - 超声检查可以通过识别胰腺实质结构
    和其周围解剖标记定位胰腺
  - 脾静脉（SV）为识别胰腺的常用标记
  - 在横断面图像上，脾静脉表现为管状
    无回声结构，位于胰体尾后方
  - 脾静脉和肠系膜上静脉（SMV）汇合
    于胰颈后方
  - 肠系膜上静脉走行于胰颈和钩突部
    之间
  - **门静脉（PV）走行于肝门部**
  - **脾动脉（SA）走行于胰体尾上缘，且
    多迂曲走行**
  - 肠系膜上动脉走行于肠系膜上静脉后方
  - **胃十二指肠动脉（GDA）走行于胰头**
    的右前侧。在横断面图像上表现为小
    点状无回声区
    - 正常胰腺实质常质地均匀，表现为
      等回声或相较于肝脏为高回声
    - 随着年龄的增长，常可见胰腺脂肪
      替代的征象，表现为与腹膜后脂肪
      相似的回声或异质的表现
    - **胰管**可能表现为2条平行的线状回声
      或单个线状回声
  - 主胰管可与胃后壁（假性胰管）相
    混淆

一 胆总管位于胰头后方

○ 横断面图像表现为胰头侧下方小点状回声，矢状面图像表现为胰头后方管状结构。

○ 超声图像上胆总管平均直径为7 mm，胆囊切除术后患者的胆总管平均直径<10 mm。

要点

● 黄疸的患者，超声是非常有效的筛查手段，以确定有无胆道梗阻。为了准确识别胆道梗阻的位置和病因，需要借助于CT和MRI检查。

● 对于急性胰腺炎患者，超声检查一般用于寻找胆道结石、积液或累及血管的并发症。

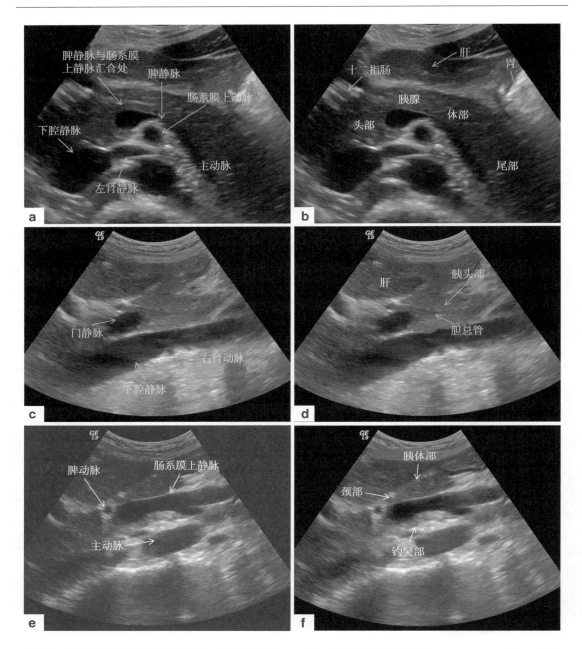

图5.1 经腹超声的正常胰腺图像。横断面图像（**a**，**b**）和自旁正中线至脾门区的矢状面图像（**c~j**）显示血管标识（**a**，**c**，**e**，**g**，**i**）、胰腺的分部和邻近脏器（**b**，**d**，**f**，**h**，**j**）

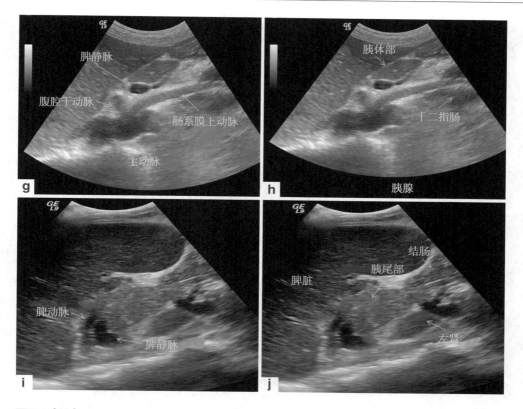

图5.1（续）

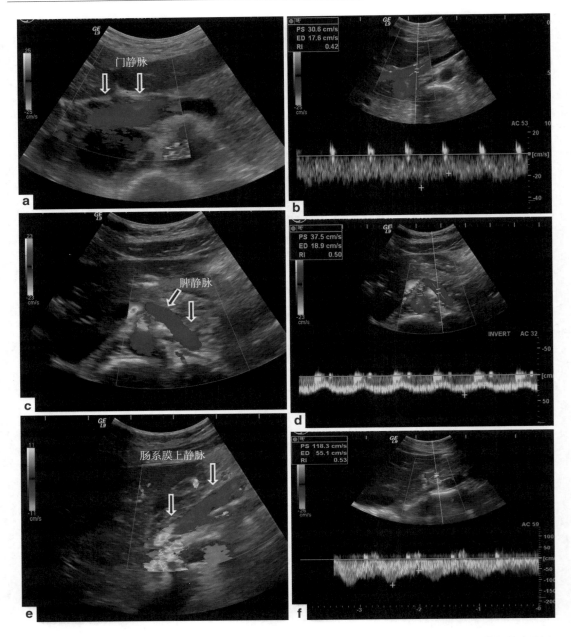

图5.2 门静脉系统彩色多普勒超声成像。门静脉横断面（**a**）图像。门静脉起自于脾静脉和肠系膜上静脉汇合处，斜向右上止于肝门部（箭标所示）。多普勒超声（**b**）图像。门静脉呈现单相的向肝血流、低流速且随呼吸轻度波动。脾静脉横断面（**c**）图像。脾静脉在胰体尾后方走行，起自于脾门并向胰颈走行（箭标所示）。多普勒超声（**d**）图像。脾静脉呈现为单相的向肝血流、低流速且随呼吸轻度波动。肠系膜上静脉矢状面（**e**）图像。肠系膜上静脉伴行于肠系膜上动脉右侧（箭标所示）。并与脾静脉汇合于胰颈后方。多普勒超声（**f**）图像。肠系膜上静脉呈现为单相的向肝血流、低流速且随呼吸轻度波动

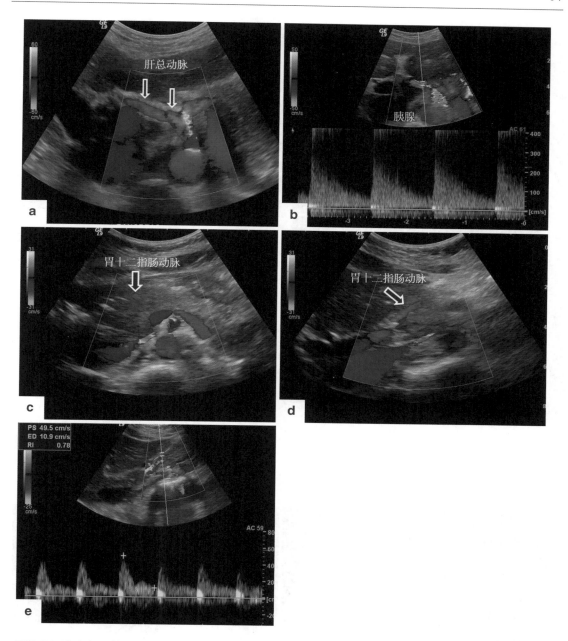

图5.3 胰腺主要供血动脉的彩色多普勒成像。肝动脉的多普勒横断面（**a**）图像。肝总动脉（箭标所示）自腹腔干发出后沿胰头上缘行向右前方（箭标所示），然后分为肝固有动脉和胃十二指肠动脉。多普勒超声（**b**）图像显示此血管为低阻型动脉血流信号。胃十二指肠动脉的多普勒超声横断面和矢状面（**c，d**）图像。此动脉自肝总动脉发出后可在胰头前上缘显示（箭标所示）。多普勒超声（**e**）图像显示此动脉与肝动脉一样的低搏动信号

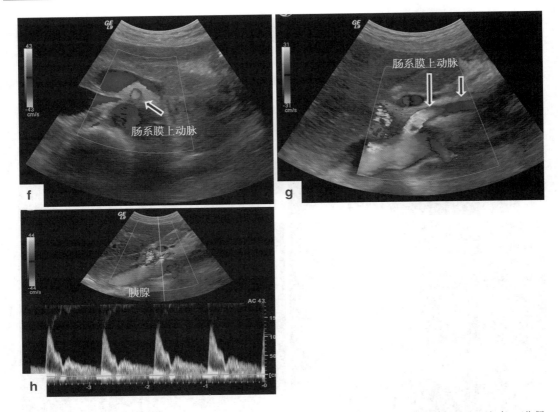

图5.3（续）   肠系膜上动脉多普勒超声横断面和矢状面（f，g）图像（箭标所示）。此血管起自腹腔干起始部稍下方的腹主动脉。多普勒超声（h）图像上此血管呈低阻型。注意：进餐后30~90 min，动脉血流可转变为高阻型

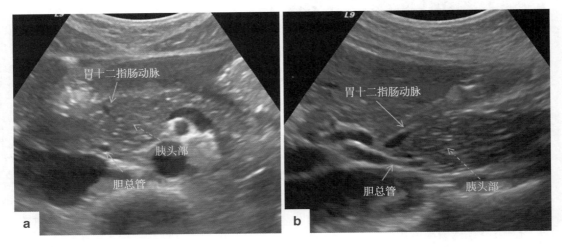

图5.4   胰头横断面（a）和矢状面（b）图像显示胃十二指肠动脉和胆总管的解剖位置

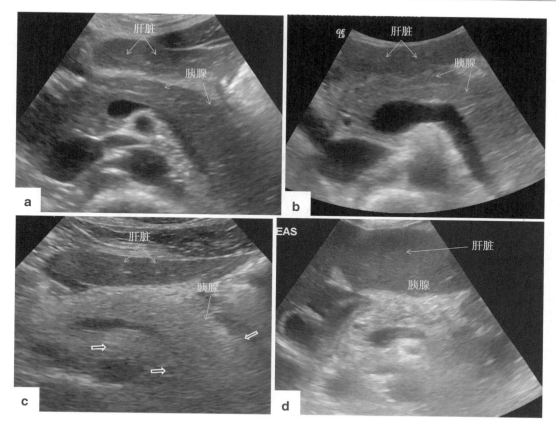

图5.5 正常胰腺超声变异图像。35岁男性患者，胰腺横断面（**a**）图像显示胰腺实质（箭标所示）回声与肝脏相似。22岁女性患者，胰腺横断面（**b**）图像显示胰腺实质回声高于肝脏（箭标所示）。73岁女性患者，胰腺横断面（**c**）图像胰腺实质回声均匀增高，与腹膜后脂肪相似（白箭标所示）。68岁男性患者，胰腺横断面（**d**）图像显示胰腺实质回声不均匀增高（箭标所示）

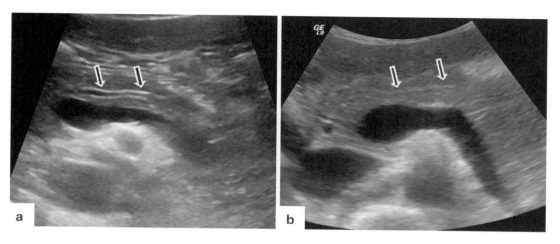

图5.6 2例不同患者的主胰管正常超声图像。胰腺横断面（**a**）图像显示主胰管呈2条平行的线状回声（箭标所示）。胰腺横断面（**b**）图像显示主胰管呈单条线状回声（箭标所示）

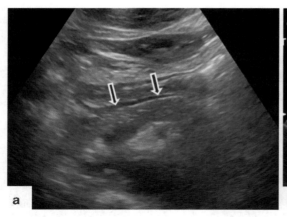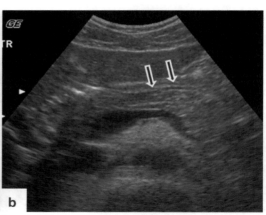

图5.7　2例不同患者假胰管超声图像。胰体横断面（**a**，**b**）图像显示管状结构（胃后壁）类似于主胰管（箭标所示）

5.2.1.2　超声内镜（EUS）

（图5.8~图5.9）

- 消除气体和脂肪干扰，超声内镜可以检查全胰。
- 此技术的最大优点在于除了获得诊断图像外，还可以在超声内镜引导下使用细针穿刺技术（EUS-FNA）实时取得组织样本。
- **适应证**
  - 早期发现的小胰腺癌。
  - 对胰腺恶性肿瘤分期。
  - 诊断神经内分泌肿瘤。
  - 诊断胰腺囊性肿块。
- **局限性**
  - 不普及，检查视野小，要求患者处于镇静状态。
- **EUS-FNA并发症**
  - 急性胰腺炎，出血，感染。

> **要点**
> - 此技术主要用于检出和诊断小的胰腺肿块；但其要求内镜检查操作者必须技术熟练，因此，此技术难以在所有的诊断中心推广应用。

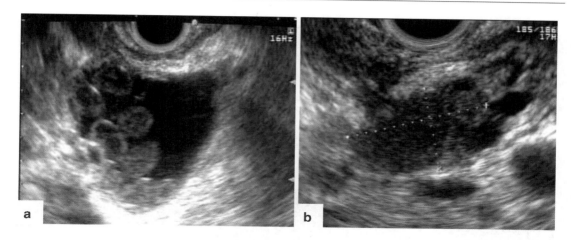

图5.8 2例患者的胰腺病变在CT图像上难以明确定性，需进一步进行EUS检查。EUS横断面（**a**）图像显示一个囊实性的复杂肿块（FNA：交界性IPMN）。EUS横断面（**b**）图像显示胰头部一个实性肿块（FNA：恶性IPMN）

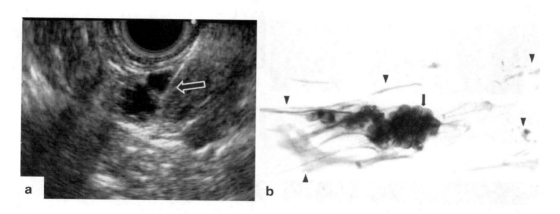

图5.9 EUS引导下细针穿刺图像。横断面（**a**）图像显示位于复杂囊性肿块内的细针（箭标所示）。细胞学样本（**b**）显示漂浮在黏蛋白（箭头所示）中簇状的边界清晰的黏合细胞和分泌蛋白的细胞质（箭标所示）增多（巴氏染色，60×）

5.2.1.3 术中超声检查（IOUS）

（图5.10~图5.13）

- 术中超声检查（IOUS）是一种动态的成像方法，它可以提供术中实时信息。
- 因为传感器可与脏器直接接触，因此可获得高分辨率图像，并不受空气和重叠的其他脏器干扰。
- 此方法可以准确定位胰腺病变、肝脏转移瘤、减少手术切除范围、便于手术分期，对于深部病变切除的表面切口的选择提供指导，并帮助外科医生选择最佳的手术方式。

- **适应证**

  — 胰腺肿瘤的分期和定位。

  — 区域性的转移探查。

  — 记录动、静脉再通。

— 识别神经内分泌肿瘤。

— 鉴别胰腺炎和胰腺肿瘤。

— 引导活检取材，胰管内置管及脓液引流。

• **局限性**

— 不普及、耗时、依赖操作者经验。

> **要点**
> • 术中超声检查已被证实可以有效地诊断其他影像学技术难以发现的小胰腺神经内分泌肿瘤，还可以发现肝实质深部的小转移瘤。

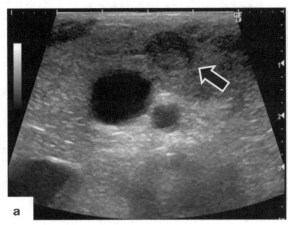

图 5.10 胰腺术中超声、CT 和 MRI 检查难以发现的胰岛素瘤。IOUS 横断位（**a**，**b**）图像显示胰体部富血供低回声区（箭标所示）。病理结果：胰岛素瘤（直径约 6 mm）

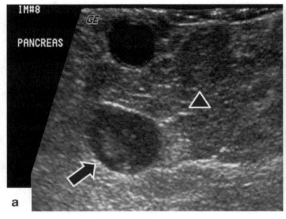

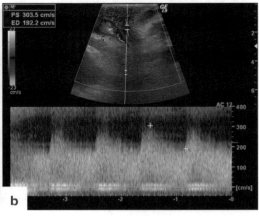

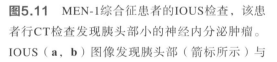

图5.11 MEN-1综合征患者的IOUS检查，该患者行CT检查发现胰头部小的神经内分泌肿瘤。IOUS（**a**，**b**）图像发现胰头部（箭标所示）与胰颈部（箭头所示）各有一个小的富血供的低回声区

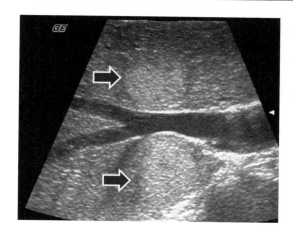

图5.12 一例胰腺神经内分泌肿瘤患者，行IOUS检出肝脏转移瘤。肝脏横断面图像可见第七至第八肝段有2个高回声实性病灶（箭标所示）

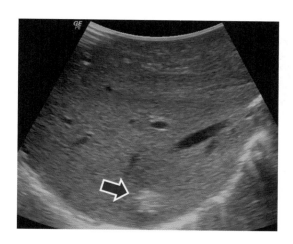

图5.13 一例胰腺恶性神经内分泌肿瘤的患者，行肝脏IOUS检查以排查有无转移瘤。肝脏横断面图像显示在第七肝段有一个病灶（箭标所示）。此病灶并未在MDCT图像上显示。行肝段切除，术后病理结果证实为转移瘤

5.2.2 MDCT

- MDCT是最常用的评估胰腺疾病的影像学检查方法。
- MDCT的容积覆盖率、检查速度和沿z轴

方向的空间分辨率都有提高。

- MDCT检查可以快速进行多平面重建：表面遮盖显示（SSD）、最大密度投影（MIP）和三维容积再现（3D VR）。
- MDCT检查可作为胰腺恶性肿瘤的首选诊断和分期的成像方法。
- MDCT检查可以得到动脉期（延迟20 s）、实质期（延迟40 s）和门静脉期（延迟70 s）图像。
  - 大多数胰腺神经内分泌肿瘤和它的转移灶体积较小且为富血供肿瘤，因此可以在动脉期（延迟20 s）清晰显示
  - 在胰腺实质期（延迟40 s）胰腺强化最明显，且肿瘤与胰腺实质对比也最明显
  - 门静脉期（延迟70 s）图像的敏感性会提高
- 适应证：
  - 胰腺肿块的诊断和分期
  - 急性和慢性胰腺炎及其并发症的诊断
  - 明确胰周积液的位置、范围，以及血管受侵犯的程度
  - 对胰腺囊性病灶的诊断，CT和MRI检查具有相同价值
  - 对于胰腺外伤，动态增强CT检查是诊断的主要依据
  - 此方法是引导胰腺肿块经皮穿刺活检和胰周积液引流的优选方法
- CT的缺点：
  - 电离辐射
  - 静脉注射造影剂
- 正常胰腺的MDCT表现：
  - 胰腺的CT表现依赖于胰腺内分隔腺泡的小叶间隔内的脂肪含量
  - 年轻患者的胰腺边缘平滑
  - 胰腺实质的密度是均一的，其密度类似于肌肉和脾脏
  - 随着年龄的增长，胰腺实质脂肪沉积逐渐增多。胰腺实质密度欠均匀，且

边缘呈分叶状

— 正常的胰管表现为细管状低密度结构，走行于胰腺实质中央

— CT检查可以清晰显示胰腺血管的解剖

— 薄层且各向同性重建图像可以清晰显示胰腺主要的动、静脉血管

要点

● 对于较瘦弱的患者和进行平扫或未口服造影剂的患者，此方法的应用受到一定的限制。

● 此技术的缺点是电离辐射，尤其是对于孕妇、青年人和需要密切随访的患者。

● 用CT诊断直径<1 cm的肿瘤尚具有挑战性。

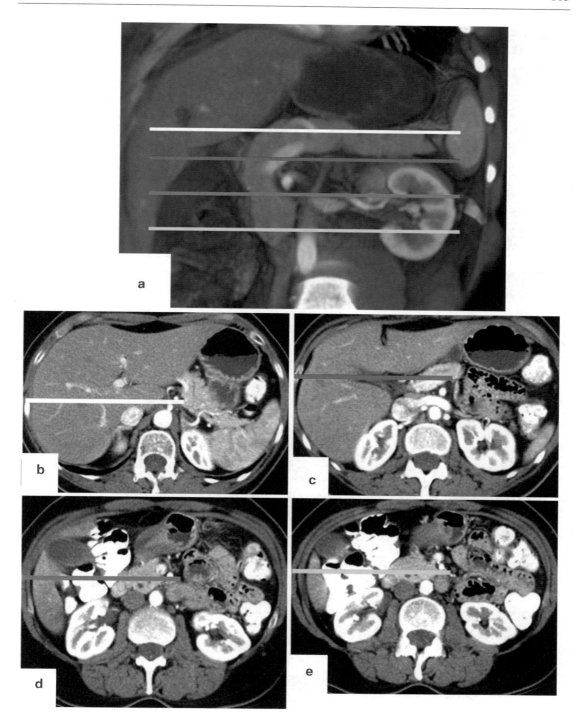

图5.14　胰腺MDCT评价。容积再现的冠状面（a）图像显示，胰腺位于腹膜后斜向走行（彩色直线所示）。横断面（b）图像显示胰尾部位于T2椎体水平（白线所示），高于L4椎体水平的胰体部（c）（红线所示），同时也高于L1~L2椎体水平的胰头部（d）（蓝线所示）和位于L2椎体水平的钩突部（e）（黄线所示）

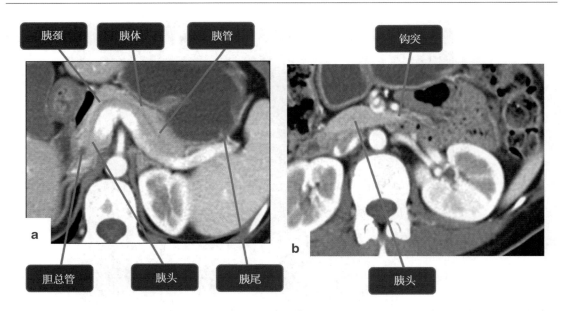

图5.15 胰腺分段（a，b）增强CT图像

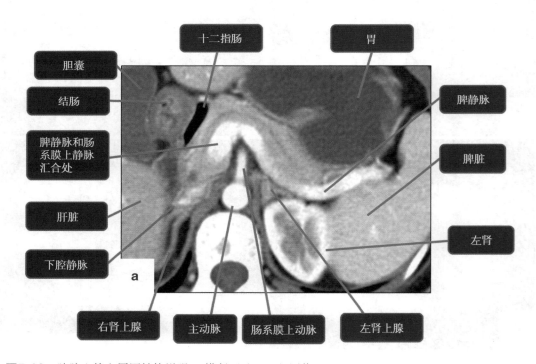

图5.16 胰腺血管和周围结构增强CT横断面（a，b）图像

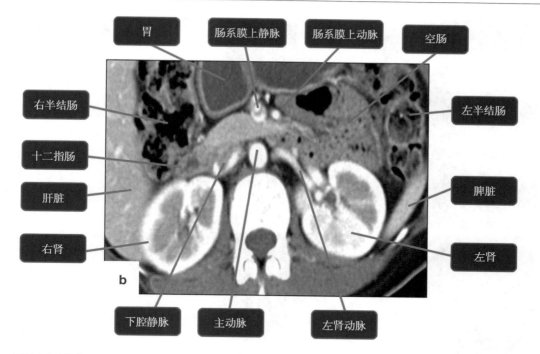

图5.16（续）

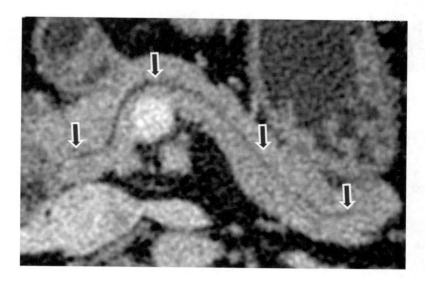

图5.17 正常胰管CT图像。横断面增强CT曲面重建图像显示胰管全长（箭标所示）

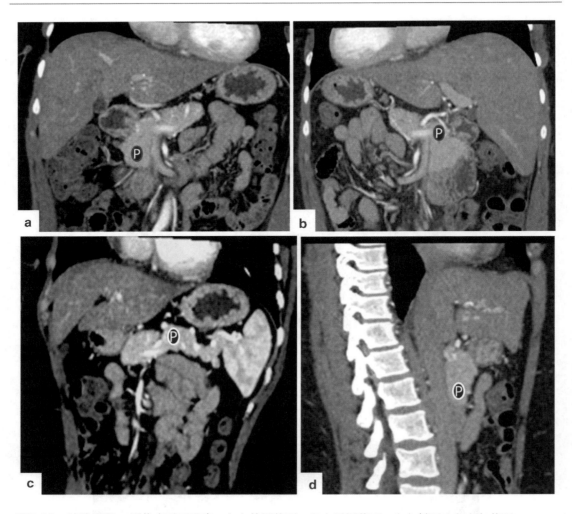

图5.18 胰腺增强CT图像多平面重建。（**a**）前冠状面；（**b**）后冠状面；（**c**）斜面；（**d**）矢状面

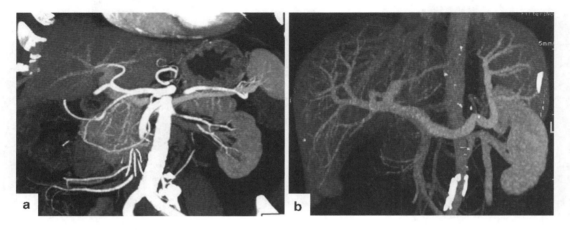

图5.19 动态增强CT的MIP重建图像。冠状面图像显示胰腺的主要供血动脉（**a**）和胰腺的主要引流静脉（**b**）

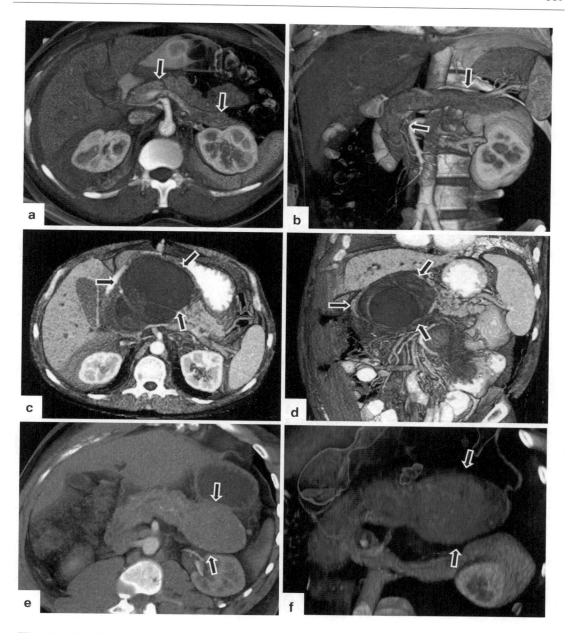

图5.20 胰腺增强CT扫描3D容积重建图像。正常胰腺横断面和冠状面（**a**，**b**）图像（箭标所示）。胰腺假性囊肿的横断面和冠状面（**c**，**d**）图像（箭标所示）。胰尾部神经内分泌肿瘤的横断面和冠状面（**e**，**f**）图像（箭标所示）

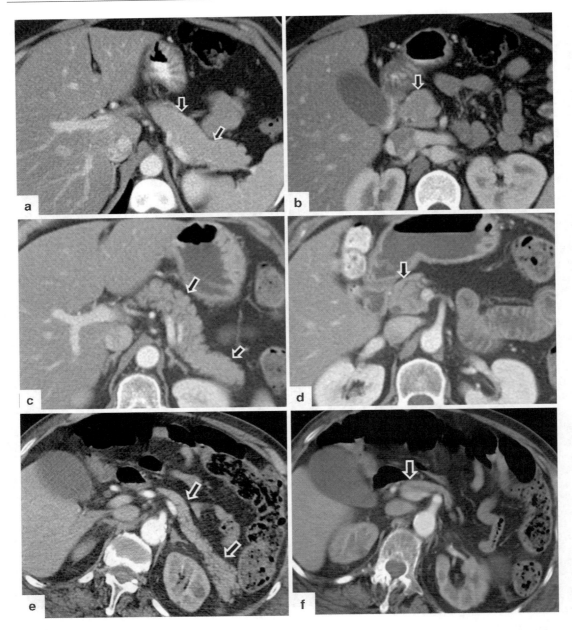

图5.21 胰腺正常年龄相关性改变的增强CT图像。30岁女性患者胰腺横断面（**a**，**b**）图像显示胰腺密度均匀且边缘光滑（箭标所示）。59岁女性患者胰腺横断面（**c**，**d**）图像显示胰腺密度欠均匀且边缘呈分叶状（箭标所示）。86岁女性患者的胰腺横断面（**e**，**f**）图像显示胰腺萎缩且密度欠均匀，边缘轻微的分叶状改变（箭标所示）

5.2.3 MRI（图5.22~图5.24）

- MRI成像越来越多地应用于胰腺病变的检出和定性诊断。
- 此方法可以非侵袭性地显示胰管，胰腺实质的横断面图像类似于CT图像。
- MRCP可以优化胰腺的评估，MRCP可以显示胰胆管系统。此外，MRA可以显示胰周血管。
- 目前，这种"一体化"检查方法，即胰腺的MRI成像、MRCP联合MRA是评估胰腺病变最经济的成像方法。
- **适应证：**
  - CT或超声检查高度提示胰腺病变可能
  - 碘造影剂禁忌证患者
  - 需要避免电离辐射的患者（孕妇、儿童）
  - CT或超声检查发现的可疑胰腺变异
  - 胰腺病变的检出和分期
  - 描述胰腺囊性肿瘤的特征
  - 发现尚未引起胰腺形变的小的胰腺癌
  - 检出神经内分泌肿瘤
  - 评估急性和慢性胰腺炎
  - 发现急性胰腺炎的病因：胆石症
- **MRI检查的优缺点：**
  - MRI检查具有较高的软组织分辨率，因此对于胰腺恶性肿瘤位置的分期评估比较准确
  - 相较于CT，MRI检查的局限性在于对胰周脂肪浸润、血管包绕、腹膜后侵犯和淋巴结转移的评估
  - MRI检查对急性胰腺炎的坏死和胰周积液诊断的敏感性与MDCT相仿
  - MRI检查对慢性胰腺炎的钙化灶检出不敏感
  - T1加权抑脂MRI成像对早期尚未出现钙化灶时的慢性胰腺炎的检出更为敏感
  - MRI检查可以有效鉴别胰腺假性囊肿和胰腺肿瘤
  - 胰腺假性囊肿具有特异性的MRI表现，是假性囊肿内坏死物
- **正常胰腺MRI的表现：**
  - 各种T1加权和T2加权的横断面和冠状面图像可以显示胰腺实质
  - T1加权抑脂成像和动态增强成像提高了胰腺病变的检出率
  - 弥散加权成像有助于鉴别胰腺神经内分泌肿瘤的各种亚型，因为各亚型之间不同的肿瘤细胞密度和（或）细胞外纤维化程度可影响肿瘤的ADC值
  - **T1加权抑脂成像（T1WI）**
    - 在T1加权抑脂图像上胰腺的信号强度是所有腹部脏器中最高的
  - **胰腺实质高信号的原因**
    - 胰腺腺体内含有大量的含水蛋白质
    - 分泌蛋白的腺泡细胞富含内质网和顺磁性离子，如锰离子
    - 由于水分子的增多导致胰腺实性肿块和胰腺炎的T1弛豫相应时间延长，因此在T1加权图像上病变的信号强度低于周围正常胰腺实质
  - **T2加权成像（T2WI）**
    - 正常胰腺实质的T2弛豫时间较绝大多数腹部脏器缩短；因此，胰腺在T2加权图像上呈等低信号
    - 脾脏和肝脏的T2弛豫时间比胰腺长，因此其信号强度高于胰腺

— 增强扫描

- 静脉注射细胞外造影剂（钆螯合物）增加了正常胰腺实质和乏血管肿瘤之间的信号对比度
- 有助于评估急性胰腺炎，尤其是对于坏死物和血管并发症的诊断，以及鉴别实性肿块

要点
- 胰腺MRI的T1加权抑脂成像常可提供胰腺病变非常重要的信息。

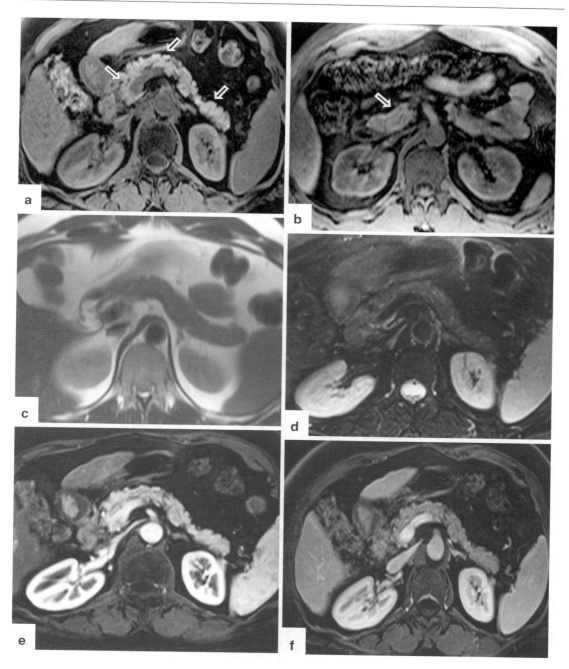

图5.22 正常胰腺MRI图像。T1加权抑脂梯度回波横断面（**a**，**b**）图像显示正常胰腺实质的高信号，且高于肝脾（箭标所示）。T2加权抑脂和非抑脂横断面（**c**，**d**）图像显示等低信号的胰腺实质（相较于脾脏信号）。T1加权增强抑脂梯度回波屏气横断面（**e**，**f**）图像，动脉期（**e**）显示胰腺早期明显均匀的强化。门静脉期（**f**）显示胰腺的信号强度与肝实质相仿呈等信号

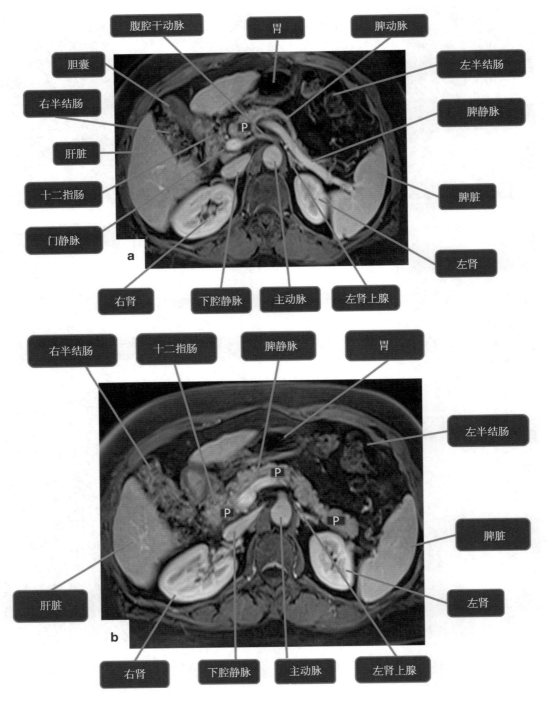

图5.23 胰腺解剖（P）MRI横断面图像。显示血管及周围邻近脏器

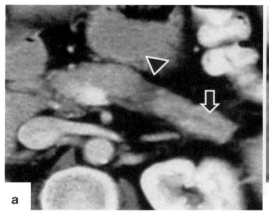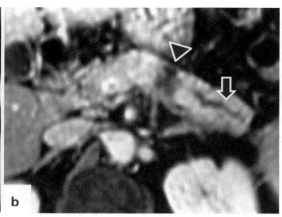

图5.24 无脏器变形的小胰腺癌的CT和MRI对比图像。增强CT横断面（a）图像显示胰体部一个小的低密度肿块（箭头所示）和轻度扩张的主胰管。T1加权抑脂增强（b）图像对胰腺肿块（箭头所示）和扩张主胰管的显示更明显（箭标所示）

5.2.3.1 MRCP检查（图5.25）

- 此技术可评估胰胆管系统的疾病。
- 多与胰腺MRI检查联合应用。
- 胰管成像原理是重T2加权成像，它可选择性地显示被静止或慢流速液体充盈的结构（胆管系统/十二指肠）。
- 最佳序列参数随着不同的图像而改变，且依赖于软、硬件的配置。
- MRCP专用脉冲序列
  - **2D SS-FSE（即HASTE或RARE）又被称为单次激发回波技术**
    - 层厚30~50 mm，每层扫描需要3~4 s。
    - 一般每3~4层需要转换一个不同的角度显示胆道系统。
  - **导航3D TSE**
    - 一个容积内多为各向同性体素。
    - 可用于合成多平面重建图像和最大密度投影像。
    - 使用导航的目的是减小呼吸运动伪影。导航置于膈肌水平，可以监测膈肌运动且只有在膈肌静止时才会记录数据。
- 一些供应商使用的是呼吸带
  - 此序列一般耗时5~8 min，但是需要患者自由呼吸。
  - TR 2000 ms，TE 600 ms，层厚1.0~1.2 mm，矩阵384×384，视野350~380。
- 这2项技术都需要较高的回波时间（TE＞600 ms），以及抑脂序列。抑脂序列可消除腹膜后脂肪的信号。
- 除了以上两项技术外，还需要完整的胆道系统的冠状面薄层T2加权成像。

要点

- MRI检查是评价、描述和随访导管内乳头状黏液性肿瘤（IPMN），以及发现恶性神经内分泌肿瘤的肝脏小转移瘤（使用DWI）的重要成像方式。

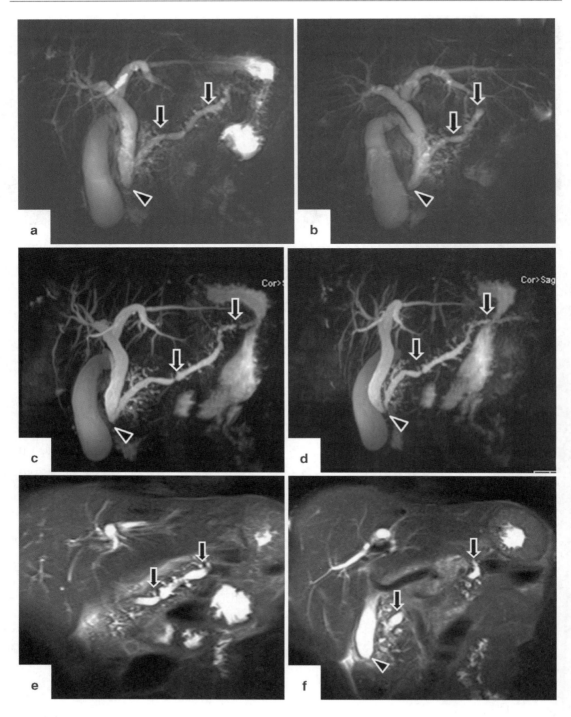

图5.25 厚层MRCP（**a**，**b**）图像、T2 SE 3D 呼吸触发MIP（**c**，**d**）图像和T2加权薄层单次激发快速自旋回波序列（**e**，**f**）图像。显示主胰管不规则的扩张及分支胰管的扩张（箭标所示）。此外，可见到壶腹部以上扩张的肝内外胆管（箭头所示）

5.2.3.2　胰泌素动态增强MRCP检查

（图5.26）

- 静脉注射胰泌素后进行MRCP扫描。
- 外源性胰泌素注入可以刺激胰腺外分泌部分泌胰液和碳酸氢盐，并引起Oddi括约肌的一过性收缩。
- 胰腺分泌物作为一种内源性的对比剂可以提高胰管的可视度，并用来评估胰腺分泌物的容量（间接地评估胰腺的外分泌储备功能）。
- 为发现MRCP图像的改变，需要动态的成像。
- **适应证：**
  — 胰管狭窄或胰管内结石（慢性胰腺炎）
  — 显示胰腺分裂症或异常的胰胆管汇合
  — 鉴别分支型IPMN和其他囊性肿瘤或胰腺假性囊肿
  — 评估患者的胰肠吻合口

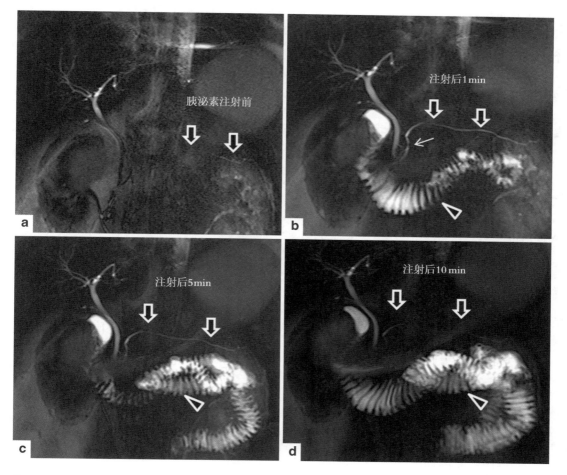

图5.26　胰泌素增强前后的MRCP冠状面图像。使用前（**a**）可见正常的胆总管和显示欠清晰的主胰管（箭标所示）。注射胰泌素1 min后（**b**）可见在大乳头汇合的主胰管（箭标所示）与胆总管，以及止于小乳头的未闭合的副胰管（细箭标所示）。胰液排入十二指肠内呈高信号（箭头所示）。5 min后（**c**）和10 min后（**d**）图像显示十二指肠和空肠内逐渐增多的液体（箭头所示），以及主胰管逐渐显示不清（箭标所示）

5.2.4　PET/CT（图5.27~图5.33）

- PET/CT可以一站式的提供代谢信息（[18]F-FDG PET）和解剖信息（CT）。
- ^{18}F-FDG 是被放射性核素标记的葡萄糖类似物。
- 因为恶性肿瘤对葡萄糖摄取增多，因此[18]F-FDG PET是肿瘤检出、分期和疗效监测的敏感手段。
- 良性肿瘤和低级别神经内分泌肿瘤的代谢水平正常或较低，除非他们分化成为高级别恶性肿瘤。
- 一般情况下，相较于肝脏，正常胰腺对[18]F-FDG的摄取通常是不明显的。
- 胰腺恶性肿瘤是FDG高摄取区，表现为胰腺实质内的"热点"。
- 胰腺肿瘤的FDG摄取或缺乏依赖于肿瘤的生物学特性，以及肿瘤的促纤维增生应答水平。
- 此方法可以通过计算病变敏感区的标准化摄取值SUV定量分析病变的代谢活动。

- **适应证**
  - 高级别胰腺恶性肿瘤的检出和分期。
  - 监测疗效。
  - 病灶复发和后期转移灶的检出。
  - 术中活检位置的选择（如代谢活跃的位置）。
  - 一些研究认为此方法可以改变术前分期和手术方式的选择。
  - 理论上，对于糖尿病患者进行PET/CT检查前需要使血糖值达到正常水平。

- **局限性**
  - 此方法主要的局限性是相对低的空间分辨率，这一点限制其评估肿瘤周围结构侵犯或血管受累程度。
  - 而这2项的准确评估会影响肿瘤分期和手术方式的选择，尤其是对于可能被完全切除的小肿瘤而言。

- **PET/CT检查的假阳性**

  可能原因：胃肠炎、胰腺炎、假性囊肿、术后和放疗后的炎性或充血反应。需要在 6~8 周后随访复查，如果是炎性反应则FDG 的摄取会减退。

- **PET/CT检查的假阴性**

  肿瘤坏死、放化疗、高糖血症和高胰岛素血症、富含黏蛋白的肿瘤和一些神经内分泌肿瘤（尤其是高分化、低级别的肿瘤）。

要点

- PET/CT检查通过证实可疑的肝、肺和骨转移，改变了胰腺癌患者管理策略，从而避免了不必要的手术创伤。
- 术后或放疗后8周行PET/CT检查的优势在于可以明确肿瘤残余灶和复发。
- 一种新型放射性标记分子：[18]F-3'-氟代-3'-脱氧-L-胸腺嘧啶（FLT），可以特异性地区分肿瘤复发与术后纤维化或炎症。
- PET/CT检查可以发现隐匿性的远处转移灶，因此对胰腺癌术前分期非常有效。
- PET/CT检查对于低级别胰腺内分泌肿瘤的诊断敏感性较低，尤其是非功能性内分泌肿瘤和小的内分泌肿瘤，除非它们分化为高级别的肿瘤。

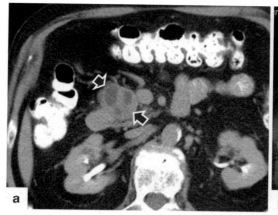
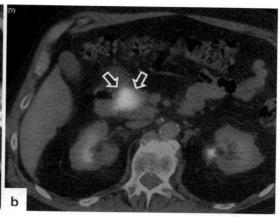
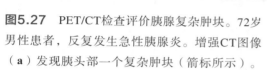

图5.27 PET/CT检查评价胰腺复杂肿块。72岁男性患者，反复发生急性胰腺炎。增强CT图像（a）发现胰头部一个复杂肿块（箭标所示）。PET/CT（b）图像显示胰头部的FDG高摄取区（箭标所示）。这一征象提示为恶性肿瘤。胰十二指肠切除术后病理检查诊断侵润性IPMN

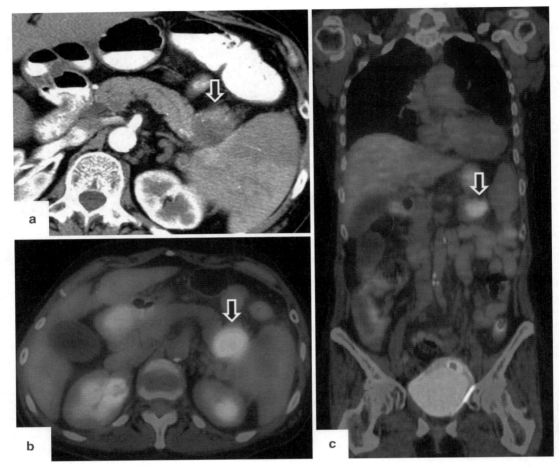

图5.28 PET/CT检查评价转移瘤。56岁女性胰体尾腺癌患者。增强CT图像（**a**）显示胰尾部一个边缘模糊、低密度肿块（箭标所示）。PET/CT（**b**，**c**）图像排查有无转移瘤，发现同一位置一个高代谢肿块（箭标所示）。全身并未发现明确的转移性肿瘤

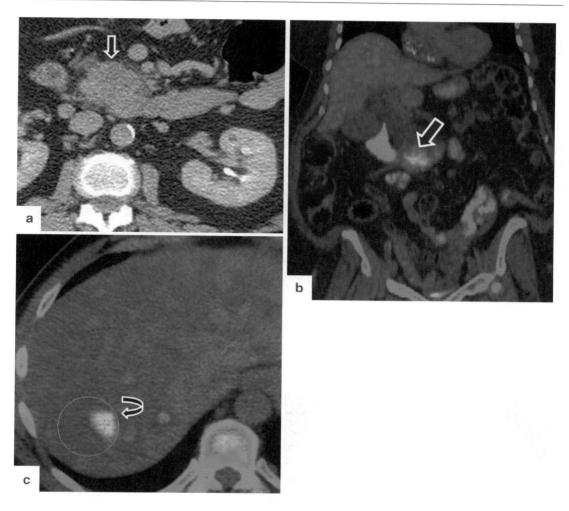

图5.29 PET/CT检查评估胰腺可疑肿块。62岁女性患者，上腹痛和体重减轻。平扫CT（**a**）图像显示胰头部一个分叶状、实性肿块，且其周围脂肪间隙内索条影。PET/CT（**b**，**c**）图像显示此肿块有FDG摄取（箭标所示）。此外，在肝脏内也发现了FDG摄取区（曲箭所示）。肝脏病灶活检结果提示胰腺癌转移瘤

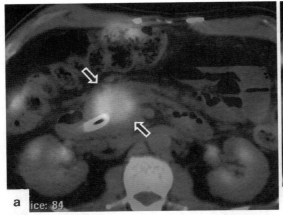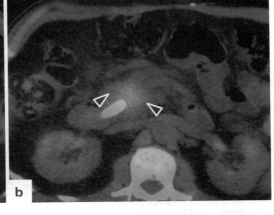

图 5.30 PET/CT 检查评估胰腺癌新辅助化疗效果。55 岁女性患者，有胰腺癌新辅助化疗病史。PET/CT（a）图像显示胰头部局限性的 FDG 摄取灶，SUV 值为 6.2（箭标所示）。第一期化疗结束后的 PET/CT（b）图像显示胰头病灶的 FDG 摄取减低，SUV 值为 5.3（箭头所示）。患者行胰十二指肠切除术，病理检查提示胰腺癌，切缘阴性

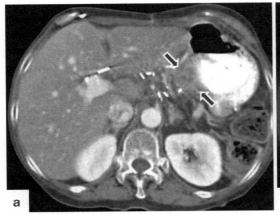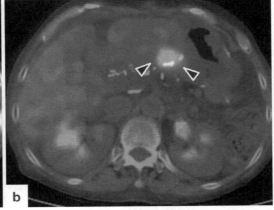

图 5.31 PET/CT 检查评价胰腺恶性肿瘤复发。72 岁男性胰体尾癌患者，行胰腺远端 + 脾脏切除术后。术后 6 个月进行增强 CT（a）图像发现，肝左叶与胃小弯之间有一个边缘模糊的软组织肿块（箭标所示）。PET/CT（b）图像显示此区域有 FDG 摄取（箭头所示）。细针穿刺活检结果为胰腺癌复发

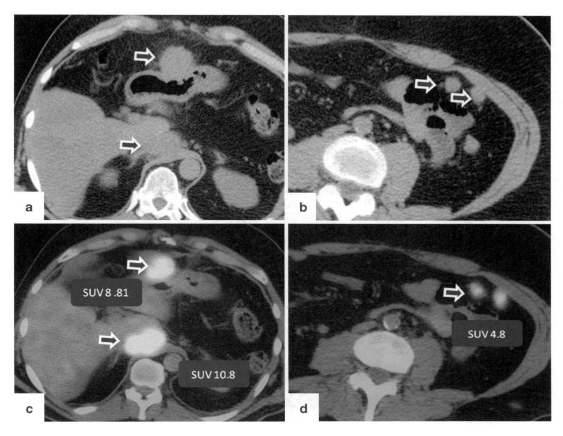

图 5.32 PET/CT 检查评估胰腺癌转移瘤。48 岁男性胰尾癌患者，行远端胰腺切除术。CT 平扫(**a，b**)图像显示腹腔内多发性软组织肿块，一个与胃小弯毗邻，另一个位于右侧膈肌脚前，2 个位于大网膜(箭标所示)。PET/CT(**c，d**)显示所有的肿块均呈 FDG 高摄取(箭标所示)。提示扩散的肿瘤结节

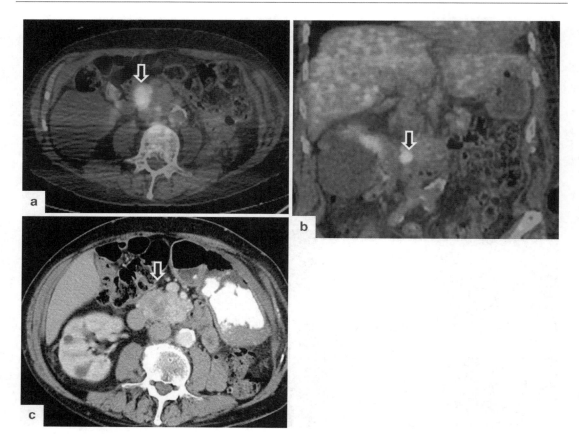

图 5.33 PET/CT 检查对多发性恶性肿瘤的监控。81 岁男性患者，既往有多发癌（黑素瘤、肾癌和淋巴瘤），已治疗并处于缓解期。PET/CT 横断面和冠状面（**a**，**b**）图像显示胰头局限性的 FDG 高摄取区（箭标所示）。增强 CT（**c**）图像显示胰头部一个富血供肿块（箭标所示），左肾为术后缺如。超声内镜引导下细针穿刺活检该肿块证实不是恶性肿瘤。行胰十二指肠切除术后病理证实肾癌的胰腺转移

5.2.5　生长抑素受体闪烁显像（奥曲肽扫描）（图5.34~图5.36）

- 胰腺内分泌肿瘤是上皮性肿瘤，多为高分化，可分为功能性和无功能性。
- 神经内分泌肿瘤占所有胰腺肿瘤的1%~2%。
- 大多数（60%~80%）为无功能性肿瘤。
- 胰岛素瘤和胃泌素瘤是最常见的功能性胰岛细胞瘤，可以在病灶尚小时早期被检出。
- 大多数其他功能性肿瘤（生长抑素瘤、血管活性肠肽瘤、胰高血糖素瘤）和无功能性肿瘤被诊断时体积较大且多为恶性。
- 除胰岛素瘤和低分化肿瘤外的神经内分泌肿瘤都显示出对生长抑素受体的高密度表达，因此可以使用放射性核素标记生长抑素配体（奥曲肽）及其类似物实现肿瘤受体显像。
- 目前，临床常用的诊断神经内分泌肿瘤的放射性示踪剂是 ^{111}In-DTPA- 奥曲肽。
  - ^{111}In-DTPA-奥曲肽是一种生长抑素类似物，它可以与在神经内分泌肿瘤上高表达的生长抑素受体结合
  - 同样可以积聚在各种胺前体摄取和脱羧化细胞（APUD）肿瘤上，如嗜铬细胞瘤、神经母细胞瘤、皮肤梅克尔（Merkel）细胞癌、垂体瘤和小细胞肺癌
- 目前研究认为全身扫描和 SPECT/CT 联合应用可提高检查的敏感性，并能提供更多的解剖学信息。
- 一般在 4h 和 24h 显像，偶尔可在 48h 显像。
- **适应证**
  - 胰腺神经内分泌肿瘤及其转移瘤的检出和分期。
  - 随访患者以评估病情进展或复发。

- 明确生长抑素受体的状态（生长抑素受体阳性的肿瘤患者可能更容易对生长抑素放射性核素治疗产生应答）。
- 最近，市场上出现了各种不同的生长抑素受体示踪剂，例如［^{68}Ga-DTPA，Tyr^3］奥曲肽或［^{68}Ga-DTPA^0，Tyr^3］奥曲肽。这些生长抑素类似物与 2 型生长抑素受体的亲和性较高。
- ^{111}In 奥曲肽的浓聚见于
  - 正常的组织结构（如垂体、甲状腺、肝、脾、肾、肠道、胆囊、输尿管、膀胱和肾上腺）。
  - 假阳性可能见于充血区和炎性区，因为活跃的淋巴细胞可能会表达生长抑素受体。
- 炎性疾病的浓聚见于
  - 自身免疫性疾病（如风湿性关节炎、Grave's 病）、细菌性肺炎、脑卒中（脑血管意外）、纤维性结构不良、肉芽肿性疾病（结核、结节病）、放疗后炎症，以及近期手术治疗后。
  - **假阴性**：若为生长抑素治疗或者因为肿瘤本身合成生长抑素而使生长抑素未标记，可导致肿瘤可视性降低。由于放射性配体亲和力的不同，不同的肿瘤分化程度 / 受体表达也会影响肿瘤的可视性。神经内分泌肿瘤的肝脏转移可能表现为等信号强度，因为其与正常肝实质的示踪剂摄取程度相似。

要点
- 此成像方法对胰腺实性肿块的特征描述非常有效，尤其是高度怀疑胰腺神经内分泌肿瘤时。

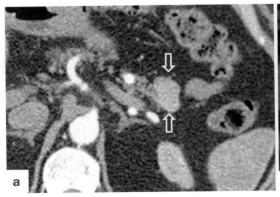 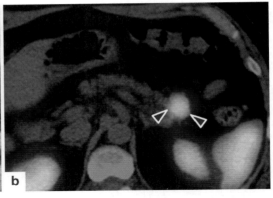

图 5.34　奥曲肽 -CT 成像评估胰腺肿块。55 岁女性患者，因上腹痛和血浆嗜铬粒蛋白增高而就诊。增强 CT（ **a** ）图像显示胰尾部一个稍高密度肿块（箭标所示）。奥曲肽 -CT 成像（ **b** ）显示胰尾部肿块的高摄取（箭头所示），未发现转移瘤。远端胰腺切除术后病理检查证实为无功能性神经内分泌肿瘤

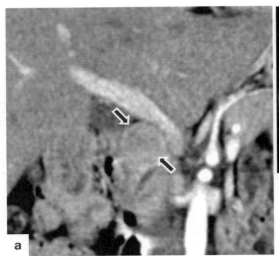 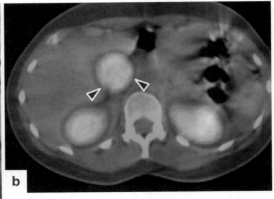

图 5.35　奥曲肽 -CT 成像诊断和分期胃泌素瘤。42 岁男性患者，有顽固性消化道溃疡和血浆胃泌素水平增高。增强 CT（ **a** ）图像显示胰头部和门静脉间一个圆形软组织密度肿块（箭标所示）。奥曲肽 -CT 成像（ **b** ）显示肿块对奥曲肽的高摄取（箭头所示）。未发现转移瘤。病理检查证实为胃泌素瘤

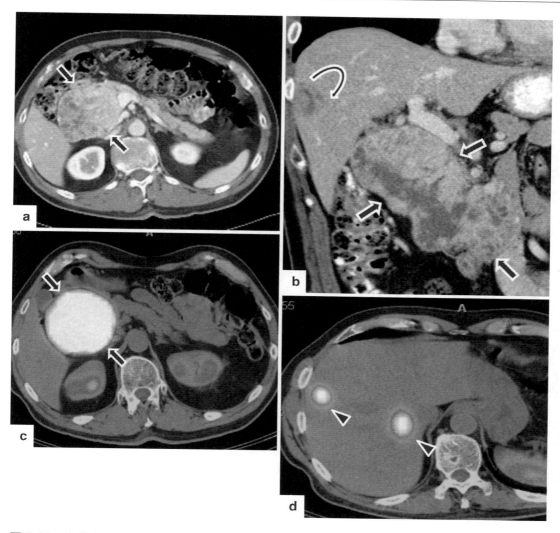

图 5.36 奥曲肽 -CT 成像评估胰腺肿块。63 岁男性患者，增强 CT 横断面（**a**）和冠状面（**b**）图像显示胰头一个较大的、不均匀的、富血供肿块和肝右叶一个相似表现的结节影（曲箭标所示）。融合奥曲肽 -CT 成像（**c，d**）寻找有无其他转移灶。检查发现胰头部肿块（箭标所示）高摄取和肝右叶 2 处高摄取病灶（箭头所示）。胰十二指肠切除术 + 肝段切除术后病理检查证实为胰腺原发性神经内分泌肿瘤与肝脏转移瘤

5.2.6 内镜逆行胰胆管造影（ERCP）

（图5.37，图5.38）

- **技术：**
  - X 线透视下胰管内镜插管逆行注入碘造影剂

正常胰管形态光滑、且自胰头至胰尾部管径逐渐变细

- **适应证：**
  - 评估慢性胰腺炎
  - 胰管狭窄、胰管结石，或胰瘘患者的内镜下治疗（支架置入）
- **并发症：**
  - 急性胰腺炎（10%~15%）

要点

- 因为 ERCP 术后急性胰腺炎发生率较高，目前多使用无创性的 MRCP 替代 ERCP 诊断慢性胰腺炎。

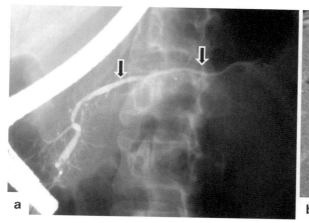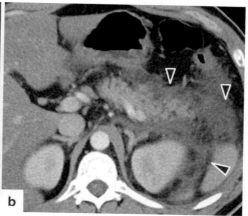

图 5.37　内镜逆行胰胆管造影（ERCP）。53 岁患者，怀疑有慢性胰腺炎。ERCP 检查（**a**）显示主胰管轻度不规则，以及分支胰管显像（箭标所示）。ERCP 检查后一天，患者出现上腹痛，行增强 CT 图像（**b**）发现胰周脂肪密度增高（箭标所示）。影像学检查提示急性胰腺炎

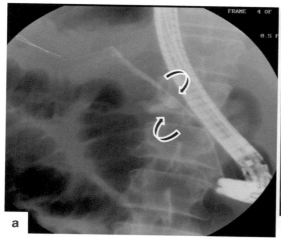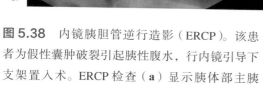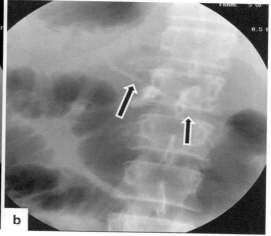

图 5.38　内镜胰胆管逆行造影（ERCP）。该患者为假性囊肿破裂引起胰性腹水，行内镜引导下支架置入术。ERCP 检查（**a**）显示胰体部主胰管处造影剂外渗（曲箭标所示）。腹部 X 线平片（**b**）随访发现胰管支架（箭标所示）构成主胰管断裂处的旁路通道

5.3　教学要点

胰腺成像	
超声 经腹超声 超声内镜 术中超声	经腹超声检查常用的适应证：胆石性胰腺炎、急性和慢性胰腺炎的并发症 局限性：胃肠道气体、肥胖、外科敷料、依赖操作者经验 EUS：是诊断小胰腺癌最敏感的方法，引导细针穿刺活检 局限性：不普及 IOUS：有效定位小神经内分泌肿瘤和小的肝脏转移瘤 局限性：不普及
MDCT	胰腺肿块、急性和慢性胰腺炎及其并发症诊断的首选检查方法，还可用于评估胰腺外伤 局限性：电离辐射，碘造影剂过敏，肾衰竭
MRI	对未引起胰腺形态变化的小胰腺癌的诊断非常敏感，适用于碘造影剂过敏的患者、儿童和孕妇 局限性：不适用起搏器置入的患者，不普及，幽闭恐惧症及费用高
MRCP	诊断胰腺分裂症、先天性胆道变异、胆道梗阻的位置和病因以及胰腺囊性肿块的随访 局限性：同MRI检查
MRI联合MRCP	胰腺实性肿块综合评估，小的胰腺囊性肿瘤的诊断和随访，目前胆道梗阻的位置和病因 局限性：同MRI检查
PET/CT	胰腺癌的分期，疗效评估 局限性：不普及，费用高，假阳性
生长抑素受体显像	胰腺原发性神经内分泌肿瘤的诊断和分期的首选检查方法，评估肿瘤复发 局限性：诊断胰岛素瘤敏感性较低，假阳性
ERCP	主要用途：主胰管狭窄或结石的内镜治疗 局限性：胰管内造影剂的注入可能诱发急性胰腺炎

推荐参考文献

Articles: Magnetic resonance imaging of the pancreas on applied radiology online. http://appliedradiology.com/Article.aspx?id=14218&terms=magnetic+resonance+imaging+of+the+pancreas. Accessed 16 Sept 2013.

Magnetic resonance imaging of the pancreas. http://www. appliedradiology.com/articles/magnetic-resonanceimaging-of-the-pancreas. Accessed 20 May 2014.

Adams S, Baum RP, Adams M, et al. Clinical value of somatostatin receptor scintigraphy. Studies of pre- and intraoperative localization of gastrointestinal and pancreatic tumors. Med Klin (Munich). 1997;92(3):138–43.

Balon HR, Goldsmith SJ, Siegel BA, et al. Procedure guideline for somatostatin receptor scintigraphy with (111) in-pentetreotide. J Nucl Med. 2001; 42(7):1134–8.

Barber TW, Kalff V, Cherk MH, Yap KS, Evans P, Kelly MJ. 18 F-FDG PET/CT influences management in patients with known or suspected pancreatic cancer.Intern Med J. 2011;41(11):776 83.

Calhoun PS, Kuszyk BS, Heath DG, Carley JC, Fishman EK. Three-dimensional volume rendering of spiral CT data: theory and method. Radiographics. 1999;19(3):745–64.

Cascini GL, Cuccurullo V, Mansi L. The non tumour

uptake of (111)in-octreotide creates new clinical indications in benign diseases, but also in oncology. Q J Nucl Med Mol Imaging. 2010;54(1):24–36.

Chaudhary V, Bano S. Imaging of the pancreas: recent advances. Indian J Endocrinol Metab. 2011;15 Suppl 1:S25–32.

Intenzo CM, Jabbour S, Lin HC, et al. Scintigraphic imaging of body neuroendocrine tumors. Radiographics. 2007;27(5):1355–69.

Lamberts SW, Chayvialle JA, Krenning EP. The visualization of gastroenteropancreatic endocrine tumors. Metabolism. 1992;41(9 Suppl 2):111–5.

Lebtahi R, Cadiot G, Sarda L, et al. Clinical impact of somatostatin receptor scintigraphy in the management of patients with neuroendocrine gastroenteropancreatic tumors. J Nucl Med. 1997;38(6):853–8.

Matos C, Cappeliez O, Winant C, Coppens E, Deviere J, Metens T. MR imaging of the pancreas: a pictorial tour. Radiographics. 2002;22(1), e2.

Reidy-Lagunes DL, Gollub MJ, Saltz LB. Addition of octreotide functional imaging to cross-sectional computed tomography or magnetic resonance imaging for the detection of neuroendocrine tumors: added value or an anachronism? J Clin Oncol. 2011;29(3):e74–5.

Rufini V, Baum RP, Castaldi P, et al. Role of PET/CT in the functional imaging of endocrine pancreatic tumors. Abdom Imaging. 2012;37(6):1004–20.

Sahani DV, Bonaffini PA, Catalano OA, Guimaraes AR, Blake MA. State-of-the-art PET/CT of the pancreas: current role and emerging indications. Radiographics. 2012;32(4):1133–58; discussion 1158–60.

Shrikhande SV, Barreto SG, Goel M, Arya S. Multimodality imaging of pancreatic ductal adenocarcinoma: a review of the literature. HPB (Oxford). 2012;14(10):658–68. Sundin A. Radiological and nuclear medicine imaging of gastroenteropancreatic neuroendocrine tumours. Best Pract Res Clin Gastroenterol. 2012;26(6):803–18.

Wang Z, Chen JQ, Liu JL, Qin XG, Huang Y. FDG-PET in diagnosis, staging and prognosis of pancreatic carcinoma: a meta-analysis. World J Gastroenterol. 2013; 19(29):4808–17.

Yao J, Gan G, Farlow D, et al. Impact of F18-fluorodeoxyglycose positron emission tomography/computed tomography on the management of resectable pancreatic tumours. ANZ J Surg. 2012;82(3):140–4.

第 2 部分
胰腺囊性肿瘤

浆液性囊性肿瘤（SCA） 6

目录

6.1 自测

1. 浆液性囊性肿瘤是胰腺最常见良性囊性肿瘤。

  a. 是

  b. 否

2. 浆液性囊性肿瘤上皮是：

  a. 高、柱状上皮

  b. 扁平、立方上皮

  c. 假复层上皮

  d. 多层上皮内乳头状突起

  e. 柱状上皮内含卵巢间质

3. 浆液性囊性肿瘤最常见的表现是：

  a. 黄疸

  b. 疼痛

  c. 偶然发现

  d. 呕吐

  e. 占位效应

4. 下列哪项不是浆液性囊性肿瘤的影像学表现：

  a. 囊肿＞2 cm

  b. 蜂窝状外观

  c. 多囊

  d. 中心纤维瘢痕伴钙化

  e. 周边蛋壳样钙化

5. 浆液性囊性肿瘤可能导致胰管扩张。

  a. 是

  b. 否

6. 多发性浆液性囊性肿瘤可同时伴有：

  a. May-Thurner综合征

  b. Klippel-Trenaunary综合征

  c. Turner综合征

  d. Kartagener综合征

  e. Von Hippel-Lindau综合征

7. 有症状的浆液性囊性肿瘤可通过下列手术方式进行治疗，除了：

  a. Whipple术

  b. Puestow术

c. 胰体尾切除术

d. 胰腺中段切除术

e. 保留脾脏胰体尾切除术

8. 影像上寡囊型浆液性囊性肿瘤不易与黏液性囊性肿瘤区分：

a. 是

b. 否

9. 浆液性囊性肿瘤囊液可能富含癌胚抗原（CEA）：

a. 是

b. 否

10. 蜂窝型浆液性囊性肿瘤与胰腺神经内分泌肿瘤的影像学表现不易鉴别：

a. 是

b. 否

正确答案： 1. a，2. b，3. c，4. e，5. a，6. e，7. b，8. a，9. b，10. a。

6.2　概述

● 胰腺最常见的良性囊性肿瘤。

● 肿瘤生长缓慢。

● 女性常见，为75%。

● 平均发病年龄为61.5岁。

● 囊性肿瘤的直径为3~20 cm。

● 位置：胰腺任何部位。

● 恶性浆液性囊性肿瘤极为罕见。

● 常见于Von Hippel-Lindau综合征患者中。

6.3　组织病理学

● 组织起源：
　泡心细胞

6.3.1　大体表现

● 囊性病灶大小不等，为圆形或卵圆形，轮廓清晰，可呈分叶状、不规则状或浆膜面光整。
　— 微囊型：呈葡萄样、海绵样外观，囊壁薄，有纤维分隔或者中央瘢痕（日光放射样）
　— 寡囊型：单囊肿块，伴有或无分隔

● 充满清亮、水样、淡黄色液体。

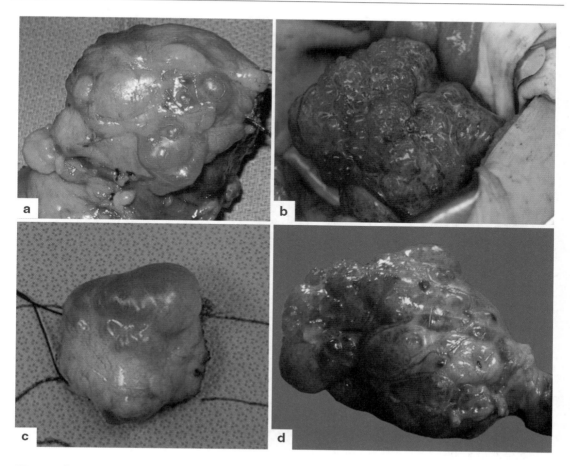

图 6.1 浆液性囊性肿瘤大体表现。4 例手术切除大体标本（**a~d**）显示这些多囊性病灶表面光滑，呈分叶状

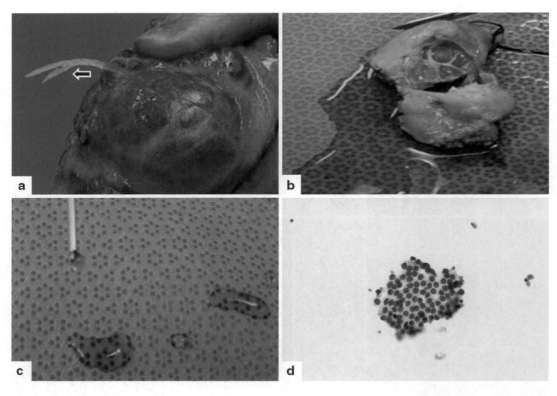

图 6.2　浆液性囊性肿瘤囊液特征。这些多房囊性肿块内充填水样浆液，浆液可由清亮（箭标所示）至棕色。(**a**, **b**) 显示典型浆液为稀薄、无黏性、透明状 (**c**)，其内漂浮着良性上皮性肿瘤细胞簇 (**d**)(HE 染色，60×)

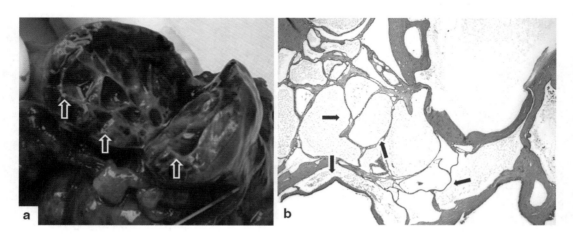

图 6.3　浆液性囊性肿瘤大体标本内面观。4 例对半剖开的浆液性囊性肿瘤大体及镜下表现 (**a**, **b**)(HE 染色，4×)显示肿瘤由葡萄簇状囊组成，内含纤维分隔，内壁光滑（箭标所示）

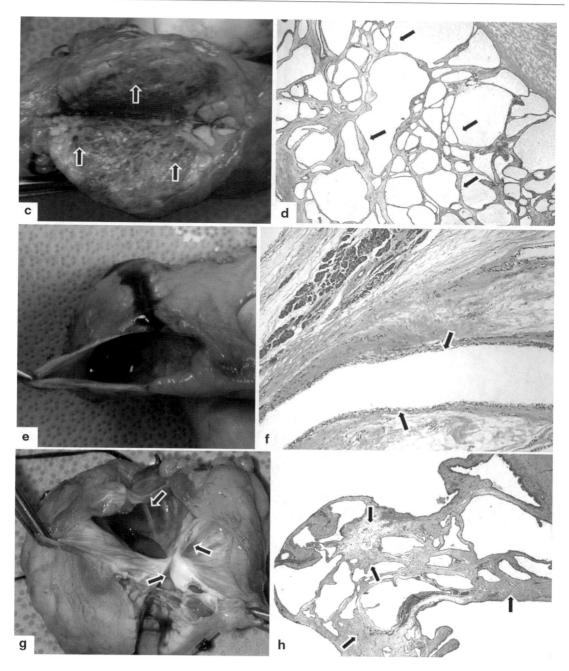

图6.3（续）　（c，d）（HE染色，4×）显示肿瘤由多个微囊组成，排列成蜂巢状（箭标所示）（e，f）（HE染色，10×）显示肿瘤呈单房囊性，内壁光滑（箭标所示），其内可见深褐色液体。（g，h）（HE染色，4×）显示肿瘤呈寡囊型，内部可见少量分隔（箭标所示）

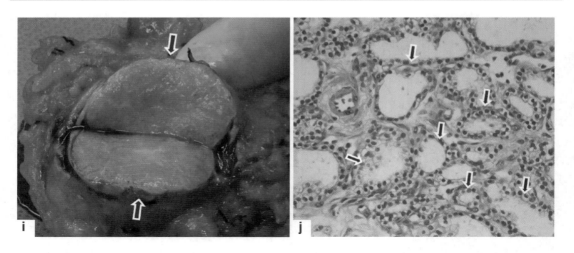

图6.3（续） （i，j）（HE染色，4×）显示肿瘤呈肉样外观，由大量微小囊（箭标所示）组成

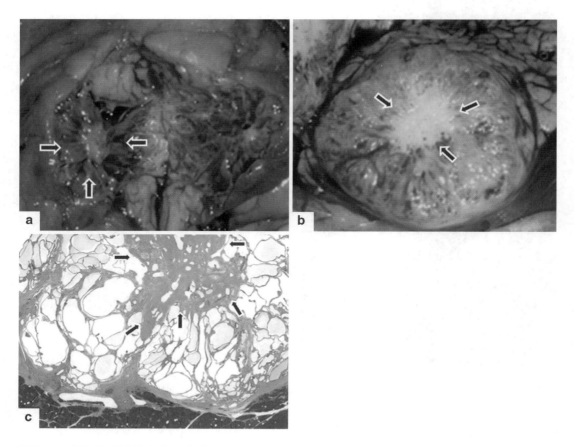

图6.4 浆液性囊性肿瘤中央瘢痕。（a，b）显示2例对半剖开的浆液性囊性肿瘤中央纤维瘢痕，影像学称为"日光放射征"（箭标所示）。（c）（HE染色，4×）显微镜下可观察到中央瘢痕由大量纤维结缔组织（箭标所示）组成

6.3.2 镜下表现

- 囊肿内衬扁平立方上皮，细胞小，胞核呈圆形或卵圆形，胞质透明或淡染，结构清晰，胞质内富含糖原。

- 局部可形成小的乳头状突起。
- 上皮细胞间可见丰富的毛细血管网。
- 上皮层与胶原基质间可观察到肌上皮细胞层。

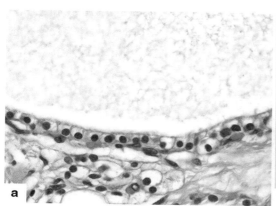
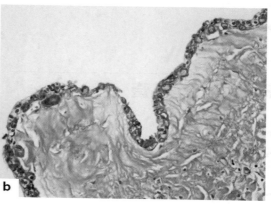

图 6.5 浆液性囊性肿瘤被覆上皮。囊肿被覆浆液性上皮，细胞小，立方状（**a**）（HE 染色，60×），细胞胞质透亮，富含糖原（**b**）（PAS 染色，60×），细胞核圆形，深染，位于细胞中央

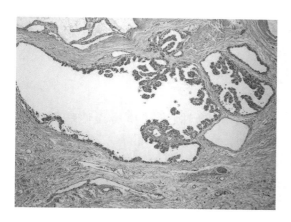
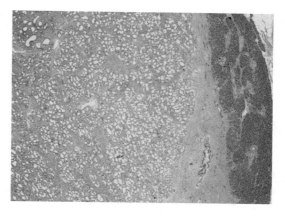

图 6.6 浆液性上皮形成小的乳头状突起（HE 染色，10×）

图 6.7 浆液性囊性肿瘤。可呈相对实性，主要由极小的微囊组成（HE 染色，10×）

6.4　临床表现

- 绝大多数患者无症状（影像学检查偶然发现）。
- 腹部隐痛。
- 不适。
- 黄疸少见。
- 触及肿块。

6.5　实验室检查

- 无特异性。
- 血清学标志物：
  - CA19-9和CEA正常
- 抽吸液：
  - CEA<5 ng/ml，淀粉酶阴性

要点

- 少数浆液性囊性肿瘤抽吸液CEA升高（假阳性）。
- 若胰腺单房囊性肿块内抽吸液淀粉酶升高，则可排除寡囊型浆液性囊性肿瘤的可能。

6.6　影像学检查

- 首选影像学检查：
  - 多层螺旋CT（MDCT）检查
  - 磁共振（MRI）及磁共振胰胆管成像（MRCP）
  - 超声内镜（EUS）检查
- SCA影像学分型检查：
  - 多囊型
  - 蜂窝型
  - 寡囊型（单房型）

要点

- SCA平均直径为±5 cm，但有些囊性肿瘤直径可>25 cm。
- SCA患者可同时伴发其他胰腺肿瘤。
- 大小不等的多发性SCA可是偶发的，也可出现于Von Hippel-Lindau综合征患者。

6.6.1　超声（图6.8~图6.19）

经腹超声、超声内镜（EUS），以及术中超声（IOUS）检查。

- **微囊型/蜂窝型：**
  - 葡萄状小囊肿组成分叶状囊性肿块，圆形或卵圆形，强回声或低回声，增强后分叶状肿块强化

  其他表现：
  - 中心星状瘢痕光团（中央瘢痕）于术中超声或超声内镜中更易发现
  - 中心无定形回声灶（钙化）
  - 彩色多普勒超声检查：间隔及囊壁富血供
- **寡囊型：**
  - 圆形或卵圆形，单房囊性病灶，壁薄，有或无内部间隔

要点

- 由于超声检查不能分辨每个亚厘米级囊肿，因此易将微囊型/蜂窝型浆液性囊性肿瘤与实性肿块混淆。
- 浆液性囊性肿瘤的诊断关键是后方回声增强，并结合胰腺肿瘤境界清晰、分叶状、回声特征。

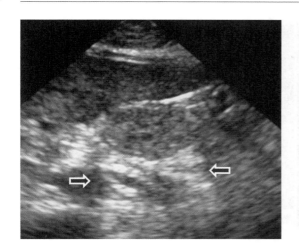

图 6.8 浆液性囊性肿瘤（微囊型）经腹超声表现。67 岁女性患者，因轻度腹部不适而偶然发现。横断面图像显示胰头一分叶状回声肿块后方回声增强（箭标所示）

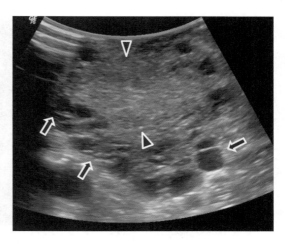

图 6.9 浆液性囊性肿瘤（微囊型）术中超声表现。48 岁女性患者，上腹痛。横断面图像可观察到一圆形、分叶状肿瘤，周边有大量小囊（箭标所示），中央可见强回声瘢痕（箭头所示）

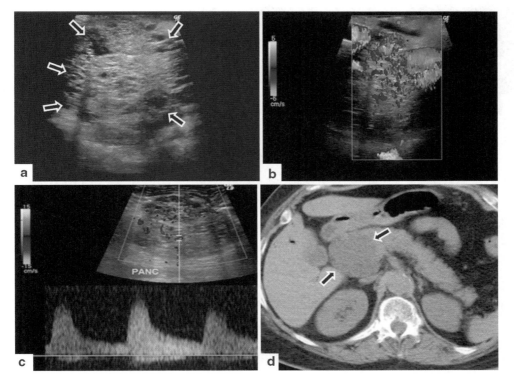

图 6.10 浆液性囊性肿瘤（微囊型）术中超声表现。65 岁女性患者，确诊浆液性囊性肿瘤 25 年，现处于稳定状态。该患者行术中超声评估结肠腺癌肝转移瘤时，同时对胰腺肿块进行评估。横断面图像（**a**）和彩色多普勒超声检查（**b**，**c**）显示一个圆形强回声肿瘤，周边许多小囊（箭标所示），后方回声增强累及胰体部（箭标所示）。彩色多普勒超声检查（**b**，**c**）可观察中央瘢痕内丰富动脉血流。对比 3 年前平扫 CT 图像（**d**），肿瘤的大小无明显变化（箭标所示）

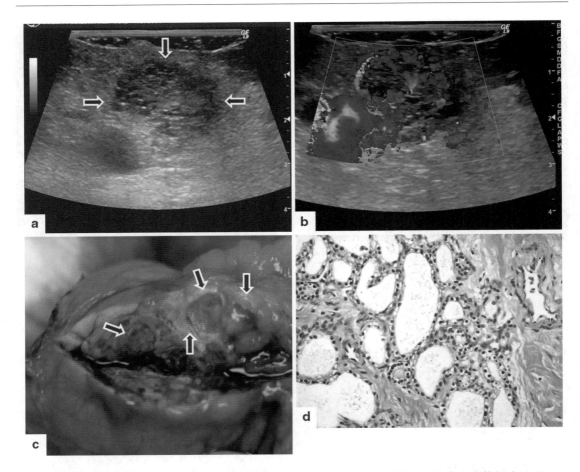

图6.11 浆液性囊性肿瘤（微囊型）经腹超声表现。55岁女性患者，左上腹疼痛。超声横断面图像（a）显示胰体部混杂回声肿块，由大量小囊组成，被强回声纤维瘢痕（箭标所示）分隔。彩色多普勒超声检查（b）显示中央瘢痕大量小动脉。该患者行胰体尾切除术。大体标本（c）显示囊性病灶由大量小囊组成（箭标所示）。组织病理学切片（d）（HE染色，4×）显示小囊内衬透亮立方上皮

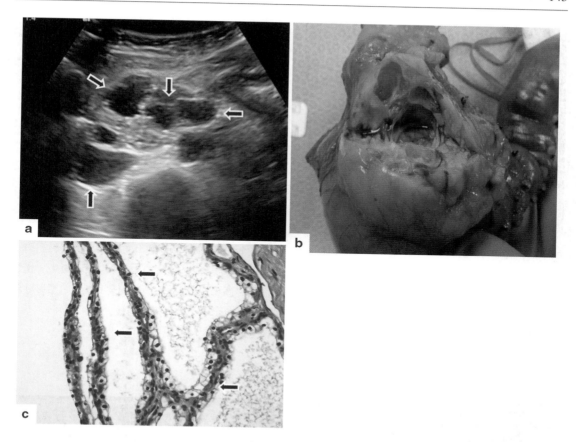

图6.12 浆液性囊性肿瘤（微囊型）经腹超声表现。38岁女性患者，因上腹痛而发现胰头部囊性病灶。超声内镜下细针穿刺提示黏液性囊性肿瘤可能。横断面图像（**a**）显示胰头部肿瘤内含大量大小不等的小囊（箭标所示）。该患者行Whipple术。大体标本（**b**）显示肿瘤边界清晰，圆形，小囊内壁光滑。显微镜下（HE染色，10×）见被覆上皮为小立方细胞，胞质透明，胞核圆形（箭标所示），呈微囊型浆液性囊性肿瘤表现

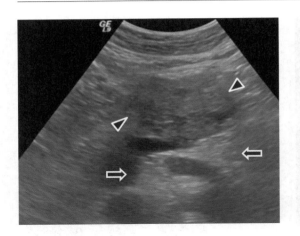

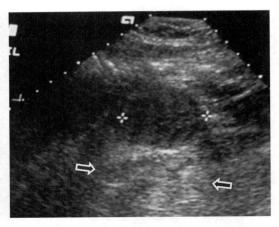

图6.13 浆液性囊性肿瘤（蜂窝型）经腹超声表现。41岁女性患者，临床怀疑胆结石行超声检查时偶然发现。横断面超声图像显示胰体部一个圆形不均匀强回声肿瘤（箭头所示）。后方回声增强（箭标所示）

图6.14 浆液性囊性肿瘤（蜂窝型）经腹超声表现。53岁男性患者，临床表现为轻度腹痛。横断面超声图像显示胰体部均匀低回声、卵圆形肿块（星号所示），后方回声增强（箭标所示）

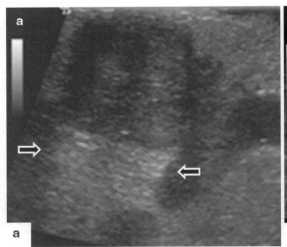

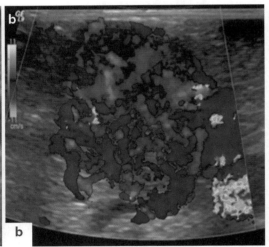

图6.15 浆液性囊性肿瘤（蜂窝型）术中超声表现。49岁女性患者，临床表现为上腹痛及体重减轻。血清标志物阴性。横断面超声图像（**a**）显示胰头部一个圆形、不均质肿块，后方回声增强（箭标所示）。彩色多普勒超声检查（**b**）显示肿瘤内血供丰富

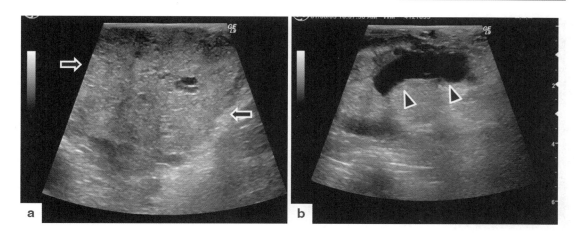

图6.16 浆液性囊性肿瘤（蜂窝型）伴胰管扩张，术中超声检查。81岁女性患者，因腹部外伤行腹部CT检查，偶然发现胰腺肿块。术中超声横断面图像（**a**）显示分叶状肿块（箭标所示）位于胰颈部，呈不均匀强回声。肿块上游胰管扩张（箭头所示）。该患者行远端胰腺及脾脏切除术。最终病理结果显示胰腺浆液性囊性肿瘤伴慢性胰腺炎

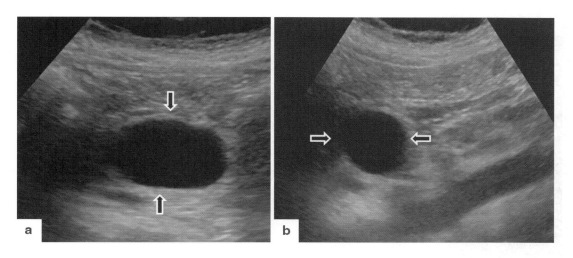

图6.17 浆液性囊性肿瘤（寡囊型）术中超声表现。45岁女性患者，偶然发现，临床表现为右上腹痛。横断面（**a**）和矢状面（**b**）图像显示胰颈部一卵圆形囊性病变（箭标所示）

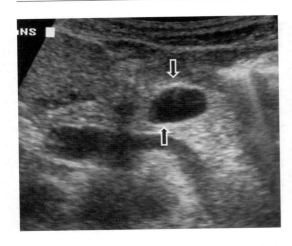

图6.18 浆液性囊性肿瘤（寡囊型）术中超声表现。45岁女性患者，偶然发现，随后行超声内镜下细针穿刺术，未明确诊断。血清标志物阴性。该患者行胰腺中段切除术。横断面图像显示胰体部卵圆形囊性肿块（箭标所示）

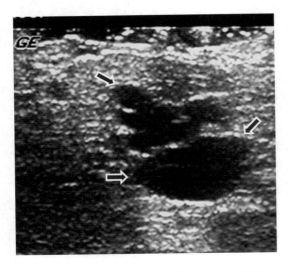

图6.19 浆液性囊性肿瘤（寡囊型）术中超声表现。48岁女性患者，临床表现为腹部隐痛。横断面图像显示胰颈部分叶状囊性肿块，囊内含分隔（箭标所示）

6.6.2　CT（图6.20~图6.48）

形态特征

- **微囊型**
  - 境界清晰，多囊性肿块，至少有6个微小囊，囊肿直径约2 cm，或者更小（呈葡萄串）。
  - 囊内有强化的菲薄纤维瘢痕分隔，30%病例可见星状粗大钙化。

- **蜂窝型**
  - 境界清晰，分叶状含软组织密度肿块，或呈混杂密度，分界清晰，含血管结构。
  - CT检查无法分辨大量亚厘米级囊肿。

- **寡囊型**
  - 表现为单房或多房，境界清晰，囊性病灶直径>2 cm。

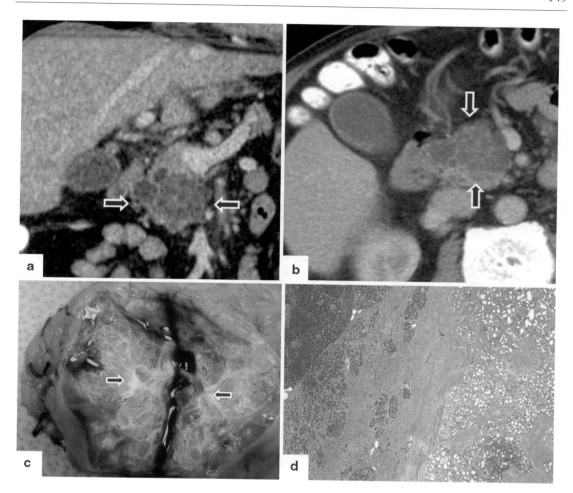

图6.20 浆液性囊性肿瘤（微囊型）CT表现。82岁男性患者，肝功能异常，行上腹部CT检查时偶然发现。增强CT冠状面（**a**）、横断面（**b**）图像显示分叶状肿块位于胰头部，肿块内含有大量不同大小的小囊，囊内有纤维分隔（箭标所示）。大体标本切片（**c**）示病灶境界清晰，呈类圆形、实性，由大量微囊组成，内可见小的白色纤维中央瘢痕形成（箭标所示）。组织病理学切片（**d**）（HE染色，4×）显示浆液性囊性肿瘤与邻近正常胰腺实质之间由纤维组织分隔

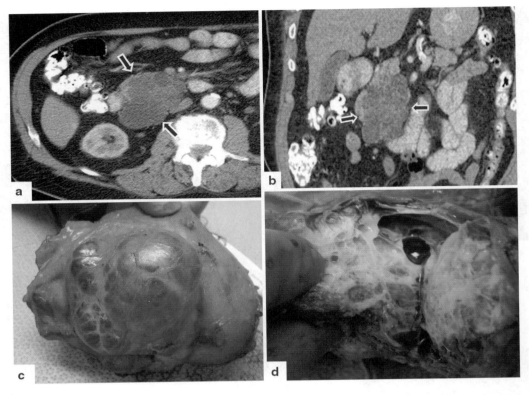

图6.21　浆液性囊性肿瘤（微囊型）CT表现。72岁男性患者，临床表现为腹部不适。增强CT横断面（a）及冠状面（b）图像显示胰头部卵圆形囊性肿块（箭标所示），内可见菲薄分隔。大体标本（c）显示肿块呈分叶状囊性，（d）切面可见肿块呈多房囊性，可见厚的纤维分隔及透明浆液

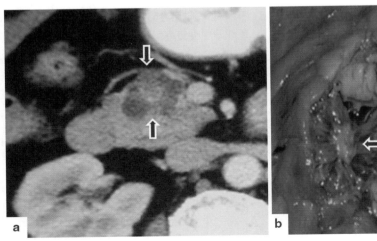
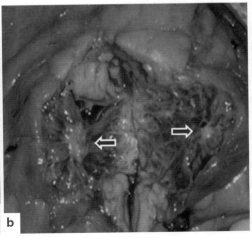

图6.22　浆液性囊性肿瘤（微囊型）CT表现。68岁女性患者，增强CT横断面（a）图像显示胰头部（箭标所示）一个体积小、分叶状、多囊性肿块。大体标本（b）切面显示肿块呈不规则囊性，可见明显的灰白色呈星状的中央瘢痕（箭标所示）

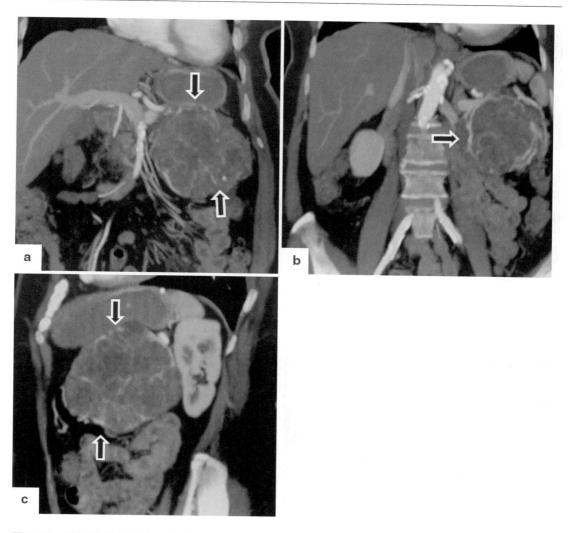

图6.23　浆液性囊性肿瘤（微囊型）CT表现。80岁女性患者，临床表现为轻度上腹痛。增强CT冠状面（**a**，**b**）和矢状面（**c**）图像观察到一个体积较大、分叶状多囊性病灶，中央纤维瘢痕（箭标所示）增强后强化

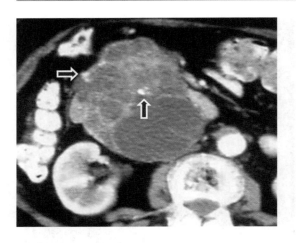

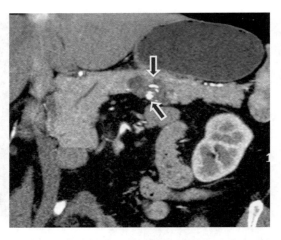

图 6.24 伴有钙化的浆液性囊性肿瘤（微囊型）CT 表现。67 岁女性患者，上腹不适。增强 CT 横断面图像显示病灶位于胰头部，肿块呈分叶状、多囊性，病灶中央及周围有钙化（箭标所示）

图 6.25 伴有钙化的浆液性囊性肿瘤（微囊型）CT 表现。71 岁女性患者，偶然做增强 CT 检查发现，冠状面图像显示肿瘤位于胰体部，中央瘢痕内可见钙化（箭标所示）

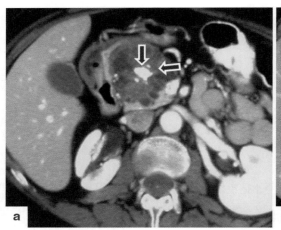

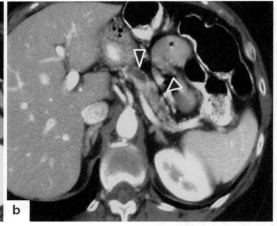

图 6.26 伴有钙化及胰管扩张的浆液性囊性肿瘤（微囊型）CT 检查。72 岁女性患者，轻度腹部不适。增强 CT 横断面（**a**，**b**）图像显示病灶位于胰头部，体积较大，呈分叶状，可见大量小囊及纤维瘢痕。钙化位于中央瘢痕（箭标所示），病灶上游胰腺实质萎缩，胰管扩张（箭头所示）。该患者行 Whipple 手术

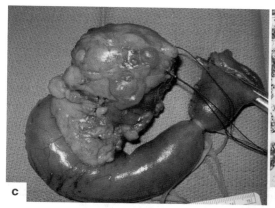

图6.26（续） 大体标本（c）示肿瘤位于胰头部，分叶状，并与十二指肠关系密切。组织病理学切片（d）（HE染色，20×）显示囊肿大小不等，内衬透明上皮细胞。最终病理结果证实为浆液性囊性肿瘤（微囊型），伴远端胰腺慢性胰腺炎

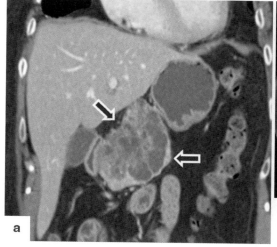

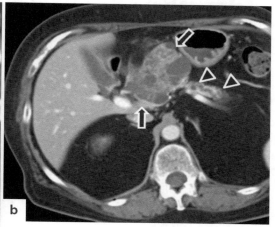

图6.27 伴有胰管扩张的浆液性囊性肿瘤（微囊型）CT表现。65岁女性患者，上腹痛。增强CT冠状面（a）和横断面（b）图像显示病灶呈多囊性分叶状（箭标所示），中央瘢痕强化。病灶远段胰管扩张（箭标所示），胰腺实质萎缩（箭头所示）

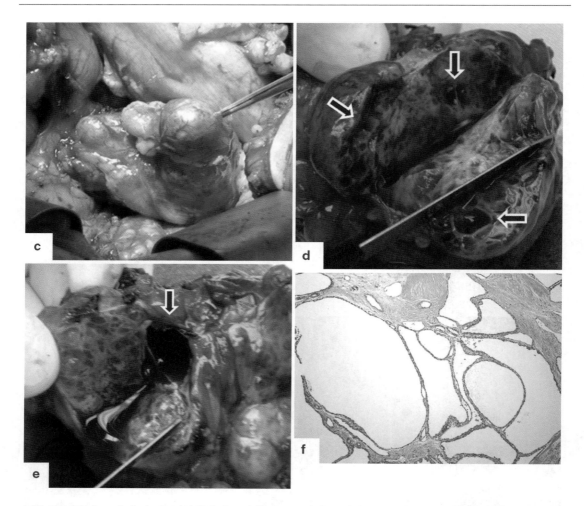

图6.27（续）　术中（**c**）可见胰腺内一个体积较大，呈分叶状的囊性肿块。切面（**d**）显示囊性病灶由大量小囊组成，内有纤维间隔（箭标所示），病灶远端胰管扩张（**e**）。组织病理学切片（HE染色，10×）显示为浆液性囊性肿瘤伴纤维间隔。最终病理结果为浆液性囊性肿瘤（微囊型）伴远端胰腺慢性胰腺炎

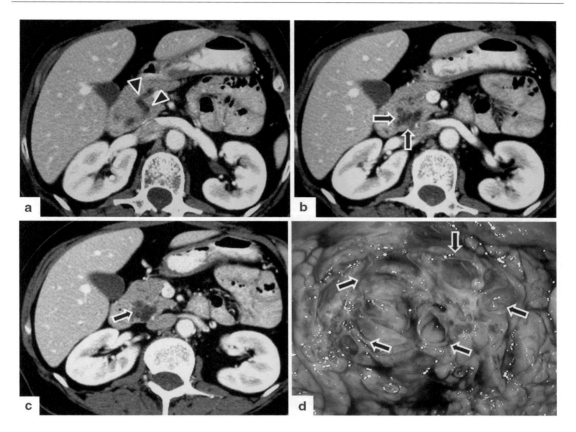

图6.28 浆液性囊性肿瘤（微囊型）伴有胰管扩张CT表现。73岁男性患者，有乙型肝炎病史，行腹部CT检查时发现囊性肿块。增强CT横断面（a~c）图像显示肿块位于胰头部（箭标所示），病灶体积小，呈分叶状，内部含有大量小囊，并可见中央瘢痕。胰管轻度扩张（箭头所示）。患者行超声内镜下细针穿刺，未明确诊断。该患者行Whipple术。大体标本切面（d）显示肿块呈多囊性（箭标所示）

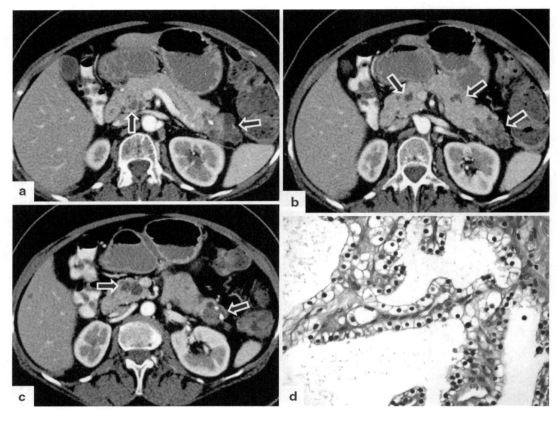

图6.29 多发性浆液性囊性肿瘤（微囊型）CT 表现。67岁女性患者，有结肠癌病史。增强CT横断面（**a~c**）图像显示胰头、胰体、胰尾部多发体积较小、多囊性肿块（箭标所示）。胰尾部囊性肿块内可见钙化。组织病理学切片（**d**）（HE染色，60×）显示囊肿被覆立方上皮细胞，胞质透明，富含糖原

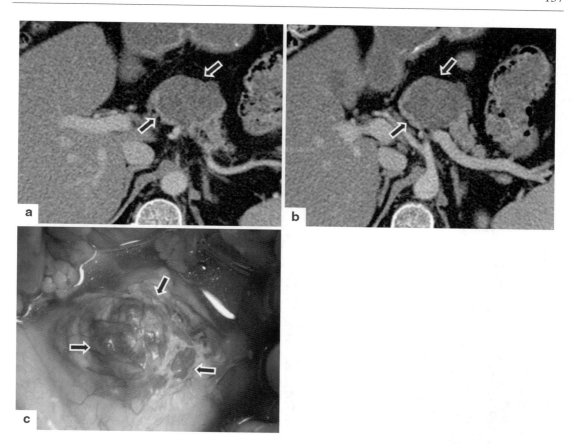

图6.30 浆液性囊性肿瘤（蜂窝型）CT表现。60岁女性患者，临床表现为右侧腹痛。增强CT横断面（a，b）图像显示胰体部分叶状、低密度肿块（箭标所示），表现为蜂窝状。术中照片（c）显示位于胰体部分叶状肿块（箭标所示）

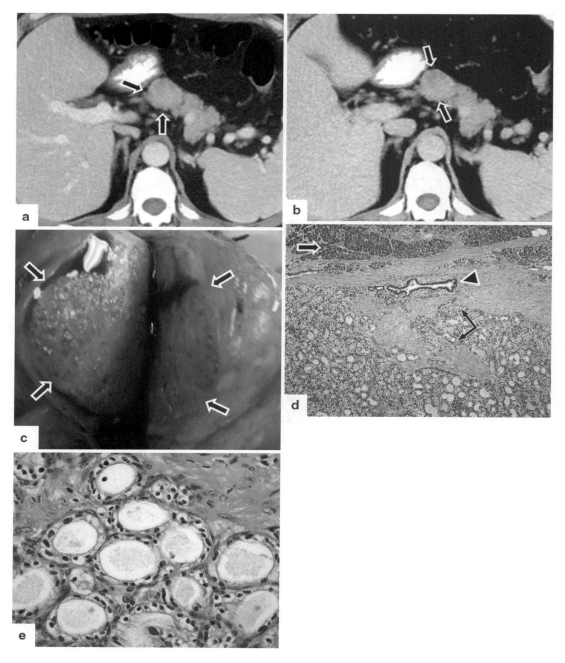

图6.31 浆液性囊性肿瘤（微囊型）CT表现。55岁男性上腹痛患者，有套细胞淋巴瘤病史。增强CT横断面（a，b）图像显示肿块位于胰体部（箭标所示），病灶体积较大，呈分叶状、圆形，质地不均匀。大体标本（c）显示肿块边界清晰，边缘包裹一层脂肪组织，切面见肿块由大量微囊形成（箭标所示），呈实性蜂窝状。显微镜下（HE染色，10×）显示肿块由大量微小囊组成，肿块内及周围可见纤维间隔（双箭标所示）。注意正常胰腺（箭标所示）、小叶间导管（箭头所示）及肿瘤间间隔。高倍镜下（e）（HE染色，100×）见肿瘤由被覆扁平立方上皮的微囊簇形成

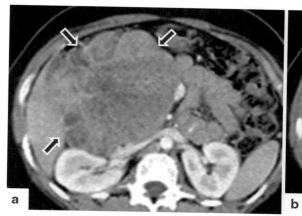 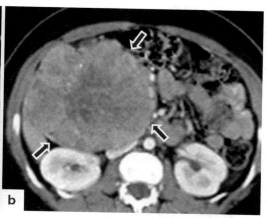

图6.32   浆液性囊性肿瘤（蜂窝型）CT表现。
45岁患者，临床可扪及明显腹部包块。增强CT横

断面（a，b）图像显示胰头部巨大的圆形肿块，
呈海绵样外观（箭标所示）

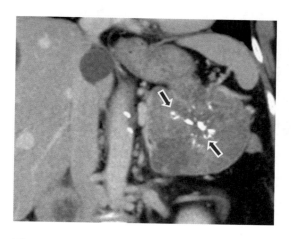

图6.33   浆液性囊性肿瘤（蜂窝型）伴有钙化CT
表现。77岁女性患者，临床表现为左上腹不适，
并可扪及明显的腹部包块。增强CT横断面图像显
示肿块呈圆形、分叶状、蜂窝状外观，可见中央
纤维瘢痕及钙化（箭标所示）

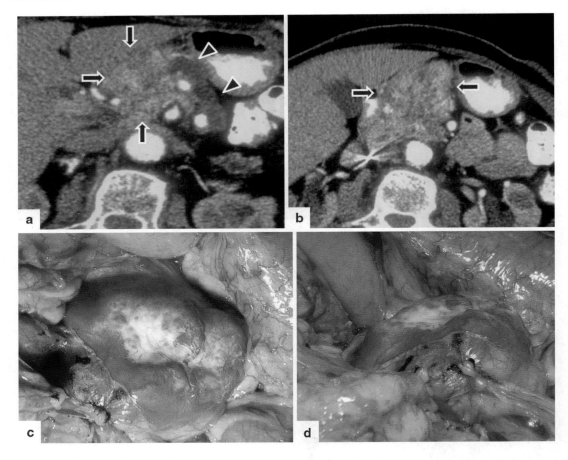

图6.34 浆液性囊性肿瘤（蜂窝型）伴有胰管扩张CT表现。81岁女性患者，有腹部外伤史，行腹部CT扫描时发现胰腺肿块。增强CT横断面（**a**，**b**）图像显示胰头及近端胰体部一个呈蜂窝状外观肿块（箭标所示），病灶上游胰管明显扩张（箭头所示）。术中大体标本（**c**，**d**）显示肿块呈分叶状，表面呈白色且不规则

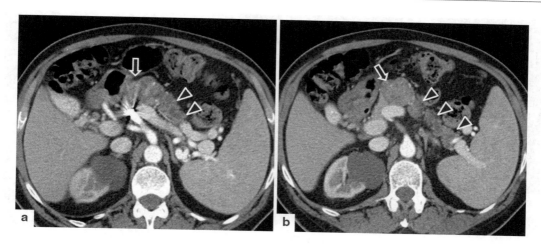

图6.35 浆液性囊性肿瘤（蜂窝型）伴有胰管扩张CT表现。55岁男性患者，有肝硬化病史，行腹部CT检查时偶然发现胰腺肿块。增强CT横断面（**a**，**b**）图像显示胰体部不均质，呈分叶状肿块（箭标所示）。肿块远端的胰腺萎缩，胰管扩张（箭头所示），脾大

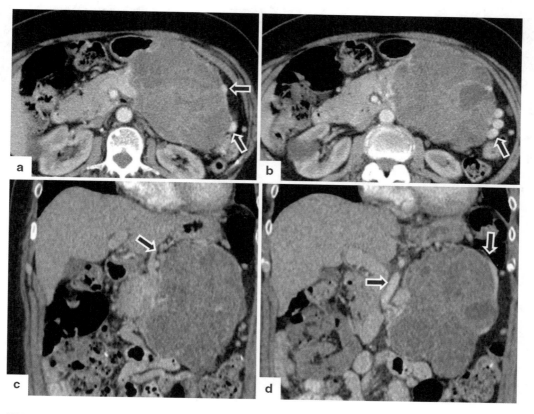

图6.36 微囊型浆液性囊性肿瘤（蜂窝型）伴脾静脉血栓形成CT表现。71岁女性患者，左上腹可扪及明显肿块。增强CT横断面（**a**，**b**）及冠状面（**c**，**d**）图像显示胰体、尾部巨大分叶状肿块，呈蜂窝状外观。注意肿块周围明显扩张的血管结构（箭标所示）

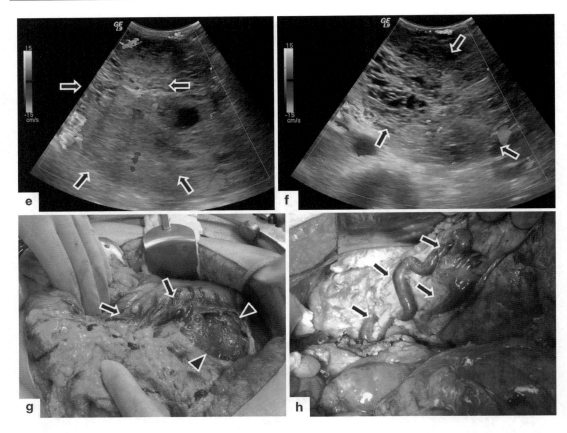

图6.36（续） 术中彩色多普勒超声横断面（**e**，**f**）图像显示胰腺肿块由无数大小不等小囊组成，由富血供纤维瘢痕（箭标所示）分隔。在术中观察到脾静脉血栓形成，术中大体标本可见一分叶状、多囊性肿块（**g**）（箭头所示），大量显著扩张的侧支静脉（**g**，**h**）（箭标所示）

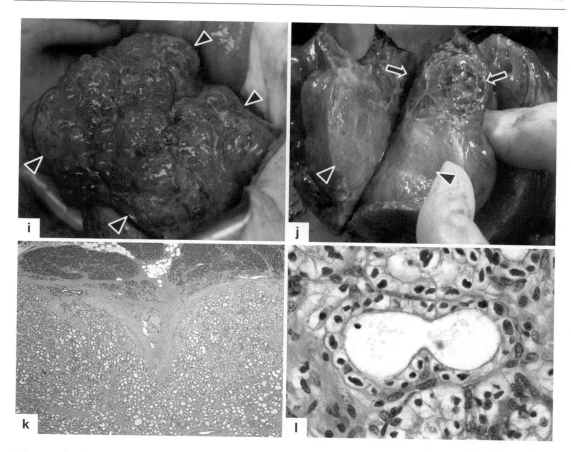

图6.36（续） 大体标本（**i**）显示肿块呈分叶状（箭头所示），由大量葡萄簇样小囊组成。切面（**j**）肿块有2个混杂区域，部分呈实性的蜂窝样结构（箭头所示），部分由大囊形成相对疏松区域（箭标所示）。镜下（**k**）（HE染色，4×）显示胰腺与相对实性的肿瘤组织分界清晰，组织内含大量微小囊；囊壁内衬扁平立方上皮，细胞核为圆形或卵圆形，胞质透明（**l**）（HE染色，100×）

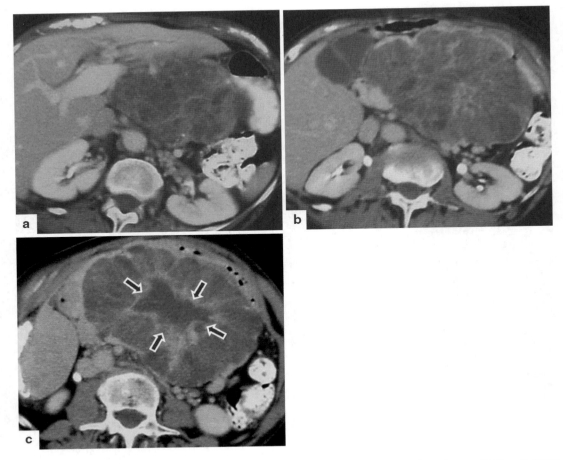

图6.37 巨大浆液性囊性肿瘤（蜂窝型），多年一直处于平稳状态。72岁女性患者，临床有多种并发症，已知胰腺肿块并随访10年。增强CT横断面（a~c）图像可见胰体尾部巨大肿块，呈蜂窝状外观，可见低密度中央瘢痕（箭标所示）

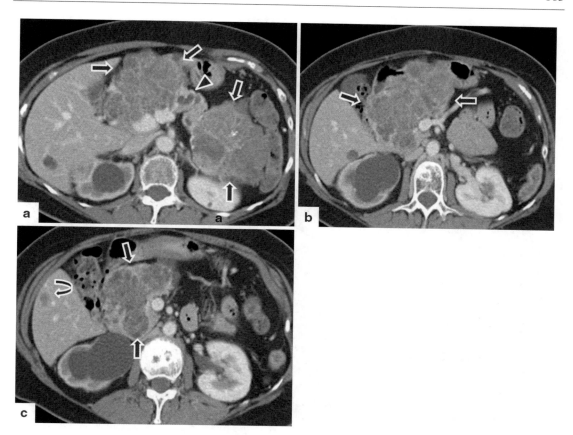

图6.38　多发性浆液性囊性肿瘤（蜂窝型）CT表现。77岁女性患者，有结肠癌病史，腹部CT图像发现胰腺肿块。增强CT横断面（**a~c**）图像显示胰头及其体尾部多发蜂窝状囊性肿块（箭标所示），胰尾部病灶内见钙化。另外，可见囊性肿块间胰管扩张（箭头所示），还可见因盆腔肿瘤（未显示）引起上游输尿管梗阻而引发的右肾功能不全，右肾重度积水。肝右叶可见转移性病灶（弯箭标所示）及2个囊肿

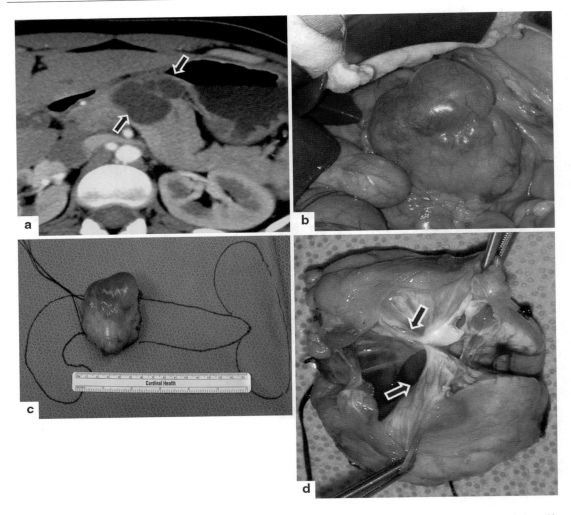

图6.39　浆液性囊性肿瘤（寡囊型）CT表现。27岁女性患者，有腹部外伤史，首次CT检查发现胰体部囊性肿块（未显示），考虑胰腺外伤后假性囊肿形成，行保守治疗。患者腹痛持续，定期行CT检查。外伤后6个月行增强CT，图（a）示：胰体部可见分叶状含纤维间隔的囊性肿块（箭标所示），未见囊壁，该病灶的形态与此前CT检查结果相似。术中原位大体照片显示（b）囊性病灶体积较大，呈分叶状，边缘光滑。之后该患者行胰腺中段切除术，（c）为切除肿瘤大体标本，切面（d）可见肿块单房囊性，内见少许薄壁间隔（箭标所示）

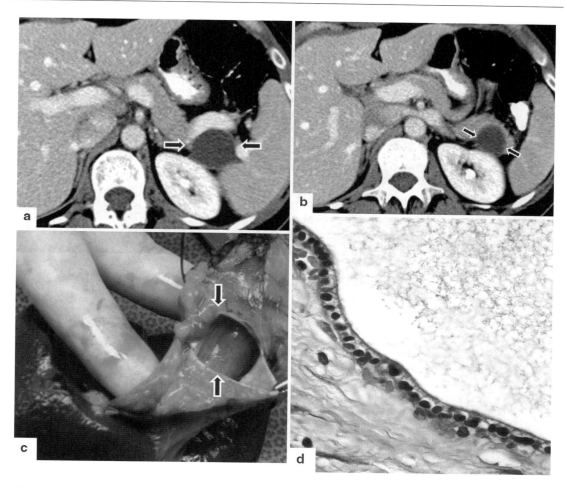

图6.40 浆液性囊性肿瘤（寡囊型）CT表现。39岁女性患者，临床表现为左上腹不适。增强CT横断面（**a**，**b**）图像显示病灶胰尾部（箭标所示），呈圆形囊性，该患者行胰体尾及脾脏切除术。囊性病灶切开后（**c**）显示呈单房囊性，内壁光滑（箭标所示）。镜下（**d**）（HE染色，100×）显示囊肿被覆扁平立方上皮

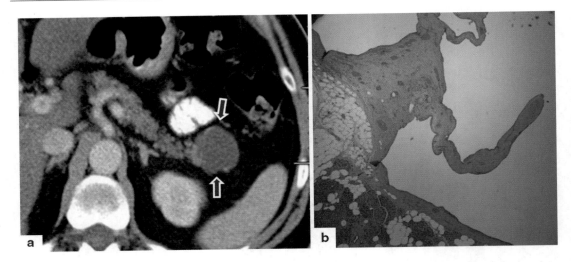

图6.41 浆液性囊性肿瘤（寡囊型）CT表现。54岁女性患者，行CT检查评估肝脏时偶然发现胰腺肿块。增强CT横断面（**a**）图像显示分叶状单房囊性薄壁肿块，位于胰尾部（箭标所示）。光学显微镜下（**b**）（HE染色，4×）显示囊性肿块被覆扁平立方上皮，并见细小纤维间隔

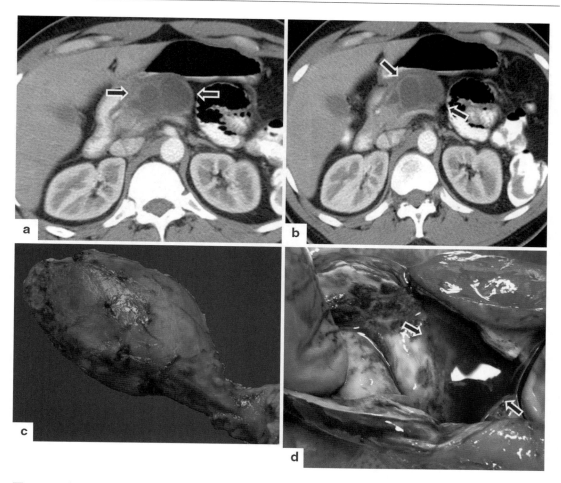

图6.42 伴内部间隔的浆液性囊性肿瘤（寡囊型）CT表现。38岁男性患者，临床表现为上腹痛，有酗酒史及慢性胰腺炎病史，常规超声检查可见胰腺囊性肿块。增强CT横断面（**a**，**b**）图像显示肿块位于胰体部（箭标所示），呈分叶状，具有较大囊性成分及内部间隔。该患者行胰体尾及脾脏切除术，大体标本（**c**）显示体积较大的卵圆形肿块，浆膜面光滑。切开后（**d**）囊内可见透明清亮液体（箭标所示），内壁光滑

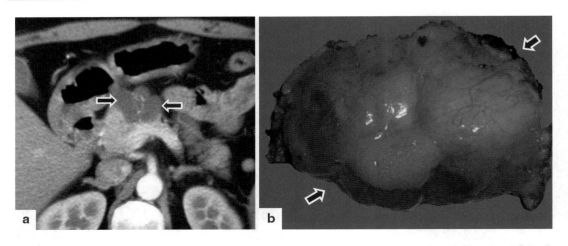

图6.43 伴内部间隔的浆液性囊性肿瘤（寡囊型）CT表现。43岁女性患者因检查右下腹部行腹部平扫CT时偶然发现胰腺肿块。增强CT横断面（**a**）图像显示胰体部一个分叶状、囊性肿块（箭标所示），含内部间隔。该患者行胰腺中段切除术，大体标本（**b**）显示分叶状肿块（箭标所示）浆膜面光滑

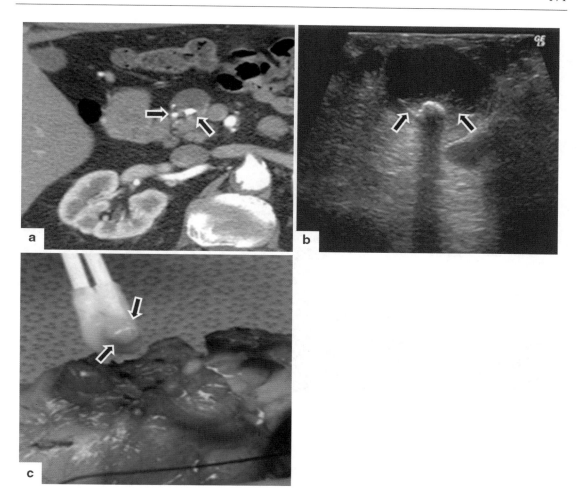

图6.44 伴内部钙化的浆液性囊性肿瘤（寡囊型）CT表现。56岁女性患者，有腹部隐痛病史。增强CT横断面（**a**）图像显示病灶位于胰头部，呈圆形分叶状，内部可见钙化灶（箭标所示）。术中超声检查（**b**）显示囊性肿块内部含钙化及少量碎片（箭标所示）。该患者行Whipple术。大体标本（**c**）显示肿块呈单房囊性，囊内可刮出钙化物（箭标所示）

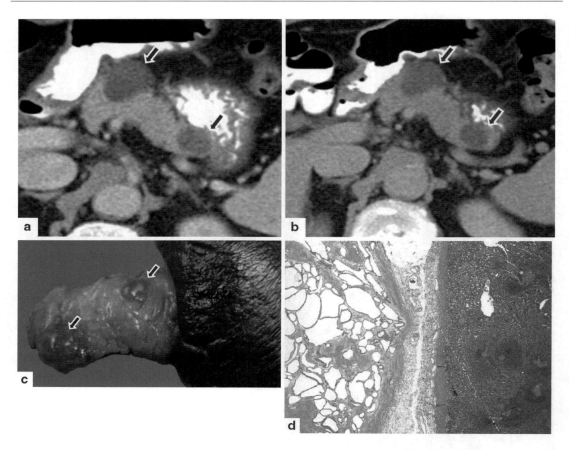

图6.45　多发性浆液性囊性肿瘤（寡囊型）CT表现。71岁女性患者，因脐周痛行腹部CT检查，偶然发现胰腺多发性肿瘤。增强CT横断面（a，b）图像显示胰体尾部2个边界清晰的圆形囊性肿块（箭标所示）。该患者行胰体尾切除术。大体标本（c）显示2个囊性小肿块（箭标所示），表面呈分叶状，轮廓清晰，浆膜面光整。组织病理学切片（d）（HE染色，4×）显示一个浆液性囊性肿瘤（左）毗邻脾脏（右）

6.6.3　MRI（图6.46~图6.64）

- 对于浆液性囊性肿瘤的诊断MRI与CT的作用相仿或略优于CT。
- **局限性**：无法显示间隔或中央瘢痕内钙化。
- **微囊型/蜂窝型**
  - T1WI：低信号，分叶状肿块呈低信号。
  - T2WI：高信号，分叶状、多囊性肿块（小囊＞2 cm），间隔或中央瘢痕呈低信号。
- **寡囊型**
  - T1WI：低信号，单房肿块。
  - T2WI：高信号，单房肿块（＞2 cm）。
  - T1WI钆剂增强：单房囊性肿块无明显强化。

要点

- 尽管CT和MRI横断面图像能很好地显示大多数SCA的特征，但有时可因形态上的重叠造成混淆。
- 该囊性病灶与胰管不通，但有时也可见该良性囊性病灶远端主胰管扩张。
- 这一扩张主要是因SCA压迫主胰管或造成主胰管阻塞引起的。
- 远端胰腺梗阻在组织学上表现为慢性胰腺炎。
- 胆总管可因肿块外压造成梗阻，但这种表现罕见。

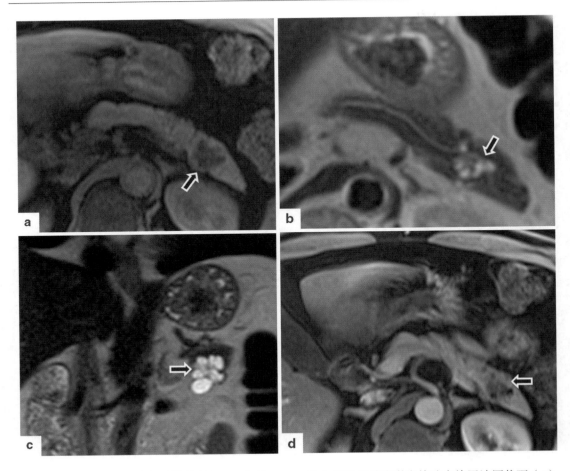

图6.46 浆液性囊性肿瘤（微囊型）MRI表现。67岁女性患者，因肝功能异常行腹部MRI检查评估肝实质，偶然发现胰腺肿块。T1加权抑脂梯度回波横断面（**a**）图像示病灶位于胰体部（箭标所示），肿块呈分叶状低信号。T2加权横断面（**b**）图像及单次激发快速自旋回波冠状面（**c**）图像显示胰腺分叶状肿块呈高信号，中央瘢痕呈低信号（箭标所示）。T1加权增强抑脂梯度回波横断面（**d**）图像显示中央瘢痕强化（箭标所示）

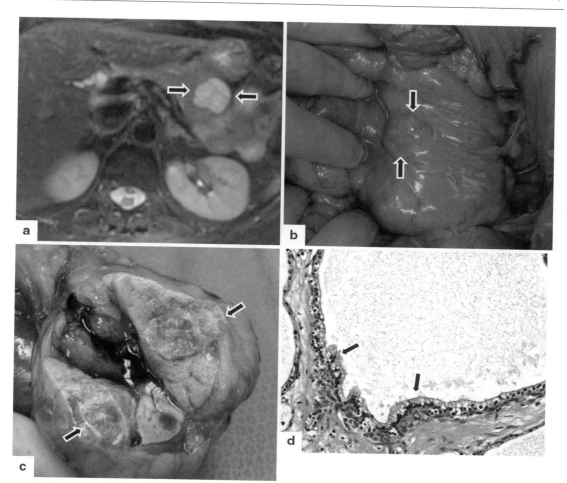

图6.47 浆液性囊性肿瘤（微囊型）MRI表现。71岁女性患者，在检查结肠梗阻时发现胰腺肿瘤。T2加权抑脂横断面（**a**）图像显示分叶状肿块位于胰尾部（箭标所示）。术中大体（**b**）显示位于胰尾部的一个小的结节状肿块（箭标所示），表面光滑，边界清晰。标本切面（**c**）见肿块由多个微囊形成，囊间由薄的纤维分隔。显微镜下（**d**）（HE染色，40×）肿块由大量中等至大的囊腔形成，囊壁内衬扁平立方或高柱状上皮细胞（箭标所示）

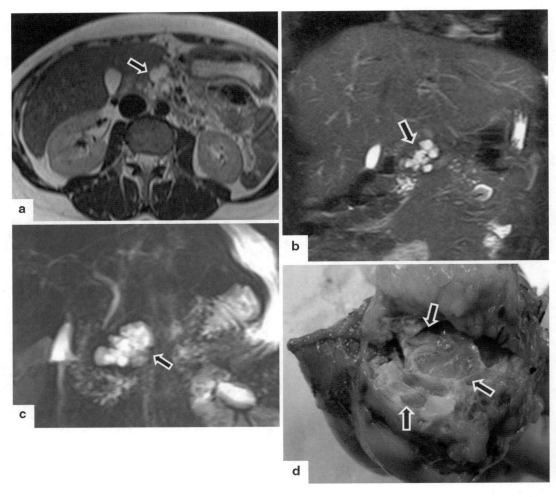

图6.48　浆液性囊性肿瘤（微囊型）MRI表现。37岁女性患者，有腹痛史，常规超声检查（未显示）发现胰头囊性病灶。超声内镜下行细针穿刺活检，病理诊断为黏液性囊性肿瘤。T2加权单次激发快速自旋回波梯度横断面（a）、冠状面（b）及MRCP单层（c）图像显示肿块呈分叶状、多房囊性，中央瘢痕（箭标所示）呈低信号。囊性病灶与胰管不通。该患者行Whipple术，大体标本（d）检查显示肿块呈多囊性伴内部间隔（箭标所示）

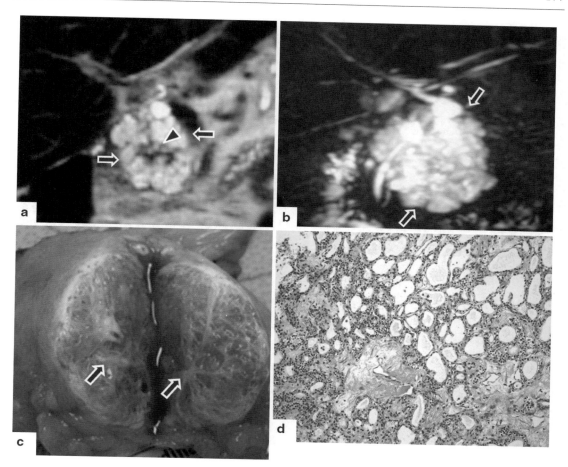

图6.49 浆液性囊性肿瘤（微囊型）MRI表现。77岁女性患者，有乳腺癌病史，进行腹部筛查时发现胰腺肿块。T2加权单次激发快速自旋回波横断面（**a**）和MRCP厚层（**b**）图像显示肿块多囊性，圆形，外形不规则，呈葡萄状簇状外观（箭标所示），肿块内可见中央瘢痕（箭头所示）。大体标本切面（**c**）显示肿块呈圆形，含大量微小囊及小的中央纤维瘢痕（箭标所示）。组织学切片（**d**）（HE染色，20×）显示微囊型浆液性囊性肿瘤由大量微囊形成，其间可见纤维分隔

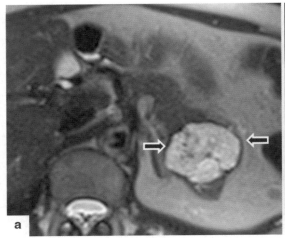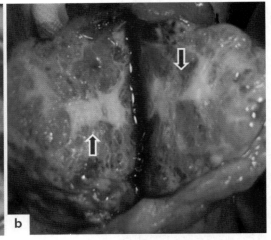

图6.50 浆液性囊性肿瘤（微囊型）MRI表现。59岁女性患者，临床表现为左上腹痛。T2加权单次激发快速自旋回波横断面（a）图像显示，肿块位于胰尾部（箭标所示），呈圆形、高信号、分叶状，中央瘢痕呈低信号。大体标本（b）显示卵圆形肿块由大量微囊形成，可见白色的中央瘢痕（箭标所示）组成

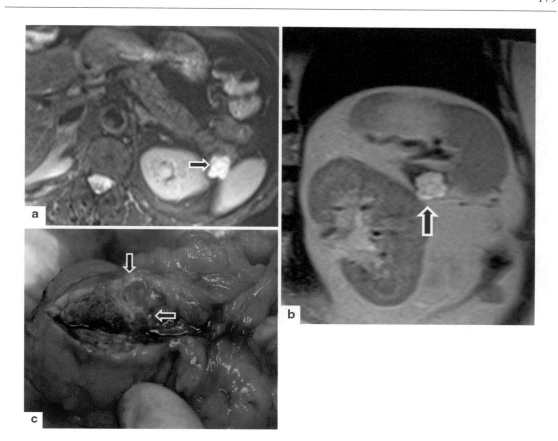

图6.51 浆液性囊性肿瘤（微囊型）MRI表现。66岁女性患者，因腹部不适行常规超声检查发现胰尾部占位（未显示）。T2加权抑脂横断面（**a**）及T2加权单次激发快速自旋回波冠状面（**b**）图像显示，胰尾部一个分叶状多囊肿块（箭标所示）。该患者行胰体尾切除术。大体标本（**c**）显示一个小而不规则肿块，边界清晰，可见小的纤维瘢痕（箭标所示）

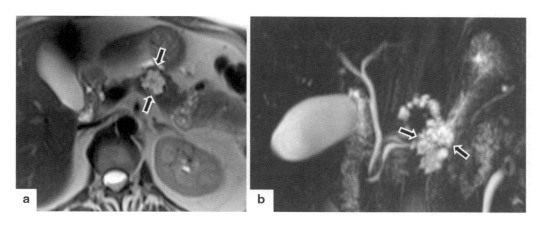

图6.52 浆液性囊性肿瘤（微囊型）MRI表现。45岁男性患者偶然发现。T2加权单次激发快速自旋回波横断面（**a**）及MRCP厚层（**b**）图像显示，胰头部一个葡萄状簇状囊肿（箭标所示），中央瘢痕呈低信号

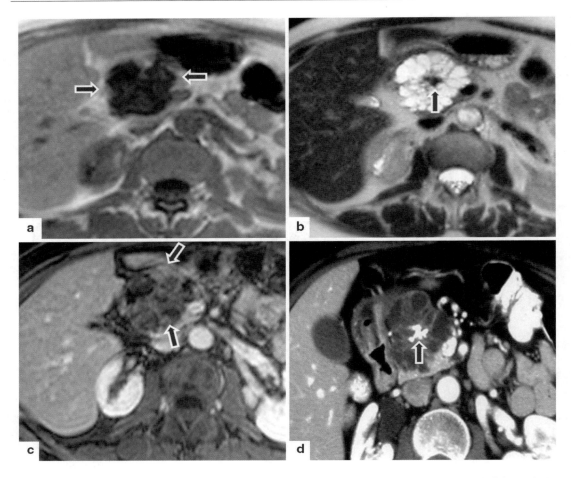

图6.53 浆液性囊性肿瘤（微囊型）伴钙化MRI表现。62岁女性腹痛患者，T1加权梯度回波横断面（a）图像显示分叶状低信号肿块位于胰头（箭标所示）。T2加权单次激发快速自旋回波横断面（b）图像显示高信号多囊性肿块，中央瘢痕呈低信号。T1加权增强抑脂梯度回波横断面（c）图像显示肿块内部瘢痕强化（箭标所示）。增强CT横断面（d）图像显示胰腺多房性囊性肿块，另外中央瘢痕内见粗大钙化（箭标所示）。注意MRI成像很难区分钙化与低信号纤维瘢痕

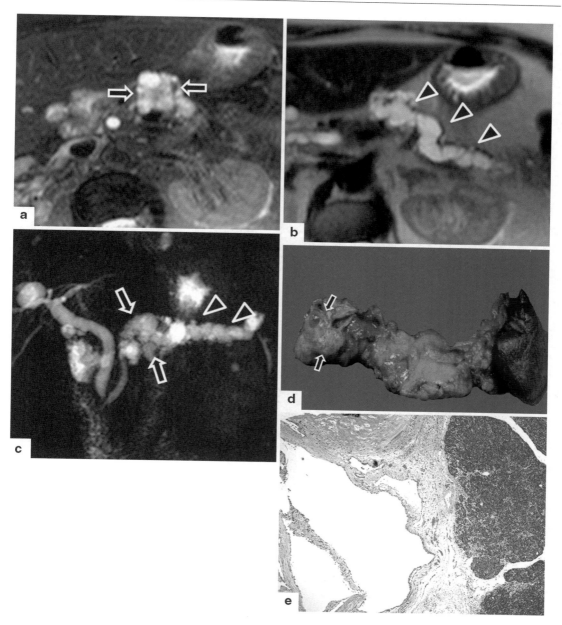

图6.54 浆液性囊性肿瘤（微囊型）伴胰管扩张MRI表现。82岁女性患者，有重度糖尿病及高血压病史，因腹痛行腹部MRI检查时偶然发现胰腺肿块。T2加权单次激发快速自旋回波横断面（a，b）及MRCP厚层（c）图像显示分叶状多房肿块呈高信号，病灶位于胰体部（箭标所示）。病灶远端胰管明显扩张，胰腺实质明显萎缩（箭头所示）。该患者行胰体尾及脾脏切除术。大体标本（d）显示肿块分叶状，表面光整（箭标所示）。显微镜下（e）（HE染色，4×）显示肿块呈多房囊性，内衬扁平立方上皮。该病例伴慢性胰腺炎（未显示）

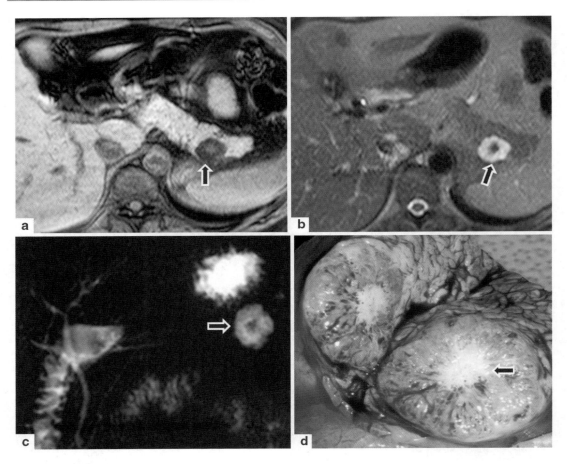

图6.55 浆液性囊性肿瘤（微囊型）MRI表现。41岁女性患者，诉间歇性腹痛2年。T1加权抑脂梯度回波横断面（**a**）、T2加权单次激发快速自旋回波（**b**）及MRCP单层冠状面（**c**）图像显示胰尾部一个小的分叶状肿块，中央瘢痕呈低信号（箭标所示）。手术切除大体标本（**d**）显示肿块呈圆形实性，由排列成蜂窝状外观的微小囊组成，内见白色中央纤维瘢痕（箭标所示）

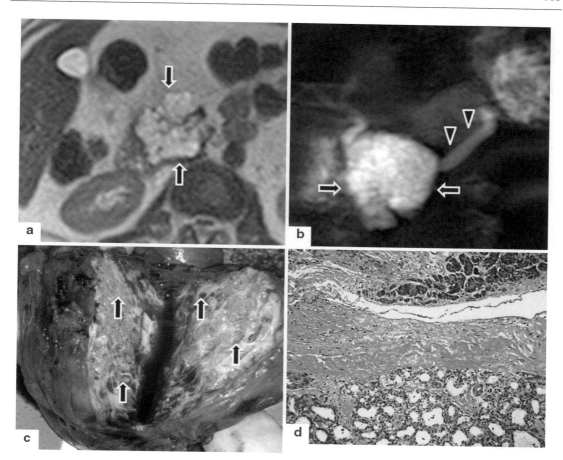

图6.56 浆液性囊性肿瘤（微囊型）伴胰管扩张MRI表现。66岁女性上腹痛患者，单次快速自旋回波T2加权横断面（**a**）及MRCP厚层（**b**）图像显示胰头部圆形分叶状囊性肿块（箭标所示），呈海绵样外观，病灶远端胰管扩张（箭头所示）。该患者行Whipple术，大体标本（**c**）显示肿瘤边界清晰，呈圆形、卵圆形，由大量小囊组成（箭标所示），小囊间可见纤维分隔，并可见中央瘢痕形成。组织学切片（**d**）（HE染色，20×）显示微囊性病灶与胰腺之间由纤维结缔组织分隔

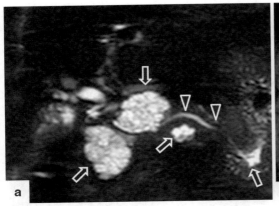

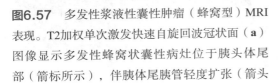

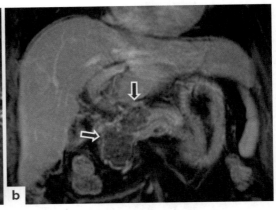

图6.57 多发性浆液性囊性肿瘤（蜂窝型）MRI
表现。T2加权单次激发快速自旋回波冠状面（**a**）
图像显示多发性蜂窝状囊性病灶位于胰头体尾
部（箭标所示），伴胰体尾胰管轻度扩张（箭头

所示）及胆总管扩张。T1加权抑脂梯度回波冠状
面（**b**）图像显示位于胰头体部的2个囊性灶无明
显强化（箭标所示），中央瘢痕强化

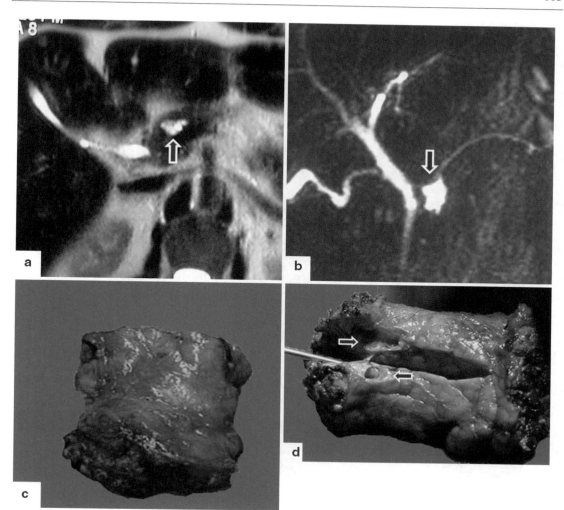

图6.58 浆液性囊性肿瘤（寡囊型）MRI表现。48岁男性上腹痛患者，行腹部CT检查时发现胰腺肿块。肿瘤行超声引导下细针穿刺，抽吸液内CEA为200 ng/ml。T2加权单次激发快速自旋回波横断面（**a**）及MRCP冠状面（**b**）图像显示分叶状单房囊性肿块（箭标所示）位于胰颈部。该肿块与胰管之间不通。患者行胰腺中段切除术。大体标本显示一个小的单房囊性病灶（**c**），横断面（**d**）显示内表面光滑（箭标所示）

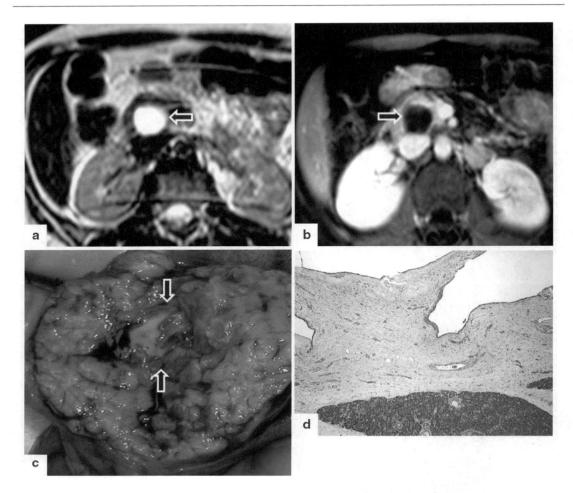

图6.59 浆液性囊性肿瘤（寡囊型）MRI表现。62岁女性患者，行MRI检查时偶然发现。T2加权单次激发快速自旋回波横断面（**a**）图像显示胰头部圆形、边界清晰、单房、囊性肿块（箭标所示）。T1加权增强抑脂梯度回波横断面（**b**）图像显示肿块无强化（箭标所示）。大体标本切面（**c**）显示肿块呈囊性，内壁光滑（箭标所示）。组织学切片（**d**）（HE染色，10×）证实为寡囊型浆液性囊性肿瘤

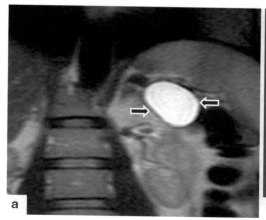 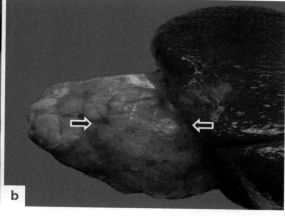

图6.60 浆液性囊性肿瘤（寡囊型）MRI表现。39岁女性患者，左上腹不适。单次快速自旋回波冠状面（**a**）图像显示呈高信号的卵圆形肿块位于胰尾部（箭标所示）。患者行胰体尾及脾脏切除术。手术大体标本（**b**）显示胰腺内一个卵圆形肿块（箭标所示）。肿块表面光滑，毗邻脾脏

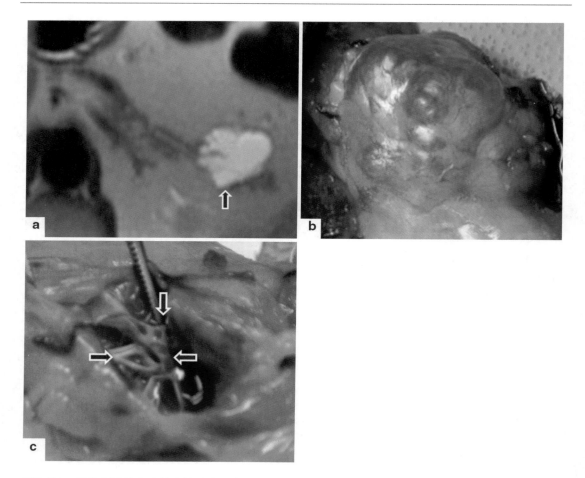

图6.61 部分分隔的浆液性囊性肿瘤（寡囊型）MRI表现。59岁女性患者，有硬皮病病史，行CT检查时偶然发现胰腺肿块。T2加权单次激发快速自旋回波横断面（a）图像显示胰尾部不规则分叶状囊性肿块（箭标所示），周边见内部间隔（箭标所示）。患者行胰体尾切除术。大体标本（b）显示肿块分叶状边界清晰，表面光滑。标本切面（c）显示囊性肿块内大量纤维间隔（箭标所示），内壁光滑，内含清亮的浆液性液体

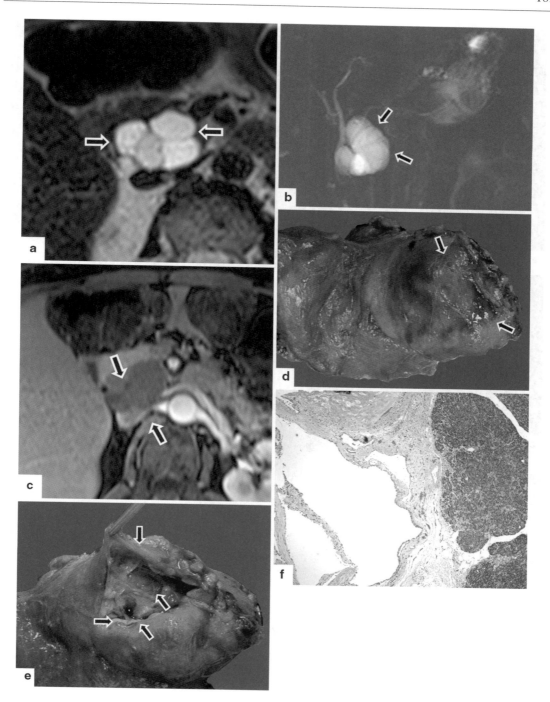

图6.62 多房性浆液性囊性肿瘤（寡囊型）MRI表现。56岁女性患者，在过去的数月里有轻度上腹不适。T2加权单次激发快速自旋回波横断面（**a**）及MRCP厚层（**b**）图像显示，胰头部多房囊性肿块（箭标所示）。T1加权增强抑脂梯度回波（**c**）图像显示胰头肿块无强化（箭标所示）。患者行Whipple术。大体标本（**d**）显示肿块不规则分叶状，表面光滑（箭标所示）。标本切面（**e**）显示肿块呈多房囊性，内有纤维小梁（箭标所示），囊内含清亮液体。显微镜下（**f**）（HE染色，4×）显示囊壁内衬单层上皮细胞，其下为结缔组织

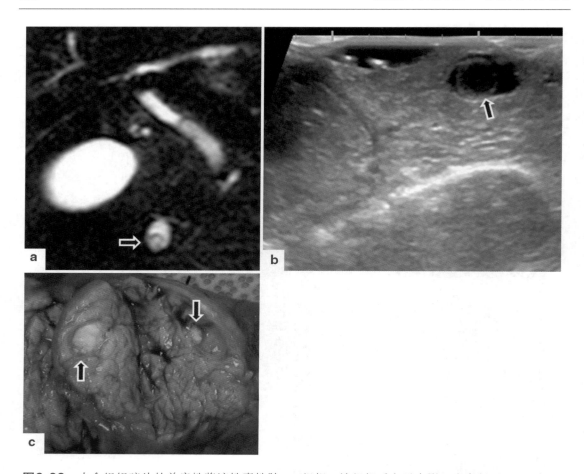

图6.63 内含组织碎片的单房性浆液性囊性肿瘤（寡囊型）MRI表现。63岁女性患者，轻度上腹痛。MRCP厚层（**a**）图像显示单房囊性肿块内部内见圆形不均质物质（箭标所示）。术中超声检查（**b**）证实胰头部囊性病灶内含圆形结构组织，该组织后方无声影。患者行Whipple术。大体标本（**c**）显示单房囊性肿块，内含白色脆性物质（箭标所示）。甲醛固定标本时，该物质溶解。最终病理结果显示浆液性囊性肿瘤（寡囊型）

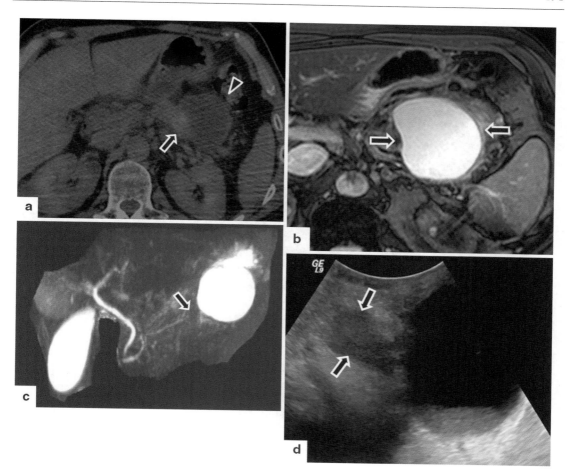

图6.64　内含组织碎片的浆液性囊性肿瘤（寡囊型）同时并发胰腺恶性肿瘤的MRI表现。73岁女性患者，数月来体重减轻及腹痛。PET/CT横断面（**a**）图像显示胰体尾部间高代谢区（箭标所示），与囊性病灶（箭头所示）相邻。T2加权横断面（**b**）图像显示胰体部一个较大圆形高信号肿块（箭标所示）。MRCP厚层冠状面（**c**）图像进一步显示囊性病灶，且清楚显示PET/CT为高代谢区胰管中断（箭标所示）。术中超声横断面图像（**d**）显示胰腺囊性肿块，其内含组织碎片，另于胰体部见一个低回声肿块（箭标所示）。患者行胰体尾及脾脏切除术

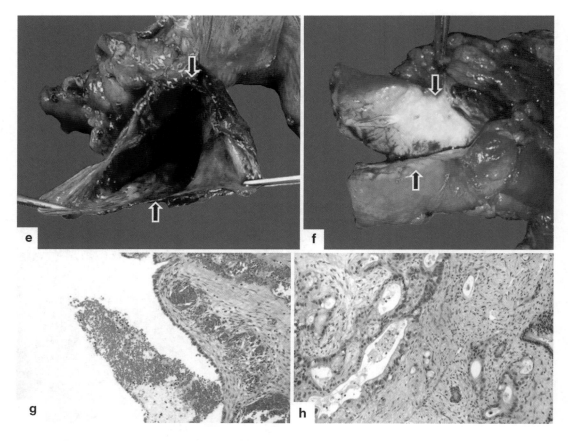

图6.64（续） 囊性肿瘤大体标本（e）显示肿块呈单房囊性，内壁光滑。实性肿块大体标本（f）显示肿块呈实性、浅黄色，边界不清（箭标所示）。显微镜下囊性病灶（g）（HE染色，10×）及实性病灶（h）（HE染色，20×）分别为出血性寡囊型浆液性囊性肿瘤及浸润性胰腺癌

6.6.4　鉴别诊断（CT/MRI）（图6.65）

- 导管内乳头状黏液性肿瘤（IPMN）。
- 胰腺假性囊肿。
- 黏液性囊性肿瘤。
- 神经内分泌肿瘤。

6.7　治疗

- 无症状的典型的浆液性囊性肿瘤患者，定期复查即可。

- 对于有症状的浆液性囊性肿瘤患者，无论大小，建议手术切除。
- 对于术前无法准确鉴别浆液性囊性肿瘤、黏液性囊性肿瘤或IPMN的患者，建议手术切除。
- **手术选择**
  - 胰十二指肠切除术。
  - 保留幽门的胰十二指肠切除术。
  - 胰腺中段切除术。
  - 胰体尾切除术。
  - 保留脾脏的胰体尾切除术。

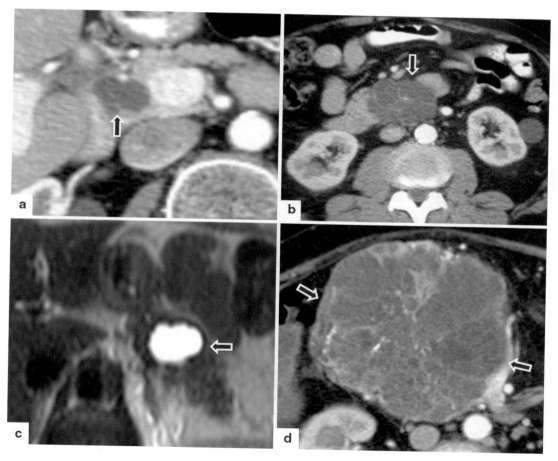

图6.65　浆液性囊性肿瘤的鉴别诊断。（**a**）单房导管内乳头状黏液性肿瘤（IPMN）（箭标所示），（**b**）多房导管内乳头状黏液性肿瘤（IPMN）（箭标所示），（**c**）黏液性囊性肿瘤（MCN）（箭标所示），（**d**）胰腺神经内分泌肿瘤（箭标所示）

6.8　Von Hippel-Lindau（VHL）综合征

（图6.66~图6.70）

- 罕见的遗传性肿瘤综合征。
- 因染色体3p25区的VHL基因突变引起。
- 发生率：每3 600例活产儿中有1例。
- >90%的患者在65岁时外显。
- 患者多个器官系统内形成多发的透明细胞性良性及恶性肿瘤。

- 分型
  - 1型：VHL基因截短突变，无或很少伴发嗜铬细胞瘤。
  - 2型：VHL基因错义突变，伴发嗜铬细胞瘤。

- 病变特点
  - 视网膜和中枢神经系统血管母细胞瘤。
  - 透明细胞性肾细胞癌。
  - 嗜铬细胞瘤。
  - 胰腺单纯性囊肿，71%。
  - 胰腺浆液性囊性肿瘤，15%。
  - 胰腺神经内分泌肿瘤，10%~17%。

- 肾细胞癌及血管母细胞瘤是主要致死原因。

> **要点**
> - VHL综合征中胰腺囊肿与恶性行为无关，偶尔引起临床症状。

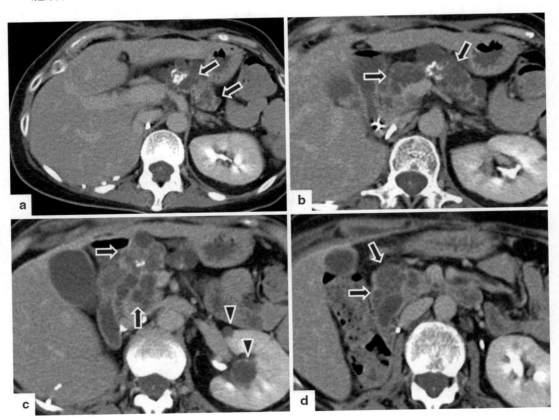

图6.66　Von Hippel-Lindau（VHL）病伴多发性浆液性囊性肿瘤。53岁女性患者，VHL综合征病史，右肾细胞癌切除术后。增强CT横断面

（a~d）图像显示胰腺多发性分叶状囊肿（箭标所示）。胰体颈部囊性病灶内见粗大钙化。左肾皮质及肾盂旁见2个小囊肿（箭头所示）。右肾缺如

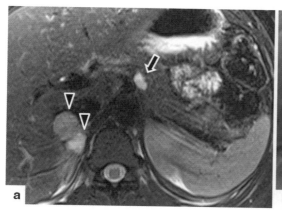

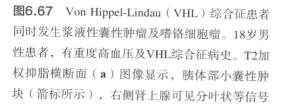

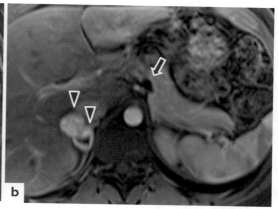

图6.67 Von Hippel-Lindau（VHL）综合征患者同时发生浆液性囊性肿瘤及嗜铬细胞瘤。18岁男性患者，有重度高血压及VHL综合征病史。T2加权抑脂横断面（**a**）图像显示，胰体部小囊性肿块（箭标所示），右侧肾上腺可见分叶状等信号肿块（箭头所示）。抑脂梯度回波T1加权增强横断面（**b**）图像显示，胰腺囊性病灶无明显强化（箭标所示），右侧肾上腺肿块明显强化。肿块内见小灶坏死（箭头所示）

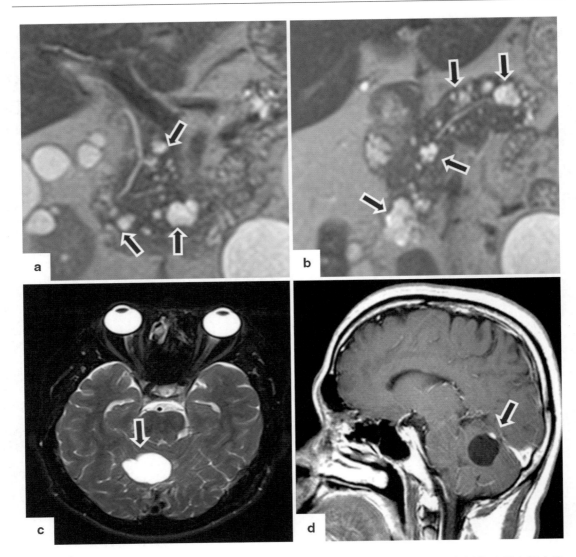

图6.68 Von Hippel-Lindau（VHL）综合征患者发生胰腺囊肿及血管母细胞瘤。40岁男性患者，眩晕及视觉障碍。腹部T2加权单次激发快速自旋回波横断面（a）及冠状面（b）图像显示，胰腺内多发性囊肿（箭标所示），双肾多发性皮质囊肿。脑部T2加权横断面（c）图像显示右侧小脑蚓部卵圆形囊性肿块（箭标所示）。脑部T1加权对比增强矢状面（d）图像显示小脑囊性肿块，内可见强化的壁结节（箭标所示），提示血管母细胞瘤

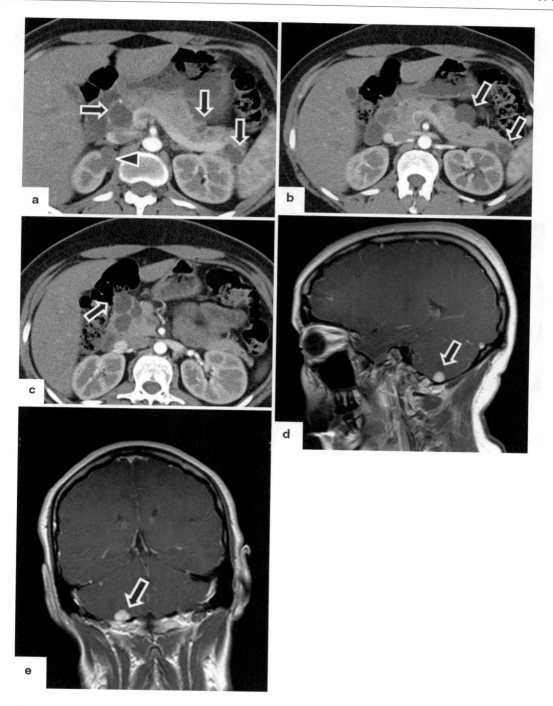

图6.69 Von Hippel-Lindau（VHL）综合征患者同时发生胰腺囊肿、血管母细胞瘤及双肾囊肿。24岁男性眩晕患者。腹部增强CT横断面（a~c）图像显示胰腺多发大小不同囊肿（箭标所示），右肾囊肿（箭头所示）。脑部T1加权对比增强梯度回波矢状面（d）及冠状面（e）图像显示右侧小脑半球一个小的富血供结节（箭标所示）

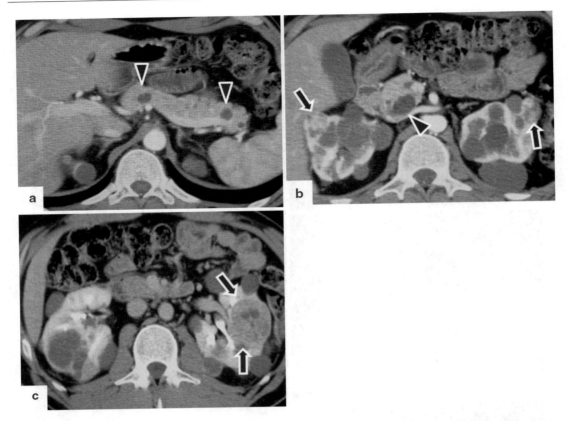

图6.70 Von Hippel-Lindau综合征患者同时发生浆液性囊性肿瘤、肾囊肿、肾细胞癌。35岁女性患者，临床表现肉眼血尿。增强CT横断面 （a~c）图像显示胰体尾部多发囊性肿块（箭头所示）。另外，右肾见一个不均质实性肿块，左肾两个实性不均质肿块（箭标所示）

6.9　教学要点

浆液性囊性肿瘤	
组织来源	泡心细胞
病理	囊肿被覆扁平立方透明细胞上皮，胞质富含糖原
组织学行为	良性病灶 恶性SCNs罕见
位置	可发生于胰腺任何部位 Von Hippel-Lindau综合征患者SCA呈多发性
流行病学	好发于女性 Von Hippel-Lindau综合征患者
发病年龄	平均60岁

（续表）

临床表现	血清标志物阴性 囊液：稀薄，无黏液，透明至淡棕色 淀粉酶及CA19-9阴性 CEA＜5 g/ml
影像学表现	首选影像学检查：超声内镜，CT，MRI 微囊型，蜂窝型，寡囊型（单房） 边缘呈分叶状 中央星状瘢痕"日光放射状" 中央粗大钙化
鉴别诊断	导管内乳头状黏液性肿瘤（IPMN），胰腺假性囊肿，黏液性囊性肿瘤，神经内分泌肿瘤
治疗	无症状患者：观察 有症状患者：手术切除

推荐参考文献

Al-Haddad M, El II H, Eloubeidi MA. Endoscopic ultrasound for the evaluation of cystic lesions of the pancreas.JOP. 2010;11(4):299–309.

Choi JY, Kim MJ, Lee JY, et al. Typical and atypical manifestations of serous cystadenoma of the pancreas:imaging findings with pathologic correlation. AJR Am J Roentgenol. 2009;193(1):136–42.

Farrell JJ, Fernandez-del Castillo C. Pancreatic cystic neoplasms: management and unanswered questions. Gastroenterology. 2013;144(6):1303–15.

Jani N, Bani Hani M, Schulick RD, Hruban RH,Cunningham SC. Diagnosis and management of cystic lesions of the pancreas. Diagn Ther Endosc.2011;2011:478913.

Sahani DV, Kadavigere R, Saokar A, Fernandez-del Castillo C, Brugge WR, Hahn PF. Cystic pancreatic lesions: a simple imaging-based classification system for guiding management. Radiographics.2005;25(6):1471–84.

Tseng JF, Warshaw AL, Sahani DV, Lauwers GY, Rattner DW, Fernandez-del Castillo C. Serous cystadenoma of the pancreas: tumor growth rates and recommendations for treatment. Ann Surg. 2005;242(3):413–9;discussion 419–21.

van Asselt SJ, de Vries EG, van Dullemen HM, et al.Pancreatic cyst development: insights from von hippel- lindau disease. Cilia. 2013;2(1):3. 2530–2–3.

胰腺黏液性囊性肿瘤（MCN） **7**

目录

7.1 自测

1. 下列哪项关于胰腺黏液性囊性肿瘤的叙述不正确：

   a. 之前被称为黏液性囊性瘤

   b. 女性多见

   c. 多见于胰体尾部

   d. 起源于异位至胰腺的残存原始性腺细胞

   e. 与胰管相通

2. 该囊性肿瘤囊壁由卵巢型基质组成：

   a. 是

   b. 否

3. 下列均为胰腺黏液性囊性肿瘤的常见影像学表现，除了：

   a. 单房囊性肿块

   b. 内部分隔

   c. 壁结节

   d. 主胰管扩张

   e. 边缘蛋壳样钙化

4. 胰尾黏液性囊性肿瘤最常见的临床表现是：

   a. 腹痛

   b. 偶然发现

   c. 黄疸

   d. 恶心

   e. 体重下降

5. 胰尾发现3 cm的黏液性囊性肿瘤最佳的治疗方式是：

   a. 保守治疗

   b. 手术剜除

   c. 胰十二指肠切除术

   d. 胰体尾切除术

   e. 胰腺中段切除术

正确答案：1. e，2. a，3. d，4. b，5. d。

7.2　概述

- 定义为胰腺囊性上皮性肿瘤，具有特征性的上皮下卵巢型基质。
- 胰腺少见囊性肿瘤。
- 曾称黏液性大囊型肿瘤、黏液性囊性肿瘤、黏液性囊腺癌。
- 几乎全部发生于女性患者。
- 平均年龄为50岁。
- 常为单发性。
- MCN是一种癌前病变（发生浸润性癌的概率为6%~36%）。
- 主要位于胰体尾部。
- 若病灶位于胰头部，恶性黏液性囊性肿瘤更常见。
- 与胰管不通。

7.3　组织病理学

- **组织起源**

　　可能起源于异位至胰腺的残存的原始性腺卵黄细胞，或者内胚层导管周围未成熟的间质细胞。

7.3.1　大体表现

- 单房或多房（20%）囊性肿块。
- 平均直径7~8cm（范围0.5~35cm）。
- 呈圆形，轮廓光整，有厚或薄纤维包膜。
- 内部可见分隔。
- 囊腔内充满淡黄色、深黄色、浅棕色黏液。
- 可能出现坏死或出血组织。
- 钙化不常见（20%）：
  - — 多在肿块边缘
  - — 蛋壳样钙化或点状钙化
  - — 偶尔可出现在内部分隔
- 提示恶变的征象：
  - — 囊壁增厚伴外周钙化
  - — 乳头状增生
  - — 血管受累

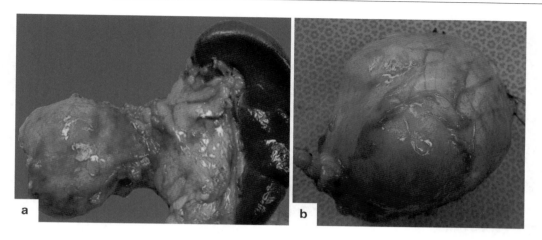

图7.1 胰腺黏液性囊性肿瘤大体表现。图（a）显示胰体尾部及脾脏切除标本，于胰尾部见一个圆形包裹性肿块。图（b）显示肿块边界清晰，呈圆形，具有包膜，浆膜面光滑

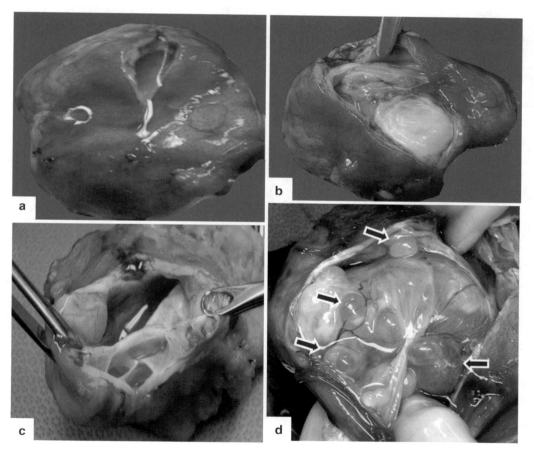

图7.2 胰腺黏液性囊性肿瘤内面观。图（a~c）大体标本切开显示囊性肿瘤表现多样。图（a）显示囊性肿瘤内表面光滑，内含清亮黏液。图（b）显示囊性肿瘤内面菲薄、光滑，内壁皱褶。图（c）显示囊性肿瘤内含小梁样结构，囊腔壁薄光滑，内壁形成多个间隔。图（d）显示多囊性肿瘤内含黏液

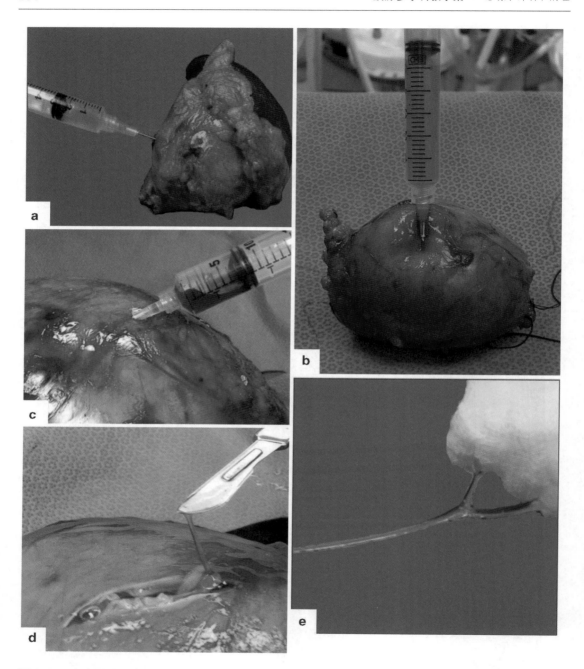

图7.3 胰腺黏液性囊性肿瘤囊液特点。如图所示3种不同黏液性囊性肿瘤的抽吸囊液表现不同：图（**a**）透亮黄色，稀薄液体；图（**b**）浑浊黄色；图（**c**）浅棕色并富有黏性（**d~f**）；图（**d~f**）显示液体的黏稠度

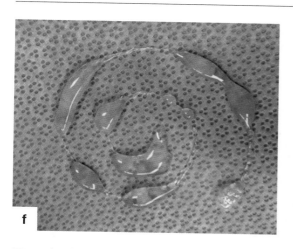

图7.3（续）

7.3.2　镜下表现

- 上皮：
  - 为高柱状产黏液上皮
  - 可见乳头状或复杂结构
  - 上皮细胞角蛋白阳性，而CEA，DUPAN-2 MUC-5及CA19-9很少阳性
- 组织学分类：
  - 低级别异型增生：柱状上皮胞核位于基底部，顶部为黏蛋白
  - 中级别异型增生：假复层柱状上皮伴一定程度黏蛋白及核异型
  - 高级别异型增生/原位癌：上皮排列紊乱拥挤，有异型，细胞核极性消失，失黏蛋白
  - 恶性的诊断依赖细胞形态学，侵袭性及转移

- 上皮下基质：
  - 卵巢型
    - 基质细胞呈梭形，其内可含个别类似于黄素化卵巢门细胞的上皮样细胞［抑制素（inhibin），雌激素受体（ER），及孕激素受体（PR）阳性］
    - 卵巢型基质免疫表型与正常卵巢基质相似，α-抑制素，PR，ER阳性
  - 肉瘤
    - 罕见
  - 破骨细胞样巨细胞
    - 罕见；少有文献报道

要点
- 卵巢型基质是诊断MCN及与IPMN鉴别的必要指标。

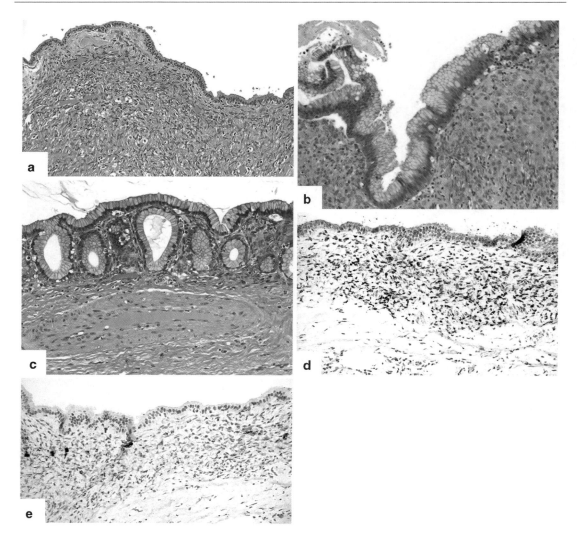

图7.4 胰腺黏液性囊性肿瘤。光学显微镜下示囊肿被覆单层柱状上皮（**a**）（HE染色，10×），假复层柱状上皮（**b**）（HE染色，20×），可于上皮下形成腺样结构（**c**）（HE染色，20×）。细胞形态学温和，核位于基底，胞质丰富透明。上皮下基质细胞丰富，主要由类似于卵巢型间质的梭形细胞组成。免疫组织化学法（免疫过氧化物酶，20×）显示这些基质细胞雌激素受体弥漫阳性（**d**），抑制素灶性阳性（**e**）

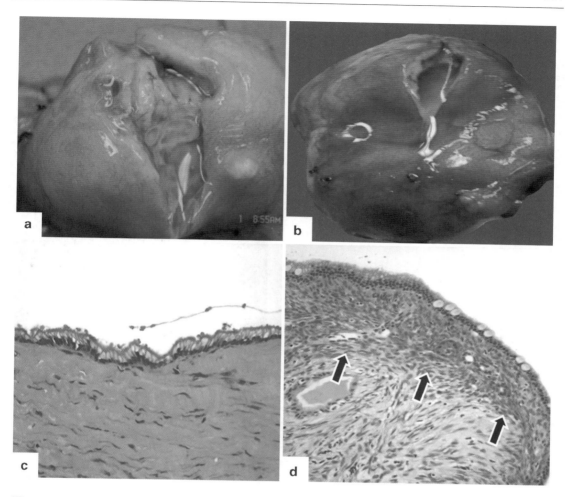

图7.5 黏液性囊性肿瘤（MCN）及导管内乳头状黏液性肿瘤（IPMN）的鉴别。2种病变的大体标本有相似之处，图（**a**）为IPMN，（**b**）为MCN，均呈囊性，内含透明的黏液。显微镜下表现，IPMN（**c**）（HE染色，20×）囊内衬单层柱状上皮，上皮下基质为胶原及纤维母细胞形成的致密的纤维结缔组织。MCN（**d**）囊壁内衬上皮也为单层柱状上皮，其间夹杂着少量杯状细胞，但上皮下基质为特征性卵巢型基质（箭标所示）

7.4　临床表现

- 大多数MCNs生长缓慢，临床无症状。
- 患者常诉：
  - —上腹部饱胀感
  - —腹部包块
  - —恶心
  - —呕吐
  - —背痛

7.5　实验室检查

- 无典型特性。
- 血清CA19-9及CEA正常。
- 黏液性肿瘤囊液：
  - —癌胚抗原（CEA）水平升高是最准确的标记
  - —CEA浓度与恶性程度无直接相关性

7.6　影像学检查

- 首选影像学检查：
  - —超声
  - —增强CT（CECT）
  - —磁共振（MRI）

7.6.1　超声（经腹，内镜，术中）

（图7.6~图7.11）

表现：

- 卵圆形或圆形单房囊性肿块，位于胰体或胰尾部
- 可含单个或多个分隔，分隔菲薄或较厚
- 囊性肿块内部呈低回声
- 囊性肿块内部乳头状突起

- 多房囊性肿块
- 周边可有钙化
- **彩色多普勒检查**：无血供囊性肿块

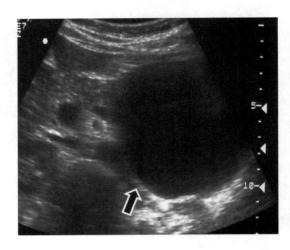

图7.6　单房黏液性囊性肿瘤超声表现。30岁女性患者，左上腹痛。横断面图像显示胰尾部一个圆形囊性薄壁肿瘤（箭标所示）

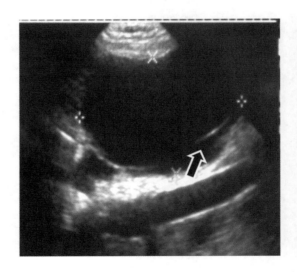

图7.7　黏液性囊性肿瘤伴内部分隔超声表现。38岁女性患者，上腹不适。矢状面图像显示胰体部一个较大囊性肿瘤，内见单个分隔（箭标所示）

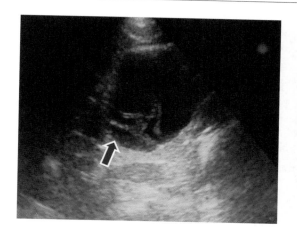

图7.8 黏液性囊性肿瘤伴较厚内部分隔超声表现。45岁女性患者，因胆结石行腹部超声检查时偶然发现胰腺肿瘤。矢状面图像显示囊性肿瘤内较厚的分隔（箭标所示）

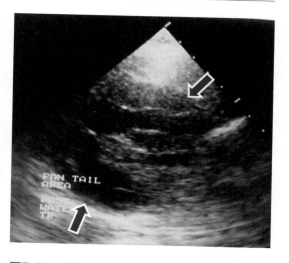

图7.10 胰腺混杂性黏液性囊性肿瘤超声表现。43岁女性患者，上腹不适。横断面图像显示胰体部一个混杂性肿瘤，含实性及囊性成分（箭标所示）

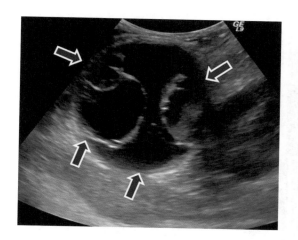

图7.9 胰腺多房黏液性囊性肿瘤超声表现。31岁女性患者，腹胀。矢状面图像显示胰体部一个圆形囊性肿块，内见多发大小不等囊腔（箭标所示）

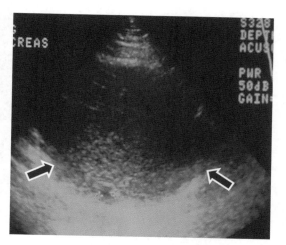

图7.11 黏液性囊性肿瘤伴内部碎片超声表现。51岁女性患者，上腹痛。横断面图像显示胰体尾部一个囊性肿瘤，内部呈低回声（箭标所示）

7.6.2 CT（图7.12~图7.27）

表现：
- 单房或多房囊性肿块，壁强化，位于胰体尾部
- 菲薄或较厚内部分隔
- 细小或粗大周围局灶蛋壳样钙化或点状钙化
- 乳头状突起强化

肿瘤恶变的征象（超声/CT/MRI）：
- 乳头状突起（超声或MRI更易显示）
- 周围蛋壳样钙化（CT显示最佳）
- 侵犯邻近器官：胃、横结肠系膜、小肠、脾（CT或MRI图像显示更佳）
- 胰管梗阻

> **要点**
> - 黏液性囊性肿瘤很少伴有急性胰腺炎或胰管扩张（图7.28）。

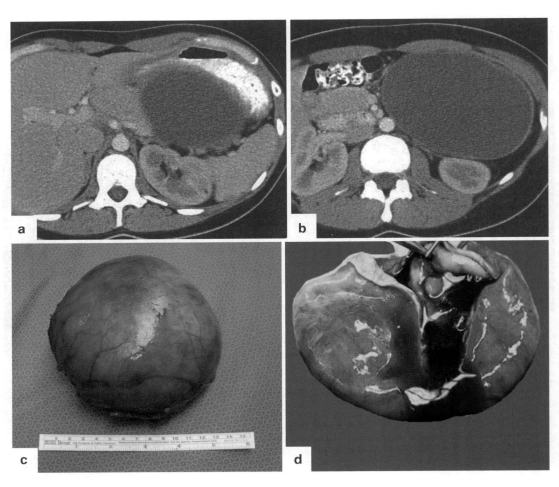

图7.12 单房黏液性囊性肿瘤CT表现。33岁女性患者，腹部明显包块。增强CT横断面图像（**a**，**b**）显示胰体尾部一个较大囊性肿块。大体标本（**c**）显示肿块呈卵圆形，表面光滑。切开后（**d**）显示囊性肿块内壁光滑，内含绿色黏性液体

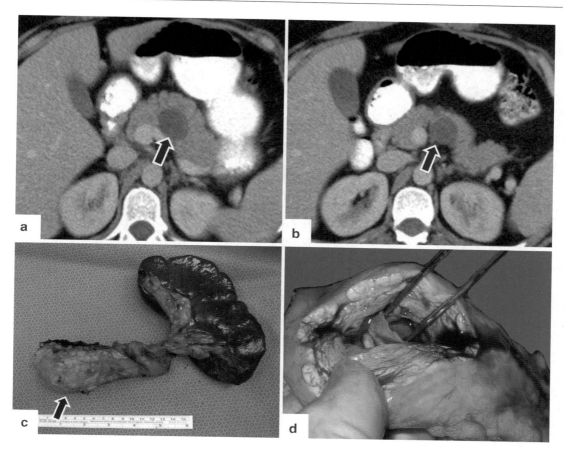

图7.13 胰腺单房黏液性囊性肿瘤CT表现。30岁女性患者，临床有子宫肌瘤及卵巢囊肿病史，胰体部见一个增大囊性病灶，血清CA19-9升高，超声内镜下细针穿刺可观察到不典型细胞及黏液成分。这些结果符合黏液性囊性肿瘤。增强CT横断面（**a**，**b**）图像显示胰体部一个小的、边界清楚的囊性肿块。患者行胰体尾及脾脏切除术。手术大体标本（**c**）显示胰腺肿块表面光滑（箭标所示）。图（**d**）显示胰腺肿块为囊性，内壁光滑

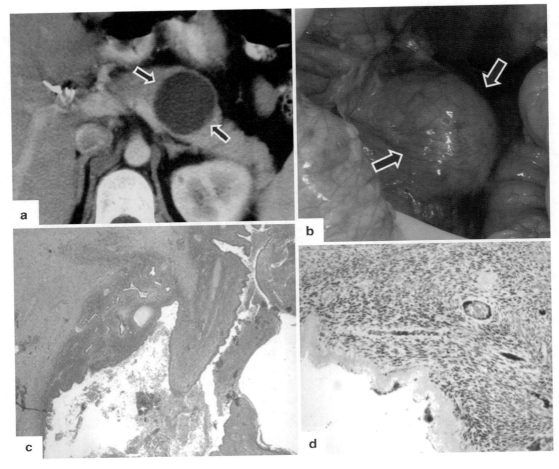

图7.14   胰腺黏液性囊性肿瘤CT表现。33岁女性患者，触及明显腹部肿块。增强CT横断面（a）图像显示胰体部一个圆形囊性肿块（箭标所示）。术中照片（b）显示囊性肿块表面光滑（箭标所示）。组织病理学切片（c）（HE染色，4×）显示囊肿内出血，囊壁被覆柱状上皮，其下为卵巢型基质，免疫组化ER阳性（d）（免疫过氧化物酶，10×）

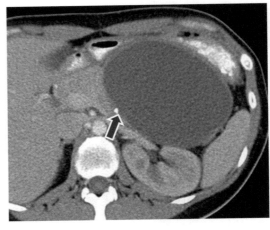

图7.15   胰腺黏液性囊性肿瘤伴周边钙化CT表现。41岁女性患者，上腹痛及饱腹感。增强CT横断面图像显示胰体尾部一个卵圆形囊性肿块，病灶周边见点状钙化（箭标所示）

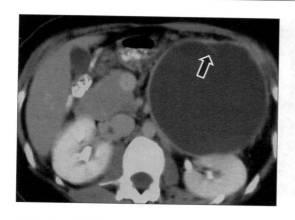

图7.16　黏液性囊性肿瘤伴分隔CT表现。36岁女性患者，CT检查被偶然发现。增强CT图像显示胰尾部一个囊性肿块，壁薄，内部见一个分隔（箭标所示）

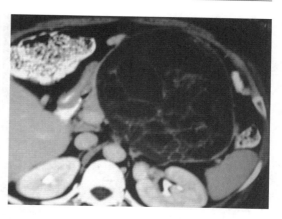

图7.18　黏液性囊性肿瘤伴内部分隔CT表现。38岁女性患者，左上腹触及明显肿块。增强CT横断面图像显示一个囊性肿块内多发的菲薄或较厚分隔

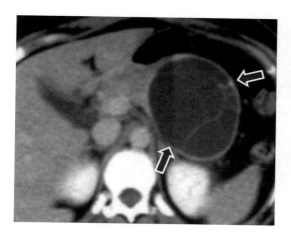

图7.17　黏液性囊性肿瘤伴内部分隔CT表现。26岁女性患者，上腹饱胀。增强CT横断面图像显示胰体部一个囊性肿块伴内部菲薄分隔（箭标所示）

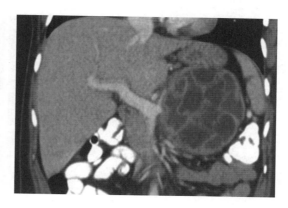

图7.19　胰腺黏液性囊性肿瘤伴厚分隔CT表现。26岁女性患者，上腹饱胀。增强CT冠状面图像显示胰体部一个圆形肿块内多发的厚分隔

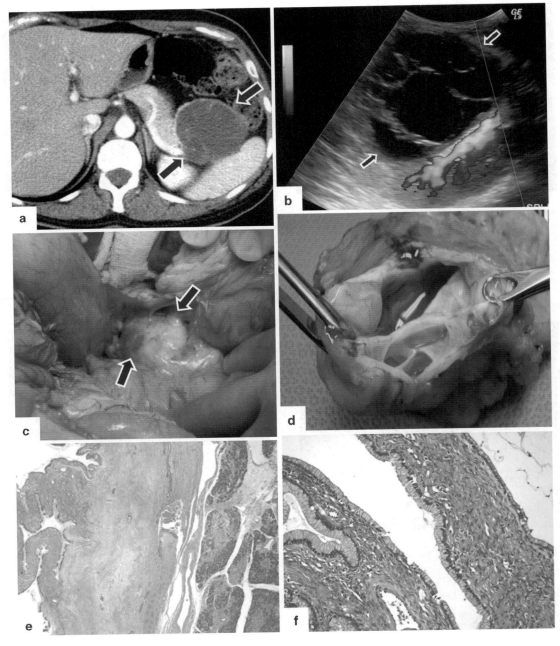

图7.20 有症状的胰腺小黏液性囊性肿瘤CT表现。49岁女性患者，左上腹痛放射至背部6个月。无胰腺炎、创伤或受伤史。增强CT横断面（**a**）图像显示胰尾部一个多分隔、无血供、囊性肿瘤（箭标所示）。术中超声（能量多普勒）（**b**）证实多分隔胰腺肿块（箭标所示）。术中大体标本（**c**）显示病灶位于胰尾部，表面光滑（箭标所示）。囊肿内可见（**d**）多个分隔。组织病理切片（**e**）（HE染色，4×）显示胰腺实质与囊性肿瘤之间有分界。高倍镜下（**f**）（HE染色，20×）清晰显示单层黏液柱状上皮及卵巢型基质

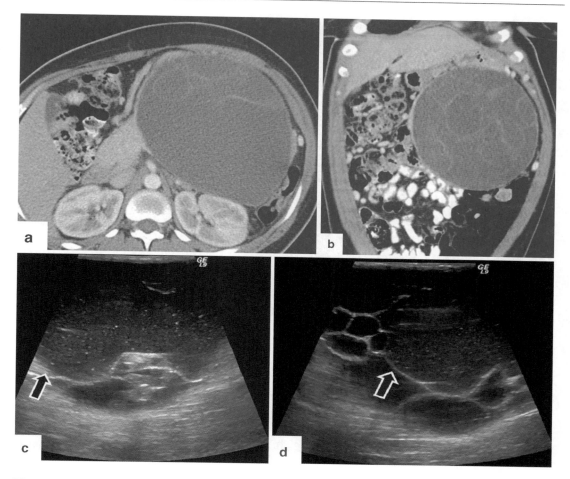

图7.21 多发分隔黏液性囊性肿瘤CT及术中超声表现。31岁女性患者，腹胀。增强CT横断面（a）及冠状面（b）图像显示胰体尾部一个较大、圆形囊性、壁薄肿瘤，内部多发的分隔。术中超声扫描（c，d）显示胰腺多房囊性肿块。部分囊腔内见碎片及低回声物质（箭标所示）

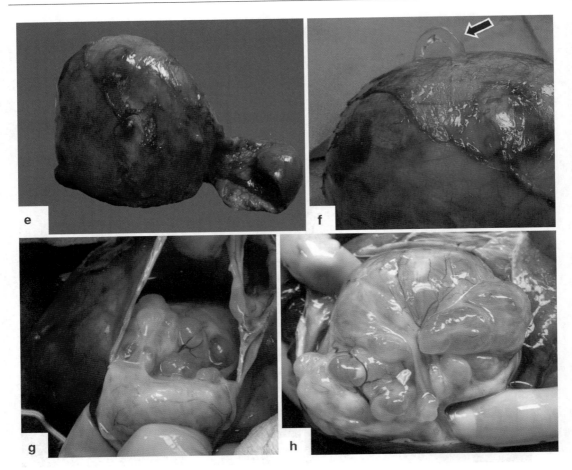

图7.21（续） 患者行胰体尾及脾脏切除术。 囊肿内面观（g，h）可见囊腔壁上多发的子囊。
大体标本（e）显示肿瘤体积大，表面光滑，肿 最终病理结果为黏液性囊性肿瘤伴低级别异型
瘤内可挤出透亮黏性物质（f）（箭标所示）。 增生

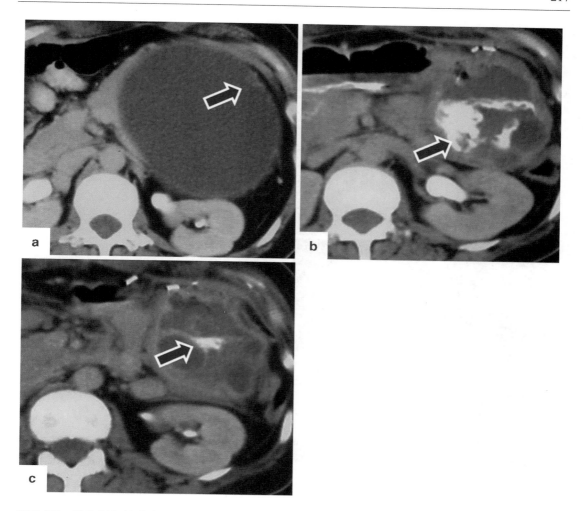

图7.22 胰腺复发性黏液性囊性肿瘤CT表现。36岁女性患者，上腹痛及明显腹部包块。3年前因怀疑胰腺假性囊肿于外院行经胃胰腺囊肿引流术。首次增强CT横断面（a）图像显示胰体尾部一个较大、卵圆形囊性肿瘤伴乳头状突起（箭标所示）。18个月后随访增强CT横断面（b，c）图像显示胰体尾部一个多房囊性肿瘤。囊性病灶内见口服造影剂（箭标所示）。患者行胰体尾及脾脏切除术。最终病理结果为黏液性囊性肿瘤

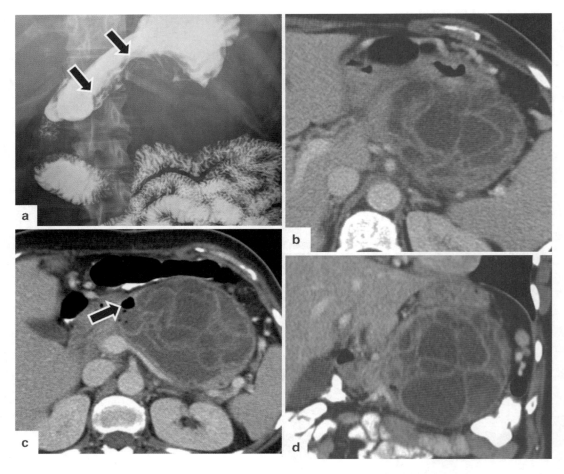

图7.23 复发性黏液性囊性肿瘤CT表现。43岁女性患者，临床表现为贫血。患者于4年前行经胃胰囊肿引流术。上消化道造影（**a**）显示胃大弯侧占位效应（箭标所示）。增强CT横断面（**b**，**c**）图像显示胰体尾部一个较大圆形多分隔肿块。肿块内见气泡（箭标所示），表明肿块与胃相通。该病灶行手术切除

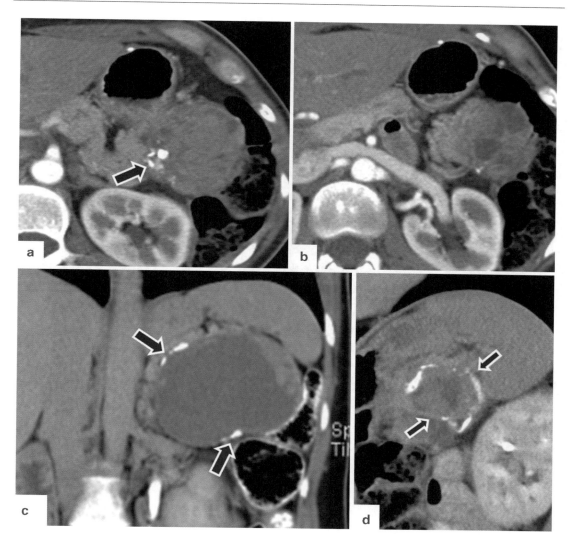

图7.24 复发性恶性黏液性囊性肿瘤CT表现。47岁女性患者，3年前表现为腹背痛。当时行CT扫描显示胰尾部一个囊性病灶。该患者于外院行经胃胰囊肿引流术，并对囊壁进行活检显示良性胰腺组织伴炎症。患者持续腹痛，体重减轻15磅，进食困难。复查CT：增强CT横断面（a，b）、冠状面（c）及矢状面（d）图像显示胰尾（箭标所示）一个混杂肿块，含囊实性成分，周边粗大钙化

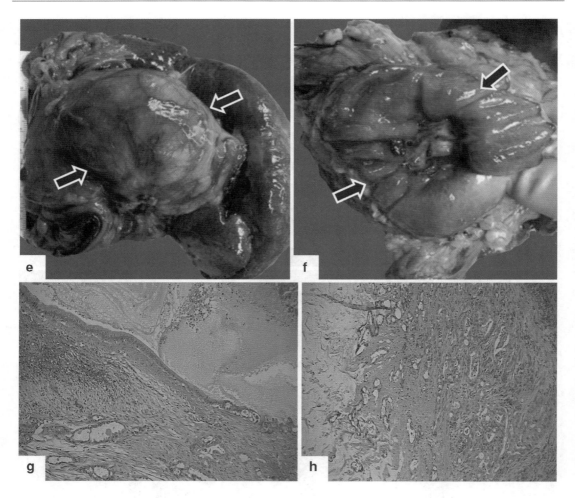

图7.24（续） 患者行胰体尾、脾脏及胃大部切除术。大体标本（e，f）显示一个包裹性囊实性肿块，浅棕色、质脆，侵犯胃壁（箭标所示）。组织学切片（g，h）（HE染色，10×）显示腺癌起自黏液性囊性肿瘤，可见上皮下卵巢型基质，免疫组化显示雌激素受体阳性（未显示）

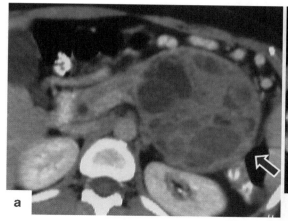

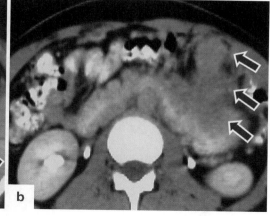

图7.25　恶性黏液性囊性肿瘤CT表现。43岁女性患者，轻度腹痛。增强CT横断面（**a**，**b**）图像显示胰体尾部一个混杂圆形肿块，含囊实性成分。肿瘤向胰外延伸至近端空肠、肠系膜及大网膜（箭标所示）

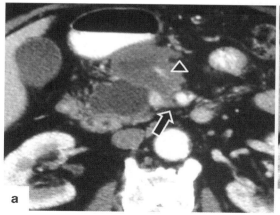

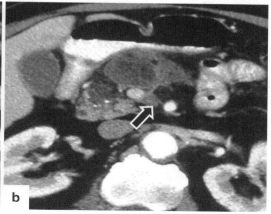

图7.26　胰腺恶性黏液性囊性肿瘤CT表现。39岁女性患者，体重减轻及腹痛。增强CT横断面（**a**，**b**）图像显示胰头部及邻近胰体部一个不规则肿块，含囊实性成分。肿块向胰外、肠系膜上动静脉间（箭标所示）延伸，并包裹肠系膜上动脉小分支（箭头所示）

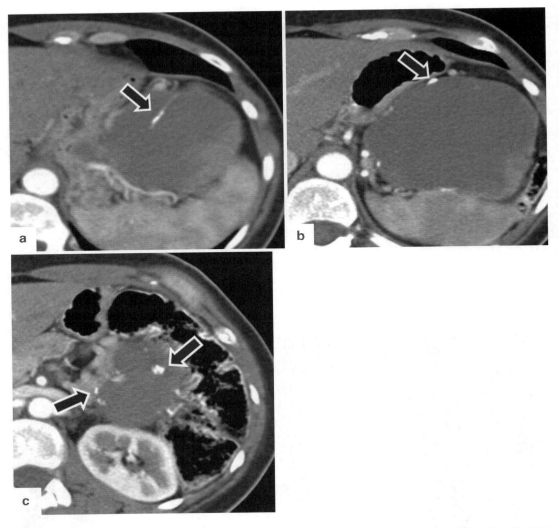

图7.27 恶性黏液性囊性肿瘤CT表现。51岁女性患者，轻度左上腹痛。增强CT横断面（a~c）图像显示胰体尾部一个肿块，呈囊性，壁不规则增厚。肿块内见钙化分隔，肿块壁见点状钙化（箭标所示）

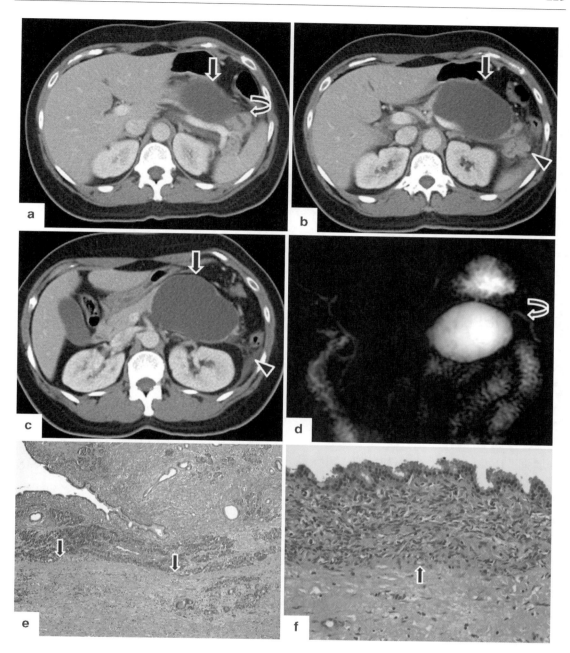

图7.28 黏液性囊性肿瘤伴胰管梗阻及胰腺炎。42岁女性患者，急性发作性胰腺炎病史。增强CT横断面（**a～c**）及MRCP厚层（**d**）图像显示胰体尾部一个较大、卵圆形、囊性肿块（箭标所示）。囊性灶远端胰管扩张（**a，d**）（弯箭标所示），胰尾部轻度炎性改变（**b，c**）（箭头所示）。患者行胰体尾及脾脏切除术。病理组织学切片（**e**）（HE染色，10×）显示黏液性囊性肿瘤局部纤维化（箭标所示），（**f**）（HE染色，40×）显示黏液柱状上皮及卵巢型基质（箭标所示），基质成分抑制素小灶阳性（**g**）（免疫荧光染色，20×），孕激素受体弥漫阳性（**h**）（免疫荧光染色，20×）

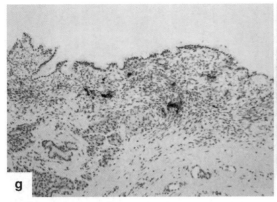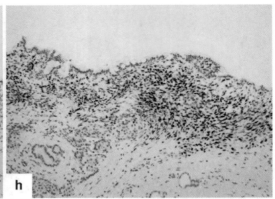

图7.28（续）

7.6.3 MRI（图7.29~图7.40）

表现

- T1WI：肿块呈低信号，单房或多房，圆形或者卵圆形，位于胰体尾部。
- T2WI：胰腺肿块呈高信号，单房或多房，伴或不伴内部间隔或乳头状突起。
- 增强T1WI：囊壁、间隔和（或）乳头状突起强化。

要点

- 超声内镜（EUS）下细针穿刺活检及液体分析是一种精确诊断方法。EUS 未广泛应用。
- 胰腺囊性肿瘤于超声内镜下抽吸囊液，若液体 CEA 含量 > 192 ng/ml，表明病灶为 IPMN 或黏液性囊性肿瘤。
- 若囊液富含淀粉酶，则病灶为 IPMN 或胰腺假性囊肿。
- 囊液富含淀粉酶及 CEA，则表明病灶为 IPMN。
- 囊液内 CEA 水平升高与恶性程度及影像学进展无关。

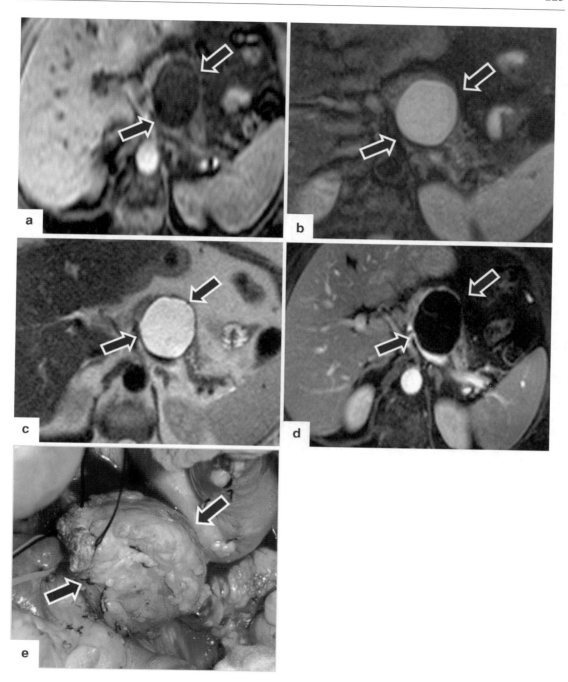

图7.29 黏液性囊性肿瘤MRI表现。34岁女性患者，腹部不适。T1加权抑脂梯度回波横断面（**a**）图像显示胰体部一个卵圆形低信号肿块（箭标所示）。T2加权抑脂横断面（**b**）及T2加权单次激发快速自旋回波横断面（**c**）图像显示胰腺肿块呈高信号（箭标所示）。T1加权增强抑脂梯度回波横断面（**d**）图像显示肿块强化不明显（箭标所示）。患者行胰体尾切除术。术中大体标本（**e**）显示胰腺肿块呈卵圆形，表面光滑（箭标所示）

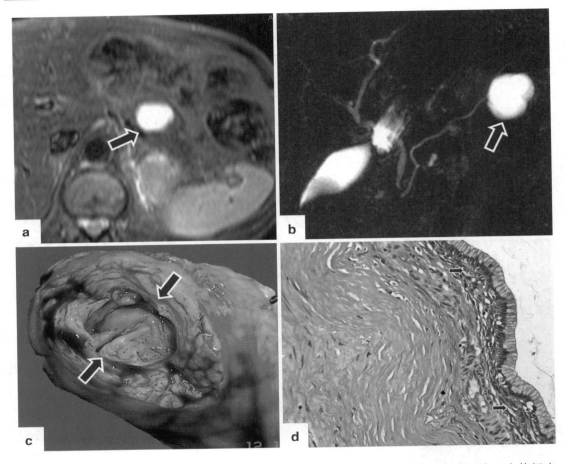

图7.30 胰腺黏液性囊性肿瘤MRI表现。61岁女性患者，因背痛行脊椎MRI检查时偶然发现一个胰腺囊性肿块。抑脂T2加权横断面（**a**）及MRCP厚层（**b**）图像显示胰体部一个分叶状、高信号肿块（箭标所示）。胰管显示正常。大体标本（**c**）显示囊性肿块内表面光滑（箭标所示）。病理组织学切片（HE染色，40×）（**d**）显示柱状上皮及卵巢型基质（箭标所示）

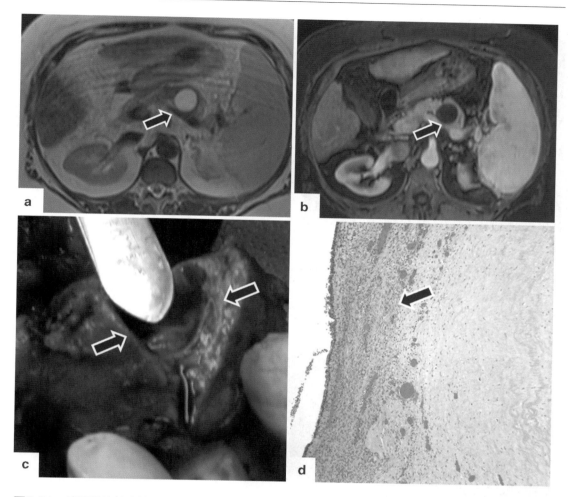

图7.31　胰腺黏液性囊性肿瘤MRI表现。56岁女性患者，有肝硬化病史，行肝脏MRI扫描时偶然发现胰腺肿块。T2加权横断面（**a**）图像显示一个胰体部（箭标所示）圆形包裹性肿块（箭标所示）呈高信号。抑脂梯度回波T1加权增强横断面（**b**）图像显示肿块无明显强化（箭标所示），脾大。大体标本（**c**）显示囊性肿块内表面光滑（箭标所示），并可见黏液成分。囊性肿瘤切除后病理组织学切片（HE染色，4×）显示囊壁内衬柱状上皮，上皮下可见卵巢型基质（箭标所示）

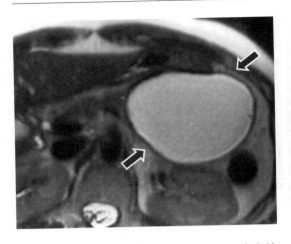

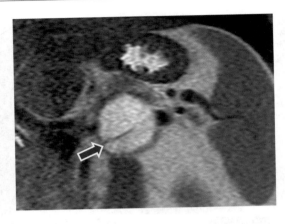

图 7.32 黏液性囊性肿瘤 MRI 表现。44 岁女性患者偶然发现。T2 加权单次激发快速自旋回波横断面图像显示胰体尾部一个体积较大、卵圆形肿块（箭标所示），肿瘤壁薄，呈高信号

图 7.33 胰腺黏液性囊性肿瘤伴内部分隔的 MRI 表现。41 岁女性患者，腹部隐痛。T2 加权单次激发快速自旋回波横断面图像显示胰体部一个圆形囊性肿瘤，伴内部分隔（箭标所示）

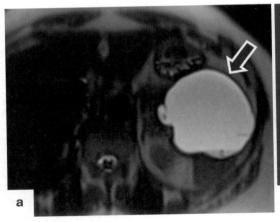

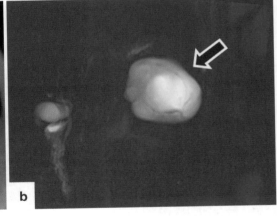

图 7.34 胰腺分叶状黏液性囊性肿瘤 MRI 表现。64 岁女性胆绞痛患者。超声检查显示一个胰腺囊性肿块，并行 MRI 检查。T2 加权横断面（**a**）及 MRCP 厚层（**b**）图像显示胰尾部一个包裹性、分叶状肿块（箭标所示），呈高信号

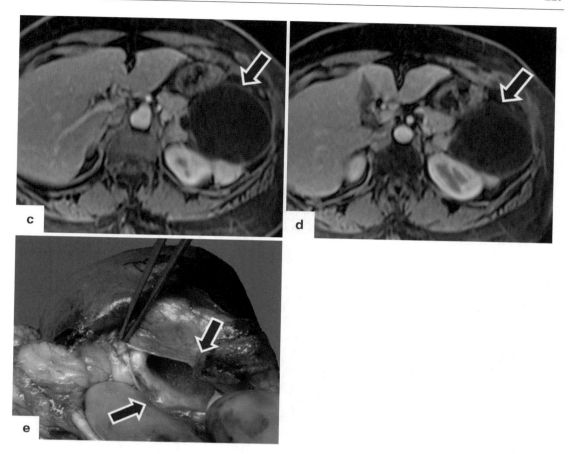

图 7.34（续）　T1 加权增强抑脂梯度回波图像（c，d）显示肿块内无明显强化。患者行胰体尾切除术。大体标本照片（e）显示囊性肿块内表面光滑，囊液清亮（箭标所示）

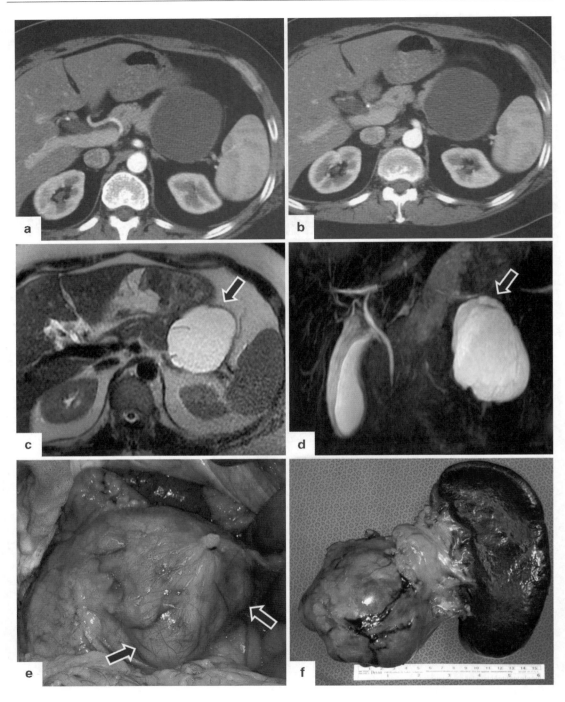

图7.35 黏液性囊性肿瘤 CT 及 MRI 表现。43 岁女性患者，有 Turner 综合征病史，主诉上腹痛。增强 CT 横断面（**a，b**）图像显示胰体部一个薄壁囊性肿块。T2 加权单次激发快速自旋回波（**c**）及 MRCP 冠状面（**d**）图像证实囊性肿块（箭标所示）内伴分隔。术中大体标本（**e**）显示胰腺一个分叶状囊性肿瘤（箭标所示）。患者行胰体尾及脾脏切除术。手术标本照片（**f**）显示肿块位于胰尾部

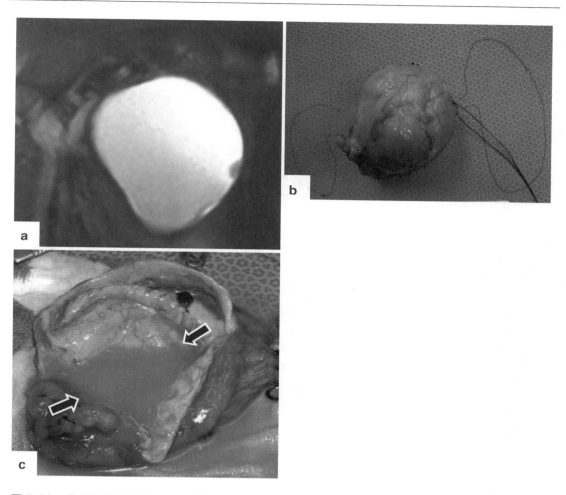

图 7.36 黏液性囊性肿瘤 MRI 表现。35 岁女性患者，有左侧腹部及背部疼痛病史。当时行抽血化验，结果显示淀粉酶及脂酶升高。单次快速自旋回波横断面（a）图像显示胰体尾部一个体积较大囊性肿块。行保留脾脏的胰体尾切除术。大体标本（b）显示一个体积较大的卵圆形肿瘤，边界光整。切开标本（c）显示囊性肿瘤内囊液呈深黄色（箭标所示）

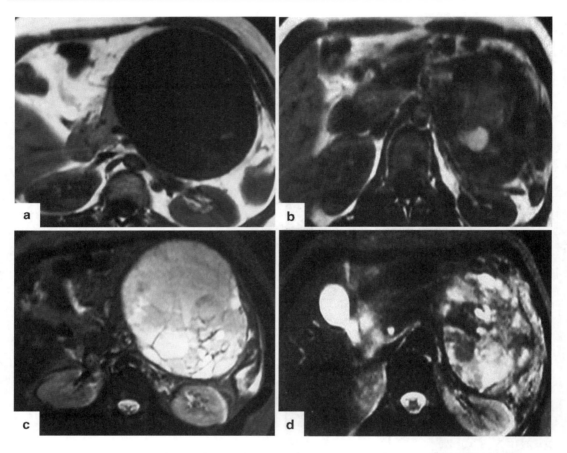

图 7.37　胰腺恶性黏液性囊性肿瘤 MRI 表现。36 岁女性腹胀患者。T1 加权横断面（a，b）及 T2 加权抑脂横断面（c，d）图像显示一个混杂、圆形、包裹性、多分隔的囊性肿瘤，伴混杂高低信号区

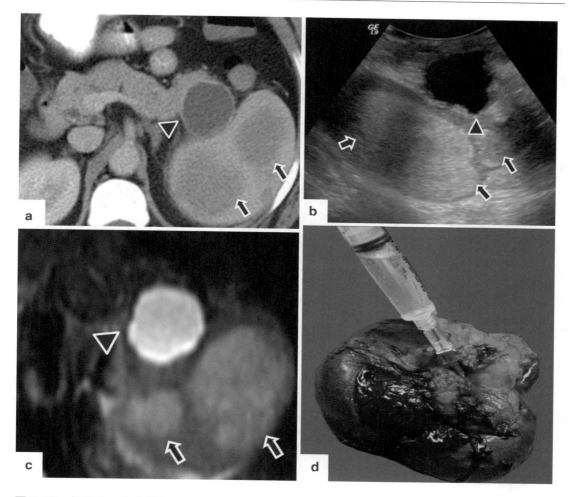

图 7.38　体积小、有症状的黏液性囊性肿瘤横断面图像。55 岁女性患者，进食后左上腹痛进行性加重 3 个月。增强 CT 横断面（**a**）图像显示一个囊性肿块位于胰尾部（箭头所示），脾脏见 2 个密度不均匀、圆形肿块（箭标所示）。术中超声（**b**）检查显示胰尾部一个圆形囊性肿块（箭头所示）。脾脏见 2 个边界清楚的回声团块（箭标所示）。抑脂 T2 加权横断面（**c**）图像显示胰腺肿块呈高信号（箭头所示），脾脏 2 个肿块呈中等信号（箭标所示）。行胰体尾及脾脏切除术。大体标本抽吸液照片（**d**）显示液体清亮

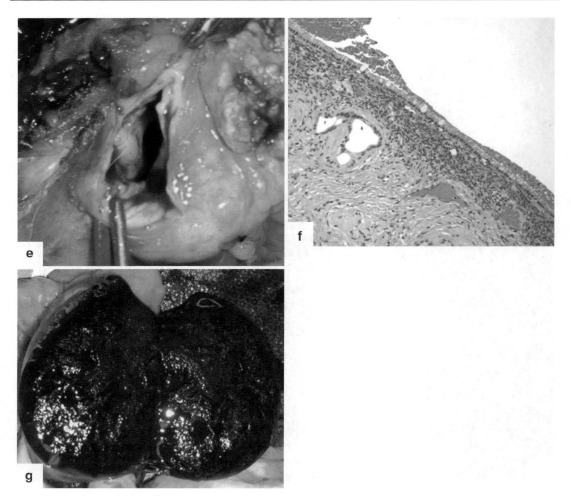

图 7.38（续） 大体标本切开后（e）显示胰腺囊性肿瘤内表面光滑。病理组织学切片（f）（HE染色，20×）显示囊肿被覆柱状上皮伴卵巢型基质。脾脏大体标本（g）显示一个体积较大，呈紫色的肿瘤。最终结果证实胰腺黏液性囊性肿瘤，脾脏血管瘤

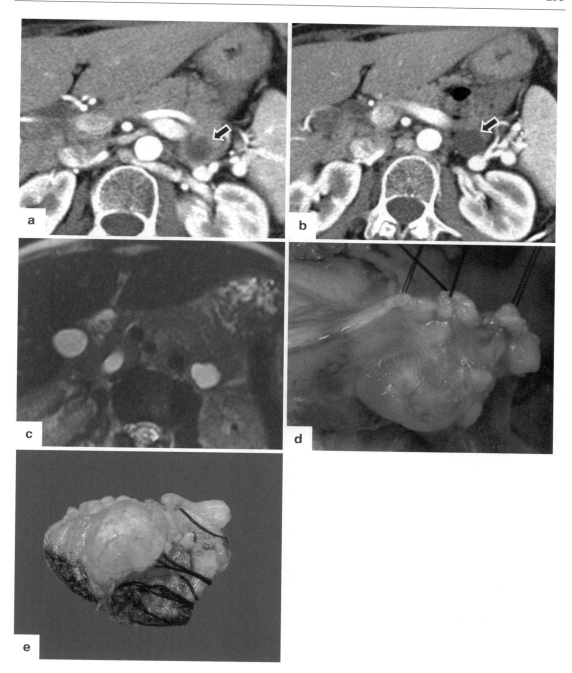

图 7.39 胰腺黏液性囊性肿瘤 CT 及 MRI 表现。51 岁女性患者，主诉胸部疼痛。患者行大量检查包括腹部 CT 扫描，偶然发现胰腺肿块。患者超声内镜检查结果显示一个单房胰腺囊性肿块。超声内镜下抽吸囊液，囊液 CEA 含量为 270 ng/mL。增强 CT（**a**，**b**）及抑脂 T2 加权横断面（**c**）图像显示胰尾部一个小囊性肿块（箭标所示）。术中照片（**d**）及大体标本（**e**）显示胰腺囊性病灶表面光滑

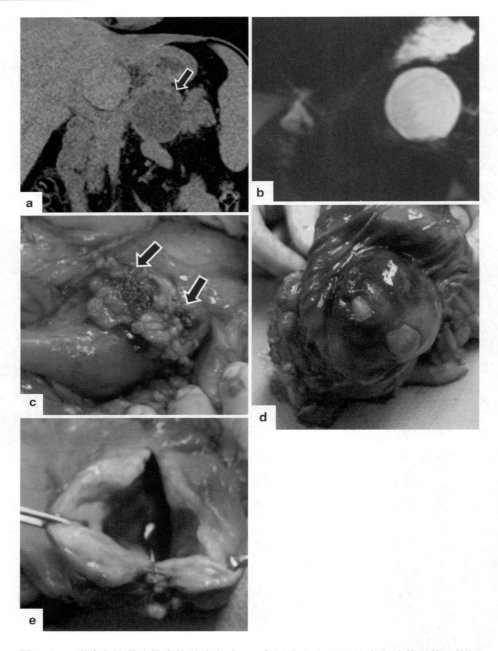

图7.40 胰腺良性黏液性囊性肿瘤向胰外延伸。32岁女性患者，上腹痛及血清淀粉酶及脂酶升高，伴胰腺炎发作。CT冠状面（**a**）图像显示胰体部一个圆形囊性肿块，周边见细小钙化（箭标所示）。MRCP厚层（**b**）图像显示一个囊性胰腺肿块。行胰体尾及脾脏切除术。术中可见囊性肿瘤跨过横结肠，侵犯近端空肠。术中照片（**c**）显示肿瘤向胰外延伸（箭标所示）。大体标本（**d**）显示肿块圆形，边缘不规则。大体标本切开后照片（**e**）显示囊性肿块内表面光滑。最终病理结果为黏液性囊性肿瘤伴明显炎症反应，囊肿表面黏连肠壁可见反应性成纤维细胞增生，黄色肉芽肿性炎，黏膜充血糜烂

7.6.4　鉴别诊断（图7.41）

- 寡囊型浆液性囊性肿瘤。
- 导管内乳头状黏液性肿瘤（IPMN）。

- 胰腺假性囊肿。
- 胰腺实性-假乳头状肿瘤。
- 坏死性胰腺神经内分泌肿瘤。
- 坏死性胃的胃肠道间质瘤（GIST）。

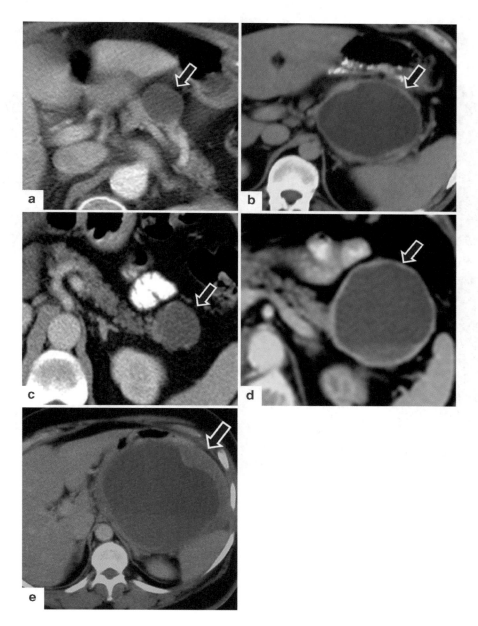

图7.41　胰腺黏液性囊性肿瘤，CT鉴别诊断。增强CT横断面图像显示：图（a）为导管内乳头状黏液性肿瘤（IPMN）（箭标所示）；图（b）为胰腺假性囊肿（箭标所示）；图（c）为寡囊型浆液性囊性肿瘤（箭标所示）；图（d）为坏死性胰腺神经内分泌肿瘤（箭标所示）；图（e）为坏死性胃肠道间质瘤（箭标所示）

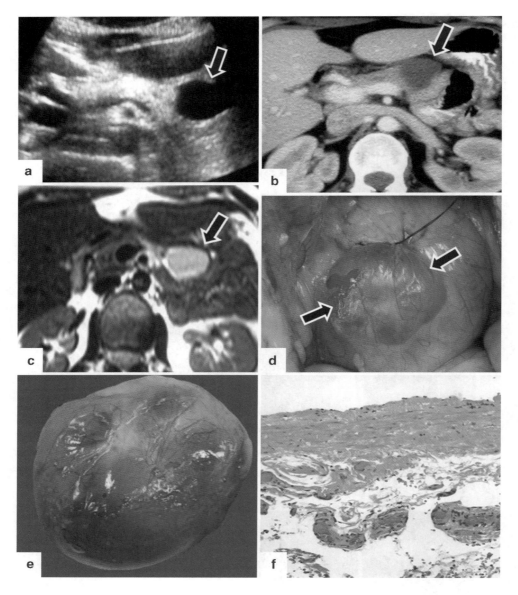

图7.42 与黏液性囊性肿瘤外形相似的间皮囊肿。39岁女性上腹痛患者，超声检查（**a**）、增强CT横断面（**b**）及T2加权横断面（**c**）图像显示胰体部一个卵圆形囊性肿块（箭标所示），行手术治疗。手术时，胰腺上并未发现病灶，可观察到一个囊性病灶起自肠系膜（箭标所示）并行手术切除。该囊性肿块圆形、卵圆形，表面光滑，包膜局灶纤维化（**e**）。镜下（**f**）显示囊壁为纤维结缔组织，沿着囊壁可见内衬的细长的间皮细胞

7.7　治疗

- 手术切除
  - 胰体尾及脾脏切除术
    - MCN位于胰体尾部。
  - 次全胰切除术或中段胰腺切除术
    - MCN位于胰颈或近端胰体部。
- 保守治疗，定期随访
  - 无症状囊性病灶，胰腺病灶＜3 cm，无壁结节。
  - 每6个月行MRI及FNA细胞学检查，持续2年；之后每年进行一次，至少持续4~6年。若无变化，随访的时间间隔可延长至6年后。
- 恶性黏液性囊性肿瘤
  - 手术切除。
  - 辅助化学疗法：吉西他滨（GEM）及奥沙利铂联合。

要点

- 由于大多数囊性病灶位于胰体或胰尾部，术中探查时高达10%的患者可观察到左侧门静脉高压，提示恶性肿瘤侵犯。
- 若患者有胰腺炎病史，则有可能将MCN当成胰腺假性囊肿进行处理。因此，在进行假性囊肿-空肠吻合术或假性囊肿胃造口术前，术中囊壁活检及内容物分析是必要的。
- 临床、影像学、生化及组织病理学检查有助于鉴别假性囊肿与囊性肿瘤；然而，小病灶的鉴别较困难。

7.8　预后

- 手术切除后（不存在浸润性癌），MCNs的预后非常好，总体生存率为100%。
- 不存在浸润性癌的情况下，完全切除后复发率为0%。
- 浸润性MCN患者5年生存率为20%~60%。

7.9　教学要点

黏液性囊性肿瘤	
组织起源	异位至胰腺的残存原始性腺细胞
组织学	囊被覆高柱状产黏液上皮，上皮下为卵巢型基质
组织学行为	癌前病变
部位	胰体尾部
发病年龄	平均50岁
性别	女性多见
临床表现	多数无明显症状；上腹饱胀、恶心、呕吐、背痛
实验室检查	血清标志物阴性；抽吸囊液：呈清黄色、稀薄透明黄色或浅棕色黏液；癌胚抗原（CEA）升高
影像学表现	胰体尾部囊性单房肿块；内部分隔菲薄或较厚；内部乳头状突起及周边钙化（恶性征象）
鉴别诊断	寡囊型浆液性囊性肿瘤；胰腺假性囊肿；导管内乳头状黏液性肿瘤；囊性实性-假乳头状肿瘤；坏死性神经内分泌肿瘤；坏死性胃肠道间质瘤
治疗	手术切除
预后	无浸润性癌时手术切除后效果佳。恶性黏液性囊性肿瘤手术切除后5年生存率为20%~60%

推荐参考文献

Becker WF, Welsh RA, Pratt HS. Cystadenoma and cystadenocarcinoma of the pancreas. Ann Surg. 1965;161:845–63.

Farrell JJ, Fernandez-del Castillo C. Pancreatic cystic neoplasms: management and unanswered questions. Gastroenterology. 2013;144(6):1303–15.

Grogan JR, Saeian K, Taylor AJ, Quiroz F, Demeure MJ,Komorowski RA. Making sense of mucin-producing pancreatic tumors. AJR Am J Roentgenol. 2001;176(4):921–9.

Le Borgne J, de Calan L, Partensky C. Cystadenomas and cystadenocarcinomas of the pancreas: a multiinstitutional retrospective study of 398 cases. French surgical association. Ann Surg. 1999;230(2):152–61.

Lee WA. Mucinous cystadenoma of the pancreas with predominant stroma creating a solid tumor. World J Surg Oncol. 2005;3:59.

Sahani DV, Kadavigere R, Saokar A, Fernandez-del Castillo C, Brugge WR, Hahn PF. Cystic pancreatic lesions: a simple imaging-based classification system for guiding management. Radiographics. 2005;25(6):1471–84.

Testini M, Gurrado A, Lissidini G, Venezia P, Greco L,Piccinni G. Management of mucinous cystic neoplasms of the pancreas. World J Gastroenterol.2010;16(45):5682–92.

Tokuyama Y, Osada S, Sanada Y, Takahashi T, Yamaguchi K, Yoshida K. Mucinous cystic neoplasm of the pancreas in a male patient. Rare Tumors. 2011;3(2),e14.

胰腺导管内乳头状黏液性肿瘤（IPMN）

目录

8.1 自测

1. 下列哪一项不是IPMN发病危险因素。
 a. 吸烟
 b. 黑斑息肉综合征
 c. Cronkhite-Canada综合征
 d. 家族遗传性胰腺癌
 e. 糖尿病

2. 主胰管型IPMN最常见的组织类型是：
 a. 胰胆管型
 b. 嗜酸细胞型
 c. 胃型
 d. 管型
 e. 肠型

3. 在影像学检查中，除下列哪项特征外，均提示IPMN恶性倾向？
 a. 强化壁结节
 b. 外周壁钙化
 c. 主胰管直径≥10 mm
 d. 胆总管梗阻
 e. IPMN病灶周围胰腺实质密度异常

4. IPMN患者的初诊通常是由于：
 a. CT或MRI检查偶然发现
 b. 慢性胰腺炎
 c. 腹痛
 d. 含脂多、黏液样便
 e. 无痛梗阻性黄疸

5. 关于IPMNs手术的表述，下列哪一项是错误的？
 a. 主胰管型IPMNs应该手术切除
 b. 家族遗传性胰腺癌患者发现小IPMNs应手术切除
 c. 多病灶IPMNs应全胰切除
 d. 浸润性IPMNs，且淋巴结转移阳性患者5年生存率与胰腺癌相似
 e. 浸润性IPMNs切除后应加以辅助治疗

正确答案：1. c，2. e，3. b，4. a，5. c。

8.2　概述

- IPMN是具有一定恶变倾向的胰腺囊性肿瘤。
- IPMN以胰腺导管内上皮乳头状异常增生并产生大量黏液为特征，伴有胰管扩张，黏液溢出Vater壶腹。
- 肿瘤真实发病率未知（因为存在很多小且无症状病灶）。
- 男女患病比为60:40。
- 好发年龄在50~70岁，平均患病年龄为65岁。

风险因素:

- 吸烟
- 糖尿病
- 胰腺导管腺癌病史
- Peutz-Jeghers 综合征
- 家族性腺瘤性息肉病
- 家族性胰腺癌

要点

- 目前，IPMNs是影像学检查中最常见的胰腺囊性肿瘤。过去IPMNs在影像学中被误诊为黏液性囊性肿瘤、囊腺癌、传统的导管癌或慢性胰腺炎。

8.3　解剖学分类（图8.1）

- IPMNs根据累及部位进行分类:

分支胰管型IPMN	BD型 IPMN
多灶性分支胰管型IPMN	MBD型 IPMN
主胰管型IPMN	MD型 IPMN
混合型IPMN	C型 IPMN

- **分支胰管型IPMN:**
  - 多发于较年轻的患者
  - 好发于胰腺钩突部
  - 也可累及胰体尾部
  - 41%为多发病灶（MBD型 IPMN）
  - 多为良性病变（80.5%）
  - 与主胰管型IPMN相比恶变风险较低
- **主胰管型IPMN（节段性或弥漫性）:**
  - 主要发生于胰头部并向远端进展，伴或不伴分支胰管受累
  - 易恶变
- **混合型IPMN:**
  - 兼有主胰管型及分支胰管型2种特征

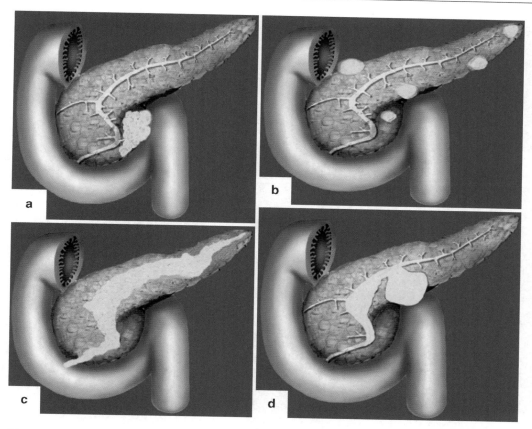

图8.1 不同类型IPMN示意图。（**a**）分支胰管型IPMN；（**b**）多灶性分支胰管型IPMN；（**c**）主胰管型IPMN；（**d**）混合型IPMN

8.4 组织病理学

- 组织起源
  — 胰管上皮细胞。

8.4.1 大体表现（图8.2~图8.5）

- 分支胰管型IPMN：
  — 单房或多房病变伴腔内黏液
  — 与胰管相通
  — 邻近胰腺实质萎缩
- 主胰管型IPMN：
  — 扩张的主胰管壁上可见菜花状乳头突起

  — 可累及主胰管某一节段，黏液聚集形成单囊性肿块
  — 主胰管弥漫性扩张合并胰腺实质萎缩
- 混合型IPMN：
  — 合并两者表现

> **要点**
> - 病理医生应尽可能明确病变为主胰管型IPMN还是分支胰管型IPMN，在处理标本时应尽可能准确辨别出主胰管。
> - 如果大量黏液分泌，导致胰管扩张，可使十二指肠大乳头呈"鱼眼状"改变（图8.6，图8.7）。

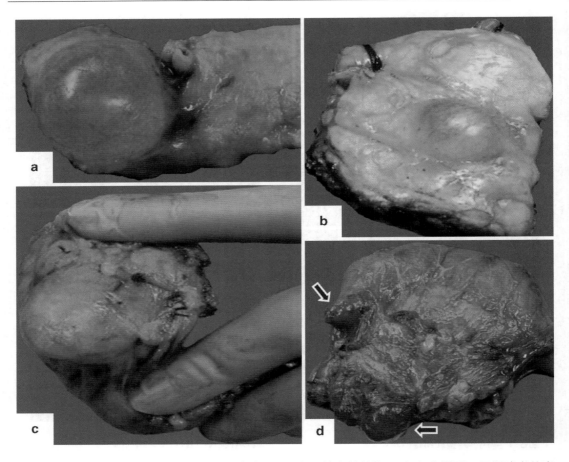

图8.2　IPMN大体表现。图为4种不同分支型
IPMN切除标本，显示该囊性肿块大体表现的多
样性。（a）体积大、单囊性肿块。（b）体积

小、单囊性肿块。（c）卵圆形、界限清晰的囊
性肿块。（d）胰头部近十二指肠见2个小的、分
叶状的囊性肿块（箭标所示）

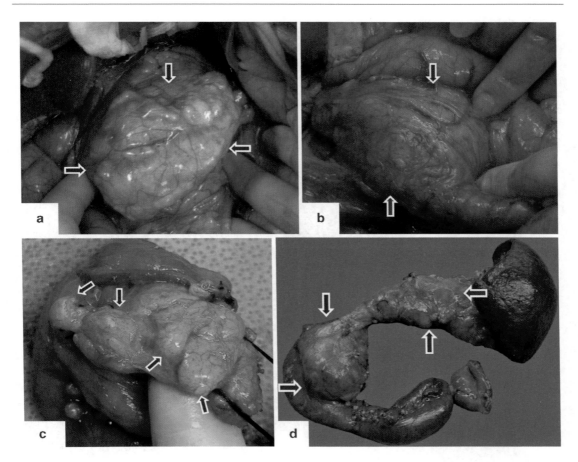

图8.3　IPMN大体表现。IPMN术中大体图片：（a）胰体部形态不规则、多发性小囊状肿块（箭标所示）；（b）位于胰头部靠近十二指肠的体积大、单囊型肿块（箭标所示）；（c）Whipple手术标本显示位于胰头部多分叶状肿块（箭标所示）；（d）全胰切除标本显示位于胰头及胰体部的分叶状囊性肿块（箭标所示）

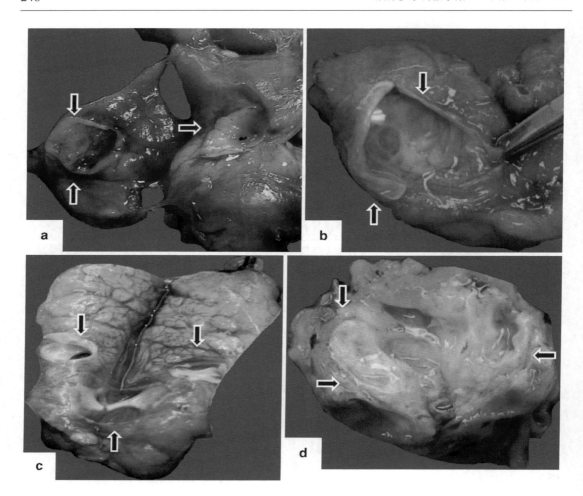

图8.4 IPMN内部表现。分支型IPMN大体切面表现：（a）体积小、单囊性肿块（箭标所示）；（b）中等大小、单囊性肿块，内壁褶皱并充满黏液（箭标所示）；（c）肿块由纤维（箭标所示）分隔成数个小囊；（d）多囊性肿块，其内充满黏液（箭标所示）

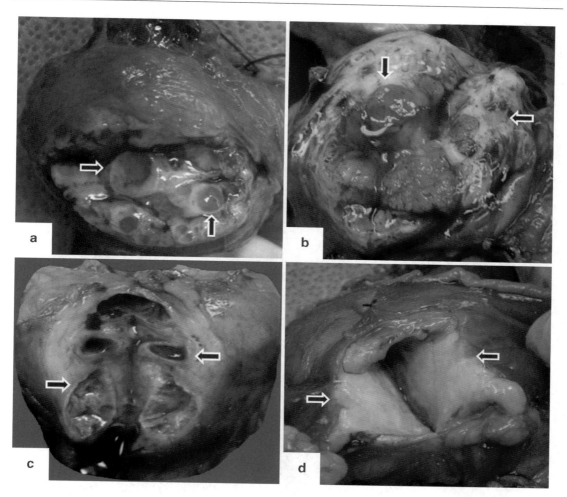

图8.5　IPMN内部表现。分支型IPMN剖面观：（**a**）囊性肿块由多个小囊组成，内含黏液（箭标所示）；（**b**）囊性肿物界限不清，局部伴出血，黏液变和纤维化（箭标所示）；（**c**）寡囊型肿块内壁光滑伴囊壁纤维化；（**d**）黄色实性肿块，界限不清，局部纤维化（箭标所示）

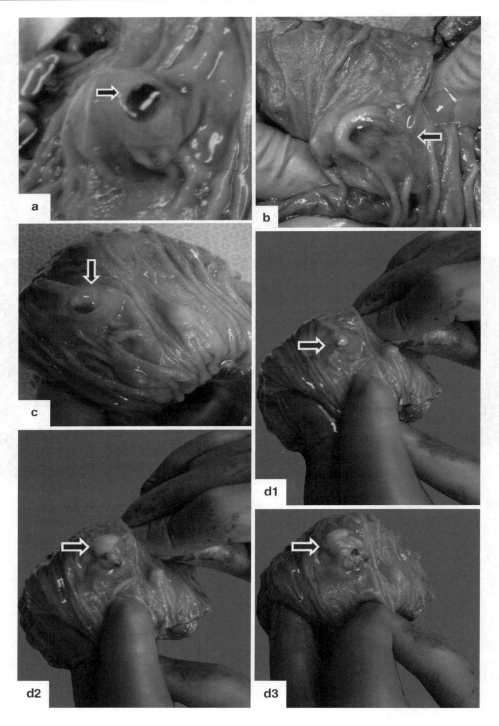

图8.6　IPMN十二指肠大乳头表现。图像显示IPMN患者Vater壶腹部。（a~c）扩张的壶腹部呈"鱼眼状"表现（箭标所示），并可见黏液流入十二指肠（箭标所示）；（d）d1~d3示IPMN病灶中浓缩的黏液从Vater壶腹部溢入十二指肠（箭标所示）

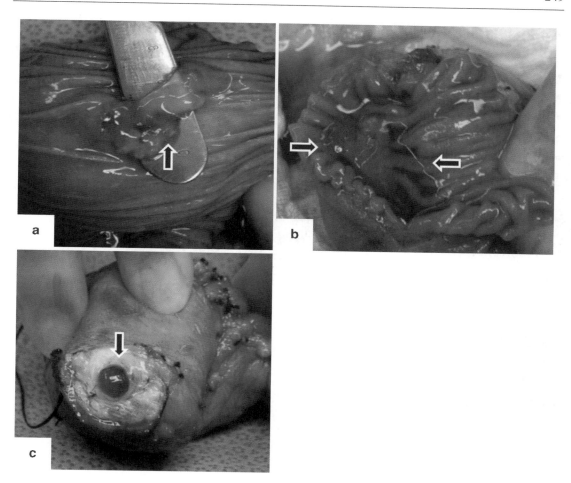

图8.7 不同位置IPMNs所产生黏液的表现不同。（**a**）Vater壶腹部（箭标所示）；（**b**）十二指肠（箭标所示）；（**c**）主胰管（箭标所示）

8.4.2 镜下表现

- IPMNs是具有恶变潜能的胰腺囊性肿瘤。
- 表现为从异型增生到腺癌的一系列过程。
- IPMNs是黏液性肿瘤，但缺乏特定的卵巢型基质。
- 组织学上，在同一IPMN内可以发现不同程度的病变，低、中级别异型增生，或高级别异型增生、原位癌，或浸润癌。
- **低级别异型增生**：细胞轻度异型，无结构异型。细胞高柱状，一致性，核位于基底，顶端富含黏液。
- **中级别异型增生**：细胞轻至中度异型。细胞核极性存在呈复层，细胞黏液成分多少不一，核浆比增大。
- **高级别异型增生/原位癌**：结构复杂，可见乳头形成并形成分支及出芽。细胞异型明显，失黏液，核分裂活跃。
- IPMNs分级依据严格的组织学检查。
- 35%以上IPMNs可伴发浸润性癌。
- 浸润性癌成分为普通导管腺癌或胶样癌。

8.4.3 IPMN上皮亚型（图8.8）

IPMN有4种上皮亚型。
- 肠型
- 胰胆管型
- 嗜酸细胞型
- 胃型
- **肠型**（图8.8a）：
  - 是主胰管型IPMN最常见的亚型
  - 多位于胰头部，也可累及整个胰管

  - 生长模式：绒毛状
  - 表达MUC2、MUC5、CDX2
  - 恶变：黏液（胶样）腺癌
- **胰胆管型**（图8.8b）：
  - 主要累及胰头部主胰管
  - 较肠型产生的黏液少
  - 形成复杂分支状乳头
  - 细胞与胰胆管细胞相似
  - 表达MUC1、MUC5（灶性），MUC6弱阳性表达
  - 恶变：导管腺癌
- **嗜酸细胞型**（图8.8c）：
  - 少见
  - 在主胰管壁上形成较大壁结节
  - 几乎不产黏液
  - 嗜酸性细胞形成乳头状突起并形成复杂分支
  - 肿瘤细胞胞质嗜酸性
  - 表达MUC5AC、MUC6，MUC1可局灶表达
  - 恶变：导管腺癌
- **胃型**（图8.8d）：
  - 最常见的IPMN亚型
  - 多见于分支胰管型IPMN
  - 发生在外周胰腺实质
  - 多见于钩突部
  - 内衬形成乳头状的上皮细胞与胃小凹细胞相似
  - 在乳头的基底部可能形成幽门腺样结构
  - 表达MUC5AC和MUC6
  - 不表达或只灶性表达MUC1和MUC2
  - 恶变（极少）：导管腺癌

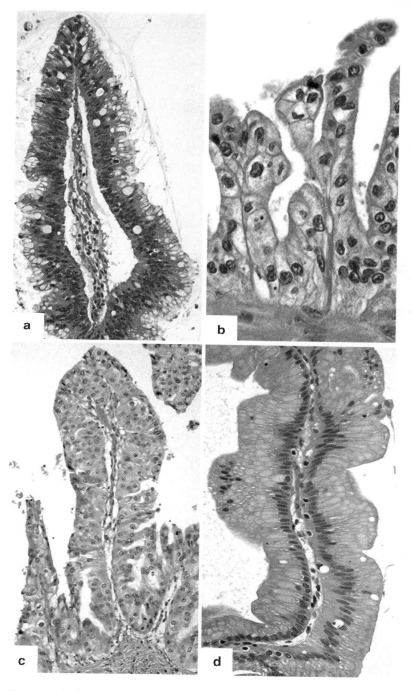

图8.8 IPMN上皮亚型。（**a**）肠型：由上皮细胞形成乳头状结构，细胞胞质嗜碱性，核大深染，假复层排列，可见大量杯状细胞；（**b**）胰胆管型：由立方或柱状上皮细胞组成细的分支状乳头，胞质嗜中性，核大深染；（**c**）嗜酸细胞型：肿瘤细胞形成粗大的分支状乳头结构，细胞核大，圆形，核仁明显，胞质嗜酸性；（**d**）胃型/小凹上皮型：柱状上皮细胞排列形成的乳头，细胞核位于基底部，胞质富含略嗜酸性黏液样物（HE染色，40×，60×）

8.4.4 与IPMN相关分子异常

- 近50%病例存在K-ras基因突变。
- RNF43基因失活。
- STK11基因突变（黑斑息肉综合征）。
- MUC2黏蛋白和MUC5黏蛋白mRNA。
- 肿瘤抑制基因CDKN2a突变。
- 启动子序列超甲基化。
- 端粒酶反转录酶（hTERT）和音猬因子（SHh）。

8.5 临床表现

大多数胰腺囊性肿瘤在CT/MRI检查中偶然发现。

　　某些患者表现为：
- 腹痛
- 背痛
- 黄疸
- 体重减轻
- 厌食
- 恶心
- 呕吐
- 反复发作的胰腺炎（上腹痛）
- 急性发作的糖尿病
- 胰腺外分泌功能不足（腹泻，脂肪泻）

要点
- 有反复发作胰腺炎病史的老年男性，临床医生应考虑是否为IPMN产生的黏液堵塞十二指肠大乳头而引发的。建议患者进一步行MRCP检查。
- 若出现IPMN相关临床症状，提示有恶变的可能性。

8.6 实验室检查

- 大多数病例常规实验室检查结果为阴性。
- 发作性腹痛时，血液检查胰酶（淀粉酶和脂肪酶）可能会升高。

CA19-9和CEA可用于鉴别浸润性和非浸润性IPMN。
- 胰腺囊液分析：
  - CEA是最佳标志物
  - CEA＞192 ng/ml（高敏感性和特异性）
  - 有助于区分黏液性和非黏液性囊性病变

8.7 影像学检查

- 怀疑IPMN患者建议首选MRI和增强CT检查。
- IPMN随访时，建议MRI、MRCP及EUS检查。
- 经腹超声诊断IPMN是有限的。
- 如果影像学检查难以诊断IPMN，应行EUS细针穿刺（FNA）检查，并对囊液进行分析，评估CEA和CA19-9水平是明确诊断IPMN的有效手段。
- 某些医疗中心应用导管内超声、ERCP和胰管镜检查鉴别良性和恶性IPMN。
- 对于以上检查，发现分支胰管型IPMN的敏感性低于主胰管型。
- PET/CT用于检查某些特定的恶性IPMN。

8.7.1 超声（图8.9~图8.13）

研究发现：

- **经腹超声（TAUS）**
  — 单囊或卵圆形囊性肿瘤
  — 多灶性囊性肿瘤
  — 混杂型肿块（囊实性）
  — 弥漫或节段性主胰管扩张

- **超声内镜（EUS）和术中超声（IOUS）**
  — 分支胰管型IPMN
    ○ 由小囊（5~20 mm）组成的单囊或多囊性肿块且与胰管系统沟通

  ○ 附壁结节
  ○ 混杂型肿块（囊实性）
  — 主胰管型IPMN
    ○ 弥漫性或节段性主胰管扩张
    ○ 附壁结节
  — 导管内超声（IDUS）
    ○ 用于判定主胰管型IPMN病变范围

要点
- 大多数医疗中心并不选择应用导管内超声，因为它需要复杂的仪器及专业的操作人员。

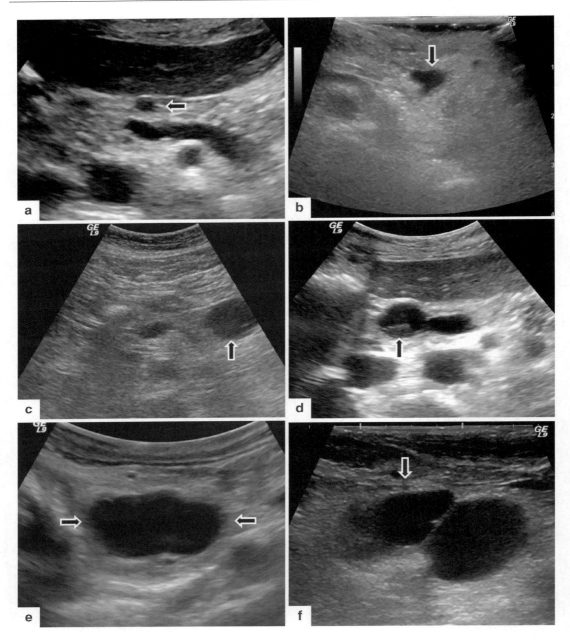

图8.9 未恶变的分支型IPMNs的超声表现。4例患者常规超声横断面图像：（**a**）小的、圆形的、单囊性肿块（箭标所示）；（**b**）小的、单囊性分叶状肿块（箭标所示）；（**c**）内部分隔的小囊性肿块；（**d**）小囊性肿块，内部可见乳头状投影（箭标所示）。2例术中超声横断面图像：（**e**）大的、卵圆形单囊性肿块（箭标所示）；（**f**）双囊性肿块（箭标所示）

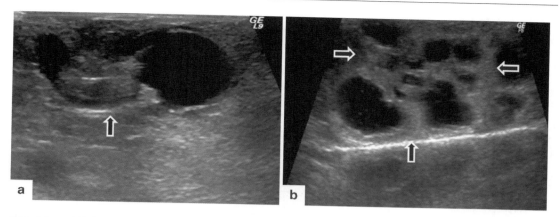

图8.10　恶性分支型IPMN超声表现。术中超声横断面图像（a）混杂的卵圆形囊性肿块内含实性成分（箭标所示）；（b）多囊性肿块内见较厚分隔（箭标所示）

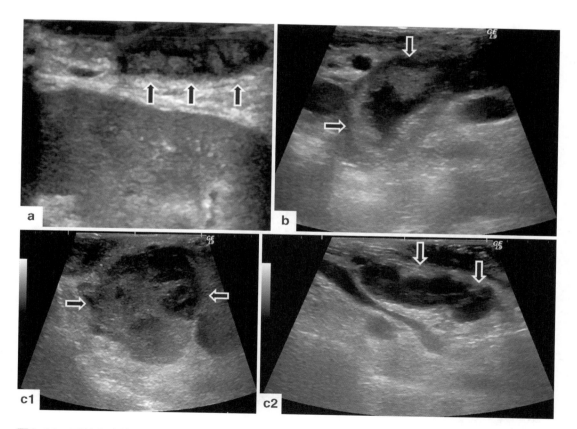

图8.11　恶性主胰管型IPMN的IOUS表现。3例患者横断面图像（a）扩张的主胰管壁上见多发壁结节（箭标所示）；（b）明显扩张主胰管的内可见突起结节（箭标所示）；（c）c1~c2胰头部可见大的、实性肿块，另于周边见少许囊性成分（c1）（箭标所示），伴主胰管扩张，其内可见突起结节（c2）（箭标所示）

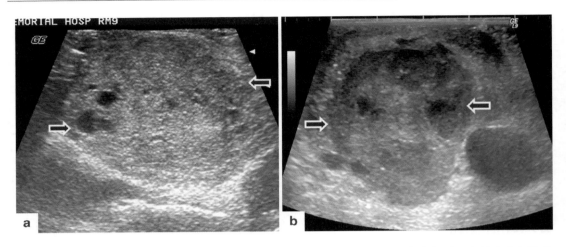

图8.12 术中超声检查显示IPMNs实性成分。术中超声横断面（**a**，**b**）图像显示胰头部一个圆形、边界较清楚、囊实性（以实性为主）肿块（箭标所示）

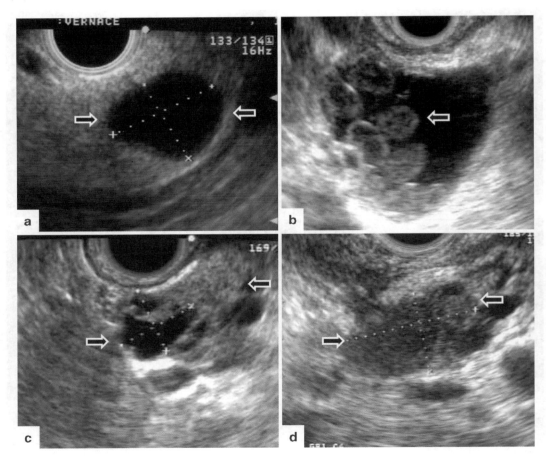

图8.13 4例IPMN患者超声内镜横断面图像。（**a**）单囊性肿块（箭标所示）；（**b**）囊性肿块内可见突起结节（箭标所示）；（**c**）囊实性肿块（箭标所示）；（**d**）实性为主的异质性肿块（箭标所示）

8.7.2 增强CT和MRI

（图8.14~图8.68）

影像学表现

- **分支胰管型IPMN：**
  - —单发或多发的内生型或外生型囊性肿块
  - —圆形、葡萄串状、管状、手指状表现
  - —可与扩张的主胰管相通，导致黏液流入主胰管内
- **主胰管型IPMN：**
  - —弥漫性或节段性主胰管扩张，合并胰腺实质萎缩
  - —主胰管可局灶性扩张并形成囊状结构
- **混合型IPMN：**
  - —兼具主胰管型和分支胰管型2种表现
- **提示恶性IPMN的影像学表现：**
  - —病变累及主胰管
  - —胰管显著扩张
  - —弥漫性或多灶性受累
  - —出现大的实性壁结节
  - —大的成分复杂的实性肿块

- —管腔内出现钙化成分
- —胆总管阻塞
- **不易与IPMN鉴别的胰腺囊性肿块（超声/增强CT/MRI）：**
  - —寡囊型浆液性囊性肿瘤
  - —黏液性囊性肿瘤
  - —胰腺假性囊肿
  - —坏死性神经内分泌肿瘤
  - —坏死性腺癌

要点

- 增强CT或MRI检查，很难将IPMN与其他胰腺囊性肿瘤进行鉴别。
- 囊性肿块与主胰管相通是诊断IPMN最可靠的指征之一。
- 假性囊肿也可与主胰管相通，临床指征和其他影像学检查可以帮助鉴别IPMN和假性囊肿。
- 值得注意的是，如果影像学上缺乏囊性病灶与主胰管明确相通的表现，也不能排除IPMN的诊断。

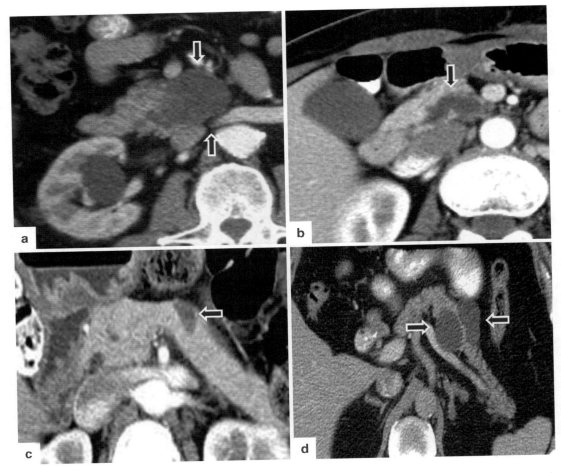

图8.14 未恶变的分支型IPMN的CT表现。增强CT横断面图像:(**a**)钩突部多囊性肿块(箭标所示);(**b**)钩突部管状囊性肿块(箭标所示);（**c**）胰体部单囊性肿块（箭标所示）;（**d**）胰头部双囊性肿块（箭标所示）

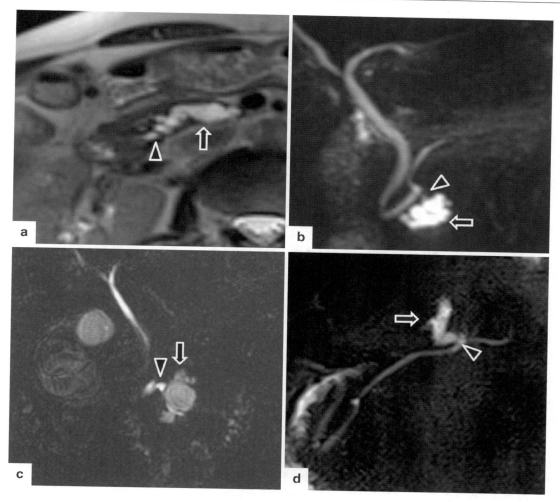

图8.15　未恶变的分支型IPMN的MRI表现。（a）单次激发快速自旋回波T2加权图像在胰头钩突部见管状囊性肿块（箭标所示）；（b）MRCP厚层图像见肿块由许多小囊组成（箭标所示），（c）MRCP厚层图像见钩突部多囊性肿块（箭标所示）；（d）MRCP厚层图像见胰体部管状囊性肿块（箭标所示）；（a~d）每一个囊性肿块都与主胰管相通（箭头所示）

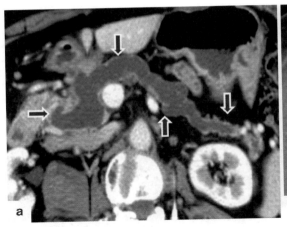
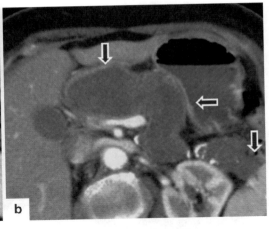

图8.16 主胰管型IPMN的CT表现。增强CT横断面图像显示：（**a**）弥漫性扩张的胰管（箭标所示）；（**b**）显著弥漫性扩张的主胰管，管腔内见形状不规则低密度影（箭标所示）；（**a**，**b**）注意肿块周围胰腺实质萎缩

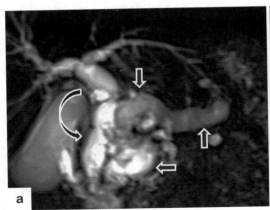
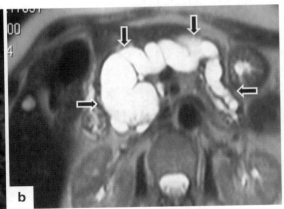

图8.17 主胰管型IPMN的MRI表现。（**a**）MRCP冠状面图像见主胰管（箭标所示）明显弥漫性扩张且肝内外胆管（弯箭所示）明显扩张；（**b**）单次激发快速自旋回波T2加权像见明显弥漫扩张的主胰管（箭标所示）；（**a**，**b**）注意每个肿块周围都出现弥漫性胰腺实质萎缩

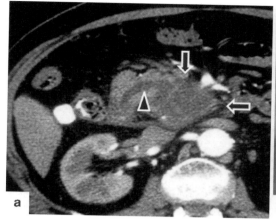
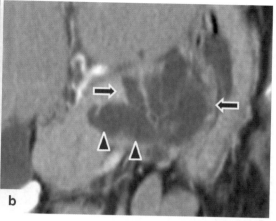

图8.18　混合型IPMN的CT表现。增强CT横断面图像显示：（**a**）胰头钩突部见多囊性肿块（箭标所示）延伸至主胰管（箭头所示）；（**b**）胰体部簇状管型囊性肿块（箭标所示）延伸至主胰管（箭头所示）

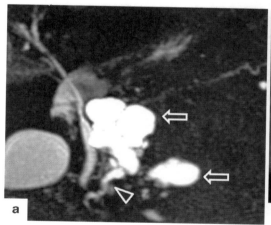
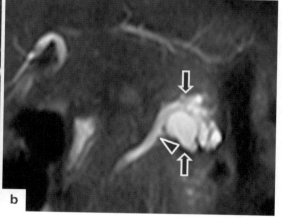

图8.19　混合性IPMN的MRI表现。（**a**）MRCP厚层图像显示钩突部2个分叶状囊性肿块（箭标所示），病灶延伸至主胰管（箭头所示）；（**b**）单次激发快速自旋回波横断面图像显示胰体部多囊性肿块（箭标所示）延伸至主胰管（箭头所示）

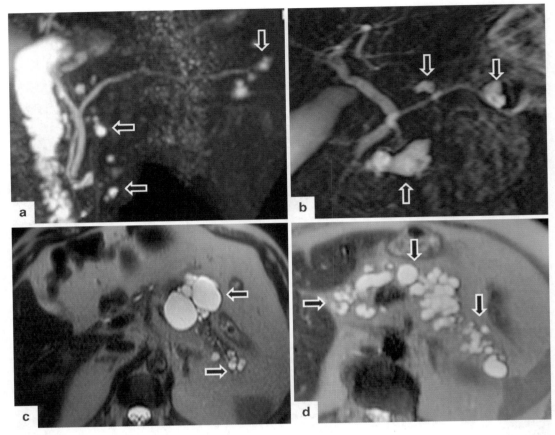

图8.20 多病灶IPMNs的MRI表现。（a，b）MRCP厚层图像见多发性、小囊状肿块遍布整个胰腺（箭标所示）；（c，d）T2加权单次激发快速自旋回波图像见多发性小囊状肿块遍布整个胰腺（箭标所示）

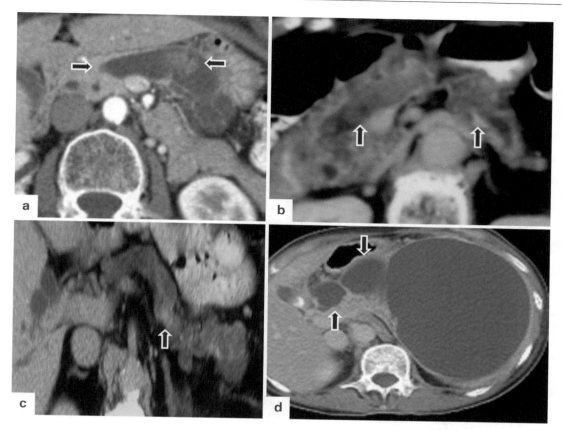

图8.21 提示IPMN恶变倾向的CT表现。4例患者增强CT横断面图像：（a）扩张的主胰管可见附壁结节（箭标所示）；（b）扩张的主胰管内见多发壁结节（箭标所示）；（c）主胰管扩张，胰腺实质萎缩，箭标示局部强化实性成分（箭标所示）；（d）巨大囊性肿块延伸至主胰管（箭标所示）

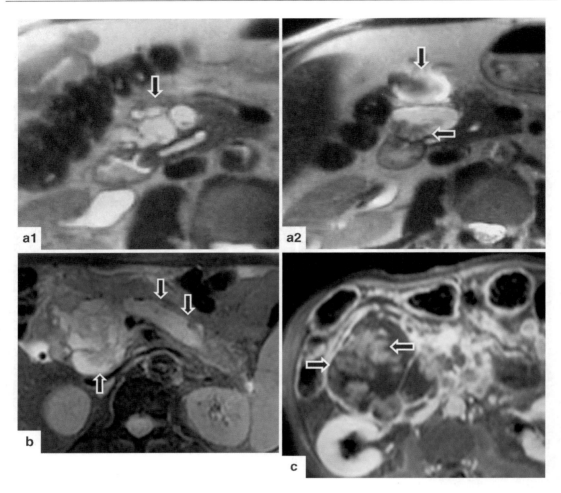

图 8.22　提示 IPMN 恶变倾向的 MRI 表现。3 例 IPMN 患者 MRI 图像。患者（**a**）T2 加权单次激发快速自旋回波横断面图像（**a1~a2**）显示一个大的、多囊性肿块，内见小壁结节（箭标所示）；患者（**b**）T2 抑脂横断面图像显示一个成分复杂的囊性肿块，内见厚的、形状不规则低信号影（箭标所示），合并主胰管扩张；患者（**c**）T1 抑脂增强横断面图像显示胰头部巨大囊性肿块，内见增强附壁结节（箭标所示）

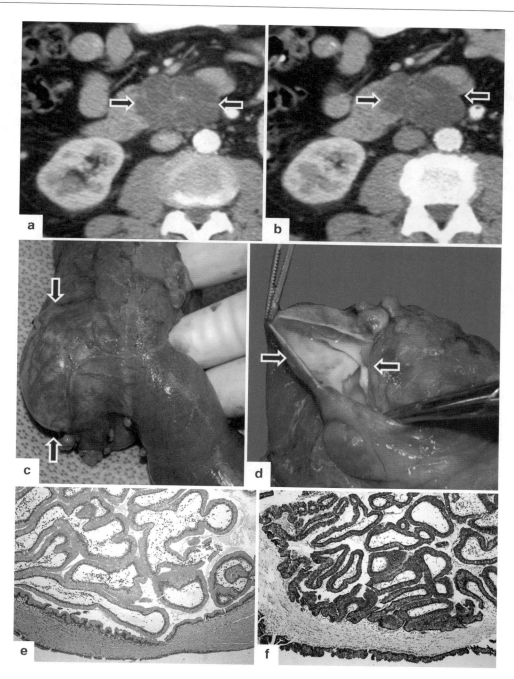

图 8.23 分支胰管型、交界性 IPMN 的 CT 表现。79 岁男性患者，2 年前发现胰腺囊性占位，期间 CT 随访。最后一次检查中，病灶为上次 2 倍大小，且患者体重下降 10 磅。增强 CT 横断面（**a**，**b**）图像显示胰腺钩突部多分叶状囊性肿块（箭标所示）。手术切除大体标本（**c**）显示毗邻十二指肠有一个分界较清、卵圆形，具有光滑浆膜的囊性肿块（箭标所示）。（**d**）将病灶从中间切开，可见囊肿内部光滑，由薄的纤维分隔（箭标所示）。（**e**）显示病变内衬高柱状良性小凹型上皮，细胞核位于基底部，胞质富含黏液（HE 染色，10×）。（**f**）免疫组化显示肿瘤细胞表达 MUC-5（免疫组化染色，10×）

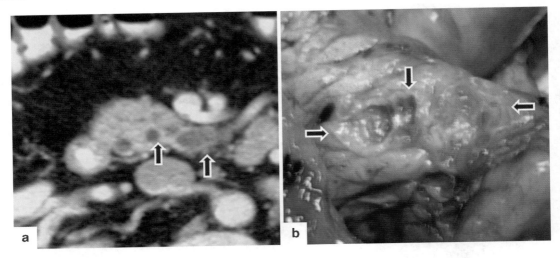

图 8.24 分支胰管型 IPMN 的 CT 及 MRI 表现。67 岁男性患者，轻度上腹痛。常规腹部超声检查提示胰头部一个肿块（未显示）。行超声内镜细针穿刺检查提示为胰腺黏液性肿瘤。增强 CT 横断面（a）图像在胰腺钩突部见一个小多囊性占位（箭标所示）。行保留幽门的 Whipple 术。术后大体标本（b）显示胰头部多囊性肿块（箭标所示）

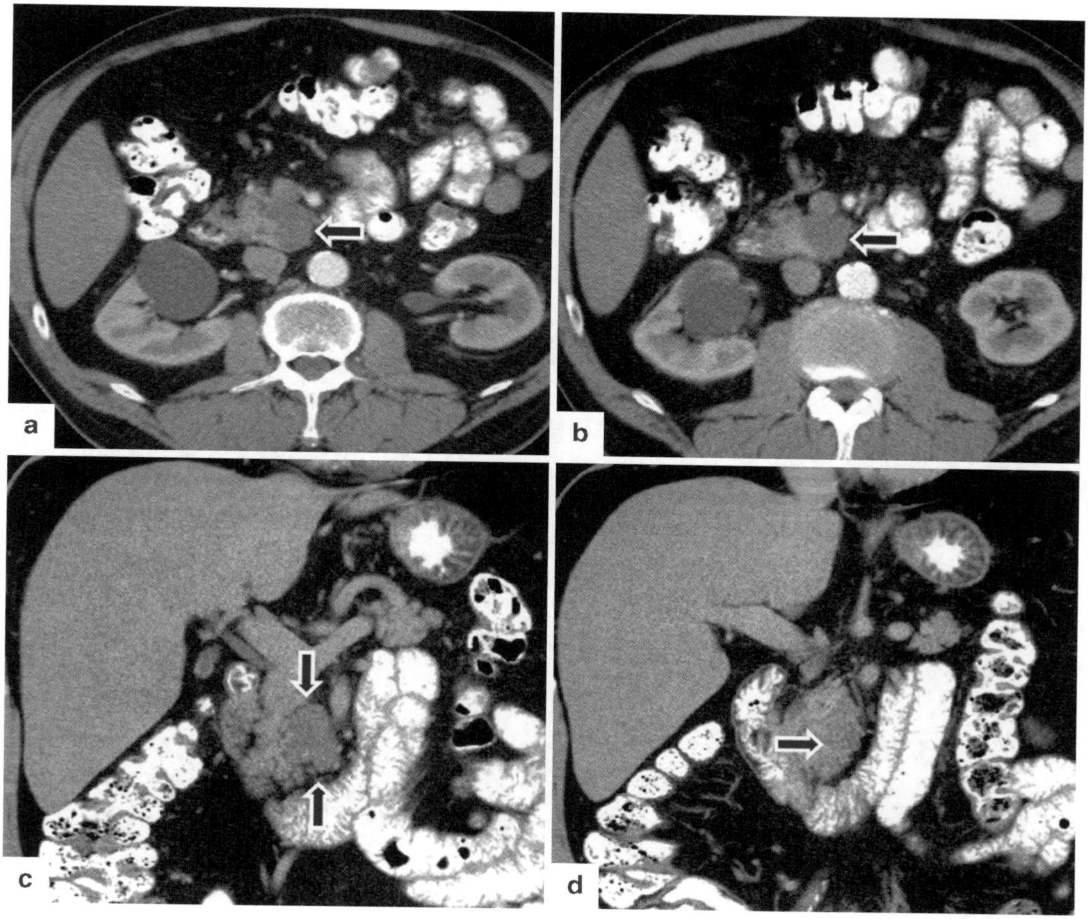

图 8.25 分支胰管型 IPMN 的 CT 表现。63 岁男性患者，以评估复杂腹股沟疝为目的行腹部 CT 检查，偶然发现胰腺占位。超声内镜细针穿刺检查显示胰头部 35 mm 囊性病变，内部可见纤维分隔及实性成分，部分区域似形成乳头状结构，并可见不易吸取的黏稠的黏液。无提示病灶与主胰管相通的表现。增强 CT 横断面（a，b）和冠状面（c，d）图像显示胰头钩突部多分叶状囊性肿块（箭标所示）

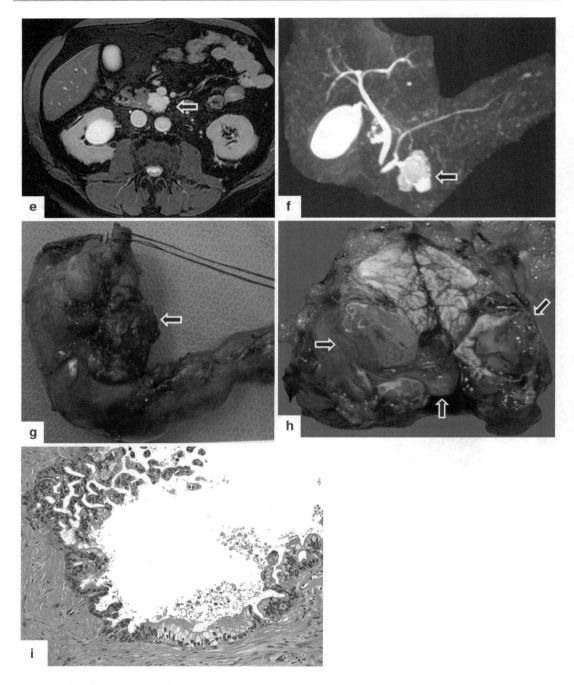

图 8.25（续） T2 加权图像显示一个高信号肿块（箭标所示），MRCP 重建冠状面（**f**）图像显示钩突部一个多分叶状肿块与胰管相通（箭标所示）。患者行保留幽门的 Whipple 术。术后大体标本显示肿块呈分叶状（箭标所示）。肿块切面（**h**）见病灶内部充满较厚的黏液样成分（箭标所示）。最终病理诊断（**i**）为分支胰管型 IPMN 伴上皮中至重度异型增生（HE 染色，20×）

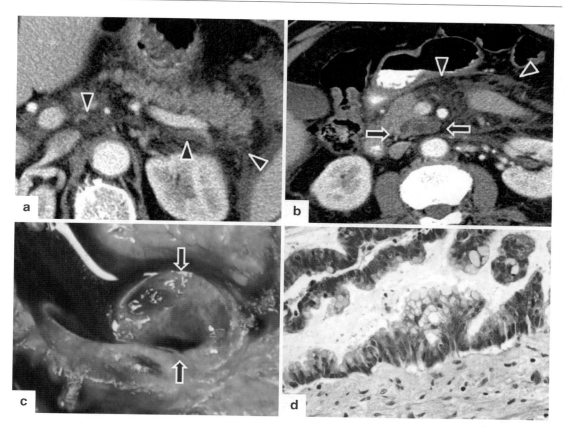

图 8.26　分支胰管型 IPMN 合并急性胰腺炎。71 岁男性患者，上腹痛，胰淀粉酶及脂肪酶增高。增强 CT 横断面（**a，b**）图像显示胰头钩突部一个多囊性肿块（箭标所示），合并胰周炎性改变（箭头所示）。大体标本（**c**）见囊性肿块内壁光滑（箭标所示）。（**d**）病理诊断为分支胰管型 IPMN 伴上皮中至重度异型增生，肠型（HE 染色，60×）

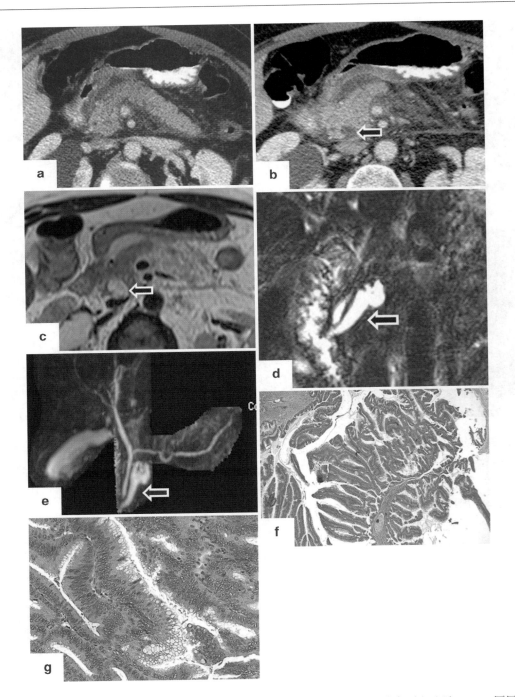

图 8.27 混合型 IPMN 合并急性胰腺炎。61 岁女性患者，有胰腺恶性肿瘤家族史，上腹部剧烈疼痛合并胰淀粉酶及脂肪酶增高。增强 CT 横断面（**a**，**b**）图像显示胰头部囊性肿块（箭标所示），胰周轻度炎性改变，右肾一个肾盂旁囊肿。T2 加权横断面（**c**）图像证实胰腺内囊性肿块（箭标所示）。单次激发快速自旋回波序列（**d**）及 MRCP 厚层（**e**）在胰头部显示管状囊性肿块（箭标所示），病灶与主胰管相通。组织学检查结果（**f**，**g**）显示为混合性 IPMN 伴上皮中级别异型增生，肠型（HE 染色，4×，20×）

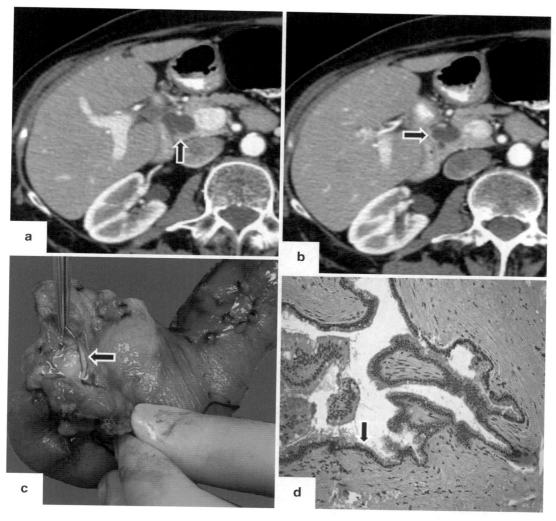

图 8.28 CT 检查偶然发现分支型 IPMN。57 岁男性患者，主诉肾绞痛行腹部 CT 检查，偶然发现胰腺占位。增强 CT 横断面（**a，b**）图像显示胰头部一个分叶状、囊性肿块（箭标所示）。大体标本（**c**）显示囊内见清亮黏液（箭标所示）。（**d**）病理学诊断为分支型 IPMN 伴低级别异型增生（箭标所示）（HE 染色，20×）

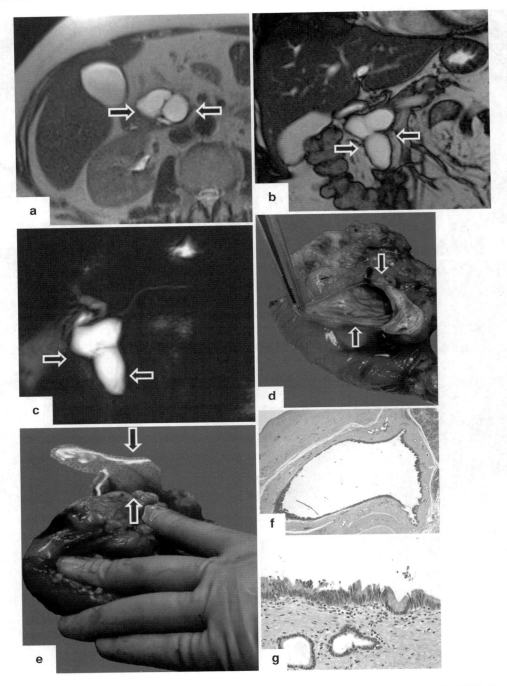

图 8.29　恶性混合型 IPMN 的 MRI 表现。68 岁女性患者，右上腹阵发性疼痛 6 个月。单次激发快速自旋回波 T2 加权横断面（**a**，**b**）图像和 MRCP 厚层（**c**）图像显示，胰头部一个大的多分叶状、囊性肿块（箭标所示）。大体标本（**d**，**e**）见囊性肿块内壁光滑，内含黏液成分（箭标所示）。病理结果（**f**，**g**）为分支型 IPMN 伴局部上皮中级别异型增生（HE 染色，4×，40×）

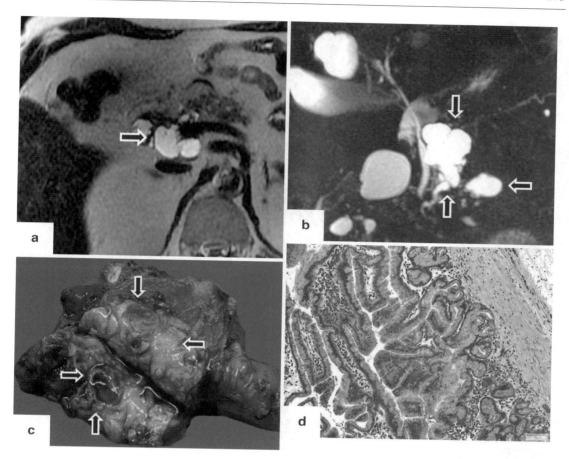

图 8.30　超声检查偶然发现混合型 IPMN。75 岁男性患者，在常规腹部超声检查中偶然发现胰腺囊性占位。超声内镜细针穿刺检查发现胰腺囊性肿块合并 CEA 增高。单次激发快速自旋回波横断面（**a**）图像及 MRCP 厚层（**b**）图像证实，胰头部 2 个分叶状囊性肿块（箭标所示）且与主胰管相通。大体标本（**c**）可见一个形状不规则、多囊性肿块（箭标所示），内部充满黏液样物质。组织病理学切片（**d**）（HE 染色，20×）显示囊肿内衬黏液上皮，为胃小凹型 IPMN

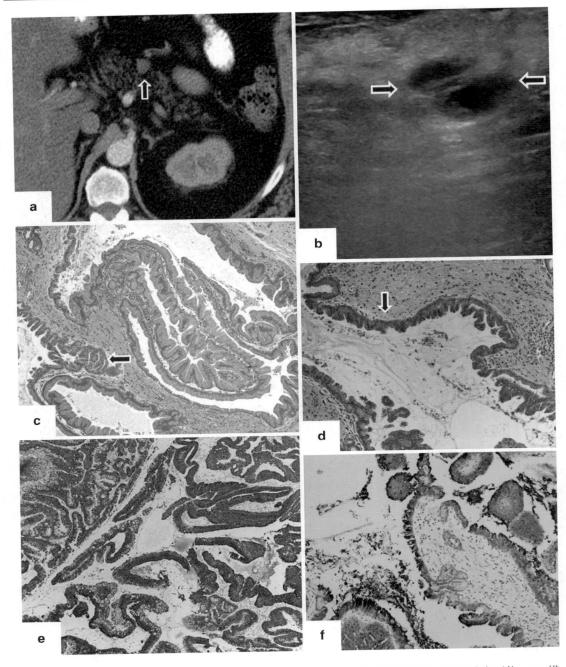

图 8.31 CT 检查偶然发现混合型 IPMN。68 岁男性患者，因肺部感染后做胸部 CT 检查偶然发现胰腺肿块，病史为非胰岛素依赖型糖尿病，其父亲年轻时死于胰腺癌。实验室检查胰酶水平70 ng/ml。考虑胰腺神经内分泌肿瘤可能。CT 横断面图像显示，胰体部小的圆形低密度肿块（箭标所示），注意胰腺实质广泛的脂肪浸润。术中超声检查显示小的、分叶状胰腺肿块（箭标所示）

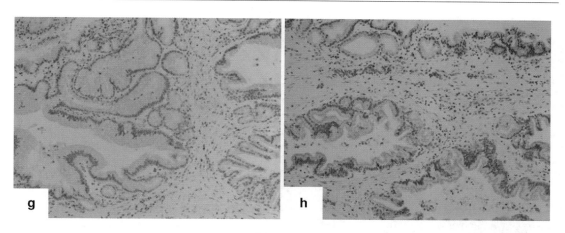

图 8.31（续） 镜下显示病变为分支胰管型 IPMN 伴中级别异型增生，胃型（**c~d**）（HE 染色，20×），免疫组化染色 MUC6（**e**）和 MUC2（**f**）阳性，MUC1（**g**）和 CDX2（**h**）阴性（免疫组化染色，20×）

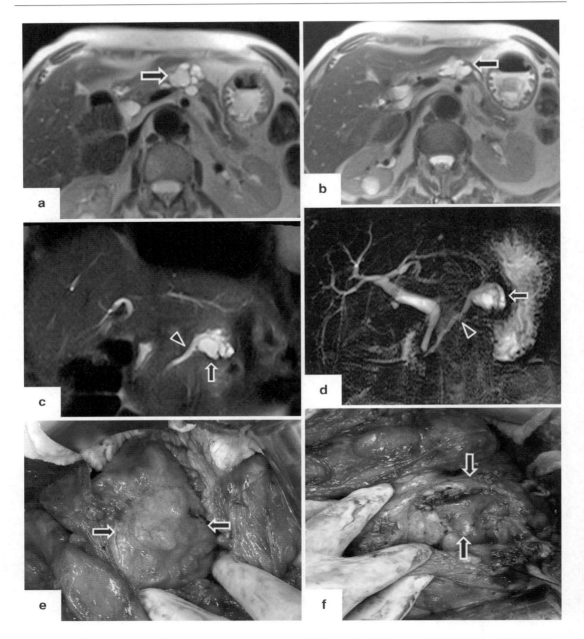

图8.32 检查偶然发现的混合型IPMN。72岁男性患者，有多次腹部手术病史。在以评估小肠梗阻为目的行腹部CT检查时，偶然发现胰腺占位。进一步行腹部MRI检查，单次激发快速自旋回波横断面（**a**,**b**）、冠状面（**c**）及MRCP厚层（**d**）图像显示胰体部多分叶状囊性肿块（箭标所示）。肿块与扩张的主胰管相通（箭头所示）。术中（**e**）可见该肿块体积大、分叶状且有光滑浆膜（箭标所示）。患者行胰腺中段切除术。（**f**）显示病灶切除后的胰腺（箭标所示）

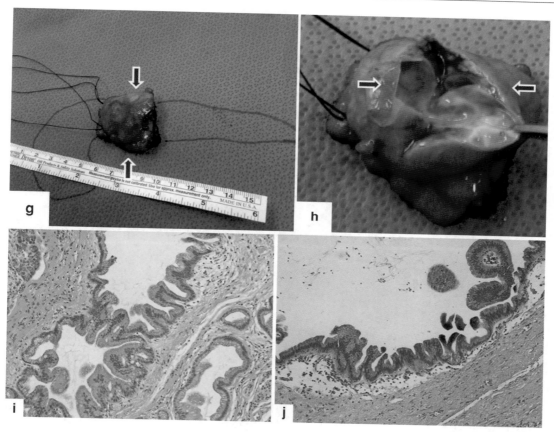

图 8.32（续） 手术标本（**g**）显示一个圆形、分叶状、浆膜面光滑肿瘤。切开后标本（**h**）显示多分隔囊性肿块，其内含有黏液样物（箭标所示）。组织学切片（**i**，**j**）显示囊性肿块为 IPMN，伴有局灶上皮中级别异型增生（**j**），胃型（HE 染色，20×）

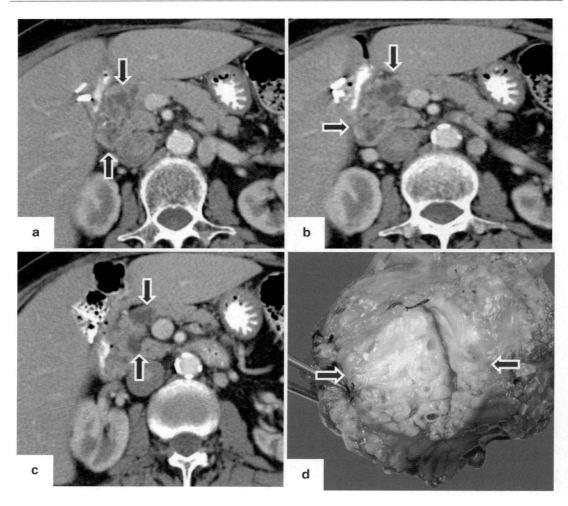

图 8.33 恶性混合型 IPMN 的 CT 表现。77 岁女性患者，有乳腺癌、甲状腺癌，以及 2 型糖尿病病史。因上腹痛、恶心呕吐来医院急诊。常规超声检查发现胰腺占位。EUS 进一步明确了胰腺占位，行活检提示为胰腺癌。增强 CT（**a~c**）可见胰头部边界不清、内含实性成分的多囊性肿块（箭标所示），未见胰管及胆总管扩张。患者行保留幽门的 Whipple 术，术后大体标本（**d**）显示黄色、质实肿块，内见多发小囊及实性成分（箭标所示）。病理诊断为 IPMN 伴浸润性癌并侵犯十二指肠壁

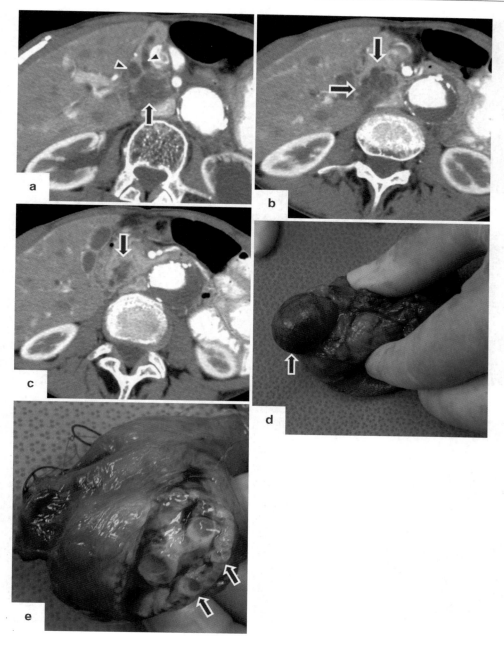

图 8.34 恶性混合型 IPMN 的 CT 表现。80 岁女性患者，外院提示胰腺内复杂多分隔囊性占位。超声内镜细针穿刺检查提示胰腺结节状囊性肿块。囊液检查存在 KRAS 基因突变。增强 CT 横断面（**a~c**）图像显示胰头钩突部分叶状多囊型肿块（箭标所示）。胰管及胆总管轻度扩张（箭头所示），且可见大的腹主动脉瘤。患者行保留幽门的 Whipple 术。术后大体标本（**d**）显示一个大的、包膜光滑、葡萄簇状肿块（箭标所示）。大体标本切开后（**e**）见肿块内部由多发小囊构成，内含黏液（箭标所示）。病理诊断为 IPMN 伴上皮多灶性高级别异型增生，未见浸润

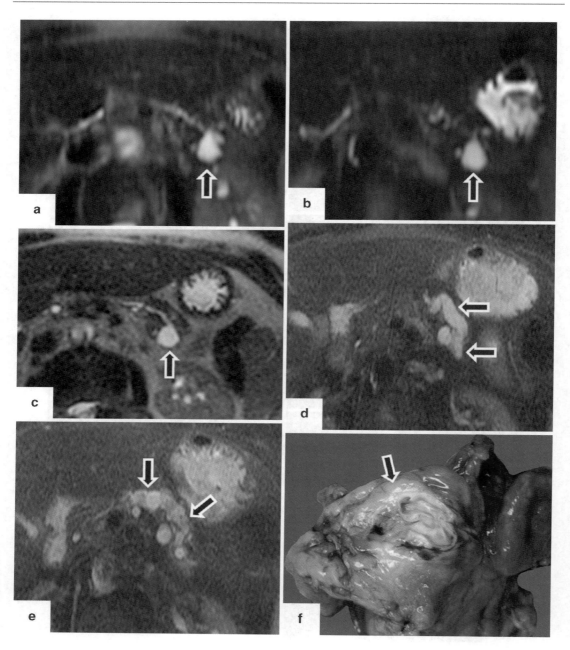

图 8.35　恶性混合型 IPMN 合并主胰管逐渐增宽的 MRI 表现。78 岁女性患者，无症状胰腺囊性占位行 MRI 随访 4 年。最近一次 MRI 检查提示邻近的胰管明显扩张。T2 加权单次激发快速自旋回波横断面图像：（**a**）第一次检查，（**b**）1 年后，（**c**）3 年后——胰尾部一个较稳定的小囊状肿块（箭标所示）。4 年后 T2 加权单次激发快速自旋回波横断面（**d**，**e**）图像显示胰体尾部主胰管明显扩张（箭标所示）。值得注意的是囊性肿块依然未发现明显的变化。行胰腺末端、脾脏切除术。大体标本（**f**）（箭标所示）显示肿块多囊性，内含清亮黏液。病理诊断为 IPMN 伴低级别异型增生。切缘阴性呈慢性胰腺炎改变

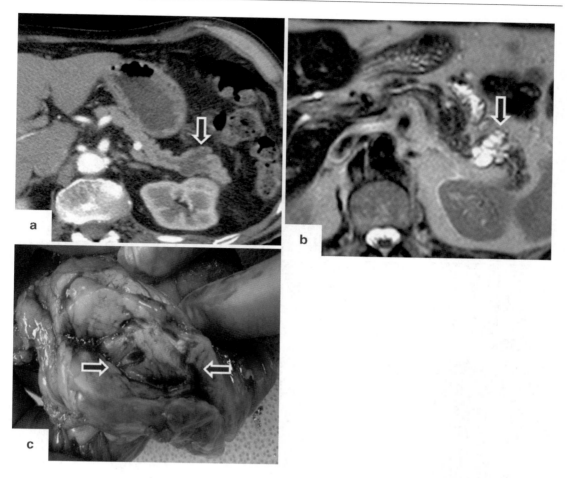

图 8.36　CT/MRI 检查偶然发现分支型 IPMN。78 岁男性患者以评估腹主动脉瘤为目的行腹部常规超声检查时，偶然发现胰腺囊性占位。EUS 细针穿刺检查见非典型细胞并见黏液样物质。增强 CT 横断面（**a**）图像可见胰尾部囊性肿块（箭标所示）。单次激发快速自旋回波 T2 加权像横断面（**b**）见囊性肿块由多个大小不一小囊组成（箭标所示）。行胰尾部及脾脏切除术。术后大体标本（**c**）可见胰腺多囊性肿块（箭标所示）。病理诊断为分支胰管型 IPMN，低级别异型增生

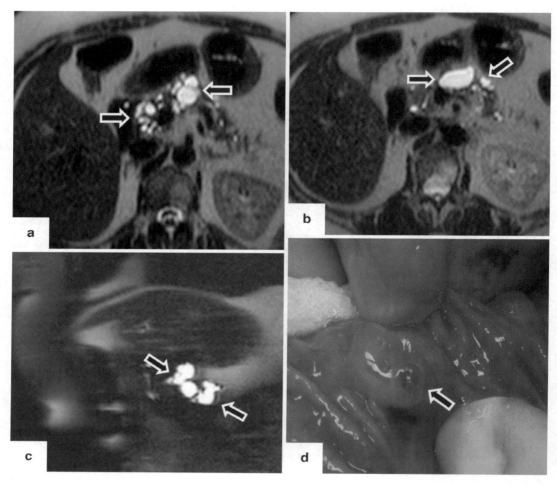

图 8.37 　分 支 胰 管 型 IPMN 病灶逐渐增大。
58 岁无症状女性患者，外院诊断为胰腺囊性肿瘤。
最后一次 MRI 检查提示该患者囊性肿块明显增大
（未显示）。T2 加权单次激发快速自旋回波横断面 （a，b）和冠状面（c）见胰体部（箭标所示）多
分叶状囊性肿块和胰颈部、尾部小囊状病灶。（d）
显示黏液从手术切除的十二指肠的大乳头溢出
（箭标所示）

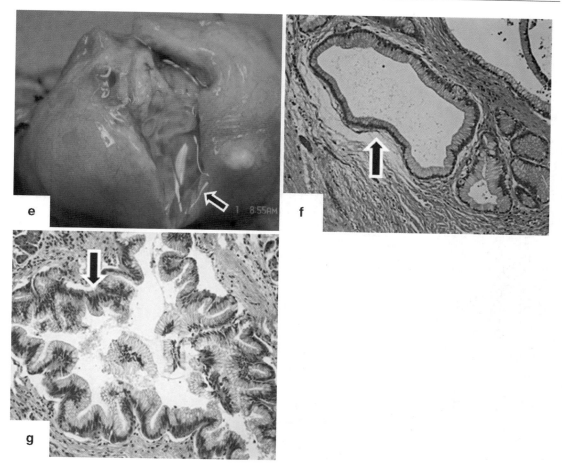

图 8.37（续） 大体标本（**e**）显示肿块为囊性、内部富含黏液（箭标所示）。组织学切片（**f, g**）显示为胃型（**f**）（箭标所示）IPMN 伴中级别异型增生（**g**）（箭标所示）（HE 染色，20×，40×）

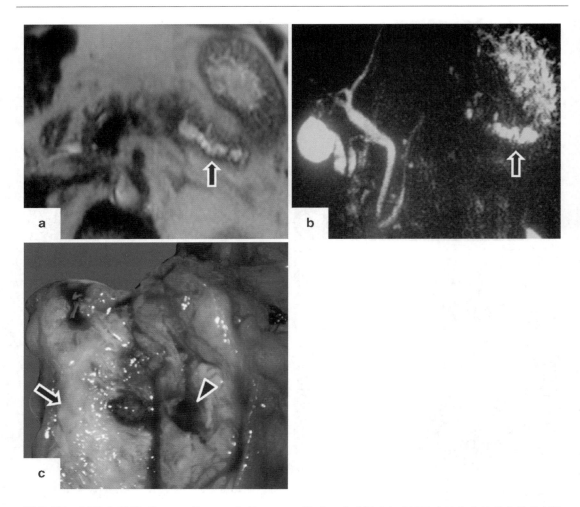

图 8.38 恶性主胰管型 IPMN 的 MRI 表现。81 岁男性患者，背痛、体重减轻 4 个月行 MRI 检查。T2 加权单次激发快速自旋回波横断面（**a**）和 MRCP 厚层（**b**）显示明显扩张的主胰管（箭标所示）在胰体部明显截断。患者行远端胰腺切除术。术后标本（**c**）显示病灶为实性黄色肿块（箭标所示）。注意通向该肿块的末端主胰管扩张（箭头所示）。最终病理诊断证实胰腺浸润性腺癌由 IPMN 恶变发展而来。

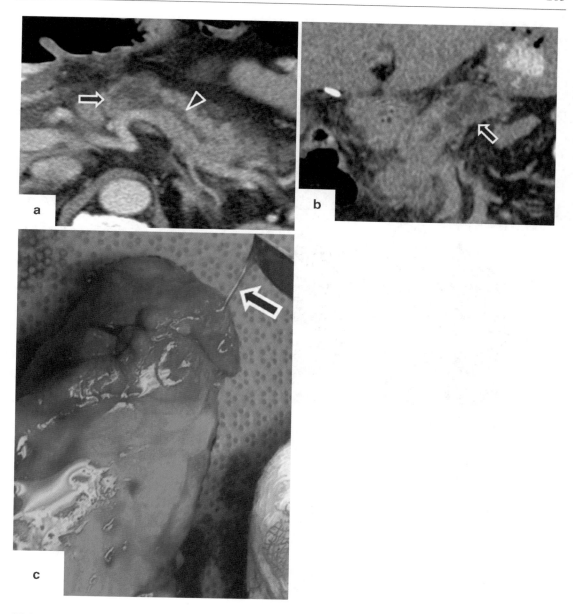

图 8.39 主胰管型 IPMN 伴微浸润。59 岁男性患者，有多次急性胰腺炎病史。增强 CT 横断面（**a**）和冠状面（**b**）图像显示，在胰体部一个边界不清的囊性肿块（箭标所示）与扩张的主胰管相通（箭头所示）。行胰尾部及脾脏切除术。手术大体标本（**c**）可见囊性肿块，其内充满黏稠的黏液样物（箭标所示）

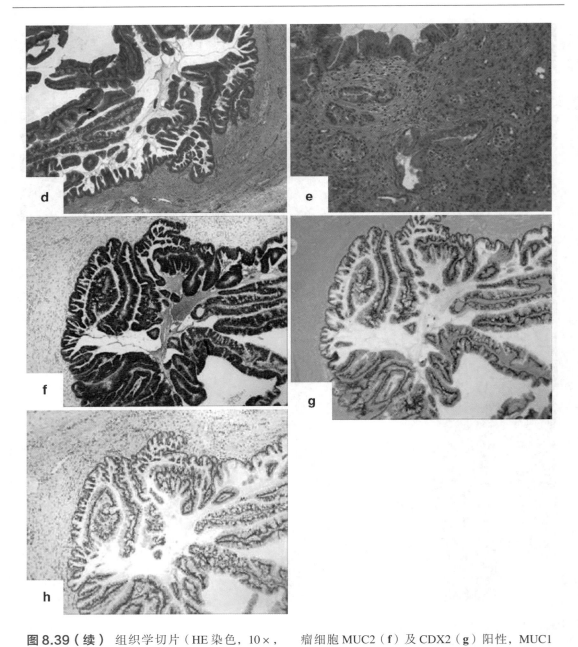

图 8.39（续） 组织学切片（HE 染色，10×，20×）示肠型（d）IPMN 伴局灶性浸润（e）。肿瘤细胞 MUC2（f）及 CDX2（g）阳性，MUC1（h）阴性（免疫组化染色，10×）

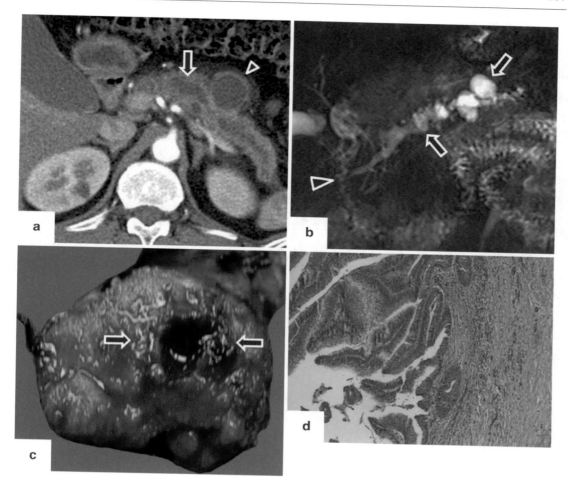

图 8.40 恶性主胰管型 IPMN 合并胰腺分裂。48 岁男性患者，有反复发作胰腺炎病史，近期诊断为胰腺分裂症。EUS 细针穿刺检查提示胰腺囊性占位，并查见不典型细胞及黏液成分。增强 CT 横断面（**a**）图像可见扩张的主胰管（箭标所示）和胰体部小囊状肿块（箭头所示）。MRCP 厚层（**b**）可见明显扩张的形态不规则的主胰管（箭标所示）汇入副乳头（箭头所示），且在胰体部见多发性大小不一的囊性肿块（箭标所示）。行 Whipple 术切除全胰及脾脏。大体标本（**c**）见明显扩张的主胰管（箭标所示）。组织病理学检查（**d**）证实为侵润性 IPMN，肠型，累及胰周软组织（HE 染色，10×）

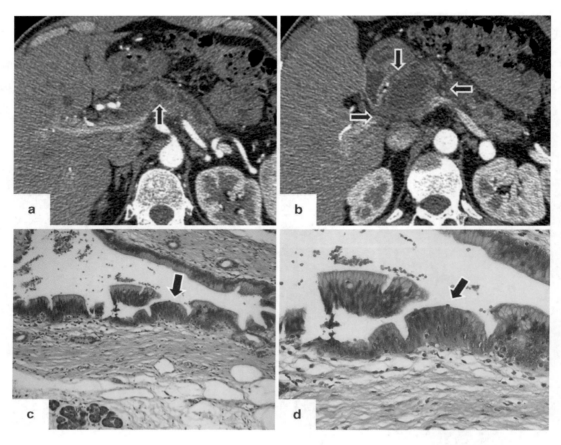

图 8.41 恶性主胰管型 IPMN。61 岁男性患者，有反复发作急性胰腺炎病史。增强 CT 横断面（**a~b**）图像显示胰头部边界不清的囊性肿块（箭标所示），主胰管扩张。患者行扩大 Whipple 术。术后病理检查（**c**，**d**）证实为 IPMN 伴中级别异型增生（箭标所示）（HE 染色，20×，40×）

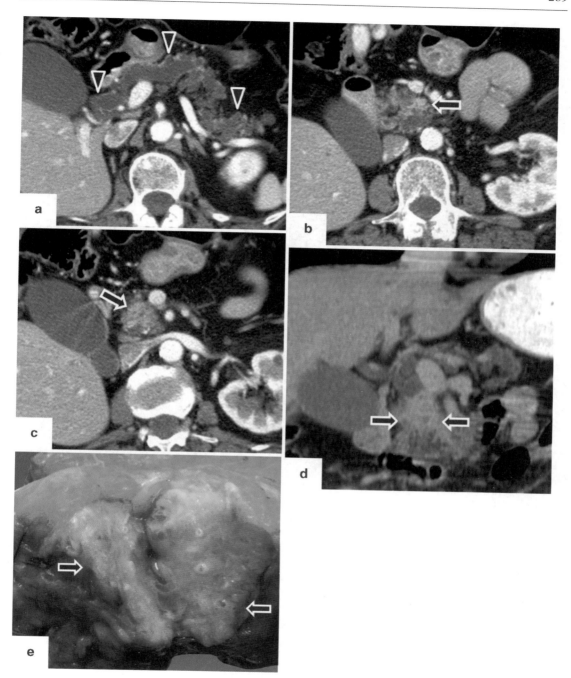

图 8.42　恶性主胰管型 IPMN。82 岁女性患者，胰岛素依赖性糖尿病且碱性磷酸酶升高至556U/L。CT 和 EUS 检查可见胰头部 3cm 大小肿块且胆总管扩张至 1.1cm。FNA 检查病灶囊液CEA 达 258ng/ml。增强 CT 横断面（**a~c**）及冠状面（**d**）图像显示，胰头部实性肿块（箭标所示）与明显扩张的主胰管相通（箭头所示），且胰腺实质萎缩。行保留幽门的 Whipple 术。术后大体标本切开后（**e**）见实性、黄色肿块（箭标所示）。病理诊断为胰腺癌，由 IPMN 进展而来

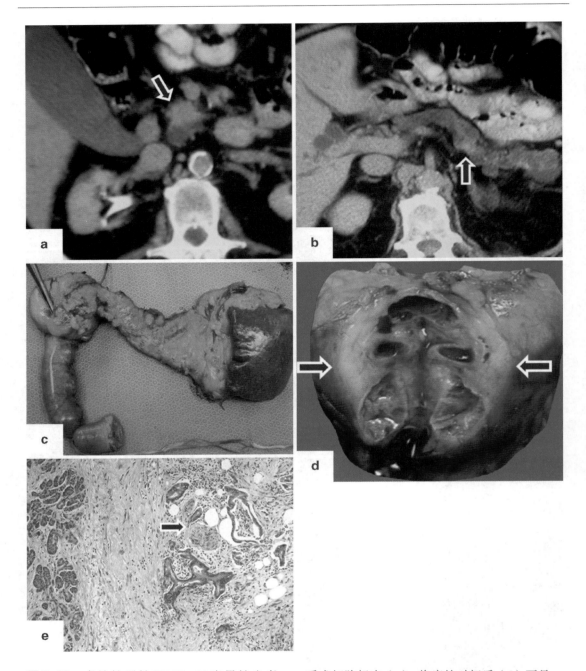

图8.43 多灶性恶性IPMN。82岁男性患者，因黄疸、腹泻、体重减轻行增强CT检查。增强CT横断面图像（**a**，**b**）显示胰头及体部实性肿块（箭标所示）。胰腺实质内可见小囊状肿块，主胰管明显扩张，胰腺实质萎缩。行全胰切除术。手术切除标本（**c**）。将病灶对切后（**d**）可见一个囊性肿块内壁光滑（箭标所示）。组织学切片（**e**）（HE染色，4×）显示由IPMN进展而来的中分化腺癌（箭标所示）。另一个腺癌病灶（未显示）如CT中描述的位于胰体部

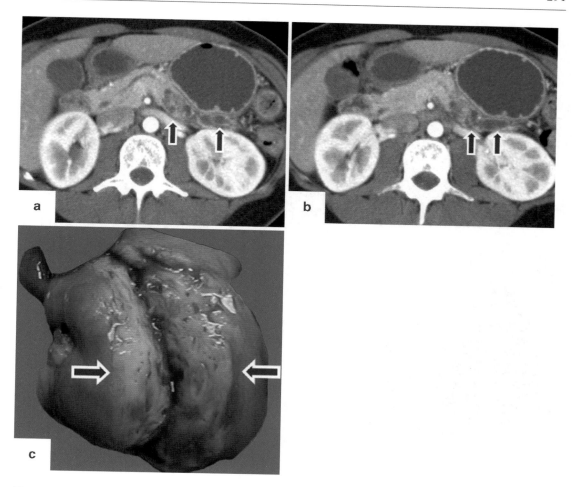

图 8.44 恶性主胰管型 IPMN。55 岁女性患者，腹部不适、体重减轻。增强 CT 横断面图像（**a，b**）显示胰腺体尾部主胰管明显扩张伴附壁结节形成（箭标所示），胰腺实质萎缩。行远端胰腺及脾脏切除术。手术切除标本（**c**）可见胰腺一个实性、质硬的黄色肿块（箭标所示）。病理诊断为 IPMN 伴浸润性腺癌

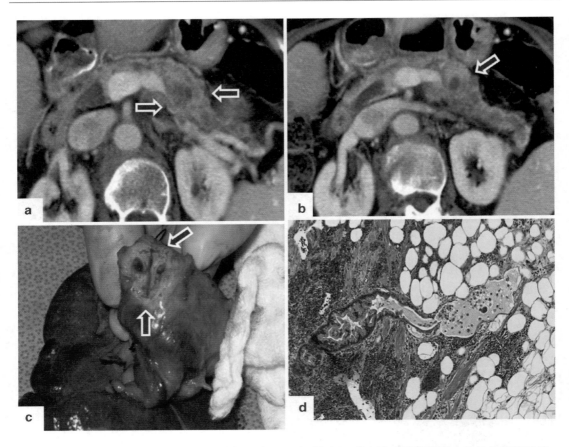

图 8.45　恶性主胰管型 IPMN。84 岁女性患者，8 个月前诊断为胰腺癌，未行手术治疗。给予 9 个疗程的化疗，疗效显著。多次腹部 CT 随访显示病灶显著缩小。增强 CT 横断面图像（**a，b**）显示胰体部边界不清、形状不规则实性肿块（箭标所示），致上游主胰管扩张，肿块包饶脾静脉，行远端胰腺及脾脏切除术。术后大体标本（**c**）可见肿块囊实性（箭标所示）。组织学切片（**d**）显示由 IPMN 进展而来的中分化腺癌，可见淋巴管侵犯（HE 染色，10×）

图 8.46 主胰管型 IPMN 伴高级别异型增生。72 岁女性患者，10 年前行 Whipple 术，病理诊断为十二指肠绒毛状腺瘤癌变，癌变成分为中分化腺癌。随访期间腹部 CT 见胰腺占位，增强 CT 横断面（**a，b**）图像显示胰腺实质广泛萎缩伴主胰管扩张（箭标所示），胰体部见一个软组织肿块（箭标所示）。术中超声图像（**c**）显示扩张的主胰管及乳头状壁结节（箭标所示）。患者行远端胰腺及脾脏切除术。术后大体标本（**d**）显示混杂的囊性肿块，内见多发的乳头状结节（箭标所示）。病理诊断为 IPMN 伴高级别异型增生，未见浸润。组织学切片（**e1，e2**）（HE 染色，100×）显示低级别异型增生（**e1**，核卵圆形，轮廓清晰，位于细胞基底部，其上胞质富含黏液）与高级别异型增生（**e2**，细胞排列不规则，无极性，细胞核深染，染色质浓缩，核膜不规则，胞质黏蛋白丢失）的区别

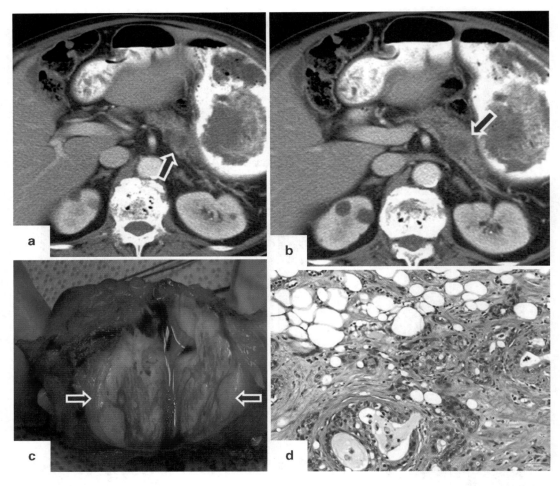

图 8.47 恶性主胰管型 IPMN。84 岁男性患者，有慢性髓系白血病、糖尿病病史，血糖无法控制且体重减轻 25 磅。增强 CT 横断面（a，b）图像显示胰体部一个低密度、边界不清的软组织肿块（箭标所示），上游胰腺实质萎缩。行远端胰腺及脾脏切除术。大体标本（c）可见一个实性、黄色、质硬肿块（箭标所示）。组织病理学切片（d）证实病变为起自 IPMN 的低至中分化腺癌，侵犯胰周软组织（HE 染色，20×）

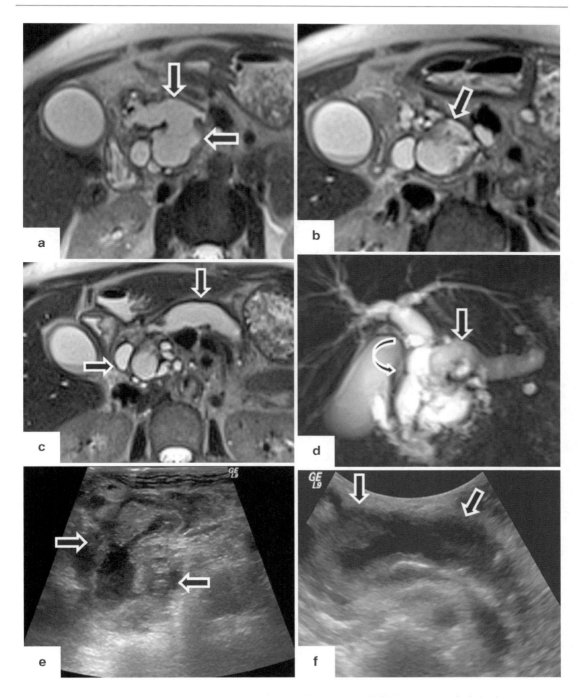

图 8.48　恶性主胰管型 IPMN。77 岁女性患者，胃肠不适 3 年。T2 加权单次激发快速自旋回波横断面（**a~c**）图像和 MRCP 厚层（**d**）图像显示胰头部多分叶状囊性肿块（箭标所示）与扩张的主胰管相通，胰腺实质萎缩，合并肝内、外胆管扩张（**d**）（弯箭标所示）。术中超声（**e**，**f**）显示胰头部囊实性、复杂肿块（箭标所示），扩张的主胰管内见乳头状壁结节。行全胰及脾脏切除术

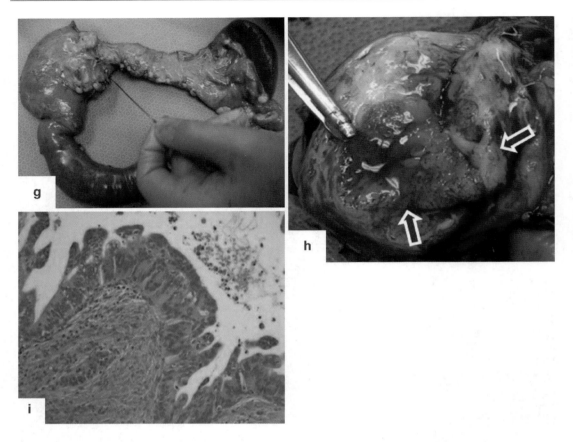

图 8.48（续）（g）为外科手术切除的大体标本。标本切面（h）显示肿块呈实性、边界不清、白色、质硬结节，内含丰富黏液（箭标所示）。组织学切片显示 IPMN 伴高级别异型增生 / 原位癌的区域（HE 染色，10×）

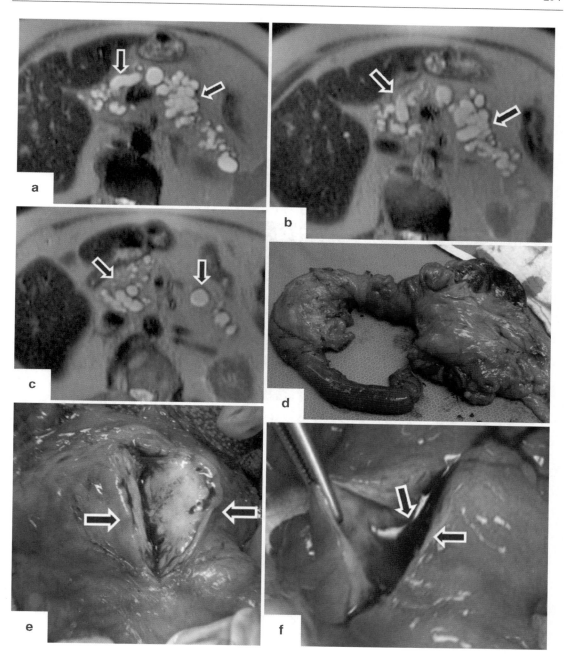

图 8.49 恶性主胰管型 IPMN。83 岁女性患者，有急性胰腺炎病史。EUS 细针穿刺报告为胰头部腺癌。T2 加权单次激发快速自旋回波横断面（**a~c**）图像显示全胰多发性囊性肿块，近胰体部主胰管扩张（箭标所示），胰腺实质萎缩。行全胰及脾脏切除术。（**d**）为手术切除标本。（**e**）显示胰头部一个实性黄色肿块（箭标所示）。（**f**）显示胰体部另一个囊性肿块，囊内充满黏液（箭标所示）。病理诊断为 IPMN 伴浸润性癌，最大浸润深度为 12.5 mm，肿瘤侵犯胰周软组织及十二指肠固有肌层

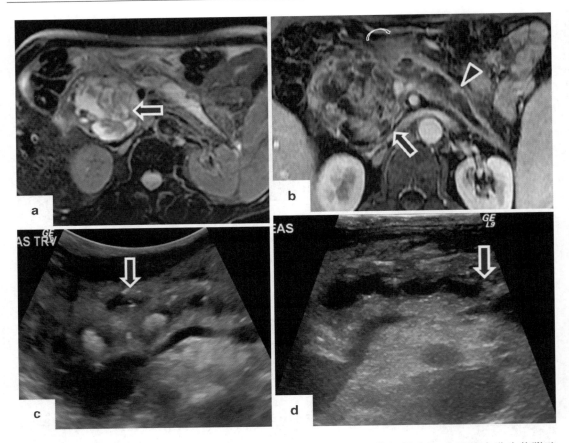

图 8.50　恶性混合型 IPMN。64 岁男性患者，有丙型肝炎病史，体重减轻 80 磅，近期患胰岛素依赖性糖尿病。T2 加权单次激发快速自旋回波横断面（**a**）图像显示胰头部复杂囊性肿块与扩张的主胰管相通，肿块内部呈低信号（箭标所示）。T1 加权抑脂横断面（**b**）图像显示肿块内部低信号组织强化（箭标所示），主胰管内乳头状附壁结节强化（箭头所示）。注意该肿块向胰周脂肪组织的局部进展（弯箭标所示）。术中超声检查（**c**，**d**）显示胰头部实性成分为主的混杂性、囊实性肿块（箭标所示）与扩张的主胰管相通，且主胰管内见附壁结节

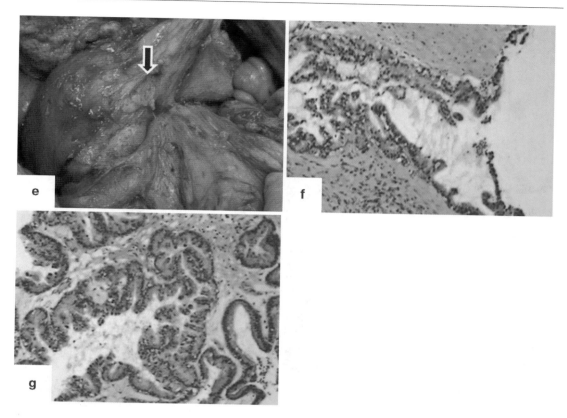

图 8.50（续） 术中可见肿瘤包绕肠系膜上静脉和肝门静脉，因此胰腺切除术取消。术中图片（**e**）显示胰腺肿块包绕肠系膜血管（箭标所示），于此处取活检，组织学切片（**f**，**g**）示由 IPMN 进展而来的中分化腺癌（HE 染色，10×，20×）

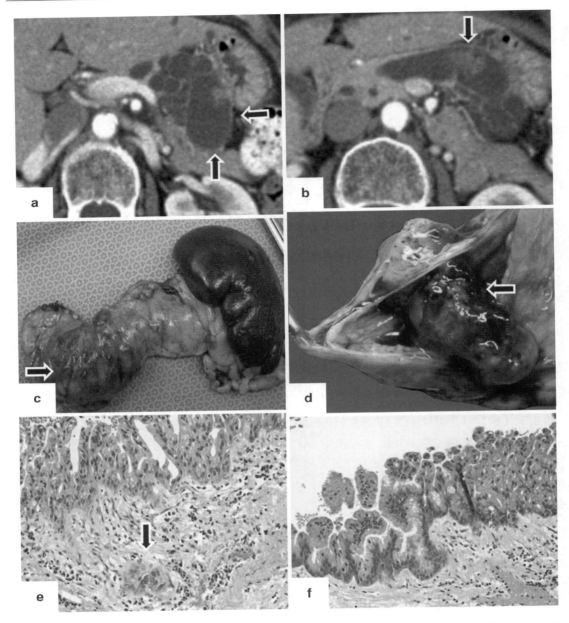

图 8.51 恶性混合型 IPMN。69 岁女性患者，常规腹部超声检查胆结石时，偶然发现胰腺肿块。增强 CT 横断面（**a**，**b**）图像显示胰体尾部多分叶状囊性肿块与明显扩张的主胰管相通，最大囊腔及胰管内可见附壁结节（箭标所示）。行远端胰腺及脾脏切除术。术后大体标本（**c**）可见胰体尾部大结节状肿块（箭标所示）。肿块切开后（**d**）可见突出的乳头状结构（箭标所示）。组织学切片（**e**，**f**）显示为 IPMN 伴局灶浸润，可见间质反应（**e**，箭标所示）。该 IPMN 可见从低级别异型增生到浸润癌的一系列病变（HE 染色，20×）

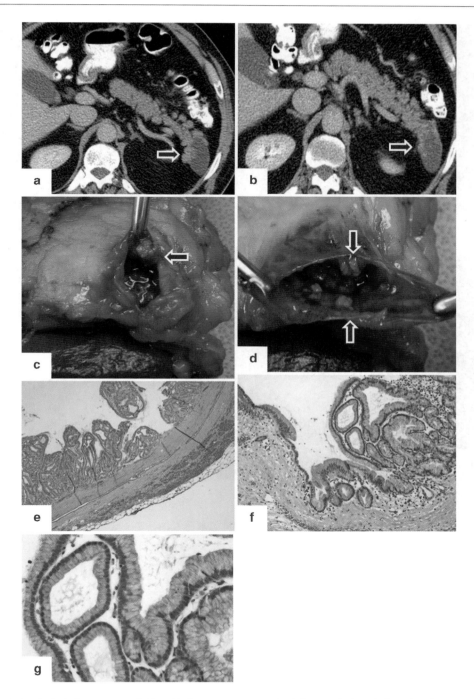

图 8.52　良性分支胰管型 IPMN 合并壁结节的 CT 表现。66 岁男性患者，有上腹痛病史。平扫 CT 可见胰腺占位。增强 CT 横断面（**a**，**b**）图像显示胰尾部卵圆形囊性肿块伴壁结节形成（箭标所示）。行胰体尾及脾脏切除术。术后标本（**c**，**d**）可见囊性肿块内多发壁结节（箭标所示）。组织学切片（**e~g**）证实为胃型 IPMN 伴低级别异型增生（HE 染色，4×，10×，40×）

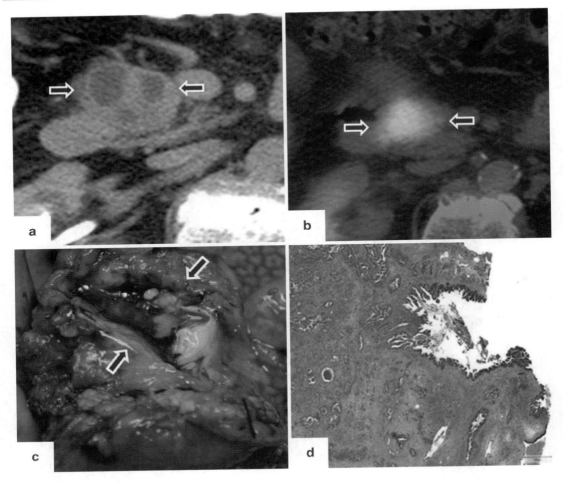

图 8.53 恶性分支胰管型 IPMN 的 CT 及 PET/CT 表现。82 岁无症状男性患者，一年前外院诊断为胰头部占位，未行手术治疗。增强 CT 横断面（**a**）图像显示胰头部混杂囊实性肿块（箭标所示）。PET/CT 横断面（**b**）图像可见胰头部高代谢肿块（箭标所示）。行保留幽门的 Whipple 术。术后大体标本（**c**）可见肿块呈实性伴灶性出血及黏液样物形成（箭标所示）。组织学切片（**d**）显示为 IPMN 进展而来的中分化腺癌（HE 染色，4×）

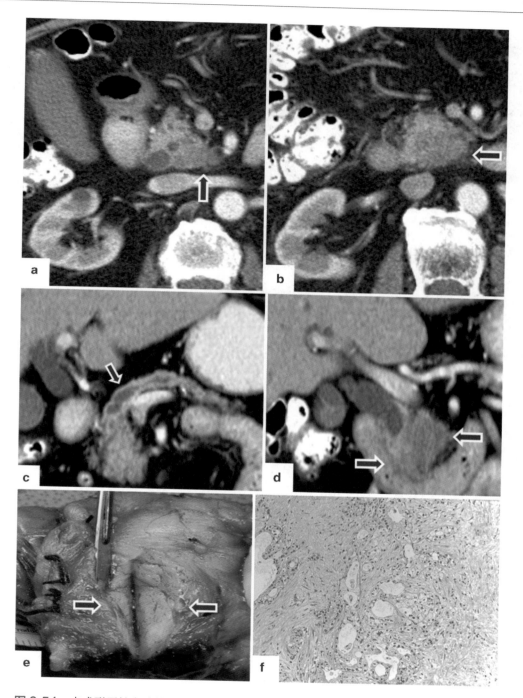

图 8.54　未成形恶性主胰管型 IPMN 的 CT 表现。77 岁男性患者，最近出现阻塞性黄疸。增强 CT（**a**，**b**）和冠状面（**c**，**d**）图像显示胰头钩突部未成形的低密度肿块（箭标所示）与扩张的主胰管、胆总管相通，胰腺实质萎缩。行保留幽门的 Whipple 术。术后大体标本（**e**）可见一个实性、黄色肿块（箭标所示）。组织学切片（**f**）显示为透明细胞型低分化腺癌，由胰胆管型 IPMN 进展而来（HE 染色，10×）

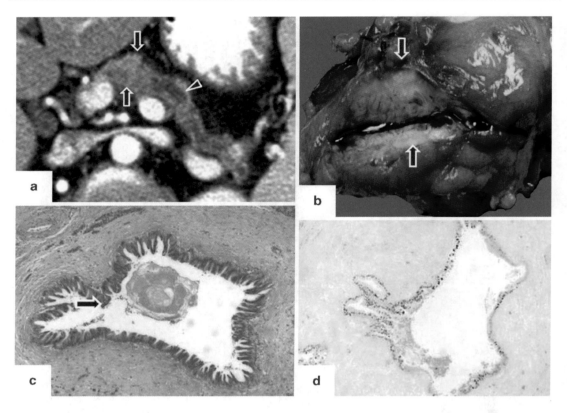

图 8.55　未成形恶性主胰管型 IPMN 的 CT 表现。73 岁女性患者，因急性憩室炎发作时行腹部 CT 检查时，发现胰腺占位。增强 CT 横断位图像（**a**）可见胰体部一个不成形的密度肿块（箭标所示），伴胰管扩张（箭头所示），患者行胰体尾及脾脏切除术。大体标本（**b**）可见胰腺肿块呈实性、白色、质硬（箭标所示）。组织学切片（**c**，**d**）显示由肠型 IPMN 进展而来的中分化腺癌（**c**）（箭标所示）（HE 染色，4×）；CDX2 阳性（**d**）（免疫组化染色，4×）

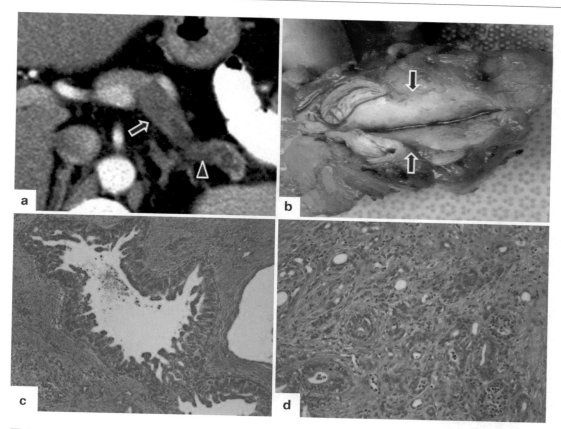

图 8.56 恶性主胰管型 IPMN 的 CT 表现。83 岁女性患者，行腹部超声检查尿路感染时，偶然发现胰腺占位性病变。增强 CT 横断面（**a**）图像显示胰体部未成形的低密度肿块（箭标所示），主胰管截断且上游胰管明显扩张（箭头所示）。胰尾部胰腺实质萎缩。行远端胰腺及脾脏切除术。大体标本可见一个实性、质硬、黄色肿块（箭标所示）。组织学切片（**c**，**d**）可见 IPMN 伴上皮高级别异型增生（**c**），及由之进展而来的中分化腺癌（**d**）（HE 染色，10×）

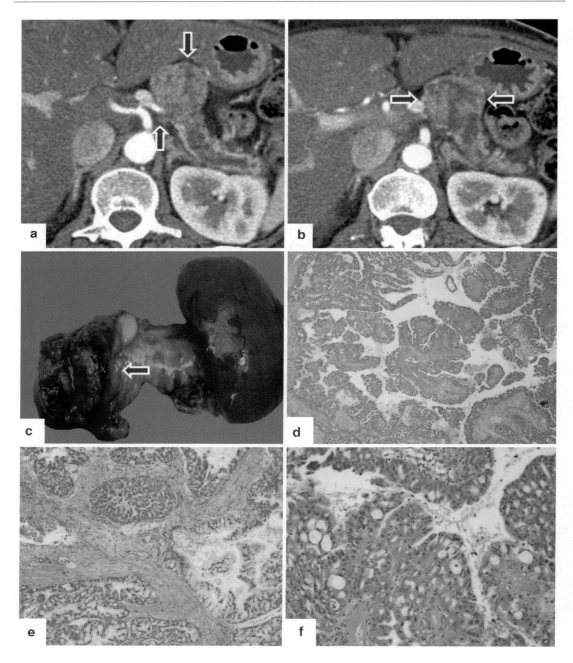

图 8.57 非典型主胰管型 IPMN 的 CT 表现。56岁女性患者，糖尿病、体重减轻数月行 CT 检查。增强 CT 横断面（**a、b**）图像显示胰体部一个圆形、多分叶状、多形性肿块（箭标所示），上游主胰管明显扩张。胰管内见多发附壁结节。行远端胰腺及脾脏切除术。手术切除标本（**c**）可见一个黄褐色、实性肿块合并出血（箭标所示）。组织学切片（**d~f**）证实为嗜酸细胞型 IPMN 伴局灶浸润（HE 染色，4×，10×，20×）

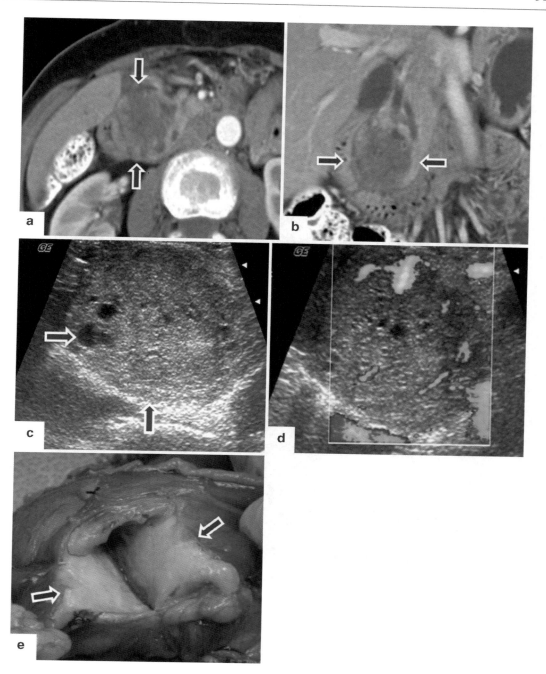

图 8.58 实性成分为主 IPMN 的 CT 表现。67 岁女性患者，消化不良、腹部不适行 EUS 细针穿刺检查，提示胰头部强回声肿块内含小囊腔。囊液分析见上皮来源的异型细胞，且 CEA 达 8 423 ng/ml。增强 CT 横断面（**a**，**b**）图像显示胰头部低密度圆形肿块（箭标所示）内含小囊状结构，主胰管、胆总管在肿块处截断且轻度扩张（箭标所示）。术中超声（**c**，**d**）显示圆形、分界较清楚的实性肿块，内含多囊状结构（箭标所示）。行保留幽门的 Whipple 术。术后标本切开（**e**）可见实性、黄色、边界不清肿块（箭标所示）。病理诊断证实胃型 IPMN 伴浸润性癌，浸润癌成分为高分化腺癌。肿瘤侵犯十二指肠壁及胰周软组织

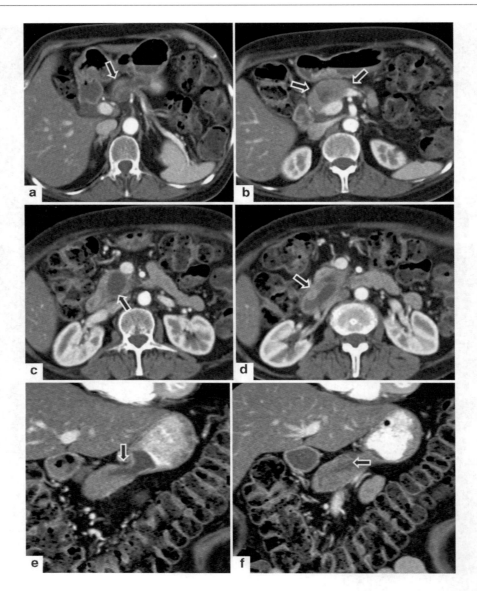

图 8.59 恶性 IPMN 伴胃及十二指肠瘘形成的 CT 表现。74 岁女性患者，体重减轻数月行 CT 检查。常规超声评估肝功能显示胰腺占位。行超声内镜检查显示扩张的主胰管内含乳头状结节，瘘管位于胃后壁及十二指肠第二段，可见黏液经瘘管排出。增强 CT 横断面（a~d）图像及冠状面（e，f）图像显示胰头颈部混杂的囊实性肿块（箭标所示），且证实此胰腺囊性肿块与十二指肠第二部分（d，箭标所示）及胃后壁（e，f，箭标所示）之间存在 2 个瘘管

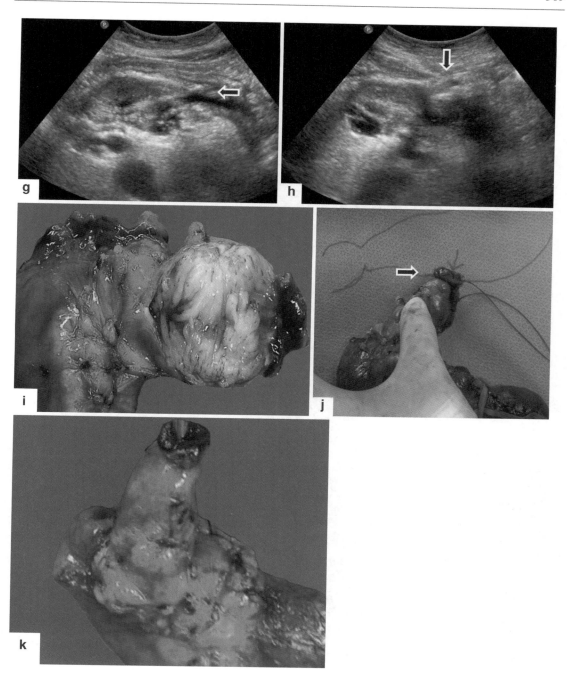

图 8.59（续） 术中超声检查（**g**，**h**）再次证实胰头颈部混杂囊实性肿块（箭标所示），且该肿块与胃后壁形成瘘管（箭标所示）。行保留幽门的 Whipple 术及部分胃切除术。大体标本（**i**）显示肿块质软、白色，内含黏液。图（**j**，**k**）显示切除的胰腺肿块和部分胃，以展现瘘管形成区域（箭标所示）

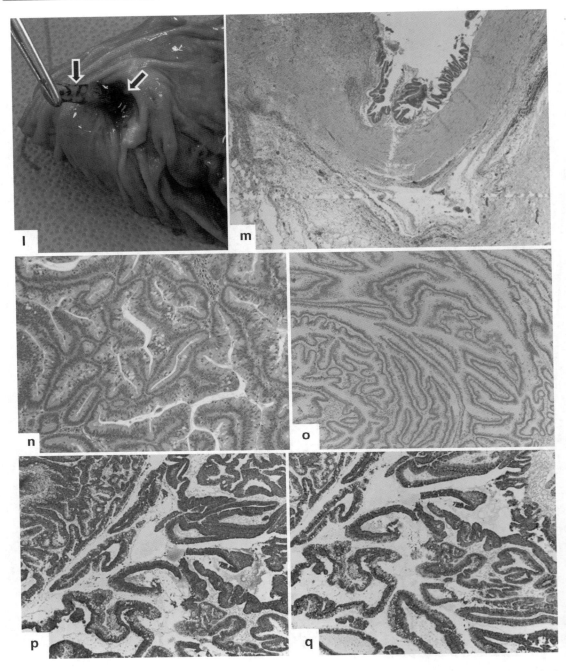

图 8.59（续） 大体标本可见大量黏液自十二指肠第二段与胰腺间形成的瘘道挤压入十二指肠（箭标所示）。组织学切片（m，n）显示导管腺癌侵犯胰周软组织（HE 染色，10×）。免疫组化染色显示肿瘤细胞 MUC1 阴性（o），MUC2（p）和 MUC5 阳性（q），最后诊断为胃型、肠型混合型 IPMN 伴浸润癌（免疫组化染色，10×）

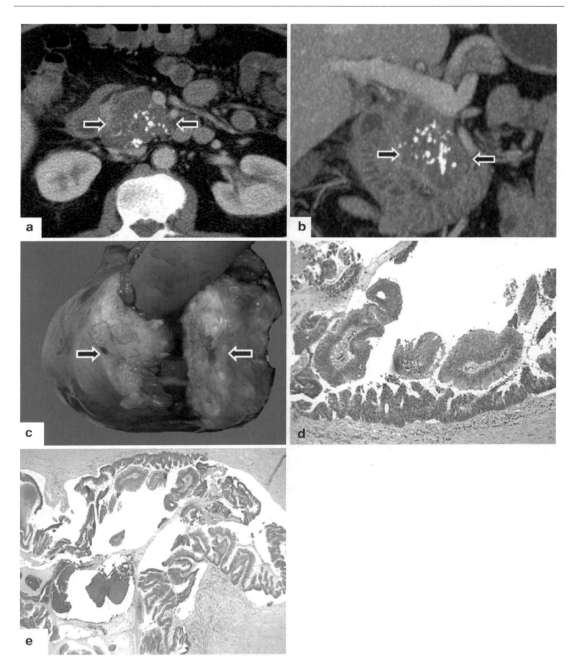

图 8.60 恶性主胰管型 IPMN 伴多发钙化的 CT 表现。63 岁男性患者，主诉腹痛。常规超声检查显示胰腺占位。行 EUS 细针穿刺，抽吸的液体分析可见异型细胞，提示黏液性肿瘤的可能。增强 CT 横断面（**a**）和冠状面（**b**）图像显示胰头部低密度肿块伴多发钙化（箭标所示）。患者行保留幽门的 Whipple 术。术后大体标本切面（**c**）显示肿瘤呈实性、黄色、质硬，其内可见钙化（箭标所示）。显微镜下检查证实这一例为肠型 IPMN 并进一步进展为中分化黏液腺癌。组织学切片（**d**，**e**）显示 IPMN 伴高级别异型增生区域（HE 染色，40×，10×）

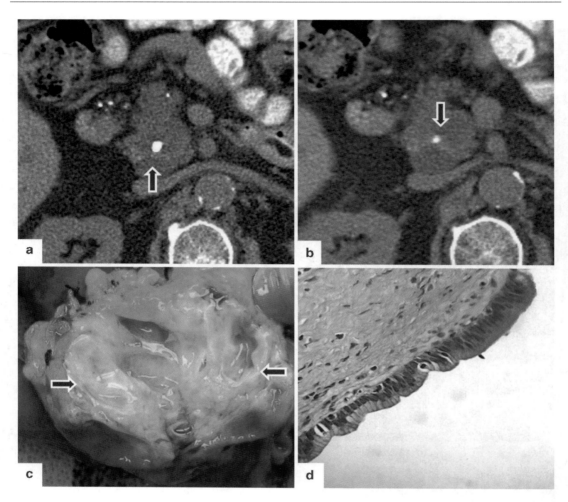

图8.61 非侵润性 IPMN 合并中央钙化的 CT 表现。82 岁男性患者，恶心、近年来体重明显减轻行 CT 检查。实验室检查血 CEA 为 64 ng/ml，血淀粉酶为 82 000 U/L。CT 横断面（**a，b**）图像显示胰头部低密度、分叶状肿块，中心见钙化成分。患者行保留幽门的 Whipple 术。术后大体标本切面（**c**）显示肿块呈多囊性，内含黏液（箭标所示）。组织学切片（**d**）证实为非侵润性胃型 IPMN 伴低级别异型增生（HE 染色，60×）

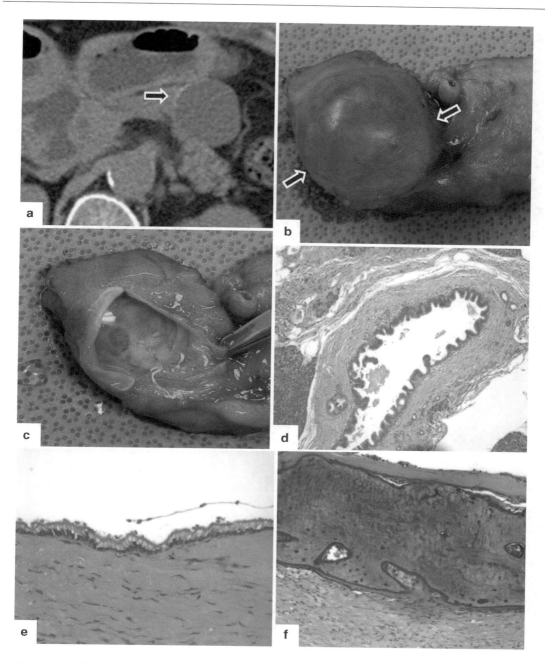

图 8.62 局部交界性 IPMN 合并囊周钙化的 CT 表现。78 岁女性患者，有结肠癌病史，随访期间腹部 CT 显示胰腺占位。CT 横断面图像（**a**）显示胰体部囊性肿块，病灶周围见薄型钙化灶（箭标所示）。行胰体尾部及脾脏切除术。术后大体标本（**b**）见囊性肿块外有光滑的浆膜（箭标所示）。病灶切开后（**c**）见肿块内壁光滑，内含黏液样物质。组织学切片（**d~f**）证实为 IPMN 伴低级别异型增生（**e**），局灶中级别异型增生（**d**）；囊壁可见骨化（+）（HE 染色，10×，40×）

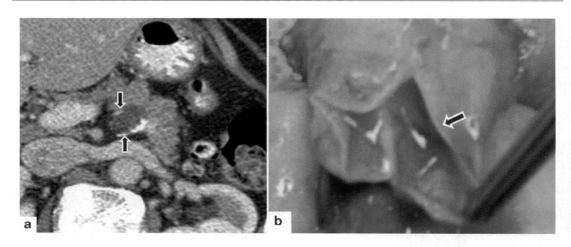

图 8.63 IPMN 合并病灶边缘钙化的 CT 表现。74 岁女性患者，行腹部 CT 检查时偶然发现胰腺占位性病变。增强 CT 横断面（a）图像可见胰体部一个卵圆形、局部外生型生长的囊性肿块，肿块外周见薄型钙化（箭标所示）。行胰体尾部及脾脏切除术。术后大体标本（b）见单囊性肿块（箭标所示）。病理检查证实为 IPMN 伴局部骨化

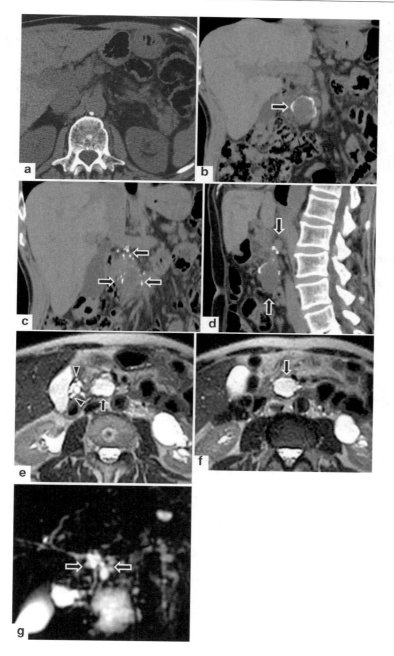

图 8.64 IPMN 伴高级别异型增生合并边缘钙化的 CT 表现。76 岁男性患者，因血尿就诊，行腹部 CT 检查时偶然发现胰腺占位性病变。行 EUS 细针穿刺检查见胰腺内囊性肿块，提示为分支胰管型 IPMN。囊液检查其内含黏液性肿瘤细胞，CEA 为 40 ng/ml。CT 横断面（**a**）、冠状面（**b**，**c**）及矢状面（**d**）图像显示胰钩突部一个卵圆形肿块，囊肿周围见厚的粗糙的钙化灶（箭标所示）。胰颈部及萎缩的胰体实质内亦见小钙化灶（**a**）。T2 加权单次激发快速自旋回波横断面（**e**，**f**）图像和 MRCP 厚层冠状面（**g**）图像证实为胰腺钩突部分叶状囊性肿块（箭标所示），以及胰沟槽部多囊性肿块（箭头所示）

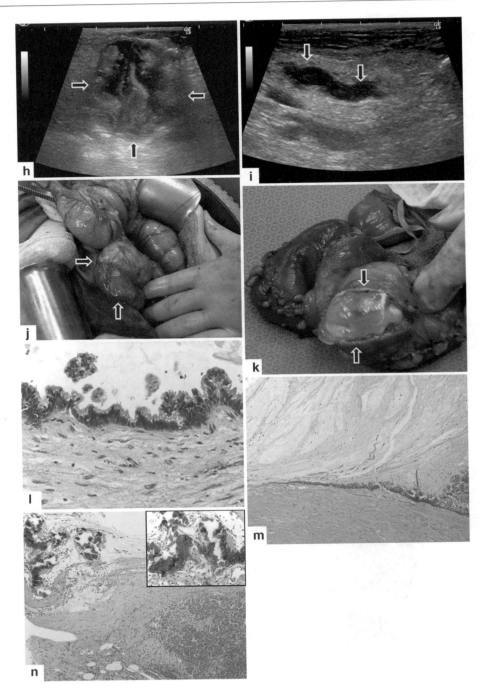

图 8.64（续） 术中超声检查见胰头部混杂性囊实性肿块（箭标所示）与扩张的主胰管相通，且内见乳头状结节（箭头所示）。术中（**j**）见胰头部多分叶状肿块（箭标所示）。患者行保留幽门的 Whipple 术。术后切除标本切面（**k**）见肿块呈囊性，内含大量绿色胶状黏液（箭标所示）。组织学切片证实为胃型 IPMN 伴中至高级别异型增生（**l**），可见黏液池形成（**m**）和钙化（**n**）（HE染色，20×，4×）

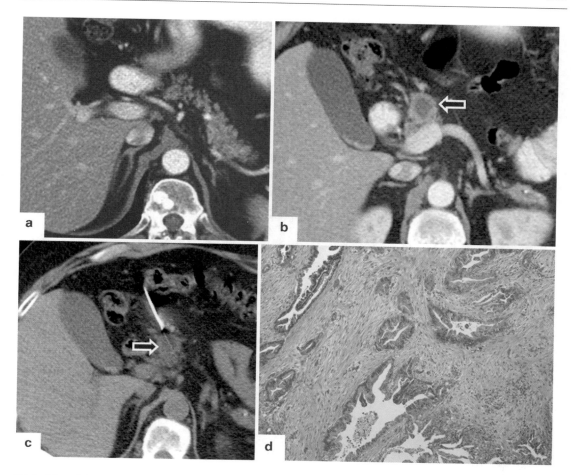

图 8.65 小侵润性 IPMN。74 岁男性患者，有前列腺癌病史，行放化疗治疗后主诉背痛。CT 检查随访发现胰颈部肿块。增强 CT 横断面（**a**，**b**）图像显示胰颈部一个圆形、1.2 cm 大小的低密度肿块（箭标所示）。行经皮穿刺 CT 引导下肿块穿刺活检（**c**，箭标所示）证实为胰腺癌。行 Whipple 手术治疗。组织学切片（**d**）显示由 IPMN 进展而来的中分化腺癌（HE 染色，40×）

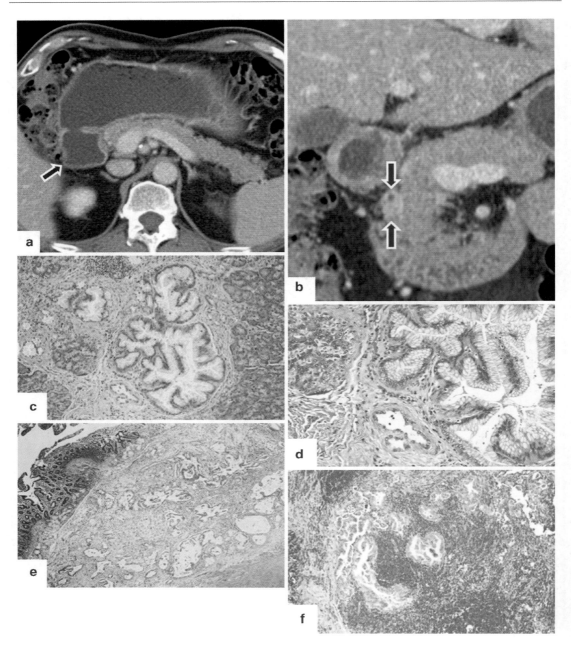

图 8.66 小侵润性 IPMN。60 岁男性患者, 腹胀、体重减轻 20 磅。增强 CT 横断面(**a**)和冠状面(**b**)图像显示胰腺沟槽处一个小的、异质性肿块(**b**)（箭标所示）。注意由于肿块压迫十二指肠第二部分致其梗阻而继发的十二指肠第一部分及胃的扩张（箭标所示，**a** ）。患者行保留幽门的 Whipple 术。组织病理学切片（**c~f**）显示为胃型 IPMN 及由之进展而来的高至中分化腺癌（**c**，**d** ）。肿瘤侵犯十二指肠壁（**e** ）及胰周软组织。切除的淋巴结可见癌转移（2/10）（**f** ）（HE 染色，4×，10×，2×，10×）

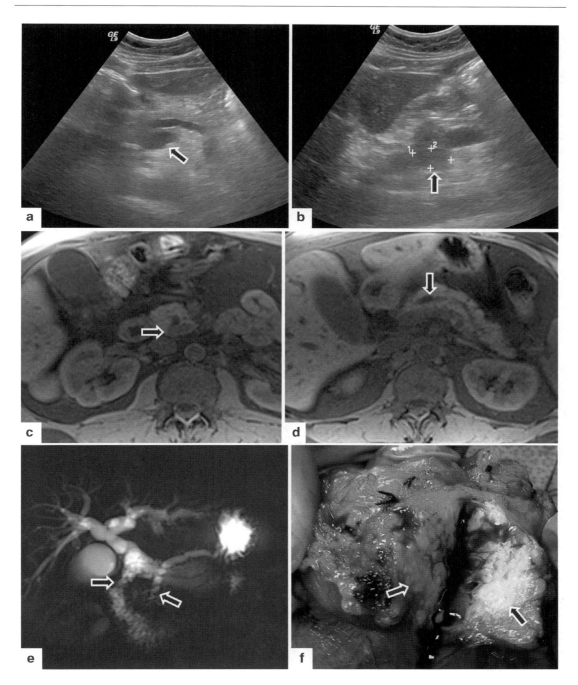

图 8.67 小浸润性 IPMN。43 岁女性患者，急性胰腺炎合并黄疸。常规腹部超声横断面（**a**）和矢状面（**b**）图像可见胰头部低回声肿块，主胰管扩张（箭标所示）。抑脂 T1 加权横断面图像（**c**，**d**）可见胰头钩突部低信号肿块（箭标所示），主胰管扩张（箭标所示）。MRCP 厚层（**e**）图像可见胰头阻塞部胆管、胰管扩张形成"双管"征（箭标所示）。患者行保留幽门的 Whipple 术。术后大体标本切面（**f**）显示肿块呈实性、质硬、黄色（箭标所示）

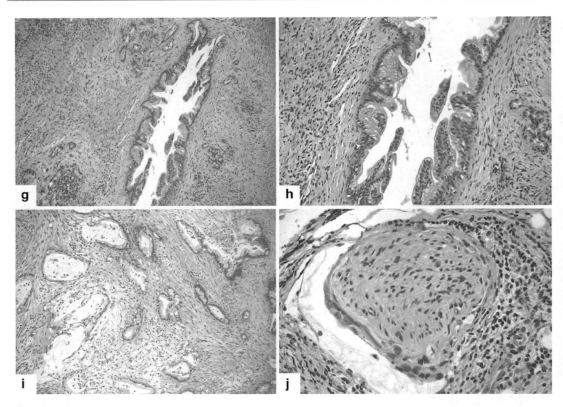

图 8.67（续） 组织学切片显示由 IPMN（g，i）（HE 染色，4×，40×）进展为浸润性低分化腺癌（i）（HE 染色，10×）。肿瘤侵犯胰周软组织。切除的 25 个淋巴结中有 7 个阳性，可见胰周神经侵犯（j）和淋巴管侵犯（HE 染色，60×）

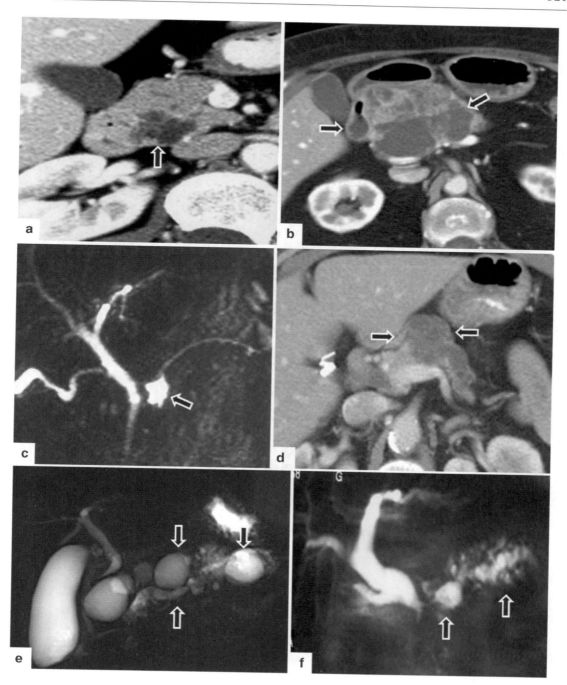

图 8.68 鉴别诊断。（**a，b**）浆液性囊性肿瘤（微囊型）（箭标所示）。（**c，d**）浆液性囊性肿瘤（寡囊型）（箭标所示）。（**e**）慢性胰腺炎合并多发假性囊肿（箭标所示）。（**f**）慢性胰腺炎继发胰管、胆管梗阻扩张，形成"双管征"

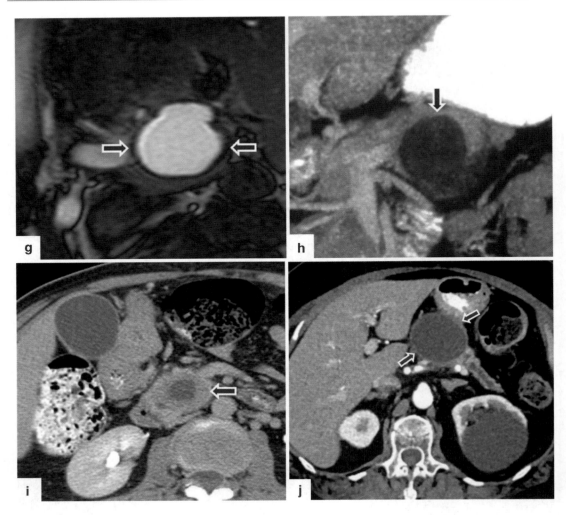

图8.68（续）（g，h）黏液性囊性肿瘤（箭标所示）。（i）坏死性胰腺癌（箭标所示）。（j）假性囊肿（箭标所示）

8.7.3 PET/CT

该检查用于可疑恶性IPMN（有利于分期及手术方案选择）。

表现（图8.53）
囊性/混杂胰腺肿块或胰外转移灶表现为高代谢。

> **要点**
> - 大多数IPMN的PET/CT检查结果为阴性，因为IPMN代谢活性差。

8.8 胰腺外恶性肿瘤

- IPMN患者患胰腺外恶性肿瘤的概率也很高。
- 尤其是胃和结直肠肿瘤。

> **要点**
> - 由于IPMN患者胰腺外恶性肿瘤发病率较高，建议行胃镜或肠镜检查以排除胃及结直肠肿瘤。

8.9 治疗

- IPMN病因仍认识不足。
- 对于该肿瘤的最佳治疗手段仍有很多不同意见。
- 应根据临床实际情况决定随访或手术治疗，如患者年龄、并存疾病及IPMN恶变的风险等。

- **以下情况建议手术切除：**
  - 梗阻性黄疸
  - 增强CT/MRI图像见强化实性成分
  - 主胰管直径≥10 mm
  - 需长期随访的年轻体健患者，其囊性病灶的直径2~3 cm时
  - 不管囊性病灶大小，若FNA或活检提示为高级别异型增生或浸润性癌
  - 若术中冷冻标本显示切缘为高级别异型增生或浸润癌，需进一步扩大手术切除范围
  - 所有患者术前均应告知有全胰切除的可能性。

- 多病灶分支胰管型IPMN患者，局部胰腺切除仅限于病灶局限于某一区域或某一区域病灶术前评估恶性风险最大（残余胰腺应密切随访）。

- 手术方式的选择取决于肿瘤部位及肿瘤累及范围。

- **手术方式：**
  - 胰十二指肠切除术
  - 胰体尾切除术
  - 全胰切除术
  - 肿瘤节段切除术

- IPMN伴微浸润癌的早期手术切除患者3年总体生存率为60%~80%。

- 部分胰腺切除术且切缘阴性的非浸润性IPMN患者，有10%复发的可能性。

- 伴浸润性癌患者建议术后行辅助治疗，即便切缘阴性或淋巴结转移阴性患者。

《福冈指南》：BD-IPMN

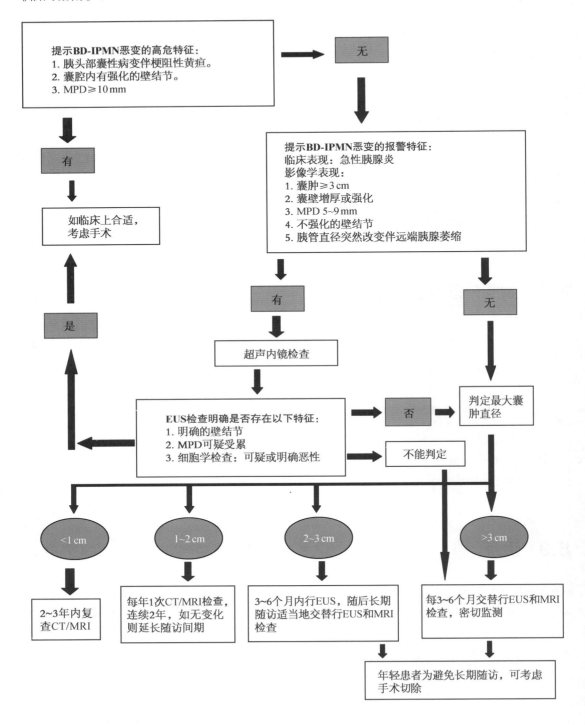

8.10　教学要点

IPMN

细胞来源	胰腺导管上皮细胞
病理学	囊变内衬不同异型程度的黏液上皮（低级别、中级别、高级别）及浸润癌 病理亚型：肠型，胰胆管型，嗜酸细胞型，胃型
解剖学分型	主胰管型 分支胰管型 混合型
表现	恶性潜能 浸润癌概率 35%
位置	胰头钩突部最常见
流行病学	男性＞女性，50~70 岁常见
临床表现	无症状偶然发现，腹痛，黄疸，急性胰腺炎，急性发作性糖尿病，腹泻，脂肪泻
实验室检查	大多数检查指标正常；CEA，CA19-9 升高；囊液检查 CEA ＞ 192 ng/ml
影像学表现	首选影像学检查：胰腺 MRI，EUS 单囊或多囊性肿块 类圆形、指状、管状、葡萄串状表现 混杂的囊实性肿块 实性肿块 主胰管扩张或合并壁结节 内部或外周钙化（少见）
鉴别诊断	寡囊型浆液性囊性肿瘤，黏液性囊性肿瘤，假性囊肿，坏死性神经内分泌肿瘤，坏死性腺癌
影像学检查指示恶性征象	累及主胰管 胰管明显扩张 弥漫或多灶性受累 出现大的实性壁结节或实性肿块 大的混杂性实性肿块 管腔成分钙化 胆总管梗阻
手术指征	阻塞性黄疸，主胰管直径 ≥ 10 mm，强化的实性结节，细胞学检查阳性，年轻患者囊肿 2~3 cm，需长期随访患者
随访	《福冈指南》

推荐参考文献

Pathophysiology and clinical manifestations of intraductal papillary mucinous neoplasm of the pancreas. http://www.uptodate.com/contents/ pathophysiologyand- clinical-manifestations-of intraductal-papillarymucinous- neoplasm-of-the-pancreas?detectedLangua ge=en&source=search_r esult&search=pathophysiology+and+clinical+ma nifestations+of+intraductal+papillary+mucinous+ neoplasm+of+the+pancreas&selectedTitle=1~15 0& provider=noProvider. Accessed 23 Sept 2013.

Adsay V, Mino-Kenudson M, Furukawa T, Basturk O, Zamboni G, Marchegiani G, et al. Pathologic evaluation and reporting of intraductal papillary mucinous neoplasms of the pancreas and other tumoral intraepithelial neoplasms of pancreatobiliary tract:Recommendations of verona consensus meeting.Annals of Surgery. 2015.

Diagnosis and treatment of intraductal papillary mucinous neoplasm of the pancreas. http://www. uptodate.com/contents/diagnosis-and-treatment-of-intraductalpapillary-mucinous neoplasm-of-the-pancreas. Accessed 15 Aug 2014.

Farrell JJ, Fernandez-del Castillo C. Pancreatic cystic neoplasms: management and unanswered questions. Gastroenterology. 2013;144(6):1303–15.

Grogan JR, Saeian K, Taylor AJ, Quiroz F, Demeure MJ, Komorowski RA. Making sense of mucinproducing pancreatic tumors. AJR Am J Roentgenol. 2001;176(4):921–9.

Irie H, Yoshimitsu K, Aibe H, et al. Natural history of pancreatic intraductal papillary mucinous tumor of branch duct type: follow-up study by magnetic resonance cholangiopancreatography. J Comput Assist Tomogr. 2004;28(1):117–22.

Kawamoto S, Horton KM, Lawler LP, Hruban RH, Fishman EK. Intraductal papillary mucinous neoplasm of the pancreas: can benign lesions be differentiated from malignant lesions with multidetector CT? Radiographics. 2005;25(6):1451–68; discussion 1468–70.

Ogawa H, Itoh S, Ikeda M, Suzuki K, Naganawa S. Intraductal papillary mucinous neoplasm of the pancreas: assessment of the likelihood of invasiveness with multisection CT. Radiology. 2008;248(3):876–86.

Remotti HE, Winner M, Saif MW. Intraductal papillary mucinous neoplasms of the pancreas: clinical surveillance and malignant progression, multifocality and implications of a field-defect. JOP. 2012;13(2):135–8.

Tanaka M, Chari S, Adsay V, et al. International consensus guidelines for management of intraductal papillary mucinous neoplasms and mucinous cystic neoplasms of the pancreas. Pancreatology. 2006;6(1–2):17–32.

Tanaka M, Fernandez-del Castillo C, Adsay V, et al. International consensus guidelines 2012 for the management of IPMN and MCN of the pancreas. Pancreatology. 2012;12(3):183–97.

Yamaguchi K, Kanemitsu S, Hatori T, et al. Pancreatic ductal adenocarcinoma derived from IPMN and pancreatic ductal adenocarcinoma concomitant with IPMN. Pancreas. 2011;40(4):571–80.

目录

9.1 自测

1. 胰腺实性－假乳头状肿瘤好发于老年女性。

   a. 正确

   b. 错误

2. 以下对胰腺实性－假乳头状肿瘤的描述中除了下列哪项，都是正确的：

   a. 在黑种人女性中更常见

   b. 恶性程度较低

   c. 最好发于胰腺体部

   d. 易坏死

   e. 起源细胞尚存在争议

3. 在胰腺实性－假乳头状肿瘤中以下免疫学标记表现为阳性，除了：

   a. 突触素

   b. CD10

   c. α-1抗胰蛋白酶

   d. 嗜铬粒蛋白

   e. β-连环蛋白

4. 以下各项是胰腺实性－假乳头状肿瘤的影像学特征，除了：

   a. 坏死

   b. 钙化

   c. 胰管扩张

   d. 厚壁

   e. 不均匀实性肿块

5. 该肿瘤发生肝转移并不是外科手术的禁忌证：

   a. 正确

   b. 错误

正确答案：1. b，2. c，3. d，4. c，5. a。

9.2 概述

- 非常罕见的肿瘤。
- 在所有胰腺肿瘤中所占比例<1%。
- 典型的发病人群为年轻女性。

- 罕见发生于男性。
- 好发于亚洲女性和黑种人女性。
- 诊断时平均年龄为30~35岁（范围10~74岁）。
- 肿瘤可位于胰腺的各个部位。
- 良性或低度恶性。
- 高达15%的肿瘤表现为侵袭性。
- 可发现周围组织的侵犯。
- 很少发生转移（肝脏、腹膜）。
- 淋巴结转移很少见。

9.3 组织病理学

- 细胞起源尚存在争议。
- 由于该肿瘤明显好发于女性，并且在胚胎发育时生殖脊与胰腺原基相邻，因此，有假说认为，胰腺实性-假乳头状肿瘤可能起源于胚胎发育早期与胰腺组织相连的生殖脊-卵巢原基相关细胞。
- 其他理论表明，该肿瘤可能起源于小的导管上皮细胞、腺泡细胞或者有外分泌和内分泌分化潜能的多能干细胞。
- 该肿瘤由实性生长区域和疏松失黏附的上皮样细胞形成的囊性区域组成，这种囊性区域可以发生出血。
- 附着于纤维血管束的上皮细胞层数可以不同。
- 周围细胞脱落形成假乳头。
- 实性区域可以出现坏死、泡沫状巨噬细胞、胆固醇肉芽肿和（或）钙化。

9.3.1 大体表现

- 肿瘤圆形或卵圆形，质软。
- 棕褐色，边界清晰。
- 可以伴有坏死、出血和囊性变区域。
- 纤维包膜较厚。
- 可能出现钙化。
- 平均大小为7~10 cm。

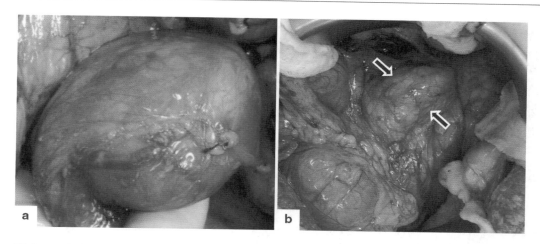

图 9.1 胰腺实性 – 假乳头状肿瘤在体内原位的大体表现。2 例患者术中大体标本，1 例患者胰头部见一个较大、卵圆形、有包膜、表面光滑肿块（**a**）；另一例患者胰体部和胰尾部见一个淡黄色、小分叶肿块（**b**）（箭标所示）

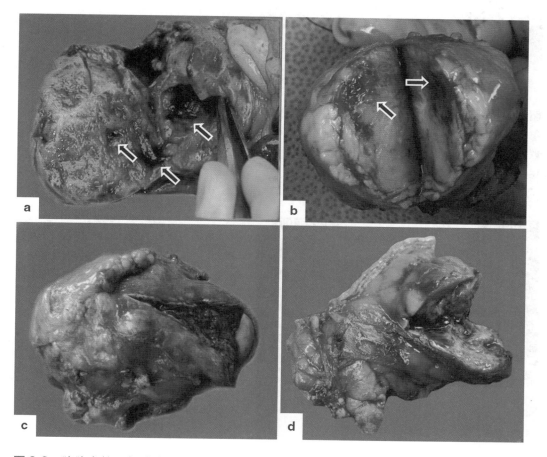

图 9.2 胰腺实性 – 假乳头状肿瘤的大体表现。4 个切开标本的大体标本显示（**a**）为一个部分囊性变肿瘤伴出血（箭标所示）；（**b**）为一个圆形、实性、白褐色、质软肿块，伴灶性出血（箭标所示）；（**c，d**）为圆形、有包膜、质软肿块，其内伴出血

9.3.2　镜下表现

- 纤细的纤维血管轴心表面衬覆温和的上皮细胞，胞质嗜酸性。
- 细胞质内存在PAS染色阳性的透明小体。
- **该肿瘤以下免疫标记为阳性：**
  - β-连环蛋白、神经元特异性烯醇化酶（NSE）、α-1 抗胰蛋白酶、CD10、CD56、突触素和孕激素受体（PR）

- **该肿瘤以下免疫标记为阴性：**
  - 嗜铬粒蛋白、上皮细胞膜抗原（EMA）、癌胚抗原（CEA）、胰蛋白酶、糜蛋白酶和脂肪酶

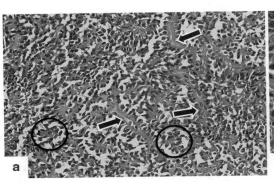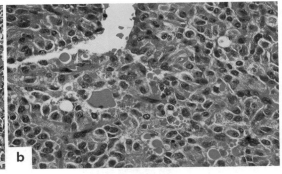

图9.3　胰腺实性–假乳头状肿瘤的镜下表现。组织学切片（**a**）显示纤细的纤维血管轴心（箭标所示）衬覆上皮细胞，并形成假乳头状结构。圆圈放大显示脱落的退变上皮细胞（HE染色，10×）。在更加实性的区域中，（**b**）细胞仍然保持黏附性，并可以分泌嗜酸性透明小体，这些透明小体PAS染色阳性（HE染色，20×）

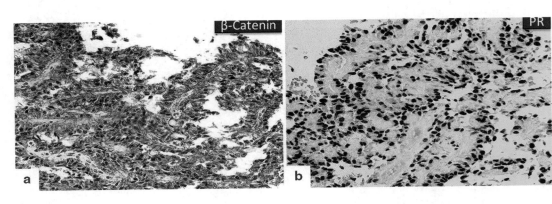

图9.4　胰腺实性–假乳头状肿瘤。免疫组化染色显示肿瘤细胞（**a**）β-连环蛋白核阳性表达（10×）和（**b**）孕激素受体（PR）（20×）表达阳性

9.4 临床表现

- 腹痛（最常见）。
- 无临床症状，偶然发现（体检或影像学检查时发现）。
- 腹胀。
- 触及腹部包块。
- 早饱感。
- 恶心、呕吐。
- 胰腺炎。
- 呕血。
- 黄疸。

9.5 实验室检查

- 无特异性。
- 少见表现：高胆红素血症，或淀粉酶、脂肪酶水平轻度升高。

- CEA和CA19-9标记为阴性。

9.6 影像学检查

- 首选影像学检查：CT、MRI。
- 在可疑病例中，也可以首选超声内镜检查。

9.6.1 超声

- 有包膜的肿块。
- 高回声。
- 低回声。
- 肿块成分复杂（实性及囊性成分，内部有间隔）。
- 中央或者周围强回声光点（钙化）。
- 彩色多普勒：无血流或富血流肿块。

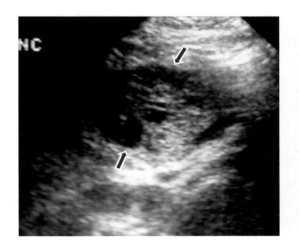

图9.5 实性–假乳头状肿瘤的超声表现。18岁女性患者，伴左上腹疼痛。矢状面图像显示胰尾部一个卵圆形、混杂型肿块（箭标所示），其内可见实性成分和囊性成分

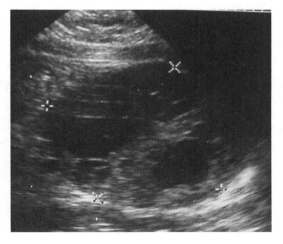

图9.6 实性–假乳头状肿瘤混杂的超声表现。23岁女性患者，伴上腹部饱胀感。横断面图像显示胰头部一个由实性和囊性成分组成的混合型肿块（十字形所示）

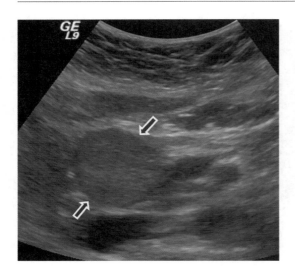

图9.7　胰腺实性-假乳头状肿瘤的超声表现。16岁女性患者，伴上腹痛。横断面图像显示胰头部一个较大的、圆形、实性肿块（箭标所示）

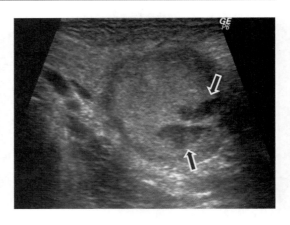

图9.9　伴有部分坏死的胰腺实性-假乳头状肿瘤。28岁女性患者，伴左上腹痛。术中超声横断面图像显示胰尾部一个较大肿块，肿块大部分为实性成分，并伴有少量囊性成分（箭标所示）

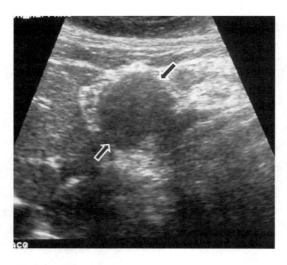

图9.8　胰腺实性-假乳头状肿瘤。18岁患者，伴有上腹痛。矢状面图像显示胰体部一个边界清晰的卵圆形、实性肿块（箭标所示）

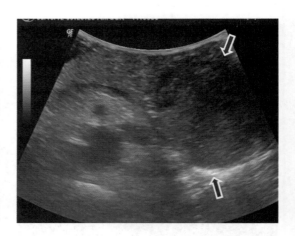

图9.10　不均质胰腺实性-假乳头状肿瘤的超声表现。38岁女性患者，伴左上腹不适。横断面图像显示胰尾部一个不均匀回声的肿块（箭标所示）

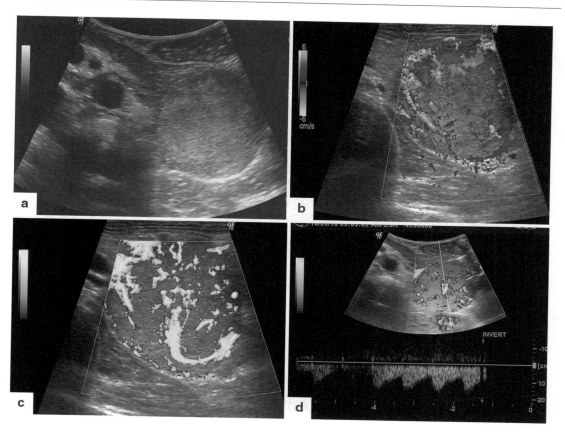

图9.11 术中超声显示一个富血供的实性–假乳头状肿瘤。29岁女性患者，伴左上腹饱胀感。灰阶（**a**）、彩色（**b**）和能量多普勒（**c**，**d**）横断面图像显示胰尾部一个圆形、实性、富血供肿块

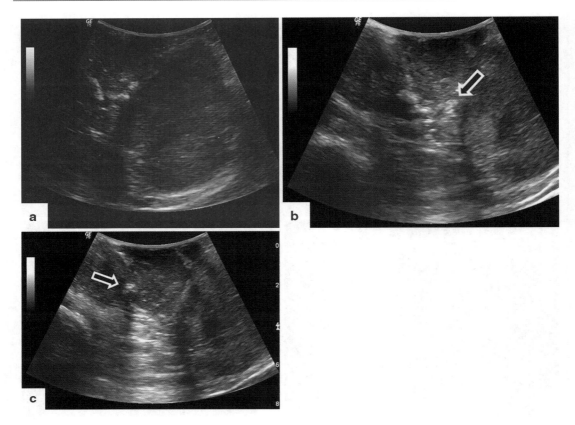

图9.12 实性 – 假乳头状肿瘤的术中超声（IOUS）表现。60岁女性患者，在一次评估肝脏的超声检查中偶然发现胰腺肿块。横断面图像（a~c）显示胰尾部一个较大、两分叶的实性肿块，并伴有粗大钙化（箭标所示）

9.6.2 增强CT（图9.13~图9.35）

- 边界清晰、卵圆形或圆形。
- 密度均匀或密度不均匀。
- 影像学表现复杂（囊性成分和实性成分）。
- 完全囊性。
- 静脉内注射造影剂后实性区域不均匀强化。
- 周围或中央出现粗大钙化。

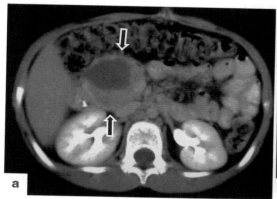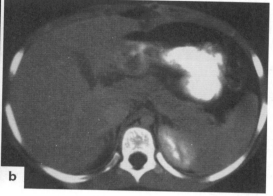

图9.13 伴有坏死成分的胰腺实性–假乳头状肿瘤的CT表现。19岁女性患者，伴轻度上腹痛1个月。增强CT横断面图像显示胰头部一个圆形、伴有坏死成分的胰腺肿块（a）（箭标所示）。注意该患者胰管和胆总管不扩张（b）

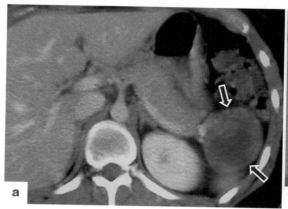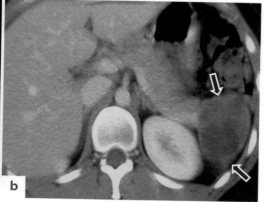

图9.14 伴有坏死的胰腺实性–假乳头状肿瘤的CT表现。24岁女性患者，伴有左上腹痛。增强CT横断面（a，b）图像显示胰尾部一个由实性和囊性成分组成的混杂肿块（箭标所示）

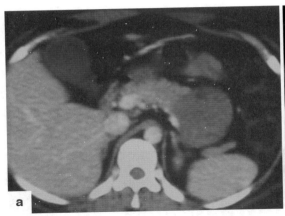
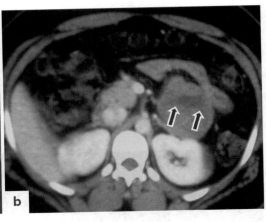

图9.15 伴有部分坏死的胰腺实性–假乳头状肿瘤的增强CT表现。33岁女性患者，伴有腹部不适。增强CT横断面（**a**，**b**）图像显示一个大部分为实性成分、中央伴有坏死的肿块（箭标所示）

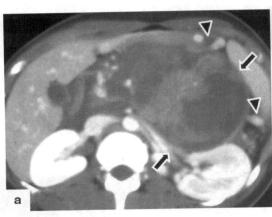
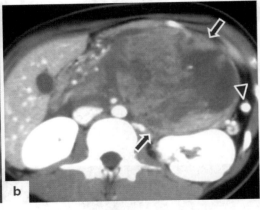

图9.16 较大、密度混杂的胰腺实性–假乳头状肿瘤的CT表现。增强CT横断面（**a**，**b**）图像显示胰尾部一个较大、密度混杂、大部分为实性，内部伴有囊性成分的肿块，使胃前移（箭标所示），并致脾静脉闭塞。注意图像上明显扩张的胃短静脉（箭头所示）

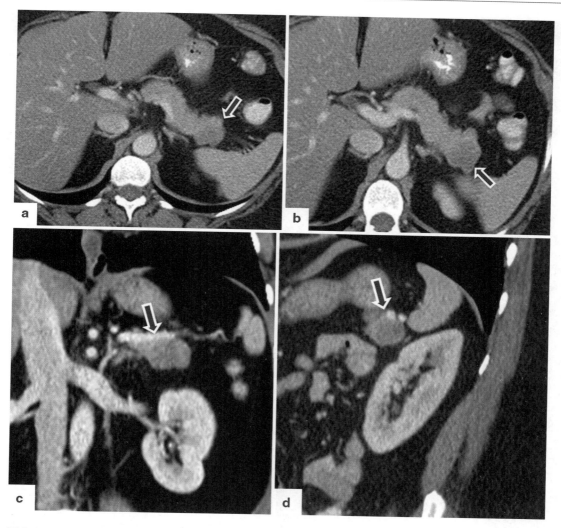

图9.17　胰腺实性−假乳头状肿瘤的CT表现。56岁女性患者，在评估肾结石的CT检查中偶然发现胰腺肿瘤。接受超声内镜细针穿刺。细胞学检查显示该肿瘤有神经内分泌特点。增强CT横断面（**a**，**b**）、冠状面（**c**）和矢状面（**d**）图像显示胰尾部一个分叶状、均匀低密度实性肿块（箭标所示）。接受远端胰腺与脾脏切除术。病理学诊断为胰腺实性−假乳头状肿瘤

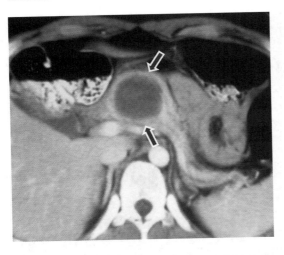

图9.18 均质的胰腺实性–假乳头状肿瘤的CT表现。29岁女性患者，伴有轻微上腹痛。增强CT横断面图像显示胰体部一个圆形、低密度肿块（箭标所示）

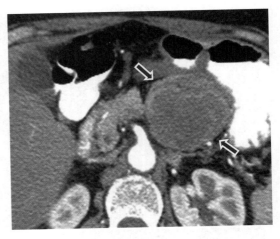

图9.19 不均质胰腺实性–假乳头状瘤的CT表现。38岁女性患者，在肾脏肿块检查时偶然发现胰腺肿块。增强CT横断面图像显示胰体部一个不均匀、低密度肿块（箭标所示）

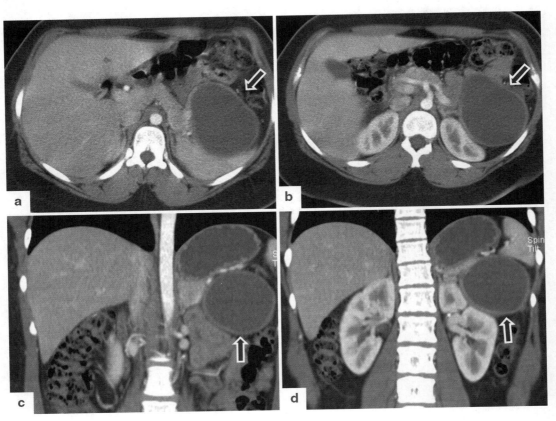

图9.20 囊性胰腺实性–假乳头状肿瘤的CT表现。19岁女性患者，伴左上腹痛。增强CT横断面

（a，b）和冠状面（c，d）图像显示胰尾部一个卵圆形、厚壁肿块，肿块壁较光滑（箭标所示）

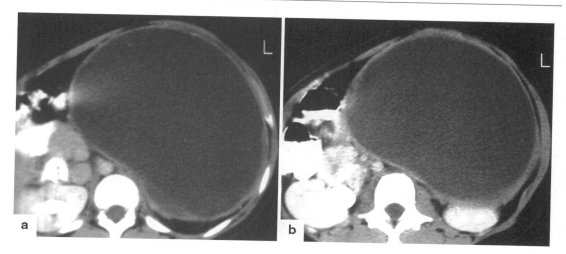

图9.21 囊性胰腺实性–假乳头状肿瘤的CT表现。13岁女性患者，伴上腹部饱胀感。增强CT横断面（a，b）图像显示胰腺体尾部一个巨大、卵圆形、囊性肿块，囊壁较厚并可见强化

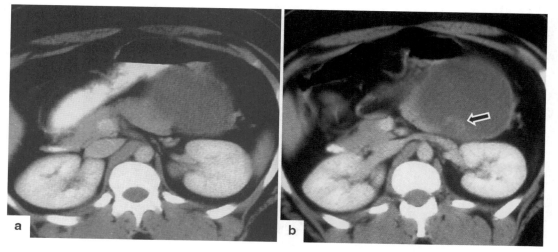

图9.22 囊性胰腺实性–假乳头状肿瘤的CT表现。28岁女性患者，伴轻度上腹痛。增强CT横断面（a，b）图像显示一个较大的、卵圆形、囊性肿块，局部伴有小的实性成分（箭标所示）

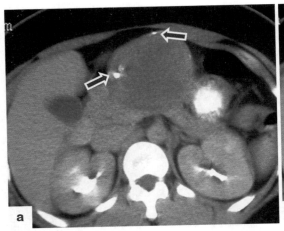
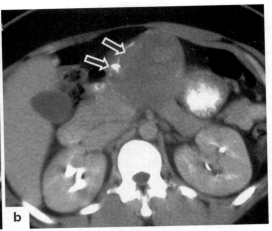

图9.23 伴有周围钙化的胰腺实性-假乳头状肿瘤的CT表现。37岁女性患者，诊断为HIV感染，主诉排尿困难和腹痛。超声检查发现胰腺有一个较大肿块。增强CT横断面（a，b）图像显示胰颈部和胰体部一个较大、不均匀、低密度肿块，肿块周围伴有粗大和细小的钙化（箭标所示）

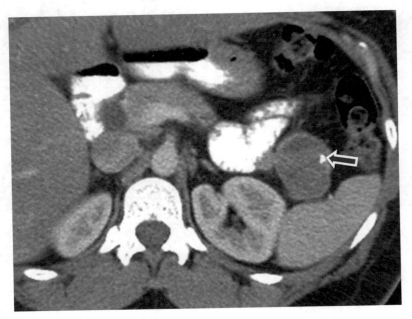

图9.24 伴有粗大钙化的胰腺实性-假乳头状肿瘤的CT表现。29岁女性患者，自述间歇性左上腹痛。增强CT图像显示胰尾部一个不均质肿块，并伴有一个粗大钙化灶（箭标所示）

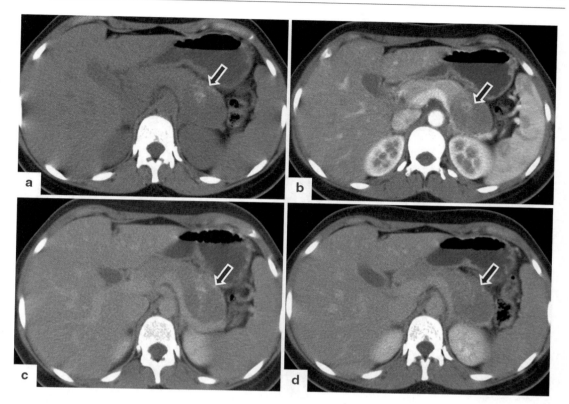

图9.25　伴有不规则钙化的胰腺实性−假乳头状肿瘤的CT表现。21岁女性患者，伴有左上腹痛。平扫CT（**a**）和增强CT横断面（**b~d**）图像显示胰腺体尾部一个卵圆形、低密度强化肿块，肿块内伴有不规则钙化灶（箭标所示）

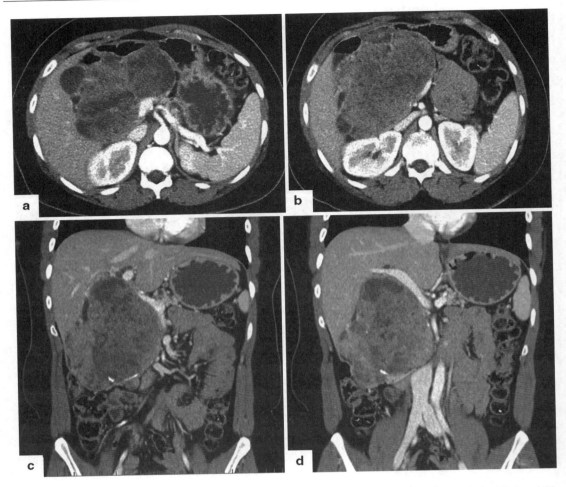

图9.26 较大的需要行复杂外科手术切除的胰腺实性–假乳头状肿瘤。36岁女性患者,右上腹痛6个月。增强CT横断面(**a**, **b**)和冠状面(**c**, **d**)图像显示胰头部一个较大的、分叶状、密度不均匀、实性肿块。肿块与门静脉、肠系膜上静脉、肠系膜上动脉、十二指肠、横结肠之间无明显间隙

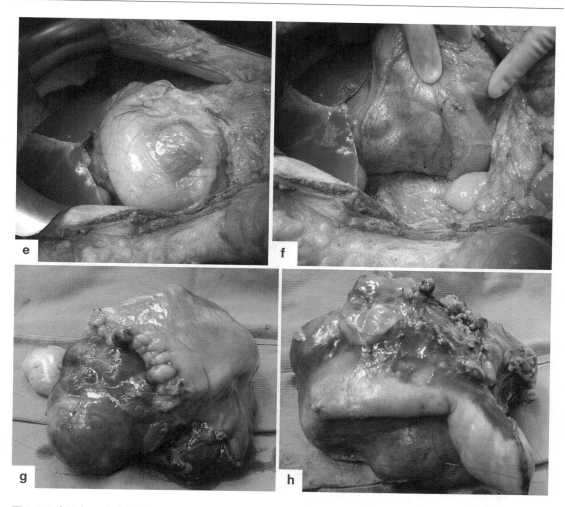

图9.26（续）　术中图片（**e, f**）可见一个较大、边界清楚的肿块与肠袢和周围肠系膜相连。该患者行胰十二指肠切除术，并行远端脾肾及肾分流术，肠道器官移植术。切除胰腺肿块，分离出的大体标本（**g, h**）示小肠袢附着一较大、圆形、分叶状肿块

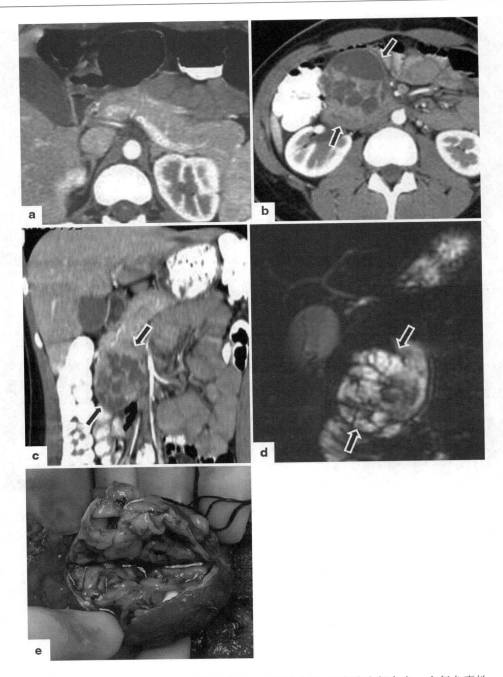

图9.27 多房胰腺实性-假乳头状肿瘤的 CT表现。18岁女性患者，右上腹及全腹饱胀感1个月，因腹痛、恶心、呕吐并进行性加重48 h至急诊就诊。增强CT横断面（**a**，**b**）和冠状面（**c**）图像显示胰头部一个较大、复杂、多房肿块，肿块伴有囊性成分和实性成分（箭标所示）。MRCP 厚层（**d**）证实胰头部存在一个复杂囊性肿块（箭标所示）。注意与该胰腺肿块相关的胰管和胆总管没有扩张。行胰十二指肠切除术。切开的大体标本（**e**）显示该肿块部分为囊性，肿块内伴有白色纤维间隔和出血区域

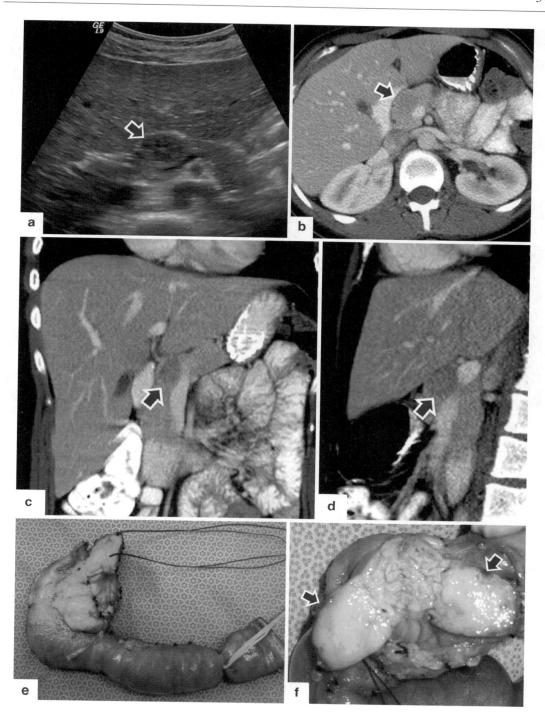

图9.28 体积较小且伴有临床症状的胰腺实性–假乳头状肿瘤的CT表现。27岁女性患者，伴右上腹不适。胰腺超声横断面（**a**）图像显示胰颈部一个直径约2.5 cm低回声肿块（箭标所示）。增强CT横断面（**b**）、冠状面（**c**）和矢状面（**d**）图像显示胰颈部一个低密度肿块（箭标所示）。行胰十二指肠切除术。（**e**）为手术切除后的标本。标本切开照片（**f**）显示一个淡黄色、肉质样肿块（箭标所示）

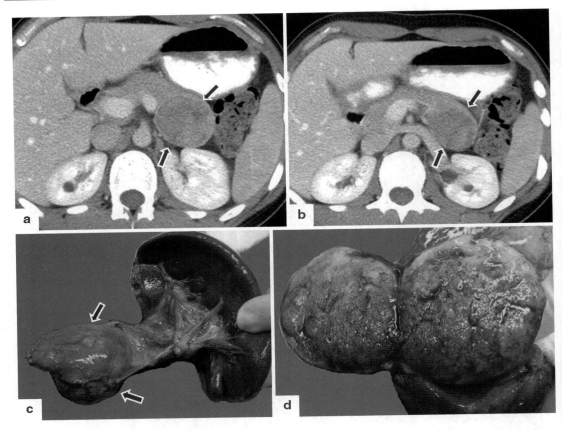

图9.29 胰腺实性-假乳头状肿瘤的CT表现。35岁女性患者，伴下腹疼痛。增强CT横断面（a，b）图像显示胰尾部一密度不均匀、边界清晰的圆形肿块（箭标所示）。行远端胰腺切除术。手术标本（c）示胰尾部一个圆形、表面光滑的软组织肿块（箭标所示）。肿块切开后（d）显示肿块边缘清晰并伴有出血，呈肉质样外观，且质地柔软

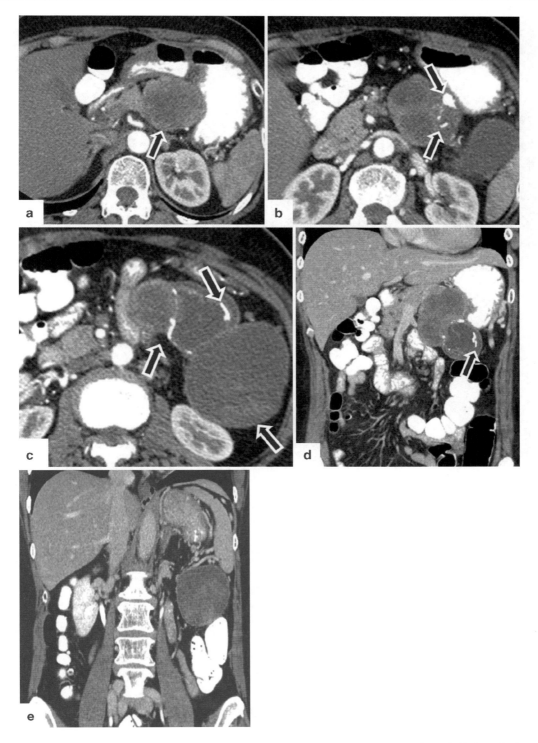

图9.30　伴有钙化、较大的胰腺实性–假乳头状肿瘤的CT表现。60岁女性患者偶然发现该肿瘤。增强CT横断面（**a~c**）和冠状面（**d,e**）图像显示胰尾部一个较大、分叶状、密度不均匀肿块，肿块内伴有粗大钙化灶（箭标所示）

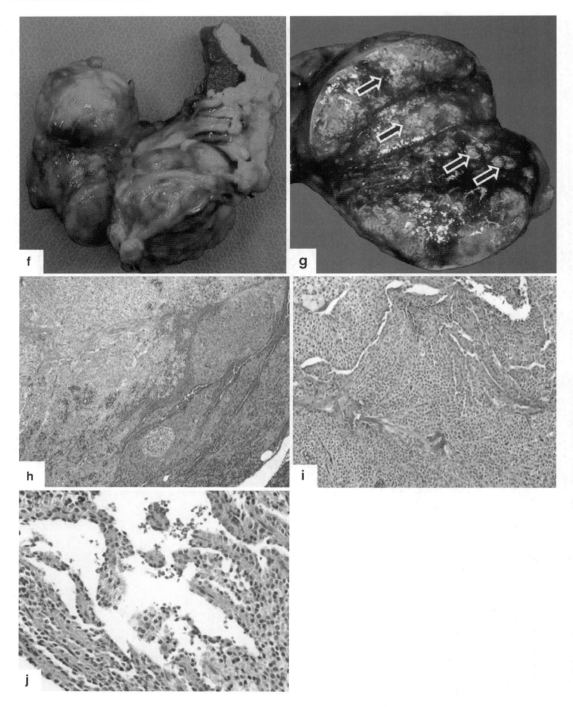

图9.30（续） 患者行远端胰腺和脾脏切除术。（f）为大体标本。肿块切开（g）显示一个出血性、质软肿块，其内伴钙化灶。镜下显示正常胰腺实质旁一个出血性肿瘤（h）。肿瘤细胞呈片状排列（i），其内可见纤维血管轴心，位于血管轴心周围的细胞逐渐脱落，形成假乳头状结构（j）（HE染色，10×，20×）

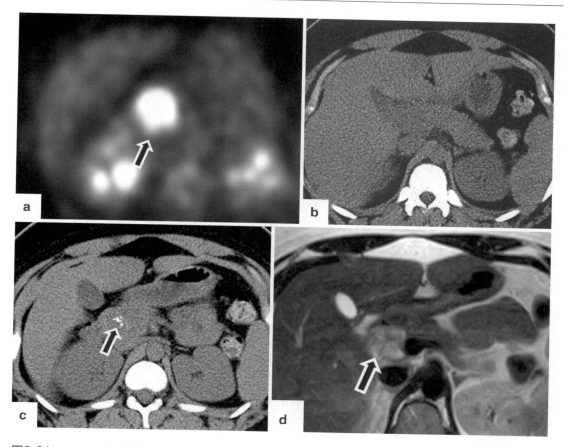

图9.31 PET/CT检查时偶然发现胰腺实性-假乳头状肿瘤。21岁女性患者，有甲状腺乳头状癌和肺部囊性肿块病史。PET/CT横断面（**a**）图像显示胰头部一个高代谢肿块（箭标所示）。平扫CT横断面（**b，c**）图像显示胰头部一个密度不均匀肿块，肿块伴钙化（箭标所示）。无胰管扩张。T2加权横断面（**d，e**）和冠状面（**f**）图像显示胰头部一个等低信号肿块（箭标所示），肿块中央伴无信号区（钙化）

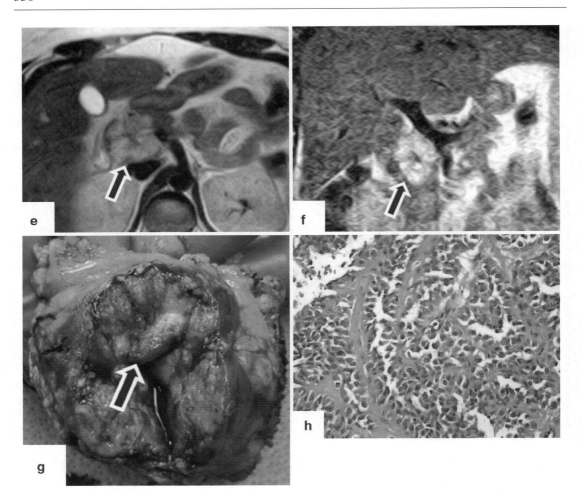

图9.31（续）　肿瘤大体切面（g）显示一个棕褐色实性肿块，中央伴有出血和局灶性钙化（箭标所示）。组织学切片（h）（HE染色，40×）显示由纤维血管轴心及其表面衬覆的上皮细胞构成假乳头状结构，肿瘤细胞细胞质呈嗜酸性、细胞核圆形或卵圆形

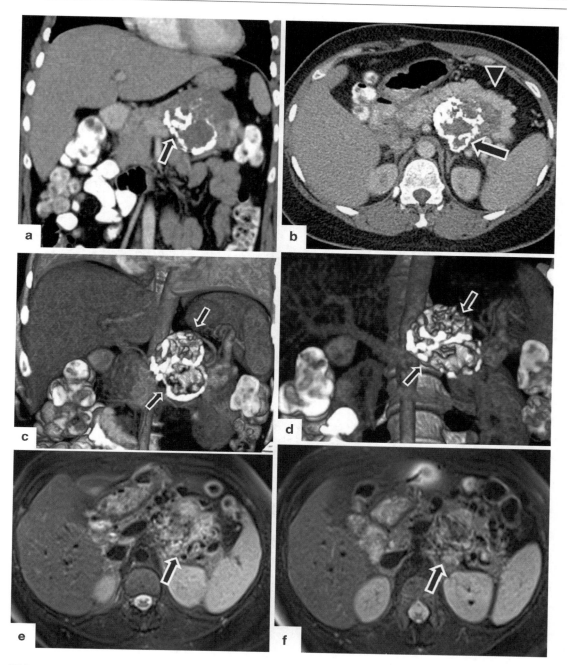

图9.32　伴广泛钙化的囊性胰腺实性-假乳头状肿瘤的CT和MRI表现。38岁女性患者，主诉上腹部不适1个月。增强CT冠状面（**a**）和横断面（**b**）图像、三维容积重建冠状面（**c**，**d**）图像显示胰体部一个较大、分叶状、实性混杂肿块（箭标所示），肿块周围和中央伴不规则钙化。其横断面图像上肿块周围可见粗大血管结构（箭头所示）。T2加权横断面（**e**，**f**）图像显示胰体部一个信号不均匀肿块（箭标所示）

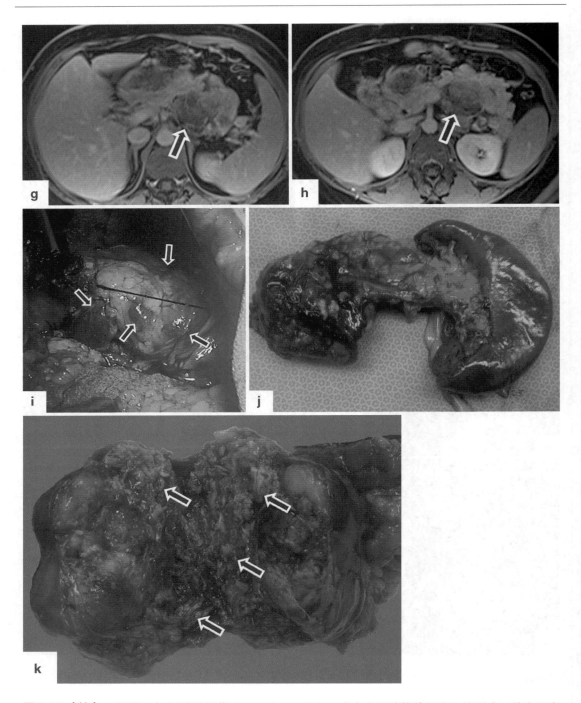

图9.32（续） 抑脂T1加权增强图像（**g**，**h**）显示一个不均匀强化肿块（箭标所示），周围伴粗大血管。在CT图像上看到的粗大钙化灶，但在MRI图像上很难看到。术中照片（**i**）显示一个表面光滑的胰腺肿块，周围环绕扩张静脉（箭标所示）。术中发现脾静脉继发血栓形成，并发现多条侧支血管。患者行远端胰腺切除术。术后大体标本（**j**）显示一个较大出血性肿块及稍增大的脾脏。肿块切面（**k**）可见出血伴多发钙化（箭标所示）

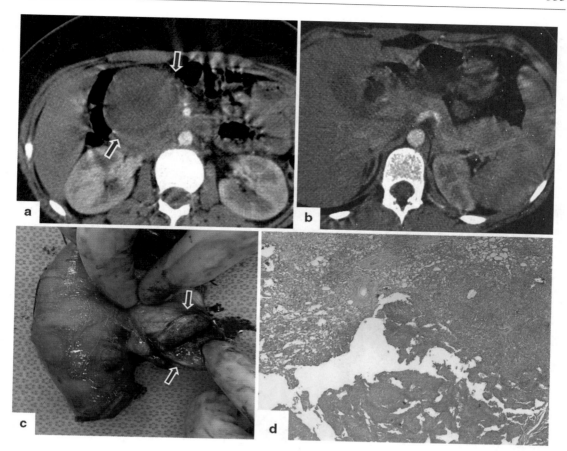

图9.33 胰腺实性–假乳头状肿瘤的CT表现。17岁女性患者，伴右上腹痛。增强CT横断面（**a，b**）图像显示胰头部一个圆形、较大、密度不均匀肿块（箭标所示）。该肿块未引起胰管和胆管梗阻。患者行胰十二指肠切除术。镜下（**d**）显示该实性–假乳头状肿瘤包含实性区、退变微囊区和假乳头状结构（HE染色，4×）

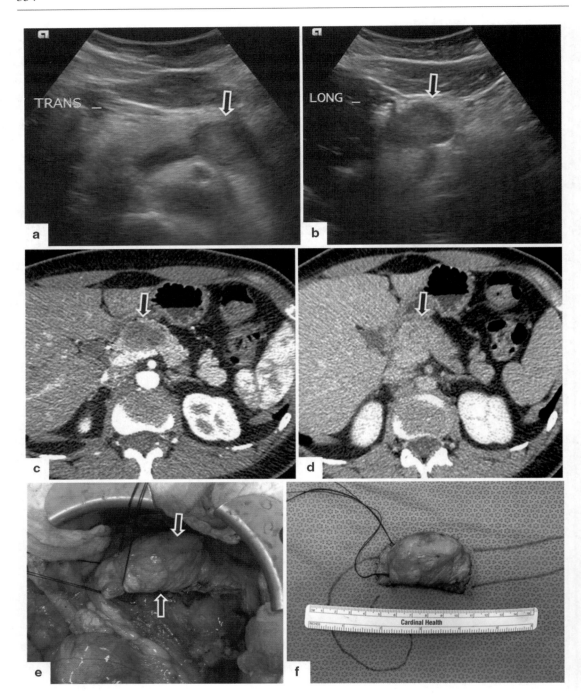

图9.34 胰腺实性-假乳头状肿瘤的CT表现。30岁女性患者，伴上腹部隐痛。常规超声横断面（a）和矢状面（b）图像显示胰体部一个边缘清晰、实性、低回声肿块（箭标所示）。增强CT动脉期（c）和静脉期（d）横断面图像显示在静脉注射造影剂后，胰体部一个渐进性强化肿块（箭标所示）。术中照片（e）显示胰腺内一个表面光滑的分叶状肿块（箭标所示），行胰腺中段切除术。（f）为切除后大体标本

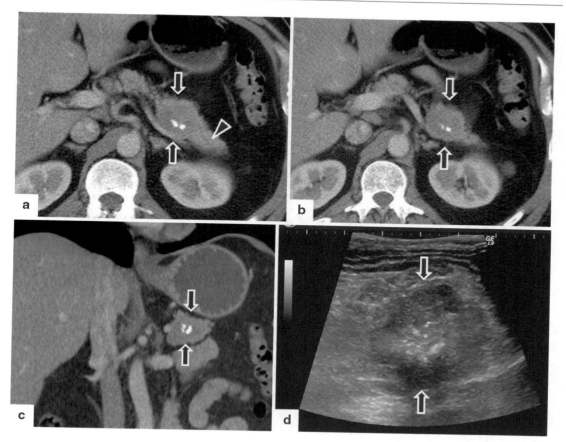

图9.35 胰腺实性-假乳头状肿瘤。53岁男性患者，因直肠周围疼痛行腹部CT检查时偶然发现胰腺肿块。增强CT横断面（**a**，**b**）和冠状面（**c**）图像显示胰体部一个均匀低密度肿块，中央伴粗大钙化灶（箭标所示）。肿块远端胰管表现正常（箭头所示）。术中超声检查（**d**）显示一个分叶状低回声肿块，其内伴粗大钙化灶（箭标所示）

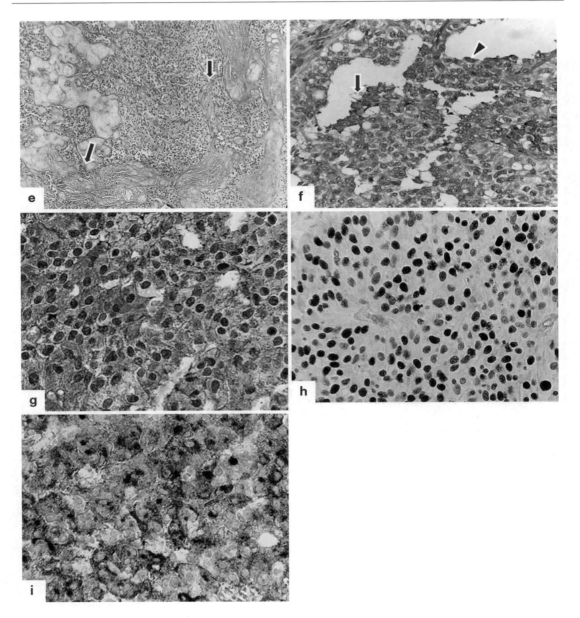

图9.35（续） 镜下显示该肿瘤内可见玻璃样变性的纤维血管轴心（e）（箭标所示），表面衬覆数层温和、黏附性差的上皮细胞，部分区域构成假乳头状结构，细胞胞质嗜酸性或透亮。（f）显示片状分布黏附性差的上皮细胞形成实性（箭标所示）和假乳头状结构（箭头所示），周围伴红细胞渗出（HE染色，4×，20×）。肿瘤β-连环蛋白细胞核和细胞质阳性表达（g），孕激素受体细胞核呈强阳性（h），Syn表现为胞质颗粒状表达（i）（免疫组化染色，40×）

9.6.3 MRI

- 边界清晰、有包膜肿块。

- T1WI：低信号或混杂信号。
- T2WI：高信号或混杂信号。
- 增强T1WI：均匀或不均匀强化。

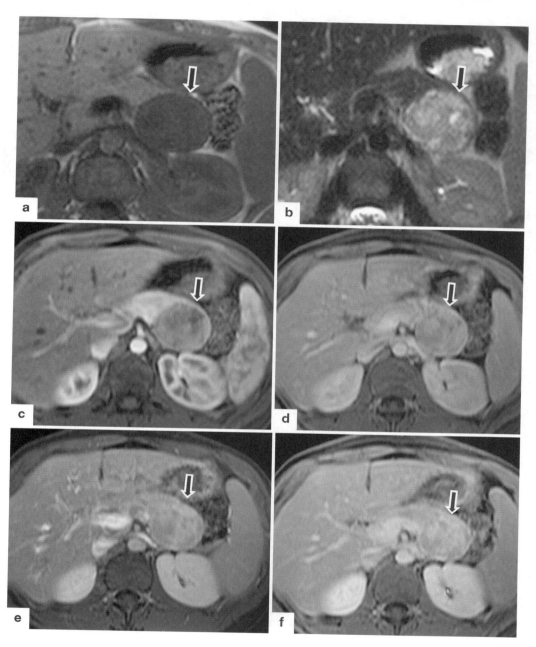

图9.36　胰腺实性–假乳头状肿瘤的MRI表现。37岁女性患者，伴左上腹痛。T1加权梯度回波横断面（**a**）图像显示胰尾部一个圆形、低信号肿块。T2加权非抑脂（**b**）图像显示一个不均匀等信号肿块（箭标所示）。T1加权增强抑脂（**c**）、1 min（**d**）、3 min（**e**）和5 min（**f**）图像显示该肿块呈渐进性不均匀强化（箭标所示）

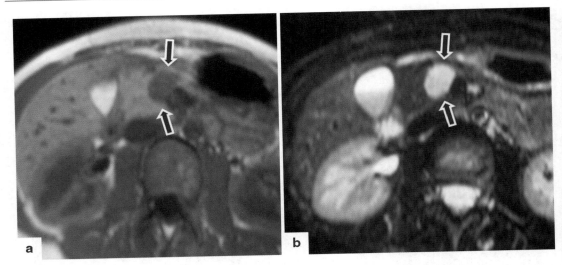

图9.37 囊性胰腺实性–假乳头状肿瘤的MRI表现。21岁女性患者，伴轻度上腹部不适。T1加权梯度回波横断面（a）图像显示胰颈部一个卵圆形低信号肿块（箭标所示）。T2加权横断面（b）图像显示一个高信号肿块（箭标所示）

9.6.4 鉴别诊断

- 黏液性囊性肿瘤。
- 伴有坏死的神经内分泌肿瘤。
- 浆液性囊性肿瘤。
- 假性囊肿。
- 胰母细胞瘤。

要点

- 在影像上，该肿块很少造成胰管或胆管阻塞。
- 通常不包绕血管或不造成血管闭塞。
- 在MRI上很难分辨中央或周围钙化。
- MRI可以更好地检出内部出血。
- 一旦在年轻女性中发现实性、囊性或混杂成分胰腺肿块，鉴别诊断时首先需要考虑胰腺实性-假乳头状肿瘤的可能。

9.7 治疗

- 完整切除肿块，切缘阴性者可以治愈。
- 外科术式取决于肿块的位置。
  - 远端胰腺切除术
  - 胰十二指肠切除术
  - 胰腺中段切除术
- 该肿瘤发生转移并非外科手术的禁忌证。
- 如果可行，建议切除原发肿瘤和转移灶（通常发生在肝脏）。

- 积极治疗可以获得较长的生存期。

9.8 教学要点

实性-假乳头状肿瘤	教学要点
细胞起源	细胞起源尚有争议 理论： 肿瘤细胞可能起源于胚胎发育早期与胰腺组织相连的生殖脊-卵巢原基相关细胞，或者起源于小导管上皮、腺泡细胞或有外分泌及内分泌分化潜能的多能干细胞
病理学	实性肿瘤伴有囊性变及假乳头状结构 假乳头状结构由不同层数的上皮细胞围绕纤维血管轴心组成 免疫组化染色阳性标记：β-连环蛋白、NSE、CD56、α-1 抗胰蛋白酶、突触素、CD10和PR
生物学行为	低度恶性潜能
性别	女性明显好发
年龄	平均30~35岁
部位	胰腺各段均可发生
临床症状	腹痛（最常见）、恶心、呕吐、胰腺炎 影像学检查偶然发现
实验室检查	血清标志物阴性
影像学表现	实性、囊性或混杂肿块 多伴有中央或周围钙化 不造成胰管或胆管阻塞
治疗	外科手术切除

推荐参考文献

Cantisani V, Mortele KJ, Levy A, et al. MR imaging features of solid pseudopapillary tumor of the pancreas in adult and pediatric patients. AJR Am J Roentgenol. 2003;181(2):395–401.

Chang H, Gong Y, Xu J, Su Z, Qin C, Zhang Z. Clinical strategy for the management of solid pseudopapillary tumor of the pancreas: aggressive or less? Int J Med Sci. 2010;7(5):309–13.

Coleman KM, Doherty MC, Bigler SA. Solidpseudopapillary tumor of the pancreas. Radiographics. 2003; 23(6): 1644–8.

Lee JK, Tyan YS. Detection of a solid pseudopapillary tumor of the pancreas with F-18 FDG positron emission tomography. Clin Nucl Med. 2005;30(3):187–8.

Liu X, Rauch TM, Siegal GP, Jhala N. Solidpseudopapillary neoplasm of the pancreas: three cases with a literature review. Appl Immunohistochem Mol Morphol. 2006;14(4):445–53.

Martin RC, Klimstra DS, Brennan MF, Conlon KC. Solidpseudopapillary tumor of the pancreas: a surgical enigma? Ann Surg Oncol. 2002;9(1):35–40.

McFarlane ME, Plummer JM, Patterson J, PencleFK. Solid-pseudopapillary tumour of the pancreas as a rare cause of gastric outlet obstruction: a case report. Cases J. 2008; 1(1):374. doi:10.1186/1757-1626-1-374.

Vollmer Jr CM, Dixon E, Grant DR. Management of a solid pseudopapillary tumor of the pancreas with liver metastases. HPB (Oxford). 2003;5(4):264–7.

第 3 部分
胰腺实性肿瘤

胰腺神经内分泌肿瘤（PNENs）

10

目录

10.1　自测

1. 下列是高分化胰腺神经分泌肿瘤
（PNENs）的组织学特征，除了：
   a. 由与胰岛细胞相似、较为一致的多边
   形细胞组成
   b. 细胞核圆形或卵圆形，染色质呈细点
   状，"胡椒盐样"，胞质嗜酸性
   c. 嗜铬粒素A可以用来明确肿瘤的神经内
   分泌特性
   d. 一些胰岛素瘤可能会有淀粉样变
   e. 激素的活性与肿瘤的免疫组化染色结
   果相关

2. 下列有关PNEN的影像学表现描述都是
错误的，除了：
   a. 经腹超声比术中超声对PNEN的检出更
   敏感
   b. 通常，CT的静脉期对PNENs的显示
   最好
   c. PNENs通常在CT动脉及静脉期的图像

上表现为高密度

d. 这些肿瘤在MRI T2加权图像上较正常胰腺表现为等信号

e. 奥曲肽扫描对PNEN的总体检出率为50%~60%之间

3. 下列有关胰岛素瘤的描述是正确的，除了：

a. 胰头是胰岛素瘤最好发的部位

b. 胰岛素瘤是最常见的功能性PNEN

c. 10%的胰岛素瘤有恶性行为

d. 典型的胰岛素瘤"三联征"即低糖血症、低空腹血糖及摄糖后症状缓解

e. 胰岛素瘤在首诊时通常较小（<2 cm）

4. 下列哪项有关胃泌素瘤的描述是正确的：

a. 胃泌素瘤与胰岛素瘤一样常见

b. 30%的胃泌素瘤有恶性行为

c. 相对于胰腺，更好发于十二指肠

d. Zollinger-Ellison综合征与10%的消化性溃疡有关

e. 胃泌素瘤的生长抑素受体含量不高

5. 胰高血糖素瘤与下列描述相关，除了：

a. 皮炎

b. 糖尿病

c. 头晕

d. 深静脉血栓

e. 抑郁

6. 水样腹泻、低钾血症，以及胃酸缺乏症与下列哪种肿瘤相关：

a. 生长抑素瘤

b. 胰高血糖素瘤

c. 胃泌素瘤

d. 血管活性肠肽瘤

e. 胰岛素瘤

7. 下列有关生长抑素瘤的描述是正确的，除了：

a. 这些肿瘤最常发生在胰腺或者十二指肠的壶腹部周围

b. 十二指肠生长抑素瘤很可能与神经纤维瘤病1型有关

c. 这些肿瘤抑制小肠的吸收，释放胰岛素、胰高血糖素、胃泌素及胰酶

d. 这些肿瘤可能与胆石症有关

e. 在首诊时，肿瘤转移非常少见

8. 下列肿瘤与MEN-1综合征相关，除了：

a. 甲状旁腺腺瘤

b. 甲状腺髓样癌

c. 肺部类癌

d. 垂体前叶腺瘤

e. 胰腺神经内分泌肿瘤

9. 下列关于PNEN的治疗和预后是正确的，除了：

a. 判断肿瘤恶性程度及不良预后的最可靠指标是肿瘤的大小以及细胞学的异型程度

b. PNENs采用同胰腺导管腺癌一样的TNM分期标准

c. 不良预后因素有血管或神经受累，高核分裂象和高Ki-67指数

d. 外科手术是PNEN唯一可能治愈的治疗手段

e. 奥曲肽和（或）干扰素α可能会有效控制转移性病变

10. 下列有关Von Hippel-Lindau（VHL）综合征的描述，哪项是正确的？

a. VHL综合征患者中有30%~40%会发生PNEN

b. VHL综合征患者中的PNENs都是无功能性的

c. VHL综合征患者中发生PNEN的平均年龄为20岁

d. PNENs是VHL综合征最常见的胰腺病变

e. 并发PNEN的VHL综合征患者，PNEN发生转移的概率高

正确答案：1. e，2. c，3. a，4. c，5. c，6. d，7. e，8. b，9. a，10. b。

10.2 概述

- 胰腺神经内分泌肿瘤（PNENs）是主要发生在胰腺或胰周的分化良好的肿瘤，表现神经内分泌分化特性。
- 起源于一组具有多分化潜能的胰腺导管上皮细胞。
- 依据临床症状、肿瘤大小、生物学行为和组织学参数分类。
- 临床上分为无功能性或有功能性。
- PNENs<0.5 cm被定义为微腺瘤。
- 流行病学：1/10万人。
- 占胰腺肿瘤的3%。
- 好发于30~60岁。
- 无性别差异。
- 散发型多见。
- **与PNEN相关的遗传性内分泌病变（1%~2%）：**
  - 多发性内分泌肿瘤1型（MEN-1）
  - Von Hippel-Lindau（VHL）综合征
  - 神经纤维瘤病1型（NFT 1）
  - 结节性硬化（TS）

10.3 组织病理学

10.3.1 大体表现（图10.1，图10.2）

- 通常为单发，边界清楚，颜色从棕色到粉色的质软肿瘤。
- 当发生纤维化或者淀粉样沉积时，肿块可能质硬并呈灰白色。
- 肿瘤大小从数毫米至20 cm不等；平均为1~5 cm。
- 囊变：5%~10%是由于坏死；含有透明或血性液体。
- 血管侵犯：不良预后因素。
- 胰管梗阻（良性或恶性肿瘤）。
- 胆总管梗阻（恶性肿瘤）。

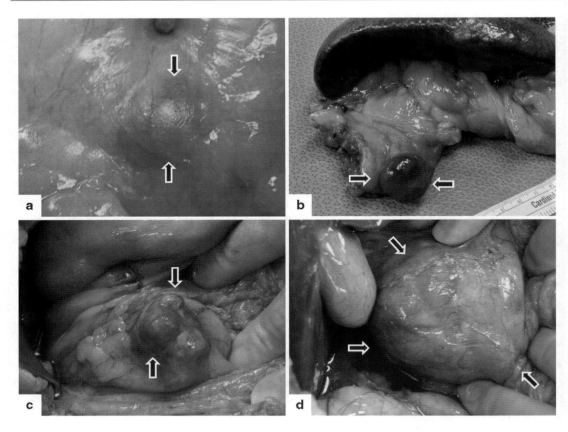

图10.1 PNEN的大体表现。4例无功能性PNENs的腹腔镜或手术标本（**a**）显示一个凸出浆膜层的小肿块（箭标所示）；（**b**）一个小的、圆形、紫色肿块（箭标所示）；（**c**）一个边缘呈分叶状的小肿块（箭标所示）；（**d**）一个中等大小、淡粉色、边缘光整的实性肿块（箭标所示）

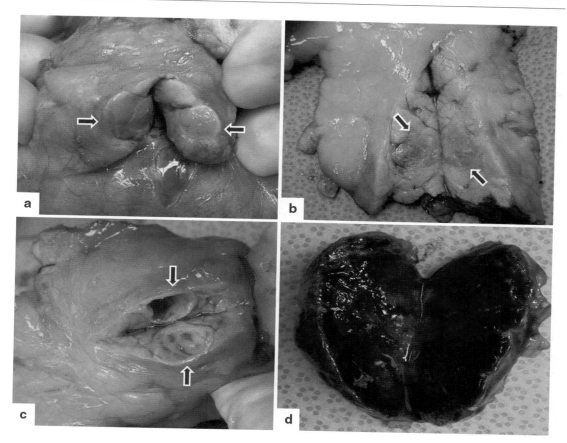

图10.2　PNEN的大体表现——切面。4例对半切开的标本显示：（**a**，**b**）为浅棕色肿块，质软，呈质地均匀的肉质样外观（箭标所示）；（**c**）为囊性肿块、囊壁较厚（箭标所示）；（**d**）为一个质脆、出血明显肿块

10.3.2　镜下表现（图10.3）

- 较为一致的多边形细胞呈巢样排列。
- 胞核圆形或椭圆形，染色质呈细点状，"胡椒盐样"，胞质较少，呈嗜酸性颗粒状。
- 生长模式：实性巢状、梁状、腺状、腺泡状、囊样、乳头状以及血管瘤样。

- 数量不一的胶原化及硬化间质。
- 肿瘤分化是指肿瘤细胞与正常细胞的相似程度（低或高分化）。
- 肿瘤分级是指肿瘤的生物侵袭程度（低、中、高级别），根据核分裂象和增殖活性指标Ki-67的免疫组化结果进行分级。
- 肿瘤分期是指肿瘤扩散的程度。

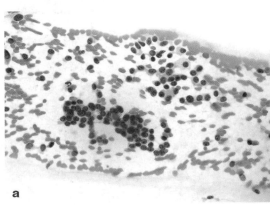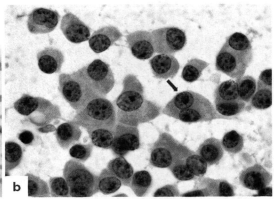

图10.3　细胞学特征：标本示松散的有黏附性的实性细胞团（a）和散在分布的椭圆形细胞（b），细胞核圆形，偏位，具有特征性的细点状染色质（"胡椒盐样"）。细胞核轻度增大，核膜完整。图（b）箭标显示一个双核细胞（HE染色，10×，100×）

10.3.3 内分泌相关的标志物（图10.4）

- **嗜铬粒素A**：阳性（在分泌颗粒中发现的蛋白）。
- **突触素**：阳性（在突触前膜的囊泡上发现的糖蛋白）。
- **Ki-67**：用于评估增殖活性。

> **要点**
> - 在功能性PNEN中，激素的活性并不总与肿瘤的免疫组化染色结果相关。
> - 大部分无功能性的PNEN可以对几种肽类激素显示出局灶免疫组化染色阳性的结果。

高分化PNEN的特征

- 肿瘤局限于胰腺。
- 通常不发生转移。
- 没有坏死。
- 低级别：低级别核分裂（每10个高倍视野下 < 2 个有丝分裂象数）及低 Ki-67 增殖指数（Ki-67 < 3%）。

- 中级别：中级别核分裂（每10个高倍视野下见 2~20 个有丝分裂象数）和中级别 Ki-67 增殖指数（Ki-67：3%~20%）。
- 嗜铬粒素和突触素的免疫组化染色呈阳性表达。

常见的癌基因及抑癌基因突变

- K-ras。
- PTEN。
- RET。
- BRAF。
- Rb。
- CDKN2a/p16基因的错配修复和P53的缺失。

低分化PNEN的特征

- 侵袭性生长。
- 可见灶性坏死。
- 细胞可大可小，胞核不规则，胞质稀少，核分裂较多（每10个高倍视野下 > 20 个有丝分裂象数）。
- 免疫组化阳性表达嗜铬粒蛋白及突触素（常表现为局灶表达）。
- 高 Ki-67 增殖指数（> 20%）。

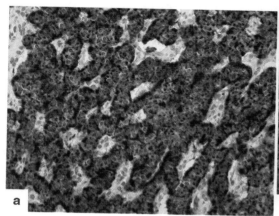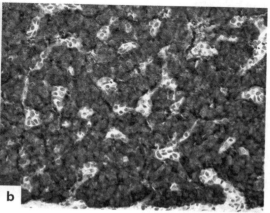

图10.4　免疫组化染色。神经内分泌细胞中的神经内分泌颗粒强阳性表达嗜铬粒素（**a**）（20×）及突触素（**b**）（20×）。而低分化肿瘤中仅可以观察到弱或局灶性表达的染色结果

10.3.4 世界卫生组织（WHO）分类
（图10.5）

在2010年WHO的分类中推荐使用"神经内分泌癌"这一术语命名没有转移的低分化肿瘤（小细胞癌和大细胞癌）（图10.1）
- 高分化神经内分泌肿瘤
  — 低级别；G1。
- — 中级别；G2。
- 低分化神经内分泌肿瘤
  — 高级别；G3。
- 分类依据细胞的核分裂象及增殖活性（Ki-67阳性指数）（图10.6）。肿瘤一旦表现出高级别癌的细胞学特征，就应当被归类到小细胞癌或大细胞癌。

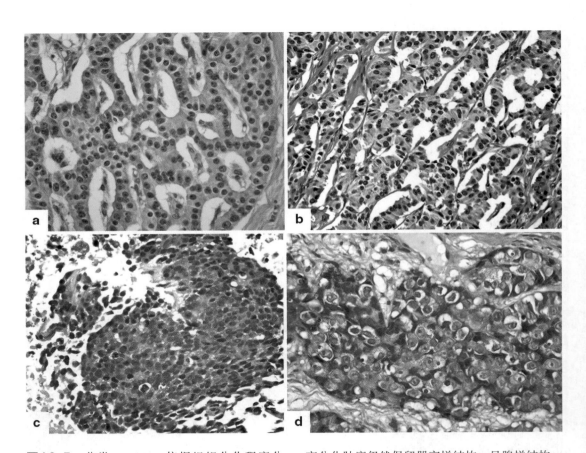

图10.5 分类。PNENs依据组织分化程度分类：高分化低级别（a）（20×）及高分化中级别（b）（20×）；或低分化癌（小细胞）（c）（20×）或大细胞神经内分泌癌（d）（60×）。高分化肿瘤仍然保留器官样结构，呈腺样结构，胞质丰富；中级别肿瘤更多表现出梁状结构；差分化肿瘤由片状排列的小细胞或大细胞组成，细胞质少而不清，胞核深染，染色质浓缩并可见坏死

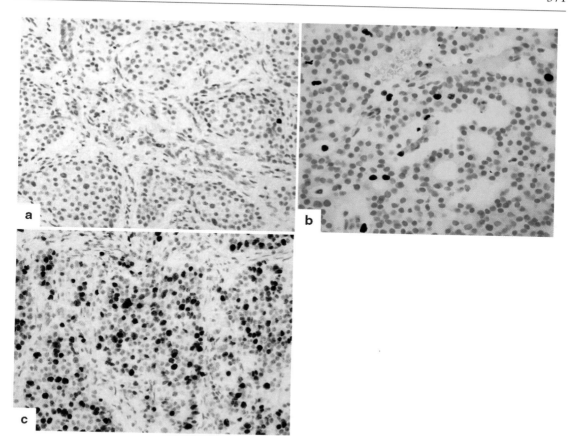

图 10.6　增殖活性指数。Ki-67 的免疫组化染色显示 3 种不同级别肿瘤的增殖活性：（**a**）< 1% 表达的 G1 PNEN；（**b**）近 3% 表达的 G2 PNEN；（**c**）> 80% 表达的 G3 PNEN

表10.1　WHO胰腺神经内分泌肿瘤命名

组织分化	ENETS/WHO 2010 分类及分级		特征	
			分裂象 /10 HP	Ki-67 增殖活性指数（%）
高分化	神经内分泌肿瘤，G1		<2	<3
	神经内分泌肿瘤，G2		2~20	3~20
低分化	神经内分泌癌，G3	小细胞癌	>20	>20
		大细胞癌		

10.4　无功能性PNENs

10.4.1　流行病学

- 通常为散发性。

- 较功能性PNEN常见；占所有胰腺神经分泌肿瘤的50%~75%。

- MEN-1和VHL综合征中最常见的PNEN类型。

- 平均年龄55岁。

- 女性稍多见。
- 恶变率60%。
- 大部分直径<2 cm的无功能性PNEN能通过外科手术治愈。
- 这些肿瘤中许多分泌胰多肽或者其他激素，但不引起相关临床症状。
- 可能还会产生一些惰性的激素前体或低水平的有效激素。

10.4.2 临床表现

- 无功能性PNEN临床一直处于隐匿状态，直到肿瘤达到一定大小，并因占位效应引起相应临床症状时才被发现。

相关症状及征象

- 腹痛。
- 体重减轻。
- 食欲不振。
- 恶心。
- 腹部肿块。
- 黄疸（少见）。
- 皮肤瘙痒。

要点

- 无功能性PNENs可能因其他原因行腹部影像学检查或在MEN-1综合征患者的筛查过程中偶然被发现。
- 虽然无功能性PNENs分泌许多物质，如：嗜铬粒素、神经烯醇化酶、胰多肽和胃促生长素，但较功能性肿瘤相比，它们在临床上不表现出激素综合征。

10.4.3 实验室检查

- **嗜铬粒素 A（CgA）**：最常分泌的蛋白，用于评估各类型PNEN的激素水平（正常值<93 ng/ml），敏感性达50%。
- **嗜铬粒素A**：对于治疗后的患者，评估有

无肿瘤残留或复发，CgA是非常有用的标志物。

要点

- 嗜铬粒素A也可在患有类癌、嗜铬细胞瘤、神经母细胞瘤、甲状腺髓样癌、一些垂体瘤和胺前体摄取及脱羧（APUD）细胞发生的肿瘤患者中升高。
- 嗜铬粒素A（CgA）在接受质子泵抑制剂治疗，或有肝肾功能受损，或非神经内分泌肿瘤（如睾丸癌）的患者中，常可出现假阳性升高。

10.4.4 影像学检查

- 无功能性PNENs通常较功能性PNENs大。
- 平均大小为5~6 cm。
- 通常为单发性，除非与家族性综合征相关。
- 形态：圆形或卵圆形，边缘清楚或者不清。
- 钙化与血管侵犯可见。
- 可发生于胰腺任何部位。
- 全胰弥漫累及非常少见。
- 首诊时60%~80%患者已出现胰周淋巴结和（或）肝脏转移。

10.4.4.1 超声（US），超声内镜（EUS），术中超声（IOUS）

（图10.7~图10.16）

表现

- 边界清晰，呈圆形或椭圆形，低回声肿块，边缘光整。
- 彩色多普勒：富血供或者乏血供。

恶性征象

- 边界不清。
- 胰周淋巴结节肿大。
- 肝脏转移：强回声或低回声。
- 胰管梗阻（少见）。
- 胆管梗阻（少见）。

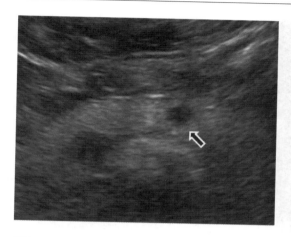

图10.7　无功能性PNEN的超声表现。41岁男性患者，右上腹痛，腹部超声偶然发现。胰体部横断面显示一个小的、边界清晰、低回声肿块（箭标所示）

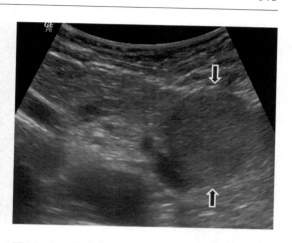

图10.8　无功能性PNEN的超声表现。62岁男性患者，左上腹痛病史。胰尾部横断面显示一个圆形的、边界清晰、均匀低回声肿块（箭标所示）

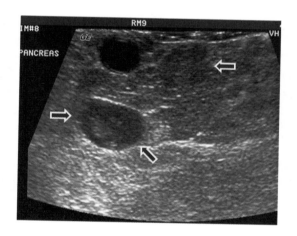

图10.9　多发无功能性PNEN的超声表现。37岁男性患者，伴MEN-1综合征病史。IOUS胰颈部横断面显示2个小的、边界清晰的低回声肿块（箭标所示）

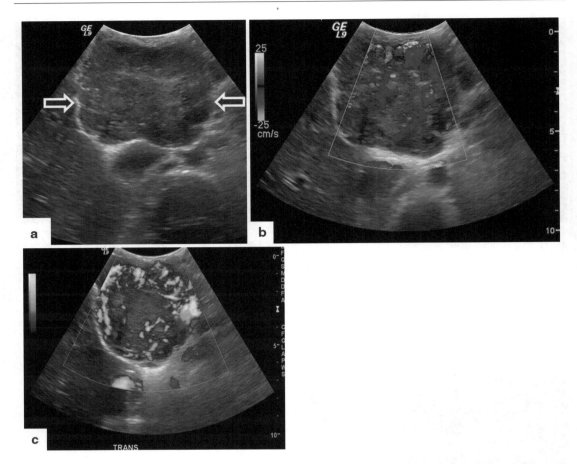

图10.10 无功能性PNEN的超声表现。18岁男性患者，伴Von Hippel-Lindau病史。IOUS灰度和彩色多普勒超声检查（a~c）显示胰头部横断面一个大的、均匀低回声、分叶状、富血供肿块（箭标所示）

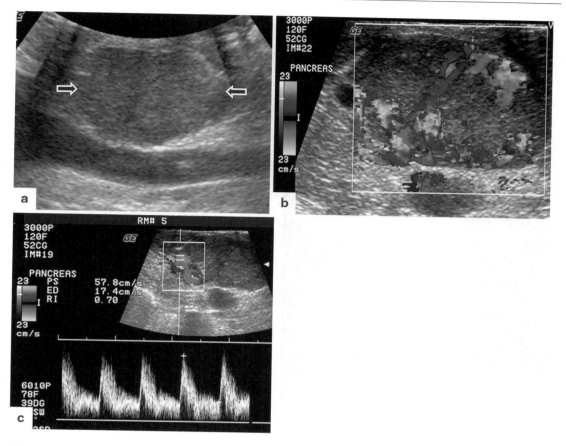

图10.11　无功能性PNEN的超声表现。50岁女性患者，偶然发现胰腺占位。IOUS横断面灰度图像（**a**）和彩色多普勒（**b**，**c**）检查显示下腔静脉前方胰头部有一个椭圆形、低回声肿块，动脉血供丰富（箭标所示）

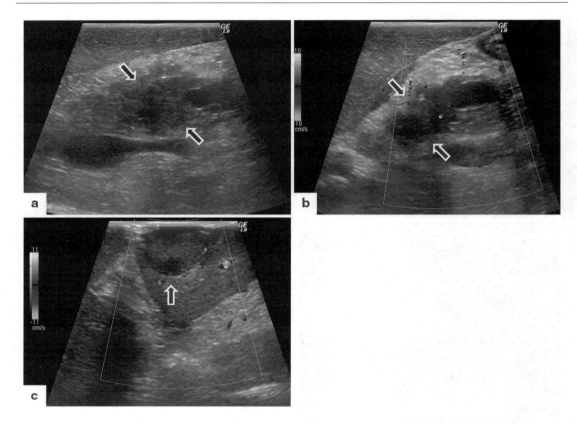

图10.12 恶性无功能性PNEN的超声表现。65岁女性患者，上腹部疼痛，体重减轻。横断面图像（**a**）和矢状面图像（**b**，**c**）显示胰头部一个低回声肿块，边界不清（**a**，**b**）（箭标所示），肝脏有一个低回声、乏血供转移瘤（**c**）（箭标所示）

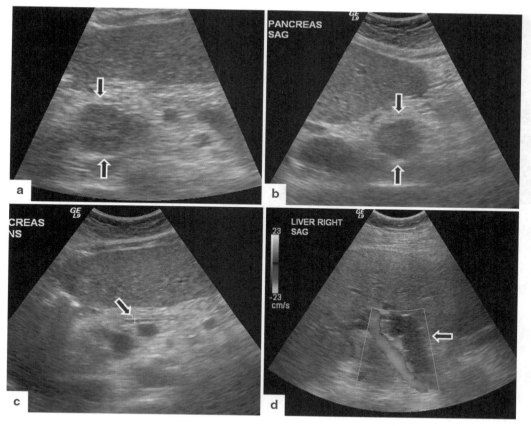

图10.13 恶性无功能性PNEN的超声表现。72岁男性患者，上腹部疼痛，体重减轻。横断面图像（**a**）和矢状面图像（**b**）显示胰头部一个圆形、低回声肿块，边界不清（箭标所示）。横断面图像显示肿块致胰管轻度扩张（**c**）（箭标所示），胆总管梗阻（**d**）（箭标所示）

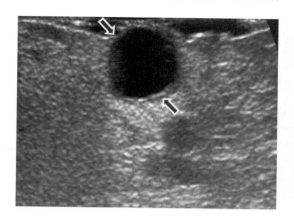

图10.14 囊性无功能性PNEN的超声表现。41岁男性患者，MEN-1综合征病史。IOUS横断面图像显示一个小的、囊性肿块，囊壁轻度不均匀增厚（箭标所示）

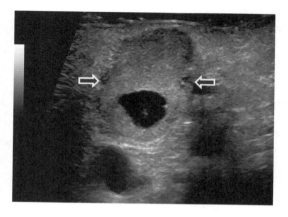

图10.15 混杂无功能性PNEN的超声表现。53岁女性患者，胸部CT检查偶然发现。IOUS横断面图像显示胰体部一个混杂性、囊实性肿块（箭标所示）

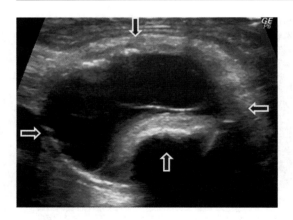

图10.16 混杂无功能性PNEN的超声表现。72岁男性患者，腹部疼痛。IOUS横断面图像显示胰体部一个有分隔的、囊性肿块（箭标所示）伴有粗大钙化

10.4.4.2 CT（图10.17~图10.43）

增强CT（CECT）扫描方案

- 动脉期像在静脉注射非离子型造影剂后的20~25s后采集。
- 门静脉期像在注射55~50s后采集。

表现

- 境界清晰，边缘光整或呈浅分叶状。

- 肿瘤强化表现
  - 小病灶：均匀强化。
  - 大病灶：不均匀强化（囊性变、坏死、纤维化）。
  - 钙化（点状、粗大）。

恶性征象

- 体积大。
- 边界不清。
- 包绕动脉血管（胃十二指肠动脉、肝动脉、脾动脉）。
- 侵犯静脉（脾静脉、门静脉）。
- 胰周肿大淋巴结：富血供，均质或不均质。
- 肝脏转移：富血供，均质或不均质，边缘环形强化。
- 胆道梗阻。

要点

- 很少见PNEN远端胰腺胰管扩张并伴有胰腺实质萎缩，或胰腺的脂肪变性。这些表现可能与良性或恶性肿瘤有关。
- 不累及胰腺实质的导管内PNENs可以发生，但非常罕见（图10.41）。

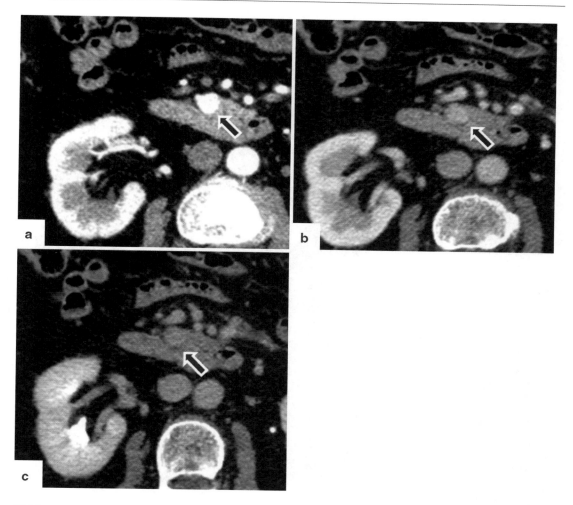

图10.17 胰头部小的无功能性PNEN增强CT表现。45岁女性患者，偶然发现。增强CT动脉期（**a**）、门静脉期（**b**）及延迟期（**c**）横断面图像显示胰头部一个小的、富血供肿块（箭标所示）。值得注意的是肿块各期的强化方式与动脉期相似

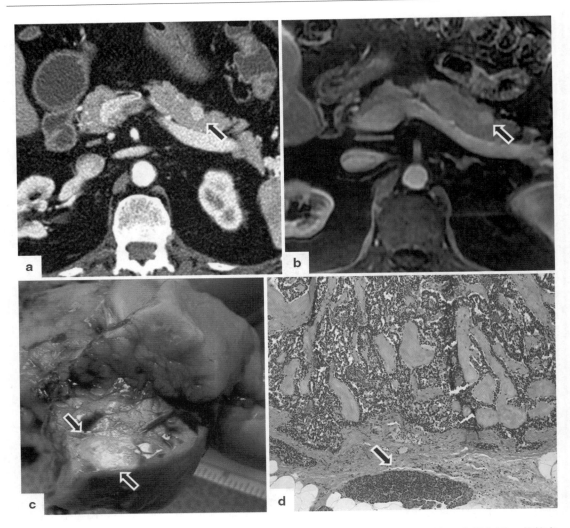

图10.18 胰体部小的无功能性PNEN的CT及MRI表现。67岁男性患者，伴恶心、呕吐。腹部CT检查偶然发现。增强CT动脉期（**a**）及增强后的T1加权快速自旋梯度回波横断面（**b**）图像显示胰体部一个小的、境界清晰、富血供肿块（箭标所示）。患者行胰体尾切除术。对半切开的手术标本（**c**）显示一个小的、边界欠清、黄棕色肿块（箭标所示）。镜下组织病理（**d**）学检查显示一个分化良好的神经内分泌肿瘤，伴有玻璃样变梁状区域，与邻近残留胰腺小叶之间可见假包膜形成

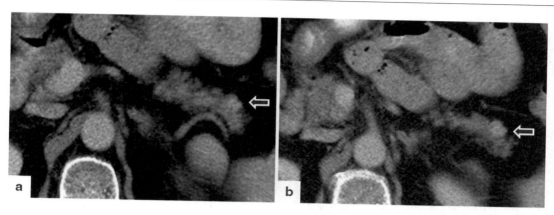

图10.19 胰尾部小的无功能性PNEN的CT表现。45岁女性患者，偶然发现。增强CT横断面（a，b）图像显示胰尾部一个8mm的分叶状富血供肿块（箭标所示）

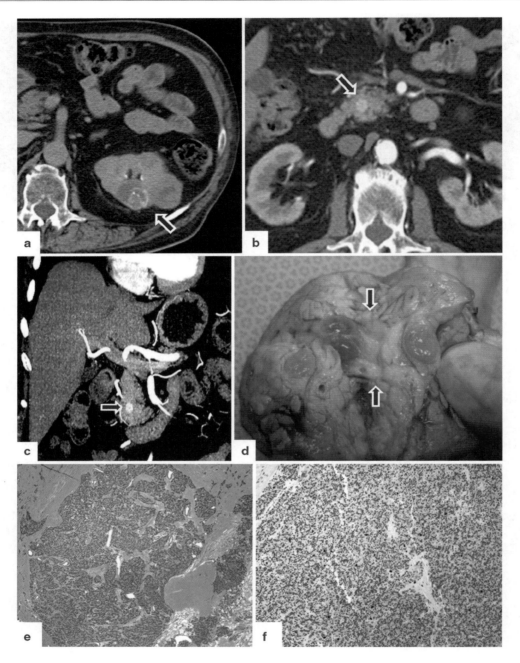

图10.20 小的无功能性PNEN与胰腺转移瘤的CT鉴别图。56岁男性患者，伴肾癌病史。3年前增强CT（**a**）检查显示左肾一个复杂的、双分叶状肾细胞癌（箭标所示）。患者行部分肾切除术。随访的腹部增强CT横断面（**b**）图像及冠状面MIP（**c**）图像显示胰头部一个小的、富血供肿块（箭标所示）。鉴别诊断包括转移性肾细胞癌及无功能性PNEN。患者行胰十二指肠切除术。大体病理标本（**d**）见一黄绿色肉质样肿块（箭标所示）。病理组织学切片（**e**）显示（HE染色，4×）一个分化良好的神经内分泌肿瘤，Ki-67增殖指数较低<1%（**f**）（免疫组化染色，10×）

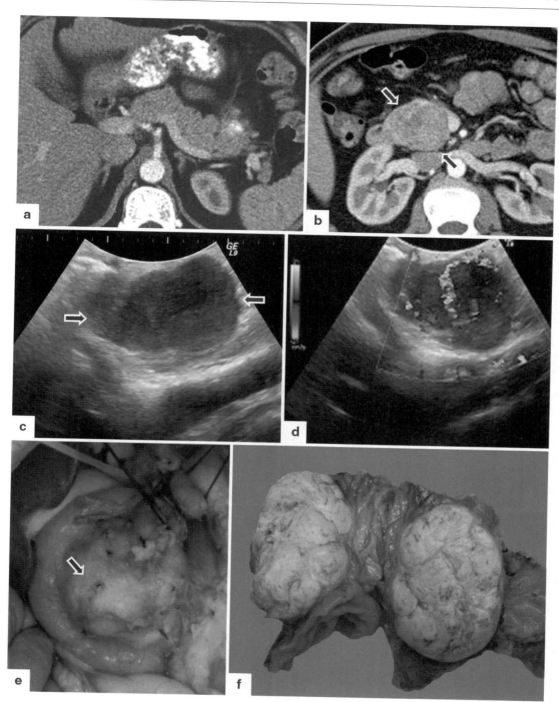

图10.21 胰头部大体积无功能性PNEN的CT表现。44岁女性患者，主诉右上腹疼痛。增强CT横断面（**a**，**b**）图像显示胰头部一个大的、富血供、非均质肿块。值得注意的是胰管及胆总管并没有因肿块出现继发性扩张。IOUS灰度及彩色多普勒横断面（**c**，**d**）图像显示一个分化良好、低回声、部分血管显影的实性肿块。术中照片（**e**）显示胰头部一个大的肿块紧贴十二指肠（箭标所示）。对半切开的肿瘤标本（**f**）显示一个肉质样的黄色、质软肿块

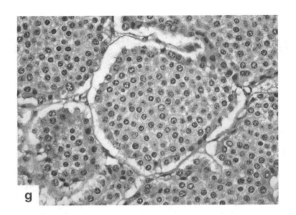

图10.21（续） 组织学切片（**g**）（HE染色，40×）显示肿瘤细胞呈巢状分布，细胞胞质丰富、嗜酸性。细胞核染色质呈"胡椒盐样"

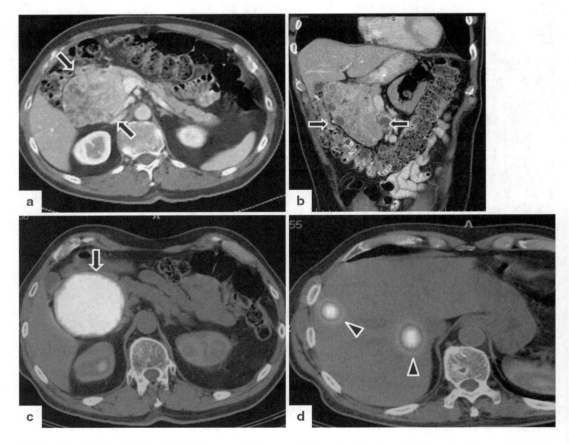

图10.22 胰头部大体积无功能性PNEN的增强CT和奥曲肽成像表现。69岁男性患者，因主动脉血管杂音行腹部CT检查发现胰头部占位及肝右叶2个肿块。增强CT横断面（**a**）及冠状面（**b**）图像显示胰头部一个大的、富血供、不均质肿块（箭标所示）。奥曲肽扫描（**c**，**d**）显示这个肿块放射性核素高摄取（箭标所示），肝右叶有2个热区显影（箭头所示）

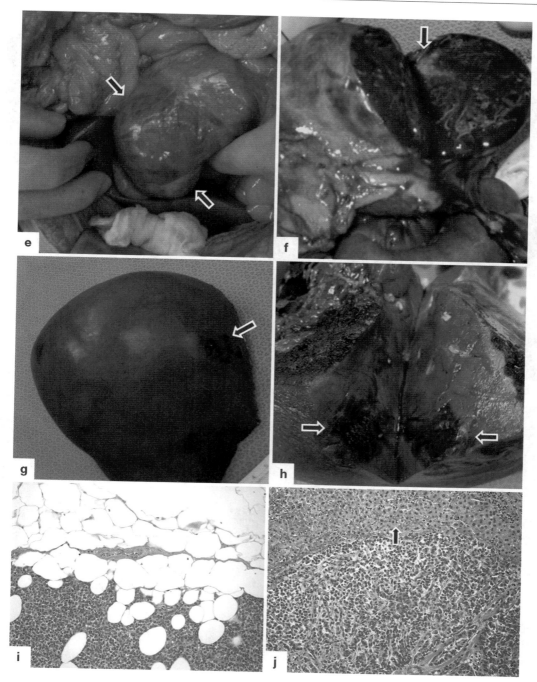

图10.22（续）　患者行胰十二指肠切除术和右肝切除术。术中图像（e）显示一个位于胰头部（箭标所示）呈双分叶状、红色的大肿块，浆膜面光整。标本切开图像（f）显示一个红色的大肿块，其内出血，周围有瘢痕形成（箭标所示）。切除的右肝图像（g）显示位于第Ⅷ段的圆形区域，边缘不规则凸起（箭标所示）。切面（h）可见一个边界不清、红棕色肿块（箭标所示）。组织学切片显示一个中级别（G2）的胰腺神经内分泌肿瘤，侵犯胰周脂肪组织（i），并转移至肝脏和2个淋巴结（j）（箭标所示）（HE染色，20×）

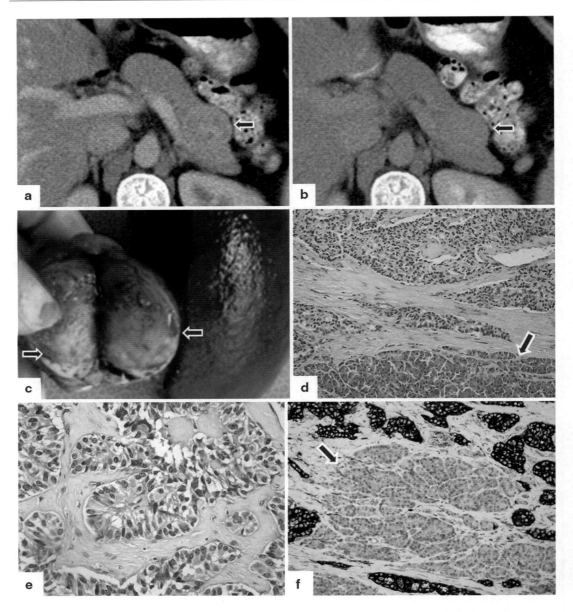

图10.23 胰尾部体积较大的无功能性PNEN的增强CT表现。37岁女性患者，伴盆腔疼痛，行腹部CT检查偶然发现胰腺占位性病变。增强CT横断面动脉期（a）及延迟期（b）图像显示胰尾部一个圆形、富血供、不均质强化肿块（箭标所示）。值得注意的是该肿块在延迟期与正常胰腺实质呈等密度（箭头所示）。患者随后行胰体尾联合脾脏切除术。对半切开的手术标本（c）显示一个质软、棕褐色、部分出血的肿瘤（箭头所示）。组织病理学检查显示胰腺一个分化良好的神经内分泌肿瘤（G1）浸润性生长（d）（箭标所示），肿瘤细胞呈巢样和梁状分布（e）（HE染色，50×）。肿瘤细胞Syn强阳性表达（f）（免疫组化染色，20×）。注意肿瘤细胞包绕正常胰腺小叶（f）（箭标所示）

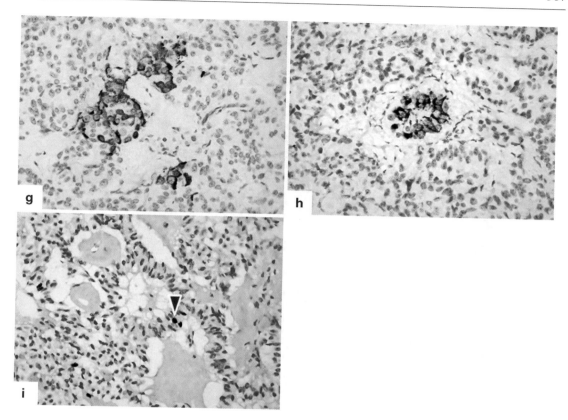

图10.23（续）　肿瘤细胞局灶阳性表达胰高血糖素（g）和胰岛素（h），Ki-67增殖指数<3%（i）（箭头所示）（免疫组化染色，50×）

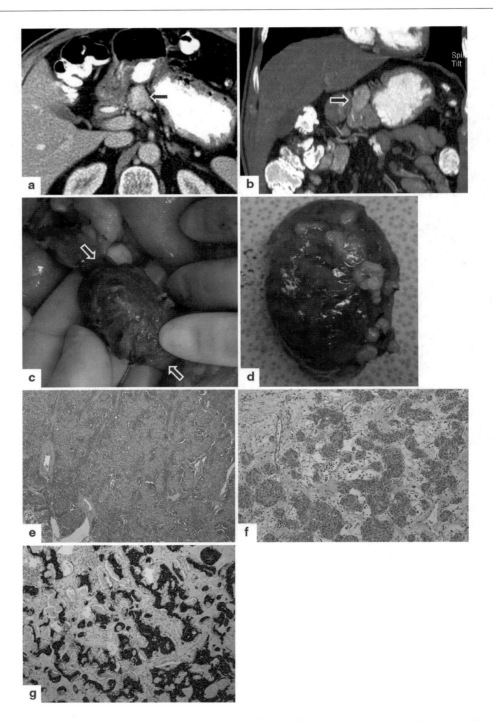

图10.24 外生型PNEN的CT表现。77岁女性患者，有糖尿病病史，最近体重减轻约5.5 kg（12磅）。增强CT横断面（**a**）及冠状面（**b**）图像显示起自胰颈部的一个外生型、椭圆状、富血供、均质肿块（箭标所示）。术中大体标本（**c**，**d**）显示胰腺一个带蒂的、卵圆形、边界清楚肿块（箭标所示），浆膜面光整。组织病理切片显示部分区域血管丰富伴大量出血（**e**）（HE染色，50×），部分区域肿瘤细胞呈器官样排列（**f**）（HE染色，20×）。核分裂象未见。免疫组化显示肿瘤细胞表达突触素（**g**）

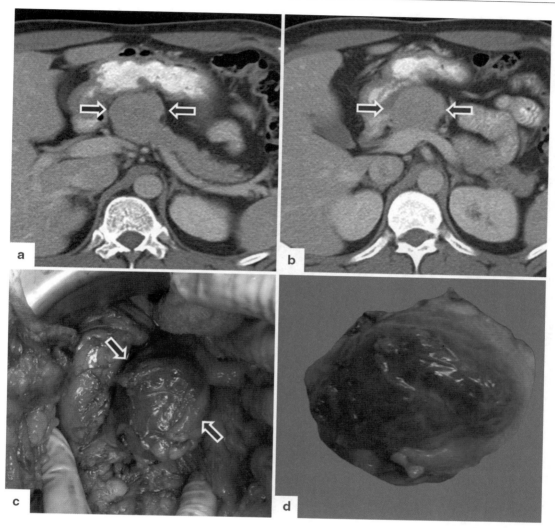

图10.25 外生型PNEN的CT表现。38岁女性患者，8年前小肠神经内分泌肿瘤切除史。每年行CT检查随访，偶然发现胰腺占位性病变。增强CT横断面（**a**，**b**）图像显示起自胰颈部一个外生型、等密度肿块（箭标所示）。术中大体标本（**c**）显示一个圆至椭圆形、紫色肿块（箭标所示）。患者随后行胰腺中段切除术。大体标本（**d**）显示肿块卵圆形，浆膜面光整。最终病理诊断为高分化PNEN

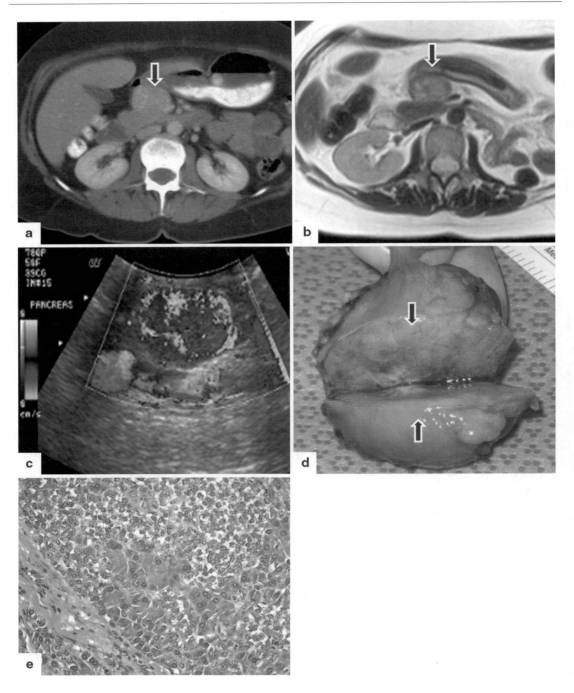

图10.26 外生型PNEN的CT及MRI表现。50岁女性患者，有肾结石病史。腹部CT随访显示胰腺占位性病变。增强CT横断面（**a**）图像显示起自胰头前缘的一个均质、外生型、富血供肿块（箭标所示）。T2加权横断面（**b**）图像见外生型胰腺肿块，呈不均匀信号（箭标所示）。IOUS横断面（**c**）图像显示富血供胰腺肿块。对半切开的手术标本（**d**）示肿块圆形、边界清楚，呈肉质样伴中心放射状瘢痕形成（箭标所示）。镜下检查显示高分化神经内分泌肿瘤，G2。肿瘤细胞呈片样排列（**e**）（HE染色，40×）

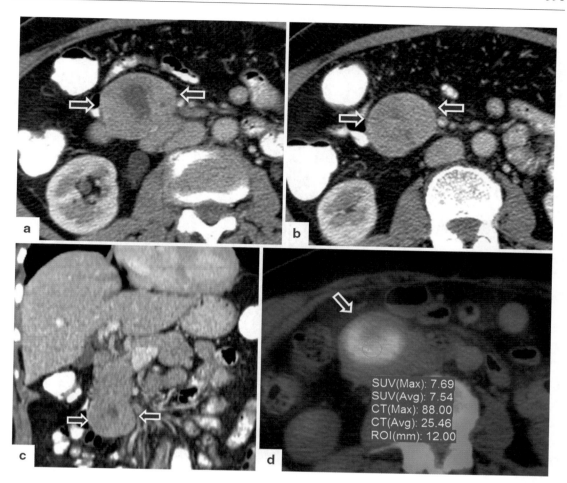

图10.27　有蒂的坏死性PNEN CT及PET/CT表现。71岁女性患者，轻度上腹部疼痛。增强CT横断面（**a**，**b**）及冠状面（**c**）图像显示起自胰头下缘的一个体积较大的、圆形、外生型、富血供肿瘤，病灶中心坏死（箭标所示）。PET/CT横断面（**d**）图像显示该肿瘤FDG高摄取（箭标所示）

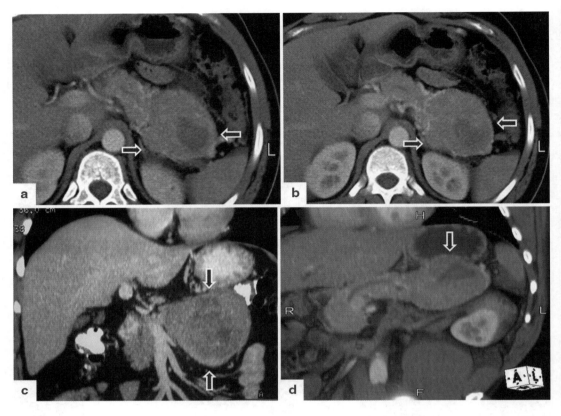

图10.28　局部坏死的PNEN CT表现。41岁女性患者，上腹部疼痛。增强CT横断面（a，b）及冠状面（c，d）图像显示胰尾部一个中心坏死的界限清楚、卵圆形、密度不均匀肿块（箭标所示）。患者随后行胰体尾联合脾脏切除。病理诊断为胰腺高分化神经内分泌肿瘤，G1，伴轻度核异型，未发现核分裂象

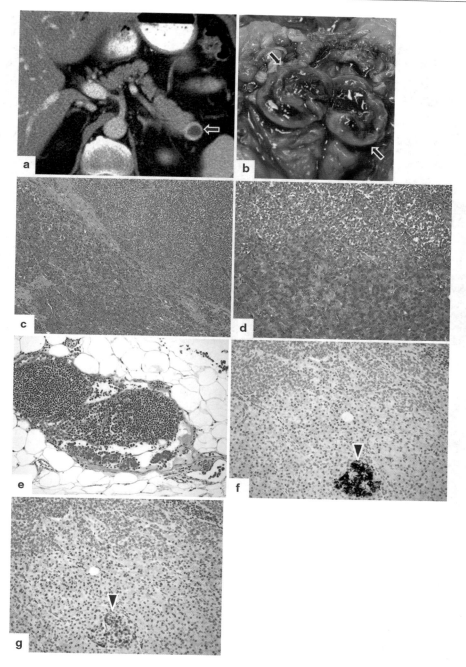

图10.29 囊性PNEN的CT表现。62岁男性患者，有前列腺癌病史。腹部CT随访偶然发现胰腺有占位性病变。增强CT横断面（**a**）图像显示一个圆形、囊性肿块，囊壁增厚伴有环形强化（箭标所示）。患者随后行胰体尾联合脾脏切除。对半切开的大体标本（**b**）示一个质脆、壁厚（箭标所示）、中心出血的肿块。组织病理学切片示高分化神经内分泌肿瘤（**c**，**d**）（HE染色，10×，20×）伴一个胰周淋巴结转移（**e**）（HE染色，20×）。免疫组化染色显示胰岛素（**f**）（20×）和胰高血糖素（**g**）（20×）在肿瘤细胞中呈阴性，而分别在残存胰岛的β和α细胞中高表达（箭头所示）。该肿瘤为无功能性

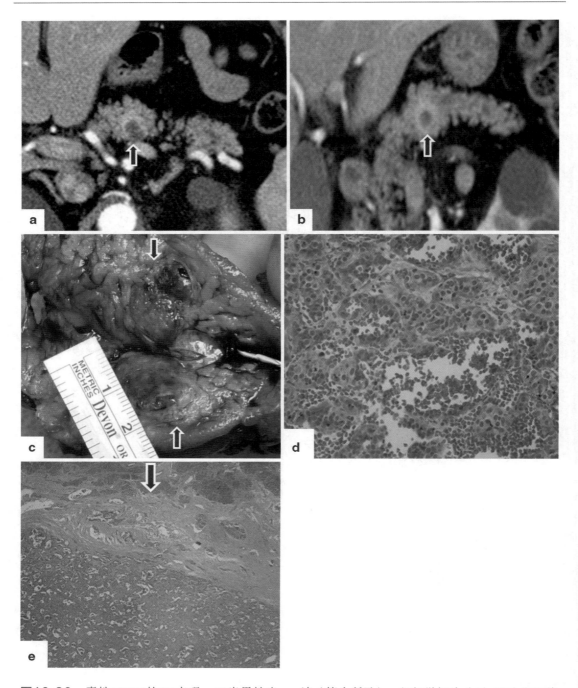

图10.30 囊性PNEN的CT表现。58岁男性患者，脐周钝痛。腹部CT检查偶然发现胰腺占位性病变。增强CT横断面（**a**）及冠状面（**b**）图像显示一个厚壁强化的囊性肿块（箭标所示）。切开的大体标本（**c**）显示肿块部分出血、边界不清（箭头所示）。组织学切片（**d**）显示（HE染色，50×）肿瘤区域细胞呈梁状排列伴出血。实性区域（**e**）（HE染色，10×）示肿瘤细胞呈假腺管状排列并可见致密的纤维化区域（**e**，箭标所示）。病理诊断为高分化神经内分泌肿瘤，G1

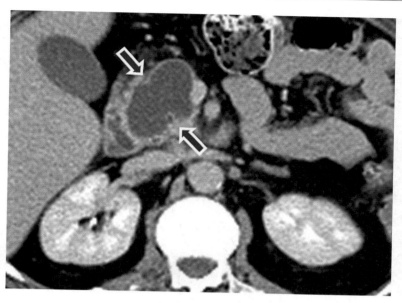

图10.31 囊性PNEN的CT表现。46岁男性患者，上腹部不适。增强CT横断面图像显示胰头部一个薄壁强化的卵圆形囊性肿块（箭标所示）。病理诊断为高分化神经内分泌肿瘤

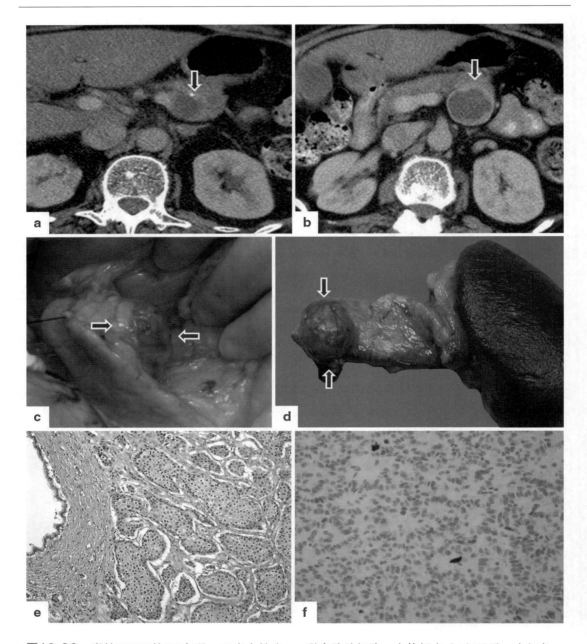

图10.32 囊性PNEN的CT表现。61岁女性患者，有类风湿关节炎病史。腹部CT检查偶然发现胰腺占位性病变。增强CT横断面（**a**，**b**）显示胰体部一个外生型、圆形、囊性肿块，伴点状钙化及环壁强化（箭标所示）。术中照片（**c**）显示为外生型肿块（箭标所示）。患者随后行胰体尾联合脾脏切除。大体标本（**d**）显示一个红色、圆形肿块，浆膜层光整（箭标所示）。肿块组织病理学切片检查显示为高分化肿瘤，G1（**e**）（HE染色，20×），肿瘤细胞呈巢样排列，Ki-67增殖指数低（**f**）（免疫组化染色，40×）

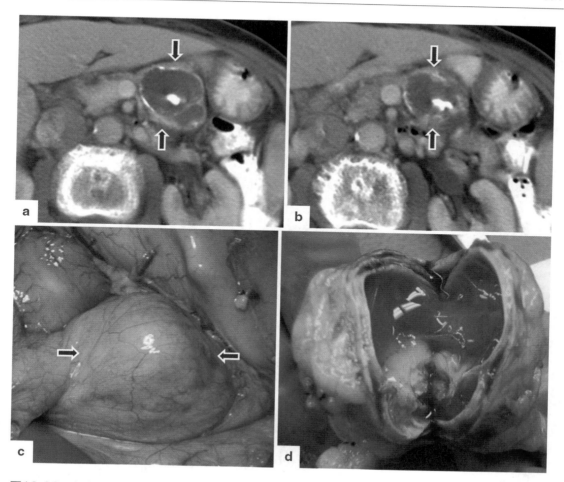

图10.33 复杂性非功能PNEN伴有钙化及囊性变。60岁女性患者，上腹部疼痛。增强CT横断面（**a**，**b**）图像显示胰体一个混杂、囊性肿块，壁薄，伴中心粗大钙化（箭标所示）。术中照片（**c**）显示一个黄色肿块，浆膜层光整（箭标所示）。对半切开的手术标本（**d**）显示神经内分泌肿瘤内伴有黄色黏液样物质，囊壁内侧表面不规整

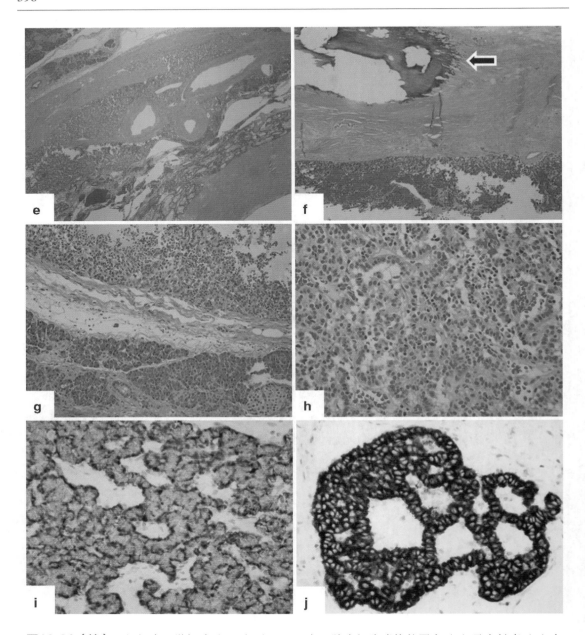

图10.33（续） 组织病理学切片（**e~h**）（HE 染色，10×，40×）显示神经内分泌肿瘤伴有广泛的纤维化、钙化（**f**）（箭标所示）及囊性变。肿瘤细胞嗜铬粒蛋白（**i**）及突触素（**j**）免疫组化染色呈阳性表达（免疫组化染色，40×，60×）

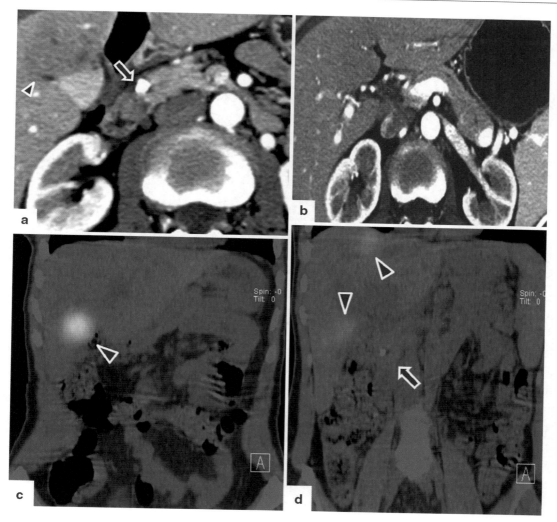

图10.34 体积较小、钙化的恶性PNEN及肝脏转移瘤的CT表现。55岁女性患者，上腹部疼痛。上消化道造影显示十二指肠溃疡。增强CT横断面（**a**，**b**）图像显示胰头部一个粗大的钙化灶（箭标所示）。值得注意的是胰体尾部胰管正常，肝右叶可见一个密度不均匀的肿块影（**a**）（箭头所示）。PET/CT冠状面（**c**，**d**）图像显示肝右叶3个局部高摄取FDG的病灶（箭头所示），以及胰头钙化灶周边摄取轻微增加的病灶（箭标所示）

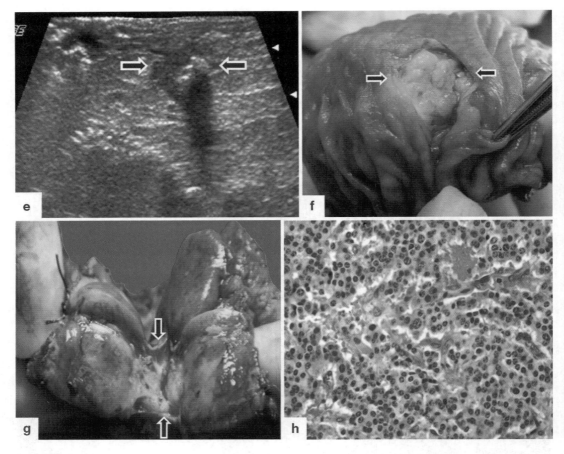

图10.34（续） IOUS轴位（e）图像示胰头部一个边界清晰、小的、低回声肿块伴有粗大钙化（箭标所示）。患者随后行胰十二指肠切除及肝右叶切除术。胰十二指肠照片显示（f，g）一个肉质样、黄白色肿块伴钙化。组织病理学切片显示（h）（HE染色，60×）为神经内分泌肿瘤，G1。细胞大小一致，核内染色质呈"胡椒盐样"改变

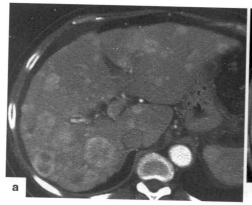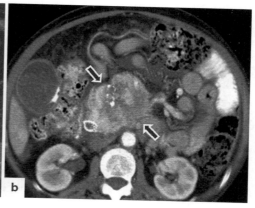

图10.35 恶性、钙化、无功能性PNEN的CT表现。55岁女性患者，上腹部疼痛合并体重减轻。增强CT横断面（a，b）图像显示肝内多发富血供转移瘤伴有病灶中心坏死，胰头部可见体积较大、富血供、不均质肿块并粗大钙化灶（箭标所示）。患者随后行胰腺肿块经皮穿刺活检。病理诊断为神经内分泌肿瘤，G2

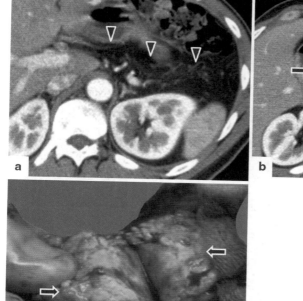

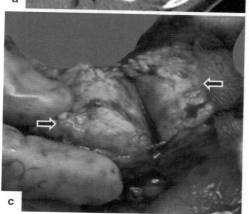

图10.36 无功能性PNEN相关的胰腺脂肪变性。45岁女性患者，胸部CT检查偶然发现胰腺占位性病变。增强CT横断面（a，b）图像显示胰头颈部一个卵圆形、非均质、富血供肿块（b）（箭标所示）并胰体尾部脂肪完全替代（a）（箭头所示）。患者随后行胰十二指肠切除术。对半切开手术标本（c）显示胰腺一个实性、灶性出血肿块（箭标所示）

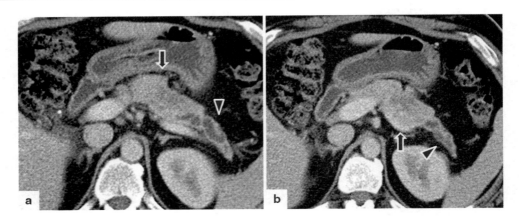

图10.37 无功能性PNEN合并胰腺导管梗阻的CT表现。45岁男性患者，行胆囊切除时偶然发现胰腺占位性病变。增强CT横断面（**a**，**b**）图像显示胰体部一个富血供、不均匀密度肿块（箭标所示）。

值得注意的是肿块远端胰管扩张（箭头所示）及胰腺实质萎缩。患者随后行胰体尾及脾脏切除术。病理诊断为高分化神经内分泌肿瘤，长径5.1 cm，G2

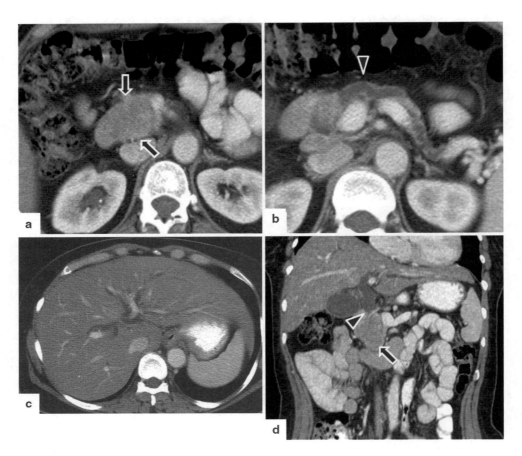

图10.38 恶性、无功能性PNEN合并胆系及胰管梗阻伴盆腔转移的CT表现。51岁女性患者，急性无痛性黄疸发作。增强CT横断面（**a~c**）和冠状面

（**d**）图像显示胰头部一个富血供、密度不均匀肿块（箭标所示），合并胰腺导管梗阻（箭头所示）伴继发肝内外胆管梗阻（箭头所示）

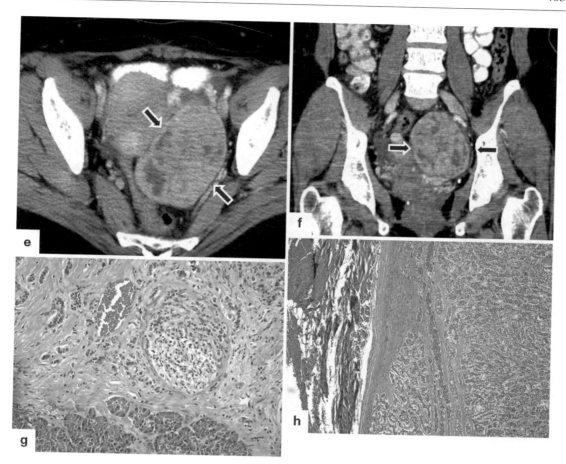

图10.38（续） 增强CT横断面（e）和冠状面的盆腔（f）图像显示盆腔左侧一个富血供、密度不均匀肿块（箭标所示）。患者随后行胰十二指肠切除及盆腔肿块切除术。镜下检查（g）（HE染色，10×）显示高分化神经内分泌肿瘤。（h）显示神经内分泌肿瘤转移至卵巢（HE染色，10×）

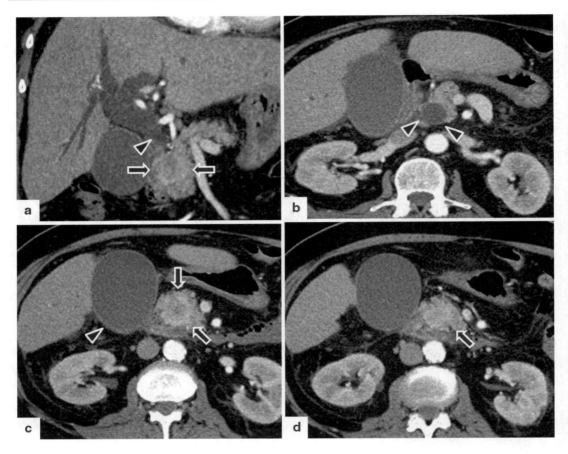

图10.39 恶性、无功能性PNEN合并胆系梗阻的CT表现。72岁男性患者，伴发黄疸、体重减轻及呕吐症状。增强CT冠状面（**a**）和横断面（**b~d**）图像显示肝内外胆系（**a**，**b**）（箭头所示）及胆囊（**c**）扩张，主要由胰头部一个边界不清、富血供肿块（**c**，**d**）压迫引起（箭标所示）。该肿块侵犯胰周脂肪间隙，胰体尾萎缩，但未发现胰管扩张。患者随后行Whipple术。病理诊断为低分化神经内分泌癌，大细胞类型，侵犯淋巴管，胰周软组织受累

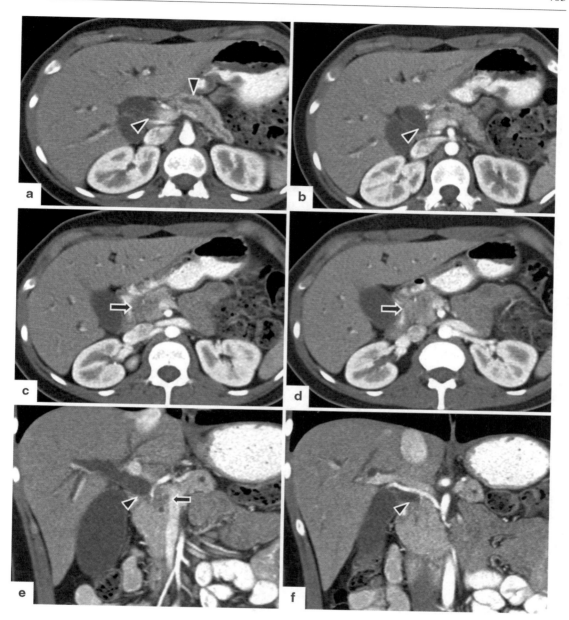

图10.40 无功能性PNEN合并胆系及胰管梗阻的CT表现。20岁女性患者，无痛性黄疸及皮肤瘙痒急性发作。增强CT横断面（**a～d**）和冠状面（**e，f**）图像显示胰头部一个边界不清、不均匀密度肿块（**c～e**）（箭标所示），包绕胃十二指肠动脉，引起胆总管（**a，b，e，f**）（箭头所示）及胰管（**a**）（箭头所示）梗阻。患者随后行胰十二指肠切除术

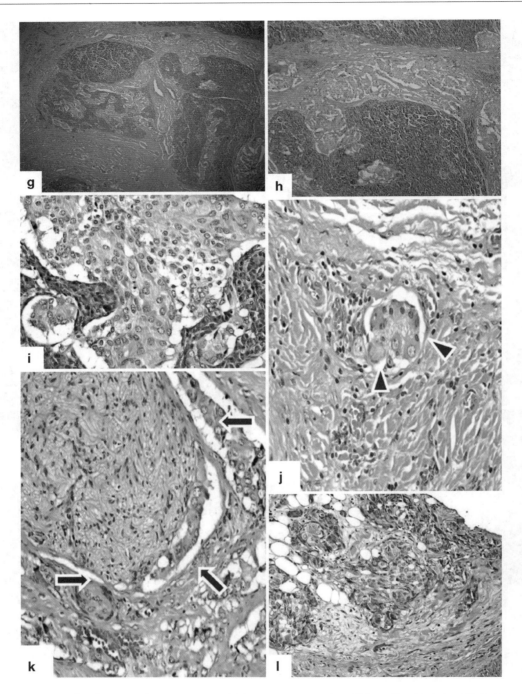

图10.40（续） 组织病理学切片显示低分化神经内分泌癌，G3（**g**）（HE，4×），伴多个淋巴结转移（**h**，**i**）（HE染色，10×，60×），并侵犯淋巴管（**j**）（箭头所示）、外周神经（**k**）（箭标所示）以及脂肪组织（**l**）（HE染色，60×，40×）

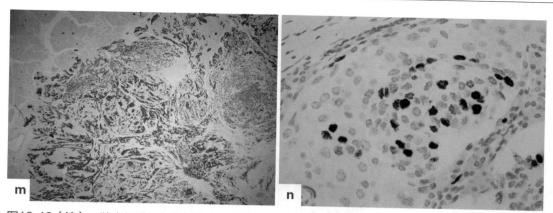

图10.40（续） 肿瘤细胞的免疫组化染色突触素呈强阳性表达（**m**），Ki-67增殖指数＞20%，G3（**n**）

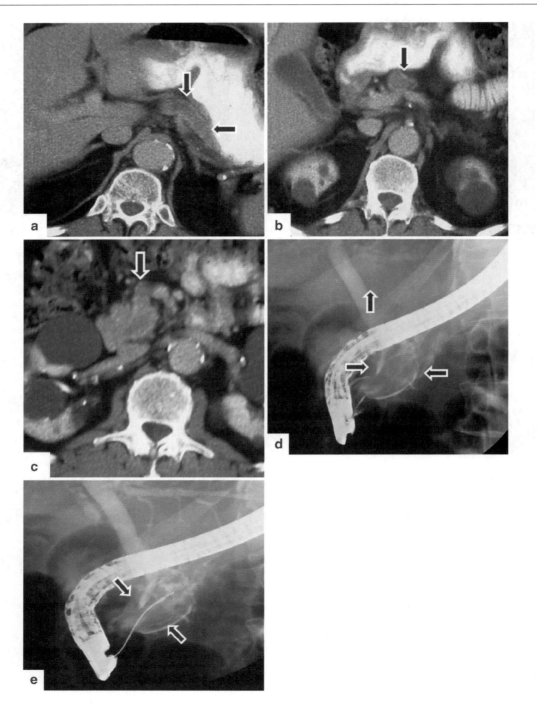

图10.41 无功能性导管内PNEN侵犯胰腺导管的CT及ERCP表现。77岁女性患者，体重减轻。增强CT横断面（**a~c**）图像显示胰腺导管全程重度扩张（箭标所示），扩张最明显的层面，胰腺实质全部萎缩。ERCP（**d，e**）图像显示扩张的胰腺导管截断，呈巨大充盈缺损改变（箭标所示）。起初，患者行胰十二指肠切除术。由于手术切缘阳性，又改行全胰及脾脏切除术

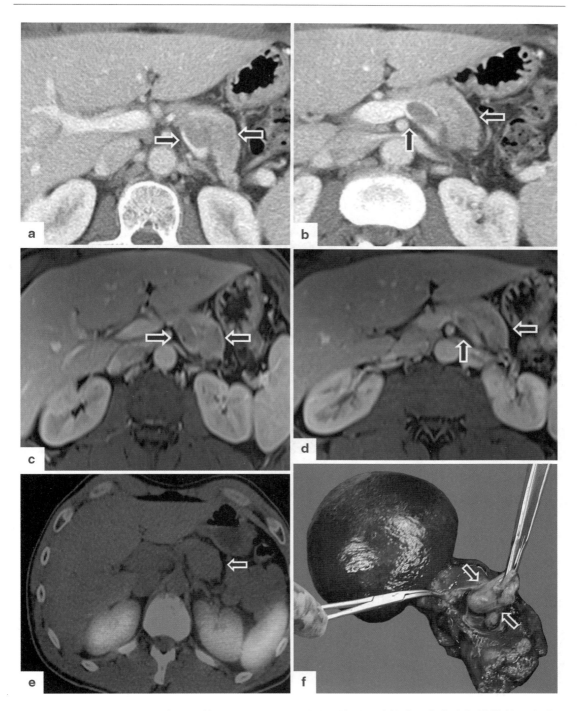

图10.42　无功能性PNEN侵犯血管的CT及MRI表现。55岁男性患者，上腹部疼痛。增强CT横断面（**a**，**b**）图像显示胰体部一个低密度肿块，累及脾静脉（箭标所示）。T1加权增强抑脂梯度回波横断面（**c**，**d**）图像显示胰腺肿块呈不均匀信号影，并累及脾静脉。奥曲肽扫描横断面（**e**）图像显示该肿瘤无放射性核素摄取。患者行胰体尾联合脾脏切除。外科手术标本照片（**f**）显示一个白棕色、质软、分叶状的胰腺肿瘤侵犯脾静脉（箭标所示）

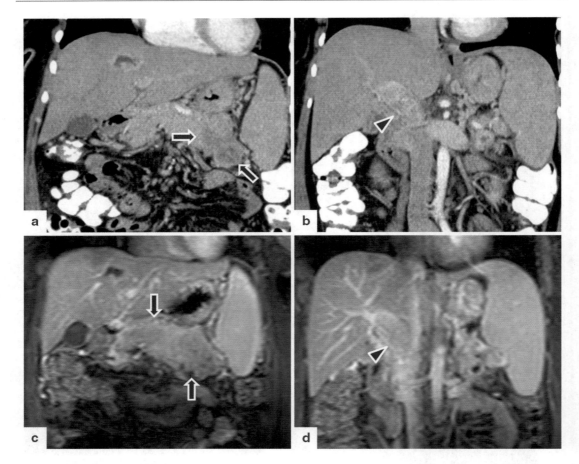

图10.43 无功能性PNEN侵犯血管的CT及MRI表现。35岁女性患者，上腹部疼痛，体重减轻。增强CT冠状面（**a**，**b**）图像显示胰体尾部一个不规则形、低密度肿块（箭标所示），合并门静脉内不均匀密度瘤栓（箭头所示）。在T1加权增强抑脂梯度回波冠状面（**c**，**d**）图像上，胰体尾部的肿瘤边界显示更加清晰，门静脉内同样能看见肿瘤瘤栓（箭头所示）

10.4.4.3　MRI（图10.44~图10.54）

MRI的扫描方案

- T1加权（T1WI）及T2加权（T2WI）图像，有或没有抑脂。
- 弥散加权图像（DWI）。
- T1加权增强抑脂梯度回波图像（动脉期在静脉注射钆剂20~25 s后采集和门静脉期在注射55~50 s后采集）。

表现

- T1WI：PNENs表现为圆形或卵圆形、边界清晰的肿块，较正常胰腺信号偏低。
- T2WI：PNENs典型表现为高或不均匀的信号。
- **增强T1WIFS**：小的PNENs较正常胰腺可能呈均匀的强化。大的PNENs可能呈不均匀或边缘环形强化（中心坏死）。
- **肝脏转移**：富血供、均匀、不均匀或者边缘环形强化。

- **淋巴结转移**：增大的强化结节，均匀或不均匀强化。

> **要点**
> - 由于间质中存在丰富的血管，所以PNEN在CT或MRI增强后强化明显。
> - 囊性PNENs的边缘呈血管样环形结构，该特点可将PNENs与其他囊性肿瘤相鉴别。
> - MRI弥散序列对检测肝脏转移瘤及增大的淋巴结有非常高的敏感性。

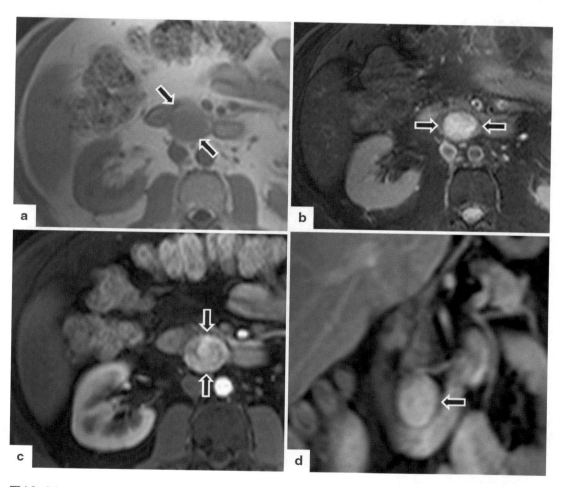

图10.44 无功能性PNEN的MRI表现。62岁女性患者，上腹部钝痛。T1加权横断面（**a**）图像显示胰头部一个外生型、圆形、低信号肿块（箭标所示）。在T2加权抑脂横断面（**b**）图像上，该肿块表现为高信号影（箭标所示）。增强抑脂梯度回波横断面（**c**）及冠状面（**d**）图像显示该肿块呈不均匀血管样强化（箭标所示）

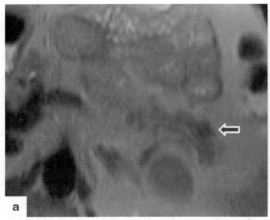

图10.45 小体积、无功能性PNEN的MRI表现。45岁男性患者，偶然发现胰腺占位性病变。T1加权横断面（**a**）图像显示胰尾部一个小的、分叶状、低信号肿块（箭标所示）。T1加权增强抑脂梯度回波横断面（**b**）图像显示肿块呈不均匀、血管样强化（箭标所示）

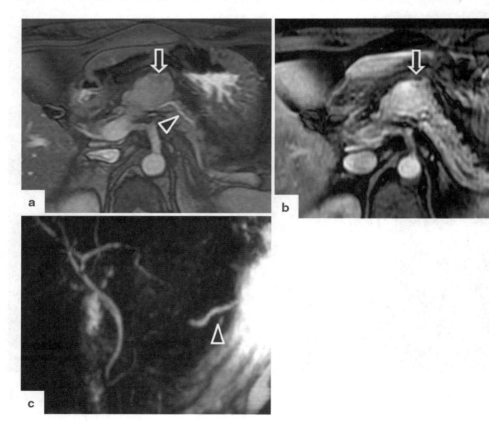

图10.46 无功能性PNEN合并胰管梗阻的MRI表现。48岁女性患者，因肝功能异常行腹部MRI检查。T2加权抑脂横断面（**a**）图像显示胰体部一个卵圆形、低信号肿块（箭标所示），合并远端胰腺导管扩张（箭头所示）。T1加权增强抑脂梯度回波横断面（**b**）图像显示该肿瘤明显均匀强化（箭标所示）。MRCP厚层（**c**）显示肿块远端的胰管截断（箭头所示）

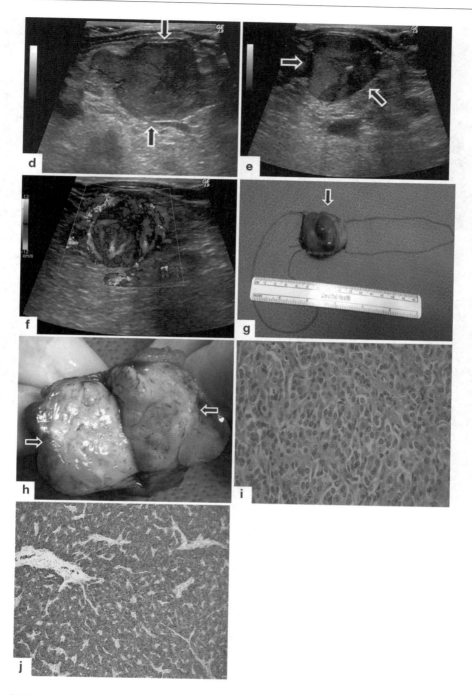

图10.46（续）　IOUS灰度（**d**，**e**）及彩色多普勒横断面（**f**）图像显示一个分叶状的低回声富血供肿块（**d**，**e**）（箭标所示）伴粗大钙化。患者随后行胰腺中段切除术。手术标本（**g**）显示胰腺一个双分叶状肿块（箭标所示）。对半切开的大体标本（**h**）显示肿块呈肉质样、棕褐色、圆形外观，肿块内可见白色的纤维条索，残留黄色正常的胰腺组织以及散在分布的小出血灶（箭标所示）。组织病理学切片（**i**）显示肿瘤细胞圆形，染色质呈"胡椒盐样"改变（HE染色，40×）。免疫组化嗜铬粒蛋白呈强阳性表达（免疫组化染色，10×）

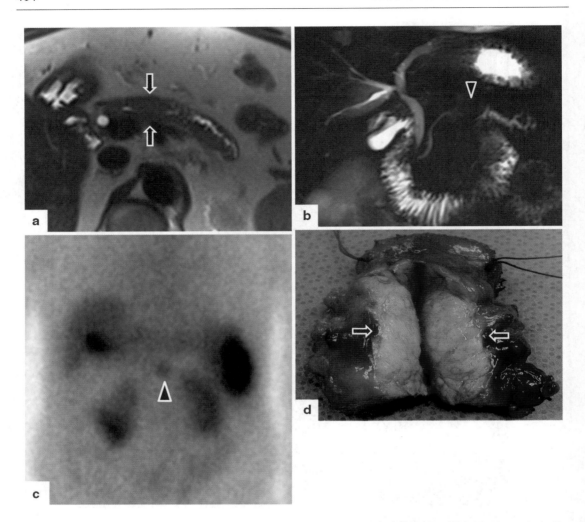

图10.47 无功能性PNEN合并胰管梗阻的MRI表现。60岁男性患者，有胸主动脉瘤病史。CT随访复查偶然发现胰腺占位性病变。T2加权横断面（a）图像显示胰体部一个等信号肿块（箭标所示），合并远端胰腺导管扩张。MRCP厚层（c）显示远端胰管扩张（箭头所示）。（c）奥曲肽扫描显示该肿块摄取放射性核素（箭头所示）。患者随后行胰腺中段切除术。手术标本（d）显示一个不规则形的黄棕褐色、质韧肿块（箭标所示）

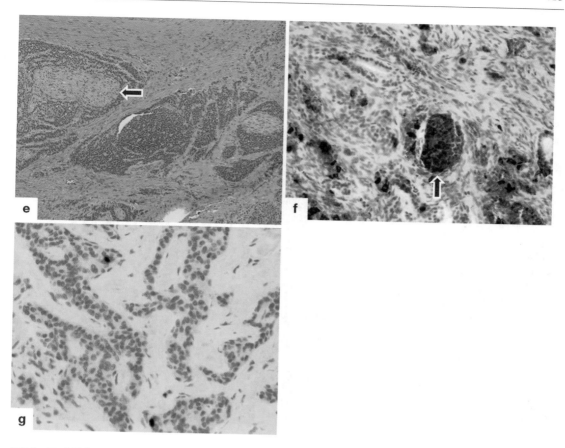

图10.47（续） 组织学切片（e）（HE染色，10×）显示为神经内分泌肿瘤，G1，伴外周神经浸润（箭标所示）和纤维化。嗜铬粒蛋白（f）（箭标所示）免疫组化染色呈阳性。Ki-67（g）免疫组化染色仅在个别细胞中呈阳性，提示低Ki-67增殖指数＜2%（免疫组化染色，40×，10×）

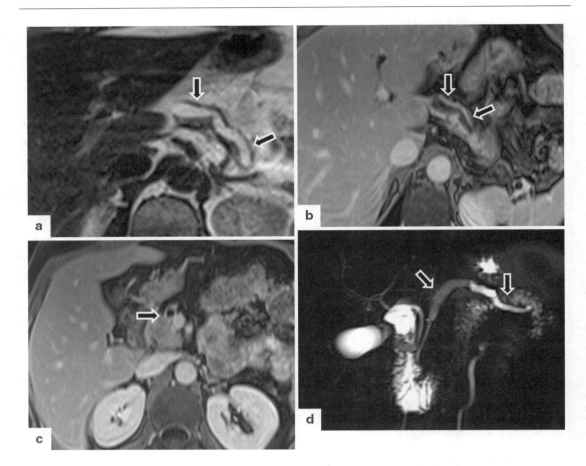

图10.48 无功能性PNEN的MRI表现。62岁女性患者，左侧腹痛。T2加权横断面（**a**）图像显示胰体尾部胰管扩张（箭标所示）。T1加权增强抑脂梯度回波横断面（**b**，**c**）图像显示胰管扩张（箭标所示），在胰颈部截断（箭标所示）。值得注意的是并未发现明显的胰腺占位性病变。MRCP厚层（**d**）再次提示胰体尾部胰管扩张（箭标所示）。患者随后行胰腺中段切除术

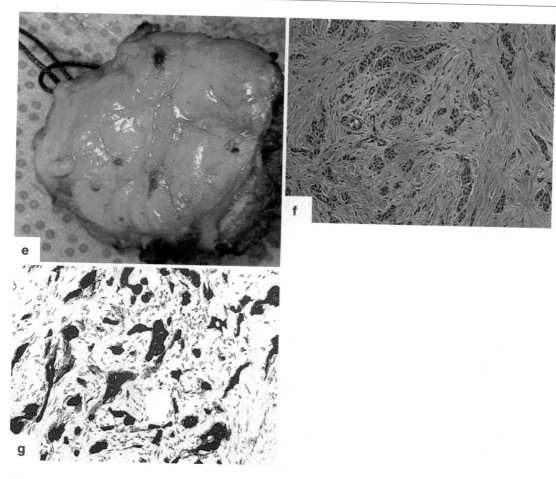

图10.48（续） 手术切除标本（e）。组织病理学切片显示为高分化神经内分泌肿瘤，G2（f）（HE染色，20×），突触素呈强阳性表达（g）（免疫组化染色，20×）

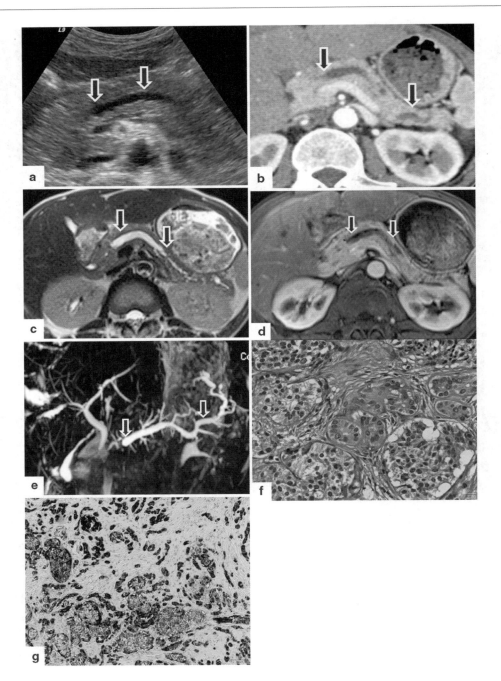

图10.49 无功能性PNEN的超声/CT/MRI表现。50岁女性患者，偶然发现胰腺占位性病变。超声横断面（**a**）图像显示胰体尾部扩张的胰管（箭标所示）在胰颈部截断。增强CT横断面（**b**）、单次激发快速自旋回波的T2加权横断面（**c**）、T1加权增强抑脂梯度回波横断面（**d**），及MRCP冠状面（**e**）图像证实胰管梗阻并在胰颈部截断（箭标在所有图像中指向扩张胰管）。值得注意的是该部位未发现明显的胰腺占位性病变。患者随后行扩大的Whipple术。组织病理学切片显示高分化神经内分泌肿瘤（**f**）（HE染色，40×），肿瘤细胞呈巢样分布。肿瘤细胞5-羟色胺免疫组化染色呈强阳性表达（**g**）（20×）

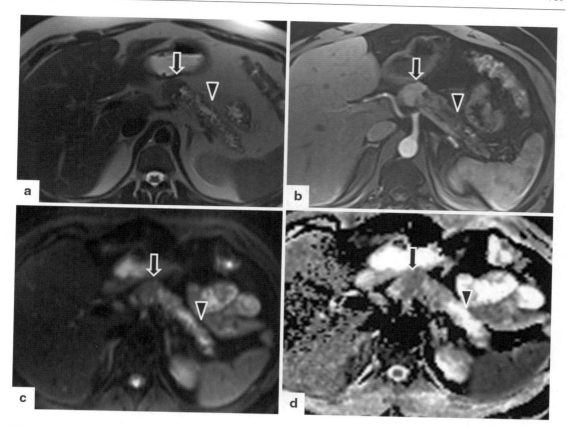

图10.50 高分化无功能性PNEN的MRI表现。36岁女性患者，上腹疼痛伴体重减轻。单次激发快速自旋回波的T2加权（**a**）图像显示胰体部一个等信号肿块，远端胰管扩张并胰腺实质萎缩。T1加权增强抑脂梯度回波横断面（**b**）图像显示该肿块均匀强化（箭标所示）。弥散横断面（**c**）图像显示一个低信号肿块。值得注意的是该肿块在ADC图（表观扩散系数图）横断面（**d**）图像（箭标所示）显示弥散受限。（**a~d**）箭头显示远端胰管扩张

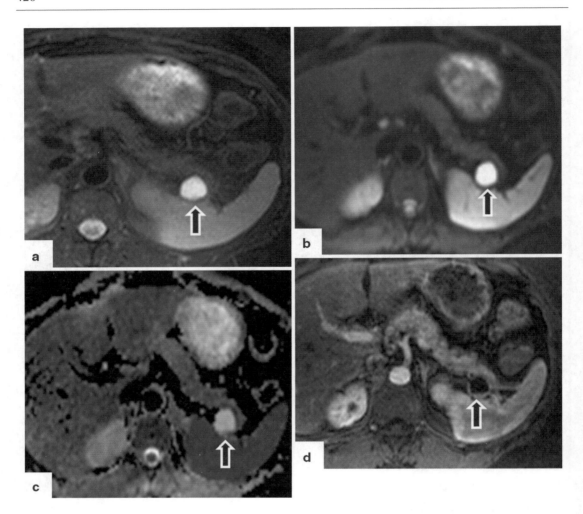

图10.51　高分化无功能性PNEN在MRI及IOUS上的非典型表现。46岁女性患者，偶然发现胰腺占位性病变。T2加权抑脂（**a**）、弥散（**b**）及ADC图横断面（**c**）图像显示胰尾部一个圆形、边界清晰、高信号肿块，弥散不受限（箭标所示）。T1加权增强抑脂梯度回波横断面（**d**）图像显示该肿块强化不明显（箭标所示）

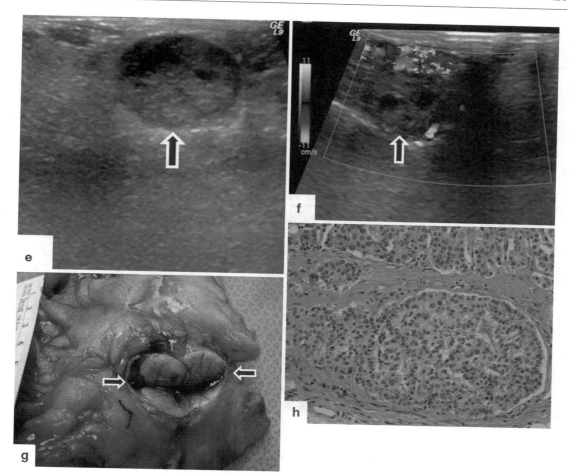

图10.51（续） 注意增厚的囊壁。IOUS灰度横断面（**e**）及彩色多普勒（**f**）图像显示一个卵圆形、混杂性肿块，内可见血管显影（箭标所示）。切开的手术标本（**g**）显示一个肉质样、灰棕褐色肿块，边界清晰（箭标所示）。组织病理学切片提示为神经内分泌肿瘤，肿瘤细胞呈巢状分布生长（**h**）（HE染色，40×）

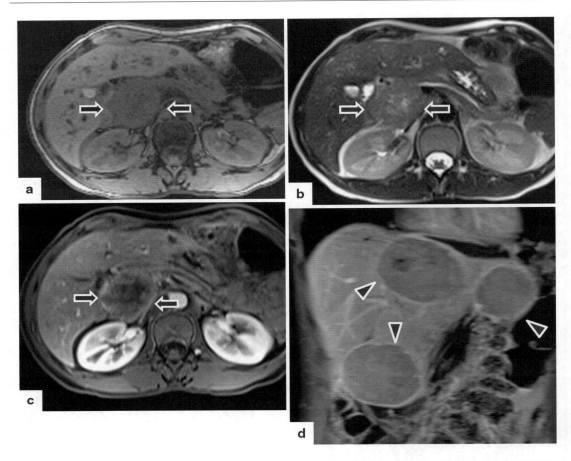

图10.52 恶性、无功能性PNEN的MRI表现。47岁女性患者，上腹部疼痛伴体重减轻。T1加权抑脂梯度回波（**a**）图像显示胰头部一个低信号肿块（箭标所示）。T2加权横断面（**b**）图像显示该肿块呈不均匀信号（箭标所示）。在T1加权增强抑脂梯度回波横断面（**d**）图像上，该肿块呈不均匀强化（箭标所示）。T1加权增强抑脂梯度回波冠状面（**d**）图像显示肝脏3个大的转移瘤（箭头所示），信号不均匀伴边缘环形强化

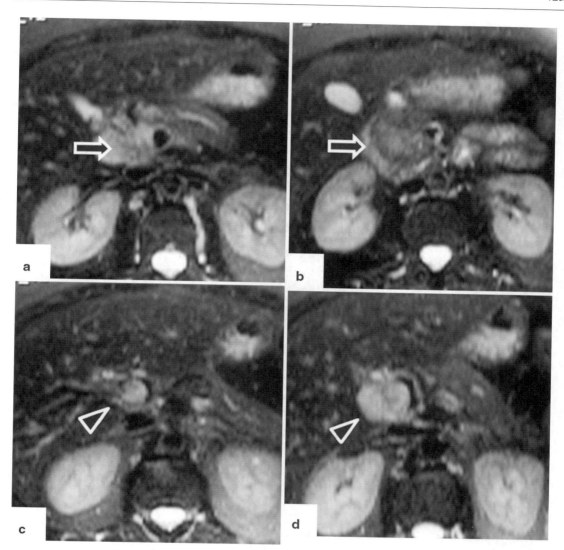

图10.53 低分化PNEN伴血管侵犯的MRI表现。54岁女性患者，无痛性黄疸病史。ERCP可见胆总管远端梗阻（未显示），胆总管支架置入以缓解黄疸，抑脂T2W轴位像（**a~d**）示胰头部一个信号不均匀肿块（**a**，**b**）（箭标所示），并向门静脉延伸（**c**，**d**）（箭头所示）

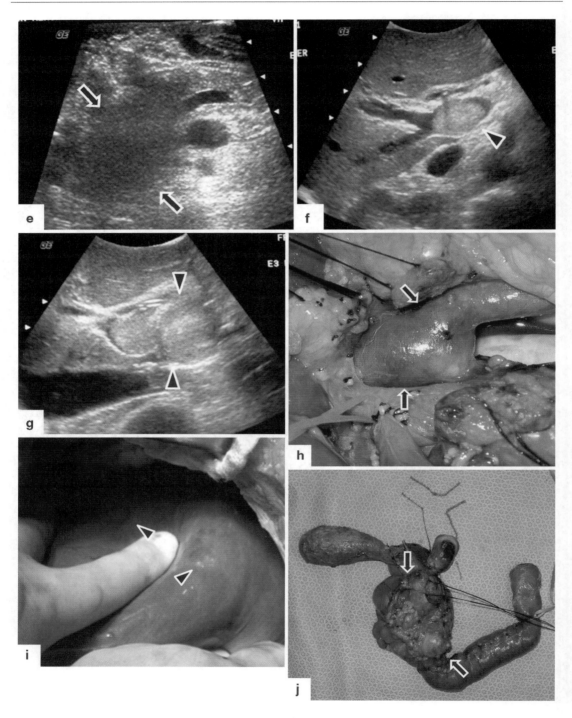

图10.53（续） IOUS横断面（**e，f**）及矢状面（**g**）图像显示胰头部一个边界不清的低回声肿块（**e**）（箭标所示），侵犯门静脉主干（**f，g**）（箭头所示）。术中照片显示门静脉主干因腔内肿瘤的原因表面明显凸起（**h**）（箭标所示），且肝脏包膜下发现转移瘤（**i**）（箭头所示）。患者随后行保留幽门的Whipple术，重建了门静脉系统。手术标本（**j**）为切除的胰腺肿块及部分门静脉血管（箭标所示）

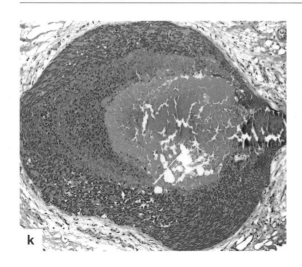

图10.53（续） 组织病理学切片显示低分化的神经内分泌癌，大细胞型（**k**）。肿瘤癌巢内可见坏死伴灶状钙化，与影像学表现一致（HE染色，4×）

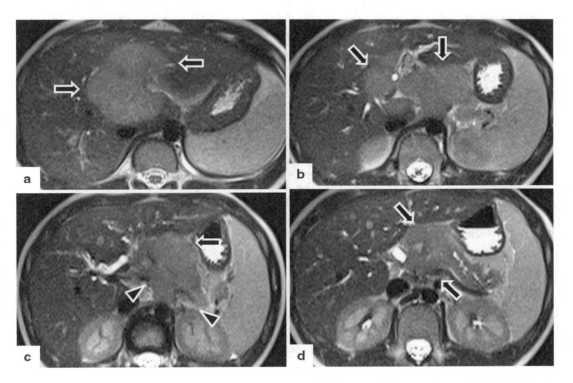

图10.54 儿童无功能性PNEN的MRI表现。8岁患儿，急性无痛性黄疸。T2加权单次激发快速自旋回波（**a~d**）图像显示胰体部一个分叶状肿块呈等高信号影（箭标所示），远端胰管继发轻度扩张，肝脏受累，肝内胆系梗阻，肿块包绕腹腔干及其分支血管（箭头所示）

10.4.4.4　鉴别诊断（CT/MRI）

- 胰腺导管腺癌。
- 胰腺转移瘤。
- 实性–假乳头状肿瘤。
- 胰腺内的异位脾脏。
- 胰周的副神经节瘤。
- 胰腺淋巴瘤。

10.4.4.5　核医学检查（图10.55，图10.56）

^{111}In-Octreotide扫描（奥曲肽显像）

- PNEN影像学检查的金标准。
- 该检查总体敏感性高达80%，会因肿瘤产生的激素不同而呈现差异。

表现

- 放射性核素在肿瘤部位有浓聚。

正电子发射断层扫描/计算机断层扫描（PET/CT）

- 肿瘤定位较^{111}In-Octreotide扫描更精准。
- 2-氟-2-脱氧-D-葡萄糖（FDG）摄取增高提示低分化的PNEN。

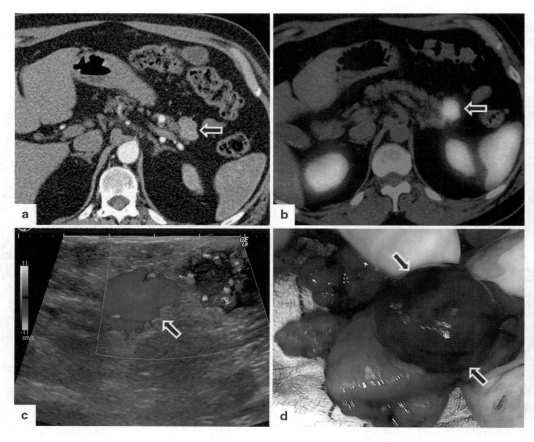

图10.55　无功能性PNEN的CT及奥曲肽SPECT/CT表现。57岁女性患者，有肾结石病史，行腹部CT检查偶然发现胰腺占位性病变。增强CT横断面（a）图像显示胰尾部一个富血供、均匀强化的肿块。奥曲肽SPECT/CT横断面（b）图像显示该肿瘤放射性核素浓聚。上述影像学表现提示为神经内分泌肿瘤。IOUS横断面（c）图像显示一个高回声肿块。患者随后行胰体尾联合脾脏切除。切除的标本（d）显示一个外生型的紫色肿块，浆膜层光整（箭头所示）。最终病理诊断为高分化神经内分泌肿瘤，G1

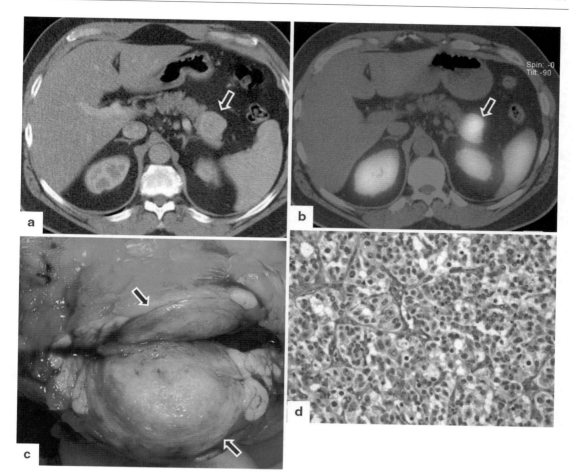

图10.56 无功能性PNEN的奥曲肽SPECT/CT表现。45岁女性患者，有肾结石病史，轻度上腹部不适。增强CT横断面（a）图像显示胰尾部一个圆形、均匀强化的肿块（箭标所示）。奥曲肽SPECT/CT横断面（b）图像显示该肿瘤放射性核素浓聚。对半切开的手术标本（d）显示一个黄色、肉质样、境界清晰的肿块（箭标所示）。组织病理学切片（d）（HE染色，40×）显示为神经内分泌肿瘤，肿瘤细胞呈器官样排列，染色质呈"胡椒盐样"改变

10.5 功能性PNENs

- 以分泌的主要激素命名。
- 最常见的功能性PNENs是胰岛素瘤、胃泌素瘤、胰高血糖素瘤、血管活性肠肽瘤及生长抑素瘤。
- 功能性PNEN引发的临床症状无特异性。
- 正确的诊断取决于医生的临床经验。确诊可以发生在患者首发症状出现数月或数年后。
- 除了胰岛素瘤，功能性PNEN常为恶性的。
- 特点为侵犯血管、侵犯邻近器官，同时或异时出现淋巴结受累或远处转移。
- 在某些病例中，前期手术切除病理结果为良性，但因随后出现转移灶而被诊断为恶性。

10.5.1 胰岛素瘤

10.5.1.1 流行病学
- 最常见的功能性PNEN。
- 起源自胰腺 β 细胞。
- 该肿瘤因分泌胰岛素引起低血糖。
- 发病率为每年3/100万人。
- 多为散发型。
- 男女发病之比：1:1.4。
- 好发年龄为30~60岁（平均年龄45岁）。
- 恶性生物学行为：10%。
- 可见于神经纤维瘤病1型的患者。
- 在功能性及无功能性PNEN中预后最好。

10.5.1.2 临床表现
- 与其他无功能性或功能性PNEN相比，这类肿瘤往往早期就有症状且被检出时体积更小。
- 大部分肿瘤的长径为0.5~2 cm。
- **典型的"三联征"表现（Whipple三联征）：**
  - — 低空腹血糖（2.2 mmol/L 或更低）
  - — 低糖血症：空腹或运动相关性头晕，乏力，复视，视物模糊，昏迷及性格改变
  - — 摄糖后上述症状缓解

儿茶酚胺释放相关性症状（少见）
- 心动过速。
- 胸痛。
- 心悸。
- 出汗。

10.5.1.3 实验室检查
生化检查
- 空腹72 h连续监测血糖及胰岛素水平指标。

指标
- 血胰岛素水平10 μU/ml或者更高（正常＜6 μU/ml）。
- 血糖水平＜2.2 mmol/L（40 mg/dl）。
- C-肽水平＞2.5 μ/ml（正常＜6 μ/ml）。
- 胰岛素原高于免疫反应性胰岛素的25%（或高达90%）。
- 磺脲检测阴性。

10.5.1.4 影像学检查
（图10.57~图10.66）
- 肿瘤大小：90%＜2 cm；40%＜1 cm。
- 位置：胰腺内，可遍布胰头、胰体及胰尾部。
- 通常为单发性。
- 多发病灶见于2%~10%的MEN-1综合征患者。

超声（US，EUS，IOUS）
表现
- 边界清楚、低回声、富血供肿块。

计算机断层扫描（CT）
表现
- 胰腺内或部分外生型、边界清晰、富血供的小肿块（动脉期和静脉期）。
- 少见：囊性变或钙化。

恶性胰岛素瘤

- 增大的富血供淋巴结。
- 富血供肝脏转移瘤。

磁共振成像（MRI）
表现

- T1WI：低信号肿块。
- T2WI：较正常胰腺信号偏高。
- 增强T1WI：较正常胰腺信号偏高。

奥曲肽扫描
表现

- 放射性核素浓聚不显著（生长抑素受体少）。

要点

- 手术探查和术中超声检查是检测胰腺胰岛素瘤的金标准。
- CT及MRI图像的多平面重建（矢状面、冠状面及斜状面），对于发现小的、外生型、带蒂的或血管周围的胰岛素瘤是非常有价值的检查。
- 对影像学不能检测出的胰岛素瘤，可应用经动脉钙剂激发肝静脉采血（ASVS）测定胰岛素定位胰岛素瘤。
- 经肝门静脉采血，可以评估胰周小静脉的胰岛素水平。

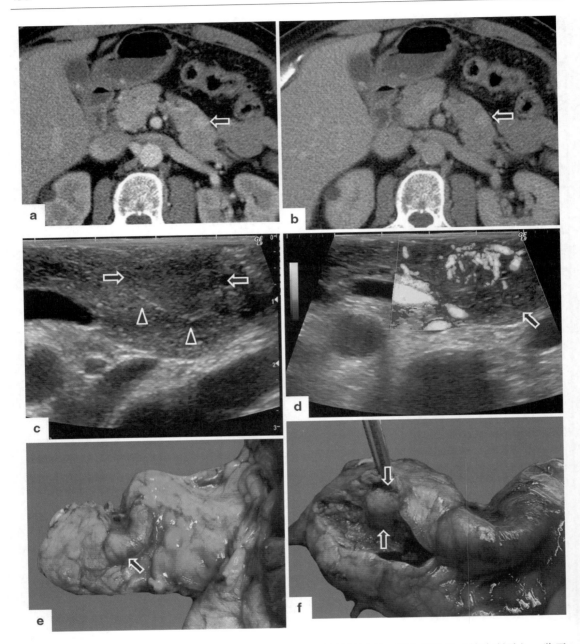

图10.57 胰腺胰岛素瘤的CT和IOUS表现。71岁女性患者，驾车时曾发生昏迷及意识不清。血糖2.2 mmol/L（38 mg/dl）。经静脉注射葡萄糖后症状缓解。增强CT横断面（**a，b**）图像显示胰体部一个8 mm大小的富血供肿块（箭标所示）。IOUS灰度（**c**）及多普勒（**d**）图像显示一个紧邻胰管的低回声、富血供肿块（箭头所示）。鉴于上述发现，故由胰腺肿瘤剜除术改行胰体尾联合脾脏切除术。大体标本（**e**）显示一个小的质韧肿块（箭标所示）。对半切开的手术标本（**f**）显示一个圆形、黄色肿块（箭标所示）

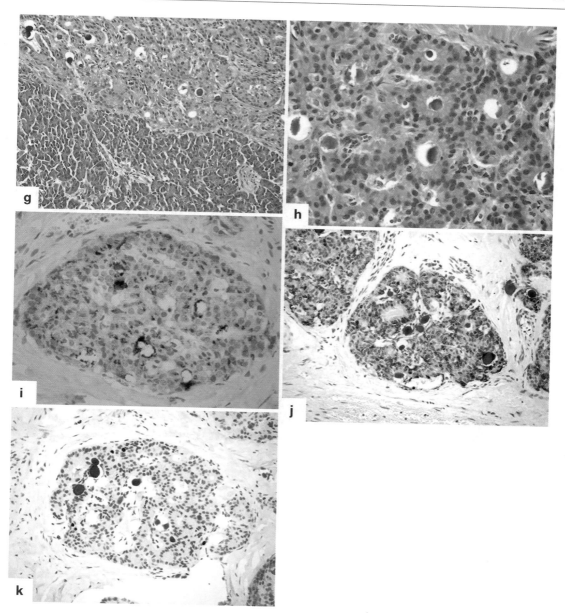

图10.57（续） 镜下检查（g，h）显示为高分化神经内分泌肿瘤，G1，伴假腺样排列及散在砂砾样钙化（HE染色，20×，40×）。肿瘤细胞对嗜铬粒蛋白（i）及胰岛素（j）阳性表达。低Ki-67增殖指数（k）（免疫组化染色，60×，20×）

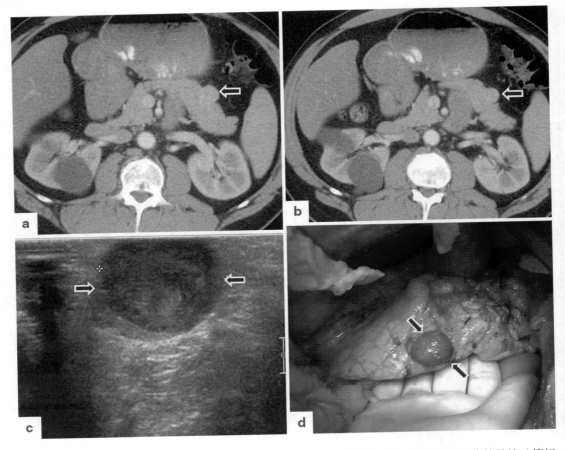

图10.58 胰腺胰岛素瘤的CT和IOUS表现。50岁女性患者，有2年低糖血症病史，阵发性面部潮红、紧张、震颤及嗜睡，进食后症状缓解。增强CT横断面（**a**，**b**）图像显示胰体部一个部分外生型、圆形、富血供、均匀强化的肿块（箭标所示）。IOUS横断面（**c**）图像显示一个边界清晰、低回声肿块。术中照片（**d**）显示部分外生型、紫色肿块，浆膜面光整（箭标所示）

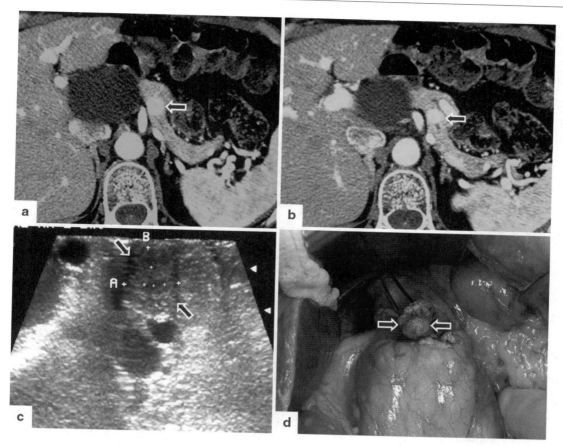

图10.59 胰腺胰岛素瘤的CT和IOUS表现。66岁女性患者，阵发性晕厥及记忆丧失。实验室检查显示低血糖，血糖低至1.32 mmol/L（24 mg/dl）。增强CT横断面（**a**，**b**）图像显示胰体部一个富血供肿块（箭标所示），以及肝叶上一个巨大的囊性肿块。IOUS横断面（**c**）图像显示一个低回声肿块。术中照片（**d**）显示从胰腺上摘除的肿瘤（箭标所示）

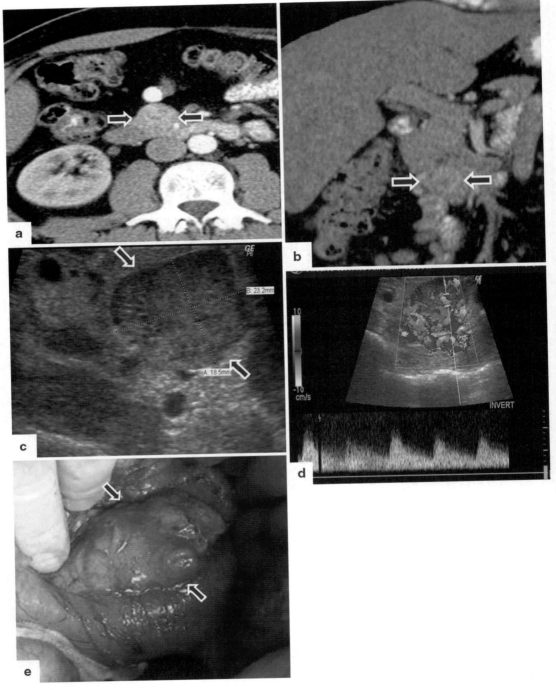

图10.60 胰腺胰岛素瘤的CT和IOUS表现。49岁男性患者，轻度低糖血症病史2年，近期加重。增强CT横断面（**a**）和冠状面（**b**）图像显示胰头部一个圆形、不均匀强化的富血供肿块（箭标所示）。IOUS灰度（**c**）和彩色多普勒（**d**）图像显示一个边界清晰、2 cm、低回声、富血供肿块（箭标所示）。术中照片（**e**）显示胰头部一个小的、富血供、分叶状肿块（箭标所示）

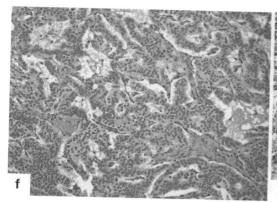

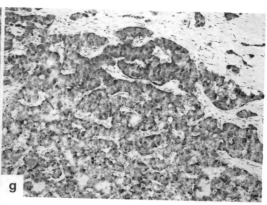

图10.60（续）　组织病理学切片（**f**）显示胰岛素瘤中肿瘤细胞特征性的脑回样排列，染色质呈"胡椒盐样"改变（HE染色，20×）。肿

瘤细胞胰岛素免疫组化染色阳性（**g**）（免疫组化染色，20×）

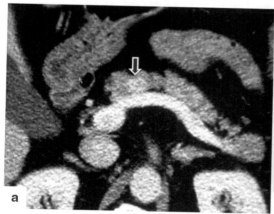

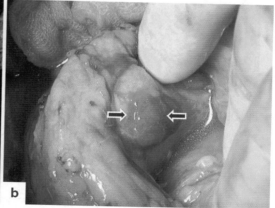

图10.61　胰腺胰岛素瘤的CT表现。56岁男性患者，阵发性头晕，伴饥饿感加重及体重增加。增强CT横断面（**a**）图像显示胰体部一个1 cm、均

匀强化肿块（箭标所示）。术中照片（**b**）显示一个界限清楚、紫色肿块（箭标所示）

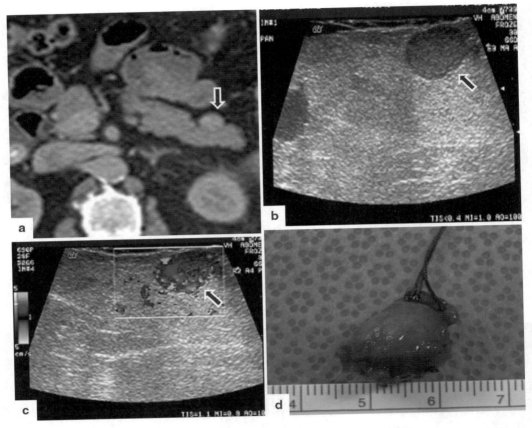

图10.62 胰腺胰岛素瘤的CT表现。48岁男性患者，阵发性意识模糊及乏力。增强CT横断面（**a**）图像显示胰尾部一个部分外生型、富血供肿块（箭标所示）。IOUS灰度和彩色多普勒轴位（**b，c**）图像显示一个小的、低回声、富血供肿块（箭标所示）。该肿块行外科手术切除。照片（**d**）显示剜除的胰岛素瘤

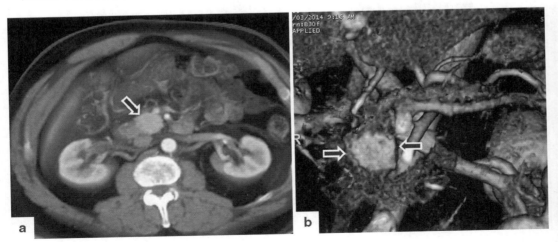

图10.63 胰腺胰岛素瘤的CT表现。68岁男性患者，阵发性出汗、心悸及性格改变。增强CT横断面（**a**）和冠状面（**b**）容积再现图像显示胰头部一个圆形、富血供、均匀强化肿块（箭标所示）

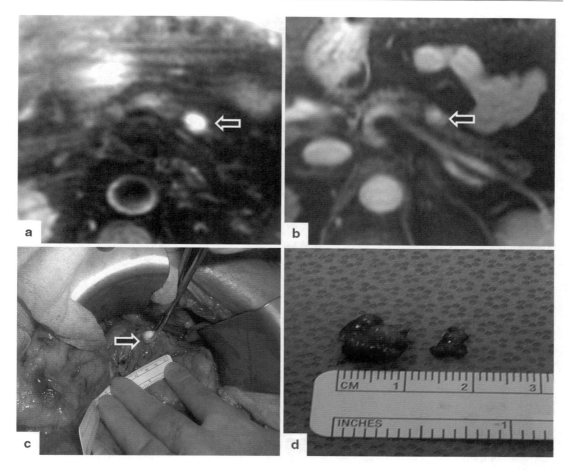

图10.64 胰腺胰岛素瘤的MRI表现。52岁女性患者，多次出现低糖血症。T2加权抑脂横断面（a）图像显示胰体部一个小肿块，呈高信号影（箭标所示）。T1加权增强抑脂梯度回波横断面（b）图像显示该肿块强化明显（箭标所示）。术中照片（c）显示切除的圆形小肿块。大体标本测量如图所示（d）

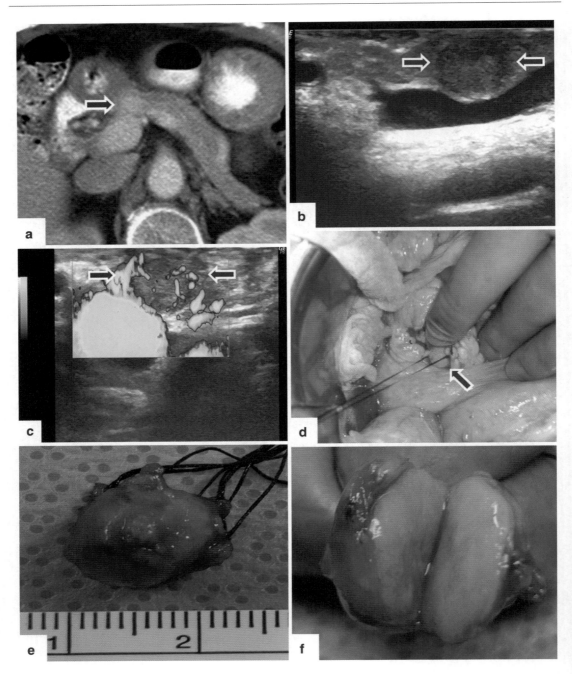

图10.65 难以在CT发现的胰腺胰岛素瘤。79岁男性患者，多次出现身体不适、震颤、乏力、定向障碍、体重增加18.2 kg（40磅）。实验室检查胰岛素原78.4 pg/ml，空腹胰岛素8.76 μM/ml，空腹血糖2.25 mmol/L（41 mg/dl），空腹C肽41 mg/dl（正常1.10~4.4 ng/ml）。增强CT（a）图像显示胰体部一个可疑的、小的、富血供肿块（箭标所示）。IOUS灰度（b）及彩色多普勒（c）图像显示胰体部近端一个边界清晰低回声、富血供肿块（箭标所示）。术中照片（d）显示正从胰腺剜除的肿瘤。（e）为剜除的小肿瘤大体标本。对半切开的标本显示一个边界清晰、圆形、白褐色、肉质样肿块（f）

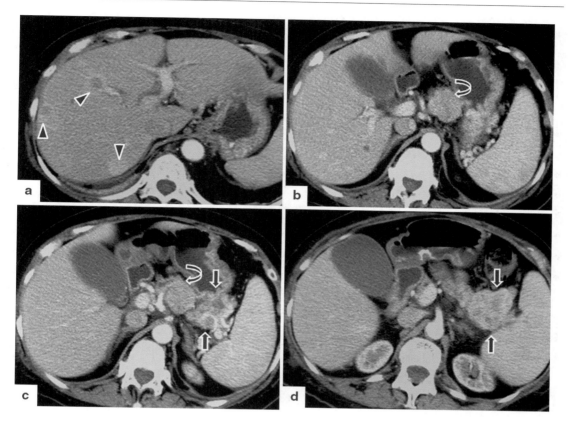

图10.66 恶性胰腺胰岛素瘤的CT表现。67岁女性患者，有顽固性低血糖病史。增强CT横断面（**a~d**）图像显示胰尾部一个分叶、不均匀强化、富血供肿块（箭标所示），合并腹腔干旁增大淋巴结（弯箭标所示），以及多发靶样强化的肝脏转移瘤（箭头所示）

10.5.2　胃泌素瘤（Zollinger-Ellison综合征）

10.5.2.1　流行病学
- 是第2位常见的功能性PNEN。
- 源自胰岛干细胞。
- 因过量的胃泌素导致胃酸过量产生。
- 好发年龄为50岁。
- 男性发病率为60%。
- 多为散发。
- 20%~25%与MEN-1综合征相关。
- 大小：胰腺胃泌素瘤平均直径为1~4 cm。
- 恶性生物学行为：60%~90%。

10.5.5.2　临床表现
胃泌素水平升高相关表现：胃酸大量分泌。
- 顽固性上腹部痛的原因：
    - 不典型胃、十二指肠溃疡是诊断该病的主要特征
    - 90%为单发性溃疡
    - 25%为不典型部位的消化道溃疡（十二指肠远端、空肠近端）
- 腹泻的原因：
    - 胃酸过多导致脂肪酶分解导致的吸收不良
- 吞咽困难的原因：
    - 反流性食管炎

Zollinger-Ellison综合征（于1955年提出）
- 不典型消化道溃疡。
- 胃酸过量分泌/胃酸过多。
- 胰腺内不产生胰岛素的胰岛细胞肿瘤。

> **要点**
> - 腹泻通常是首发症状；常持续数年才被确诊。
> - 由于过量的胃胰性分泌，腹泻通常呈水样。
> - 近0.1%的消化道溃疡原因是Zollinger-Ellison综合征。

诊断胃泌素瘤需要进一步确认的临床表现：
- 多发性消化道溃疡，以及发生于不典型部位的消化道溃疡
- 经适当药物或外科治疗后又复发的消化道溃疡
- 经适当医疗不能治愈的消化道溃疡
- 消化道溃疡或GERD伴腹泻
- 不是幽门螺杆菌感染引起的消化道溃疡
- 没有原因的顽固性腹泻
- 有消化道溃疡家族史
- 消化道溃疡病（PUD）导致并发症（如出血、穿孔、梗阻）
- 个人或家族患有MEN-1肿瘤或内分泌疾病史
- PUD伴肥厚粗大的胃黏膜皱襞

10.5.2.3　实验室检查
- **空腹胃泌素水平**：30%患者血胃泌素水平升高至1 000 pg/ml以上（正常水平<100 pg/ml）。
- 大部分患者胃泌素水平200~1 000 pg/ml。
- 对于血胃泌素正常或稍高的患者，推荐胃泌素水平激发试验。

10.5.2.4　影像学检查（图10.67~图10.75）
- 大部分胃泌素瘤位于胃泌素瘤三角：
    - 上点：胆囊管与胆总管的交汇处
    - 下点：十二指肠第2、第3部分接合部
    - 中点：胰腺颈体接合部
- 55%的胃泌素瘤起自十二指肠。
- 其他部位：胰腺、胰周淋巴结。

> **要点**
> - 虽然大部分胃泌素瘤位于胃泌素瘤三角，但仍有约10%的病例发生在其他极不常见的部位：如肾脏（图10.73）、肝脏、卵巢、肠系膜、肺或心脏。
> - 在一小部分患者中，原发性胃泌素瘤可能仅藏匿于胰周的淋巴结中。

超声（US，EUS，IOUS）

EUS对于发现源自十二指肠肠壁及胰周淋巴结的胃泌素瘤是最合适的影像学检查手段。

表现

- 边界清晰、低回声、富血供肿块。

计算机断层扫描（CT）

表现

- 实性、边界清楚、富血供肿块。
- 可见中心坏死及边缘强化。

磁共振（MRI）

表现

- T1WI：低信号。
- T2WI：较正常胰腺呈高信号。
- 增强T1WI：较正常胰腺呈高信号。

奥曲肽扫描

表现

- 肿瘤及转移瘤摄取放射性核素（生长抑素受体浓度高）。

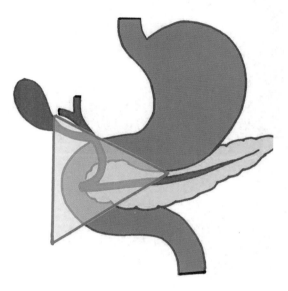

图10.67 胃泌素瘤三角示意图

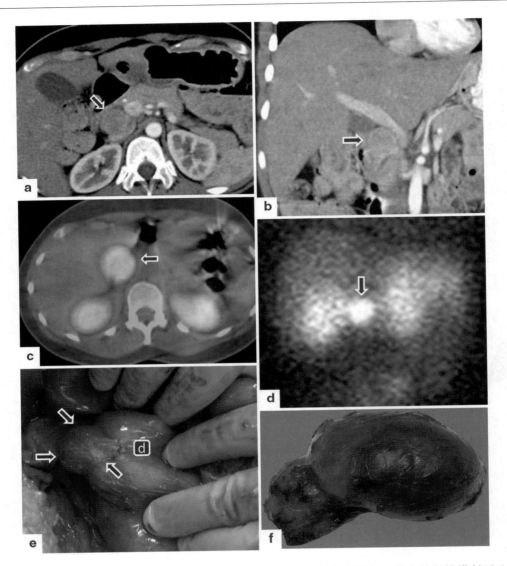

图10.68 胃泌素瘤的奥曲肽-CT扫描表现。36岁女性患者，腹泻2年。实验室检查结果血胃泌素800 pg/ml，嗜铬粒蛋白118 ng/ml。增强CT横断面（**a**）及冠状面（**b**）图像显示在门静脉后方、下腔静脉的前方，紧邻十二指肠第1、第2部分的结合部，发现一个圆形、边界清晰、不均匀强化的肿块（箭标所示）。奥曲肽扫描横断面（**c**）及冠状面（**d**）图像显示邻近胰腺一个局灶性的浓聚区（箭标所示）。术中照片（**e**）为一个邻近十二指肠（方框**d**）略带红色的肿块，浆膜面光整。该肿块随后被切除（**f**）并行选择性迷走神经切断术

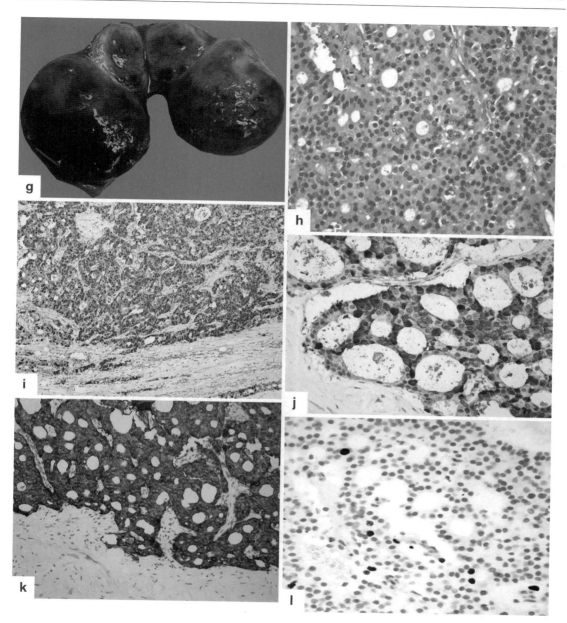

图10.68（续） 大体标本（**g**）显示肿瘤为分叶状，呈肉质样，肿块内可见出血。组织学切片（**h**）见肿瘤由大小一致的细胞形成假腺样结构（HE染色，40×）；免疫组化染色可见细胞阳性表达嗜铬粒蛋白（**i**）、突触素（**j**）和胃泌素（**k**），Ki-67阳性指数为4%，病理诊断为G2级神经内分泌肿瘤（免疫组化染色，10×，60×，40×）

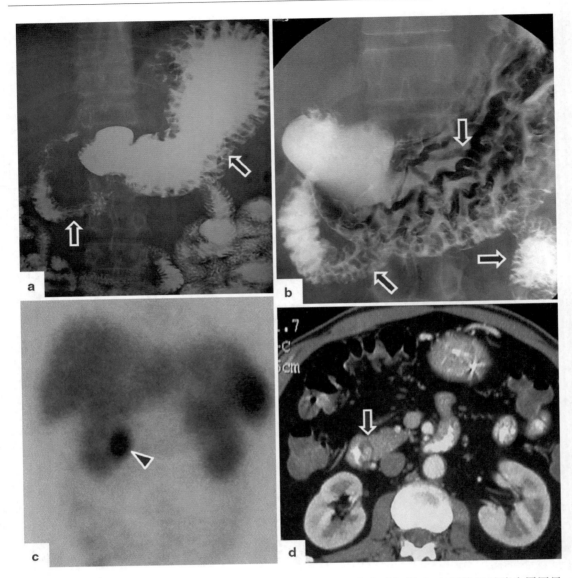

图10.69 胃泌素瘤多模态的影像学表现。40岁男性患者，慢性腹泻及上腹部疼痛。实验室检查血胃泌素水平920 pg/ml。UGI（**a，b**）图像显示胃、十二指肠及近端空肠皱襞弥漫性增厚（箭标所示）。奥曲肽扫描（**c**）图像显示胰头周围局灶性浓聚区（箭头所示）。增强CT横断面（**d**）图像显示在十二指肠第2部分壁内处有一个边界清晰、富血供肿块（箭标所示）

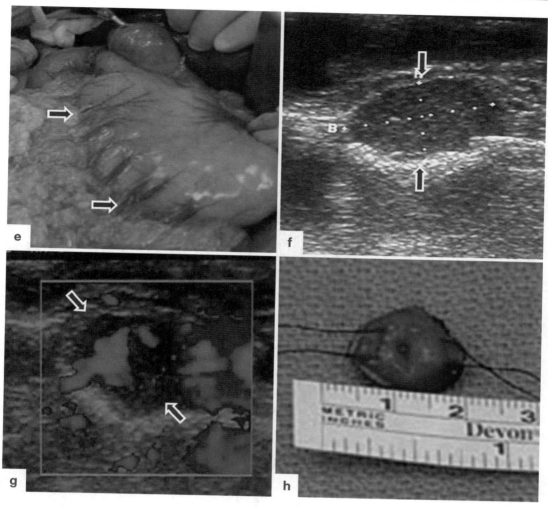

图10.69（续） 照片（e）证实胃皱襞增厚（箭标所示）。IOUS灰度（f）及能量多普勒（g）图像显示在十二指肠第2部分壁内处有一个低回声、富血供肿块，边界光整（箭标所示）。该肿块随后行手术剜除。标本（h）示剜除后的肿块

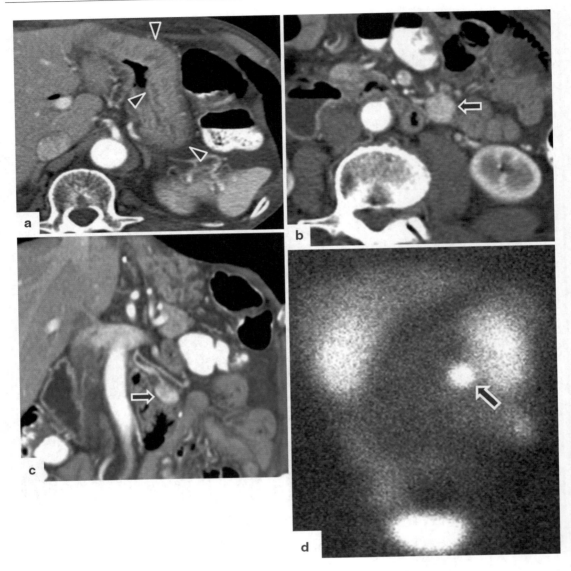

图10.70 胃泌素瘤合并多发性内分泌肿瘤1型（MEN-1）多模态的影像学表现。70岁男性患者，有Zollinger-Ellison综合征史，伴高泌乳素血症及甲状旁腺功能亢进。增强CT横断面（a，b）及冠状面（c）图像显示左侧后腹膜胰腺下方一个卵圆形、富血供肿块（b，c）（箭标所示）。值得注意的是伴胃皱襞增厚（a）（箭头所示）。奥曲肽SPECT（d）显示该肿块呈放射性核素浓聚（箭标所示）

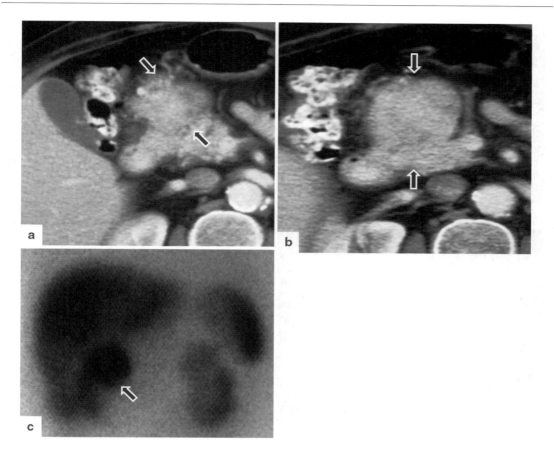

图10.71 胃泌素瘤多模态的影像学表现。55岁女性患者，有Zollinger-Ellison综合征史。增强CT横断面（**a**，**b**）图像显示一个大的、外生型、不均匀强化、富血供肿块，很难分辨源自胰腺或是十二指肠（箭标所示）。奥曲肽扫描（**c**）显示该肿瘤呈放射性核素浓聚（箭标所示）

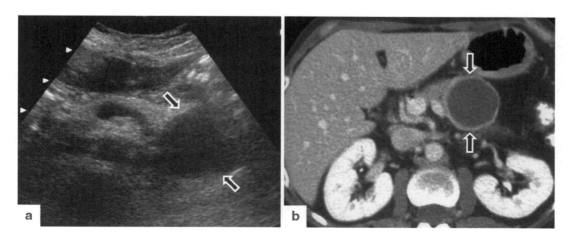

图10.72 囊性胃泌素瘤的多模态影像学表现。47岁女性患者，有Zollinger-Ellison综合征史。超声横断面（**a**）图像显示胰体部一个厚壁、囊性肿块（箭标所示）。增强CT横断面（**b**）图像显示一个囊性肿块，壁厚伴强化。病理诊断为囊性胃泌素瘤（感谢Pablo Clickman医生提供的病例）

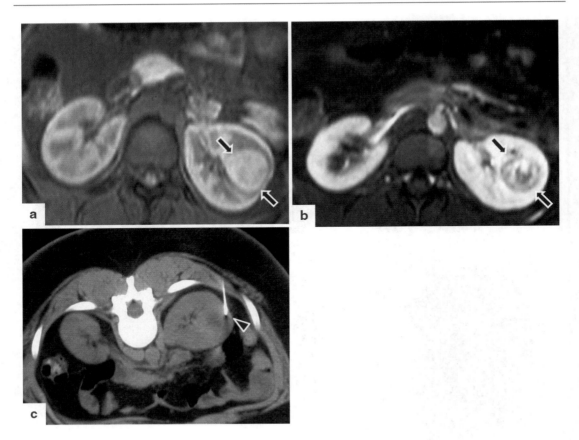

图10.73 不典型部位胃泌素瘤的MRI表现。19岁男性患者，伴顽固性十二指肠溃疡及血胃泌素水平升高。EUS示胰腺及胰周区域未见明显异常。T2加权抑脂（**a**）图像显示左肾一个圆形、高信号的肿块（箭标所示）。T1加权增强抑脂梯度回波横断面（**b**）图像显示左肾一个复杂性、高信号肿块（箭标所示）。该病灶在CT引导下行经皮穿刺活检（**c**）（箭头所示）。活检结果显示为神经内分泌肿瘤。患者随后行左肾切除术。病理诊断为左肾胃泌素瘤

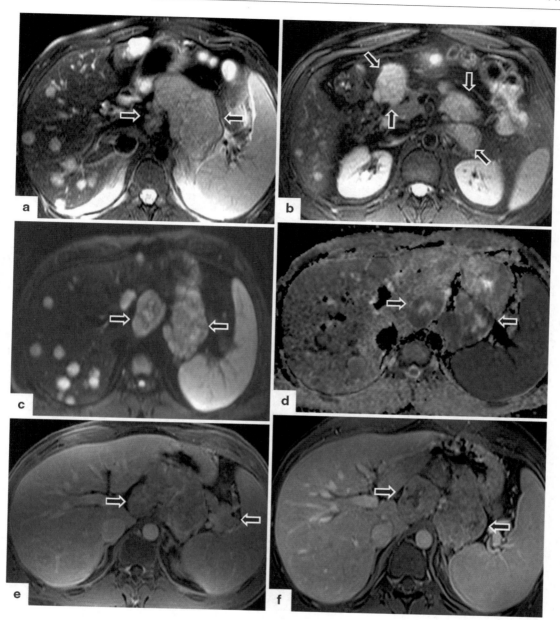

图10.74 转移性胃泌素瘤的影像学表现。24岁男性患者，有Zollinger-Ellison综合征史。T2加权抑脂横断面（**a**，**b**）图像显示胰周及右侧肠系膜大的多发性的肿块，呈中高信号影（箭标所示），肝内多发高信号病变。在弥散横断面（**c**）图像上，肝脏转移瘤及胰周淋巴结显示更清晰（箭标所示）。值得注意的是这些肿块在ADC图（**d**）上均表现为弥散受限

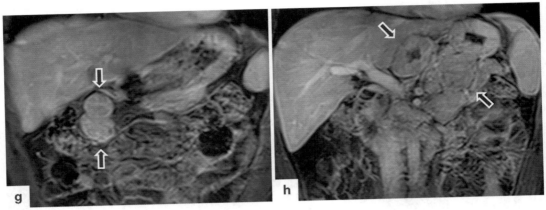

图10.74（续）　T1加权增强抑脂梯度回波横断面（**e**，**f**）及冠状面（**g**，**h**）图像显示胰周淋巴结呈不均匀强化（**e~h**）（箭标所示）。值得注意的是图像显示肝内转移瘤并不显著

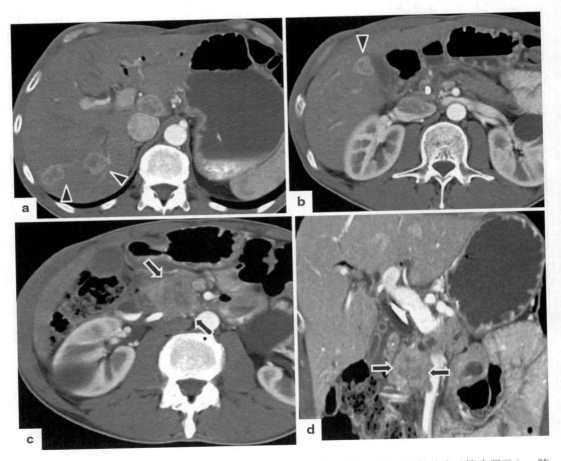

图10.75　转移性胃泌素瘤的影像学表现。54岁男性患者，有无痛性黄疸、慢性腹泻及溃疡疾病综合征史。实验室检查血胃泌素水平升高。增强CT横断面（**a~c**）及冠状面（**d**）图像显示肝右叶多发、不均匀强化的转移瘤（箭头所示），胰头部不均质肿块（箭标所示）。注意肿瘤远端的胰管梗阻（**b**）及胆道支架（**b~d**）

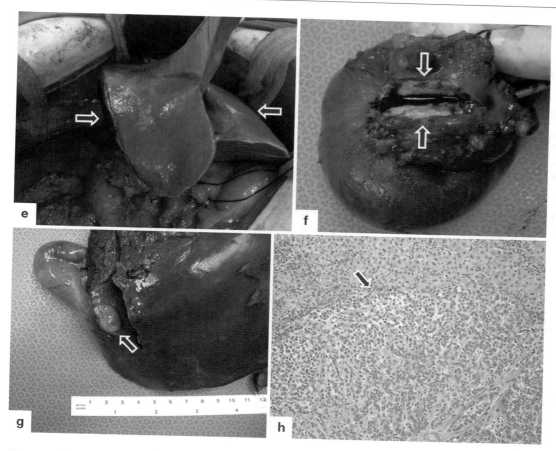

图10.75（续） 患者行保留幽门的胰十二指肠切除术及右肝切除术。术中照片（e）示部分肝切除术后剩余肝组织（箭标所示），手术标本切开后（f）示胰腺肿块质韧、白色，内部可见出血（箭标所示）。已切除肝组织（g）示肝脏内一个体积小、圆形、边界清楚的肿块（箭标所示）。组织学切片（h）示高分化PNEN侵犯充血的肝实质（箭标所示）（HE染色，20×）

10.5.3 胰高血糖素瘤

10.5.3.1 流行病学
- 是第3位常见的功能性PNEN。
- 源自胰岛的 α 细胞。
- 这类肿瘤产生胰高血糖素，抵消了葡萄糖代谢中胰岛素的作用，导致糖耐量受损。
- 发病率每年2 000万人中有1个。
- 好发年龄为40~60岁。
- 没有明显性别差异。
- 多为散发型。
- 大部分为恶性（50%）。

10.5.3.2 临床表现
- 胰高血糖素综合征又称4D综合征（皮炎、糖尿病、深静脉血栓、抑郁）：
  - **皮炎**（坏死性、游走性红斑）大约见于2/3的患者，痛性发痒斑块起自腹部及腹股沟区，随后扩散至身体躯干及四肢（特异性病征）
  - **糖尿病**见于大部分患者（轻度或重度）
  - **深静脉血栓**（下肢深静脉血栓并可进一步引发肺栓塞）
  - **抑郁症**

其他症状：腹泻、舌炎、体重减轻及各种神经和心理症状。

> **要点**
> - 皮肤病变因高胰高血糖素血症间接引发，也可能是由于缺乏锌或氨基酸而引发的。

10.5.3.3 实验室检查
- **血浆胰高血糖素升高**，较正常浓度高出10~20倍（**正常浓度为0~150 pg/ml**）。

10.5.3.4 影像学检查（图10.76）
- 大部分胰高血糖素瘤位于胰体及胰尾部。
- 肿瘤平均直径为5~6 cm。
- 大多诊断较迟。

超声（US, EUS, IOUS）

表现
- 低回声、富血供肿块。
- 肝内低回声、靶样病变（转移瘤）。

计算机断层扫描（CT）

表现
- 小的或者巨大肿块，呈均匀或不均匀强化。
- 富血供转移瘤［肝脏和（或）淋巴结］。

磁共振（MRI）

表现
- T1WI：低信号肿块。
- T2WI：较正常胰腺呈高信号。
- 增强T1WI：均匀或者不均匀强化。

奥曲肽扫描

表现
- 肿瘤及转移性肿瘤摄取放射性核素。

> **要点**
> - 临床表现及皮肤病变活检能够提示胰高血糖素瘤的诊断，但确诊是依据血浆胰高血糖素升高及CT图像上胰腺占位的表现。

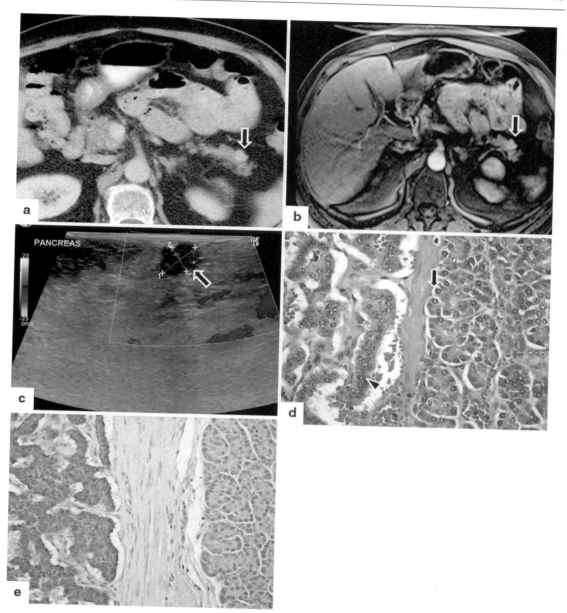

图10.76 胰高血糖素瘤的影像学表现。67岁男性患者，腹泻伴体重减轻。腹部CT检查偶然发现胰腺占位。增强CT横断面（**a**）及T1加权增强抑脂横断面（**b**）图像显示胰尾部一个小的、富血供肿块（箭标所示）。IUOS横断面切面示胰尾部一个小的、富血供肿块（箭标所示）。组织病理学切片（**d**）（HE染色，60×）显示PNEN。注意正常胰腺组织（箭标所示）与肿瘤（箭头所示）之间存在间隔。免疫组化显示肿瘤细胞呈胰高血糖素阳性表达（**e**）（40×）

10.5.4 血管活性肠肽瘤（VIPoma）

10.5.4.1 流行病学
- 非常少见。
- 分泌血管活性肠肽（VIP）。
- VIP作用在肠上皮细胞内的环磷腺苷，抑制肠腔水和电解质吸收并刺激其分泌。
- 好发年龄为50~60岁。
- 没有明显性别差异。
- 很少发生于MEN-1综合征的患者。
- 大部分为恶性。

10.5.4.2 临床表现（Verner-Morrison 综合征）
- 严重的、间歇性水样泻（每日6~8L）。
- 低钾血症。
- 胃酸缺乏。

> **要点**
> - 空肠分泌大量的水及电解质进入肠腔导致分泌性腹泻。

10.5.4.3 实验室检查
- 空腹血浆VIP水平升高。
- 通常＞200 pg/ml。
- 低钾血症。
- 腹泻期间钙水平升高。

10.5.4.4 影像学检查（图10.77）
- 大部分发生在胰尾部。

- 20%发生于胰腺外（腹膜后或纵隔的交感神经节）。
- 其他不典型部位，如食管、小肠、结肠、肝脏及肾脏。
- 肿瘤大小，首诊时平均为5 cm。
- 60%~80%的病例发现时已出现转移。

超声（US，EUS，IOUS）

表现
- 低回声、富血供肿块。

计算机断层扫描（CT）

表现
- 小肿块：均匀强化。
- 稍大病变：不均质、明显强化肿块；可见囊性变和（或）钙化。

磁共振（MRI）

表现
- T1WI：低信号肿块。
- T2WI：较正常胰腺呈高信号。
- 增强T1WI：均匀或者不均匀强化。

奥曲肽扫描

表现
- 肿瘤及转移性肿瘤摄取放射性核素。

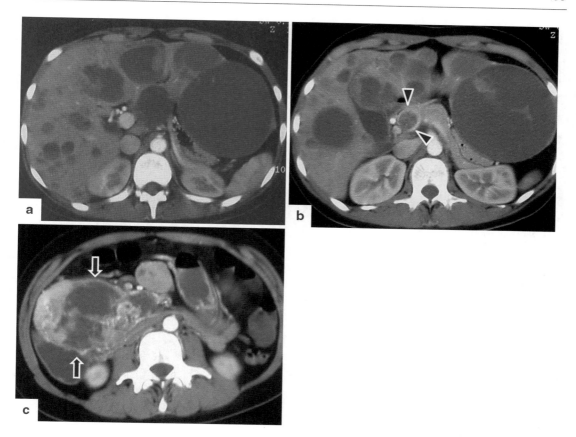

图10.77 血管活性肠肽瘤的CT表现。53岁女性患者，间歇性腹泻伴血VIP水平升高。增强CT横断面（**a~c**）图像显示胰头部至门静脉处（**b**）（箭头所示）一个大的、混杂、富血供肿块（**c**）（箭标所示），并多发坏死性肝脏转移瘤（**a，b**）

10.5.5 生长抑素瘤

10.5.5.1 流行病学

- 占所有高分化PNENs的不到2%。
- 源自胰岛细胞中的δ细胞。
- 这类肿瘤产生生长抑素。生长抑素抑制肠道吸收及胃肠运动，并释放胰岛素、胰高血糖素、胃泌素及胰酶。
- 平均发病年龄为50岁。
- 没有明显的性别差异。
- 大部分为恶性。

可伴有

- 神经纤维瘤病1型（Von Recklinghausen病）。
- MEN-1综合征。

10.5.5.2 临床表现

- 无特异性。
- 发生于20%的患者。
- 糖尿病、脂肪泻、腹泻、胆石症、胃酸减少及体重减轻。

> **要点**
> - 1型神经纤维瘤病中检测到的生长抑素瘤通常是无症状的，很少出现转移。

10.5.5.3 实验室检查

- 空腹血浆生长抑素水平是正常值的50倍。

10.5.5.4 影像学检查（图10.78，图10.79）

- 大部分发生在胰头部或十二指肠（壶腹部及壶腹周围区域）。
- 十二指肠的生长抑素瘤通常见于神经纤维瘤病1型的患者。
- 少见的原发肿瘤部位：小肠及结肠。
- 首诊时常见转移（肝脏、淋巴结）。

超声（US，EUS，IOUS）

表现

- 低回声或不均质、富血供肿块。

计算机断层扫描（CT）

表现

- 不均质、明显强化的肿块。
- 富血供转移［肝脏和（或）淋巴结］，均匀或环形强化。

磁共振（MRI）

表现

- T1WI：低信号。
- T2WI：高信号。
- 增强抑脂T1WI：均匀或不均匀强化。

奥曲肽扫描

表现

- 肿瘤及转移性肿瘤摄取放射性核素。

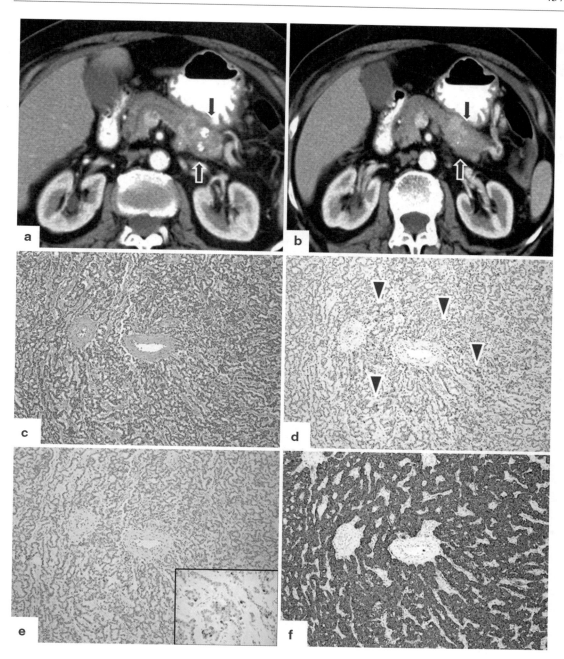

图10.78 生长抑素瘤的CT表现。78岁女性患者，有间歇性腹泻、脂肪泻及体重减轻病史。增强CT横断面（a，b）图像显示胰体部一个边界不清、强化明显伴粗大钙化的肿块（箭标所示）。镜下显示为高分化神经内分泌肿瘤，G1，肿瘤细胞呈小梁状排列（c）（HE染色，10×）。肿瘤细胞胰高血糖素（d）（箭头所示）及生长抑素呈灶性阳性表达（e）（插图）

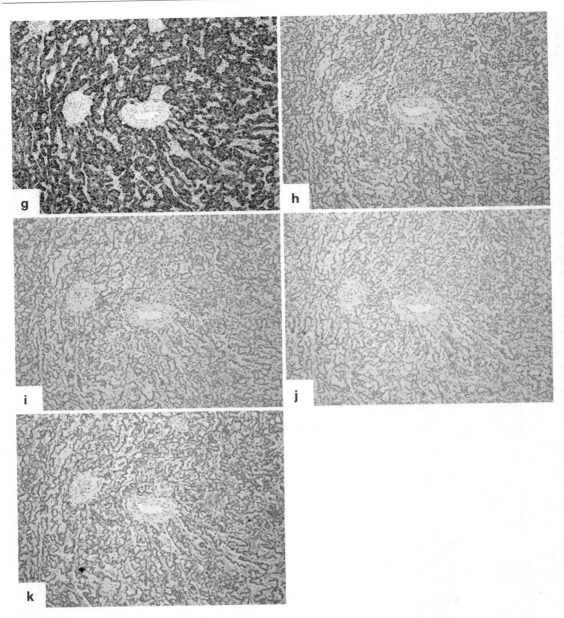

图10.78（续）　突触素（f）及嗜铬粒蛋白
（g）呈强阳性表达，胰岛素（h）、胰多肽
（i）及VIP（j）呈阴性表达。Ki-67增殖指数＜
3%（k）（免疫组化染色，10×）

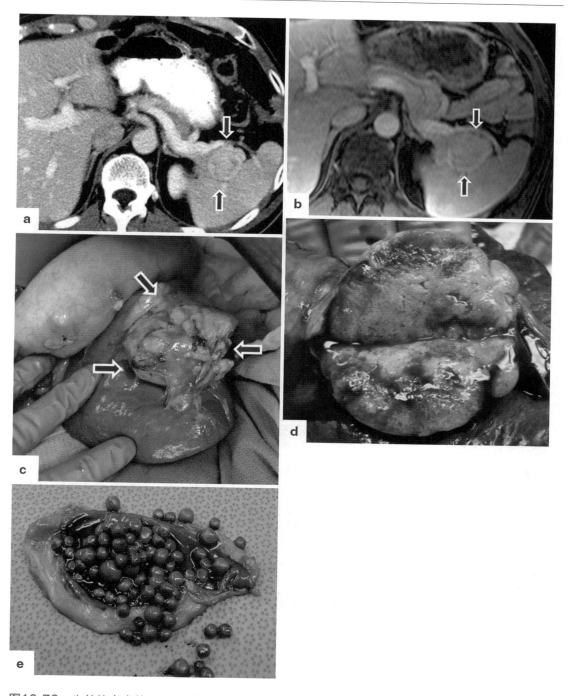

图10.79　生长抑素瘤的CT/MRI表现。53岁男性患者，有急性发作糖尿病、胆石症及体重减轻病史。增强CT横断面（a）及T1加权增强抑脂梯度回波图像（b）显示胰尾部一个富血供、不均质肿块（箭标所示）。术中照片（c）显示胰腺至脾门部（箭标所示）一个大的、分叶状肿块。对半切开的大体标本（d）显示肿块较大，肉质样改变，可见灶性出血。切开的胆囊大体标本（e）内可见多发、小的、圆形、棕色结石

10.6 其他功能性PNENs

- 目前已报道了很多其他功能性PNENs。
- 非常少见。
- 可能分泌：
  - 促肾上腺皮质激素（图10.80~图10.82）
  - 5-羟色胺
  - 甲状旁腺素
  - 生长激素
  - 降钙素

> **要点**
> - PNEN可能引起不止一种激素的相关症状。这些症状在治疗过程中，有可能同步发生，也有可能相继发生。

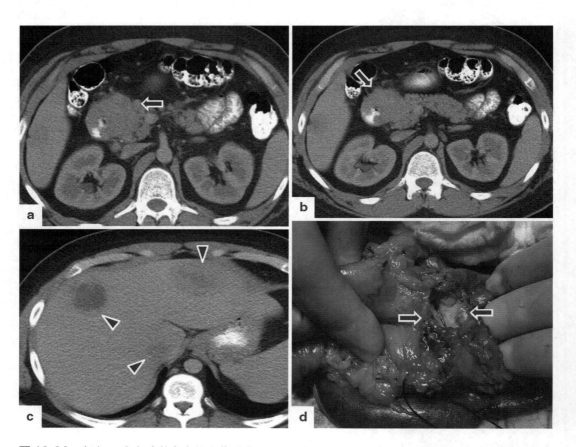

图10.80 促肾上腺皮质激素瘤的影像学表现。26岁男性患者，有肥胖症、糖尿病、库欣综合征，血浆嗜铬粒素浓度为60 ng/ml。超声内镜检查显示胰头部肿块，随后经皮穿刺活检。增强CT横断面（**a~c**）图像显示胰头部肿块，边界不清，累及十二指肠第2段（箭标所示），且肝内可见转移病灶（箭头所示）。胰腺肿瘤及肝内转移瘤行化疗、生长抑素及 ^{90}Y（钇-90）联合治疗，效果显著，最后行手术切除胰头部肿瘤。患者行胰十二指肠切除术，对半切开的标本（**d**）显示一个白褐色肿瘤（箭标所示）

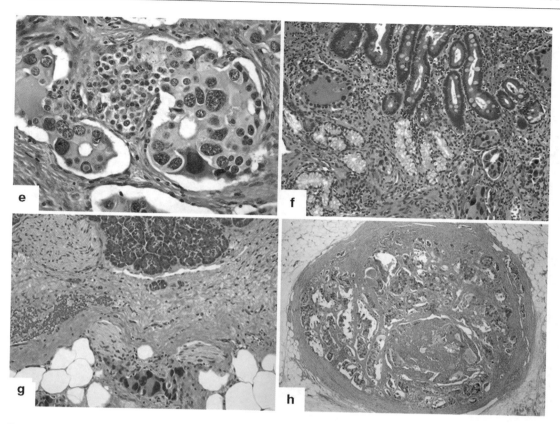

图10.80（续） 镜下可见分化良好，G2级神经内分泌肿瘤，细胞有异型性（**e**），肿瘤侵犯十二指肠（**f**），并且可见广泛外周神经侵犯（**g**）和淋巴结转移，（**h**）显示一个小的胰周淋巴结完全被肿瘤取代（HE染色，60×，10×，4×）

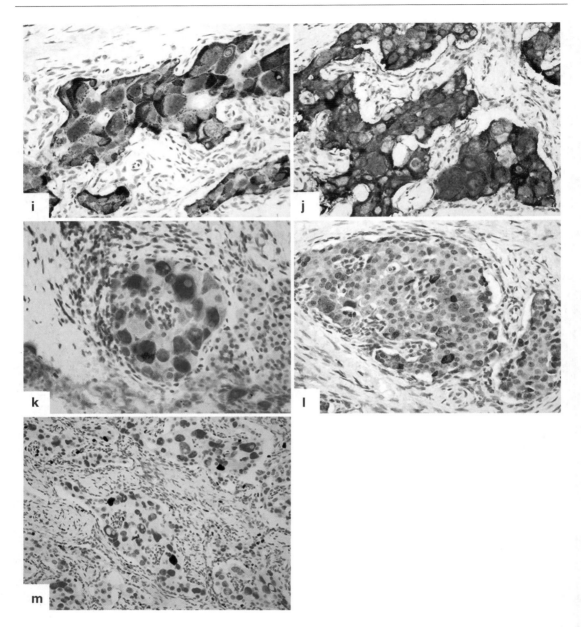

图10.80（续）　多形性肿瘤细胞强阳性表达嗜铬粒细胞（i）和突触素（j），弱阳性表达ACTH（k）和5-羟色胺（l），Ki-67（m）增殖指数为4%（免疫组化染色，60×）

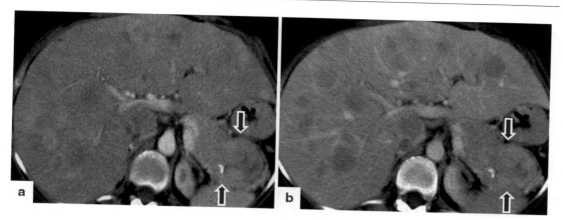

图10.81 促肾上腺皮质激素瘤的影像学表现。24岁女性患者，有多毛症、向心性腹部肥胖、妊娠纹、痤疮，伴血浆ACTH升高。增强CT横断面（a，b）图像显示胰体尾部一个大的、富血供、不均质肿块，伴粗大钙化（箭标所示），肝内可见多发富血供转移病灶。患者行多器官移植术治疗

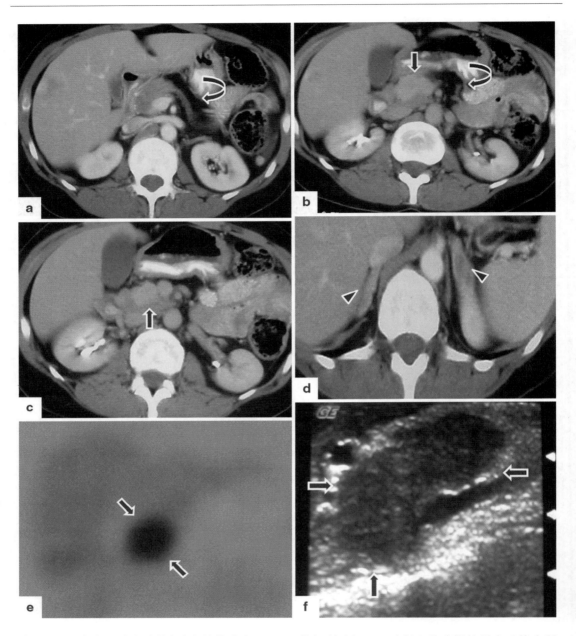

图10.82 促肾上腺皮质激素瘤的影像学表现。44岁女性患者，伴有库欣综合征。增强CT横断面（**a~d**）图像显示胰头部一个均匀强化的肿块（箭标所示），伴胰体尾部脂肪代谢异常（弯箭标所示），以及肾上腺弥漫性增大（箭头所示）。奥曲肽扫描（**e**）显示该肿瘤放射性核素高摄取（箭标所示）。IOUS横断面（**f**）图像显示胰头部一个大肿块（箭标所示）

10.7 胰腺神经内分泌肿瘤相关性综合征

10.7.1 多发性内分泌肿瘤1型（Werner 综合征）（图10.9，图10.14，图10.70，图10.83）

- 是指患者同时或先后患有两种及以上的内分泌腺肿瘤或增生，并可合并相应内分泌腺功能紊乱的临床综合征。
- 最常合并甲状旁腺、胰腺及垂体肿瘤。
- 常染色体显性遗传疾病。
- 发病率为1/30 000人。
- 没有明显性别差异。
- MEN-1肿瘤的抑制基因位于染色体内的11q13区上，编码抑制细胞增殖的Menin蛋白。
- MEN-1的基因突变可见于21%的散发型PNEN患者。

PNEN在MEN-1综合征的表现

- 平均发病年龄为30岁。
- 胃泌素瘤：60%的患者（十二指肠更常见）。
- 胰岛素瘤：20%~30%的患者。
- 整个胰腺内可出现多发性微腺瘤及无功能性PNEN。

要点
- MEN-1见于约25%的胃泌素瘤患者及5%~10%胰岛素瘤患者

10.7.1.1 临床表现（甲状旁腺、胰腺、垂体）

- 甲状旁腺功能亢进（甲状旁腺腺瘤）：90%的患者
  - 血钙增多伴PTH升高。
- 胰腺或十二指肠神经内分泌肿瘤：30%~80%的患者
  - 血胃泌素或胰岛素浓度升高。
- 垂体前叶腺瘤：20%~65%的患者
  - 催乳素、生长素或促肾上腺皮质激素浓度升高。

要点
- 甲状旁腺和垂体病变通常先于胰腺病变发现。
- 十二指肠胃泌素瘤较胰腺胃泌素瘤预后好。
- 合并MEN-1的PNEN较散发型恶变率低。
- 这类肿瘤术后复发率高，是患者常见死因。
- 皮肤肿瘤在MEN-1中也很常见：血管纤维瘤（脸部）、胶原瘤和脂肪瘤。

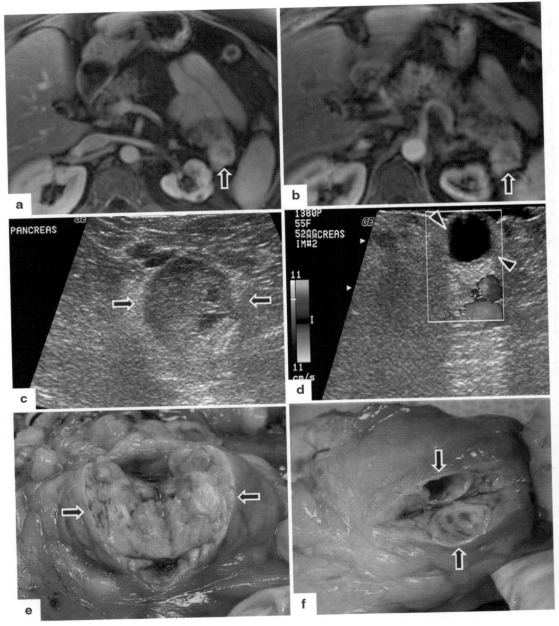

图10.83 MEN-1综合征中无功能性PNENs的MRI表现。63岁男性患者，有MEN-1综合征。腹部MRI随访偶然发现胰腺占位性病变。T1加权增强抑脂（**a**，**b**）图像显示胰尾部一个明显强化、呈不均质信号的肿块（箭标所示），伴有左肾萎缩。IOUS横断面（**c**，**d**）图像显示胰尾部一个实性肿块（箭标所示）及胰体部近端一个囊性、厚壁肿块（箭头所示）。患者随后行胰体尾联合脾脏切除。对半切开的胰尾部肿块的照片（**e**）显示一个浅粉色、肉质样肿瘤（箭标所示），胰体部肿块的照片（**f**）显示一个小的、厚壁、囊性肿块（箭标所示）

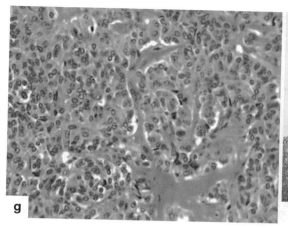
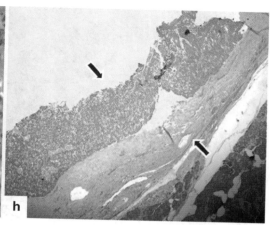
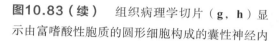

图10.83（续） 组织病理学切片（**g**，**h**）显示由富嗜酸性胞质的圆形细胞构成的囊性神经内分泌肿瘤。肿瘤周缘可见厚层纤维包膜（箭标所示）（HE染色，20×，4×）

10.7.2 Von Hippel-Lindau（VHL）综合征（图10.10，图10.84）

- 常染色体显性遗传综合征。
- 发病率：1/36 000~1/39 000。
- 因VHL抑制基因突变引起（位于染色体3p25区）。
- 患者可发生累及多脏器的多发性良性和恶性透明细胞肿瘤。

该综合征的特点
- 视网膜及中枢神经系统的血管母细胞瘤。
- 透明细胞性肾细胞癌。
- 嗜铬细胞瘤。

- 胰腺浆液性囊性肿瘤。
- 胰腺神经内分泌肿瘤。

PNEN在VHL中的表现
- 发生率为5.6%~15%。
- 通常为多发。
- 伴发嗜铬细胞瘤（40%）。
- 伴发胰腺囊性病变（60%）。
- 好发年龄为16~42岁；平均年龄为31.5岁。
- 大部分为无功能性胰腺神经内分泌肿瘤（筛查发现）。
- 生长缓慢。
- 转移率低。

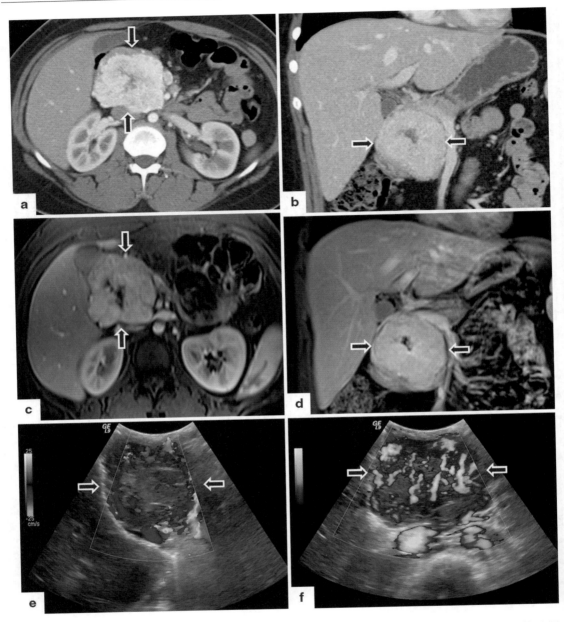

图10.84 无功能性PNENs在Von Hippel-Lindau综合征中的影像学表现。18岁女性患者，有Von Hippel-Lindau综合征，无临床症状。腹部CT随访偶然发现胰腺占位性病变。增强CT横断面（a）及冠状面（b）图像显示胰头部一个大的、分叶状、边界清晰的肿块伴中心坏死（箭标所示）。T1加权增强抑脂梯度回波横断面（c）图像及冠状面（d）图像显示胰头部一个大的、富血供肿块（箭标所示）。没有发现胰管及胆总管扩张。IOUS彩色多普勒（e）及能量多普勒（f）图像显示胰腺富血供肿块（箭标所示）

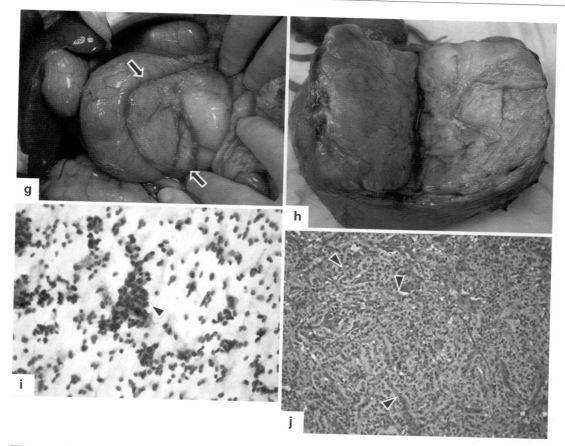

图10.84（续）　患者随后行胰头十二指肠切除术。术中照片（**g**）显示一个大的、黄色、分叶状肿块紧贴十二指肠（箭标所示）。对半切开的标本（**h**）显示一个肉质样、黄褐色、质软肿块。肿瘤印迹细胞学检查（**i**）显示轻度黏附的细胞团（箭头所示），在红细胞的背景下可见细胞核呈圆形，染色质呈"胡椒盐样"改变。组织学切片（**j**）显示肿瘤呈实性，细胞呈梁状及缎带样排列（箭头所示）（HE染色，10×）

10.7.3 神经纤维瘤病1型（NFT1）

- 相对常见的疾病，可发生于4 000~5 000例活产儿中。
- 突变的NF-1基因位于染色体15q11.2区，编码神经纤维素瘤蛋白。
- 神经纤维素瘤蛋白是肿瘤抑制蛋白。
- 5岁时表现出相应的临床征象与症状。
- 最常见的表现是神经纤维瘤及牛奶咖啡斑，伴功能性神经受损及癫痫。
- 其他病变：神经节瘤、胃肠间质瘤、嗜铬细胞瘤（少见）及性早熟。
- 相关的内分泌肿瘤：十二指肠的生长抑素瘤（较常见）、胰腺的生长抑素瘤、胰腺的胃泌素瘤、胰岛素瘤，以及无功能性PNENs（少见）。

10.7.4 结节性硬化（TS）

- 常染色体显性遗传的神经皮肤的多系统疾病。
- 涉及2个基因的突变：TSC1基因位于9q34区编码hamartin，TSC2基因位于16p13.3区编码tuberin。
- 大部分的病例是散发型新发突变，没有家族史。
- 临床表现：出生后不久出现。
- 错构瘤几乎可发生在每个器官，如脑、皮肤、眼睛、心脏、肾脏、肺及骨骼。
- 具有神经障碍的特征，如癫痫、智力发展迟缓、自闭症。
- TS与胰腺神经内分泌肿瘤（PNENs）的相关性并不清楚。
- 儿童的恶性PNENs已有报道。
- 据报道功能性PNENs会产生胰岛素或胃泌素。

10.8 低分化神经内分泌癌（高级别神经内分泌癌）

- 少见。
- 发病率占所有PNENs肿瘤的2%~3%。
- 通常好发于成人（中年至老年）。
- 生存时间<1年。
- 发现时肿瘤直径通常>5 cm。
- 病理类型分为小细胞癌或大细胞癌。

10.8.1 临床症状

- 腹痛。
- 背痛。
- 恶病质。
- 黄疸（胆道梗阻）。

10.8.2 影像学检查（CT/MRI）
（图10.85，图10.86）

- 大的、不均质肿块。
- 边界清晰或模糊。
- 胰管梗阻。
- 胆总管梗阻。
- 肝内转移瘤，富血供（均匀或不均匀强化）。

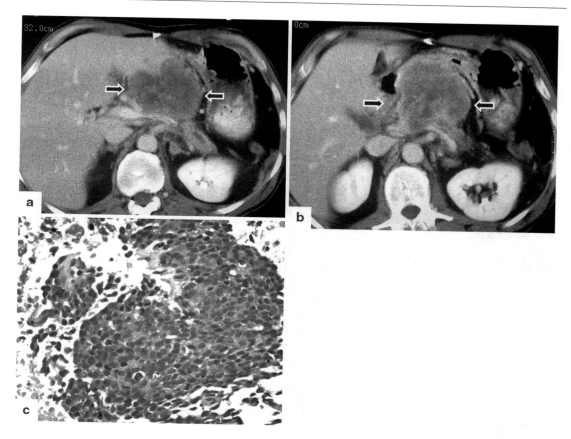

图10.85 低分化PNEN的CT表现。57岁男性患者，上腹部疼痛伴体重减轻。增强CT横断面（a，b）图像显示胰体部一个大的、浸润性生长、边界模糊、不均匀强化肿块（箭标所示）。胰腺远端萎缩及胰管扩张。组织病理切片（c）显示低分化神经内分泌癌，小细胞型（HE染色，40×）

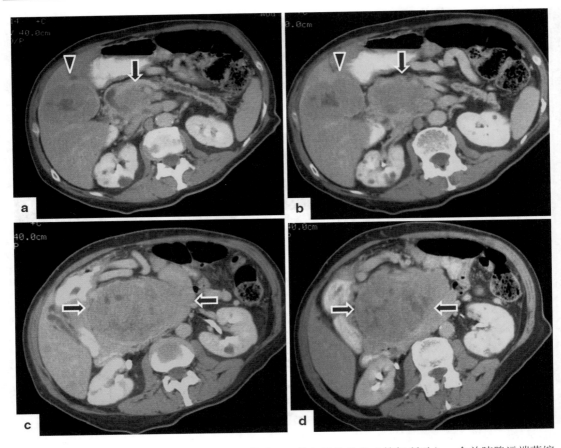

图10.86　低分化PNEN的CT表现。65岁男性患者，无明显诱因不适、纳差及上腹部疼痛。增强CT横断面（a~d）图像显示胰头部一个大的、不均匀强化肿块（箭标所示），合并胰腺远端萎缩及胰管扩张。肝右叶可见一个大的、富血供、部分坏死的转移病灶（a，b）（箭头所示）

10.9 胰腺内分泌肿瘤分期系统

- 可使用AJCC特别为胰腺导管腺癌制定的TNM分期系统。

美国抗癌联合会（AJCC）TNM分期系统	
T-原发性肿瘤	
TX	原发性肿瘤无法评估
T0	无原发性肿瘤
T1	肿瘤局限于胰腺内，最大径<2 cm
T2	肿瘤局限于胰腺内，最大径>2 cm
T3	肿瘤浸润至胰腺外，但是没有累及腹腔干或肠系膜上动脉
T4	肿瘤累及腹腔干或肠系膜上动脉（不可切除）
N-区域淋巴结	
NX	区域淋巴结无法评估
N0	无区域淋巴结转移
N1	有区域淋巴结转移
M-远处转移	
MX	远处转移无法评估
M0	没有远处转移
M1	远处转移（指在任何距离的解剖部位上存在单发或多发性转移，不包括区域淋巴结）

Stage 1a	Stage 1b	Stage IIa	Stage IIb	Stage III	Stage IV
T1, N0	T2, N0	T3, N0	T1~T3, N1	T4, 任意 N, M0	任意 T, M1

10.10 PNEN的治疗：手术

- 仍然是唯一能够治愈的治疗方式。
- 对于神经内分泌肿瘤的患者，是唯一能够彻底治愈的手段。
- 对于转移的患者，施行手术切除可以改善激素相关的症状，改善生活质量，延长特定患者的生存时间，同时还可以减少肿瘤负荷从而防止进一步的局部及系统性的反应。
- 手术切除原发肿瘤、转移性淋巴结及肝内转移瘤，可以改善预后。

手术方式：

- **剜除术** 对于没有转移的散发型、小的、外生型PNENs是最常见的手术方式
- **胰腺远端切除术** 适用于胰体尾部病变
- **胰十二指肠切除术** 适用于胰头部病变
- **胰腺中段切除术** 是另外一种适用于胰体部病变的手术方式
- 单发性转移病变可以被切除
- 减瘤术可以缓解症状，改善患者预后
- 对于年轻的有转移性病变的患者来说，肝移植可以改善预后（仅针对肝脏）

非手术方式：

- 有转移病变的患者，可用奥曲肽或类似物兰瑞肽控制激素相关性的症状（症状缓解：60%~90%）
- α－干扰素对晚期转移性病变可能有所帮助
- 对于不能手术切除的胃泌素瘤患者，可长期给予奥美拉唑以缓解症状
- 小细胞癌的化疗方案用于低分化的PNEN患者
- 肝内转移瘤可经肝动脉化疗（如多柔比星）
- 射频消融和纳米刀是治疗肝内转移病灶其他可选择的方式
- **如果生长抑素受体浓度高，可以行放射性核素治疗**（奥曲肽、奥曲肽衍生物，或者DOTA标记的兰瑞肽联合放射性核素钇－90或镥－155）。治疗药物可以通过静脉或直接经肝动脉注射。

10.11　PNEN的预后

- 功能性肿瘤较无功能性肿瘤预后好。
- 低分化神经内分泌癌预后最差。
- PNEN的预后较胰腺导管腺癌好很多。

提示恶性及预后差的最相关证据是：
- 胰外浸润
- 转移病灶

PNEN预后差的因素：
- 肿瘤＞2~4 cm
- 血管或神经侵犯
- 高核分裂象
- 高Ki-67增殖指数

- 坏死
- 染色体丢失或扩增

胰岛素瘤预后最好：
- 肿瘤体积小
- 没有坏死及浸润
- 生存率与普通人群相似

非胰岛素瘤的PNEN：
- 50%~80%的患者复发或转移（生存率50%~65%）
  — PNEN外科手术切除后：总体中位生存期58~95个月
  — 没有外科手术切除：总体中位生存期15~21个月

10.12 　教学要点

胰腺神经内分泌肿瘤（PNENs）

分类	**无功能性PNEN**
	功能性PNEN
病理	**大体表现**：境界清楚（大部分）或者边界不清（恶性肿瘤）。大小1~20 cm
	镜下表现：胞核圆形或者椭圆形，染色质细点状，"胡椒盐样"，胞质嗜酸性颗粒样
	免疫组化标志物：嗜铬粒蛋白A和Syn阳性
	内分泌标志物：胰岛素、胰高血糖素、生长抑素、胃泌素、VIP和（或）PP
世界卫生组织（WHO）的分类	高分化神经内分泌肿瘤G1：核分裂象＜2个/10 HP，Ki-67增殖活性指数＜3%
	中分化神经内分泌肿瘤G2：核分裂象2~20个/10 HP，Ki-67增殖活性指数3%~20%
	低分化神经内分泌肿瘤（小细胞癌和大细胞癌）核分裂象＞20个/10 HP，Ki-67增殖活性指数＞20%
无功能性PNEN	
概述	最常见的PNEN
	通常为散发
	平均年龄为55岁
	60%恶性
	女性稍显著
	MEN-1和VHL综合征中最常见的PNEN类型
临床症状	腹痛、体重减轻、食欲不振、腹部肿块、黄疸（少见）、皮肤瘙痒，影像学检查偶然发现
实验室检查	血嗜铬粒蛋白A浓度升高（敏感性达50%）
影像学表现	平均大小为5~6 cm
	通常为单发性，为圆形或椭圆形
	首选影像学检查：增强CT-奥曲肽扫描
	CT：富血供、均匀或不均匀强化
	少见：囊变或钙化
	恶性征象：边界不清，血管受累，胰周淋巴结转移，肝内富血供转移瘤
	奥曲肽扫描：肿瘤和（或）转移瘤放射性核素浓聚
	鉴别诊断：胰腺导管腺癌、转移瘤、实性–假乳头状肿瘤、胰腺内副脾
治疗	可切除性肿块：手术
	不可切除性肿块：化疗、α–干扰素，放射性核素治疗表达生长抑素受体的肿瘤
	肝转移：肝动脉化疗栓塞、射频消融及纳米刀，肝脏移植（年轻患者）
功能性PNEN	
胰岛素瘤	最常见的功能性PNEN
	源自β细胞
	通常为散发
	平均年龄为45岁
	大多数良性
	10%恶性
临床表现	**Whipple三联症：**
	低空腹血糖
	低糖血症：空腹或运动相关性头晕或乏力
	摄糖后症状缓解

（续表）

实验室检查	当发生低血糖时（<2.2 mmol/L）血胰岛素水平不正常升高（>5μU/ml） 隔夜空腹后胰岛素血糖比>0.4 可能在MEN-1和Von Hipple-Lindau综合征患者中出现
影像学表现	肿瘤大小：<2 cm 常为单发性 可发生于胰腺的任何部位 在MEN-1综合征中多发 **首选影像学检查**：增强CT及术中超声（IOUS） CT：富血供肿块 IOUS：低回声、富血供肿块
治疗	手术切除
胃泌素瘤	第2位常见的功能性PNEN 产生胃泌素 好发年龄为50岁 恶性生物学行为：60%~90% 大部分为散发性 20%~25%合并MEN-1综合征
临床表现	腹泻（最常见），上腹痛，吞咽困难，不典型溃疡，难治愈
影像学表现	大部分位于胃泌素瘤三角区 55%源自十二指肠 **首选影像学检查**：超声内镜（EUS），术中超声（IOUS），增强CT-奥曲肽扫描 增强CT：富血供肿块 奥曲肽扫描：原发性肿瘤放射性核素浓聚 转移：胰周淋巴结，肝脏（富血供）
实验室检查	血胃泌素浓度≥1 000 pg/ml
治疗	手术切除 不可切除病灶：生长抑素类似物，化疗
胰高血糖素瘤	第3位常见的PNEN肿瘤 源自α细胞 产生胰高血糖素 好发年龄为40~60岁 常为散发 大部分为恶性（50%）
临床表现	血胰高血糖素较正常值高10~20倍
影像学表现	最常见的位置为胰体尾部 肿瘤大小为5~6cm **首选影像学检查**：增强CT-奥曲肽扫描 增强CT：富血供肿块，均匀或不均匀强化 奥曲肽扫描：原发性肿瘤放射性核素浓聚 转移瘤：胰周淋巴结，肝脏（富血供）

（续表）

治疗	手术切除，化疗
血管活性肠肽瘤 （VIPoma）	非常少见 产生血管活性肠肽（VIP） 好发年龄为50~60岁 大部分呈恶性表现 很少合并MEN-1综合征
临床表现	严重腹泻（每日6~8 L）
实验室检查	血VIP浓度升高（>200 pg/ml）
影像学表现	胰体尾部最常见 **首选影像学检查：增强CT-奥曲肽扫描** 增强CT：富血供肿块，均匀或不均匀强化 奥曲肽扫描：放射性核素浓聚
治疗	手术切除 不可切除病灶采用化疗
生长抑素瘤	占功能性PNEN<2% 源自δ细胞 产生生长抑素 可合并神经纤维瘤病1型及MEN-1综合征
临床表现	无特异性（糖尿病，脂肪泻，胆石症，胃酸过少及体重减轻）
实验室检查	空腹血生长抑素浓度是正常值的50倍
影像学表现	胰体尾部最常见 **主要影像学检查：增强CT-奥曲肽扫描** 增强CT：富血供肿块，均匀或不均匀强化 奥曲肽扫描：放射性核素浓聚
治疗	手术切除 不可切除病灶采用化疗
胰腺神经内分泌肿瘤相关综合征	
多发性内分泌肿瘤 MEN-1	可能有多发微腺瘤和无功能性PNEN 胃泌素瘤（60%），十二指肠更常见 胰岛素（20%~30%）
Von Hipple-Lindau 综合征	绝大多数少见，无功能性PNEN
神经纤维瘤病1型	十二指肠生长抑素瘤更常见
结节性硬化	儿童恶性PNEN 功能性PNEN（胃泌素，胰岛素）

推荐参考文献

Classification, epidemiology, clinical presentation, localization,and staging of pancreatic neuroendocrine tumors (islet-cell tumors). 2013. http://www.uptodate.com/contents/classification-epidemiology-clinicalpresentation-localization-and-staging-of-pancreaticneuroendocrine-tumors-islet-cell tumors?detectedLanguage=en&source=search_result&search=classification, +epidemiology,+clinical+presentation,+localization,+and+staging&selectedTitle=1~150&provider=noProvider . Accessed 23 Sept 2013.

Classifi cation, epidemiology, clinical presentation, localization,and staging of pancreatic neuroendocrine tumors (islet-cell tumors). 2014. http://www.uptodate.com/contents/classification-epidemiology-clinicalpresentation-localization-and-staging-of-pancreaticneuroendocrine-tumors-islet-cell tumors. Accessed 19 Dec 2014.

Fidler JL, Johnson CD. Imaging of neuroendocrine tumors of the pancreas. Int J Gastrointest Cancer.2001;30(1–2):73–85.

Halfdanarson TR, Rubin J, Farnell MB, Grant CS, Petersen GM. Pancreatic endocrine neoplasms: epidemiology and prognosis of pancreatic endocrine tumors. EndocrRelat Cancer. 2008;15(2):409–27.

Kartalis N, Mucelli RM, Sundin A. Recent developments in imaging of pancreatic neuroendocrine tumors. Annals of Gastroenterology: Quarterly Publication of the Hellenic Society of Gastroenterology. 2015; 28(2): 193–202.

Lewis RB, Lattin Jr GE, Paal E. Pancreatic endocrine tumors: radiologic-clinicopathologic correlation. Radiographics. 2010;30(6):1445–64.

Marcos HB, Libutti SK, Alexander HR, et al.Neuroendocrine tumors of the pancreas in von Hippel-Lindau disease: spectrum of appearances at CT and MR imaging with histopathologic comparison.Radiology. 2002;225(3):751–8.

Memorial Sloan Kettering Cancer Center. Gastrointestinal neuroendocrine tumors: pancreatic neuroendocrine tumors. 2014. http://www.mskcc.org/cancer-care/adult/gastrointestinal-neuroendocrine tumors/pancreaticneuroendocrine tumors . Accessed 19 Dec 2014.

Öberg K. Treatment of neuroendocrine tumours of the gastrointestinal tract. Oncología (Barc). 2004;27(4):57–61.

Wick MR, Graeme-Cook FM. Pancreatic neuroendocrine neoplasms: a current summary of diagnostic, prognostic,and differential diagnostic information. Am J Clin Pathol. 2001;115(Suppl):S28–45.

胰腺导管腺癌（PDAC） **11**

目录

11.1 自测

1.下列关于胰腺癌的描述都是正确的，除了：

　　a. 美国黑种人患病率更高

　　b. 大多数肿瘤为散发型

　　c. 男性发病率更高

　　d. 最常见的胰腺外分泌恶性肿瘤

　　e. 发病高峰在50~70岁

2.下列哪些是胰腺导管腺癌相关的危险因素：

　　a. 阿司匹林

　　b. 非甾体类抗炎药

　　c. 吸烟

　　d. 高浓度番茄红素

　　e. 高浓度硒

3.所有这些遗传性综合征都与胰腺癌相关，除了：

　　a. Peutz-Jeghers综合征

　　b. Von Hippel-Lindau

　　c. 遗传性乳腺癌：BRCA和PALB2

d. 家族性非典型多发性黑色素瘤综合征

e. Lynch综合征

4. 40%的胰腺癌位于胰腺头部。

　　a. 正确

　　b. 错误

5. 下列是胰腺癌组织病理学特征，除了：

　　a. 源自胰腺导管上皮

　　b. 80%~90%是腺癌

　　c. 腺体完整的程度与分化的程度呈正比

　　d. 神经浸润非常常见

　　e. 增生性的间质反应在这类肿瘤中少见

6. **下列临床症状和征象与胰腺癌相关，除了：**

　　a. 黑便

　　b. 脂肪泻

　　c. 脾大

　　d. 脐周静脉曲张

　　e. 纳差

7. **CT或MRI"双管征"（胰管及胆管梗阻）图像是胰腺导管腺癌的特异性表现。**

　　a. 正确

　　b. 错误

8. **透明细胞癌是胰腺导管腺癌的变异类型，有显著恶性的生物学行为。**

　　a. 正确

　　b. 错误

9. **下列这些是不可切除性肿瘤的计算机断层扫描表现，除了：**

　　a. 部分浸润肠系膜上静脉

　　b. 大网膜呈饼状

　　c. 肝内转移

　　d. 包绕肠系膜上动脉>180°

　　e. 实性带蒂结节

10. **下列哪种化疗药物在晚期及可切除性肿瘤中效果最好？**

　　a. 5-氟尿嘧啶

　　b. 亚叶酸

c. 吉西他滨

d. 奥沙利铂

e. 亚叶酸钙

正确答案：1. e，2. c，3. b，4. b，5. e，
　　　　　　6. d，7. b，8. a，9. a，10. c。

11.2　概述

- 胰腺导管上皮癌是最致命的恶性肿瘤之一，病死率位列第4位。
- 是最常见的胰腺外分泌性肿瘤。
- 发病率为8/10万~12/10万。
- 在美国，黑种人患病率稍显著。
- 夏威夷当地人、韩国人、捷克人、拉脱维亚及有毛利人血统的人发病率较高。
- PDAC发生于45岁以下者少见。
- 好发年龄为60~80岁。
- 男女发病比例为1.3:1。
- 大部分患者确诊时，肿瘤不是局部进展就是已不可切除或发生转移。
- 大部分肿瘤是散发型的。
- 10%的患者归因于遗传因素。

11.3　风险因素

- 吸烟。
- 肥胖。
- 胃次全切。
- 胰腺癌家族史。
- 遗传性胰腺炎。
- 糖尿病。
- 慢性胰腺炎。
- **相关性遗传综合征：**
　　— Peutz-Jeghers综合征
　　— 共济失调微血管扩张征

— 遗传性乳腺癌：BRCA和PALB2

— 家族性非典型多发性黑色素瘤综合征

— Lynch综合征

- **散发型胰腺癌的基因突变：**

  — 90%胰腺癌可见癌基因K-ras（第12位密码子）突变

  — 抑癌基因p53（60%肿瘤），p16（>95%肿瘤）及DPC4/SMAD4（50%肿瘤）

要点

- 目前，针对有胰腺癌高危因素的患者，多长时间随访，或者用何种成像方式筛查，还没有形成共识。
- 对于40岁有遗传性胰腺炎及30岁有遗传易感性的个体，应当推荐筛查。
- 超声内镜及磁共振检查是最有效的筛查手段。

11.4 部位

要点

- 肿瘤在胰腺的位置决定了其扩散途径及受累的淋巴结组。
- 胰头前部肿瘤沿胰十二指肠前动脉及肝固有动脉浸润。
- 胰头后部肿瘤沿胰十二指肠后静脉至门静脉下表面浸润。
- 胰头部肿瘤的头侧缘靠近胃结肠干汇合部，可侵犯横结肠系膜的底部。
- 胰腺钩突肿瘤沿胰十二指肠下动脉弓至肠系膜上动脉后方生长，或侵犯空肠系膜。
- 胰腺体尾部肿瘤通常沿脾动、静脉侵犯腹腔干或者门静脉，可能累及脾脏、后腹膜、胃、结肠及左侧肾上腺。

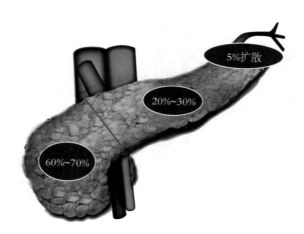

图11.1 导管腺癌在胰腺中的分布

11.5 组织病理学

11.5.1 大体表现（图11.2，图11.3）

- 白色、质硬、边界不清的胰腺肿块。
- 胰腺导管梗阻，胆总管梗阻，或两者同时梗阻。

要点

- 这类肿瘤呈浸润性生长。起初挤压、堵塞、浸润、破坏小导管，之后侵犯大导管结构。

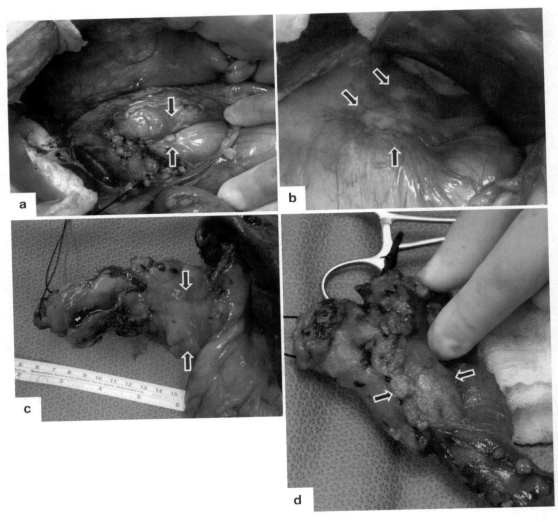

图11.2　胰腺导管腺癌大体表现。术中照片（a）显示胰体部一个浸润性生长的肿块，致胰周组织脐样凹陷（箭标所示）；（b）显示胰体尾部一个白褐色、边界不清肿块（箭标所示）。大体标本（c）显示胰尾部一个质硬，呈浸润性生长肿块；（d）显示胰头及钩突部一个分叶状肿块（箭标所示）

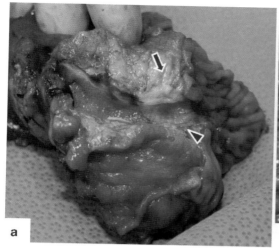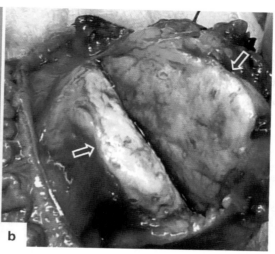

图11.3 胰腺导管腺癌大体表现。2个对半切开的胰十二脂肠切除标本（a）显示一个小的黄色、浸润性肿块（箭标所示）累及胆总管（箭头所示）；（b）显示一个质硬、较大、灰白色，边界不清的肿块（箭标所示）

11.5.2 镜下表现（图11.4~图11.8）

- 细胞起源：胰腺导管上皮。
- 85%~90%的胰腺癌是腺癌。
- 由立方到高柱状上皮细胞形成大小不等的腺管样结构，散布于丰富的纤维间质中。
- 腺体的完整程度与分化程度呈正比，从高分化腺癌到单个散在分布的浸润性细胞，或者呈片巢状实性分布的低分化腺癌。

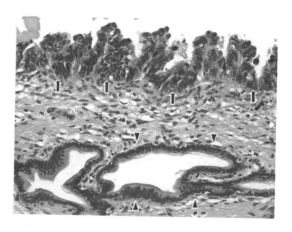

图11.4 胰腺导管腺癌镜下表现。组织病理学检查显示正常胰腺导管上皮核卵圆形位于基底（箭头所示），而恶性导管上皮核较大，形成复层及乳头状结构（箭标所示）（HE染色，10×）

11.5.3　组织学分级

- G1（高分化）。
- G2（中分化）。
- G3（低分化）。
  - 这类肿瘤侵袭性强，在胰管内或沿胰管生长

— 神经侵犯很常见（90%），胰周脂肪组织也经常受累（图11.6）
— 淋巴管及血管侵犯（图11.7）也是常见的表现
— 胰头部肿瘤常侵犯胆总管、十二指肠肠壁、壶腹部（图11.8）

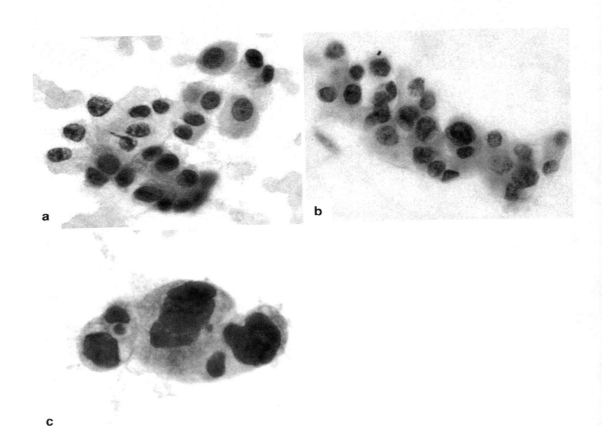

图11.5　胰腺导管腺癌镜下表现。细胞学涂片（a~c）（巴氏染色，60×）（a）显示高分化的胰腺癌细胞学表现。值得注意的是轻度增大的细胞核质比（N∶C），核仁的存在，以及无序的结构。（b）中分化的胰腺癌细胞学表现。胞核更大，形态更显多形性且似有重叠。（c）低分化胰腺癌细胞学表现。值得注意的是显著增大的细胞，核质比例增高，且核的轮廓不规则

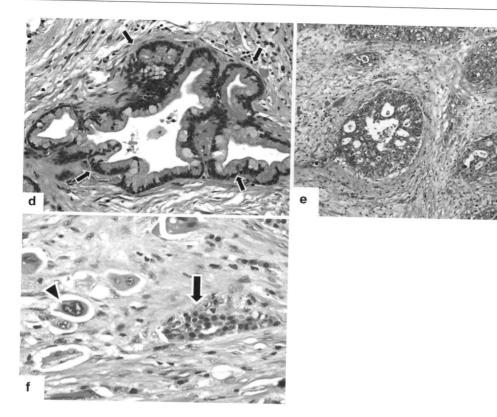

图11.5（续）　组织学切片（d~f）（d）显示高分化的胰腺癌，伴促纤维增生反应（箭标所示）（HE染色，10×），（e）显示中分化胰腺癌，增大的细胞显示更明显的多形性，且伴有显著的促纤维间质反应（HE染色，20×），（f）显示低分化胰腺癌，较大的不规则形细胞散在分布（箭头所示），并侵犯残留的胰岛（箭标所示）（HE染色，60×）

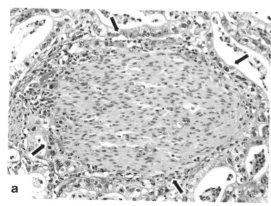

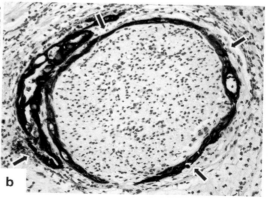

图11.6　浸润性胰腺导管腺癌镜下表现。组织学切片（HE染色，40×）（a）显示胞质透亮的腺癌细胞包绕神经（箭标所示）。（b）角蛋白免疫组化染色显示包绕神经的肿瘤细胞（箭标所示）（免疫过氧化物酶染色，40×）

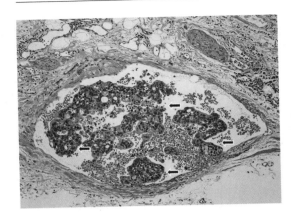

图11.7 浸润性胰腺导管腺癌镜下表现。组织学切片显示血管（静脉）内含有红细胞和肿瘤细胞（箭标所示）（HE染色，10×）

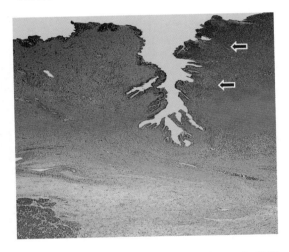

图11.8 浸润性胰腺导管腺癌镜下表现。组织学切片显示中分化胰腺癌侵犯壶腹部（箭标所示）（HE染色，合成）

11.5.4 免疫组化表现

- 普通胰腺导管腺癌：
  - 爱尔新蓝染色或联合PAS染色，局部黏液呈阳性
  - 细胞角蛋白（CK）及上皮膜抗原（EMA）呈阳性表达
  - CK7，CK8，CK18和CK19染色阳性
  - <20%的病例可以检测到CK20阳性

- 这类肿瘤大部分表达：
  - MUC1（86%），MUC4和MUC5（71%），MUC6（20%），及MUC2（6%）
  - CDX2（14%）

11.5.5 其他组织病理学变异

- 腺鳞癌（图11.9）：
  - 少见，腺癌中有鳞状细胞癌区域（每种成分至少占30%）
  - 预后较一般类型的导管腺癌差。
  - 鳞状细胞癌区域免疫组化染色p63及CK5/6呈阳性

- 透明细胞癌（图11.10）：
  - 具有侵袭性的变异亚型
  - 腺癌至少由75%的透明细胞构成，不是继发于糖原或黏蛋白的沉积，偶见浓缩深染的核
  - PAS及黏蛋白卡红染色阴性

- 胶样腺癌（黏液性非囊性）（图11.11）：
  - 大的间质黏液池上漂浮着腺癌细胞，且黏液区域占肿瘤的50%以上
  - 与肠型IPMN相关
  - 免疫组化染色中对MUC2和CDX2中呈阳性表达
  - 预后较一般腺癌好

- 泡沫细胞型腺癌（图11.12）：
  - 肿瘤由分化较好的腺体构成，肿瘤细胞温和，胞质泡沫状，核浓染有褶皱
  - 黏蛋白卡红及爱尔新蓝染色阳性

- 伴破骨细胞样巨细胞的癌是少见肿瘤（图11.13）：
  - 分为3型：破骨细胞型、多形性及混合型
  - 2010年WHO将他们统一归为伴破骨样巨细胞的未分化癌
  - 镜下检查显示破骨样巨细胞散在腺体结构中

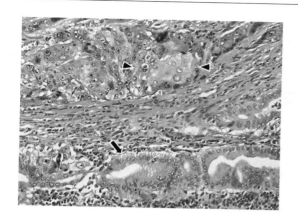

图11.9 胰腺导管腺癌变异亚型镜下表现。组织学切片显示胰腺腺鳞癌特征性的由恶性腺体（箭标所示）及鳞状细胞癌（箭头所示）成分组成（HE染色，40×）

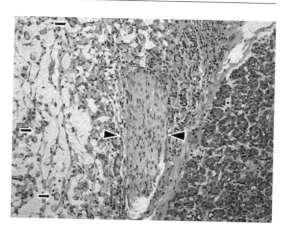

图11.11 胰腺导管腺癌变异亚型镜下表现。组织学切片显示胰腺胶样腺癌特征性的表现为黏液细胞漂浮在黏液池上（箭标所示）。在胶样腺癌与正常胰腺实质之间可见外周神经浸润（箭头所示）（HE染色，40×）

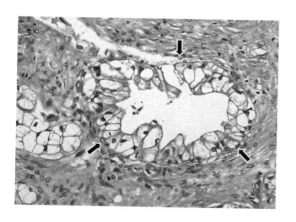

图11.10 胰腺导管腺癌变异亚型镜下表现。组织学切片显示胰腺透明细胞癌特征性的由大的多边形细胞组成，细胞核小固缩，胞质丰富、透明（箭标所示）（HE染色，40×）

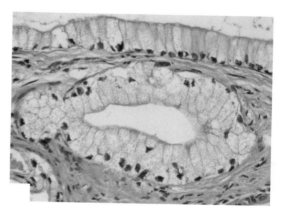

图11.12 胰腺导管腺癌变异亚型镜下表现。组织学切片（HE染色，40×）显示胰腺泡沫细胞型腺癌特征性的由温和的腺体组成，胞质丰富呈泡沫样，胞核位于基底，浓染，表现为皱缩状，近腔面的胞质形成刷状缘样条带，且伴有轻度促纤维增生反应（箭标所示）（HE染色，40×）

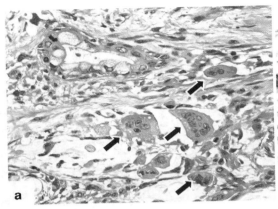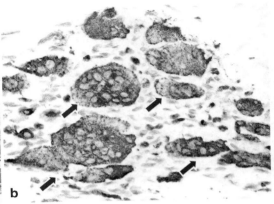

图11.13 胰腺导管腺癌变异亚型镜下表现。（**a**）组织学切片（HE染色，20×）显示胰腺伴破骨巨细胞的癌中特征性的大的多核巨细胞（箭标所示），在免疫组化染色中（**b**）对CD68呈阳性表达（箭标所示）（免疫过氧化物酶染色，40×）

11.6 临床表现

- 胰腺的解剖位置深在，阻碍胰腺癌的早期发现。
- 体征及症状发生晚，患者就诊时通常已属晚期。
- 首发症状取决于肿瘤的位置。

临床症状：
- 腹痛/背痛
- 体重减轻
- 乏力
- 纳差
- 呕吐
- 恶心
- 腹泻
- 脂肪泻
- 早饱
- 抑郁
- 疲劳
- 睡眠障碍
- 血栓性静脉炎（Trousseau综合征）

进展期的临床征象：
- 黄疸
- 腹水
- 明显的腹部肿块
- 肝大
- 脾大
- 恶病质
- 胃肠道出血（侵犯十二指肠、胃或结肠）
- 脐周的皮下结节（Sister Mary Joseph结节）
- 直肠袋中可触及的肿块（Blumer's shelf）
- Virchow淋巴结（左锁骨内侧后方）
- 盆腔淋巴结

要点
- ≥10%的患者，新发糖尿病可能是与此类肿瘤相关的第一个临床特征。
- 胰腺炎也可能是胰腺癌的第一个预警信号，特别是对没有胆石症或者酗酒的老年人来说。
- 胰头部肿瘤通常会有早期临床表现（如黄疸）。
- 位于胰腺钩突部的肿瘤可伴有无黄疸的上腹痛或背痛。

- 胰体尾部的肿瘤发现晚，通常发现时已有局部播散或肝内转移。
- 胰腺癌患者发现脾大提示脾静脉阻塞。
- 当肿瘤累及脾动、静脉可引起阻塞，但脾脏大小可能正常。

要点

- 缺少Lewis抗原的患者不表达CA19-9；即使在大肿瘤中。
- 血清标志物癌胚抗原（CEA）也会升高，但是在胰腺癌的检测中价值有限。

11.7　实验室检查及肿瘤标志物

- 实验室检查：
  - **一般无特异性**
  - 患者可能贫血
  - 有胆道梗阻和黄疸患者, 结合胆红素、总胆红素及碱性磷酸酶水平显著升高
  - 一般营养不良检查指标：低血白蛋白血症

- 肿瘤标志物：
  - 没有特异性的肿瘤标志物
  - 血CA19-9是使用最广泛的标志（正常范围为0~37 U/ml）
  - CA19-9敏感性及特异性低
  - 敏感性与肿瘤大小相关；小肿瘤敏感性有限

要点

- CA19-9升高可能与其他恶性肿瘤有关，比例胆道系统，胃和（或）结肠恶性肿瘤。
- 某些良性疾病，例如急性胆管炎、胆道梗阻、胰腺炎、肝炎及肝硬化，肿瘤标志物也可能会升高。
- 高浓度CA19-9可以帮助医生筛选需腹腔镜探查的患者。
- 最初CA19-9水平升高的患者，该指标可用于评判预后及疾病活动性。

11.8　影像学检查

- 仅依据体征与症状很难确诊胰腺癌。
- 影像学对于胰腺癌的诊断至关重要。
- 即使影像学技术发展迅速，但是大部分直径<1 cm的肿瘤仍然检测不到。
- 增强CT是检测及确定肿瘤范围，以及评估肿瘤可切除性的成像手段。
- 增强CT对于确定肿瘤不可切除性的阳性预测率接近100%。
- 阴性预测率接近30%。
- 超声内镜（EUS）引导下穿刺活检，是胰腺癌的诊断及分期最敏感的技术。
- 经腹超声检查可用于筛查腹痛或黄疸的原因。
- 增强CT不能明确的病例可行磁共振成像（MRI）检查。

11.8.1　超声（图11.14~图11.20）

11.8.1.1　表现

- 经腹超声（US）：
  - 低回声，边界不清，无血管的肿块
  - 胰腺导管扩张及胰腺实质萎缩
  - 胆总管梗阻（胰头部肿块）
- 超声内镜（EUS）：
  - 均匀低回声实性肿块，边界不清
  - 可以经十二指肠或经胃细针穿刺活检

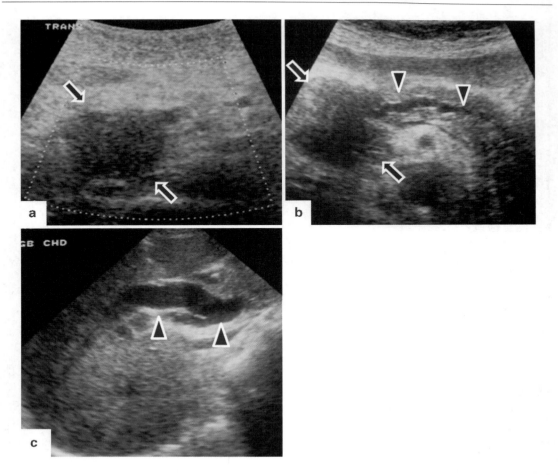

图11.14 胰头部导管腺癌的超声表现。65岁 男性患者，上腹痛及黄疸。经腹超声横断面 （a~c）图像显示胰头部一个低回声、边界不清 的肿块（箭标所示），伴有胰管（b）及胆总 管（c）梗阻（箭头所示）

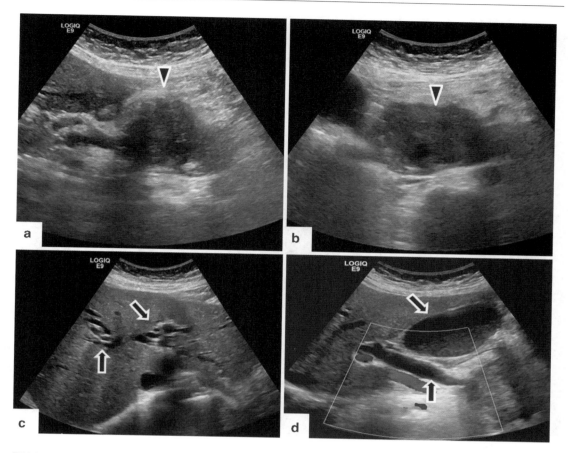

图11.15 胰头部导管腺癌的超声表现。64岁女性患者，黄疸及体重减轻。经腹超声横断面（**a~d**）图像显示胰头部一个大的、低回声肿块（箭头所示），并胰管及胆总管梗阻，肝内胆管及胆囊扩张（箭标所示）

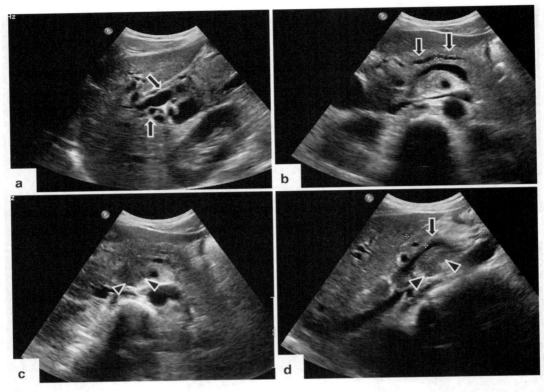

图11.16　胰头及钩突部导管腺癌的超声表现。40岁女性患者，黄疸及皮肤瘙痒。经腹超声横断面（a~c）及矢状面（d）图像显示胰头及钩突部一个低回声、边界不清的肿块（c，d）（箭头所示），致胆总管（a）（箭标所示）及胰管（b）（箭标所示）梗阻。值得注意的是该肿块（d）（箭标所示）部分包绕肠系膜上动脉（SMA）及肠系膜上静脉（SMV），致SMV前缘移位

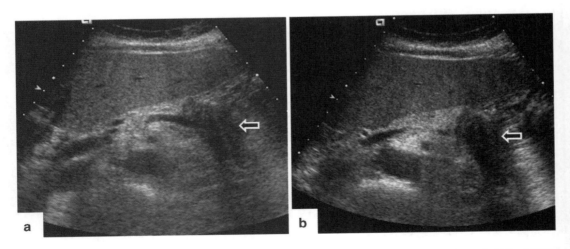

图11.17　胰体部导管腺癌的超声表现。64岁女性患者，左上腹部疼痛，腹胀，没有食欲，5年前查出糖尿病。经腹超声横断面（a，b）图像显示胰体部一个边界不清、低回声肿块（箭标所示）

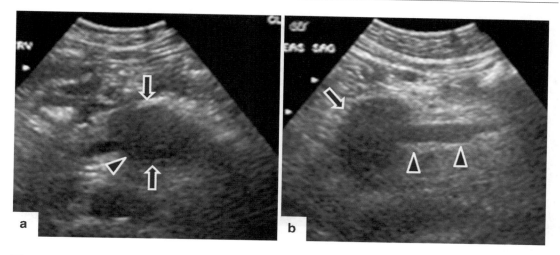

图11.18 胰体部导管腺癌侵犯血管的超声表现。53岁女性患者，上腹部疼痛，萎靡，体重减轻。经腹超声横断面（**a**）及矢状面（**b**）图像显示近端胰体部一个低回声肿块（箭标所示）。值得注意的是肿块包绕近端肠系膜上静脉（SMV）（箭头所示）

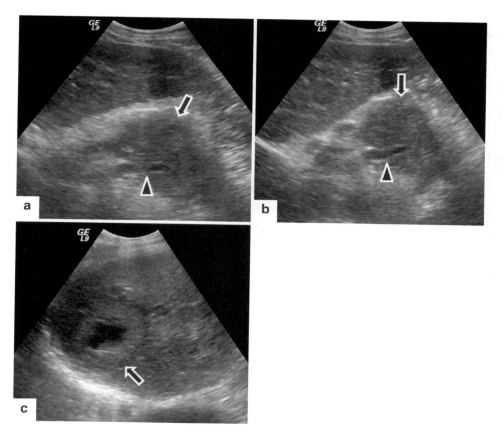

图11.19 胰体部导管腺癌并肝内转移的超声表现。46岁男性患者，背痛及肝功能异常。经腹超声横断面（**a**，**b**）图像显示胰体部一个大的、低回声肿块（箭标所示），包绕脾动脉（箭头所示），并肝右叶大的、坏死性肿块（**c**）（箭标所示）

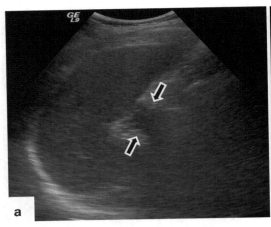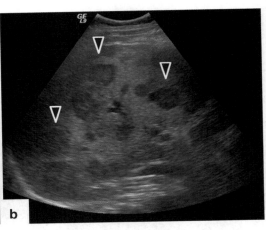

图11.20　胰尾部导管腺癌并肝内转移的超声表现。67岁男性患者，左上腹痛及背痛。经腹超声矢状面（**a**）及横断面（**b**）图像显示胰尾部一个浸润性、低回声肿块（箭标所示），并肝内多发转移瘤（**b**）（箭头所示）

11.8.2　CT
（图11.21~图11.60）

11.8.2.1　表现

- 平扫CT：
  - 等密度肿块突出于胰腺轮廓外
- 增强CT：
  - 动脉期/延迟期：弱强化肿块，边界不清
  - 门静脉期/延迟期：肿块强化程度较弱或渐进性不均匀强化
  - 小肿块可能没有占位效应，并且与周边实质呈等密度
  - 少见：复杂囊性变（坏死）
- 间接征象：
  - 胰腺导管扩张
  - 胰腺肿块近端胰管、胆总管同时扩张，呈"双管征"
  - 胆总管截断及肝内胆管扩张
  - 胰周脂肪间隙消失
- 血管包绕：
  - 软组织完全或不完全包绕肠系膜上动脉、胃十二指肠和（或）脾脏动脉、肝动脉或腹腔干动脉
  - 管壁不规则，管腔狭窄
  - 脾脏静脉、门静脉或肠系膜上静脉闭塞
  - "泪滴征"（包绕肠系膜上静脉）
  - **静脉闭塞的间接征象**：多发胰周、胃周或肠系膜静脉代偿血管开放和（或）脾大
- 直接侵犯：
  - 十二指肠、空肠、胃、脾脏、结肠或左肾
- 转移瘤：
  - 区域增大的淋巴结
  - **肝脏**：低密度或者坏死性的小肿块伴周缘环形强化
  - **网膜/系膜**：大网膜呈饼状，有结节，伴或不伴腹水
  - **脐或者脐周结节**（Sister Mary Joseph结节）
  - **肺**：肺结节或胸腔积液

要点

- 所有成像方式对于识别淋巴结及腹膜病变都很困难。
- 在断层图像中，结节的大小（>1cm）是辨别转移性淋巴结的标准。CT和MR诊断准确率均有限。
- 腹腔镜探查因改进了后腹膜、淋巴结及肝内转移病灶的检测，增加了分期的准确性，故被推荐使用（图11.61）。

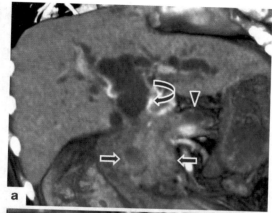

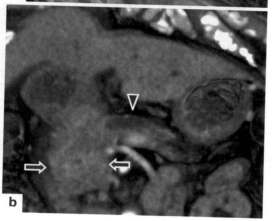

图11.22 胰头部导管腺癌CT表现。74岁女性患者，无痛性黄疸，腹痛，体重减轻。增强CT冠状面容积重建（a，b）图像显示胰头部一个边界不清、浸润性肿块（箭标所示），伴有远端胆总管扩张（弯箭标所示）及胰管扩张（箭头所示）。注意胰体尾部的萎缩

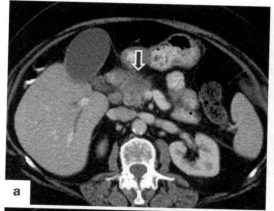

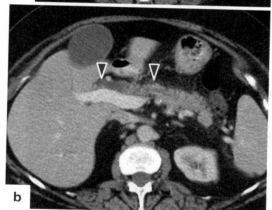

图11.21 胰头部导管腺癌的CT表现。76岁女性患者，无痛性黄疸，体重减轻。增强CT横断面（a，b）图像显示胰头部一个浸润性、低密度肿块（a）（箭标所示）。值得注意的是肿块累及胰周脂肪组织，合并胰管及胆总管扩张（b）（箭头所示）

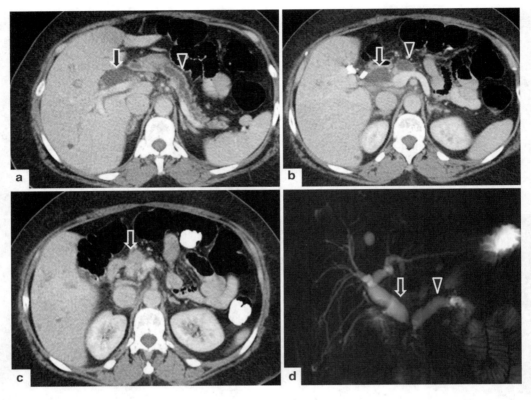

图11.23 胰头部导管腺癌CT表现。73岁男性患者，上腹痛伴不适。增强CT横断面（**a**，**b**）图像显示同一水平胆总管（箭标所示）及胰管扩张（箭头所示），继发于胰头部 一个小的、边界不清、稍低密度肿块。厚层MRCP（**d**）显示胰头部胰管（箭头所示）及胆总管（箭标所示）梗阻（"双管征"）

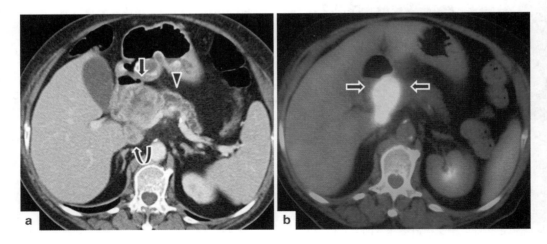

图11.24 胰头部导管腺癌的CT表现。78岁女性患者，腹部隐痛。增强CT横断面（**a**，**b**）图像显示胰头部一个大的、不均匀强化肿块（箭标所示），引起远端胰腺导管梗阻（箭 头所示）及胰腺实质萎缩，伴胰周增大淋巴结（弯箭标所示）。PET/CT横断面（**b**）图像显示该肿块呈高代谢表现

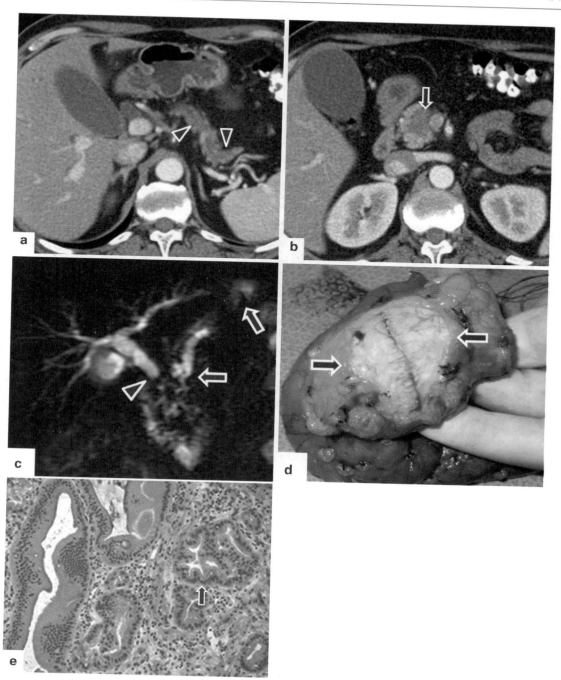

图11.25 小的未见明显占位效应的胰头部导管腺癌CT表现。72岁女性患者，黄疸，上腹部不适，体重减轻。增强CT横断面（**a**，**b**）图像显示胰管轻度扩张，胰腺实质萎缩（**a**）（箭头所示），胰头部一个无明显占位效应的低强化肿块（**b**）（箭标所示）。MRCP厚层（**c**）显示胰头部上方水平胆总管（箭头所示）及胰管（箭标所示）同时梗阻（"双管征"）。患者随后行保留幽门的胰十二指肠切除术。大体标本（**d**）显示肿块边界不清、质硬、黄白色（箭标所示）。组织学切片（**e**）（HE染色，20×）显示肿块由恶性腺体（箭标所示）及轻度间质纤维化构成

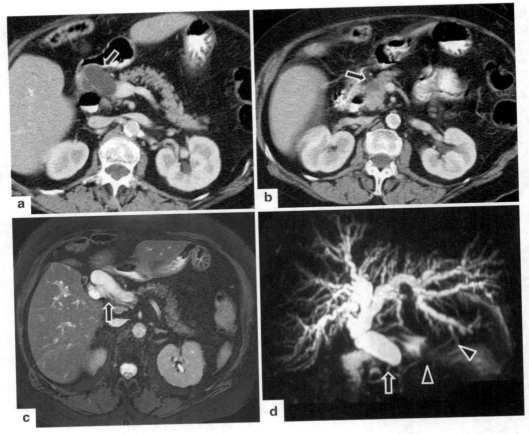

图11.26 小的未见明显占位效应的胰腺导管腺癌CT表现。65岁男性患者，皮肤瘙痒，无痛性黄疸，体重减轻。增强CT横断面（**a**，**b**）图像显示胰头部上方一个小的、低强化、无明显占位的肿块（**b**）（箭标所示），引起胆总管突然截断并上游扩张（**a**）（箭标所示）。T2加权抑脂横断面（**c**）图像及MRCP厚层（**d**）显示胰头段的胆总管突然截断梗阻。注意胰管形态正常（箭头所示）（**d**）

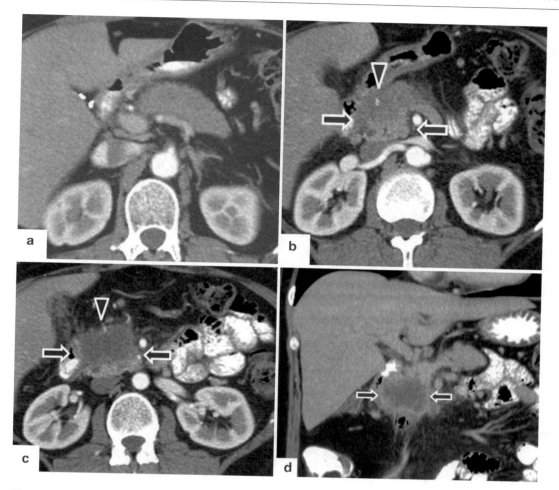

图11.27 坏死性胰头部导管腺癌的CT表现。53岁男性患者，上腹部疼痛不适。增强CT横断面（a~c）及冠状面（d）图像显示胰头部一个浸润性、低强化肿块（箭标所示），包绕胃十二指肠动脉（箭头所示）。注意这个大肿块并没有引起胰管及胆总管扩张

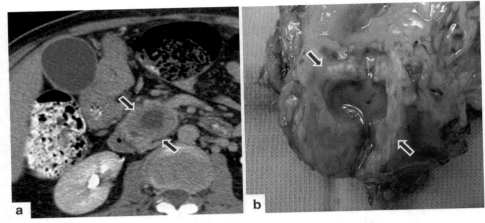

图 11.28　坏死性胰头部导管腺癌的CT表现。71岁患者，体重减轻并背痛。增强CT横断面（**a**）图像显示胰头部一个大的、圆形、低强化肿块，中心坏死（箭标所示）。患者随后行胰十二指肠切除术。大体标本照片（**b**）显示质韧、实性肿块伴中心坏死（箭标所示），内含清亮液体

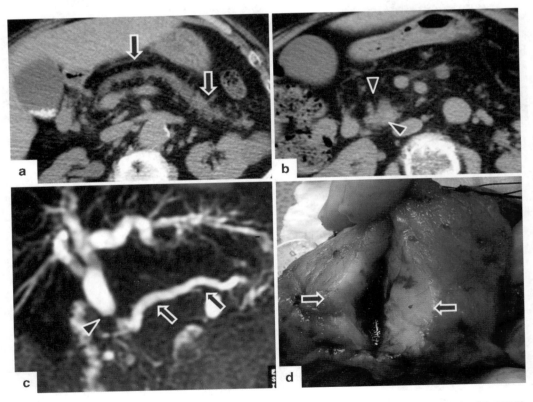

图11.29　胰头部导管腺癌伴脂肪代谢障碍的CT表现。72岁男性患者，体重减轻并脂肪泻。增强CT横断面（**a**，**b**）图像显示胰头部一个不明确的肿块（箭头所示）引起胰管显著扩张（箭标所示）。注意胰腺实质散在的脂肪浸润。MRCP厚层（**c**）显示同一层面因肿块引起胆总管（箭头所示）及胰管（箭标所示）同时扩张（"双管征"）。大体标本（**d**）显示一个实性、黄白色、边界不清肿块（箭标所示）

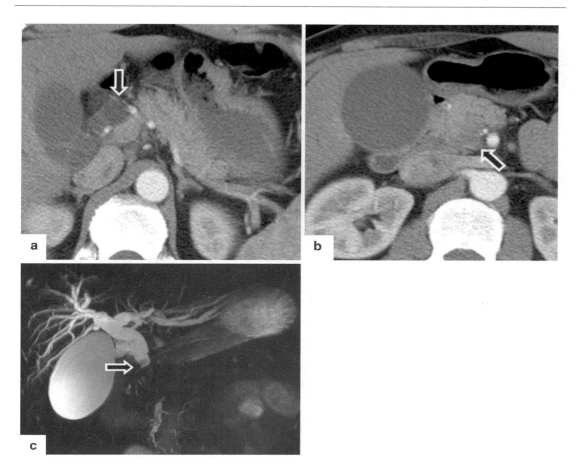

图11.30 胰头及钩突部导管腺癌的CT表现。52岁男性患者，无痛性黄疸3个月。增强CT横断面（**a**，**b**）图像显示胰头钩突部一个小的、边界不清、轻微强化肿块（**b**）（箭标所示），引起胆总管（**a**）（箭标所示）梗阻。注意胆囊的扩张。MRCP厚层（**c**）显示胰头部上方胆总管的梗阻（箭标所示）。注意胰管的正常表现。患者随后行胰十二指肠切除术

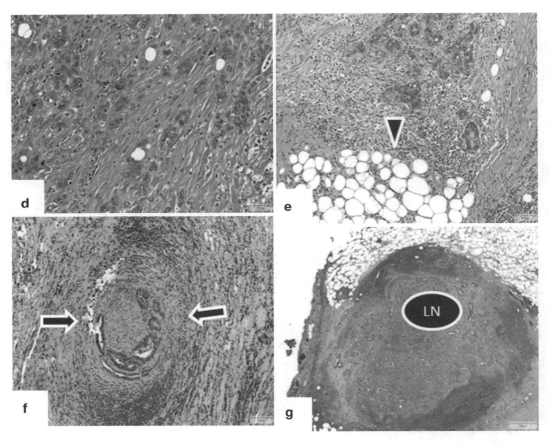

图11.30（续） 胰腺肿块的组织病理学检查
（d~g）显示胰腺低分化腺癌（d），侵犯胰周
组织（e）（箭头所示）及周围神经（f）（箭头
所示），并转移至胰周淋巴结（g）（HE染色，
10×，4×）

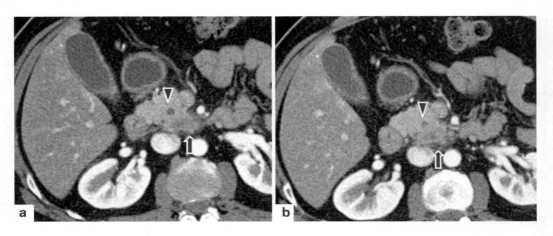

图11.31 胰头钩突部导管腺癌的CT表现。68
岁女性患者，背痛。增强CT横断面（a，b）图
像显示胰头钩突部一个边界不清、微小肿块，
侵犯胰周脂肪组织（箭标所示）。注意胰管继
发轻度扩张（箭头所示）

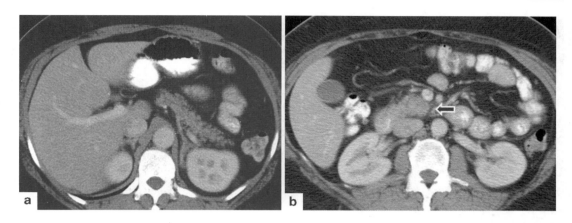

图11.32 胰头钩突部导管腺癌的CT表现。50岁女性患者，上腹部疼痛3个月。增强CT横断面（a，b）图像显示胰体尾部形态正常（a），胰头钩突部呈圆形改变，伴有胰周脂肪组织浸润（b）（箭标所示）。提示胰头部占位。该病灶经超声内镜引导下穿刺活检。病理诊断为高分化导管腺癌

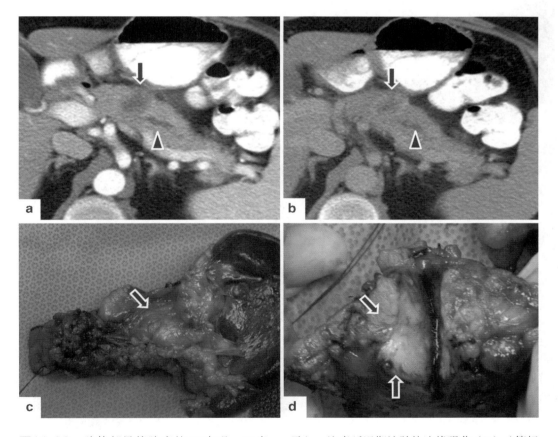

图11.33 胰体部导管腺癌的CT表现。59岁女性患者，中下腹痛伴背部放射痛，新发糖尿病。增强CT横断面（a）及门静脉期（b）图像显示胰体部一个小的、边界不清的低强化肿块（箭标所示），引起胰管扩张（箭头所示）。注意延迟期该肿块边缘强化（b）（箭标所示）。患者最后行胰体尾联合脾脏切除术。大体标本照片（c）显示胰体部肿块（箭标所示）。切开的标本（d）显示肿块呈浸润性、实性、白褐色（箭标所示）

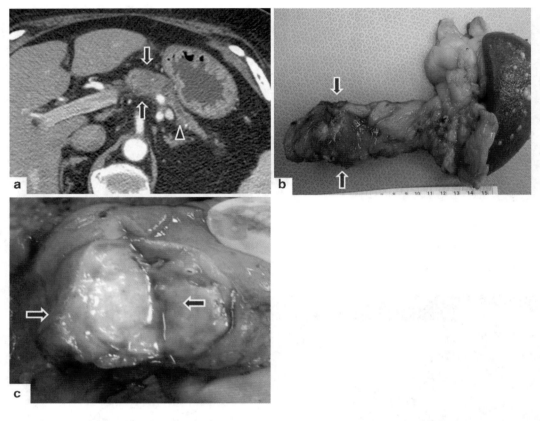

图11.34 胰体部无明显占位的导管腺癌的CT
表现。63岁男性患者，上腹痛伴体重减轻。增
强CT横断面（a）图像显示胰体部一个边界清
晰、无明显占位的低强化肿块（箭标所示），

伴远端胰管扩张及胰腺萎缩（箭头所示）。患
者随后行远端胰体尾联合脾切除术。外科手术
标本（b）显示胰腺肿块。切开的标本（c）显
示一个质硬、灰白色、边界不清肿块

图11.35 胰体部无明显占位的等密度导管腺
癌的CT表现。68岁女性患者，间歇性背痛及
腹泻。增强CT横断面（a）图像显示胰体部一
个等密度、无明显占位肿块（箭标所示），伴
远端胰管梗阻（箭头所示）

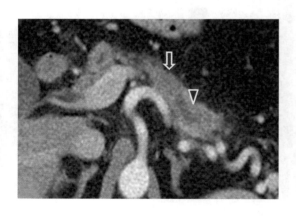

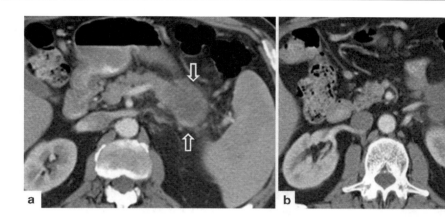

图11.36　胰体尾部导管腺癌的CT表现。49岁女性患者，上腹部疼痛伴体重减轻。增强CT横断面（**a**，**b**）图像显示胰体尾部一个浸润性、低强化肿块，侵犯胰周及肾周后方脂肪间隙（箭标所示）

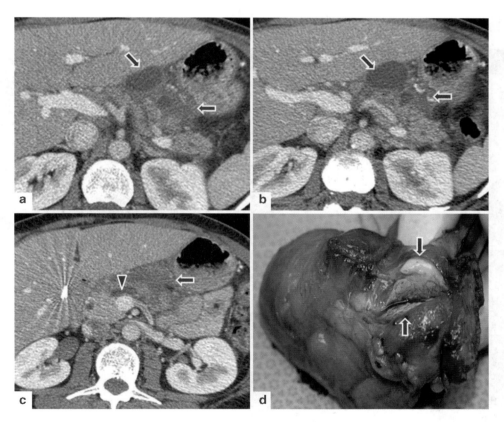

图11.37　胰体部导管腺癌合并急性胰腺炎的CT表现。53岁男性患者，上腹部疼痛，纳差，偶尔呕吐。实验室检查结果显示血胰酶及脂肪酶升高。增强CT横断面（**a**，**b**）图像显示胰周显著的炎性改变及胰体尾部的假性囊肿（箭标所示），并近端胰体导管扩张（**c**）（箭头所示）。患者随后行扩大Whipple术。切开的标本（**d**）显示胰体部一个小的、灰白色、浸润性肿块（箭标所示）。病理诊断为胰头近端中分化导管腺癌

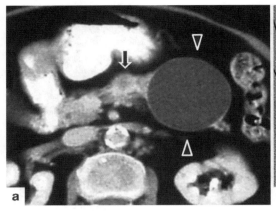

图11.38 胰体部导管腺癌并潴留性囊肿的CT表现。67岁男性患者，背痛，新发糖尿病。增强CT横断面（**a**）图像显示胰体部一个小的、边界不清的低强化肿块（箭标所示），胰体尾部一个巨大的囊性肿块（箭头所示）。患者随后行胰体尾联合脾脏切除术。切除标本（**b**）显示胰体部一个大的、囊性肿块，浆膜层光整（箭头所示）。最终病理诊断为导管腺癌合并胰腺潴留囊肿形成

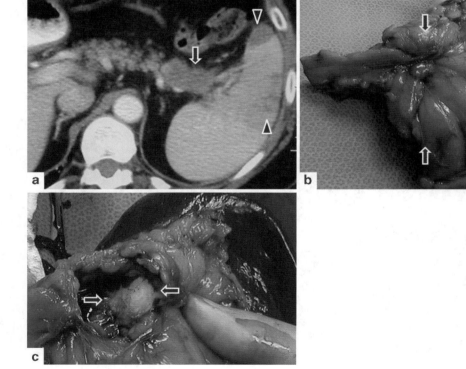

图11.39 胰尾部导管腺癌合并血管浸润的CT表现。68岁男性患者，左上腹疼痛，体检诊断为轻度脾大。增强CT横断面（**a**）图像显示胰尾部一个浸润性、低强化肿块（箭标所示），包绕脾动脉。注意脾脏小的缺血灶（箭头所示）。患者随后行胰腺体尾部联合脾脏切除。大体标本（**b**）显示胰尾部浸润性肿瘤。切开的大体标本（**c**）显示一个质韧、边界不清、黄色肿块（箭头所示）

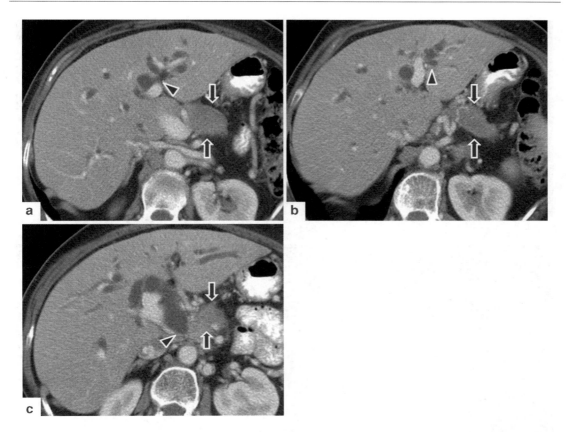

图11.40 弥漫性胰腺导管腺癌浸润血管的CT表现。65岁女性患者，无痛性黄疸并皮肤瘙痒。增强CT横断面（**a**，**c**）图像显示一个低强化肿块（箭标所示）累及整个胰腺，包绕脾动脉（**b**）。注意胰头水平胆总管的突然截断及肝内胆管系统的继发扩张（箭头所示）

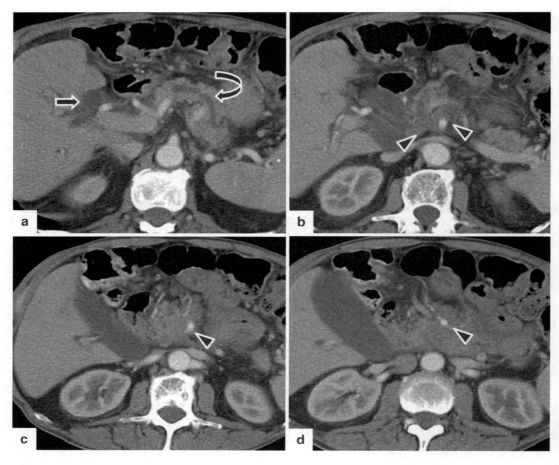

图11.41 胰头部导管腺癌浸润血管的CT表现。73岁男性患者，上腹部不适，体重减轻，腹泻。增强CT横断面（**a~d**）图像显示胰头部一个边界不清、浸润性肿块导致胆总管（箭标所示）及胰管（弯箭标所示）扩张。注意肿块浸润胰周脂肪间隙并完全包绕肠系膜上动脉（箭头所示）

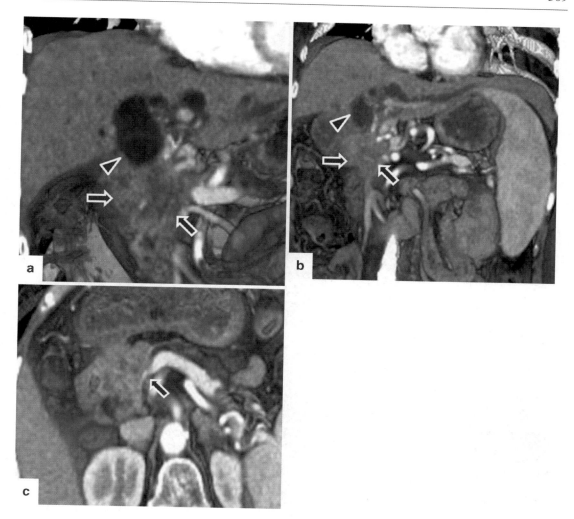

图11.42 胰头部导管腺癌浸润血管的CT表现。75岁女性患者，上腹部痛伴黄疸。增强CT冠状面容积重建（**a**，**b**）图像显示胰头部一个边界不清，侵犯十二指肠及胰周脂肪（箭标所示）的肿块。注意该肿块引起的胆总管的梗阻（箭头所示），以及胰周多发代偿血管的开放。增强CT横断面容积重建（**c**）图像显示肠系膜上静脉因肿块包绕（箭头所示），表现为"泪滴征"

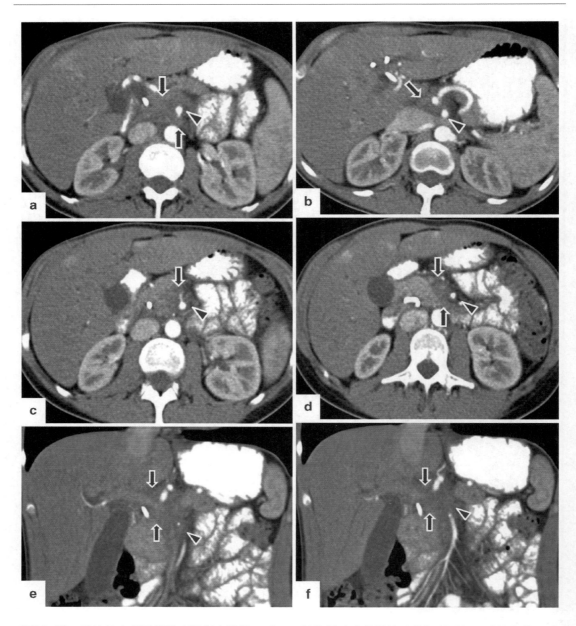

图11.43 胰头钩突部导管腺癌浸润血管的CT表现。37岁女性患者，急性发作黄疸伴皮肤瘙痒。腹部超声检查显示肝内外胆管梗阻扩张。超声内镜检查显示一个浸润性胰腺肿块，取活检后，置入胆管支架引流减压。增强CT横断面（**a~d**）及冠状面（**e，f**）图像显示胰头钩突部一个浸润性肿块累及胰外结构（箭标所示）。肿块包绕肠系膜上动脉（箭头所示）周缘＞75％。注意肿块对肝动脉、门静脉的包绕，以及冠状面（**e，f**）图像显示的置入的胆总管支架。最终病理诊断为胰腺低分化导管腺癌

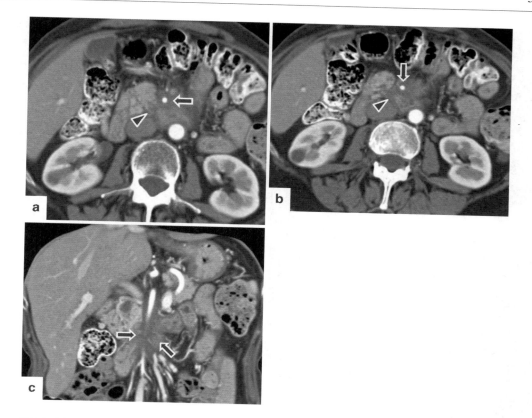

图11.44 胰头钩突部导管腺癌浸润血管的 CT表现。66岁女性患者，背痛。增强CT横断面（a，b）及冠状面（c）图像显示胰头钩突部一个边界不清、浸润性生长的肿块（箭头所示），累及胰周脂肪组织。注意肿块已完全包绕肠系膜上动脉（箭标所示）

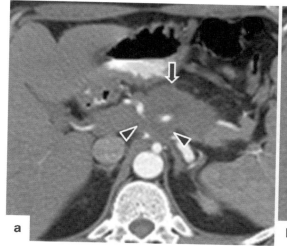
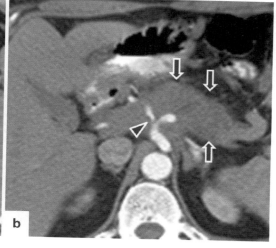

图11.45 胰体部导管腺癌浸润血管的CT表现。43岁男性患者，上背痛伴体重减轻。增强CT横断面（a，b）图像显示胰体部一个浸润性生长、低强化肿块（箭标所示），累及胰周脂肪组织，并包绕腹腔干、肝动脉及脾动脉（箭头所示）

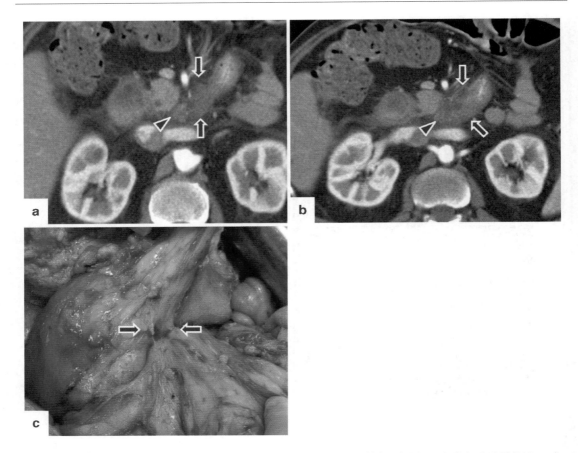

图11.46　胰头钩突部导管腺癌侵犯空肠的CT表现。69岁男性患者，体重减轻。增强CT横断面（a，b）图像显示胰头钩突部一个浸润性生长的肿块（箭头所示），侵犯胰周脂肪间隙及浸润近端空肠圈（箭标所示）。患者行腹腔镜探查。术中照片（c）显示浸润性生长的胰腺肿瘤累及近端空肠。后行双肠祥旁路术

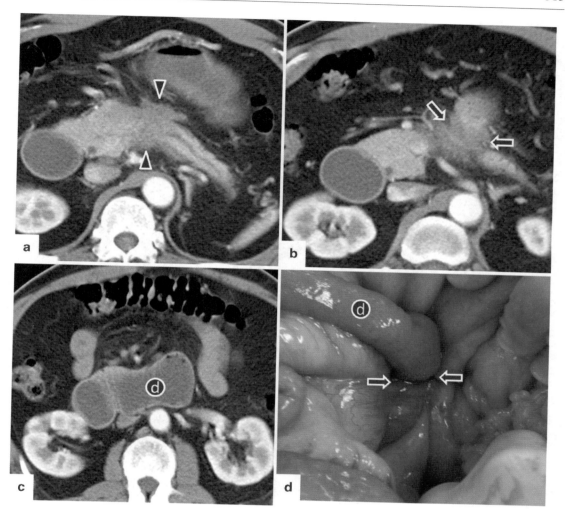

图11.47 胰体部导管腺癌侵犯空肠的CT表现。67岁男性患者，恶心，呕吐胆汁。实验室检查CA19-9为728 U/ml。增强CT横断面（**a~c**）图像显示胰体部一个边界不清的肿块（箭头所示），侵犯胰周脂肪间隙及浸润近端空肠（箭标所示），并引起十二指肠完全性梗阻（**d**）。术中照片（**d**）显示扩张的十二指肠（**d**）及位于Treitz韧带处的梗阻点（箭标所示）。患者随后行双肠祥旁路术

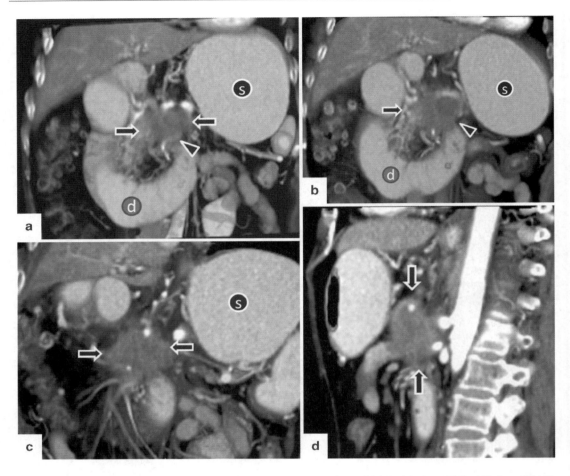

图11.48 胰腺导管腺癌累及血管与空肠的CT表现。65岁女性患者，呕吐、上腹部及背痛，伴有体重减轻。增强CT冠状面（**a~c**）及矢状面（**d**）图像显示胰体部一个边界不清的肿块（箭标所示），侵犯胰周脂肪组织，累及远端十二指肠及位于Treiz韧带的近端空肠（箭头所示），并且包绕腹腔干及肠系膜上动脉（**d**）。注意胃（ⓢ）及十二指肠（ⓓ）的扩张

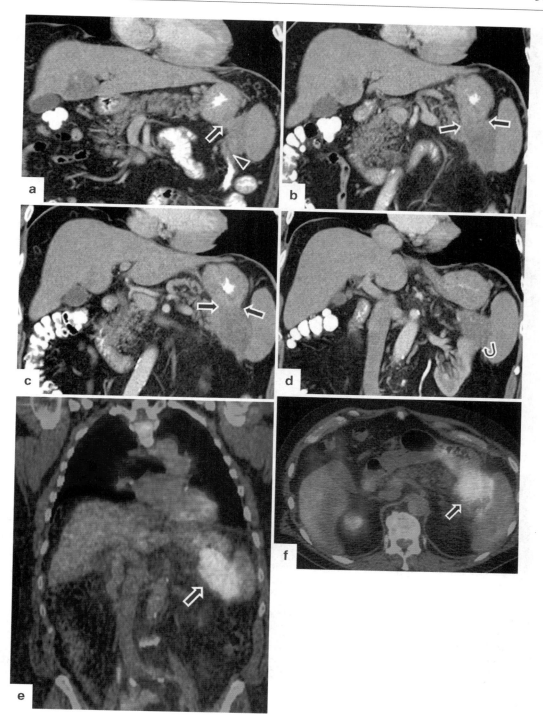

图11.49 胰尾部导管腺癌累及脾脏、胃、结肠及肾脏。71岁男性患者，上消化道（UGI）出血。增强CT冠状面（**a~d**）图像显示胰尾部一个大的、低强化的肿块，累及脾门、胃底后壁（箭标所示）、降结肠（箭头所示）及左肾上极（弯箭标所示）。PET/CT冠状面（**e**）及横断面（**f**）图像显示胰尾部一个大的、浸润性生长、高代谢肿块（箭标所示）

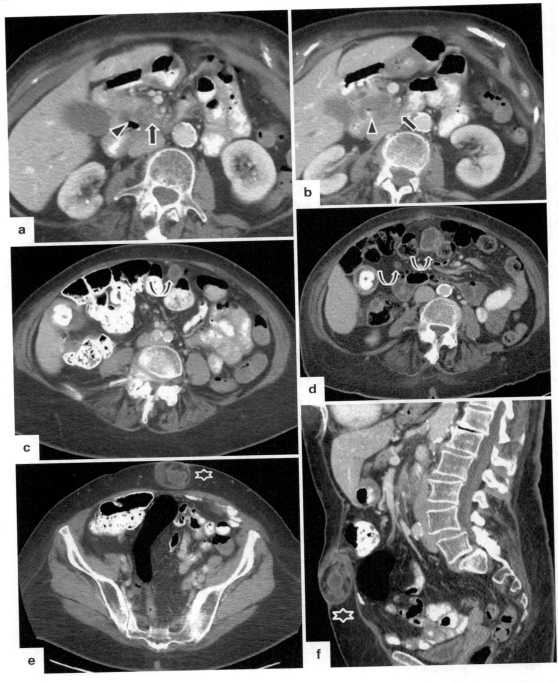

图11.50 胰头部导管腺癌累及十二指肠和腹膜的种植转移，伴有Sister Mary Joseph结节的CT表现。83岁女性患者，上腹痛，体重减轻合并脐周肿块。增强CT横断面（a~e）及矢状面（f）图像显示胰头部一个浸润性生长的肿块（箭标所示），累及十二指肠（箭头所示）。注意网膜上的种植转移（c，d）（弯箭标所示）及脐周一个低密度、圆形、囊实性结节（e，f）（☆）

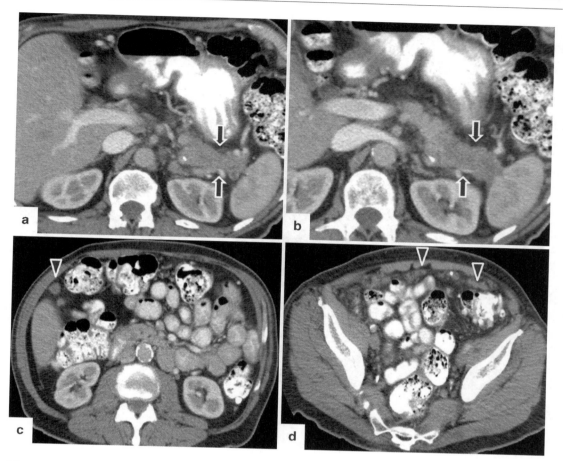

图11.51 胰体尾部导管腺癌并腹膜转移的CT
表现。71岁女性患者，背痛。增强CT横断面
（a~d）图像显示胰体尾部（a，b）一个浸润性
生长、低强化肿块（箭标所示），伴有多发的腹
膜种植转移瘤（c、d）（箭头所示）

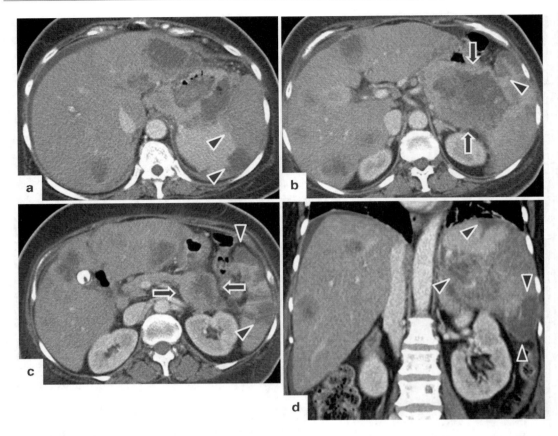

图11.52 胰体尾部导管腺癌合并脾脏缺血及肝内转移的CT表现。62岁女性患者，左上腹痛及肝脾大。增强CT横断面（a~c）及冠状面（d）图像显示胰体尾部（a，b）一个大的、不均匀强化肿块（箭标所示），合并脾脏缺血（箭头所示）。提示脾动脉包绕。注意肝内多发、不均匀强化转移瘤

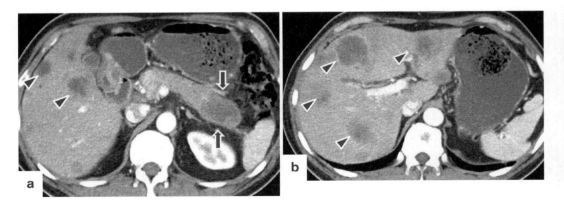

图11.53 胰体尾部导管腺癌合并肝内转移的CT表现。58岁女性患者，上背痛及体重减轻5.4 kg（12 l磅）。增强CT横断面（a，b）图像显示胰尾部（a）（箭标所示）一个卵圆形、低强化肿块，伴有肝内多发低强化病变（b）（箭头所示）

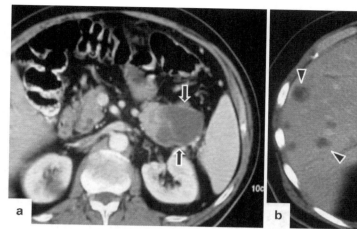

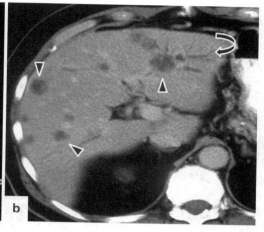

图11.54　胰尾部导管腺癌合并肝内转移、节段性肝内胆管扩张的CT表现。53岁男性患者，体重减轻，左上腹部不适。增强CT横断面（a，b）图像显示胰尾部（a）（箭标所示）一个边界清楚、坏死性肿块，并肝内多发低强化病变（b）（箭头所示）。注意肝左叶转移瘤引起的肝内胆管节段性梗阻（b）（弯箭标所示）

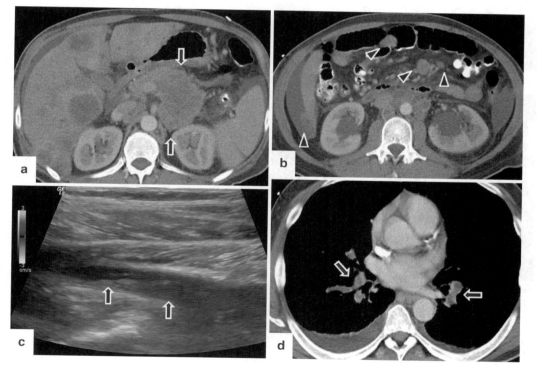

图11.55　胰体尾部导管腺癌合并后腹膜淋巴结转移、腹膜种植转移及Trousseau综合征的CT和超声表现。76岁男性患者，气短，体重减轻及腹胀。增强CT横断面（a，b）图像显示胰尾部（a）（箭标所示）一个大的、不均匀强化肿块，伴有肝内转移瘤，腹膜种植转移（箭头所示），以及少量腹水。超声矢状面（c）观察右腿静脉系统显示右侧腘静脉可见一个急性斑块（箭标所示）。胸部增强CT横断面（d）图像显示两肺多发性肺栓塞

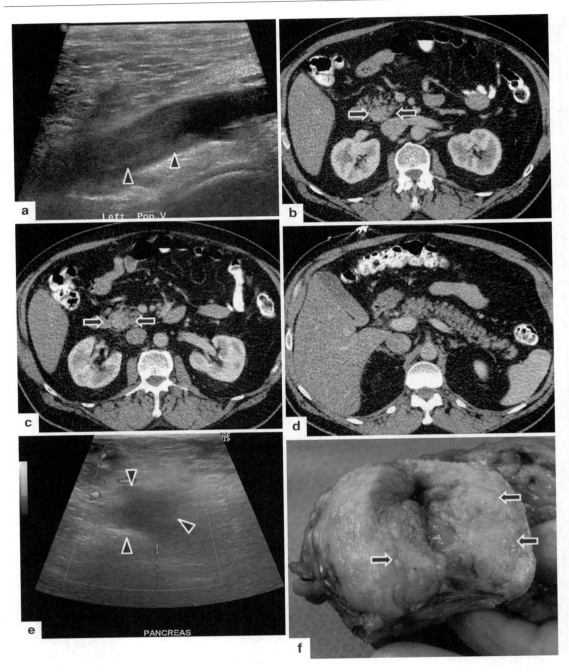

图11.56　胰头部导管腺癌合并Trousseau综合征。65岁男性患者，因气短急诊就诊。通过V/Q扫描发现鞍状肺栓塞。彩色双向超声检查静脉系统，矢状位（a）图像显示右腘静脉一个急性血栓（箭头所示）。患者随后行针对高凝状态一系列检查，包括CT。增强CT横断面（b，d）图像显示胰头部一个软组织肿块（b，c）（箭标所示）。注意胰腺实质的脂肪浸润及没有出现胰管或胆总管的扩张。术中彩色多普勒超声横断面（e）图像显示一个边界不清、低回声、无血管的胰头部肿瘤（箭头所示）。患者随后行保留幽门的Whipple术。胰头切面照片（f）显示一个质韧、白色、浸润性生长的肿瘤（箭标所示）。病理诊断为胰腺导管腺癌

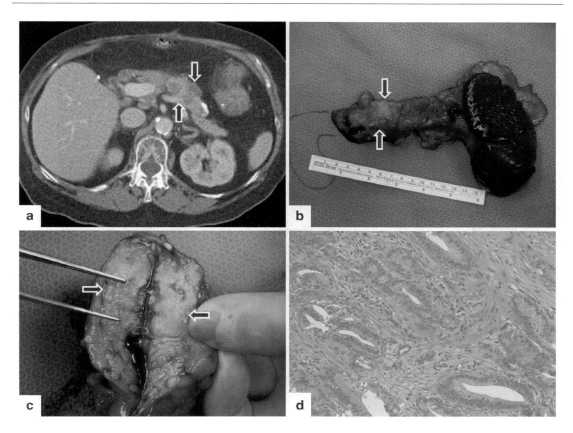

图11.57　复发性胰头部导管腺癌的CT表现。75岁女性患者，之前因胰头部中分化导管腺癌合并周围神经浸润和累及胰周脂肪（T3，N0，Mx0），行保留幽门的胰十二指肠切除术；患者拒绝辅助化疗。术后14个月随访的增强CT横断面（**a**）图像显示胰体部一个不均质、分叶状肿块（箭标所示），胰尾部萎缩。注意胰头部的术后改变。患者随后行全胰联合脾脏切除。大体标本（**b**）显示胰体部分叶状的肿块（箭标所示）。大体标本切开后（**c**）显示一个边界不清、白褐色肿块（箭标所示）。组织病理学检查（**d**）（HE染色，20×）提示为复发的中分化导管腺癌，伴轻度间质慢性炎性及纤维化

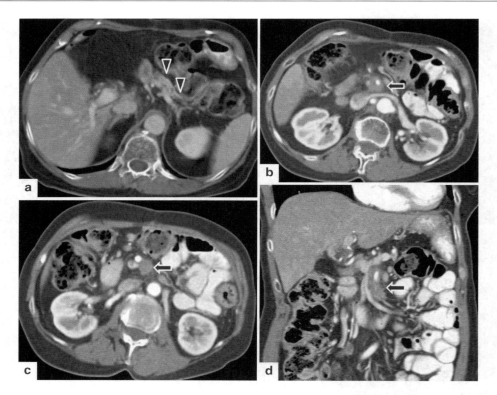

图11.58 复发性胰腺导管腺癌的CT表现。62岁女性患者，主诉2年前上背痛，因低分化导管腺癌（T3，N1，M0）行保留幽门的胰十二指肠切除术，随后接受辅助化疗。增强CT横断面（a~c）及冠状面（d）图像显示远端胰腺萎缩（a）（箭头所示）及肠系膜根部一个软组织肿块（b~d）（箭标所示）包绕肠系膜上动脉

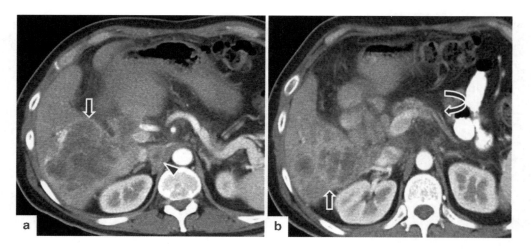

图11.59 复发性胰腺导管腺癌的CT表现。72岁男性患者，6个月前因胰头部导管腺癌行Whipple术。随访发现血CA19-9浓度升高。增强CT横断面（a，b）图像显示肝右叶多发转移瘤（箭标所示）及一枚位于下腔静脉后方的肿大淋巴结（箭头所示）。注意胰腺体尾部的萎缩（弯箭标所示）

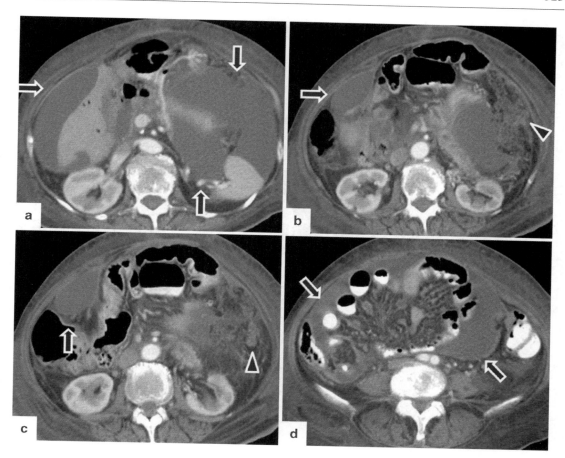

图11.60 复发性胰腺导管腺癌的CT表现。59 岁男性患者，因胰头部导管腺癌行胰头切除术。随访增强CT横断面（**a~d**）图像显示腹膜、大网膜广泛增厚（箭头所示），包裹性积液（箭标所示）。证实为腹膜种植转移

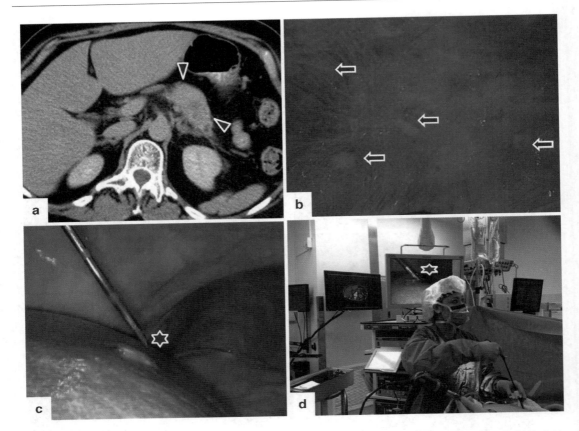

图11.61　胰腺导管腺癌的术前腹腔镜分期。62岁女性患者，超声内镜引导下活检穿刺证实胰腺癌。增强CT横断面（**a**）图像显示胰体尾部一个大的、不均匀强化肿块（箭头所示），没有腹部转移的征象。术前腹腔镜探查的照片（**b~d**）显示沿腹膜内层可见多发白色的病灶（箭标所示），肝左叶表面一个单独的扁平病灶（☆）。采用Tru-Cut针及腹腔镜鸟喙样活检钳对该病灶进行活检。结果是转移性腺癌而放弃手术

11.8.3　磁共振（MRI）及磁共振胰胆管造影（MRCP）

（图11.62~图11.78）

11.8.3.1　表现

- T1WI
  - 较正常胰腺实质呈相对低信号。
- T2WI
  - 等高的均质或不均质信号肿块。
- 增强梯度回波T1WI

  - 动脉/胰腺实质期：弱强化或不均匀强化的肿块。
  - 门静脉期/延迟期：由于促纤维增生反应，肿块呈弱强化或渐进性强化表现。

间接表现

- 仅胰管梗阻。
- 仅胆总管梗阻并突然截断，伴肝内胆管扩张。
- "双管征"。

- 包绕血管。
- 侵犯十二指肠、空肠、胃、脾脏、结肠或左肾。

CT/MRI的鉴别诊断

- 胰腺神经内分泌肿瘤。
- 自身免疫性胰腺炎。
- 慢性胰腺炎。
- 淋巴瘤。
- 转移瘤。

要点

- 医生应当对胰管突然截断扩张，但CT或MRI并没发现明确肿块的表现警惕，这可能是胰腺癌的早期征象。对于这些病例，应当进一步行EUS或者ERCP检查，排除早期的胰腺肿瘤。

要点

- "双管征"并不是胰腺癌的特异性征象。在壶腹癌或者十二指肠癌、慢性胰腺炎、自身免疫性胰腺炎，以及胆总管癌累及胰腺的患者中，也能见到此种征象。
- 胰腺钩突癌胰管的形态可能是正常的。然而，这个部位的肿块可能延伸至胰头部引起近端胆总管梗阻和（或）包绕胃十二指肠肝动脉。
- 如果存在胰腺分裂的情况，位于胰头腺癌后方的背侧胰管可能不会梗阻。
- 具有钙化的慢性胰腺炎的患者，影像学上出现钙化移位或消失，提示有潜在胰腺癌的可能。
- 由于相关的胰腺炎及胰管梗阻后的并发症，胰腺假性囊肿可与胰腺癌同时存在。

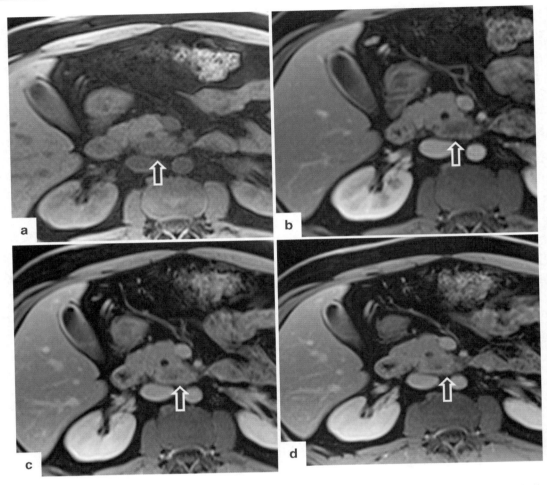

图11.62 胰头部导管腺癌的MRI表现。49岁男性患者，急性胰腺炎。T1加权抑脂梯度回波（FSGET1W）横断面（a）图像显示钩突部一个无明显占位效应的低信号肿块（箭标所示）。T1加权增强梯度回波动脉期（b）、门静脉期（c）及延迟期横断面（d）图像显示一个渐进性、不均匀强化胰腺肿块（箭标所示）

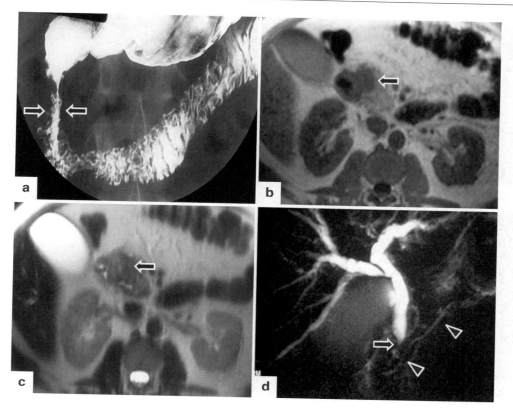

图11.63 胰头部导管腺癌侵犯十二指肠的MRI表现。54岁女性患者，轻度上腹部疼痛，体重减轻，有早饱感。上消化道造影前面观（**a**）为不规则狭窄的十二指肠第2段（箭标所示）。T1加权横断面（**b**）图像显示胰头部前缘一个低信号肿块，侵犯十二指肠第2段（箭标所示）。单次激发快速自旋回波T2加权横断面（**c**）图像显示胰头部一个不均质信号。MRCP厚层（**d**）显示胆管扩张并胰头部水平胆总管突然截断（箭标所示），然而胰管形态是正常的（箭头所示）

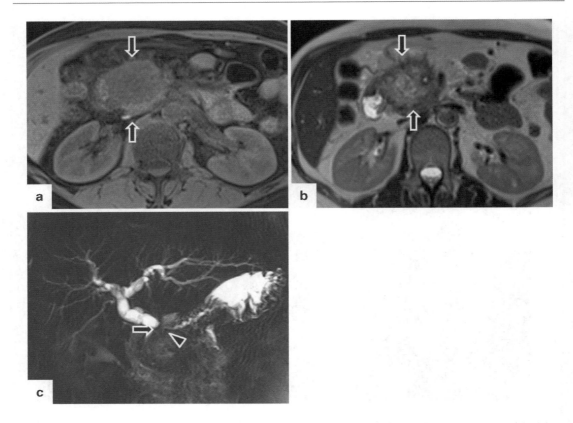

图11.64　胰头部导管腺癌的MRI表现。54岁女性患者，轻度上腹部疼痛，体重减轻，有早饱感。快速自旋梯度回波T1加权横断面（a）图像显示胰头部一个低信号肿块（箭标所示）。在 T2加权横断面（b）图像上，该肿块呈不均质高信号（箭标所示）。MRCP厚层（c）显示胰管（箭头所示）及胆总管（箭标所示）在同一点因肿块梗阻（呈"双管征"）

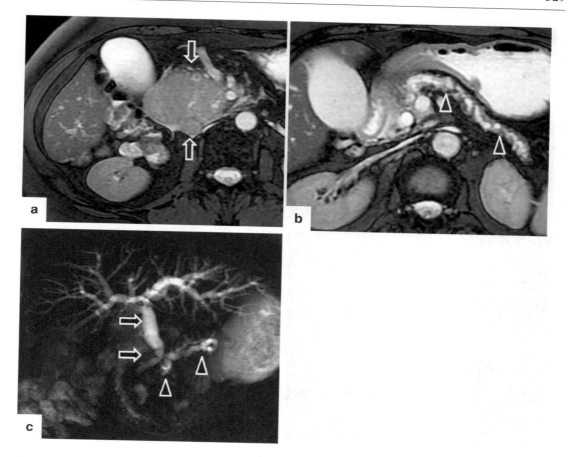

图11.65 胰头部导管腺癌的MRI表现。54岁女性患者，轻度上腹部疼痛，体重减轻，有早饱感。T2加权抑脂横断面（**a**，**b**）图像显示胰头部一个等高信号肿块（**a**）（箭标所示），引起远端胰管扩张及胰腺实质萎缩（**b**）（箭头所示）。MRCP厚层（**c**）显示胰管（箭头所示）及胆总管（箭标所示）在胰头段同一点处截断

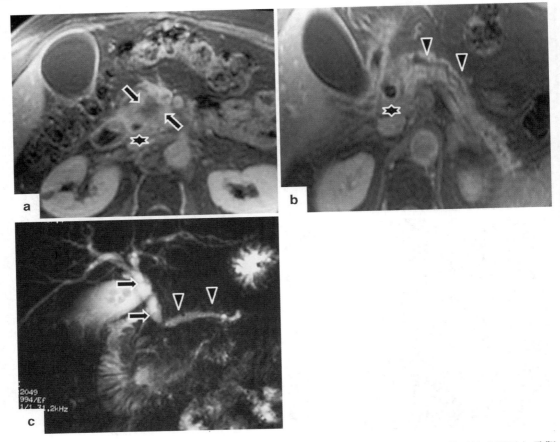

图11.66 坏死性胰头部导管腺癌的MRI表现。55岁女性患者，轻度上腹部疼痛，体重减轻，有早饱感。T1加权增强抑脂梯度回波横断面（**a，b**）图像显示胰头部一个浸润性生长的坏死性肿块（箭标所示），并胰管（箭头所示）及胆总管（☆）扩张。MRCP厚层（**c**）示因胰腺癌浸润致胆总管（箭标所示）及胰管（箭头所示）梗阻

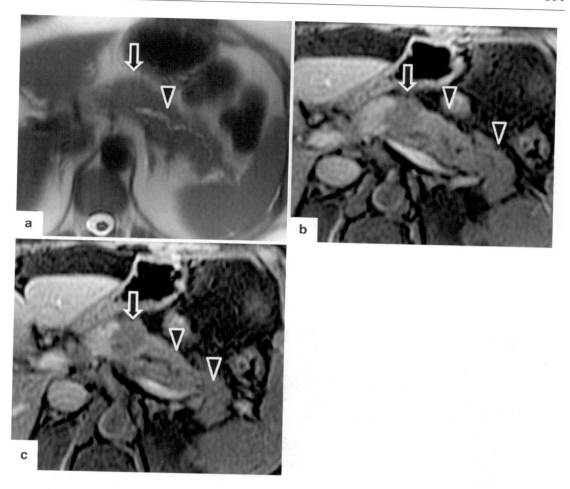

图11.67　坏死性胰体部导管腺癌的MRI表现。54岁女性患者，轻度上腹部疼痛，体重减轻，有早饱感。T2加权单次激发快速自旋回波横断面（**a**）图像显示远端胰管扩张（箭头所示）及胰体部一个等信号肿块（箭标所示）。T1加权增强抑脂梯度回波横断面（**b**，**c**）图像显示近端胰体部一个边界清晰、没有强化、低信号、卵圆形肿块（箭标所示），导致胰管梗阻（箭头所示）。需注意肿块远端胰腺的低信号改变

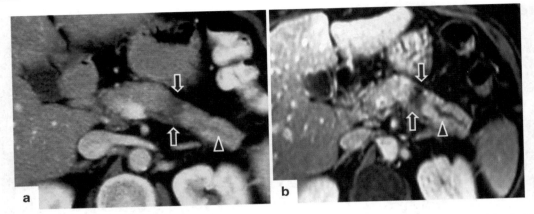

图11.68 小体积且无明显占位效应的胰腺癌CT与MRI表现。65岁女性患者，轻度上腹不适，体重减轻2.27 kg（5磅）。增强CT横断面（**a**）图像显示胰体部一个小的、无明显占位、低强化肿块（箭标所示），胰管扩张（箭头所示）。在T1加权增强抑脂梯度回波横断面（**b**）图像上，胰腺肿块表现更清晰（箭标所示），并且胰管远端的扩张表现更好（箭头所示）

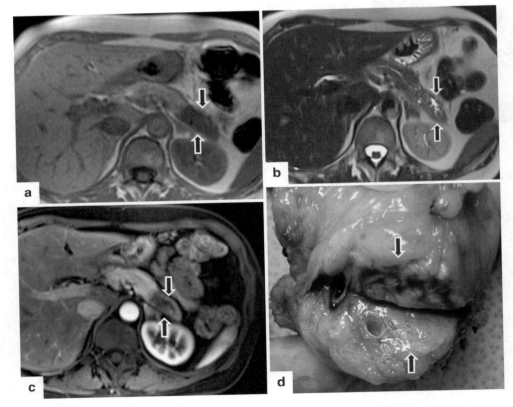

图11.69 胰体部导管腺癌的MRI表现。79岁女性患者，因吞咽困难行胸部CT检查，偶然发现胰尾部占位性病变。实验室检查显示血CA19-9为138 U/ml。T1加权横断面（**a**）图像显示胰尾部一个异常低信号影（箭标所示）。T2加权单次激发快速回波横断面（**b**）图像显示胰尾部胰管轻度扩张（箭标所示）。T1加权增强抑脂梯度回波横断面（**c**）图像显示胰尾部一个边界不清（箭标所示）的肿块，致胰管扩张。患者随后行胰体尾远端切除术。切开的标本（**d**）显示一个质韧、黄白色、边界不清的肿块（箭标所示）

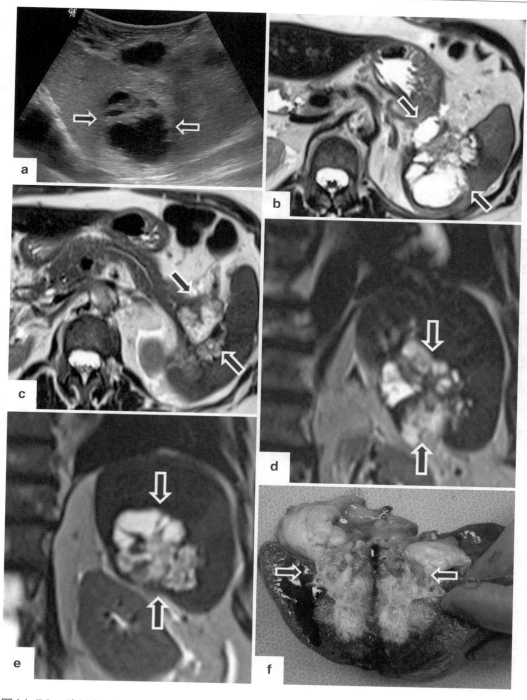

图11.70 胰尾部黏液性导管腺癌的超声及MRI表现。65岁女性患者，轻度上腹不适，体重减轻8.21 kg（15磅），血CEA为620 mg/l。横断面超声（**a**）图像显示胰尾部一个混杂、囊性肿块（箭标所示）。T2加权单次激发快速自旋回波横断面（**b**，**c**）及冠状面（**d**，**e**）图像显示胰尾部有一个混杂、囊性肿块（箭标所示），侵犯脾脏。患者随后行胰体尾联合脾脏切除术。切开的标本（**f**）显示一个黄色、混杂、囊性肿块（箭标所示）

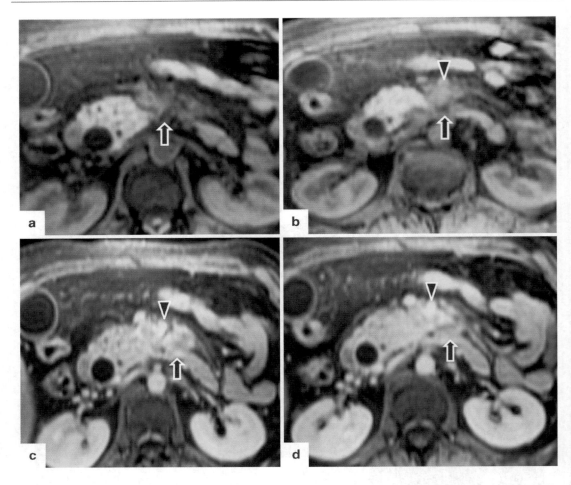

图11.71 胰头部导管腺癌合并血管浸润的MRI表现。61岁男性患者，背痛。T1加权抑脂梯度回波横断面（**a**，**b**）图像显示胰腺钩突部一个边界不清、浸润性肿块，侵犯胰周脂肪间隙（箭标所示）。T1增强抑脂梯度回波横断面（**c**，**d**）图像显示不均匀强化的胰腺肿块（箭标所示），包绕肠系膜上动脉（箭头所示）

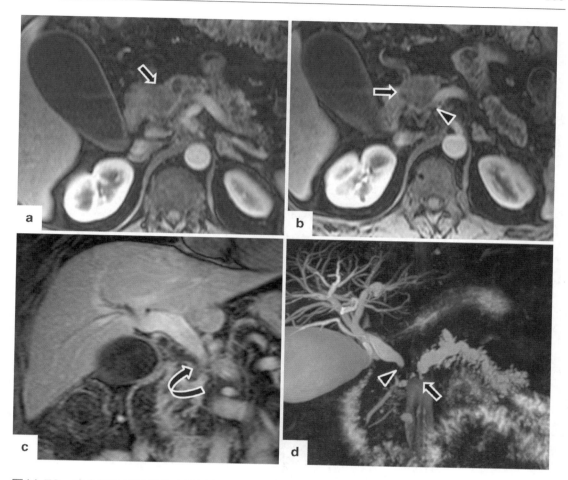

图11.72　胰头部导管腺癌并血管浸润的MRI表现。71岁男性患者，无痛性黄疸。T1加权增强抑脂梯度回波横断面（**a**，**b**）及冠状面（**c**）图像显示胰头部一个浸润性生长的低信号肿块（箭标所示）。肠系膜上静脉与脾静脉汇合处呈"泪滴样"的改变（**b**）（箭头所示），以及近端门静脉的狭窄（**c**）（弯箭标所示），提示血管侵犯。MRCP厚层（**d**）显示胰管（箭标所示）及胆总管（箭头所示）因胰腺肿块在同一点梗阻

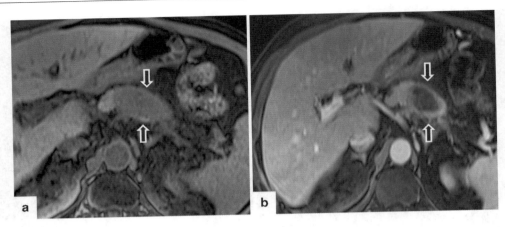

图11.73 胰体部导管腺癌的MRI表现。56岁女性患者，行MRI评估肝脏时偶尔发现胰腺占位性病变。T1抑脂梯度回波横断面（**a**）图像显示胰体部一个卵圆形、边界清晰的低信号肿块（箭标所示）。T1加权增强梯度回波横断面（**b**）图像显示该肿块强化不明显（箭标所示）

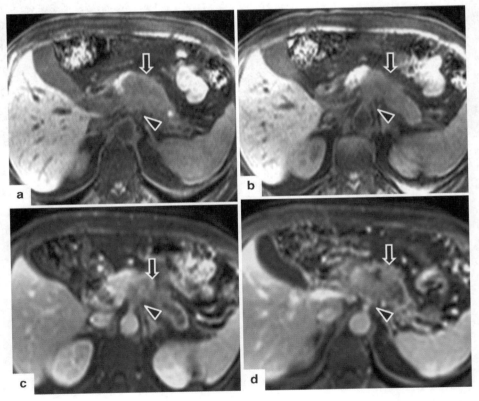

图11.74 胰体部导管腺癌及侵犯血管的MRI表现。66岁男性患者，心神不宁，体重减轻，背痛。T1加权抑脂梯度回波横断面（**a，b**）图像显示胰体尾部一个低信号肿块（箭标所示）。注意肿块后缘累及胰周脂肪及腹腔干（箭头所示）。T1加权增强抑脂梯度回波横断面（**c，d**）图像显示肿块不均匀强化（箭标所示），胰腺实质萎缩，胰管扩张，包绕腹腔干（箭头所示）

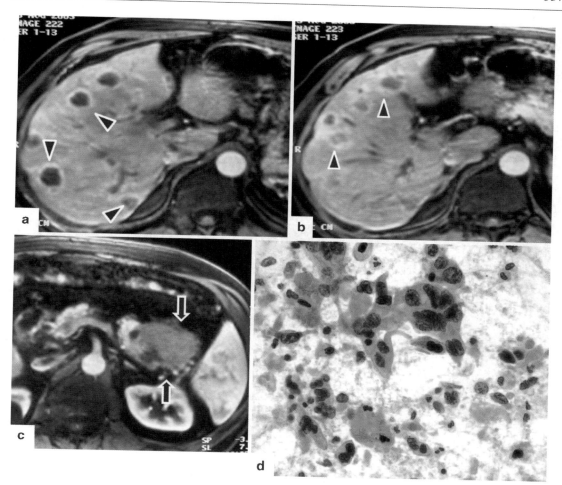

图11.75 胰尾部导管腺癌合并肝内转移的MRI表现。53岁患者，腹部不适，检查示肝功能异常。T1加权增强抑脂梯度回波横断面（**a**，**b**）图像显示肝内多发低信号病灶并周缘强化（"光环"征）（箭头所示）及胰尾部一个卵圆形、不均质肿块（**c**）（箭标所示）。超声引导下行经皮肝内病灶穿刺活检。细胞学样本的显微镜下照片（**d**）显示一团聚集的异型细胞，高N:C比，部分可见明显核仁，结构异常，符合腺癌表现（PAP染色，20×）

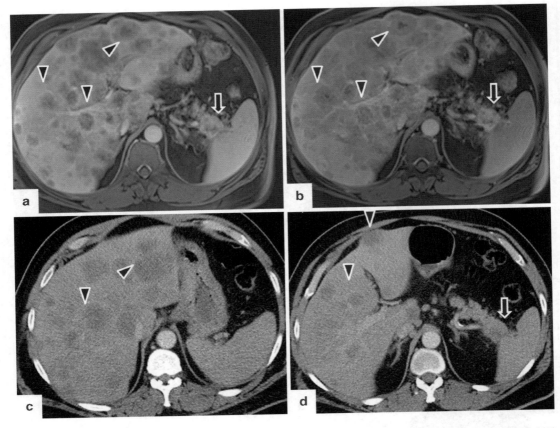

图11.76 胰尾部导管腺癌合并肝内转移的MRI及CT表现。50岁男性患者，左上腹部不痛，没有食欲。体检时可触及肿大的肝脏。实验室检查CA19-9为22.966 U/ml，CEA为711 ng/ml。T1加权增强抑脂梯度回波横断面（**a**，**b**）图像显示肝内（箭头所示）多发伴中心坏死的环形强化灶（环征），胰尾部见一个小肿块，呈不均质信号（箭标所示）。增强CT横断面（**c**，**d**）图像证实肝内多发低强化肿块（**c**）（箭头），胰尾部一个小的、不均匀强化肿块（**d**）（箭标所示）

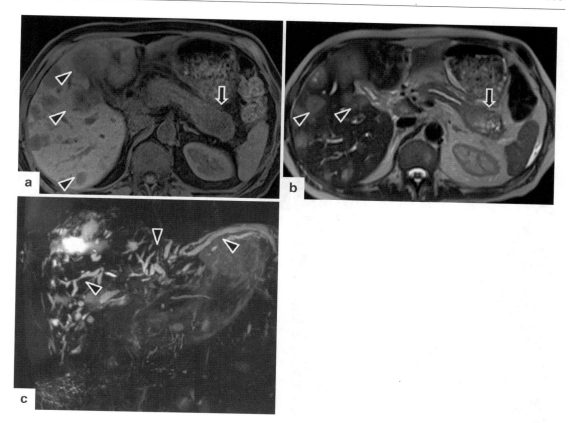

图11.77 胰尾部导管腺癌伴肝内转移及胆管节段性扩张的MRI及CT表现。60岁男性患者，黄疸，背痛。T1加权抑脂梯度回波横断面（**a**）图像显示胰尾部一个低信号肿块（箭标所示），并肝内多发低信号肿块（箭头所示）。T2加权单次激发快速自旋回波横断面（**b**）图像显示胰尾部一个不均质信号（箭标所示），以及肝内多发等高信号（箭头所示），胆管广泛节段性扩张。MRCP厚层（**c**）证实肝内胆管广泛性节段性扩张（箭头所示）

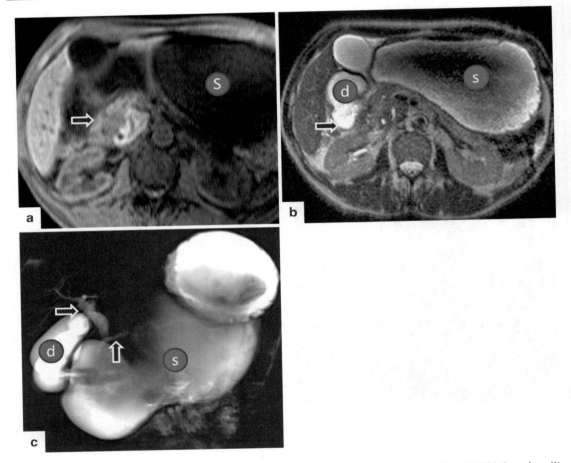

图11.78 胰头部导管腺癌伴十二指肠梗阻的MRI表现。57岁男性患者，腹痛，呕吐。T1加权抑脂梯度回波横断面（**a**）图像显示胰头部一个浸润性肿块（箭标所示），侵犯十二指肠（箭标所示）。注意胃的扩张（Ⓢ）。T2加权单次激发自旋回波横断面（**b**）图像显示胃扩张，十二指肠第2段突然截断（ⓓ）（箭标所示）。MRCP厚层（**c**）证实十二指肠第2段梗阻继发胃扩张，胆总管及胰管在同一点因胰头肿块梗阻（双管征）（箭标所示）

11.8.4　内镜逆行胰胆管造影（ERCP）
（图11.79）

适应证
- CT或MRI诊断不明确。
- 怀疑十二指肠或壶腹部肿瘤。
- 目前，这项技术主要用于置入胆管支架引流减压。

表现
- 各种长度的胰管狭窄（截断、不规则、偏心）。
- 胆总管突然截断或呈鼠尾征改变。

> **要点**
> - 对于可切除性胰腺癌的患者，术前置入胆道支架会增加并发症的风险，而且并不能减少术后发病率及死亡率。
> - 术前置入胆道支架的适应证：
>   - 如果外科手术延期数周
>   - 症状性黄疸（难以控制的瘙痒）
>   - 如果对于高胆红素的患者考虑行新辅助化疗

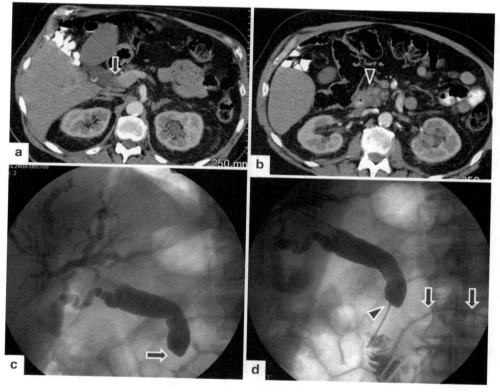

图11.79　导管腺癌的ERCP表现。69岁男性患者，腹痛，黄疸。增强CT横断面（**a**，**b**）图像显示胆总管在胰头部上方水平截断并扩张（**a**）。注意这个位置可见一个边界不清、低强化胰腺肿块（箭头所示）。随后行ERCP检查（**c**，**d**）。注入造影剂后胆管系统前位图像（**c**）证实胆总管（箭标所示）胰头段突然截断致胆管梗阻，随后置入胆管支架。前位图像（**d**）显示胆管支架（箭头所示）穿过梗阻。胰管的形态未见异常（箭标所示）

11.8.5　¹⁸F–脱氧葡萄糖（FDG）PET/CT（图11.24b，11.49e和图11.80~图11.84）

- 针对胰腺癌患者，目前该影像学检查的适应证：
  — 评估肿瘤对新辅助或辅助放化疗的反应
  — 评估术后肿瘤的复发

表现

- 胰腺癌可能表现为局灶性FDG的高摄取。

- 低血供或坏死性肿瘤表现为部分无摄取区并周缘FDG的浓聚。
- 转移瘤及受累的淋巴结通常都是FDG高摄取。

要点

- 在一些不明确的病例中，PET/CT对于鉴别肿瘤复发或残留，以及术后改变非常有帮助。为了避免假阳性，建议术后8~12周后再行该项检查。

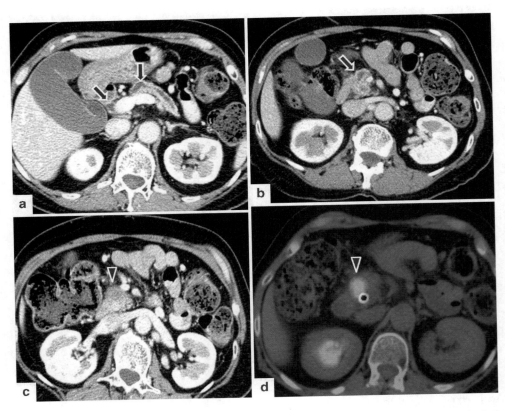

图11.80　胰头部导管腺癌的PET/CT表现。60岁女性患者，腹泻及脂肪泻3个月。增强CT横断面（**a~c**）图像显示胰管及胆总管扩张（箭标所示），胰体尾部萎缩，胰头一个边界不清、弱强化肿块（箭头所示）。检查2天后，患者发生黄疸。随后对该肿块行超声内镜引导下穿刺活检并胆管内置入支架。PET/CT横断面（**d**）图像显示胰头部肿块FDG浓聚（箭头所示）

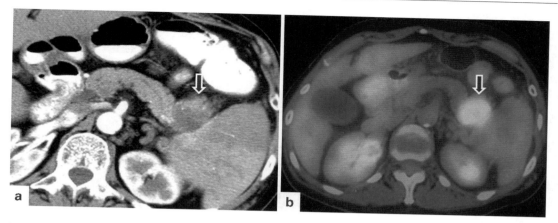

图11.81 胰尾部导管腺癌的PET/CT表现。56
岁女性患者，因肺部感染行胸部CT时偶尔发现
胰尾部占位性病变。增强CT横断面（a）图像显
示胰尾部一个浸润性生长、不均质肿块（箭标所
示）。PET/CT横断面（b）图像显示胰尾部肿块
FDG浓聚（箭标所示）

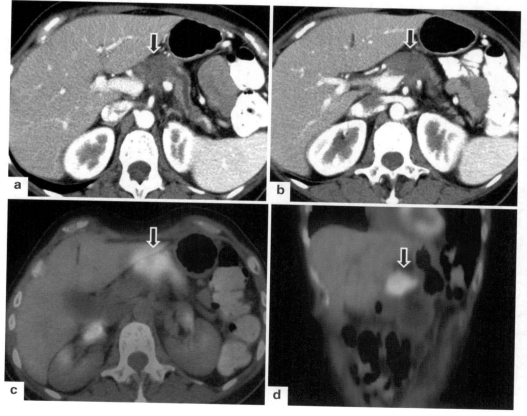

图11.82 胰体部导管腺癌的PET/CT表现。
54岁女性患者，腹痛伴体重减轻4.54 kg（10
磅）。增强CT横断面（a，b）图像显示胰体
部一个低强化肿块（箭标所示），侵犯胰周
脂肪间隙并包绕脾静脉及肠系膜上静脉的汇
合部。分期的PET/CT横断面（c）及冠状面
（d）图像显示胰体部肿块FDG浓聚（箭标所
示）。患者随后行新辅助化疗并联合放疗

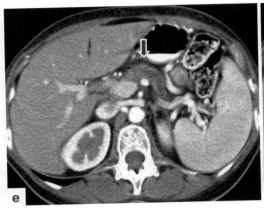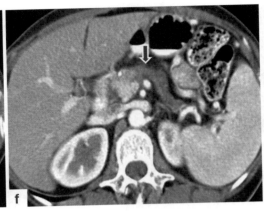

图11.82（续） 增强CT横断面随访图像（e，f）显示治疗10个月后胰腺肿瘤显著缩小（箭标所示）。腹腔镜探查证实肿瘤可以切除。患者最终行胰腺体尾部联合脾脏切除

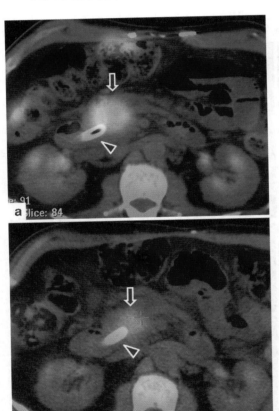

图11.83 PET/CT评估胰腺导管腺癌患者的治疗反应。55岁女性，患胰腺导管腺癌，行辅助化疗联合放疗。基线的PET/CT横断面（a）图像显示一个高代谢区（箭标所示），SUV最大值为6.2。随访的PET/CT横断面（b）图像显示完成化疗后胰头部的肿块体积缩小，最大SUV值为3。注意胆管内的支架（箭头所示）

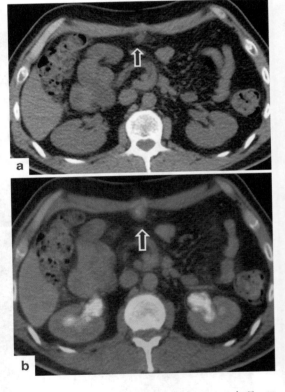

图11.84 复发性胰腺导管腺癌的PET/CT表现。67岁男性患者，14个月前因胰头部导管腺癌行胰十二指肠切除术。随访的平扫CT横断面（a）图像显示网膜一个小的软组织结节（箭标所示）。PET/CT横断面（b）图像显示该结节呈高代谢活动（箭标所示）。符合转移瘤表现

11.9　胰腺癌术前活检

适应证：
- 诊断不明确
- 有局部不可切除的证据
- 胰腺肿块伴转移病灶
- 术前患者状态不好（多发并发症）
- 考虑新辅助化疗

术前穿刺活检的引导方式：
- 经皮穿刺活检可由介入医师在超声或CT的引导下实行（图11.85）

- 为获得诊断需要的组织标本，EUS引导下的FNA是最好的手段。在整个过程中，胆管内可置入支架引流减压，也可行腹腔神经丛毁损术以缓解患者疼痛

> **要点**
> - 自身免疫性胰腺炎及胰腺原发性淋巴瘤可能与胰腺癌有相似的临床症状及影像学表现。在这些患者中，为了避免不必要的胰腺切除，常推荐术前活检。这些情况可以仅行保守治疗而无需手术切除。

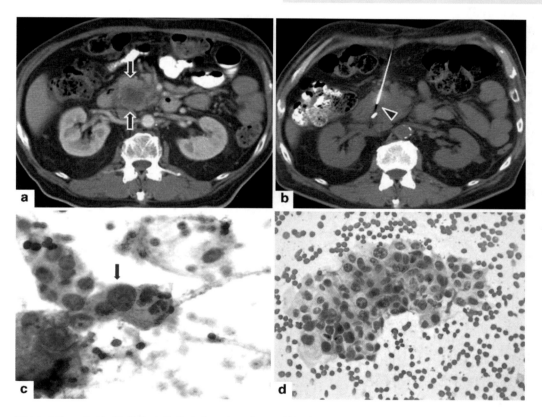

图11.85　不可切除的胰腺导管腺癌，皮下穿刺活检。76岁男性患者，上腹部不适，体重减轻。增强CT横断面（**a**）图像显示胰头部一个浸润性、低强化肿块，侵犯胰周脂肪间隙，包绕肠系膜上静脉和动脉（箭标所示）。平扫CT横断面（**b**）图像显示Chiba共轴系统的22号穿刺针进入胰腺肿块（箭头所示）。3次通过共轴针实施的FNA穿刺都很成功。细胞学的显微镜下照片（**c**，**d**）（PAP染色，20×，40×）显示一团聚集的大的异型细胞，核呈多形性，排列无序，核仁明显，高N:C。这些细胞学表现是腺癌的特点。图像（**c**）中箭标指向一个大的腺癌细胞

11.10 分期系统

可切除性

- 肿瘤可切除的患者<20%。
- 经CT检查后认为肿瘤可手术切除的患者中有30%~40%在术中判定为不可切除。

11.10.1 美国抗癌协会（AJCC）TNM系统

- 用于胰腺恶性肿瘤分期的主要系统。
- 原发性肿瘤（T）：
  - TX   原发性肿瘤无法评估
  - T0   无原发性肿瘤
  - Tis   原位癌
  - T1   肿瘤局限于胰腺内，最大径<2 cm
  - T2   肿瘤局限于胰腺内，最大径>2 cm
  - T3   肿瘤浸润至胰腺外，但是没有累及腹腔干或肠系膜上动脉
  - T4   肿瘤累及腹腔干或肠系膜上动脉
- 区域淋巴结（N）：
  - NX   区域淋巴结无法评估
  - N0   无区域淋巴结转移
  - N1   有区域淋巴结转移
- 远处转移（M）：
  - M0   无远处转移
  - M1   远处转移

胰腺癌TNM分期：

T=肿瘤，N=淋巴结，M=转移
  - 1期：
    可切除肿瘤的TNM分期T1~2 N0 M0
    没有胰腺外病变，以及腹腔干或肠系膜上动脉包绕
  - 2期：
    典型的可切除肿瘤TNM分期T1~2 N1 M0，T3 N0~1 M0

区域淋巴结可受累
没有腹腔干或肠系膜上动脉包绕，无胰腺外病变
  - 3期：
    不可切除肿瘤TNM分期T4 N0~1 M0
    区域淋巴结可受累
    包绕腹腔干或肠系膜上动脉
  - 4期：
    不可切除肿瘤TNM分期，任意T和N联合M1
    肝脏、腹膜及肺转移

要点

- 这一分期系统有其局限，因为淋巴结的最终评估需要依靠手术探查才能完成。
- 肿瘤不可切除通常是因为直接侵犯了肠系膜上动脉、腹腔干、肝动脉、主动脉和（或）下腔静脉。
- 在确定胰腺肿瘤能否切除的过程中，CT或MRI检查起到了非常重要的作用。如果肿瘤与血管接触面>180°，通常认为不可切除。
- 肠系膜上静脉的"泪滴征"提示肿瘤包绕。
- 当SMV被包绕，小肠系膜可见大量侧支血管。
- 术前行ERCP且有或没有置入胆管支架的患者，CT或MRI检查可能会有肿瘤侵犯邻近结构的假阳性表现。因为这些患者术后可能并发胰腺炎，反应性的炎性改变，可使肿瘤周围的脂肪间隙模糊不清。
- 肿瘤包绕短节段的肠系膜上静脉或SMV与门静脉交汇处，即使超过管径的一半，也不再是手术的禁区（可行血管切除及重建）。

11.10.2 NCCN（美国国立综合癌症网络）标准或者AHPBA/SSAT/SSO（美国肝胰胆协会）/（消化道外科学会）/（肿瘤外科协会）

- 因为TNM分期系统存在一些局限性，这些标准目前都应用在临床试验中。

11.10.2.1 标准

可切除：
- 没有远处转移
- 没有肠系膜上静脉（SMV）或门静脉（PV）变形的影像学证据
- 腹腔干、肝动脉和SMA周围的脂肪间隙清楚

交界性可切除：
- 没有远处转移
- SMV或PV受累变形或者管腔狭窄，但是静脉近端和远端允许安全切除及重建
- 包绕短节段的胃十二指肠动脉至肝动脉，或者直接与肝动脉交界，但是没有侵犯腹腔干
- 肿瘤与SMA接触面＜180°

不可切除：
- 胰头
  — 远距离转移
  — 与SMA接触面＞180°，并（或）包绕腹腔干或下腔静脉（IVC）
  — 不可重建的SMV/门静脉血管闭塞
  — 侵犯或包绕主动脉
- 胰体
  — 远距离转移
  — 与SMA接触面＞180°
  — 不可重建的SMV/门静脉血管闭塞
  — 侵犯主动脉
- 胰尾
  — 远距离转移
  — 与SMA接触面＞180°
  — 淋巴结转移状态
  — 转移的淋巴结超出切除的范围应当考虑为不可切除

11.11 治疗

- 准确的术前分期对提供适当的治疗方式相当关键
- 手术切除是唯一可能治愈胰腺癌的治疗手段
- 胰腺癌的治疗取决于肿瘤局部及周边区域的扩散范围
- 对于早期肿瘤的患者，主要是Stage 1及一些Stage 2，推荐行根治性手术切除
- 在其他病例中，治疗的目的主要是缓解肿瘤相关症状和延长生存时间

11.11.1 可切除的肿瘤

手术选择：
- 对于局限于胰头或钩突部的肿瘤行传统的胰十二指肠切除术（Whipple术式）或行保留幽门的胰十二指肠切除
- 对胰头和颈部的肿瘤行扩大的胰十二指肠切除术
- 对局限于胰体或尾部的肿瘤行胰远端联合脾脏切除术
- Whipple术式及全胰切除/脾脏切除术适用于弥漫性胰腺癌

要点

- 淋巴结阴性者行胰十二指肠切除术5年生存率25%~30%，而淋巴结阳性者约10%。
- 手术非常成功且切缘阴性患者仍有50%以上局部复发，因此推荐术后辅助放化疗。
- 纳米不可逆电穿孔（IRE）是目前一种潜在的显著增加胰腺癌治疗选择的一种新技术。该技术创伤性小，且可以使不可切除肿瘤降期，减轻局部进展期病变引起的疼痛症状，胃出口梗阻及黄疸。

11.11.2 不可切除的肿瘤

治疗选择：

- **新辅助化疗**可能再联合放疗（局部肿瘤没有转移）
  - 推荐治疗后再行CT重新评估分期

要点

- 术前行新辅助化疗最大的受益是原发肿瘤可能会降期，获得阴性手术切缘的机会。
- 新辅助化疗还可以观察病变的生物学行为，以便分选出术后会发生转移的患者。

- **姑息性手术：**
  - 胃空肠切除及十二指肠旁路术（胃输出端梗阻）
  - 胆肠吻合"Rouxin Y"（患者胆管梗阻）
  - 双旁路，胆总管空肠及胃空肠切除术（患者胃输出端及胆系梗阻）

要点

- 状态不好的待手术患者，可以通过ERCP放置金属支架缓解胆道梗阻，或者在X线引导下经皮置胆道外引流管。
- 胃输出道梗阻可行内镜下在幽门或十二指肠内放置可膨胀的金属支架治疗。

- **化疗：**
  - 切除胰腺癌后的辅助治疗
    - 吉西他滨联合或不联合放疗及5-氟尿嘧啶（5-FU）
  - 晚期/转移性胰腺癌
    - 吉西他滨单药适合状态不好的患者
    - 吉西他滨+厄洛替尼
    - 吉西他滨+紫杉醇
  - 对于身体状态非常好的患者
    - FOLFIRINOX（5-FU、亚叶酸钙、伊利替康、奥沙利铂）
  - 药物难治性慢性疼痛
    - 可以经皮或内镜引导下向腹腔神经丛注射类固醇激素、止痛药或无水乙醇
- **调整营养状态。**

11.12 预后

- 患者因胰腺癌行根治性切除术，其预后主要依赖于手术切缘阴性、肿瘤大小、淋巴结受累及组织分化程度。
- **平均生存时间：**
  - 如果合并远处转移且没有行积极治疗，平均生存时间为3~5个月
  - 对于局部进展期的肿瘤，不治疗的情况下平均生存时间为6~10个月
  - 手术切除中位生存时间为20~23个月
  - 晚期患者行目前化疗方案后的总体生存时间约为12个月

11.13 教学要点

胰腺导管腺癌	
生物学行为	致死率最高的肿瘤之一
发生率	男女之比1.3:1
	60~80岁
	黑种人是高发人群（美国）
危险因素	吸烟、肥胖、糖尿病、胰腺癌家族史、遗传性胰腺炎、胃次全切
相关性遗传综合征象	Peutz-Jeghers综合征
	共济失调微血管扩张征
	遗传性胰腺癌
	家族性非典型多发性黑色素瘤综合征
	Lynch综合征
部位	胰头部60%~70%，胰体尾部20%~30%，弥漫型5%
病理	**细胞的起源**：胰腺导管上皮
	绝大多数：95%腺癌
	分级：G1（高分化）、G2（中分化）、G3（低分化）
临床表现	**症状**：体重减轻、厌食、腹/背痛、心神不宁、恶心、乏力
	征象：黄疸、腹水、肝大、脾大、脂肪泻、消化道出血、脐周结节、血栓性静脉炎
肿瘤标志物	没有特异性的肿瘤标志物
	CA19-9使用最广泛
	阈值37 U/ml
影像学表现	主要影像学检查：增强CT、EUS、MRI/MRCP
	表现：边界不清的肿块，胰管、胆总管扩张（"双管征"）（胰头肿块），脂肪间隙消失，血管包绕，肝内转移，增大的区域淋巴结，腹膜种植，腹水，脐周结节
鉴别诊断	胰腺神经内分泌肿瘤，自身免疫性胰腺炎，慢性胰腺炎，淋巴瘤，转移瘤
可切除性	<20%
	经CT检查认为肿瘤可手术切除的患者中有40%在术中判定为不可切除
治疗	对于可切除肿瘤行手术切除联合辅助化疗
	不可切除肿瘤，选项：新辅助化疗联合局部放疗，降期后手术切除或化疗及局部放疗
	其他选择有纳米刀
	姑息性治疗（胃、十二指肠，胆管梗阻）
	腹腔神经丛毁损适用于药物难以控制的慢性疼痛
预后	根治性术后，预后主要依赖于阴性手术切缘、肿瘤大小、肿瘤受累及组织分化程度
	平均生存时间：远处转移且没有行积极治疗为3~5个月
	局部进展，不治疗，6~10个月的生存时间
	手术切除联合化疗，20~23个月的生存时间
	晚期患者行目前化疗方案后的总体生存时间约为12个月

推荐参考文献

Capella C, Albarello L, Capelli P, et al. Carcinoma of the exocrine pancreas: the histology report. Dig Liver Dis. 2011;43 Suppl 4:S282–92.

Cascinu S, Falconi M, Valentini V, Jelic S, ESMO Guidelines Working Group. Pancreatic cancer: ESMO clinical practice guidelines for diagnosis, treatment and follow-up. Ann Oncol. 2010;21 Suppl 5:v55–8.

Cowgill SM, Muscarella P. The genetics of pancreatic cancer. Am J Surg. 2003;186(3):279–86.

Cwik G, Wallner G, Skoczylas T, Ciechanski A,Zinkiewicz K. Cancer antigens 19–9 and 125 in the differential diagnosis of pancreatic mass lesions. Arch Surg. 2006;141(10):968–73; discussion 974.

DiMagno EP, Malagelada JR, Taylor WF, Go VL. A prospective comparison of current diagnostic tests for pancreatic cancer. N Engl J Med. 1977;297(14):737–42.

Kalser MH, Barkin J, MacIntyre JM. Pancreatic cancer assessment of prognosis by clinical presentation. Cancer. 1985;56(2):397–402.

Katz MH, Wang H, Fleming JB, Sun CC, Hwang RF, Wolff RA et al. Long-term survival after multidisciplinary management of resected pancreatic adenocarcinoma.Annals of Surgical Oncology, 2009:16(4):836–47.

Mayo SC, Austin DF, Sheppard BC, Mori M, Shipley DK,Billingsley KG. Evolving preoperative evaluation of patients with pancreatic cancer: does laparoscopy have a role in the current era? J Am Coll Surg.2009;208(1):87–95.

Neoptolemos JP, Stocken DD, Bassi C, et al. Adjuvant chemotherapy with fluorouracil plus folinic acid vs gemcitabine following pancreatic cancer resection: A randomized controlled trial. JAMA. 2010;304(10):1073–81.

O'Reilly EM. Pancreatic adenocarcinoma: new strategies for success. Gastrointest Cancer Res. 2009;3(2 Suppl):S11–5.

O'Reilly EM. Refinement of adjuvant therapy for pancreatic cancer. JAMA. 2010;304(10):1124–5.

Porta M, Fabregat X, Malats N, et al. Exocrine pancreatic cancer:symptoms at presentation and their relation to tumour site and stage. Clin Transl Oncol. 2005;7(5):189–97.

Spinelli P, Schiavo M, Schicchi AA. Endoscopy in the diagnosis and staging of pancreatic cancer. Tumori.1999;85(1 Suppl 1):S14–8.

Tamm EP, Silverman PM, Charnsangavej C, Evans DB. Diagnosis, staging, and surveillance of pancreatic cancer. AJR Am J Roentgenol. 2003;180(5):1311–23.

van Heerde MJ, Biermann K, Zondervan PE, et al.Prevalence of autoimmune pancreatitis and other benign disorders in pancreatoduodenectomy for presumed malignancy of the pancreatic head. Dig Dis Sci.2012;57(9):2458–65.

Zamboni GA, Kruskal JB, Vollmer CM, Baptista J,Callery MP, Raptopoulos VD. Pancreatic adenocarcinoma:value of multidetector CT angiography in preoperative evaluation. Radiology. 2007;245(3):770–8.

胰腺转移性肿瘤 12

目录

12.1　自测

1. 最容易转移到胰腺的原发性实性肿瘤是
什么?

　a. 肺癌

　b. 乳腺癌

　c. 肾细胞癌

　d. 淋巴瘤

　e. 胃癌

2. 哪些胰腺肿块通常为富血供,与正常胰
腺实质相比表现为增强CT动脉期的密度
增高?

　a. 肾癌转移,肺癌转移,乳腺癌转移

　b. 淋巴瘤,乳腺癌转移,胰岛细胞瘤

　c. 食管癌转移,胃癌转移,乳腺癌转移

　d. 肾癌转移,黑色素瘤转移,神经内分
泌肿瘤

　e. 黑色素瘤转移,神经内分泌肿瘤,胃
癌转移

3. 哪个因素与肾癌术后胰腺转移的预后改
善无关?

　a. 原发性肿瘤切除与胰腺转移瘤的出现
间隔时间长

　b. 胰腺单发性肿块

　c. 肿瘤进展很快

　d. 切除标本的广泛坏死

　e. 缺乏临床症状

4. 何种影像学特征支持胰腺转移而不是原
发性胰腺导管腺癌?

　a. 肿瘤富血供

　b. 胰周淋巴结大

　c. 胰腺实性肿块

　d. 明显的临床症状

　e. 肿瘤包绕浸润胰腺周围血管结构

5. 肾癌胰腺转移可以发生在原发性肾肿瘤
切除20年之久?

　a. 正确

　b. 错误

正确答案: 1. c, 2. d, 3. c, 4. a, 5. a。

12.2　概述

- 胰腺转移性肿瘤临床很罕见。
- 尸检发现3%~12%的晚期恶性肿瘤患者有胰腺转移瘤。
- 占所有胰腺恶性肿瘤的2%~5%。
- 平均发病年龄为50~70岁。
- 胰头尾部肿瘤较体部多见。
- 呈椭圆形或圆形。
- 形态：单发、多发或弥漫性。
- 尸检中常见的多发性转移：如肺癌（最常见）、胃癌、结肠癌、食管癌及淋巴瘤。
- 常见的单发性转移，依次为：肾癌、肺癌、乳腺癌、结肠癌及黑色素瘤。

12.2.1　肾细胞癌转移

- 最常见的胰腺转移瘤。
- 需要特别提及其可在原发性肾肿瘤切除术后发生。
- 肾癌的单个转移总体发生率为1%~4%：
  - — 身体的任何位置
  - — 1%~2%发生在胰腺
- 最常表现为胰腺孤立性肿块（55%~80%）。
- 多个肿块（20%~45%）。
- 最常见亚型：透明细胞亚型。
- 少见亚型：乳头状或嫌色细胞亚型。

> **要点**
> - 肾癌胰腺转移具有潜伏期，平均间隔6.5~12年不等，甚至有报道可达32年之久。
> - 尤其是高分化肾癌，发生转移时间愈久。
> - 这种潜伏转移的特征强调了对这些患者需要坚持10年以上长期随访的重要性。

12.3　临床表现

- 多在影像学检查偶然中发现或出现继发影像学征象。
- 绝大部分患者是无症状的。
- 症状包括：腹痛、背痛、胃肠道出血、恶心、体重减轻、黄疸及黑便。

12.4　实验室检查

- 血液学指标常为阴性。

12.5　影像学检查（图12.1~图12.21）

- 首选影像学方式：
  - — CT和MRI
- 转移的3种征象：
  - — 单发，边界清晰的乏或富血供肿块（最常见）。胰腺转移瘤和原发性肿瘤特征相似
  - — 胰腺弥漫性或局灶性肿大，轮廓光滑或呈分叶状
  - — 胰腺多发性结节
- 胰周脂肪间隙模糊。
- 胰腺邻近血管受侵罕见。
- 胰腺各个部位发病率无明显差异。
- 影像学特征（CT/MRI）：
  - — 支持胰腺转移瘤的特征
    - ○ 富血供（肾细胞癌）
    - ○ 多发
    - ○ 无肿大的淋巴结
    - ○ 无胰腺导管扩张
    - ○ 无胆总管扩张

要点

- 尽管胰腺转移瘤很少见，但也可出现类似于胰腺癌或胰腺神经内分泌肿瘤一样压迫、阻塞胆总管或主胰管的表现。
- 除胰腺病变外，如发现额外的腹腔内转移则增加了胰腺病变为转移瘤的可能性。

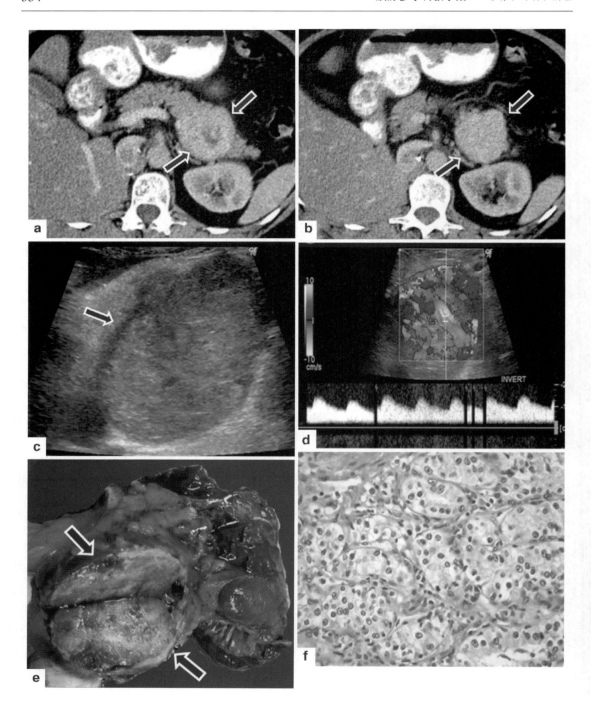

图12.1 肾细胞癌胰腺转移。61岁女性患者，**右肾癌切除术后16年**。患者主诉腹部不适。增强CT横断面（**a，b**）图像显示胰体部一个强化明显且欠均匀的肿块（箭标所示）。术中超声灰阶图（**c**）（箭标所示）以及彩色多普勒横断面（**d**）显示一个边界清晰、富血供、低回声胰腺肿块。大体标本显示肿块呈圆形、实性，有包膜，右侧棕色实质部分有出血（**e**）（箭标所示）。组织病理学检查（**f**）（HE染色，50×）显示肿瘤细胞大，胞质透亮，排列成巢状或腺泡状，符合转移性透明细胞性肾细胞癌

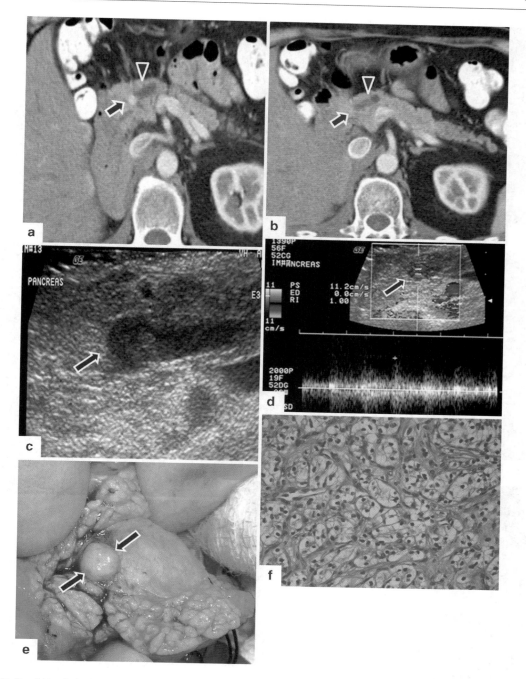

图12.2 肾细胞癌胰腺转移，伴胰腺导管扩张。53岁患者，**右肾癌切除术后3年**。增强CT横断面（**a**，**b**）图像显示胰体部一个小的富血供肿块（箭标所示），上游胰管扩张（箭头所示）。术后超声灰阶图（**c**）及彩色多普勒（**d**）图像显示一个小的、低回声、富血供胰腺肿块（箭标所示），

伴胰腺导管扩张。行胰十二指肠切除术。切除标本大体（**e**）显示胰腺头/颈部一个小的、圆形、黄色肿块（箭标）。组织病理学检查（**f**）（HE染色，40×）显示肿块由充满透明细胞质的细胞组成，排列成巢状，免疫组化证实为转移性肾细胞癌

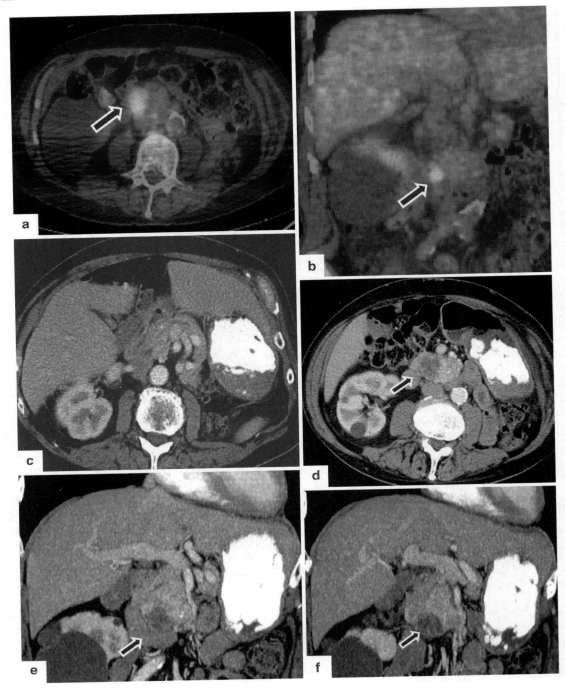

图12.3　肾细胞癌胰腺转移。81岁男性患者，多发肿瘤病史，包括11年前颈部B细胞淋巴瘤，34年前恶性黑色素瘤及**左肾细胞癌切除术后26年**。随访中PET/CT检查横断面（**a**）及冠状面（**b**）图像显示胰头部高代谢区域（箭标所示）。增强CT横断面（**c**，**d**）及冠状面（**e**，**f**）图像显示胰头部一个不均质肿块（箭标所示）

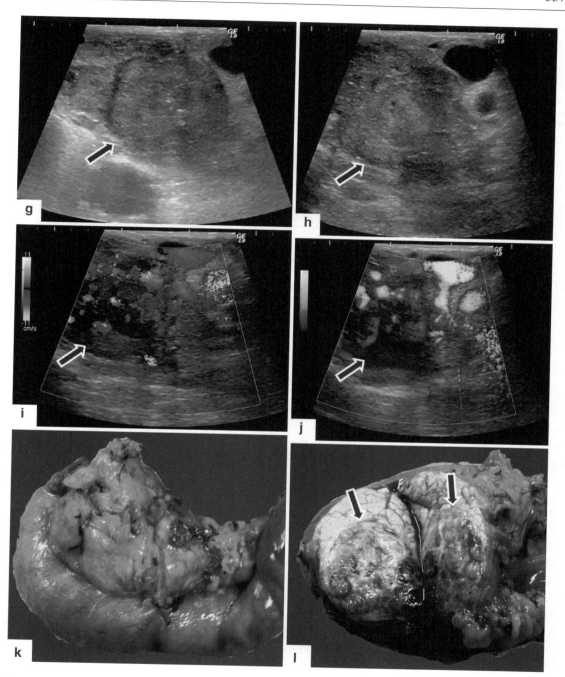

图12.3（续） 胰腺导管或胆管并未因此肿块而扩张。术中超声灰阶（**g，h**）图像，以及彩色和能量多普勒横断面（**i，j**）图像显示胰头部的低回声，富血供肿块（箭标所示）。患者行Whipple术。术后切除标本（**k，l**）显示一个圆形、金黄色肿块，箭标所示肿块边界不清并伴出血

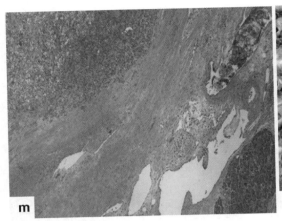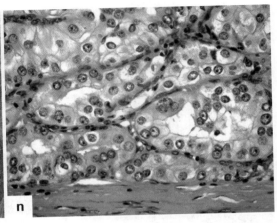

图12.3（续）　　组织病理学检查（**m**，**n**）显示肿瘤血管丰富，肿瘤细胞多边形，胞质透亮，呈管状或腺泡状排列，符合透明细胞性肾细胞癌形态学特征。与多年前切除的原发性肾细胞癌的形态一致（HE染色，4×，60×）

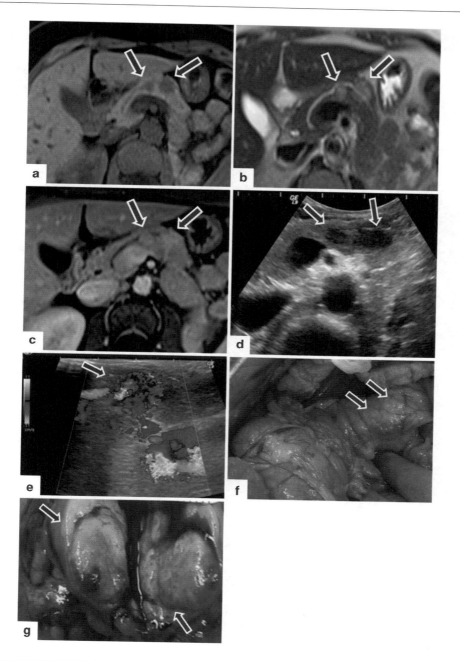

图12.4 肾细胞癌胰腺转移。61岁女性患者，不明原因的嗜中性粒细胞减少症。**左侧肾癌切除术后22年**。MRI图像显示邻近胰体部2个圆形肿块：T1加权抑脂梯度回波序列（**a**）显示低信号（箭标所示），T2加权图像（**b**）示中等信号，以及T1加权增强抑脂梯度回波序列（**c**）显示均质强化（箭标所示）。胰腺导管未扩张。超声灰阶（**d**）图像显示胰体部2个低回声、边界清晰的肿块（箭标所示），彩色多普勒横断面（**e**）图像显示一个较大、富血供肿块。患者行胰体尾部及脾脏切除术。术中照片（**f**）显示胰体部边界光整的小肿块。位于胰体部的一个较大的肿块切开照片（**g**）显示边界清晰，呈黄色，伴小灶出血（箭标所示）

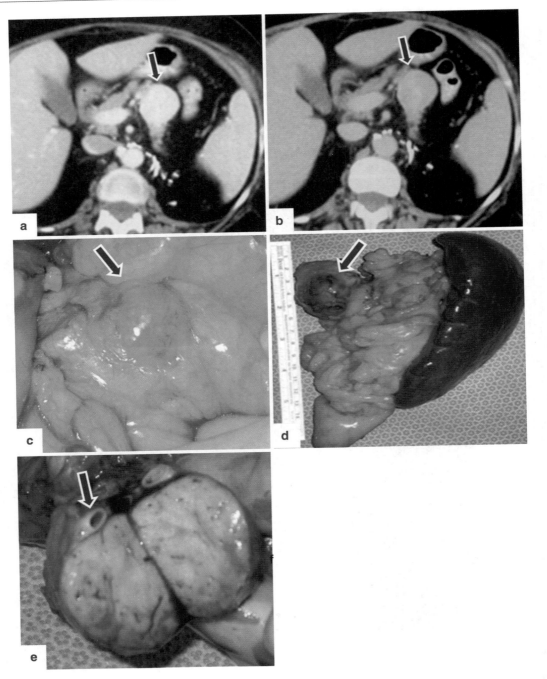

图12.5　肾细胞癌胰腺转移。71岁男性患者，左侧肾癌切除术后8年。主诉上腹胀。增强CT动脉期横断面（a）图像显示胰体部一个圆形、边界清晰的富血供肿块（箭标所示）。增强CT门静脉期横断面（b）图像显示此肿块同正常胰腺密度相近，呈等密度（箭标所示）。术中照片（c）显示此胰腺肿块边缘光滑（箭标所示）。胰体尾部及脾脏切除术后照片（d）显示胰腺肿块（箭标所示）。切开的术后标本（e）显示一个实性、质软、黄色肿块，毗邻脾动脉（箭标所示）

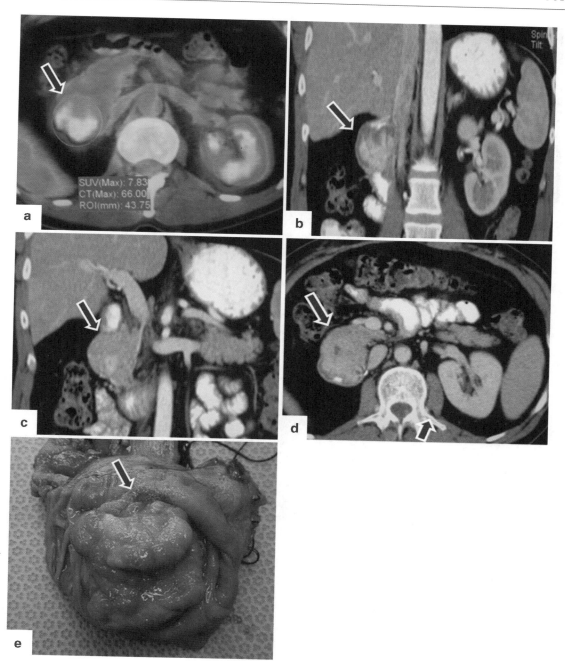

图12.6　肾细胞癌十二指肠及胰腺转移。49岁男性患者，**右侧肾癌切除术后9年**。患者主诉眩晕，且查出上消化道出血。内镜检查发现十二指肠第2段菜花样肿块。PET/CT横断面（**a**）图像显示胰头区及十二指肠区域的高代谢肿块（箭标所示）。增强CT冠状面（**b**，**c**）以及横断面（**d**）图像显示一个不均匀强化的大肿块，包绕十二指肠第2段及胰头部。患者行胰十二指肠切除术，大体标本（**e**）显示一个大的从胰头部延伸至十二指肠第2段的不规则形，伴溃疡及坏死的菜花样肿块（箭标所示）。最终病理诊断为十二指肠第2段及胰头部转移性肾细胞癌

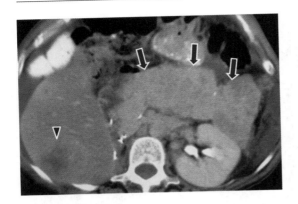

图12.7 肾细胞癌胰腺广泛转移。55岁女性患者，右侧肾癌切除术后13年。增强CT横断面图像显示胰体尾部弥漫性不均匀增大（箭标所示）。另外，肝右叶可见坏死结节（箭头所示）及少量腹水

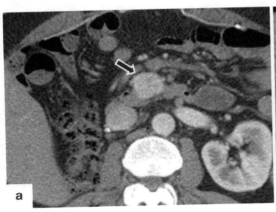
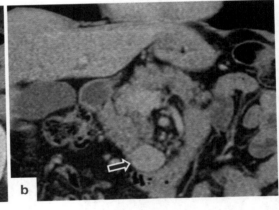

图12.8 肾细胞癌胰腺转移。56岁女性患者，右侧肾癌切除术后6年。增强CT横断面动脉期（**a**）及冠状面门静脉期（**b**）图像显示胰头钩突部一个边界清晰、富血供肿块（箭标所示），右肾缺如。行胰十二指肠切除术。最终病理诊断为转移性肾细胞癌

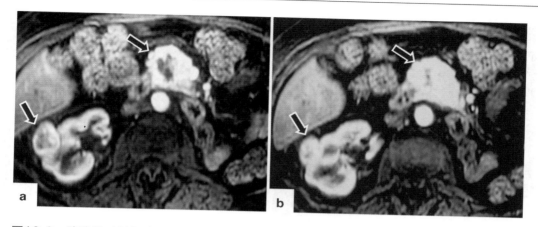

图12.9 胰腺及对侧肾脏同时转移。62岁男性患者，有左侧肾癌切除史。T1加权增强抑脂梯度回波序列（a，b）图像显示胰体部一个分叶状不均匀强化的大肿块，右肾肿块（箭标所示）同样不均匀强化。注意左肾缺如

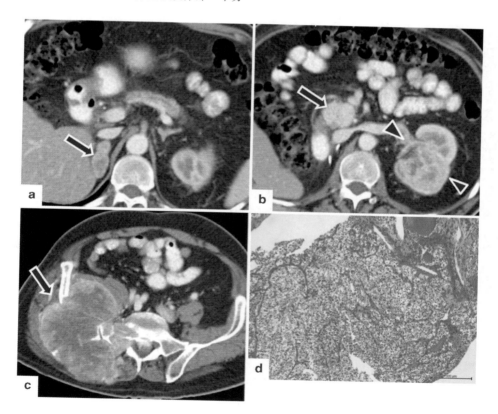

图12.10 肾细胞癌胰腺、肾上腺、对侧肾脏、骨同时转移。71岁女性患者，右肾癌切除术后28年。增强CT横断面（a）图像显示右侧肾上腺（箭标所示）富血供肿块，胰头部边界清晰、富血供肿块（b）（箭标所示），左肾（箭头所示）不均匀肿块，以及巨大的、浸润性、膨胀性的软组织肿块（c），累及右侧髂骨（箭标所示）。组织学切片（d）（HE染色，10×）肿块主要由圆形或椭圆形细胞构成，胞质丰富透亮，间质可见纤薄的毛细血管网

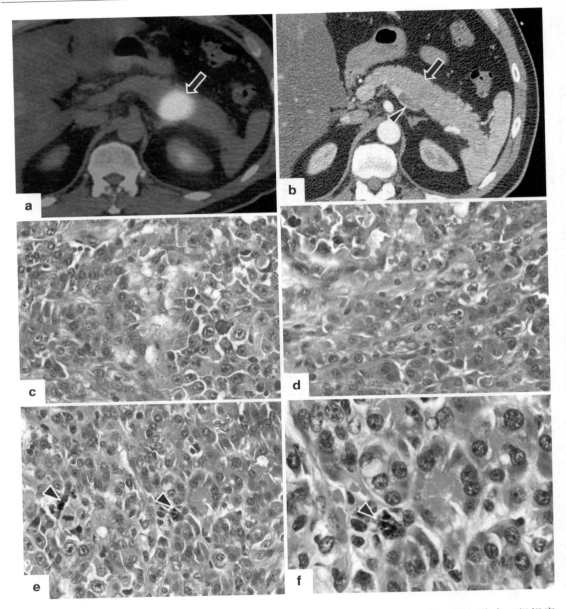

图12.11 黑色素瘤胰腺转移。48岁男性患者，右背部黑色素瘤病史，手术切除并行腋窝淋巴结清扫。术后8个月后PET/CT随访，横断面（**a**）图像显示胰体部一个高代谢肿块（箭标所示）。增强CT横断面（**b**）图像显示胰体部边界欠清晰的低密度肿块（箭标所示）。注意肿块侵犯脾静脉（箭头所示）。行胰体尾部切除术。组织病理学检查（**c~f**）（HE染色，40×，100×）显示转移性黑色素瘤细胞，呈多边形，核大，核仁清楚，与正常胰腺腺泡相间排列。需要注意的是少数恶性细胞内可见黑色素（箭头所示）。大体标本还可见脾静脉内肿瘤瘤栓

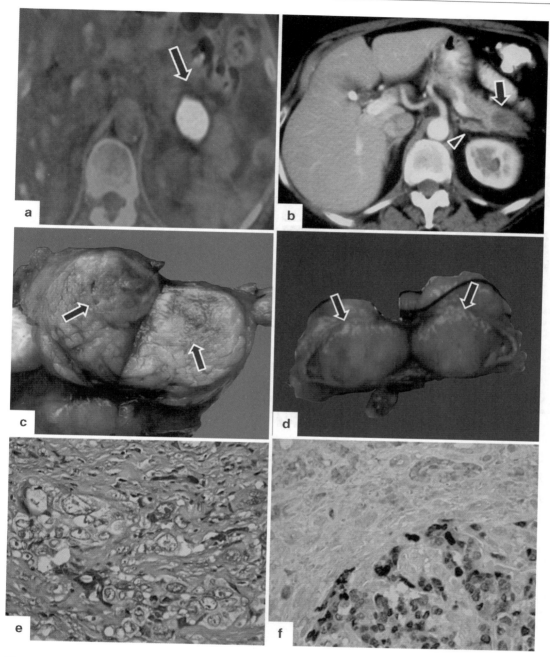

图12.12 肺癌胰腺转移。62岁女性患者，右肺上沟癌切除术后3年。PET/CT横断面（**a**）图像显示胰体部一个高代谢肿块（箭标所示）。增强CT横断面（**b**）图像显示胰体部一个边界清晰、低密度肿块（箭标所示），左侧肾上腺一个低密度小结节（箭头所示）。患者行胰体尾部及左侧肾上腺切除术。切开的大体标本（**c**）显示胰腺内一个浸润性生长的圆形肉质样肿块（箭标所示）。左侧肾上腺的照片（**d**）显示一个暗褐色结节浸润肾上腺皮质（箭标所示）。残余的正常肾上腺可以观察到（箭标所示）。肿瘤的组织病理学检查显示低分化癌，由大的多形细胞组成（**e**）（HE染色，40×）。免疫组化显示这些细胞TTF-1阳性（**f**）（免疫标记，40×），提示肺来源的腺癌

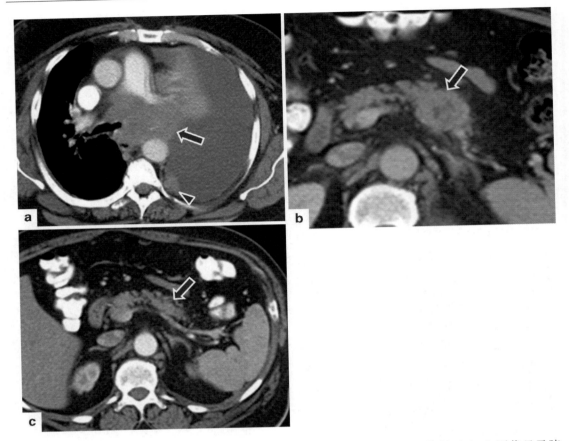

图12.13 肺癌胰腺转移。52岁女性患者，呼吸短促。胸部增强CT横断面（a）图像显示巨大肿块阻塞左侧主支气管伴纵隔侵犯（箭标所示），左肺不张。同侧胸膜渗出及胸膜下结节（箭头所示）。腹部增强CT横断面（b）图像显示胰体部不均匀肿块。化疗后随访的腹部增强CT横断面（c）图像显示胰腺肿块完全消失（箭标所示）。肺肿块穿刺病理诊断为肺小细胞癌

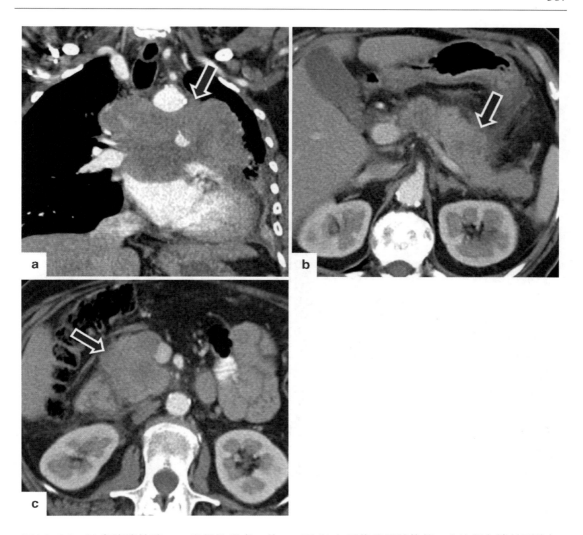

图12.14　肺癌胰腺转移。71岁男性患者，胸痛、呼吸短促。纵隔肿块穿刺病理诊断为小细胞癌。胸部增强CT冠状面（a）图像显示此纵隔肿块侵犯两侧肺门（箭标所示）。腹部增强CT横断面（b）图像显示胰体部一个边界欠清的不均匀肿块（箭标所示），以及胰头部另一不均匀肿块（c）（箭标所示）

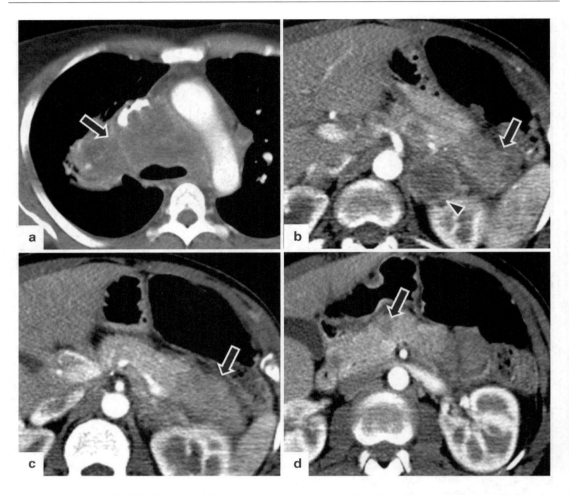

图12.15 肺癌胰腺转移。63岁女性患者，面部水肿，呼吸困难。胸部增强CT横断面（**a**）图像显示右侧肺门肿块，侵犯纵隔，压迫上腔静脉（箭标所示）。腹部增强CT横断面（**b~d**）图像（箭标所示）显示不规则的低密度肿块，位于胰体尾部。注意左侧肾上腺富血供肿块（箭头所示）。最终病理诊断为肺小细胞癌并转移至胰腺及左侧肾上腺

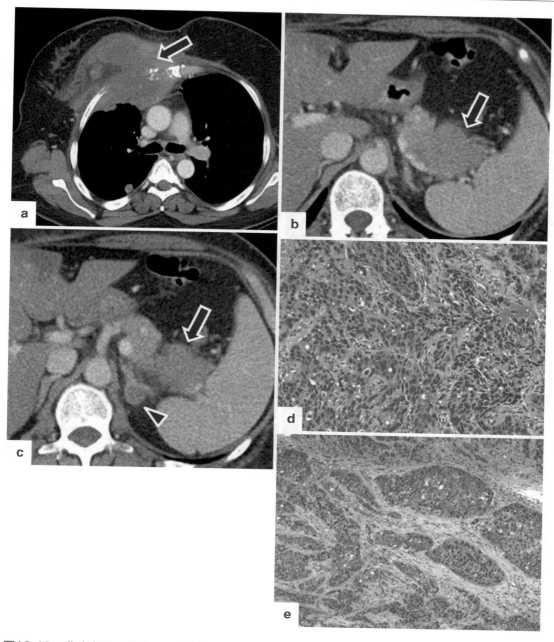

图12.16 乳腺癌胰腺转移。52岁女性患者，乳房切除术后并辅助放化疗。术后2年右侧乳腺局部复发后右侧乳腺切除并化疗。10年后右侧乳腺癌再次复发。胸部增强CT横断面（**a**）图像显示右侧乳腺区域巨大浸润性软组织肿块，侵犯右侧胸壁。同时伴有肿块邻近骨质破坏。腹部增强CT横断面（**b**，**c**）图像显示胰腺体尾部一个等密度肿块（箭标所示）。注意左侧肾上腺的转移结节（箭标所示）。复发性胸部肿块经皮穿刺活检组织学切片（**d**，**e**）（HE染色，10×）（箭头所示）显示为高级别肿瘤，肿瘤细胞大，多形性，排列成巢状。免疫组化显示肿瘤细胞雌激素受体阳性表达（未显示）

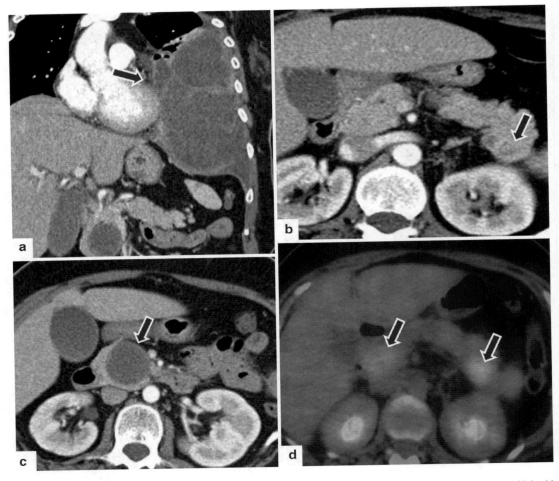

图12.17 乳腺肉瘤胰腺转移。54岁女性患者，右侧乳腺切除术后，患者主诉外院检查提示良性肿瘤。3年后来我院就诊，主诉呼吸急促、背痛。胸部增强CT冠状面（a）图像显示左侧胸部巨大低密度肿块（箭标所示）。腹部增强CT横断面（b）图像显示胰尾部一个不均匀肿块（箭标所示）及（c）胰头部一个圆形、低密度肿块（箭标所示）。PET-CT横断面（d）图像示胰腺肿块呈轻度高代谢，对左侧胸部肿块进行穿刺活检，病理诊断为恶性梭形细胞肿瘤，符合转移性肉瘤

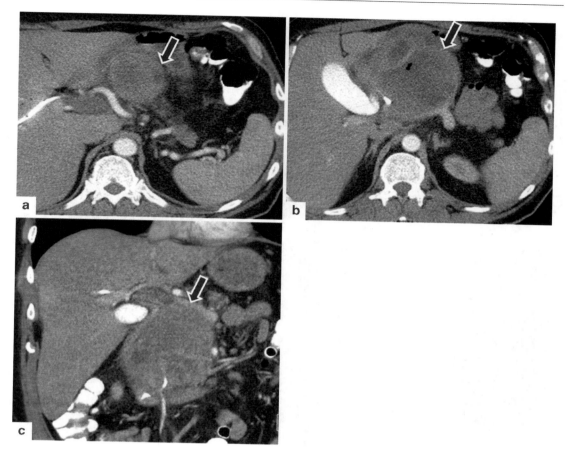

图12.18 腹膜后肉瘤胰腺转移。60岁男性患者，腹膜后肉瘤切除史。增强CT横断面（**a**，**b**）及冠状面（**c**）图像显示胰头部及十二指肠的巨大不均匀肿块（箭标所示）

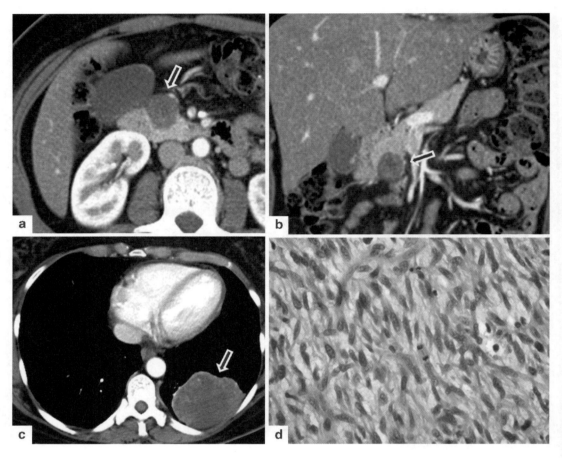

图12.19 左上肢肉瘤胰腺转移。35岁女性患者，有左上肢纤维肉瘤切除史。腹部增强CT横断面（**a**）及冠状面（**b**）图像显示胰头部一个圆形、边界清晰、均匀低密度肿块（箭标所示）。

胸部增强CT横断面（**c**）图像显示左肺一个巨大、转移性肿块（箭标所示）。组织病理学切片（**d**）（HE染色，60×）显示为高级别梭形细胞肿瘤，有丝分裂活跃，核膜不规则

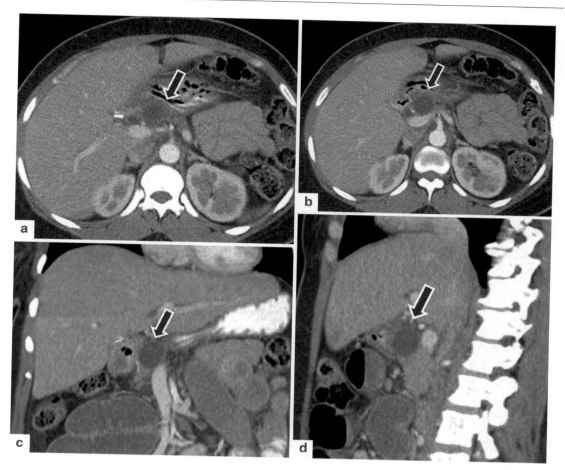

图12.20 艾滋病患者的胰腺转移。38岁患者，HIV阳性，有上消化道出血病史。增强CT横断面（**a，b**）、冠状面（**c**）、矢状面（**d**）图像显示胰头部一个边界清晰、低密度的肿块。超声内镜引导下对此肿块行穿刺活检，病理诊断为Kaposi肉瘤

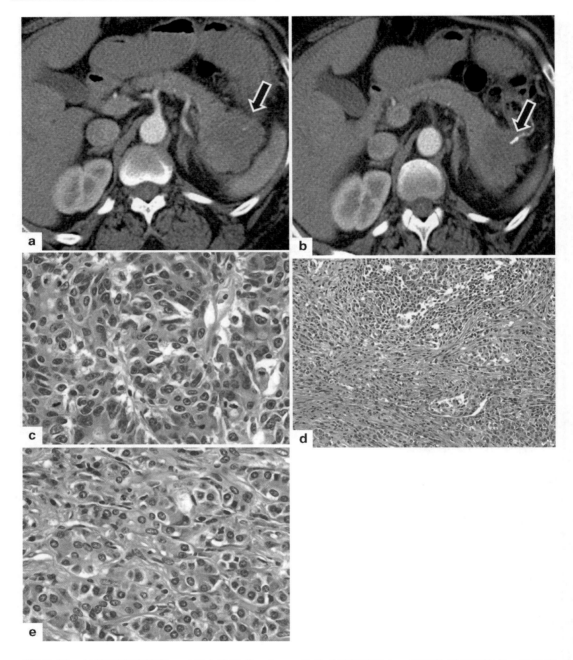

图12.21 结肠癌胰腺转移。48岁女性患者，左半结肠癌切除术后7年。患者主诉背痛，体重减轻13.62 kg（30磅），伴CEA升高。增强CT横断面（**a，b**）图像显示胰尾部一个分叶状、低密度肿块（箭标所示）。行胰体尾部切除术。组织病理学切片（**c~e**）（HE染色，20×，40×）显示为中至低分化腺癌（箭头所示）浸润胰腺，与结肠原发肿瘤形态相一致

12.5.1 影像学鉴别诊断

- 神经内分泌肿瘤。
- 胰腺异位副脾。
- 脾动脉动脉瘤。
- 胰腺导管腺癌。
- 胰腺淋巴瘤。
- 局灶性自身免疫性胰腺炎。

12.6 治疗

- 部分特定患者可选择手术。
- 治疗目标是切缘阴性的前提下保留尽可能多的正常胰腺组织。应避免并发症发生率高的全胰切除术。
- 广泛转移者，手术切除效果不佳，甚至无用。
- 患者有肾脏恶性肿瘤病史出现单个的胰腺富血供肿块时，首选手术切除而不是先行穿刺活检。
- 其他原发性肿瘤胰腺转移时，建议穿刺活检，最好采用超声内镜引导下的细针穿刺术。不具备以上条件时，可采用经皮穿刺术。
- 黑色素瘤和肺癌转移灶的手术治疗预后较差，最好采用非手术治疗。
- 可采用化疗、激素治疗，或者其他姑息性治疗。

12.6.1 肾细胞癌的手术治疗

- 取决于肿瘤的位置和肿瘤是单发还是多发性。

- 治疗手段包括：
  - 胰体尾部切除术
  - 全胰切除术
  - 胰十二指肠切除术
- 多数患者生存率较为理想，单发或多发性转移性肾癌且手术切缘阴性时，患者5年生存率接近60%~75%。

12.7 预后

- 胰腺转移瘤。
- 取决于肿瘤类型和累及范围，查出转移后平均生存时间为8.7个月。
- **取决于肿瘤类型：**
  - 通常，以下几种肿瘤转移可长期存活或愈后好
  - 肾癌
  - 乳腺癌
  - 结肠癌
  - 肉瘤
- 大多数肺癌胰腺转移可以通过活检发现。
- 发现原发性肺癌后，诊断胰腺转移的中位时间为4.5个月。
- 大部分患者有广泛性转移瘤。
- 与肾癌相比较，其他肿瘤胰腺转移灶切除术并无任何益处。
- **肾癌胰腺转移切除后有利于预后的因素：**
  - 原发肿瘤与转移瘤的发生时间间隔长
  - 胰腺单发性病灶
  - 转移性病灶的自发消退（临床很罕见）
  - 切除标本的广泛坏死
  - 缺乏临床症状

12.8 教学要点

胰腺转移	
发病率	罕见
最常见的原发性肿瘤	肾癌、肺癌、黑色素瘤、结肠癌、肉瘤
临床表现	大部分患者缺乏临床症状，影像学检查时偶然发现
实验室检查	血清指标阴性
影像学表现	特征：单发、多发或者弥漫性浸润 富血供：转移性肾细胞癌 乏血供：其他原发肿瘤胰腺转移 少见：阻塞胰管或胆管
鉴别诊断	神经内分泌肿瘤 胰腺异位副脾 胰腺导管腺癌 脾动脉动脉瘤 胰腺淋巴瘤 局灶性自身免疫性胰腺炎
治疗	对于广泛转移，几乎没有必要行胰腺转移灶切除术
手术方式	胰体尾部切除术，全胰切除术，胰十二指肠切除术
预后	一般来说，以下几种肿瘤转移可长期存活或预后好 肾癌 乳腺癌 结肠癌 肉瘤

推荐参考文献

Adsay NV, Andea A, Basturk O, Kilinc N, Nassar H, Cheng JD. Secondary tumors of the pancreas: an analysis of a surgical and autopsy database and review of the literature. Virchows Arch. 2004; 444(6): 527–35.

Ahmed S, Johnson PT, Hruban R, Fishman EK. Metastatic disease to the pancreas: pathologic spectrum and CT patterns. Abdom Imaging. 2013; 38(1): 144–53.

Ballarin R, Spaggiari M, Cautero N, et al. Pancreatic metastases from renal cell carcinoma: the state of the art. World J Gastroenterol. 2011; 17(43): 4747–56.

Cancer imaging full text imaging of pancreatic metasta ses from renal cell carcinoma. 2014. http://www.cancerimagingjournal.com/content/14/1/5. Accessed 7/9/2014.

Galvin A, Sutherland T, Little AF. Part 1: CT characterisation of pancreatic neoplasms: a pictorial essay. Insights Imaging. 2011; 2(4): 379–88.

Mecho S, Quiroga S, Cuellar H, Sebastia C. Pancreatic metastasis of renal cell carcinoma: multidetector CT findings. Abdom Imaging. 2009; 34(3): 385–9.

Reddy S, Wolfgang CL. The role of surgery in the

management of isolated metastases to the pancreas. Lancet Oncol. 2009; 10(3): 287–93.

Scatarige JC, Horton KM, Sheth S, Fishman EK. Pancreatic parenchymal metastases: observations on helical CT. AJR Am J Roentgenol. 2001; 176(3): 695–9.

Showalter SL, Hager E, Yeo CJ. Metastatic disease to the pancreas and spleen. Semin Oncol. 2008; 35(2): 160–71.

Sohn TA, Yeo CJ, Cameron JL, Nakeeb A, Lillemoe KD. Renal cell carcinoma metastatic to the pancreas: results of surgical management. J Gastrointest Surg. 2001; 5(4): 346–51.

胰腺少见肿瘤

13

目录

13.1　自测

1. 下列关于孤立性纤维瘤（SFT）的表述是正确的，除了：
   a. 它们由以胰腺胶原组织为背景的梭形细胞组成
   b. 女性患病率更高
   c. 该肿瘤没有恶性潜能
   d. 孤立性纤维瘤患者可表现为腹痛
   e. 在增强CT扫描上，动脉期和门静脉期可表现为明显的强化

2. 炎性肌纤维母细胞瘤最常发生于胰尾部。
   a. 正确
   b. 错误

3. 下列关于胰腺淋巴瘤（PL）的表述是正确的，除了：
   a. PL更常见于艾滋病和免疫功能不全的患者
   b. PL可分为原发性或者继发性
   c. PL影像学表现与胰腺癌相似
   d. 继发性淋巴瘤比原发性淋巴瘤更常见
   e. PL推荐手术切除治疗

4. 下列关于胰腺腺泡细胞癌的表述是错误的，除了：
   a. 最常见于30~40岁的患者
   b. 最常发生于胰体部
   c. 免疫组化中，脂肪酶呈阴性
   d. 该肿瘤患者可能存在皮下脂肪坏死、多关节炎和嗜酸性粒细胞增多症
   e. 血清标志物通常为阴性

5. 胰腺粒细胞肉瘤通常发生在急性髓系白血病和其他骨髓增生性疾病的病程中或病程后。
   a. 正确
   b. 错误

6. 大多数胰母细胞瘤发生于胰头部，表现为局灶性肿块。
   a. 正确
   b. 错误

7. 胰腺血管内皮瘤生长迅速，然后在数月内自发消退。
   a. 正确
   b. 错误

8. 下列关于胰腺脂肪瘤的表述是正确的，除了：
   a. 大多数患者无临床症状
   b. 它是一种罕见的胰腺肿瘤
   c. 在超声中，通常表现为高回声肿块
   d. 该肿瘤的影像学鉴别诊断是局灶性脂肪浸润、脂肪肉瘤及畸胎瘤
   e. 对于该肿瘤应采取保守治疗

9. 胰腺淋巴上皮囊肿有复层鳞状上皮细胞。
   a. 正确
   b. 错误

10. 在影像学中，以下是胰腺淋巴管瘤的鉴别诊断，除了：
    a. 黏液性囊性肿瘤
    b. 胰腺实性-假乳头状肿瘤
    c. 淋巴上皮囊肿
    d. 寡囊型浆液性囊性肿瘤
    e. 胰腺假性囊肿

11. 胰腺的前肠囊肿有恶变潜能。
    a. 正确
    b. 错误

12. 下列关于腺泡细胞囊性肿瘤的表述是正
　　确的，除了：

　　a. 男性患者更常见

　　b. 具有良性生物学行为

　　c. 大多数患者无临床症状

　　d. 囊壁内衬良性伴腺泡分化的细胞

　　e. 难以通过影像学检查与导管内乳头状
　　　 黏液性肿瘤（IPMN）相鉴别

13. 包虫囊肿的影像学表现，除了：

　　a. 厚壁

　　b. 子囊

　　c. 附壁结节

　　d. 沉积物（棘球蚴砂）

　　e. 周边钙化

14. 大多数胰腺结核起源于邻近的胰周淋巴
　　结感染。

　　a. 正确

　　b. 错误

15. 胰腺内副脾最常见的影像学鉴别诊断是
　　神经内分泌肿瘤。

　　a. 正确

　　b. 错误

16. 下列关于脾动脉动脉瘤的表述是正确
　　的，除了：

　　a. 破裂更常见于女性患者

　　b. 通常是单发性，也可以是多发性

　　c. 脾动脉末梢是最常发生的位置

　　d. 肝脏移植，门静脉高压和妊娠的患者
　　　 有较高的破裂风险

　　e. 经导管选择性栓塞是目前首选的治疗
　　　 方式

正确答案：1．c，2．b，3．e，4．d，
　　　　　 5．b，6．b，7．a，8．c，
　　　　　 9．a，10．b，11．a，12．a，
　　　　　 13．c，14．a，15．a，16．a。

13.2　胰腺孤立性纤维瘤（SFT）（图13.1）

- 罕见的间叶源性肿瘤。
- 有恶变潜能的良性肿瘤。
- 最常发生于胸膜。
- 可以发生于身体的各个部位。
- 起源于胰腺的孤立性纤维瘤是非常罕见的。
- 最常见于50~60岁的患者。
- 女性的患病率更高。
- 可表现为腹痛。

13.2.1　大体表现

- 边界清晰、无包膜、苍白、质硬、孤立性肿块。

13.2.2　镜下表现

- 由梭形细胞组成，背景可见平行排列的细胶原束和透明变的分支血管。
- 免疫组化染色CD34和CD99染色阳性、结蛋白、C-kit和角蛋白染色阴性有助于明确诊断。

13.2.3　临床表现

- 大多通过影像学检查偶然发现。
- 无特异性表现。
- 更常发生于胰头或胰体部。
- 孤立性纤维瘤可以是小或大的肿块，很少引起胰管梗阻。

13.2.4　实验室检查

- 无特异性。
- 由于能产生胰岛素样生长因子，因此这些肿瘤可能与副肿瘤性低血糖相关。

13.2.5　影像学检查

- **超声（US）**：低回声、乏血供肿块。该肿块回声明显减低，可能与纤维特性有关。
- **计算机断层扫描（CT）**：渐进性强化的、边界清晰的肿块。
- **磁共振（MRI）**，**T1WI**：低信号肿块。**T2WI**：信号强度不均匀，伴有斑点状高信号和包膜状低信号边缘。**增强T1WI**：渐进性强化。

13.2.6　鉴别诊断

- 神经内分泌肿瘤、腺泡细胞癌、实性–假性乳头状肿瘤、胰腺淋巴瘤和胰腺血管内皮瘤。

13.2.7　治疗

- 胰腺孤立性纤维瘤具有恶变潜能，首选的治疗是完全切除。

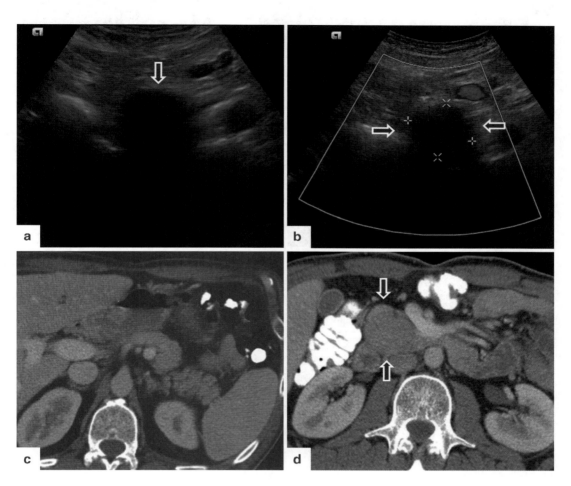

图13.1　胰腺孤立性纤维瘤。45岁男性患者，有上腹部不适病史。超声横断面（**a**，**b**）图像显示胰头部明显低回声肿块（箭标所示）。增强CT横断面（**c~e**）和冠状面（**f**）图像显示伴有局灶性钙化的中等密度实性肿块累及胰头部和钩突部（箭标所示）。肿块邻近胰管或胆总管没有扩张

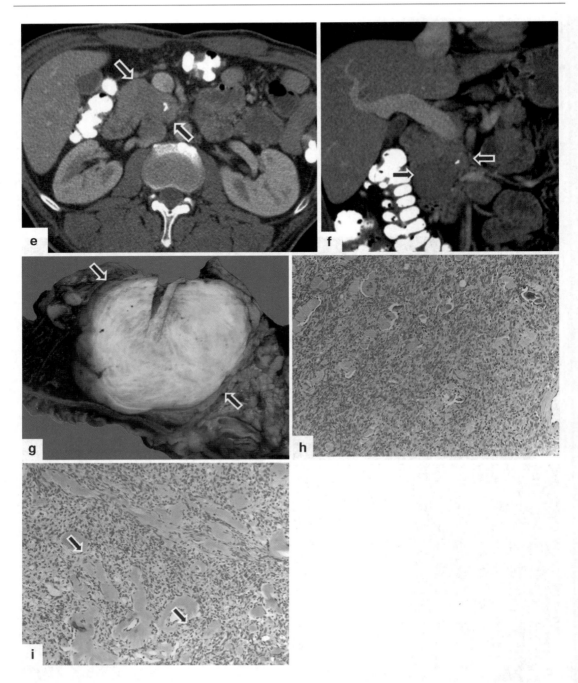

图13.1（续）　该患者行Whipple术。切开大体标本（**g**）图像显示肿块呈实性、质硬，灰白、黄褐色。组织学切片（**h**，**i**）（HE染色，10×，20×）显示大量梭形细胞（箭标所示）伴胶原束和透明变血管

13.3 胰腺炎性肌纤维母细胞瘤（IMT）（假瘤）

（图13.2）

- 炎性肌纤维母细胞瘤（IMT）可发生于各种器官，最常见于肺部。
- 最常发生年龄<20岁的患者。
- 病因不明。
- 胰腺炎性肌纤维母细胞瘤非常罕见。
- 中位大小为1.5~13 cm。
- 最常见于胰头部。

13.3.1 大体表现

- 肿瘤边界清晰或呈多结节状，无包膜，切面灰白色、质地坚韧、漩涡状、肉质样。

13.3.2 镜下表现

- 该肿瘤由梭形肌纤维母细胞或成纤维细胞组成，伴有嗜酸细胞、浆细胞和淋巴细胞等炎性细胞浸润。
- 免疫组化：平滑肌肌动蛋白（SMA）和ALK1（40%的病例）阳性，角蛋白、CD34和钙调素结合蛋白阴性。

13.3.3 临床表现

- 一般无临床症状，影像学检查偶然发现。

- 可能伴有腹痛、体重减轻、黄疸、厌食、贫血、恶心、呕吐、发热和精神萎靡。

13.3.4 实验室检查

- 无特异性。

13.3.5 影像学检查

- 无特异性表现。
- 超声（US）：边界清晰或边界不清的低回声肿块。
- 平扫CT：肿块呈低密度或中等密度，密度均匀或不均匀。
- 增强CT：动脉期弱强化，门静脉期轻度强化。
- MRI：T1WI/T2WI低信号肿块。
- 增强T1WI：门静脉期轻度强化。

13.3.6 鉴别诊断

- 胰腺癌、胰腺神经内分泌肿瘤、胰腺淋巴瘤、孤立性纤维瘤和胰腺转移瘤。

13.3.7 治疗

- 手术切除。

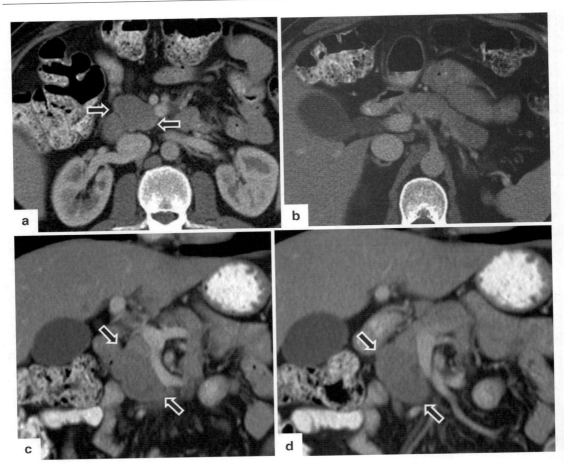

图13.2   胰腺炎性肌纤维母细胞瘤（假瘤）。43
岁男性患者，有糖尿病、高血压病和右上腹痛史。
增强CT横断面（**a**，**b**）和冠状面（**c**，**d**）图像显示
胰头部均匀强化的低密度肿块（箭标所示）

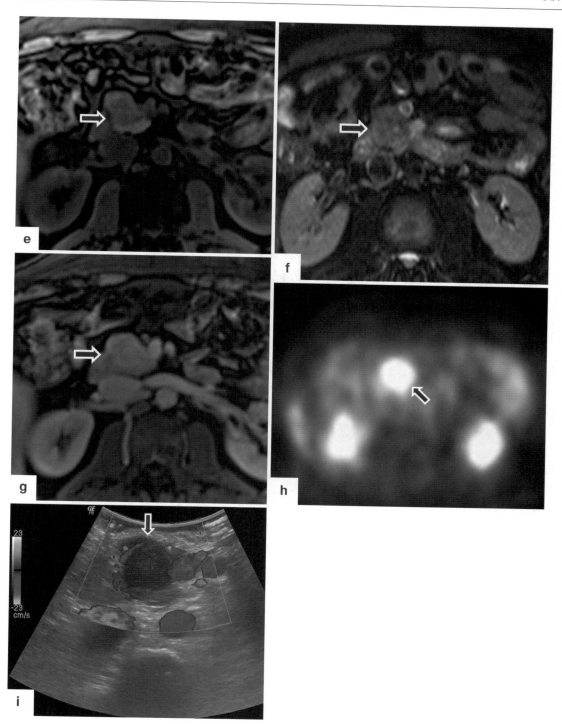

图13.2（续） T1加权抑脂横断面（**e**）图像表现为低信号（箭标所示）。在T2加权抑脂（**f**）图像表现为不均匀信号（箭标所示）。在T1加权抑脂增强（**g**）图像表现为弥漫均匀强化（箭标所示）。在PET（**h**）图像中，该肿块表现为FDG高摄取（箭标所示）。术中超声横断面表现为低回声，乏血供肿块。行保留幽门的Whipple术

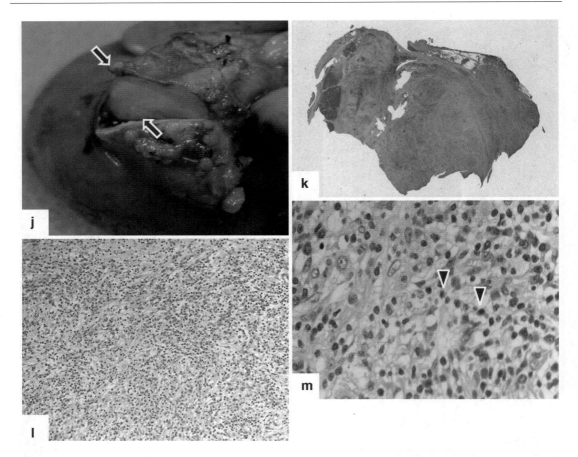

图13.2（续） 切开大体标本（**j**）显示一个坚韧、均质、淡黄色肿块。组织病理学切片（**k**）（HE染色，2×）显示胰腺结构消失、纤维化，肌成纤维细胞内可见嗜酸性粒细胞（箭头所示）、浆细胞和淋巴细胞等炎性细胞浸润（**l**，**m**）（HE染色，10×，60×）

13.4　胰腺淋巴瘤（PL）

- 胰腺淋巴瘤分为原发性或继发性。
- 最常见的类型为B细胞性非霍奇金淋巴瘤。
- 继发性淋巴瘤比原发性淋巴瘤更常见。
- 继发性淋巴瘤可在30%以上的广泛淋巴瘤患者中发现。
- 在人类免疫缺陷病毒（HIV）患者中发生率5%以上。
- 原发性淋巴瘤很少见，仅占淋巴结以外非霍奇金淋巴瘤的不到2%。
- 性别：男性稍多见。
- 年龄：多发生于50~60岁的患者。
- **原发性胰腺淋巴瘤**
  - 仅局限于胰腺和紧邻的淋巴结。
- **继发性胰腺淋巴瘤**
  - 胰腺外淋巴瘤直接蔓延或浸润至邻近的胰腺实质中。
  - 通常是邻近的腹膜后肿大淋巴结或胃淋巴瘤侵袭胰腺。
  - 相关淋巴结病在腹部其他部位也很常见。

13.4.1　大体表现

- 白色、边界不清的肿块伴肉质样切面。

13.4.2　镜下表现

- 组织学类型：滤泡性淋巴瘤，黏膜相关淋巴组织淋巴瘤，弥漫性大B细胞淋巴瘤和T细胞淋巴瘤。

13.4.3　临床表现

- 临床症状无特异性。
- 最常见的症状和体征包括腹痛、可触及的肿块和体重减轻。非霍奇金淋巴瘤（NHL）的典型症状（发热、寒战和盗汗）在原发性淋巴瘤中少见。

13.4.4　实验室检查

- 无特异性。
- 乳酸脱氢酶（LDH）水平可能升高。

13.4.5　影像学检查

- **原发性胰腺淋巴瘤（PL）**
  - **超声（US）**：圆形、边界清晰、均匀、低回声乏血供肿块，后方无回声衰减。肿块可呈现分隔或网状结构。
  - **平扫CT**：中等密度，边界清晰、浸润性肿块。
  - **增强CT**：轻度均匀强化。
  - **MRI：T1WI**：低信号。
    T2WI：中等均匀或混杂信号。
    增强T1WI：门静脉期轻度强化。
  - **PET/CT**：胰腺肿块FDG高摄取。
- **继发性胰腺淋巴瘤（SL）**
  - 由腹膜后、胃或两者兼有的巨大或浸润性肿块侵犯胰腺而发生。
  - 弥漫性或局灶性胰腺肿大。
  - **超声**：胰腺实质低回声或不均匀回声。
  - **CT**：轻度均匀强化，边界不清。
  - **MRI：T1WI**：弥漫低信号。
    T2WI：混杂信号。
    增强T1WI：轻度均匀强化。

13.4.6　鉴别诊断

- 原发性胰腺淋巴瘤（PL）：胰腺癌、局灶性自身免疫性胰腺炎、胰腺假性囊肿、肌纤维母细胞瘤、孤立性纤维瘤和胰腺转移瘤。
- 继发性胰腺淋巴瘤（SL）：自身免疫性胰腺炎、急性胰腺炎、弥漫性胰腺癌或弥漫性胰腺转移瘤。

13.4.7　治疗

- 化疗是首选的治疗方法。最常见的方案包括环磷酰胺、多柔比星、氢氯化物、长春新碱和泼尼松。

要点
- 原发性胰腺淋巴瘤在影像学上可能与胰腺癌表现相似。因此，为了选择适当的治疗方法，通过经皮内镜或腹腔镜活检明确胰腺肿块的性质是非常重要的。
- 来自结肠癌、乳腺癌和胃癌的胰周转移性肿大淋巴结可能与继发性淋巴瘤相似。
- 血管狭窄或闭塞在胰腺淋巴瘤中很罕见。
- 位于肾静脉水平以下的淋巴结肿大在胰腺淋巴瘤患者中比在胰腺癌患者中更常见。
- 继发性胰腺淋巴瘤患者可有血清淀粉酶或脂肪酶的升高。

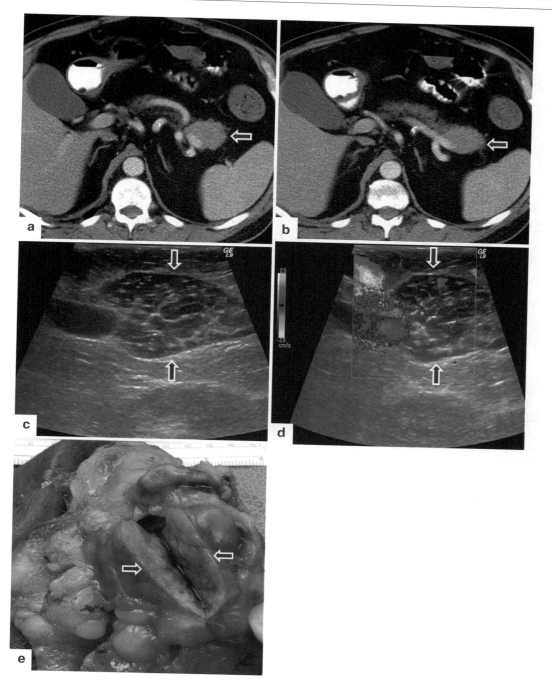

图13.3 原发性胰腺淋巴瘤。68岁男性患者，因呼吸系统症状行胸部CT检查时偶然发现胰腺病变。增强CT横断面（**a，b**）图像显示胰尾部一个均匀、强化肿块（箭标所示）。术中超声和彩色多普勒横断面（**c，d**）图像示胰腺尾部一个边界清楚的无血管的低回声肿块，伴梁状分隔（箭标所示）。行胰体尾联合脾脏切除术。切开大体标本（**e**）显示肿块肉质样、浅灰色、质软（箭标所示）

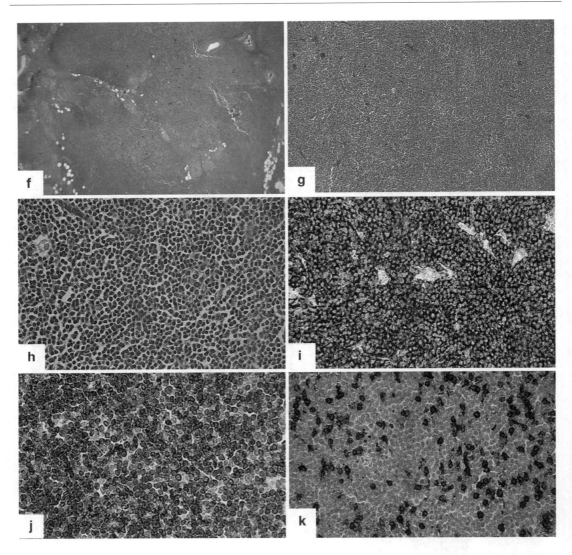

图13.3（续） 组织病理学切片显示胰腺实质被单一的淋巴细胞群替代（**f**，**g**）；这种肿瘤由小淋巴细胞（**h**）组成。免疫组化染色（HE染色，4×，10×，60×）显示肿瘤细胞CD20（**i**）和BCL2（**j**）阳性表达，CD3（**k**）阴性表达；符合滤泡性B细胞淋巴瘤

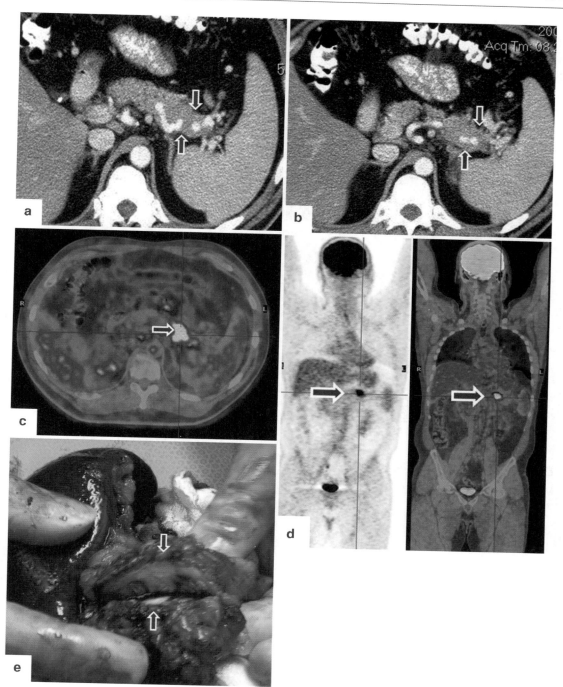

图13.4 原发性胰腺淋巴瘤。49岁男性患者, 行腹部CT检查排除肾结石时偶然发现胰腺肿块。增强CT横断面(**a**, **b**)图像显示边界不清的、低密度浸润性肿块累及胰尾部(箭标所示)。PET/CT横断面(**c**)和冠状面(**d**)图像显示该肿块(箭标所示)FDG高摄取。患者行胰体尾联合脾脏切除术。切开大体(**e**)显示肿块呈灰白色、浸润性生长(箭标所示)

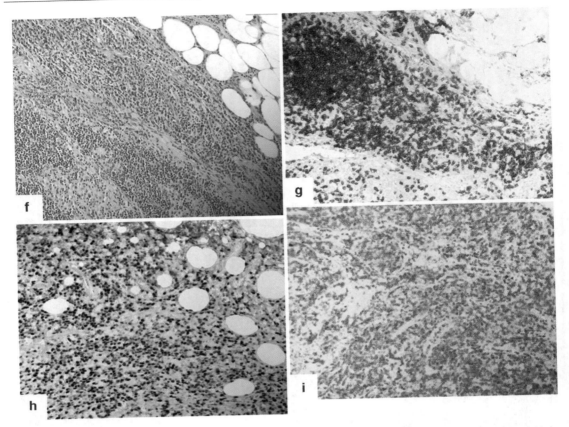

图13.4（续）　组织病理切片（f）显示淋巴细胞群浸润邻近脂肪组织。这些淋巴细胞CD20（g），MUM-1（h）和BCL-2（i）（HE染色，10×），（免疫过氧化物酶染色，10×）阳性表达。符合B细胞淋巴瘤

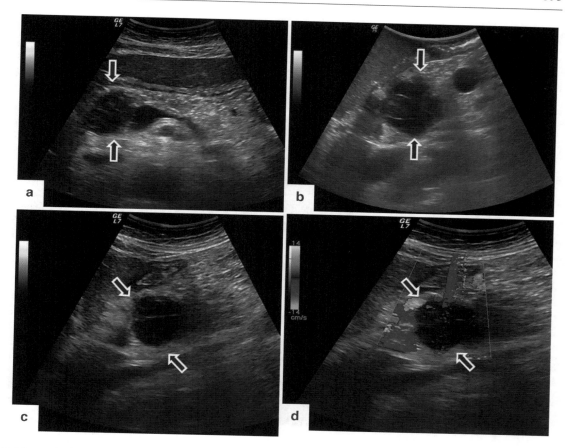

图13.5 原发性胰腺淋巴瘤。52岁男性糖尿病患者，有明显的体重减轻及每日4~5次腹泻病史。超声横断面（**a**，**b**）和矢状面（**c**，**d**）图像显示在胰头部一个边界清晰、无血管、低回声伴有分隔的肿块（箭标所示）

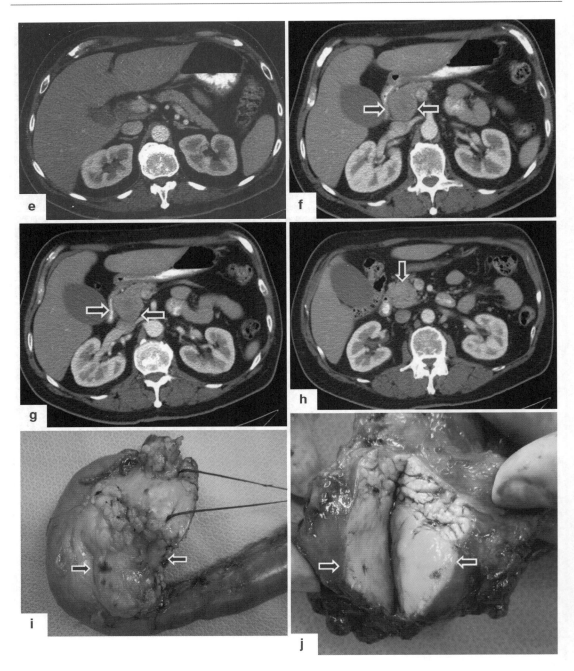

图13.5（续） 增强CT横断面（**e~i**）图像证实胰头部存在不均匀密度的肿块（箭标所示）。注意胆总管或胰管没有扩张。该肿块行超声内镜（EUS）引导下活检，活检结果未能明确诊断。行保留幽门的Whipple术。手术标本（**i**）显示肿块浆膜面光滑，切面（**j**）见肿物质软、淡黄色、边界较清（箭标所示）

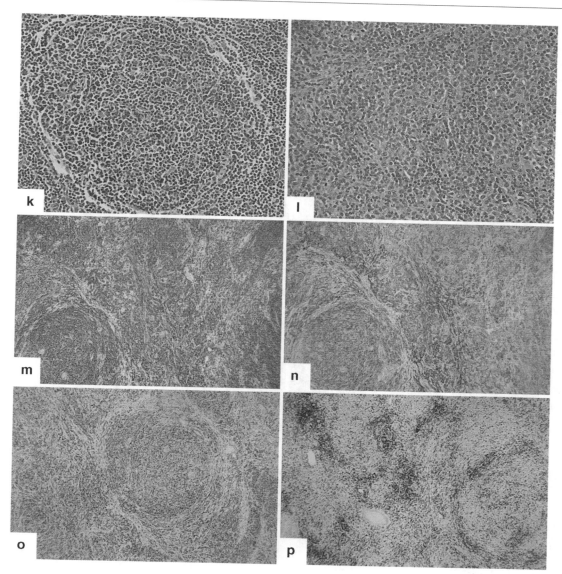

图13.5（续）　组织病理学切片显示CD20（m），CD10（n）和BCL-2（o）阳性及CD5（p）阴性（免疫染色，10×）的B淋巴细胞呈结节状（k）及弥漫浸润性分布（l）（HE染色，60×）。结果符合滤泡性B细胞淋巴瘤

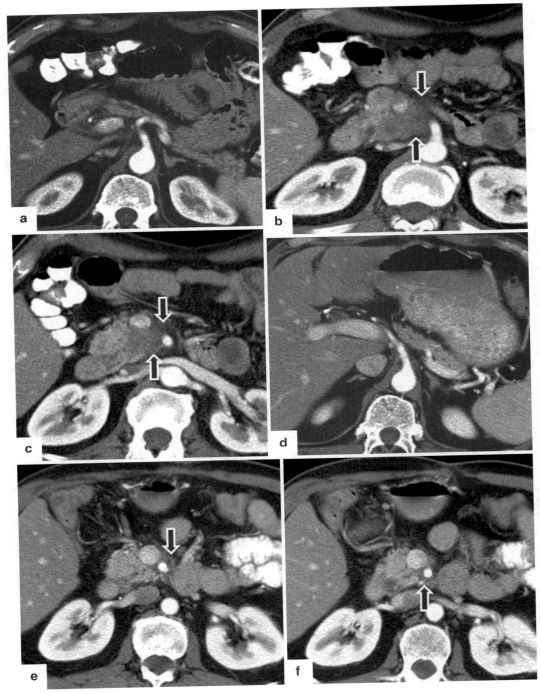

图13.6 原发性胰腺淋巴瘤。47岁男性患者，有慢性腹痛病史，检查发现胰腺肿块。增强CT横断面（**a~c**）图像显示低强化的浸润性肿块累及胰头部和胰周脂肪组织（箭标所示），部分包绕肠系膜上静脉（SMV）和肠系膜上动脉（SMA）。该肿块行超声内镜引导下活检，活检结果未能明确诊断。行开放性手术活检提示胰腺淋巴瘤。患者行6个疗程的R-CHOP化疗和放疗。9个月后随访行腹部增强CT（**d~f**）显示胰腺肿块完全消退，仅存少量纤维组织（箭标所示）

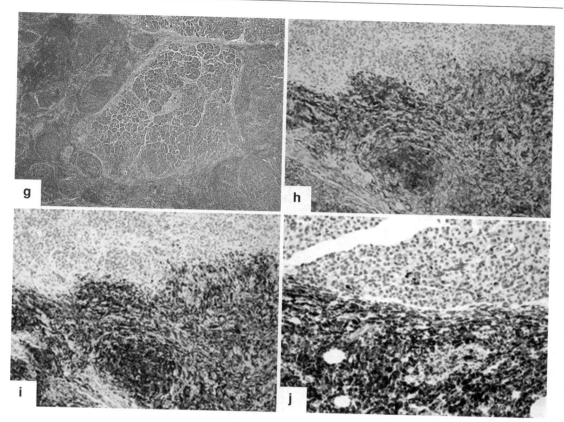

图13.6（续）　组织病理学切片显示滤泡性B细胞淋巴瘤浸润胰腺实质（**g**）（HE染色，10×），CD10（**h**），CD20（**i**）和BCL-2（**j**）阳性（免疫染色，20×）

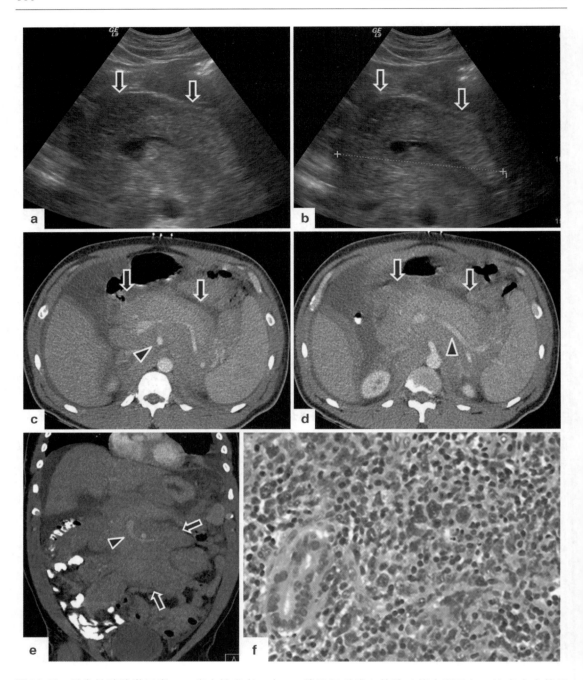

图13.7 继发性胰腺淋巴瘤。46岁女性患者，有腹部压痛、易饱、体重减轻和夜间盗汗史。超声横断面（a，b）图像显示胰腺弥漫性肿大。注意该腺体的回声欠均匀（箭标所示）。增强CT横断面（c，d）和冠状面（e）图像显示腹膜后弥漫性、低密度、均匀强化的肿块浸润胰周脂肪组织和胰腺并包裹主动脉、肠系膜上动脉（SMA）、脾静脉及肠系膜上静脉（箭头所示）。注意有中等量的腹水和轻度脾肿大。该腹膜后肿块行CT引导下经皮穿刺活检，活检结果提示B细胞淋巴瘤。行R-CHOP化疗后完全缓解。组织病理学切片（f）（HE染色，60×）显示弥漫性大B细胞淋巴瘤浸润胰腺实质

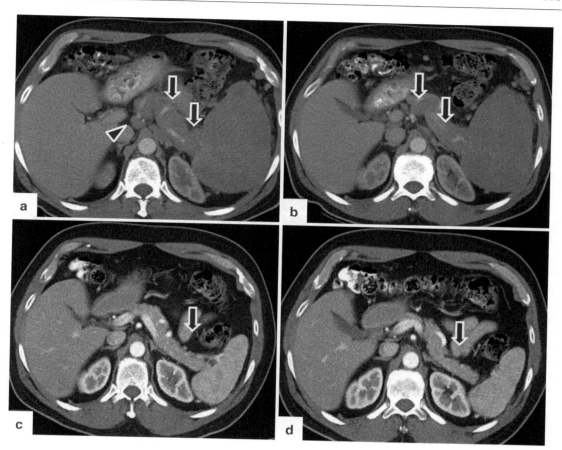

图13.8 继发性胰腺淋巴瘤。53岁男性患者，有左上腹部疼痛、发热、寒战和盗汗病史。体格检查发现该患者颈部淋巴结肿大及脾明显肿大。增强CT横断面（**a**，**b**）图像显示胰腺弥漫性肿大（箭标所示）并缺乏正常的小叶结构和脾大。注意腔静脉前存在一个肿大的淋巴结（箭头所示）。颈部周围淋巴结经皮穿刺活检提示弥漫性大B细胞淋巴瘤。患者行化疗。3个月后行增强CT（**c**，**d**）图像显示明显的治疗效果。注意胰腺（箭标所示）和脾的形态正常和肿大的腔静脉前淋巴结消失

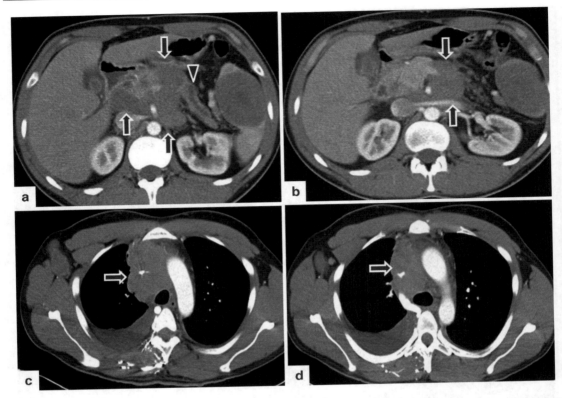

图13.9　继发性胰腺淋巴瘤。31岁男性患者，有胸痛和呼吸急促病史。增强CT横断面（**a**，**b**）图像显示巨大、低强化、分叶状肿块，累及腹膜后和浸润胰腺体部（箭标所示）并有胰管梗阻（箭头所示）。注意脾脏中存在一个大的、圆形、低强化肿块。胸部增强CT横断面（**c**，**d**）图像显示纵隔一个肿大的淋巴结包绕上腔静脉（箭标所示）和右侧胸腔积液。病理诊断为弥漫性大B细胞淋巴瘤

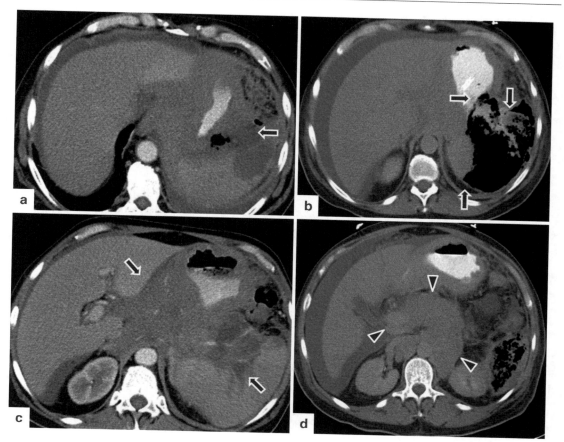

图13.10 继发性胰腺淋巴瘤。63岁男性患者，有艾滋病病史，因感染性休克住院。增强CT横断面（**a~d**）图像显示左上腹（箭标所示）有一个较大的气体和液体混杂的混合病灶。注意腹膜后有一个边界不清的肿块浸润胃并包绕腹主动脉及其分支且合并胰腺弥漫性肿大（**d**）（箭头所示），可见腹水。行剖腹探查，发现胃穿孔，并用Graham贴片修复。最终病理诊断为弥漫性大B细胞淋巴瘤

13.5　腺泡细胞癌（ACC）

（图13.11~图13.14）

- 占原发性胰腺肿瘤的1%。
- 肿瘤常分泌胰酶（胰蛋白酶、胰凝乳蛋白酶、淀粉酶和脂肪酶）。
- 最常见的发生于50~70岁的患者。
- 常见于男性。
- 可发生在胰腺的任何部位，最常见于胰头部。
- 胰腺癌的典型基因突变在腺泡细胞癌中不常见。
- 恶性程度与总生存率仅稍好于胰腺癌。
- 高达50%的患者在就诊时即发生远处转移，最常见于肝脏和淋巴结转移。
- 细胞起源：腺泡细胞。

13.5.1　大体表现

- 边界清晰、部分有包膜、粉红色至棕褐色、均匀或混杂的肉质样肿块，伴有纤维性分隔、出血或坏死。

13.5.2　镜下表现

- 细胞核不典型，圆形或卵圆形，核仁明显。
- 细胞丰富，中等大小，多边形。
- 胞质嗜酸性是由于富含酸-希夫阳性及耐淀粉酶消化的酶原颗粒。
- 免疫组化染色：胰蛋白酶、胰淀粉酶和脂肪酶阳性。神经内分泌标志物（突触囊泡蛋白、嗜铬粒蛋白）呈阴性。

13.5.3　临床表现

- 通常有非特异性的腹痛、恶心、呕吐、体重减轻和可触及腹部肿块。

- 脂肪酶过度分泌综合征是一种与其相关的副肿瘤综合征，其特征是皮下结节、酸性粒细胞增多和继发于脂肪酶过度分泌导致的关节痛，发生在约15%的患者中。

13.5.4　实验室检查

- 无特异性。
- 患者可能有血清脂肪酶升高和（或）淀粉酶、外周嗜酸性粒细胞增多、血清甲胎蛋白水平显著升高。

13.5.5　影像学检查

- 无特异性。
- 超声：均匀或不均匀的低回声肿块。
- 增强CT：
  - — 小肿块：实性、密度均匀。
  - — 大肿块：混杂密度伴有囊变或中心坏死，边界清晰或不清。通常均匀强化，但低于周围的胰腺实质。可有外周钙化。
- MRI：T1WI：肿块信号低于正常胰腺。高信号区域提示出血。
  T2WI：信号稍高于正常胰腺。
  增强T1WI：均匀或不均匀强化（中心坏死）。

13.5.6　鉴别诊断

- 胰腺癌、神经内分泌肿瘤、胰腺实性-假乳头状肿瘤和胰腺转移瘤。

13.5.7　治疗

- 手术切除。
- 对于局部晚期病灶，或复发的患者有必要行积极化疗或射频消融治疗。

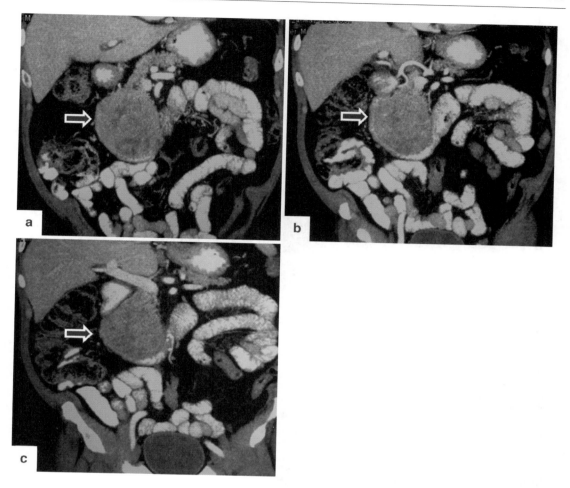

图13.11 胰腺腺泡细胞癌。85岁男性患者，精神萎靡、食欲不振，体重减轻4.1~6.4 kg（10~15磅），病史超过2~3个月，因上消化道出血入院。增强CT冠状面（**a~c**）图像显示一个大的、不均匀强化的、边界清晰的肿块累及胰头部（箭标所示）和邻近十二指肠降部

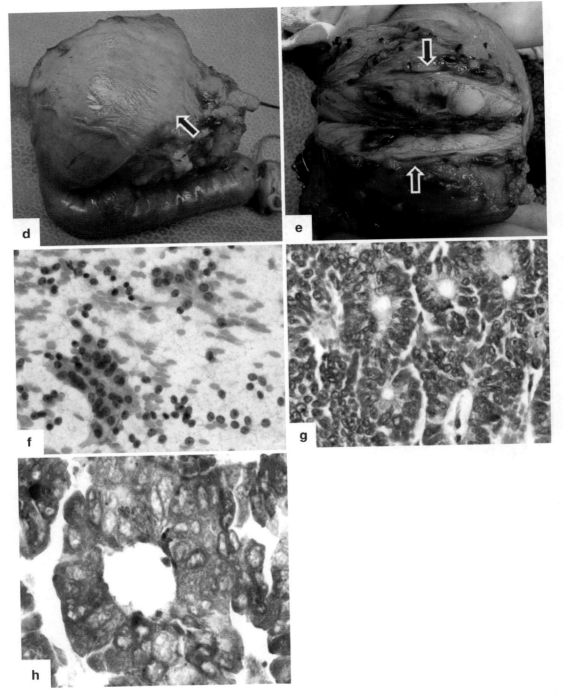

图13.11（续） 　该患者行Whipple术。切除标本（d）显示肿块体积较大，表面包膜光滑。切面（e）显示肿块不均质、质韧、淡黄色伴局灶出血（箭标所示）。细胞学样本（f）可见肿瘤细胞，胞质嗜酸性，核仁清楚。注意背景中有裸露的细胞核。病理组织学切片可见肿瘤细胞形成腺泡样，细胞质颗粒状，核仁清楚（g）（HE染色，40×）。免疫组化染色显示肿瘤细胞胰蛋白酶（h）染色阳性（免疫染色，100×）。病理诊断符合腺泡细胞癌

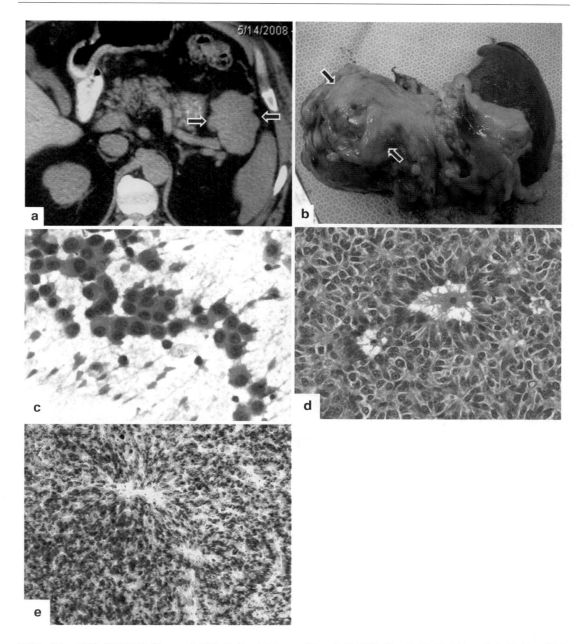

图13.12 胰腺腺泡细胞癌。69岁男性患者，因上腹痛入院。平扫CT横断面（**a**）图像显示胰尾部大的、密度均匀的、分叶状肿块（箭标所示）。行胰体尾联合脾脏切除术。切除大体标本（**b**）显示肿块体积大、分叶状。细胞学显示肿瘤细胞松散聚集，核轻度异型，胞质嗜酸性，核仁明显，符合中分化腺泡细胞癌（**c**）。组织病理学切片（**d**）（HE染色，40×）显示肿瘤细胞局灶形成腺泡样结构，细胞质颗粒状，核仁明显，胰蛋白酶免疫染色阳性（**e**）（免疫过氧化物酶染色，20×）

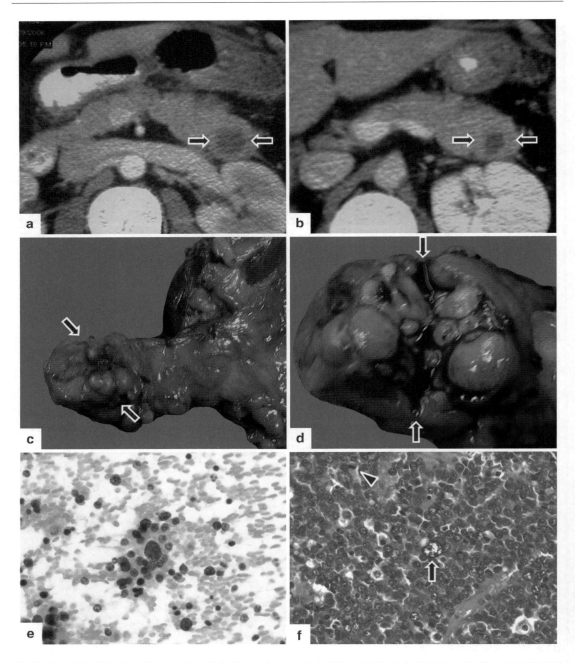

图13.13 胰腺腺泡细胞癌。56岁女性患者，有复发性胰腺炎病史。增强CT横断面（**a**，**b**）图像显示胰尾部一个圆形、低强化肿块（箭标所示）。患者行胰体尾联合脾脏切除术（**c**）。切除大体标本（**d**）示肿块多结节状、淡黄色（箭标所示）。细胞学（**e**）显示孤立的肿瘤细胞细胞质稀少，细胞核多形性。符合低分化腺泡细胞癌。组织病理学切片（**f**）（HE染色，40×）显示肿瘤细胞具有明显的多形性、核仁明显，少数细胞核可见染色质打开（箭标所示）及有丝分裂象增多（**f**）（箭头所示）

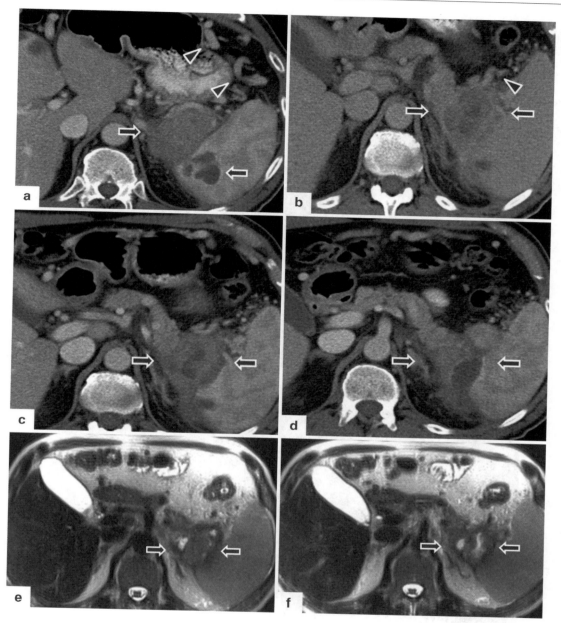

图13.14 胰腺腺泡细胞癌。67岁男性患者，有前列腺癌和皮肤癌病史，表现为急性胰腺炎发作。增强CT横断面（**a~d**）图像显示胰尾部一个大的、密度不均匀、边界不清肿块（箭标所示）伴有出血、坏死并累及脾脏。注意未见明确的脾静脉，胃静脉短而突出（箭头所示），提示脾静脉血栓形成。T2加权单次激发快速自旋回波横断面（**e，f**）和T1加权增强抑脂梯度回波（**g，h**）图像证实胰尾部存在复杂性肿块并延伸至脾脏

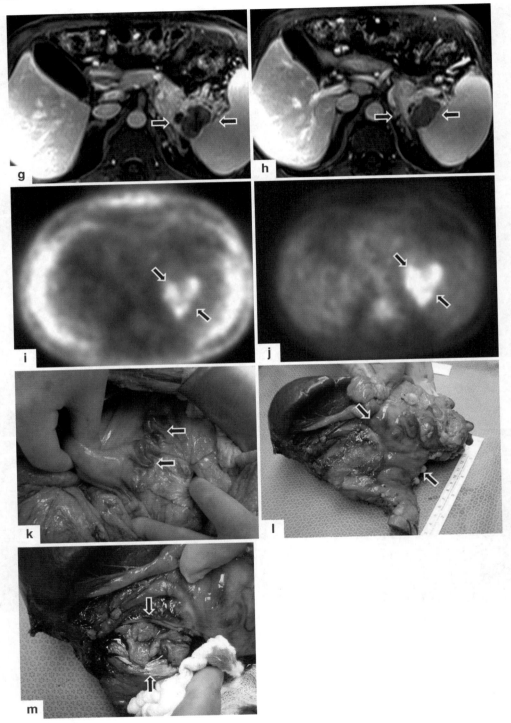

图13.14（续）　PET横断面（i，j）图像显示
FDG高摄取的胰腺肿块（箭标所示）。术中（k）
图像显示短小的胃静脉突起（箭标所示）。患者
行胰体尾联合脾脏切除术。切除标本（l）显示大
的、分叶状肿块（箭标所示）。切开大体（m）图
像显示粉红色的多结节肿块（箭标所示）

13.6 胰腺粒细胞肉瘤（GS）

（图13.15）

- 粒细胞肉瘤是原始粒细胞的髓外集合。
- 该肿瘤又称为绿色瘤或成髓细胞瘤。
- 通常出现于急性髓性白血病（AML）和其他骨髓增生性疾病的病程中或者病程后。
- 可以是急性髓性白血病（AML）的第一个也是唯一的表现。
- 伴有胰腺粒细胞肉瘤的白血病患者中最常见的细胞遗传学异常是（8：21）（q22：q22）易位。
- 最常累及的部位是软组织、骨膜、淋巴结和皮肤。
- 许多器官可能受到影响。
- 胰腺的粒细胞肉瘤是非常罕见的。

13.6.1 大体表现

- 颜色多样：浅绿色、白色、灰色或棕色软组织。
- 分叶状肿块，切面呈肉质样。

13.6.2 镜下表现

- 片状分布的未成熟粒细胞、单核细胞，或两者共同累及髓外的任何部位。
- 可能存在成熟或不成熟的嗜酸性粒细胞。
- 免疫组化染色：CD34、髓过氧化物酶（MPO）、CD117、CD68和CD33阳性。

13.6.3 临床表现

- 症状和体征：上腹部疼痛和黄疸。

13.6.4 实验室检查

- 血清标志物正常。

13.6.5 影像学检查

- **超声**：低回声、乏血供肿块。
- **CT**：边界清晰、密度均匀伴门静脉期轻度强化。
- **MRI**：T1WI：低信号。
- **T2WI**：混杂信号。
- **增强T1WI**：均匀或不均匀强化。
- 可能与胆总管梗阻、淋巴结肿大、邻近或远处器官的累及相关。

13.6.6 鉴别诊断

- 胰腺淋巴瘤、神经内分泌肿瘤、胰腺转移瘤和局灶性自身免疫性胰腺炎。

13.6.7 治疗

- 胰腺粒细胞肉瘤对于抗白血病化疗敏感，因此，可作为首选的治疗方法。如果化疗效果不佳，可以使用放疗或手术。

要点

- 粒细胞肉瘤的诊断相当困难，特别是发生在胰腺时，需要结合组织病理学和免疫组化分析。
- 通常可通过在超声内镜（EUS）或CT的引导下活检以明确诊断。
- 应避免手术切除，因为它可能使预后和生存状况恶化，并延误化疗。如果肿瘤引起相关梗阻性症状，旁路手术是可取的。

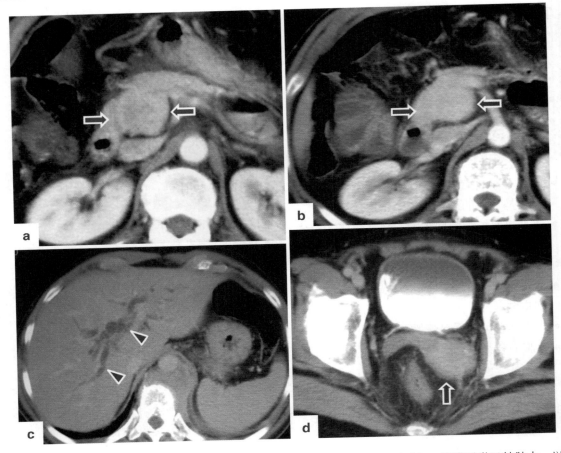

图13.15　胰腺粒细胞肉瘤。64岁男性患者,有急性髓性白血病病史,化疗后显示70%的缓解率。4个月后,患者因腹泻、轻度腹痛和持续1周的黄疸而再次入院。增强CT横断面(**a~d**)图像显示胰头部均匀强化的肿块(**a,b**)(箭标所示)伴胆道扩张(**c**)(箭头所示)、腹膜后淋巴结肿大,以及左侧精囊腺肿块(**d**)(箭标所示)。在CT引导下行胰腺肿块活检,提示肿瘤细胞髓过氧化物酶及CD34呈阳性,CD20呈阴性

13.7　胰母细胞瘤

（图13.16，图13.17）

- 罕见的胰腺上皮源性恶性肿瘤。
- 最常见于儿童。
- 生物学行为具有多样性。
- 儿童较成人预后好。
- 易发生肝转移。
- 男性多见。

发病年龄呈双峰分布：

- 儿童（平均发病年龄为6岁）
- 成人（平均发病年龄为40岁）
- 其他年龄可偶发

本病可能与某些遗传综合征有关：

- 伯-韦综合征
- 家族性腺瘤性息肉病

13.7.1　大体表现

- 肿块呈分叶状，边界清晰，包膜完整或部分可见包膜。
- 切面呈灰白或褐色，均一、质软，可见局灶性坏死。
- 伯-韦综合征中病灶可呈囊性。

13.7.2　镜下表现

- 原始肿瘤细胞巢被致密、疏密不一的细胞间基质带所分隔。
- 由具有神经内分泌或导管特征的腺泡细胞构成。
- 最具特征性表现：鳞状小体（鳞状细胞巢大小不定）。
- 儿童型胰母细胞瘤细胞丰富，偶尔可见骨或软骨等异源性成分。

- 免疫组化染色：腺泡区胰酶（淀粉酶、胰蛋白酶、脂肪酶）阳性，鳞状小体p63及β-连接素阳性。神经内分泌标志物呈阴性。

13.7.3　临床表现

- 腹痛，腹泻，体重下降，呕吐。

13.7.4　实验室检查

- 无特异性。
- 甲胎蛋白可升高。

13.7.5　影像学检查

- 大多数胰母细胞瘤发生在胰腺体尾部或累及整个胰腺。
- 可侵及腹部其他脏器，包括脾脏、左肾、左侧肾上腺和大网膜。
- 肿瘤可包绕血管，肿块内部可出现钙化。
- **超声**：不均匀低回声肿块，乏血供，边界清晰。
- CT：肿块呈低密度，密度均匀或不均，增强扫描呈轻度不均匀强化。
- MRI：T1WI低信号。T2WI信号不均，增强扫描肿块呈不均匀强化。

13.7.6　鉴别诊断

- 胰腺腺泡细胞癌，局灶性自身免疫性胰腺炎，神经母细胞瘤，实性-假乳头状肿瘤，神经内分泌肿瘤。

13.7.7　治疗

- 手术切除是目前唯一可延长患者生存期的治疗方式。
- 化疗、放疗是晚期肿瘤姑息性治疗的一种手段。

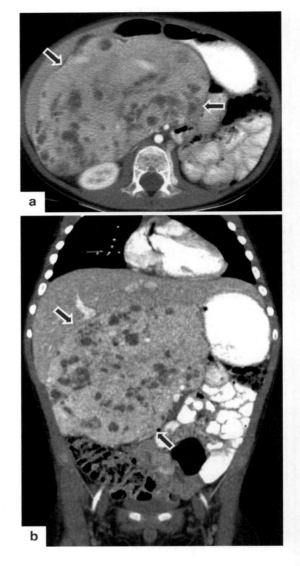

图13.16　胰母细胞瘤。5岁女性患儿，腹部可触及明显肿块。增强CT横断面（**a**）、冠状面（**b**）图像显示胰腺一个巨大卵圆形、边界清晰、不均匀强化肿块（箭标所示）

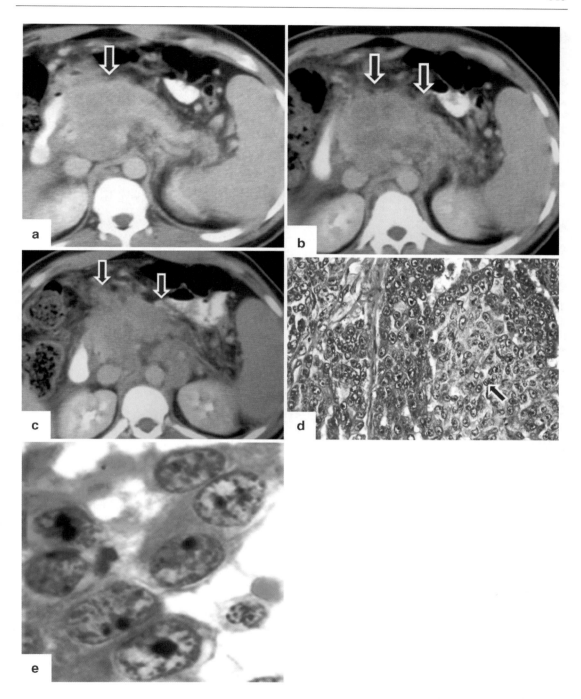

图13.17 胰母细胞瘤。22岁男性患者，上腹痛伴体重减轻。增强CT横断面（**a~c**）图像显示胰头部及胰体部近端肿块强化均匀、边界不清（箭标所示）。肿瘤浸润导致胰周脂肪间隙模糊。组织病理学切片（**d**）显示肿瘤细胞分化差，排列成条索状或假腺泡状，并可见局灶鳞状细胞分化（箭标所示）。高倍镜下可见细胞胞质嗜酸性、模糊颗粒样，核仁明显（HE染色，60×，100×）

13.8　胰腺血管内皮瘤

（图13.18）

- 脉管源性肿瘤可发生在多种器官，如皮肤、肝脏、脾脏、唾液腺。
- 良性和恶性血管源性肿瘤间的组织学特征和临床生物学行为差异较大。
- 通常发生在6个月（月龄）前。
- 肿瘤生长迅速，并在数月后自然消退。
- 该肿瘤极少发生在胰腺。
- 胰头部是其最常见的发病部位。

13.8.1　大体表现

- 边界清晰的质硬肿块。

13.8.2　镜下表现

- 增生的大小不一的毛细血管和肿瘤性间质细胞；肿瘤性间质细胞胞质内含粉红色至透明的泡沫样PAS阳性的脂质空泡。
- 免疫组化染色：CD31、Ⅷ因子、FLI1阳性，角蛋白阴性。

13.8.3　临床表现

- 梗阻性黄疸，肝大，可触及肿块，十二指肠梗阻，肠道出血。

13.8.4　实验室检查

- 无特异性。

13.8.5　影像学检查

- **超声**：脉管源性低回声肿块、边界清晰。
- **增强CT**：肿块边界清晰、密度均匀，血供丰富。
- **MRI**：T1WI：低信号。
  T2WI：高信号。
  增强T1WI：呈富血供。
- **继发表现**：胆总管或胰管阻塞，静脉血栓形成。

13.8.6　鉴别诊断

- 胰母细胞瘤，神经内分泌肿瘤，局灶性自身免疫性胰腺炎，胰腺血管瘤。

13.8.7　治疗

- 治疗方式可有多种，取决于相关的胆道梗阻情况。

治疗方式

- 胆道支架置入、引流，待肿瘤自然消退。
- 全身性应用激素、干扰素。
- 手术切除。

> **要点**
> - 怀疑胰腺血管内皮瘤的患者，在决定保守治疗方案前必须经组织病理学检查证实。

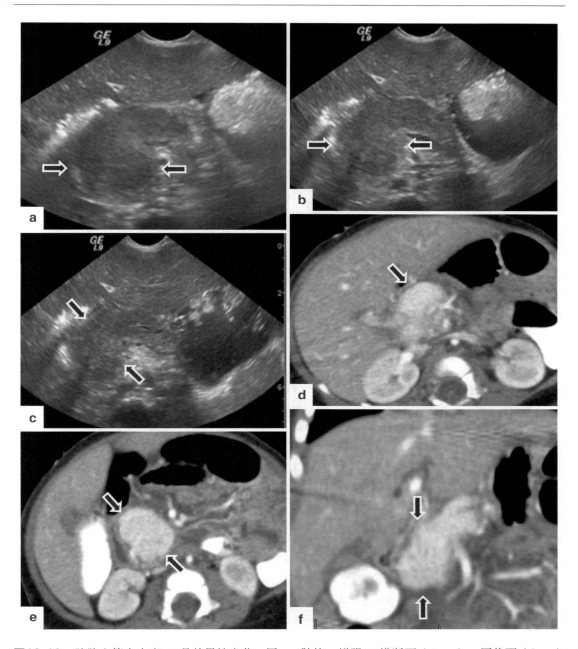

图13.18 胰腺血管内皮瘤。5月龄男性患儿，因怀疑胆道闭锁就诊。患儿于9周前出现胆道梗阻。超声横断面（**a~c**）图像显示胰腺头、颈部等回声肿块。增强CT横断面（**d**，**e**）、冠状面（**f**，**g**）图像显示胰腺头颈部一个富血供、均匀强化肿块（箭标所示）

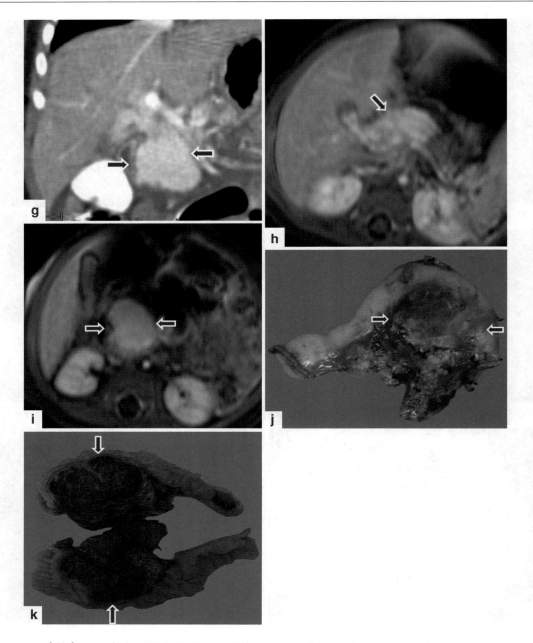

图13.18（续） T1加权增强抑脂梯度回波序列横断面（**h**，**i**）图像显示胰腺富血供肿块（箭标所示）。患者行Whipple术。大体标本（**j**）显示胰腺不均质肿块，切面呈灰白、灰红色，表面浆膜光滑（箭标所示）。固定后肿瘤标本的切面（**k**），显示肿块质软、不均质状（箭标所示）

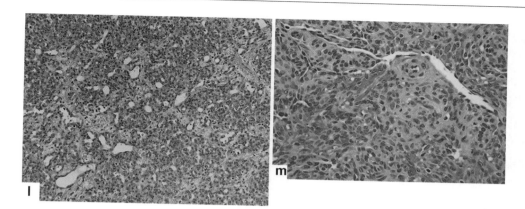

图13.18（续） 组织病理学切片（l，m）显示肿瘤组织由大小不等的脉管结构和孤立的肿瘤细胞构成，胞质少，少数胞质内可见空泡（HE染色，20×，40×）（由Gaurav Saigal医师供图）

13.9 胰腺脂肪瘤（LP）

（图13.19~图13.21）

- 脂肪瘤由成熟的脂肪细胞构成，有纤维包膜。
- 可发生在机体含脂肪组织的任何组织和器官。
- 腹腔内的脂肪瘤多来源于胃肠道。
- 胰腺罕见。
- 常不均匀分布于胰腺内。
- 大小为1~15 cm。

13.9.1 大体表现

- 肿块边界清晰，有包膜，呈黄色，质软。

13.9.2 镜下表现

- 成熟的脂肪细胞不具有细胞异型性或多形性，脂肪的纤维束内可能含有极少量毛细血管。

13.9.3 临床表现

- 无临床症状，影像学检查偶然发现。

13.9.4 实验室检查

- 无特异性。

13.9.5 影像学检查

- **超声**：回声呈多样性，可表现为高回声、等回声、低回声或混杂回声。
- **CT**：肿块呈脂肪密度（-80~$-120HU$），密度均匀，无强化，边界清晰。
- **MRI**：T1WI/T2WI：肿块均为高信号，边界清晰，信号可被抑脂序列抑制。通常化学位移成像中，反相位信号强度较同相位无明显衰减。

13.9.6 鉴别诊断

- 胰腺局灶性脂肪浸润，胰腺畸胎瘤，侵袭性脂肪肉瘤。

13.9.7 治疗

- 无症状或偶发的脂肪瘤可以保守处理，并定期进行影像学随访。
- 当脂肪瘤压迫重要组织结构或发生恶变（如体积增大，迅速生长，影像学显示肿瘤不均质）时建议手术治疗。

> **要点**
> - 大多数脂肪瘤具有特征性影像学表现，以此能与其他肿瘤进行鉴别。即使无明显临床症状，通过对特征性影像学表现的识别，无需病理学证实，即能确诊绝大多数脂肪瘤。

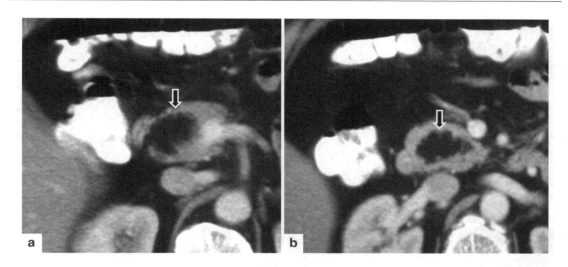

图13.19 胰腺脂肪瘤。55岁女性患者，因肾结石行CT检查偶然发现胰腺肿块。增强CT横断面

（**a，b**）图像显示一胰头部边界（箭标所示）清晰的脂肪密度肿块（-74 HU）

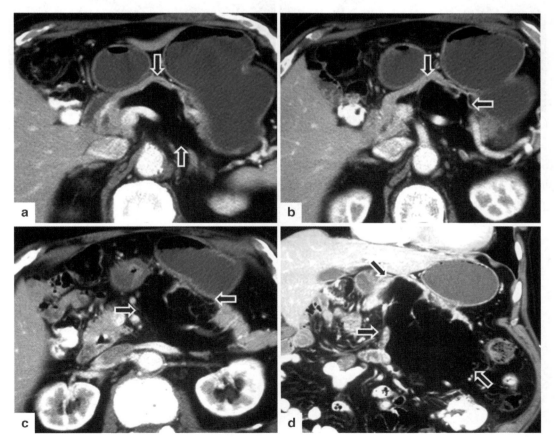

图13.20 巨大胰腺脂肪瘤。67岁男性患者，无症状胰腺巨大脂肪瘤，数年随访显示肿瘤无明显变化。增强CT横断面（**a~c**）、冠状面（**d**）图像显

示胰腺体尾部一个脂肪密度（−96 HU）（箭标所示）、边界欠清肿块，延伸至肠系膜根部

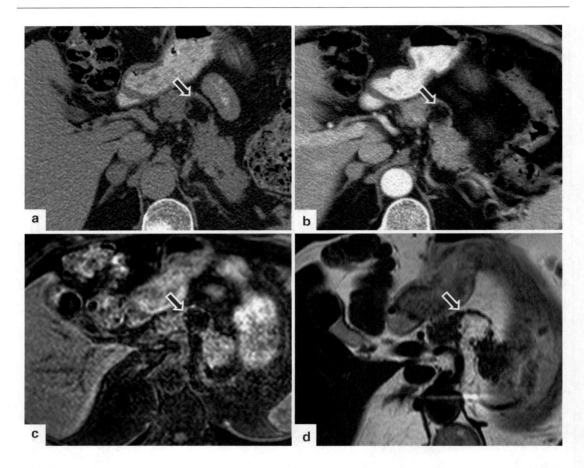

图13.21　胰腺脂肪瘤。67岁男性患者，右下腹痛病史。增强CT横断面（**a**，**b**）图像显示胰腺体部边界清晰、脂肪密度肿块（箭标所示）。T1加权抑脂序列（**c**）、T2加权横断面（**d**）图像证实为胰腺脂肪瘤（箭标所示）

13.10 胰腺颗粒细胞瘤（GCT）

（图13.22）

- 胰腺极其罕见的施旺细胞来源的良性肿瘤。
- 几乎可以发生在人体的任何部位（乳腺、垂体、中枢神经系统、呼吸道、消化道）。
- 因肿瘤罕见，其流行病学特征、临床症状和影像学特征难以详细表述。
- 该类肿瘤在胰腺肿瘤中极其罕见。

13.10.1 大体表现

- 无包膜、边界不清、黄色、质硬的肿块。

13.10.2 镜下表现

- 肿瘤由大的多边形细胞构成，肿瘤细胞胞质内含嗜酸性粗大颗粒，细胞核小而温和。
- 免疫组化染色：PAS阳性、S-100免疫标记阳性，角蛋白、黑色素瘤标记阴性。

13.10.3 临床表现

- 无明显临床症状或体征，影像学或病理学检查偶然发现。
- 一些患者可能表现为上腹痛。术前诊断非常困难，通常被误诊为胰腺癌。

13.10.4 实验室检查

- 无特异性。

13.10.5 影像学检查

- 由于肿瘤罕见，其影像学特征尚不明确。
- **超声**：低回声肿块。
- **平扫CT**：低密度肿块；**增强CT**：肿块呈渐进性强化。
- MRI：T1WI：低信号肿块。T2WI：混杂信号肿块。
- **增强T1WI**：渐进性强化。
- **超声/CT/MRI**：可见主胰管阻塞。

13.10.6 鉴别诊断

- 胰腺癌，胰腺淋巴瘤，神经内分泌肿瘤。

13.10.7 治疗

- 该肿瘤目前难以准确诊断，手术切除是主要的治疗方式。

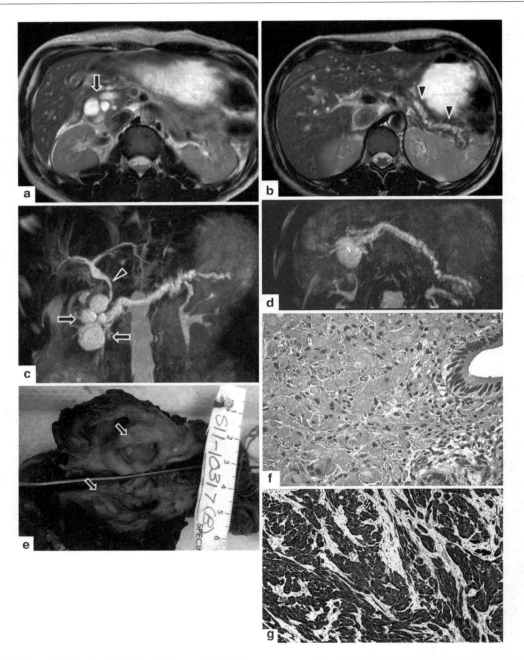

图13.22 颗粒细胞瘤包绕主胰管。35岁男性患者，有慢性胰腺炎、黄疸、慢性腹痛病史。T2加权单次激发快速自旋回波序列横断面（**a**，**b**）图像显示胰头部多发假性囊肿、胰管弥漫性不规则扩张。MRCP冠状面（**c**）、横断面（**d**）图像显示胰头部多发假性囊肿（箭标所示）、胰管扩张及胆总管狭窄所致的胆道扩张（箭头所示）。该患者行

Whipple术。肿瘤大体标本切面（**e**）可见胰头部多发囊性结构，内含清亮液体（箭标所示）。组织病理学切片（**f**）见导管周围由多边形肿瘤细胞构成的肿块，肿瘤细胞细胞核较小、胞质内含大量粗颗粒（HE染色，60×）。肿瘤细胞S100蛋白免疫染色呈阳性（**g**）（免疫染色，20×）。符合颗粒细胞瘤的诊断

13.11　胰腺淋巴上皮样囊肿

（图13.23~图13.26）

- 极其罕见（占胰腺囊肿的0.5%）。
- 良性囊性病变。
- 发生在中年患者（平均发病年龄为55岁）。
- 男女发病之比约4:1。
- 囊肿起源尚不清楚。
- 最常见发病部位为胰体部。

13.11.1　大体表现

- 圆形囊性肿块，囊壁完整，单囊或多囊。
- 平均直径：4.7 cm（范围为1.2~17 cm）。
- 囊内含角蛋白（因角化碎屑使外观呈干酪状），部分病例囊内含清亮液体（浆液）。

13.11.2　镜下表现

- 囊壁由复层扁平上皮细胞及上皮下致密的淋巴组织构成，可见淋巴滤泡及生发中心。
- 极少情况下，可见少量杯状细胞或皮脂腺。

13.11.3　临床表现

- 腹痛是最常见的临床症状。
- 其他症状有恶心、呕吐、纳差、体重减轻。

13.11.4　实验室检查

- 无特异性。

13.11.5　影像学检查

- **超声**：多囊性病灶内部可回声均匀（与其内部的角蛋白成分一致）。
- **CT**：呈圆形或卵圆形，无强化、有分隔囊性肿块。
- **MRI**：T1WI低信号肿块；T2WI高信号肿块，可见分隔，囊内可呈低信号成分。增强T1WI：伴有分隔的无强化囊性肿块。

13.11.6　鉴别诊断

- 胰腺囊性淋巴管瘤，黏液性囊性肿瘤，浆液性囊性肿瘤，胰腺假性囊肿，坏死性神经内分泌肿瘤。

13.11.7　治疗

- 具有争议性。
- 如果超声内镜引导下细针穿刺诊断为淋巴上皮样囊肿并且无临床症状者，建议进行随访观察。
- 患者有症状和（或）病灶诊断不明确时，可行手术切除。

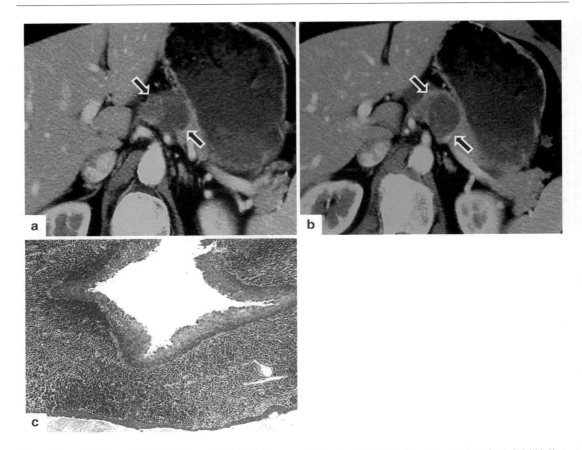

图13.23 胰腺淋巴上皮样囊肿。65岁男性患者，上腹痛。增强CT横断面（**a，b**）图像显示胰体部囊性肿块（箭标所示），内可见分隔。组织病理学切片（**c**）（HE染色，10×）显示囊壁内衬鳞状上皮，上皮下为淋巴组织

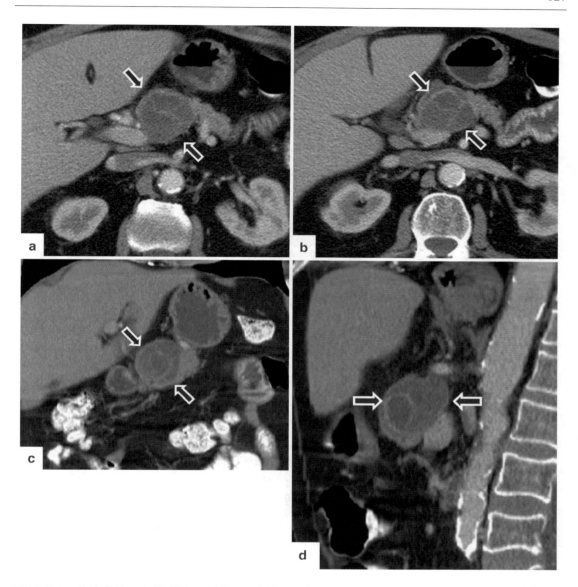

图13.24 胰腺淋巴上皮样囊肿CT图像。77岁男性患者,有轻度上腹部不适病史。增强CT横断面 (**a**、**b**)、冠状面(**c**)、矢状面(**d**)图像显示胰体部卵圆形、多分隔、囊性肿块(箭标所示)

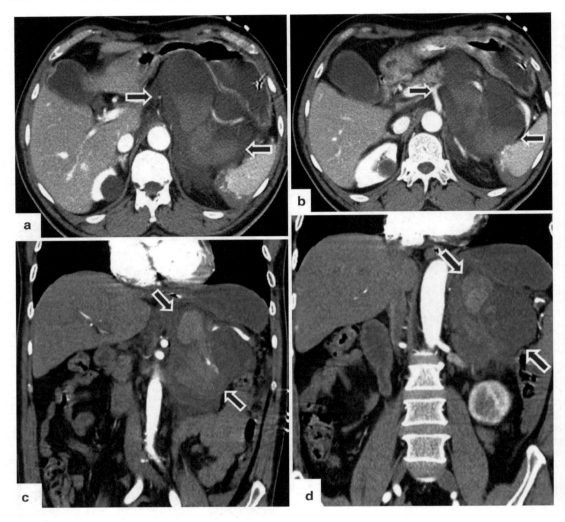

图13.25 出血性胰腺淋巴上皮样囊肿。65岁男性患者，突发车祸，主诉剧烈上腹痛。增强CT横断面（**a~c**）、冠状面（**d~f**）图像显示胰体尾部巨大、边界不清、囊性肿块（箭标所示），内部液性成分密度较高。患者被送入手术室进行剖腹探查，术中发现出血的胰腺淋巴上皮囊肿。行胰体尾联合脾切除术

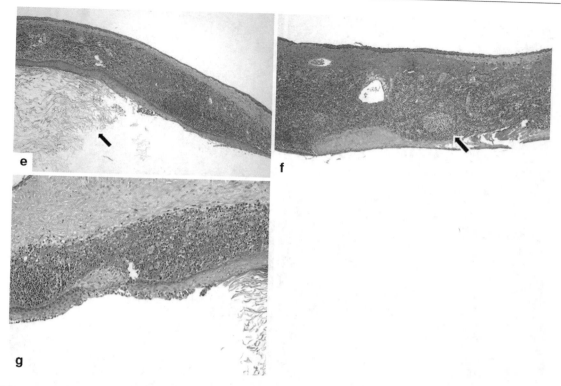

图13.25（续）　组织病理学切片（e）显示一个囊性病变，内衬角化的复层鳞状上皮（箭标显示角化物），（f）显示上皮下浸润的淋巴组织，可见反应性生发中心形成（箭标所示），上皮下可见出血（g）（HE染色，10×，20×）

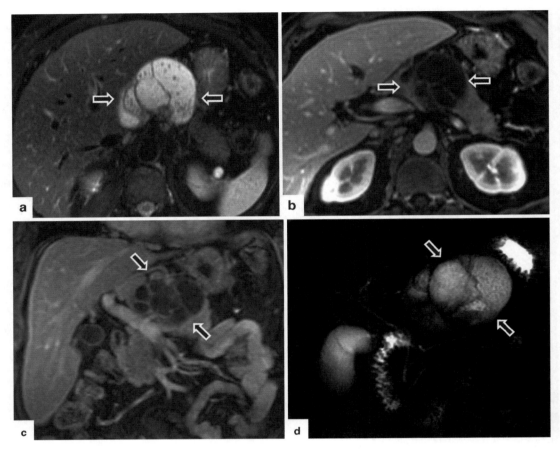

图13.26 胰腺淋巴上皮样囊肿。46岁男性患者，腹痛就诊。T2加权抑脂横断面（**a**）、T1加权增强抑脂横断面（**b**）及冠状面（**c**）图像可见一个胰体部巨大、卵圆形、多分隔、囊性肿块（箭标）。T2加权（**a**）图像可以更清晰地显示囊性肿块内的坏死物质（箭标所示）。MRCP厚层（**d**）图像示胰腺巨大、囊性、多分隔肿块

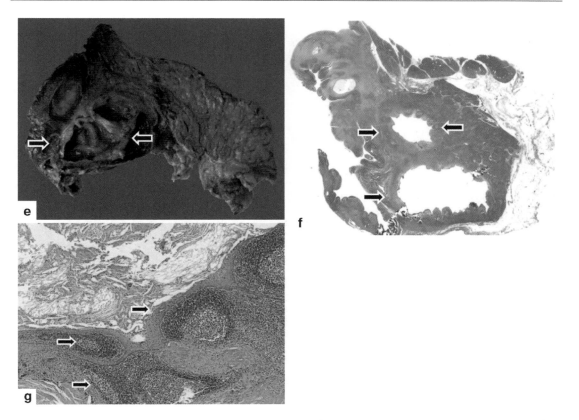

图13.26（续） 固定后的大体标本（e）可见一个多房囊性肿块（箭标所示）。组织病理学切片（f，g）（HE染色，2×，20×）显示肿块呈多房、囊性，囊壁内衬角化鳞状上皮，上皮下可见淋巴组织伴生发中心形成（箭标所示）（由Manuela Perez Mata医师供图）

13.12　胰腺囊性淋巴管瘤（CL）

（图13.27~图13.29）

- 淋巴管来源的良性囊性肿瘤。
- 可能继发于先天性淋巴管畸形。
- 常发生于小儿颈部及腋下软组织。
- 非常罕见。
- 女性多见。
- 发病年龄为2~81岁（平均年龄为40岁）。
- 常见发病部位为胰腺体尾部。

13.12.1　大体表现

- 单房或多房囊性肿块。

13.12.2　镜下表现

- 大的囊性病灶，囊内含嗜伊红色蛋白质性液体，囊肿内有纤细的分隔，内衬内皮细胞。
- 内皮细胞CD31、D2-40呈阳性。

13.12.3　临床表现

- 该类肿瘤可长期无明显症状。
- 腹痛及腹部肿块是最常见的症状。
- 少见表现为恶心、呕吐，肠梗阻、肿块破裂、出血所致急腹症。

13.12.4　实验室检查

- 无特异性。

13.12.5　影像学检查

- **超声**：多房或单房囊性肿块，内部可呈低回声。
- **CT**：表现为胰腺内或胰腺旁密度均匀、边界清晰的多囊性肿块；囊壁薄，内有细分隔，增强CT见囊壁及分隔强化。巨大肿块可压迫邻近器官产生相应症状。
- 极少数病灶可见静脉石样钙化。
- **MRI**：T1WI：低信号、多囊性肿块，内有分隔。
  T2WI：高信号，多囊性肿块。
  增强T1WI：囊壁及分隔轻度强化。

13.12.6　鉴别诊断

- 胰腺假性囊肿，胰腺黏液性囊性肿瘤，淋巴上皮样囊肿，胰腺乳头状囊实性肿瘤，伴坏死的副神经节瘤。

13.12.7　治疗

- 首选治疗方式是完整手术切除。部分切除易导致肿瘤复发。

要点

- 虽然囊性淋巴管瘤被认为是良性肿瘤，但它可以不断增大，浸润邻近器官，并有发生并发症的风险，如淋巴液渗漏或肿瘤复发。

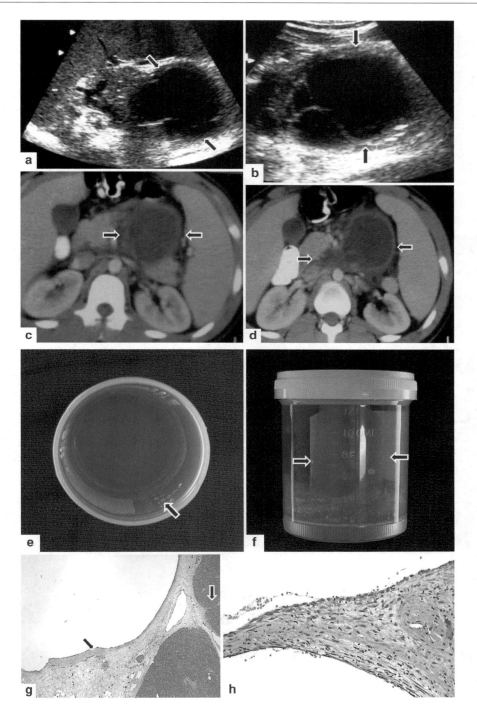

图13.27 胰腺囊性淋巴管瘤。17岁男性患者，慢性左上腹痛。超声横断面（**a，b**）图像显示胰腺体尾部卵圆形、多分隔的囊性肿块（箭标所示）。增强CT横断面（**c，d**）图像显示胰腺囊性肿块、有分隔（箭标所示），病灶周围见少量液体。对该病灶进行超声引导下穿刺，吸出液体（**e，f**）呈褐色、浑浊（箭标所示）。分析后发现，液体中三酰甘油含量较高、无细胞成分。组织学切片（**g，h**）（HE染色，4×，40×）显示囊性病灶，内衬扁平内皮细胞（细箭标所示），下方可见胰腺组织（粗箭标所示）

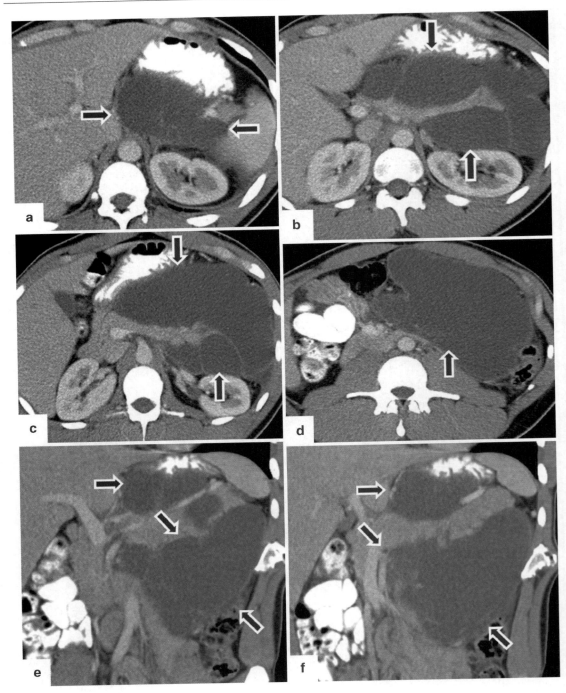

图13.28 腹膜后淋巴管瘤包绕胰腺。22岁男性患者，左上腹痛。增强CT横断面（**a~d**）、冠状面（**e，f**）图像显示腹膜后巨大多囊性肿块包绕胰腺体尾部（箭标所示）

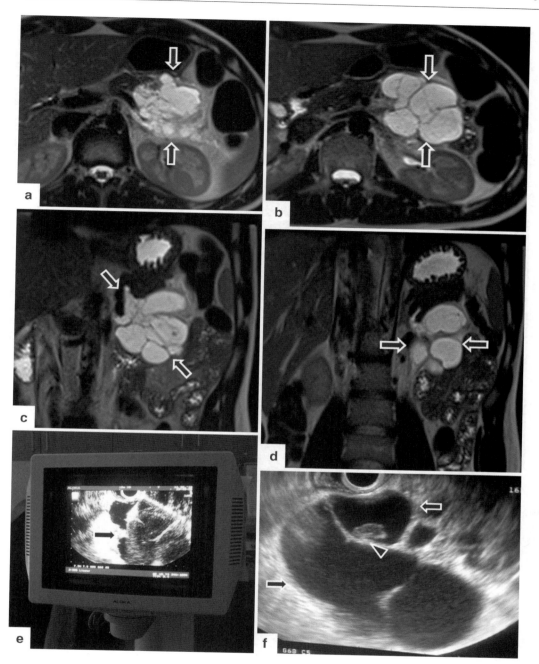

图13.29 腹膜后淋巴管瘤，疑似胰腺淋巴管瘤。31岁男性患者，急性发作左上腹痛。病史及常规实验室检查无异常。单发快速自旋回波T2加权横断面（a，b）、冠状面（c，d）图像显示腹膜后多房囊性肿块，与胰腺体尾部分界不清（箭标所示）。行超声内镜检查，（e）为超声内镜图像。超声内镜横断面（f，g）图像显示多房囊性肿块（箭标所示）及内部的实性成分（箭头所示）

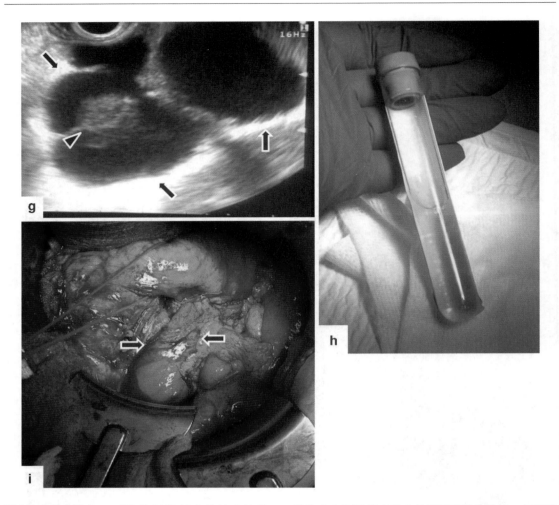

图13.29（续）　对肿块行穿刺术并抽出液体 100ml，图像（h）显示液体呈稀薄、淡黄色。术中照片（i）可见具有张力的腹膜后囊性肿块，与胰腺体部（箭标所示）关系密切，但未侵及邻近胰腺

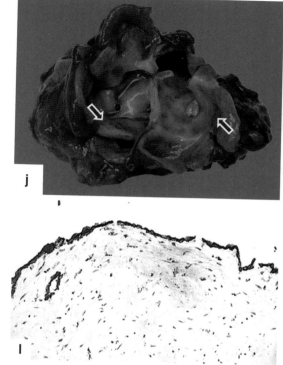

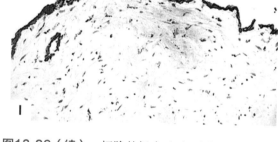

图13.29（续） 切除的标本（j）示多分隔、囊性肿块，内壁光滑，内含黄色、易碎的组织碎片（箭标所示）。组织病理学切片（k）（HE染色，40×）显示囊性病灶内衬扁平内皮细胞，且D2-40阳性（l）（免疫组化染色，40×）

13.13　胰腺前肠囊肿

（图13.30）

- 前肠囊性畸形最常见于纵隔。
- 少见于胰腺。
- 根据囊肿内衬上皮及囊壁特征不同，可划分为不同类型。
- 前肠囊性畸形的发生与肝脏、胰腺的发育有关，多起源于胚胎发育期间残留在肝脏和胰腺内的原始前肠组织。
- 虽然发病率低，但可发生癌变。

13.13.1　大体表现

- 表面光滑的单囊性肿块。
- 囊内容物可呈清亮浆液性，也可因含大量脂质及蛋白质成分而呈乳白色或褐色黏液样。

13.13.2　镜下表现

- 囊壁内衬假复层纤毛上皮，其间插入有杯状细胞，上皮下为结缔组织及平滑肌束。
- 囊壁内也可有淋巴细胞。
- 无呼吸性腺体或软骨成分。
- 上皮细胞CK7、CEA呈阳性，CK20及CDX2呈阴性。

13.13.3　临床表现

- 大多数患者无临床症状。
  影像学检查偶然发现，极少数可引起急性胰腺炎。

13.13.4　实验室检查

- 血清学标志物检查正常。囊液的CEA或CA-125可升高。

13.13.5　影像学检查

- **超声**：分叶状囊性肿块，边界清晰。
- **CT**：囊性肿块，呈单房或多房。
- **MRI**：T1WI呈低信号。
  T2WI呈高信号。
  增强T1WI囊性病灶无明显强化。

13.13.6　鉴别诊断

- 囊性淋巴管瘤，淋巴上皮样囊肿，黏液性囊性肿瘤，IPMN，寡囊型浆液性囊性肿瘤，胰腺假性囊肿。

13.13.7　治疗

- 手术切除。

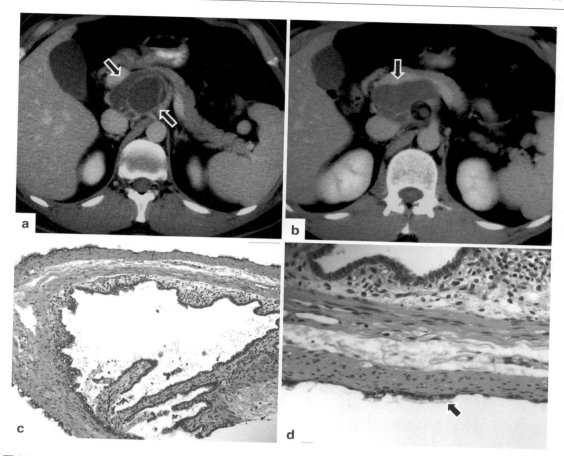

图13.30 胰腺前肠囊肿。33岁男性患者，急性发作上腹痛放射至后背部。增强CT横断面（**a**，**b**）图像显示胰头部一个囊性、有分隔肿块（箭标所示），向后延伸至脾静脉。注意并未因肿块出现胆总管或胰管扩张，脾静脉也无受压。组织病理学切片（**c**，**d**）显示囊壁内衬纤毛柱状上皮（箭标所示），上皮下可见结缔组织及其下的平滑肌束（HE染色，10×，40×）

13.14　胰腺腺泡细胞囊性肿瘤

（图13.31）

- 临床极其少见，良性囊性病变。
- 良性生物学行为。
- 年轻人多见。
- 女性多见。
- 大多数患者无临床症状。
- 直径范围为1.5~10 cm。

13.14.1　大体表现

- 单个或多个、大小不等的小囊状病灶，囊壁薄而透明，囊内含水样液体。

13.14.2　镜下表现

- 囊壁内衬胞质富含颗粒的成熟腺泡细胞，细胞排列成条索状或形成内含空腔的细胞团。
- 嗜酸性分泌物可堵塞腺泡腔。细胞无不典型性、核分裂及坏死。
- 较大的囊性病灶间存在残余正常胰腺组织，部分邻近腺泡可扩张。
- 免疫组化染色：囊壁的腺泡细胞胰蛋白酶、淀粉酶呈阳性表达。

13.14.3　临床表现

- 大部分患者无临床症状，影像学检查偶然发现。

13.14.4　实验室检查

- 无特异性。

13.14.5　影像学检查

- 该肿瘤影像学表现不具特征性：
  - 超声、CT、MRI图像表现为单囊或多囊性肿块，小囊腔直径大小不一
  - 肿块与主胰管不相通
  - 囊壁可有钙化

13.14.6　鉴别诊断

- IPMN，浆液性囊性肿瘤，胰腺假性囊肿。

13.14.7　治疗

- 经超声内镜引导下细针穿刺能够确诊者，可进行随访观察；不能明确诊断时可选择手术切除。

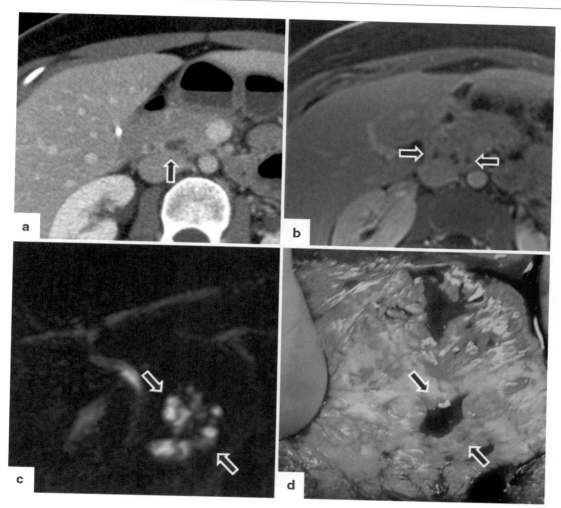

图13.31 胰腺腺泡细胞囊性肿瘤。30岁女性患者，轻度腹痛。增强CT横断面（**a**）、T1加权抑脂序列横断面（**b**）图像显示胰头部小的多囊性肿块（箭标所示）。MRCP厚层图像（**c**）亦见多囊性肿块（箭标所示）。行胰腺十二指肠切除术。标本切面（**d**）可见肿块由表面光滑的多发小囊性病灶构成（箭标所示）

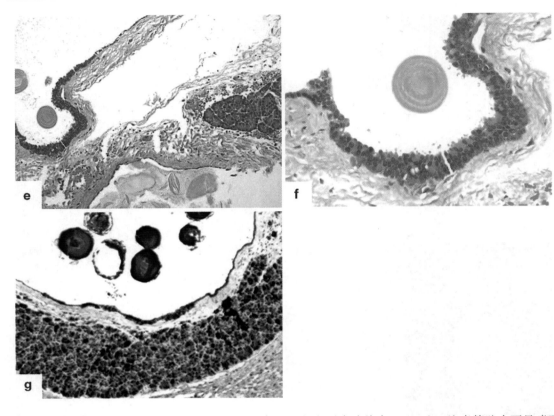

图13.31（续） 组织病理学切片（e，f）显示囊壁内衬嗜伊红染色的腺泡细胞（HE染色，4×，10×，40×），该细胞淀粉酶免疫标记呈阳性（g）（免疫染色，40×）。注意管腔内可见嗜酸性蛋白质栓

13.15 胰腺鳞状囊性病灶（表皮样囊肿）

（图13.32）

- 良性病变，在胰腺囊性病变中所占比例<1%。
- 胰管改变可以发生在正常胰腺中，也可与慢性胰腺炎或胰腺肿瘤相关。
- 直径范围为0.8~9 cm。
- 胰尾部多见。
- 这些囊性病灶被认为是相对常见的偶发腺泡小叶改变不断增大所致。

13.15.1 大体表现

- 单囊型肿块。

13.15.2 镜下表现

- 肿块呈单囊型，囊壁薄，囊壁衬覆无颗粒细胞层或角质层的鳞状上皮。病灶被一层较薄的纤维组织包绕。
- 免疫组化染色：病灶基底部或基底旁细胞p63呈阳性。
- 表层细胞MUC1、MUC6呈阳性，GLUT-1呈阴性。囊性病变可能有CEA或CA19-9的表达增高。

13.15.3 临床表现

- 影像学检查偶然发现，伴有上腹痛。

13.15.4 实验室检查

- 无特异性。

13.15.5 影像学检查

- 该病变与其他胰腺囊性病灶影像学表现相似。
- **超声**：单房、囊性肿块。
- **CT/MRI**：囊肿小而圆（或卵圆形），增强扫描无明显强化。

13.15.6 鉴别诊断

- IPMN，寡囊型浆液性囊性肿瘤，黏液性囊性肿瘤，胰腺假性囊肿。

13.15.7 治疗

- 经超声内镜引导下细针穿刺能够确诊者，可进行随访观察；诊断不能明确时可选择手术切除。

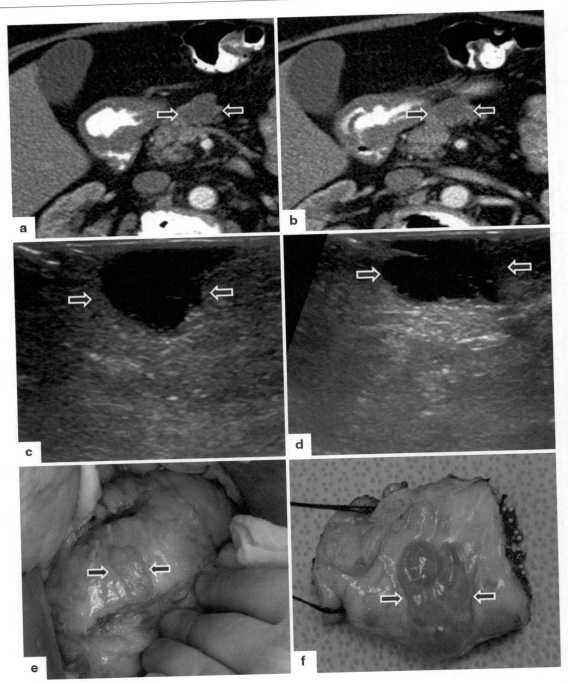

图13.32 胰腺表皮样囊肿。62岁男性患者，贫血。增强CT横断面（**a**，**b**）图像显示近胰体部一小的、分叶状、囊性肿块（箭标所示）。术中超声横断面（**c**，**d**）图像可见胰腺囊性肿块。术中图像（**e**）见肿块呈灰褐色、分叶状（箭标所示）。行胰腺中段切除术。（**f**）为囊性肿块标本

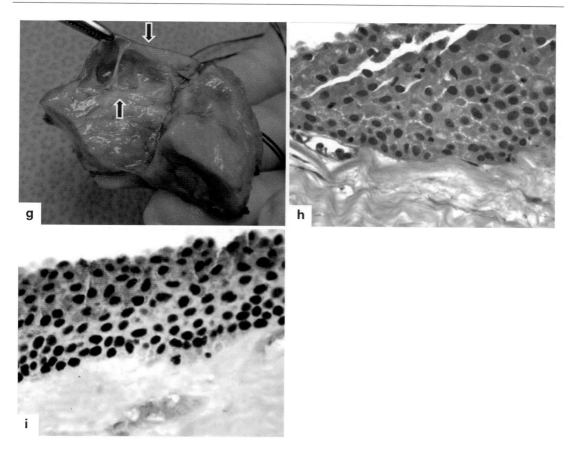

图13.32（续）　肿块切面（**g**）示囊内壁光滑（箭标所示）。组织病理学切片（**h**）可见囊壁内衬鳞状上皮（HE染色，60×），p63免疫标记呈阳性（**i**）（60×）

13.16　胰腺导管内管状乳头状肿瘤（ITPN）

（图13.33）

- ITPN是2010版WHO胰腺肿瘤分类中新提出的概念。
- 占胰腺外分泌肿瘤的1%以下。
- 50%位于胰头部；35%弥漫生长，可累及整个胰腺；15%位于胰尾部。
- 具有潜在恶变倾向。

13.16.1　大体表现

- ITPN表现为胰腺导管内生长的实性结节，肿瘤充填致导管管腔闭塞，无明显黏液分泌。

13.16.2　镜下表现

- 肿瘤呈管状乳头状生长，胞质缺乏黏液，常伴局灶性坏死。肿瘤细胞呈立方形或柱状，核大，重度异型，核分裂象指数不一。40%病例伴有浸润癌。
- 免疫组化染色：CK7、CK19、MUC1、MUC6及SMAD4阳性，胰蛋白酶、MUC2、MUC5AC阴性。
- 约1/3 ITPN可检测到PIK3CA突变，KRAS和BRAF的突变通常检测不到。
- 该肿瘤罕见，难以归纳其典型的流行病学特征、临床症状及影像学表现。

13.16.3　临床表现

- 腹痛，发热。

13.16.4　实验室检查

- 血清淀粉酶、脂肪酶升高，但不具有特异性。

13.16.5　影像学检查

- **超声/CT/MRI**：胰腺导管内肿块伴胰腺导管扩张，肿块边界清晰，强化均匀。
- **CT**：胰腺导管呈2种不同密度，即导管"双色征"：低密度代表扩张导管内充满的黏液，稍高密度代表导管内生长的肿瘤。
- **MRI**：T2WI：扩张的胰腺导管呈2种不同信号：高信号代表导管内充满的胰液，稍高信号代表导管内生长的肿瘤。
- **其他CT/MRI表现**：分支胰管扩张，低强化区（肿瘤坏死），钙化，肿瘤呈浸润性、侵袭性生长。
- **MRCP/ERCP**：胰管突然截断及导管内肿瘤，即"瓶塞-酒瓶"征，在扩张导管内胰液的衬托下，不难发现导管内肿瘤。

13.16.6　鉴别诊断

- 导管内乳头状黏液性肿瘤，神经内分泌肿瘤，腺泡细胞癌，实性-假乳头状肿瘤及转移性肿瘤。

13.16.7　治疗

- 手术切除。

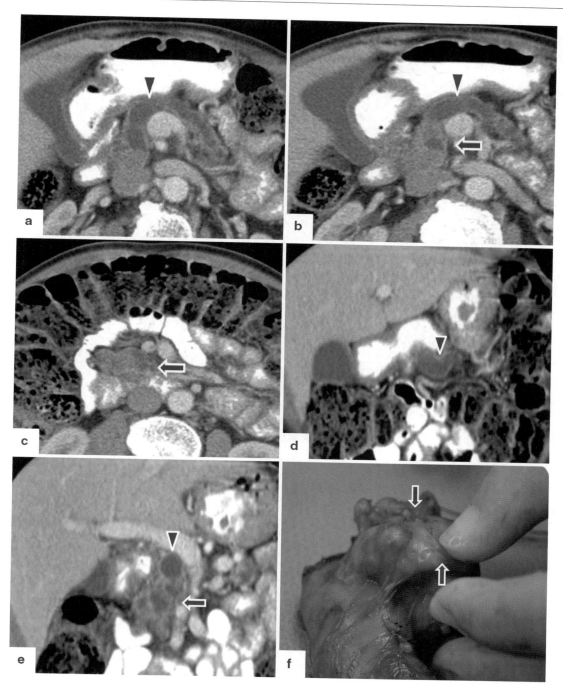

图13.33 胰腺导管内管状乳头状肿瘤。73岁男性患者，腹部不适、体重减轻6个月。增强CT横断面（a~c）及冠状面（d，e）图像显示胰头部有一个边界不清、不均质肿块（箭头所示），伴有胰管明显扩张（箭头所示）及胰腺实质萎缩。行保留幽门的Whipple术。手术切除标本（f）可见一个分叶状肿块（箭标所示）

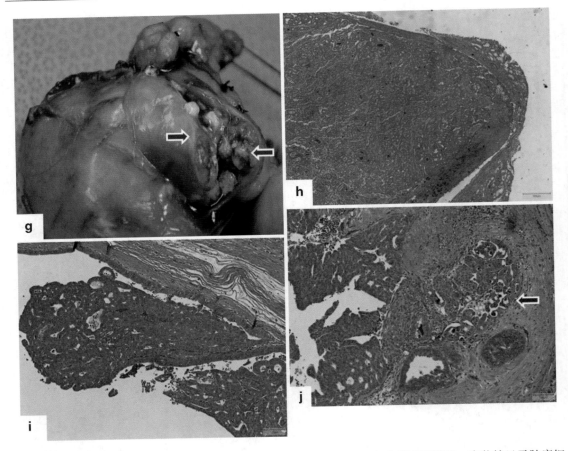

图13.33（续） 大体标本切面（**g**）可见肿瘤由多个实性小结节构成（箭标所示）。组织病理学切片（**h**，**i**）（HE染色，4×，40×）显示导管内较大的肿瘤，局部充满胰管管腔。高倍镜显示肿瘤细胞形成乳头状、管状结构，局灶伴浸润性癌（**j**）（箭标所示）

13.17　胰腺包虫囊肿

（图13.34~图13.36）

- 一种感染棘球蚴幼虫所致的全球性人畜共患的寄生虫病。
- 多见于地中海国家、澳大利亚、新西兰、南美、东南亚地区和远东以及中东国家。
- 随着移民增加，北美及欧洲本病的发病率逐年增加。
- 肝脏和肺为最常受累的器官。
- 包虫病累及胰腺罕见，文献报道发病率<2%。
- 胰腺包虫囊肿更为罕见。
- 多数感染发生在童年期，直到成年后（30~40岁）才确诊。

13.17.1　大体表现

- 圆形厚壁囊性肿块。
- 囊液透明或略带淡黄色，囊内可含有实性沉淀物（棘球蚴砂）。
- 囊中囊（子囊）。

13.17.2　镜下表现

- 包虫囊肿分为3层：
  - 囊外层：由宿主细胞反应性改变构成的致密纤维保护层
  - 中间外囊角质层：不含细胞，允许营养物质通过
  - 内层生发细胞：可生发出头节（绦虫幼虫阶段）及角质层
- 子囊呈小圆球状，囊内包含头节，是由生发层形成的。
- 子囊破裂，子囊内头节混入囊内液体，即形成白色沉淀物（棘球蚴砂），内含有折射性的抗酸性小钩。
- 角质层和生发层共同构成棘球蚴本身形成的囊（内囊）。

13.17.3　临床表现

- 临床根据囊肿发生部位不同而表现多样。
- 胰体部及胰尾部囊肿无症状。
- 胰头部囊肿可引起阻塞性黄疸（囊肿压迫胆总管）。

13.17.4　实验室检查

- 常规检查无特异性。
- 嗜酸性粒细胞增多，占25%。
- 血清颗粒大肠埃希菌检查敏感（占90%）。

13.17.5　影像学检查

- 超声：厚壁单房囊肿
  - 子囊，内层囊壁，囊内较低回声（棘球蚴砂）。
- CT/MRI：单房厚壁囊肿
  - 子囊，内层囊壁，囊内容物（棘球蚴砂）（MRI显示最佳）。
  - 蛋壳样钙化，囊壁钙化（CT显示最佳）。

13.17.6　鉴别诊断

- 胰腺假性囊肿，黏液性囊性肿瘤，寡囊型浆液性囊性肿瘤，淋巴上皮囊肿。

13.17.7　治疗

- 手术切除。

> **要点**
> - 在包虫病流行区域，胰腺上囊性病灶应考虑到包虫囊肿的可能，即使实验室检查为阴性。

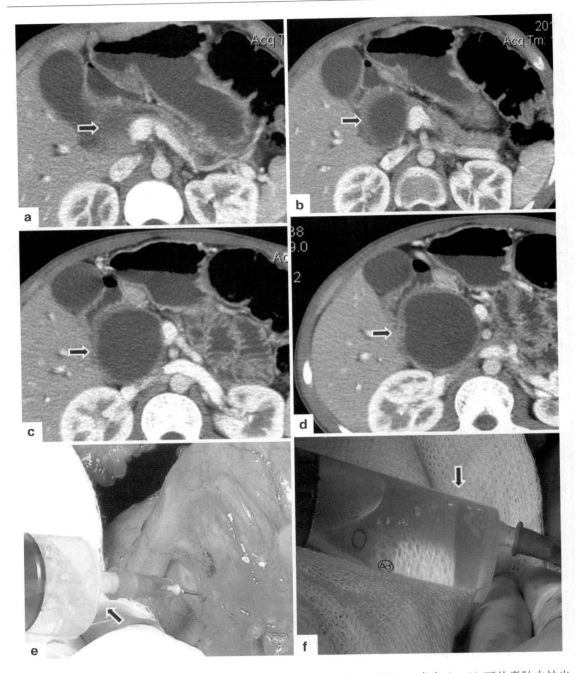

图13.34　胰腺包虫囊肿。19岁男性患者，阿根廷人，上腹痛，体重减轻，上腹部可扪及肿块。增强CT横断面（a~d）图像显示胰头部一个较大的厚壁囊肿（箭标所示）。术中（e~f）可从囊肿内抽出清亮液体（箭标所示）

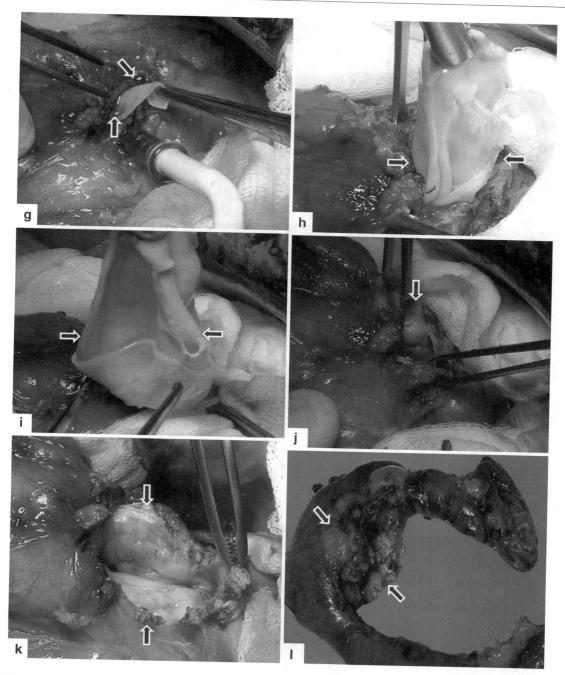

图13.34（续） 术中吸引囊内液体（g），剥离包虫囊肿生发层图像（h，i）（箭标所示）。图像（j，k）显示剥离生发层后的囊内壁呈灰白色，表面不规则（箭标所示）。大体标本（l）显示肿块质地不均匀，呈灰白色（箭标所示）（感谢Julian Christian医师提供病例）

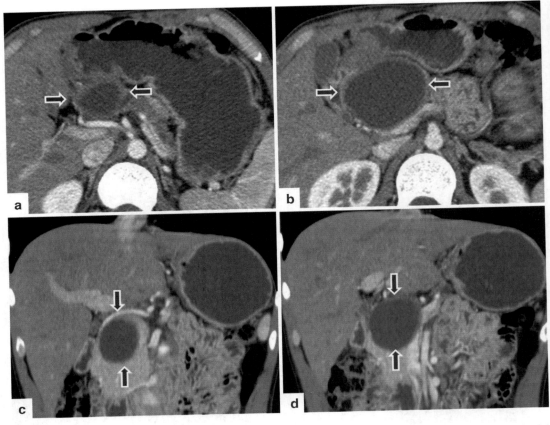

图13.35 胰腺包虫囊肿。20岁男性患者，慢性上腹部疼痛。曾居住于秘鲁山区（安喀什），既往无相关病史。增强CT横断面（**a**，**b**）和冠状面（**c**，**d**）图像显示胰头部有一个卵圆形、厚壁、囊性肿块（箭标所示）。该肿块被切除，病理诊断为胰腺包虫囊肿

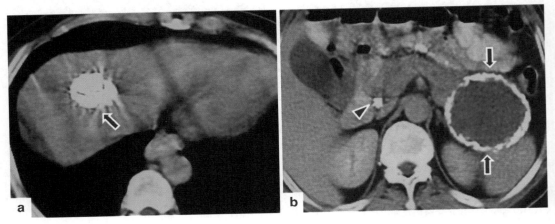

图13.36 肝脏和胰腺包虫囊肿。62岁男性患者，左上腹疼痛。年轻时曾在澳大利亚牧区工作。增强CT横断面（**a**，**b**）图像显示肝右叶圆形肿块严重钙化（箭标所示），胰尾部囊性肿块伴囊壁钙化（箭标所示），胰头部不规则的钙化结节（箭头所示）

13.18 胰腺结核（TP）

（图13.37，图13.38）

- 由结核分枝杆菌引起。该病原菌呈杆状，是一种抗酸染色阳性的需氧菌。
- 尽管不同地区结核的发病率、患病率和死亡率差异很大，其总体发病趋势不断增加。
- 胰腺结核罕见。
- 多数继发于胰周淋巴结结核，少数来源于血行播散。
- 常见于免疫功能缺陷患者及艾滋病患者。

13.18.1 大体表现

- 病灶边界不清，伴有局灶性坏死和空洞形成。

13.18.2 镜下表现

- 坏死性肉芽肿性炎。
- AFB或FITE抗酸染色可发现抗酸菌。

13.18.3 临床表现

- 常见临床表现：腹痛、发热、食欲不振和体重减轻。
- 其他症状：缺铁性贫血、呕吐、梗阻性黄疸、上消化道出血和门静脉高压。

13.18.4 实验室检查

- 无特异性，表现为贫血、淋巴细胞减低、转氨酶和碱性磷酸酶升高。

- 对抽取的液体或组织进行分枝杆菌培养或PCR检测能够明确诊断。

13.18.5 影像学检查

- 胰腺结核罕见，影像学诊断困难。当免疫缺陷患者或艾滋病患者发现胰腺或胰周囊性肿块时，应想到本病的可能性。
- 多伴有胰周或门静脉周围的淋巴结肿大。
- **超声**：薄壁低回声肿块。
- **CT/MRI**：单发或多发性，圆形或卵圆形低密度无强化肿块。
- 胰周肿大的淋巴结与胰腺内病灶表现相似，肝外胆道系统梗阻罕见。
- 微生物及组织病理学检查可明确诊断。

13.18.6 鉴别诊断

- 淋巴瘤，胰腺脓肿，胰腺假性囊肿，黏液性囊性肿瘤，导管内乳头状黏液性肿瘤。

13.18.7 治疗

- 抗结核药物治疗6~12个月。对于病情严重或耐药患者，可在异烟肼、利福平的基础上联用吡嗪酰胺和乙胺丁醇。

要点

- 在超声或CT引导下做细针穿刺，将抽吸物进行细胞学检查，发现坏死性肉芽肿及抗酸杆菌可明确诊断。
- PCR技术能检测切除标本中的结核分枝杆菌DNA。

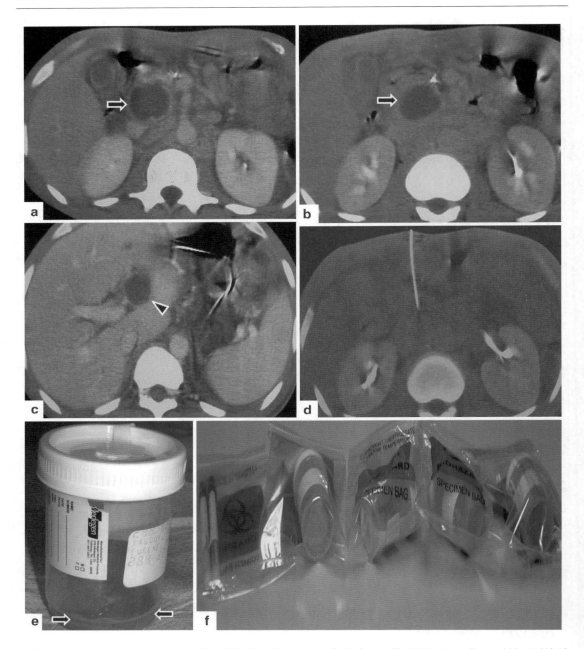

图13.37　胰腺结核。35岁女性，艾滋病患者，间断发热、体重减轻。增强CT横断面（**a~d**）图像显示胰头部一个薄壁、囊性肿块（箭标所示），不伴有胆总管或胰管扩张。肝门部另可见一个呈类似表现的囊性病灶（箭头所示）。在CT引导下对该肿块穿刺活检（**d**），囊液黏稠，呈褐色（**e**）。制备标本，进行革兰染色及病原菌培养（**f**）。结核分枝杆菌培养结果呈阳性

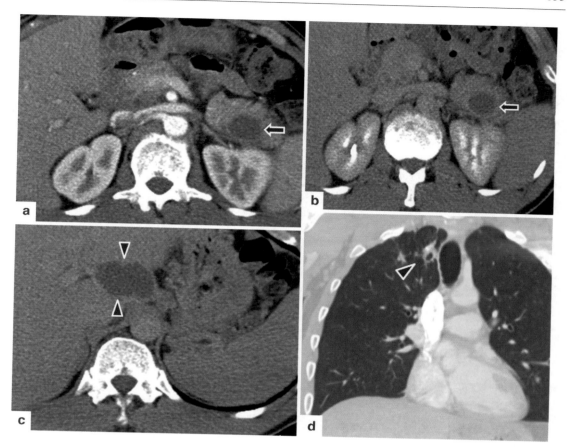

图13.38 胰腺结核。28岁男性艾滋病患者，慢性咳嗽、发热、寒战。增强CT横断面（**a~c**）图像显示胰尾部一个圆形、囊性、无强化肿块（箭标所示），肝门部另可见一个呈类似表现的卵圆形病灶（箭头所示）。胸部CT冠状面（**d**）图像显示右肺尖一个厚壁空洞，邻近肺组织可见"树芽征"（箭头所示）

13.19 胰腺内副脾 (IPAS)

（图13.39~图13.41）

- 副脾是一种先天性发育异常。
- 最常见于脾门、胰尾周围。
- 副脾也可以位于胰腺组织内，特别是胰尾部。
- 由脾动脉分支供血，经脾静脉引流。
- 大小从数毫米至数厘米不等。
- 脾脏切除后，副脾可以增大。

13.19.1 大体表现

- 圆形，质软，暗红色。

13.19.2 镜下表现

- 胰腺内边界清楚、有纤维包膜的脾组织，周围包绕正常胰腺组织。

13.19.3 临床表现

- 患者无症状，为影像学检查偶然发现。

13.19.4 影像学检查

- **超声**：胰腺内副脾呈圆形或卵圆形，与正常脾脏回声类似，可伴有高回声的纤维包膜。彩色多普勒检查可见血管门结构。
- **CT/MRI**：边界清楚的肿块，密度/信号及各期强化方式与脾脏一致。

13.19.5 鉴别诊断

- 胰腺神经内分泌肿瘤，胰腺转移瘤（肾癌）。

13.19.6 治疗

- 胰腺内副脾无需治疗。

要点
- 发现胰尾部均质的富血供肿块时，应想到本病的可能性。
- 对于可疑病例，^{99m}Tc硫胶体显像是一种行之有效的检查手段，能够避免不必要的活检或手术。

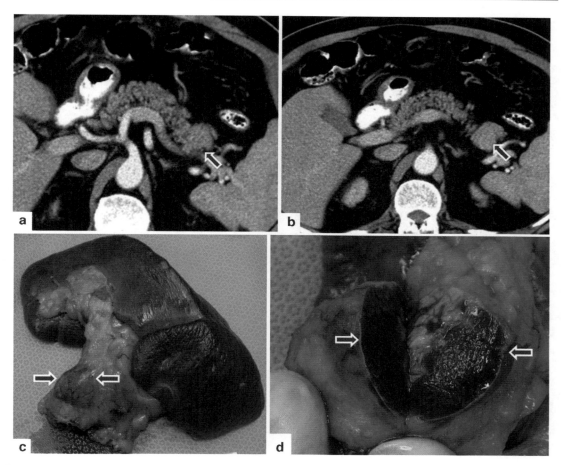

图13.39 胰腺内副脾。69岁男性患者,腹痛。增强 CT横断面(**a**,**b**)图像显示胰尾部一个边界清晰、均匀强化的肿块(箭标所示),密度与正常脾脏实质类 似。行胰体尾及脾脏切除术。大体标本(**c**)显示胰尾 部一个表面光滑的褐色肿块(箭标所示),标本切面 (**d**)呈均匀暗红色(箭标所示)

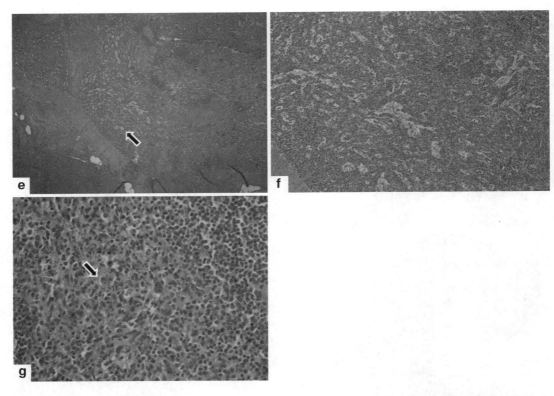

图13.39（续） 组织病理学切片（**e**, **f**）（HE染色, 4×, 10×, 40×）显示毗邻胰腺的脾脏组织（箭标所示），高倍镜下（**g**）显示脾脏红髓（箭标所示）

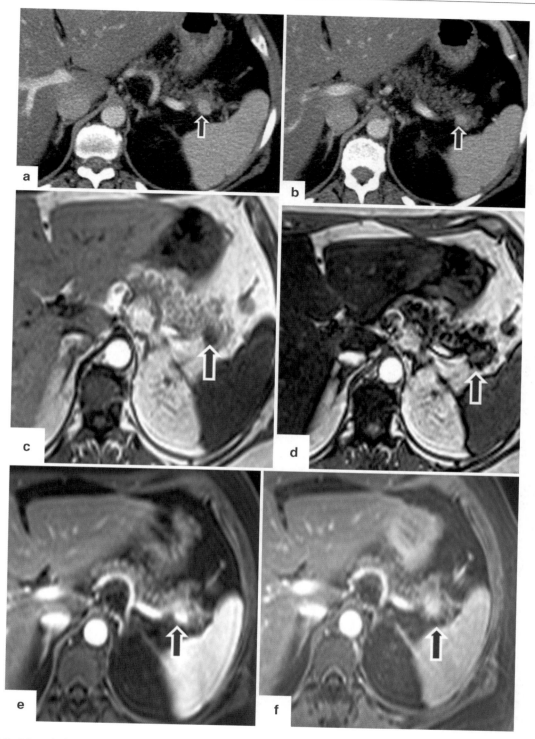

图13.40 胰腺内副脾。42岁女性患者，腹痛，腹部CT检查意外发现胰腺肿块。增强CT横断面（a，b）图像显示胰尾部一个圆形、高密度小结节（箭标所示）。病灶T1加权（c）、反相位（d）、T1加权增强抑脂动脉期、门静脉期（e，f）图像信号与脾脏相似（箭标所示）

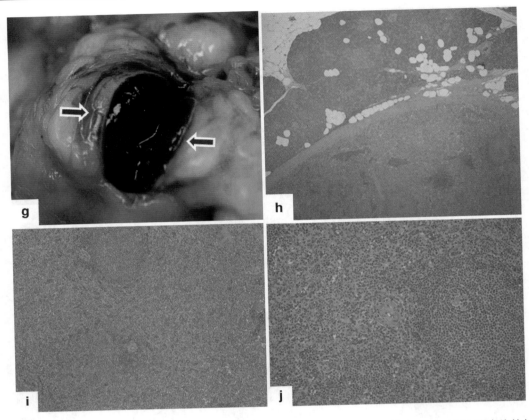

图13.40（续） 肿块大体切面（g）呈均匀紫色（箭标所示）。组织病理学切片（h，i）（HE染色，4×，10×）显示位于胰腺实质内的脾脏组织。高倍镜下（j）（HE染色，40×）显示脾脏的红髓与白髓

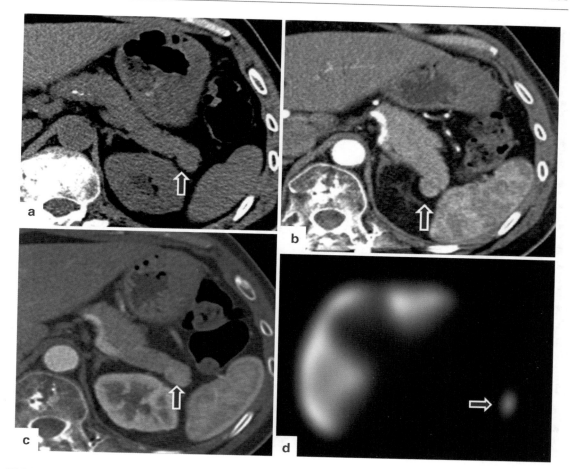

图13.41 胰腺内副脾。51岁男性患者，左上腹疼痛。平扫（**a**）及增强CT横断面（**b**，**c**）图像显示胰尾部一个外生型结节（箭标所示），病灶增强前后密度均与脾脏相仿。提示异位脾脏。肝胆⁹⁹ᵐTc硫胶体显像（**d**）显示病灶内示踪剂聚集（箭标所示），证实为胰腺内副脾（箭标所示）

13.20　脾动脉动脉瘤（SAA）

（图13.42~图13.45）

- 腹腔动脉瘤第三大好发部位（前2位依次为腹主动脉瘤和髂动脉瘤）。
- 真实发病率不详。
- 好发于女性。
- 男性瘤体破裂风险更高。
- 通常直径<3 cm，范围2~9 cm。
- 大多数单发，也可多发。
- 部位：多位于胰腺远端。
- 病因未明。
- 瘤体发生破裂风险为2%~3%。
- 肝移植、门静脉高压、妊娠时破裂风险增高。

13.20.1　大体表现

- 脾动脉局限性扩张。

13.20.2　镜下表现

- 动脉粥样硬化常见（可能是中膜退变的继发表现）。

- 可能与动脉纤维发育不良、动脉炎、胶原血管病、α-1抗胰蛋白酶缺乏、炎症或感染性疾病有关。

13.20.3　临床表现

- 大多数脾动脉动脉瘤无症状。
- **动脉瘤破裂**：腹痛（突发性左上腹疼痛），血压下降，心动过速，胃肠道出血。

13.20.4　影像学检查

- 高分辨影像技术的推广使脾动脉动脉瘤的检出率增加。
- **超声**：脾动脉局限性扩张。
- CT/MRI：脾动脉局限性扩张，均匀强化，附壁血栓，边缘钙化。

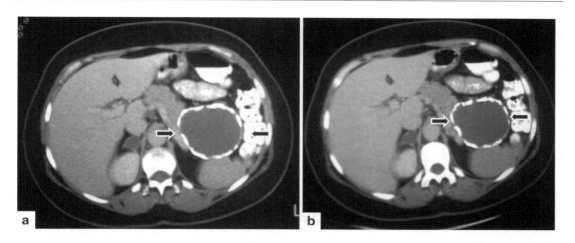

图13.42 巨大脾动脉动脉瘤。60岁女性患者,慢性左上腹疼痛。增强CT横断面(**a**,**b**)图像显示胰尾部有一巨大、圆形、低密度病灶,边缘有不规则钙化(箭标所示)。检查时意外发现患者合并右侧肾上腺腺瘤。行胰体尾及脾脏切除术。最后诊断示脾动脉远端巨大粥样硬化性动脉瘤伴血栓形成

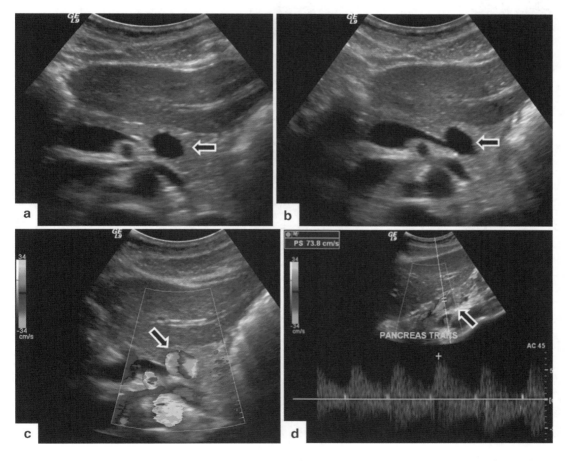

图13.43 脾动脉动脉瘤。26岁女性患者,腹痛。超声检查灰度(**a**,**b**)和彩色多普勒超声检查横断面、矢状面(**c**,**d**)图像显示脾动脉中段动脉瘤(箭标所示)

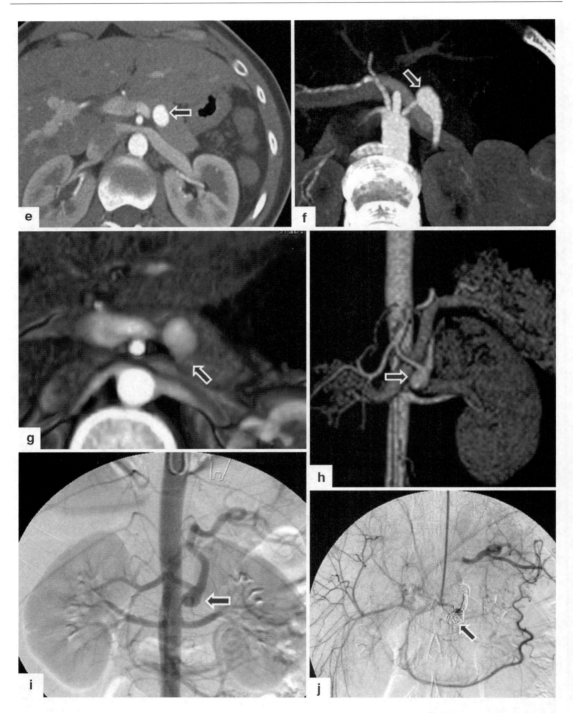

图13.43（续） 增强CT横断面MIP（**e**，**f**）、冠状面容积重建（**g**，**h**）图像显示脾动脉动脉瘤（箭标所示）。血管造影（**i**）显示脾动脉动脉瘤（箭标所示）。动脉瘤经血管内弹簧圈填塞治疗，治疗后血管造影（**j**）显示动脉瘤完全闭塞（箭标所示）

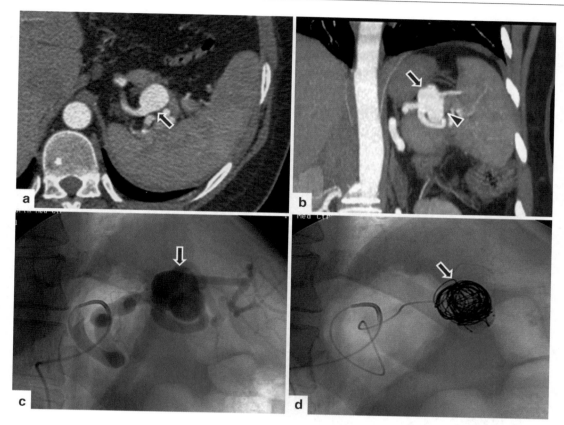

图13.44 脾动脉动脉瘤。70岁女性患者，左上腹轻微疼痛。增强CT横断面（**a**）和冠状面（**b**）图像显示脾动脉远端一个直径为2.5cm的粥样硬化性动脉瘤（箭标所示），边缘钙化（**b**）（箭头所示）。选择性脾动脉造影（**c**）证实为脾动脉动脉瘤（箭标所示）。动脉瘤经血管内弹簧圈填塞治疗，治疗后血管造影（**d**）显示动脉瘤完全闭塞（箭标所示）

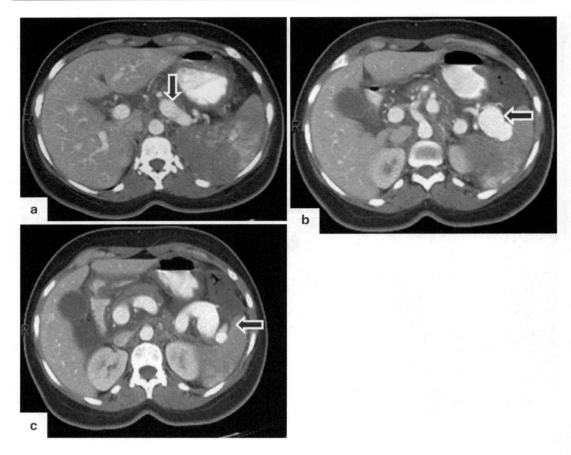

图13.45 脾动脉动脉瘤破裂。32岁女性患者，严重上消化道出血，轻微腹痛、腹泻2个月。上消化道内镜检查诊断胃底静脉曲张破裂出血。增强CT横断面（**a~c**）图像脾动静脉同时显影（箭标所示）

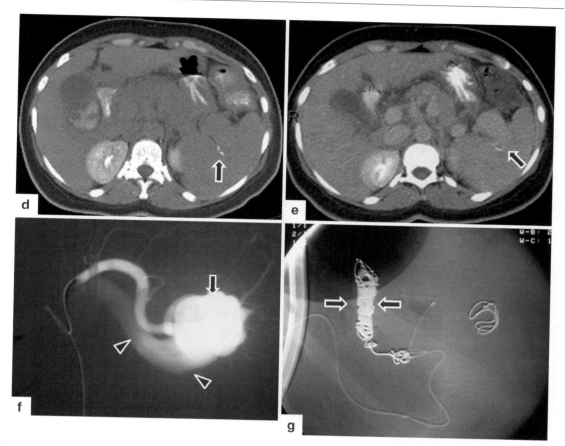

图13.45（续） 增强CT横断面延迟期（**d，e**）图像显示脾门部弧形钙化（箭标所示）。影像学表现提示脾动脉动脉瘤破入脾静脉。选择性血管造影（**f**）证实脾动脉瘤和脾静脉之间存在瘘口（箭头所示）。于脾动脉近端用弹簧圈填塞封闭瘘口（**g**）（箭标所示），脾动脉瘤内另可见松散的弹簧圈充填

13.20.5　鉴别诊断

● 神经内分泌肿瘤。

13.20.6　治疗

● 建议有症状的患者，妊娠、哺乳期妇女，

肝移植患者，肝硬化，门静脉高压患者接受治疗。

● 治疗方法取决于脾动脉瘤部位，患者年龄，手术风险和临床状况。

● 目前治疗手段采用选择性动脉栓塞。

● 动脉瘤位于脾动脉远端时，也可切除脾脏及脾动脉远端1/3。

要点

● 患者脾动脉动脉瘤破裂时突发左上腹疼痛，疼痛可自行缓解，随后发生循环衰竭，即"双破裂征"，其原因是出血早期血液局限于小网膜囊，随后血液溢出进入腹腔。

● 真性与假性脾动脉动脉瘤有时不易区分。若有急性胰腺炎病史或影像学表现提示慢性胰腺炎，扩张的脾动脉边缘没有钙化，则提示假性动脉瘤可能（图13.46）。

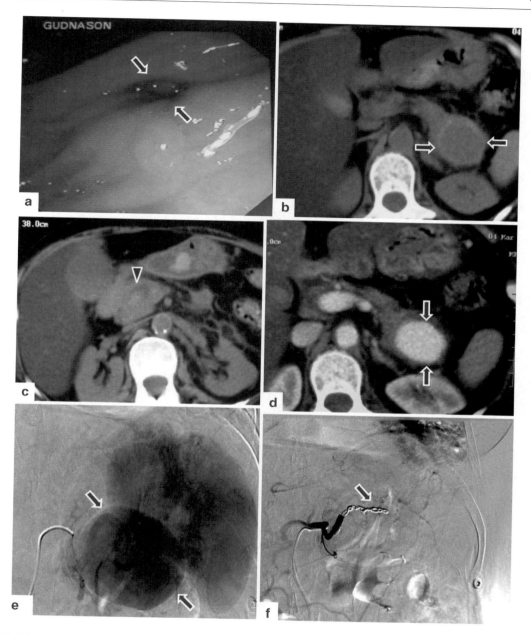

图13.46 脾动脉假性动脉瘤。57岁女性患者，慢性胰腺炎，最后一次发作为3个月前，伴胰腺假性囊肿形成。患者本次因上消化道出血入院。上消化道内镜（**a**）显示壶腹部有活动性出血（箭标显示）。平扫CT横断面（**b**，**c**）图像显示胰尾部一个圆形肿块（箭标所示），胰体部扩张的胰管内有高密度影，提示胰管内出血（箭头所示）。增强CT横断面（**d**）图像显示胰尾部肿块显著强化。检查结果提示假性动脉瘤。行选择性脾动脉造影（**e**），证实为巨大假性动脉瘤（箭标所示）并行弹簧圈栓塞治疗，之后行血管造影（**f**）显示脾动脉假性动脉瘤完全闭塞（箭标所示）

13.21　教学要点

孤立性纤维瘤	罕见肿瘤
	更多见于女性
	潜在恶性
	常见于胰头部
	多数患者无症状，偶尔发现
	病理： 梭形细胞和细的胶原带；免疫染色CD34、CD99阳性
	影像学表现： 无特异性
	CT/MRI：边界清晰、均质的肿块
	鉴别诊断： 神经内分泌肿瘤，炎性肌纤维母细胞瘤，实性乳头状囊性肿瘤，淋巴瘤，腺泡细胞癌
	治疗： 手术
胰腺炎性肌纤维母细胞瘤	常见于年龄<20岁的青少年
	常见于胰头部
	多数患者无症状
	病理： 肌纤维母细胞和纤维母细胞增生，伴嗜酸性细胞、浆细胞和淋巴细胞浸润；免疫染色SMA和ALK呈阳性
	影像学表现： 无特异性
	CT/MRI：均质或不均质肿块
	鉴别诊断： 胰腺癌，孤立性纤维瘤，淋巴瘤，胰腺转移瘤
	治疗： 手术
胰腺淋巴瘤	包括原发性和继发性淋巴瘤
	以继发性淋巴瘤多见
	原发性淋巴瘤极其罕见
	多见于免疫缺陷患者及艾滋病患者
	常见的组织学类型： 弥漫性大B细胞淋巴瘤
	影像学表现：
	原发性： 局灶性等密度肿块
	继发性： 腹膜后淋巴瘤或胃淋巴瘤侵犯胰腺，胆管闭塞
	鉴别诊断： 胰腺癌，自身免疫性胰腺炎，胰腺转移瘤
	治疗： 化疗
腺泡细胞癌	具有侵袭性
	好发于50~70岁人群
	男性多见
	病理： 恶性的腺泡细胞，胞质富含酶原颗粒，免疫组化胰蛋白酶、淀粉酶和脂肪酶阳性
	Schmid三联征：皮下脂肪坏死、多关节痛及嗜酸性粒细胞增多
	影像学表现： 无特异性。肿块质地均匀或不均匀，伴有坏死
	鉴别诊断： 胰腺癌，实质坏死型神经内分泌肿瘤，胰腺转移瘤
	治疗： 手术

胰腺粒细胞肉瘤	髓外原始粒细胞聚集
	可同时伴发或继发于急性髓性白血病，或其他骨髓增殖性疾病
	病理：成髓细胞片，CD34、MPO、CD33、CD68和CD117免疫染色阳性
	症状：上腹痛和（或）黄疸
	影像学表现：无特异性。低密度或等密度胰腺肿块
	鉴别诊断：淋巴瘤，局灶性自身免疫性胰腺炎，神经内分泌肿瘤
	治疗：化疗
胰母细胞瘤	儿童多见
	常见组织学特征：鳞状小体
	病理：伴腺泡分化的恶性肿瘤细胞和鳞状细胞小体。胰蛋白酶、淀粉酶和p63阳性
	症状：腹痛，腹泻，体重减轻，呕吐
	部位：胰腺体部、尾部或占据整个胰腺
	影像学表现：实性、不均质、浸润性肿块
	鉴别诊断：局灶性自身免疫性胰腺炎，神经母细胞瘤，乳头状囊实性肿瘤，胰腺肉瘤，神经内分泌肿瘤
	治疗：手术，对于无法手术切除的肿瘤可行放、化疗
胰腺血管内皮瘤	多见于6个月以下的婴儿
	可迅速长大，并于数月后自行缩小
	常见于胰头
	病理：毛细血管和肿瘤性间质细胞增生，间质细胞胞质呈粉红色泡沫状。免疫染色CD31和Ⅷ因子呈阳性
	影像学表现：富血供肿瘤，可引起胆道梗阻
	鉴别诊断：神经内分泌肿瘤，胰母细胞瘤，自身免疫性胰腺炎
	治疗：胆道支架，体外引流待肿瘤自发消退，激素、干扰素治疗或手术切除
胰腺脂肪瘤	良性
	病理：成熟脂肪组织
	症状：无症状，影像学检查偶然发现
	影像学表现：
	CT/MRI：表现典型，边界清晰的脂肪密度或高信号肿块
	超声：表现多样
	鉴别诊断：胰腺局灶性脂肪浸润，后腹膜脂肪肉瘤，畸胎瘤
	治疗：保守治疗
胰腺颗粒细胞瘤	起源于施万细胞的良性肿瘤
	胰腺颗粒细胞瘤罕见
	病理：细胞较大，胞质内含有PAS染色阳性的颗粒状物质，免疫染色S-100蛋白阳性
	影像学表现：无特异性
	鉴别诊断：胰腺癌（伴胰管阻塞）
	治疗：手术

淋巴上皮囊肿	良性
	好发于中年
	女性多见
	常见部位：胰体部
	病理：囊肿呈单房或多房，内衬有鳞状上皮，周围密集的淋巴组织伴生发中心形成
	症状：腹痛
	影像学表现：多分隔的囊性肿块，可有囊内容物
	鉴别诊断：囊性淋巴管瘤，寡囊型浆液性囊性肿瘤，黏液性囊性肿瘤，导管内乳头状黏液性肿瘤，胰腺假性囊肿
	治疗：细针穿刺活检可明确诊断，无症状患者可进一步观察或手术治疗
胰腺导管内管状乳头状肿瘤	《2010版WHO胰腺肿瘤分类》中新提出的概念
	罕见肿瘤
	胰头部多见（50%），35%呈弥漫性生长，15%位于胰尾部
	病理：肿瘤于导管内呈管状乳头状生长，导管分化，胞质缺乏黏液，高度异型，可见坏死及间质浸润
	症状：腹痛，发热
	影像学表现：胰腺导管内肿块伴胰管扩张，或边界清晰的实性肿块
	鉴别诊断：导管内乳头状黏液性肿瘤，神经内分泌肿瘤，腺泡细胞癌，实性乳头状囊性肿瘤
	治疗：手术
胰腺包虫囊肿	**病原体**：细粒棘球绦虫
	病理：囊肿分3层，内有包含头节的子囊。棘球蚴砂内可见寄生虫小钩
	流行地区：地中海国家，澳大利亚，新西兰，南美州，东南亚地区，中东国家
	症状：胰腺体尾部囊肿，无症状；胰头部囊肿，表现为黄疸
	影像学表现：厚壁囊肿，有子囊，边缘钙化
	鉴别诊断：寡囊型浆液性囊性肿瘤，黏液性囊性肿瘤，胰腺假性囊肿，淋巴上皮囊肿
	治疗：手术
胰腺结核	**病原菌**：结核分枝杆菌
	大多继发于胰周淋巴结结核
	多见于免疫缺陷患者及艾滋病患者
	症状：腹痛，发热，食欲不振，体重减轻
	病理：坏死性肉芽肿性炎，AFB或FITE抗酸染色可发现抗酸杆菌
	影像学表现：呈圆形或卵圆形、低密度无强化肿块，胰周或肝门部淋巴结大，脾脏病变
	鉴别诊断：淋巴瘤，胰腺脓肿，胰腺假性囊肿，黏液性囊性肿瘤，导管内乳头状黏液性肿瘤细针穿刺抽取内容物培养可明确诊断
	治疗：抗结核药物联合治疗

胰腺内副脾	**常见部位**：胰尾部
	大小：数毫米至数厘米不等
	影像学检查偶然发现
	影像学表现：增强CT/MRI显示病灶边界清晰，强化方式与脾脏一致
	鉴别诊断：神经内分泌肿瘤，胰腺转移瘤
	治疗：保守治疗
脾动脉动脉瘤	女性多见
	男性破裂风险更高
	大多单发性
	多数无症状
	破裂风险：肝移植，门静脉高压，妊娠状态
	动脉瘤破裂：突发左上腹疼痛，血压下降，心动过速，胃肠道出血
	影像学表现：首选增强CT，显示脾动脉局限性扩张
	治疗：建议有症状患者，妊娠、哺乳期女性，肝移植患者接受治疗。治疗方案采用选择性动脉栓塞

推荐参考文献

胰腺孤立性纤维瘤

Chetty R, Jain R, Serra S. Solitary fibrous tumor of the pancreas. Ann Diagn Pathol. 2009;13(5):339–43.

Ginat DT, Bokhari A, Bhatt S, Dogra V. Imaging features of solitary fibrous tumors. AJR Am J Roentgenol. 2011;196(3):487–95.

Kwon HJ, Byun JH, Kang J, Park SH, Lee MG. Solitary fibrous tumor of the pancreas: imaging findings. Korean J Radiol. 2008;9(Suppl):S48–51.

Miyamoto H, Molena DA, Schoeniger LO, Haodong X. Solitary fibrous tumor of the pancreas: a case report. Int J Surg Pathol. 2007;15(3):311–4.

Sugawara Y, Sakai S, Aono S, et al. Solitary fibrous tumor of the pancreas. Jpn J Radiol. 2010;28(6):479–82.

胰腺炎性肌纤维母细胞瘤

Arslan D, Gunduz S, Tural D, et al. Inflammatory myofibroblastic tumor: a rarely seen submucosal lesion of the stomach. Case Rep Oncol Med. 2013;2013:328108.

Dulundu E, Sugawara Y, Makuuchi M. Inflammatory myofibroblastic tumor of the pancreas–a case report. Biosci Trends. 2007;1(3):167–9.

Hassan KS, Cohen HI, Hassan FK, Hassan SK. Unusual case of pancreatic inflammatory myofibroblastic tumor associated with spontaneous splenic rupture. World J Emerg Surg. 2010;5:28-7922-5-28.

Lacoste L, Galant C, Gigot JF, Lacoste B, Annet L. Inflammatory myofibroblastic tumor of the pancreatic head. JBR-BTR. 2012;95(4):267–9.

Lobo FD, Sinha R, Pai RR, Prabhu S. Inflammatory myo- fibroblastic tumor of the pancreas: a rare

entity. Indian J Pathol Microbiol. 2010;53(3):585–7.

Schutte K, Kandulski A, Kuester D, et al. Inflammatory myofibroblastic tumor of the pancreatic head: an unusual cause of recurrent acute pancreatitis – case presentation of a palliative approach after failed resec- tion and review of the literature. Case Rep Gastroenterol. 2010;4(3):443–51.

Sim A, Lee MW, Nguyen GK. Inflammatory myofibro- blastic tumour of the pancreas. Can J Surg. 2008;51(1):E23–4.

Pancreatic pathology online – inflammatory pseudotu- mour (inflammatory myofibroblastic tumour) of the pancreas. 2014. http://www.surgical-pathology. com/ pancreas_IMT.htm. Accessed 3/10/2014.

胰腺淋巴瘤

Acinar cell cystadenoma – pancreas. 2014. http://www. pubcan.org/cancer/5854/acinar-cell-cystadenoma/ his- topathology. Accessed 3/7/2014.

Acinar cell cystadenoma – pancreas. 2014. http://www. pubcan.org/cancer/5854/acinar-cell-cystadenoma/ def- inition. Accessed 3/13/2014.

Armstrong MD, Von Hoff D, Barber B, et al. An effective personalized approach to a rare tumor: prolonged sur- vival in metastatic pancreatic acinar cell carcinoma based on genetic analysis and cell line development. J Cancer Educ. 2011;2:142–52.

Fujinaga Y, Lall C, Patel A, Matsushita T, Sanyal R, Kadoya M. MR features of primary and secondary malignant lymphoma of the pancreas: a pictorial review. Insights Imaging. 2013;4(3):321–9.

腺泡细胞癌

Tatli S, Mortele KJ, Levy AD, et al. CT and MRI features of pure acinar cell carcinoma of the pancreas in adults. AJR Am J Roentgenol.

2005;184(2):511–9.

Virlos IT, Papazachariou IM, Wiliamson RC. Acinar cell carcinoma of the pancreas with and without endocrine differentiation. HPB (Oxford). 2002;4(2):87–90.

胰腺粒细胞肉瘤

Alexiev BA, Wang W, Ning Y, et al. Myeloid sarcomas: a Histologic, immunohistochemical, and cytogenetic study. Diagn Pathol. 2007;2:42.

Li XP, Liu WF, Ji SR, Wu SH, Sun JJ, Fan YZ. Isolated pancreatic granulocytic sarcoma: a case report and review of the literature. World J Gastroenterol. 2011;17(4):540–2.

Messager M, Amielh D, Chevallier C, Mariette C. Isolated granulocytic sarcoma of the pancreas: a tricky diag- nostic for primary pancreatic extramedullary acute myeloid leukemia. World J Surg Oncol. 2012;10:13-7819-10-13.

Myeloid sarcoma pathology. 2014. http://emedicine. med- scape.com/article/1644141-overview. Accessed 3/10/2014.

Noh BW, Park SW, Chun JE, Kim JH, Kim HJ, Lim MK. Granulocytic sarcoma in the head and neck: CT and MR imaging findings. Clin Exp Otorhinolaryngol. 2009;2(2):66–71.

Primary granulocytic sarcoma | myeloidsarcoma. 2014. http://myeloidsarcoma.com/primary-granulocytic-sar-coma-2/. Accessed 3/14/2014.

Servin-Abad L, Caldera H, Cardenas R, Casillas J. Granulocytic sarcoma of the pancreas. A report of one case and review of the literature. Acta Haematol. 2003;110(4):188–92.

胰母细胞瘤

Chun Y, Kim W, Park K, Lee S, Jung S.

Pancreatoblastoma. J Pediatr Surg. 1997;32(11):1612–5.

Hammer ST, Owens SR. Pancreatoblastoma: a rare, adult pancreatic tumor with many faces. Arch Pathol Lab Med. 2013;137(9):1224–6.

Montemarano H, Lonergan GJ, Bulas DI, Selby DM. Pancreatoblastoma: imaging findings in 10 patients and review of the literature. Radiology. 2000;214(2):476–82.

Roebuck DJ, Yuen MK, Wong YC, Shing MK, Lee CW, Li CK. Imaging features of pancreatoblastoma. Pediatr Radiol. 2001;31(7):501–6.

胰腺血管内皮瘤

Chappell JS. Case reports. benign hemangioendothelioma of the head of the pancreas treated by pancreaticoduo-denectomy. J Pediatr Surg. 1973;8(3):431–2.

England RJ, Woodley H, Cullinane C, McClean P, Walker J, Stringer MD. Pediatric pancreatic hemangioma: a case report and literature review. JOP. 2006;7(5):496–501.

Saigal G, Hildoer D, Parra-Herran C, Pelaez L. Case report unusual presentation of a pancreatic mass in an infant: pancreatic haemangioendotheliomatosis. Br J Radiol. 2011;84(1008):e232–5.

Shih SL, Chen BF, Chen SH, Chi T, Sheu CY. Spindle cell hemangioendothelioma of the pancreas treated with interferon-alpha2a. Pancreas. 1998;16(2):215–6.

胰腺脂肪瘤

Katz DS, Nardi PM, Hines J, et al. Lipomas of the pan-creas. AJR Am J Roentgenol. 1998;170(6):1485–7.

Lee SY, Thng CH, Chow PK. Lipoma of the pancreas, a case report and a review of the literature. World J Radiol. 2011;3(10):246–8.

Stadnik A, Cieszanowski A, Bakon L, Grodzicka A, Rowinski O. Pancreatic lipoma: an incydentaloma which can resemble cancer – analysis of 13 cases studied with CT and MRI. Pol J Radiol. 2012;77(3):9–13.

胰腺淋巴上皮囊肿

Adsay NV, Hasteh F, Cheng JD, et al. Lymphoepithelial cysts of the pancreas: a report of 12 cases and a review of the literature. Mod Pathol. 2002;15(5):492–501.

Domen H, Ohara M, Kimura N, et al. Lymphoepithelial cyst of the pancreas. Case Rep Gastroenterol. 2012;6(3):604–11.

Pancreatic pathology online – benign lymphoepithelial cyst of the pancreas. 2014. http://www.surgical-pathology.com/pancreas_lymphoepithelial_cyst.htm. Accessed 3/7/2014.

Takamatsu S, Maruyama M, Sugano N, Ebuchi M. Lymphoepithelial cyst of the pancreas. J Hepatobiliary Pancreat. 1996;3(4):485–90.

Ueno S, Muranaka T, Maekawa S, et al. Radiographic features in lymphoepithelial cyst of the pancreas. Abdom Imaging. 1994;19(3):232–4.

胰腺囊性淋巴管瘤

Bhatia V, Rastogi A, Saluja SS, et al. Cystic pancreatic lymphangioma the first report of a preoperative pathological diagnosis by endoscopic ultrasound-guided cyst aspiration. JOP. 2011;12(5):473–6.

Colovic RB, Grubor NM, Micev MT, Atkinson HD, Rankovic VI, Jagodic MM. Cystic lymphangioma of the pancreas. World J Gastroenterol. 2008;14(44):6873–5.

Dalla Bona E, Beltrame V, Blandamura S, Liessi F, Sperti C. Huge cystic lymphangioma of the pancreas mimicking pancreatic cystic neoplasm. Case Rep Med. 2012;2012:951358.

Gui L, Bigler SA, Subramony C. Lymphangioma of the pancreas with "ovarian-like" mesenchymal stroma: a case report with emphasis on histogenesis. Arch Pathol Lab Med. 2003;127(11):1513–6.

Koenig TR, Loyer EM, Whitman GJ, Raymond AK, Charnsangavej C. Cystic lymphangioma of the pancreas. AJR Am J Roentgenol. 2001;177(5):1090.

Leung TK, Lee CM, Shen LK, Chen YY. Differential diagnosis of cystic lymphangioma of the pancreas based on imaging features. J Formos Med Assoc. 2006;105(6):512–7.

胰腺前肠囊肿

Dua KS, Vijayapal AS, Kengis J, Shidham VB. Ciliated foregut cyst of the pancreas: preoperative diagnosis using endoscopic ultrasound guided fine needle aspi- ration cytology—a case report with a review of the literature. Cytojournal. 2009;6:22-6413.56362.

Gomez Mateo Mdel C, Munoz Forner E, Sabater Orti L, Ferrandez Izquierdo A. Foregut cystic malformations in the pancreas. Are definitions clearly established? JOP. 2011;12(4):420–4.

Munshi IA, Parra-Davila E, Casillas VJ, Sleeman D, Levi JU. Ciliated foregut cyst of the pancreas. HPB Surg. 1998;11(2):117–9.

Zheng E, Burjonrappa S. Pancreatitis because of foregut duplication cyst of the pancreas treated by laparoscopic resection. J Pediatr Surg. 2010;45(12):e1–3.

腺泡细胞囊性肿瘤

Acinar cell cystadenoma – pancreas. 2014. http://www.pubcan.org/cancer/5854/acinar-cell-cystadenoma/

macroscopy. Accessed 3/14/2014.

Albores-Saavedra J. Acinar cystadenoma of the pancreas: a previously undescribed tumor. Ann Diagn Pathol. 2002;6(2):113–5.

Chatelain D, Paye F, Mourra N, et al. Unilocular acinar cell cystadenoma of the pancreas an unusual acinar cell tumor. Am J Clin Pathol. 2002;118(2):211–4.

Gumus M, Ugras S, Algin O, Gundogdu H. Acinar cell cystadenoma (acinar cystic transformation) of the pancreas: the radiologic-pathologic features. Korean J Radiol. 2011;12(1):129–34.

Khor TS,Badizadegan K,Ferrone C, et al.Acinar cystadenoma of the pancreas: a clinicopathologic study of 10 cases including multilocular lesions with mural nodules. Am J Surg Pathol. 2012;36(11):1579–91.

Pancreas – acinar cell cystadenoma. 2014. http://www. pathologyoutlines.com/topic/pancreasacinarcellcyst-adenoma.html. Accessed 3/7/2014.

Singhi AD, Norwood S, Liu TC, et al. Acinar cell cystad- enoma of the pancreas: a benign neoplasm or non- neoplastic ballooning of acinar and ductal epithelium? Am J Surg Pathol. 2013;37(9):1329–35.

Zamboni G, Terris B, Scarpa A, et al. Acinar cell cystad- enoma of the pancreas: a new entity? Am J Surg Pathol. 2002;26(6):698–704.

胰腺导管内管状乳头状肿瘤

Ahls MG, Niedergethmann M, Dinter D, et al. Case report: intraductal tubulopapillary neoplasm of the pancreas with unique clear cell phenotype. Diagn Pathol. 2014;9:11-1596-9-11.

Motosugi U, Yamaguchi H, Furukawa T, et al. Imaging studies of intraductal tubulopapillary neoplasms of the pancreas: 2-tone duct sign

and cork-of-wine-bottle sign as indicators of intraductal tumor growth. J Comput Assist Tomogr. 2012;36(6):710–7.

胰腺包虫囊肿

Jai SR, El Hattabi K, Bensardi F, Chehab F, Khaiz D, Bouzidi A. Primary hydatid cyst of the pancreas causing obstructive jaundice. Saudi J Gastroenterol. 2007;13(4):191–3.

Krige JE, Mirza K, Bornman PC, Beningfield SJ. Primary hydatid cysts of the pancreas. S Afr J Surg. 2005;43(2):37–40.

Ousadden A, Elbouhaddouti H, Ibnmajdoub KH, Mazaz K, Aittaleb K. Primary hydatid cyst of the pancreas with a hepatic pedicule compression. Cases J. 2009;2:201-1626-2-201.

Pedrosa I, Saiz A, Arrazola J, Ferreiros J, Pedrosa CS. Hydatid disease: radiologic and pathologic features and complications. Radiographics. 2000;20(3):795–817.

Shah OJ, Robbani I, Zargar SA, et al. Hydatid cyst of the pancreas an experience with six cases. JOP. 2010;11(6):575–81.

Yuksel M, Demirpolat G, Sever A, Bakaris S, Bulbuloglu E, Elmas N. Hydatid disease involving some rare locations in the body: a pictorial essay. Korean J Radiol. 2007;8(6):531–40.

胰腺结核

Chatterjee S, Schmid ML, Anderson K, Oppong KW. Tuberculosis and the pancreas: a diagnostic challenge solved by endoscopic ultrasound. A case series. J Gastrointestin Liver Dis. 2012;21(1):105–7.

Lo SF, Ahchong AK, Tang CN, Yip AW. Pancreatic tuberculosis: case reports and review of the literature. J R Coll Surg Edinb. 1998;43(1):65–8.

Pramesh CS, Heroor AA, Gupta SG, et al. Pancreatic tuberculosis: an elusive diagnosis. HPB (Oxford). 2003;5(1):43–5.

Rong Y, Lou W, Jin D. Pancreatic tuberculosis with splenic tuberculosis mimicking advanced pancreatic cancer with splenic metastasizes: a case report. Cases J. 2008;1(1):84-1626-1-84.

Taher MT, Hashemi SM, Mohammadi M, Hashemi F. Tuberculosis of pancreas and peripancreatic lymph nodes: a case report. East Mediterr Health J. 2009;15(6):1617–20.

胰腺异位副脾

Sica GT, Reed MF. Case 27: Intrapancreatic accessory spleen. Radiology. 2000;217(1):134–7.

Spencer LA, Spizarny DL, Williams TR. Imaging features of intrapancreatic accessory spleen. Br J Radiol. 2010;83(992):668–73.

脾动脉瘤

Agrawal GA, Johnson PT, Fishman EK. Splenic artery aneurysms and pseudoaneurysms: clinical distinctions and CT appearances. AJR Am J Roentgenol. 2007; 188(4):992–9.

Betal D, Khangura JS, Swan PJ, Mehmet V. Spontaneous ruptured splenic artery aneurysm: a case report. Cases J. 2009;2:7150-1626-0002-0000007150.

Elazary R, Verstandig A, Rivkind AI, Almogy G. Gastric arterio-venous malformation emerging from splenic artery. World J Gastroenterol. 2008;14(25):4091–2.

Hsu JT, Yeh CN, Hung CF, et al. Management and outcome of bleeding pseudoaneurysm associated with chronic pancreatitis. BMC Gastroenterol. 2006;6:3.

Kehagias DT, Tzalonikos MT, Moulopoulos LA, Gouliamos AD, Mourikis DA, Vlahos LJ. MRI of a giant splenic artery aneurysm. Br J Radiol. 1998;71(844):444–6.

Radiology information: ultrasound images splenic artery aneurysm (ABDOMEN). 2014. http://radiology-information.blogspot.com/2013/02/ultrasound-images-splenic-artery.html. Accessed 3/7/2014.

Trastek VF, Pairolero PC, Bernatz PE. Splenic artery aneurysms. World J Surg. 1985;9(3):378–83.

其他

Mortenson MM, Katz MH, Tamm EP, et al. Current diagnosis and management of unusual pancreatic tumors. Am J Surg. 2008;196(1):100–13.

Raman SP, Hruban RH, Cameron JL, Wolfgang CL, Fishman EK. Pancreatic imaging mimics: part 2, pancreatic neuroendocrine tumors and their mimics. AJR Am J Roentgenol. 2012;199(2):309–18.

第 4 部分
胰腺炎症

急性胰腺炎（AP）

目录

14.1 自测

1. 下列哪项不是急性胰腺炎的相关因素？

　　a. 吸烟

　　b. 高钾血症

　　c. 基因突变

　　d. 四环素

　　e. 甲氨蝶呤

2. 急性胰腺炎可以是胰腺癌的首发征象。

　　a. 正确

　　b. 错误

3. 急性胰腺炎合并Cullen征提示下列哪项

疾病?

　　a. 坏死性胰腺炎

　　b. 腹膜后出血

　　c. 中央腺坏死

　　d. 感染性胰腺坏死

　　e. 脾静脉血栓形成

4. **下列关于全身炎症反应综合征（SIRS）的描述，哪一项是错误的?**

　　a. 该综合征常发生在的出现症状后的第2个周末

　　b. 细胞因子级联效应常由胰腺的炎症引起

　　c. 心率＞90次/分钟

　　d. 二氧化碳分压＜32 mmHg

　　e. SIRS容易导致多器官功能不全和（或）胰腺坏死

5. **用于鉴别间质性胰腺炎和坏死性胰腺炎的增强CT扫描应当至少在入院的72h后进行。**

　　a. 正确

　　b. 错误

6. **下列关于急性胰腺炎引发胰周积液的描述，哪一项是错误的?**

　　a. 常发生于间质水肿性胰腺炎发病的最初4周内

　　b. 没有明确的界线

　　c. 多数急性积液是无菌的

　　d. 绝大多数需要治疗

　　e. 可以在小肠系膜内发现

7. **肠外营养优于肠内营养。**

　　a. 正确

　　b. 错误

8. **下列哪一项不是目前公认的治疗由感染性坏死性胰腺炎引起的器官衰竭的方法?**

　　a. 坏死物清除术，闭式灌洗

　　b. 坏死物清除术，开放式填塞

　　c. 单纯抗感染治疗

　　d. 腹膜后坏死物清除术

　　e. 经皮灌洗

正确答案： 1. a，2. a，3. b，4. a，5. a，6. d，7. b，8. c。

14.2 概述

急性胰腺炎的定义

- 胰腺的急性炎性病程，常有一系列的临床表现和体征，包括局限性炎症和全身性症状，如器官衰竭。
- 不同国家的急性胰腺炎发病率差异很大。
- 在美国，急性胰腺炎在65岁以上的人群中发病率最高。
- 美国黑种人急性胰腺炎的发病率比白种人高3倍。

- 急性胰腺炎的发病率没有显著的性别差异。

急性胰腺炎分为2种类型

- **急性间质水肿性胰腺炎（AIEP）（85%）**（图14.1~图14.2）
  - 急性炎症主要发生在胰腺实质及胰周组织
- **坏死性胰腺炎（NP）（15%）**（图14.3）
  - 炎症伴胰腺实质和胰周组织坏死
  - 伴或不伴细菌感染

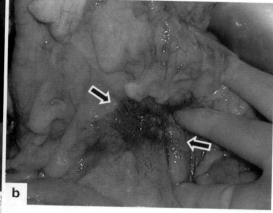

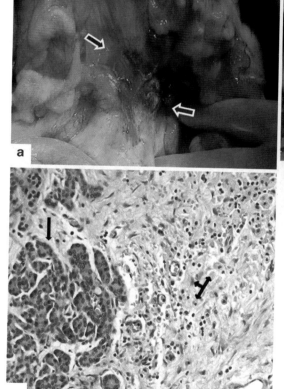

图14.1 间质水肿性胰腺炎的大体和镜下表现。间质水肿性胰腺炎患者的原位照片（**a**，**b**）显示胰周组织一片不规则出血区域，并累及小肠系膜（箭标所示）。请注意由于纤维组织带引起的组织收缩。镜下照片（**c**）（HE染色，50×）显示腺泡（箭标所示）相邻的间质水肿，其内散在中性粒细胞和少许浆细胞（多向箭标所示）

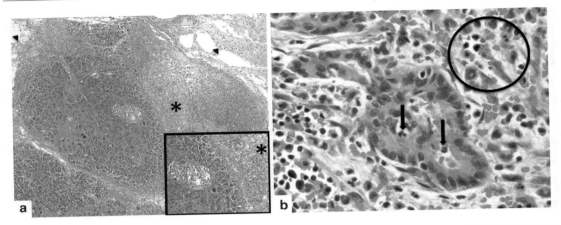

图14.2 急性出血性胰腺炎的镜下表现。图（a）（HE染色，10×，20×）显示胰腺实质（星号所示）和脂肪坏死（箭头所示）。右下插图突出显示了围绕胰岛和多个残存及坏死腺泡浸润的红细胞。图（b）（HE染色，50×）显示炎性浸润由中性粒细胞、淋巴细胞和红细胞（圆圈内）组成。中性粒细胞同样也出现在管腔和导管上皮细胞内（箭标所示）。导管周围的间质轻度水肿

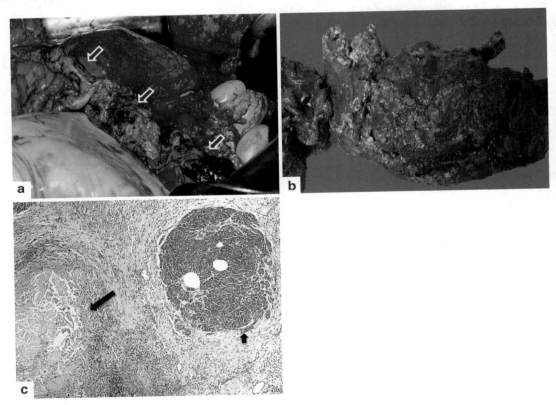

图14.3 坏死性胰腺炎的大体和镜下表现。术中原位图（a）和手术标本（b）显示继发于胰酶自体溶解不规则的胰腺和脂肪坏死组织（箭标所示）。镜下照片（c）（HE染色，10×）坏死性胰腺炎周围环绕有出血、急慢性炎症和早期纤维化改变。注意已经完全破坏的胰腺小叶（长箭标所示），邻近残留的正常胰腺小叶（短箭标所示）

14.3　病理生理学

- **一期**：胰腺腺泡细胞内的胰酶异常激活。
- **二期**：经过一系列机制和途径形成胰内炎症。

14.4　组织病理学

- 小的供血动脉和回流静脉血栓形成并栓塞，引起坏死性血管炎。
- 小叶周围和（或）全小叶的脂肪坏死，影响腺泡细胞、胰岛细胞、胰管系统和间质内的脂肪组织，造成局部出血和胰腺实质的失活。

14.5　急性胰腺炎的病因学

- 常见病因（80%）：
  — 胆石
  — 酗酒
- 其他病因（20%）：
  — 吸烟、吸食大麻、高脂血症、高钙血症、创伤、ERCP（内镜逆行胰胆管造影）术后、基因突变（遗传性胰腺炎）、先天性、妊娠、胰腺分裂、胰腺肿瘤（腺癌、IPMN及神经内分泌肿瘤）
- 药物：
  — 免疫抑制剂
    ○ 6-巯嘌呤、硫唑嘌呤、TNF-α阻滞剂、麦考酚酯、他罗利姆和环孢素
  — 神经药物
    ○ 丙戊酸、卡马西平、米氮平、SSRI和加巴喷平
  — 镇痛药

  ○ 舒林酸、对氨基水杨酸、醋氨酚、阿片类、塞来考昔和双氯芬酸
  — 利尿剂
    ○ 呋塞米和噻嗪类药物
  — 抗生素
    ○ 磺胺甲恶唑、四环素、大环内酯类、利福平、喷他咪、头孢曲松和甲硝唑
  — 抗病毒药物
    ○ 去羟肌苷、聚乙二醇、α-干扰素和拉米夫定
  — 激素
    ○ 雌激素、甾体类和奥曲肽
  — 化疗药物
    ○ 天冬酰胺酶、阿糖胞苷、顺铂、多柔比星和长春新碱
  — 心血管药物
    ○ 依那普利、血管紧张素受体阻滞剂和胺碘酮
  — 其他常用药物
    ○ 奥美拉唑、雷尼替丁、西咪替丁、他汀类、硫糖铝、二甲双胍、异维A酸和锯叶棕提取物
- 感染：
  — 病毒
    ○ 流行性腮腺炎病毒、柯萨奇病毒、乙肝病毒、巨细胞病毒、水痘-带状疱疹病毒、单纯疱疹病毒和HIV病毒
  — 真菌
    ○ 曲霉菌
  — 寄生虫
    ○ 弓形虫、隐孢子虫、蛔虫和华支睾吸虫
- 血管疾病：
  — 系统性红斑狼疮
  — 结节性多动脉炎
  — 动脉栓塞和术中低血压

14.6　临床表现

- 突发性上腹及脐周疼痛，可向腰背部及下腹部呈带状放射。
- 恶心呕吐。
- **重症胰腺炎**：发热、低氧血症和低血压。
- **腹膜后出血的体征**：
  — 脐周皮肤青紫（Cullen征）
  — 腰肋部皮肤青紫（Grey-Turner征）
- **体格检查**：
  — 症状和体征取决于疾病的严重程度
    ○ 可能仅表现为上腹压痛
    ○ 继发性肠梗阻时可有腹胀和肠鸣音减低

14.7　实验室检查

- 血清淀粉酶或脂肪酶高至正常值上限的3倍及以上（血浆脂肪酶比血浆淀粉酶更加敏感）。
- 白细胞增多。
- 因血液浓缩造成的血细胞比容升高（体液外渗进入第三间隙）。
- 对于急性胰腺炎的诊断必须包含以下3个条件中的2个：
  — 特征性的上腹痛提示胰腺炎
  — 血清淀粉酶和（或）脂肪酶高至正常值上限的3倍及以上
  — 特征性影像学表现（包括CT、MRI和超声）

要点

- 高淀粉酶血症并不能特异性诊断急性胰腺炎，也有可能由上消化道穿孔、肠梗阻或梗死、胆囊炎、急性腹膜炎和肾功能不全所引发。
- 酒精性胰腺炎的患者其血清淀粉酶的指标可能正常，因为慢性损伤后的胰腺实质无法分泌足够的淀粉酶。
- 血细胞比容和血清肌酸正常，且不伴有腹部反跳痛和腹肌强直的患者，不太可能出现胰腺炎的并发症，阳性预测值为98%。

14.8　鉴别诊断

- 胃或十二指肠溃疡穿孔。
- 肠系膜缺血或肠梗死。
- 急性胆囊炎。
- 急性胆绞痛。
- 肠梗阻。
- 下壁心肌梗死。
- 腹主动脉夹层。

14.9　急性胰腺炎的分期

14.9.1　早期

- 机体对于局灶性胰腺损伤产生应答所引起的系统性疾病。
- 常开始于第1周的末段，并延续至第2周。
- 胰腺的炎症引起细胞因子的级联反应，临床上表现为全身炎症反应综合征（SIRS）。
- 10%~20%的患者进展为SIRS。

- SIRS的定义至少要满足下列2项标准
  - 心率每分钟>90次
  - 呼吸频率>20次，或二氧化碳分压<32 mmHg
  - 体温>38.3℃或<36℃
  - 白细胞数>12×10⁹/L或<4×10⁹/L，或者未成熟粒细胞>10%

14.9.2 晚期

- 持续性的全身炎性反应体征或伴有局灶性并发症。
- 发生于中、重度的患者，或重症患者。
- 早期SIRS常继发代偿性的抗炎反应综合征（CARS），可能增加感染的风险（细胞移位）。
- 器官衰竭：
  - 休克、肺功能不全、肾衰竭及胃肠道出血

> **要点**
> - 局灶性的并发症在炎症晚期发生。
> - 影像学检查在鉴别患者并发症的形态学以便对症治疗的过程中发挥了巨大的作用。

14.10 急性胰腺炎严重度的定义

14.10.1 亚特兰大分类标准

- **轻度急性胰腺炎：**
  - 不伴有器官衰竭，不伴有局灶性或全身性并发症
  - 大部分患者无需胰腺影像学检查，且能够在起病后3~5天内自愈
- **中、重度急性胰腺炎：**
  - 可出现一过性器官衰竭，或者局灶性的全身性并发症，不会出现持续性的器官衰竭
  - 患者需要住院观察，但死亡率低于重度急性胰腺炎
- **重症急性胰腺炎：**
  - 持续单个或多个器官衰竭
  - 死亡率达30%~50%
  - 大多数持续性器官衰竭的患者都有胰腺坏死

14.11 急性胰腺炎严重程度的评分系统

- 患者的治疗过程中，住院后最初的12~24h最为关键，因为这段时间内器官功能不全的发生率最高。
- 许多临床评分系统都可用于这一阶段的风险评估。

14.11.1 急性胰腺炎床旁严重度指数评分

满足以下一个指标记1分：
- 血尿素氮>25 mmol/L
- 精神状态不佳
- SIRS
- 年龄≥60岁
- 胸腔积液
  - 住院最初24h内，急性胰腺炎床旁严重程度评分>2分，提示出现器官衰竭风险上升7倍，死亡率上升10倍

14.11.2 无害性急性胰腺炎评分（HAPS）

用于评判那些在住院期间不可能出现胰腺炎相关并发症的患者，要点如下：

- 血细胞比容及血清肌酐值正常，没有出现腹部反跳痛或肌紧张
- 不太可能进展为重度胰腺炎
- 阳性预估值为98%

14.11.3 急性生理指标和慢性健康状况（APACHE）Ⅱ评分

- 应用于患者进入重症监护的24 h内。
- 评分由几个测量值计算出来的。
- 评分越高，提示疾病的严重度及死亡风险越高。
- 共有12项检测指标：年龄，体温（直肠），平均动脉压，血pH值，心率，呼吸频率，血钠及血钾，肌酐值，血细胞比容，白细胞计数，格拉斯哥昏迷评分。

14.11.4 修正CT严重指数

修正CT严重指数

预后指标	分值
胰腺炎症	
正常胰腺	0
先天性胰腺异常伴或不伴胰周脂肪间隙的炎性改变	2
胰腺或胰周的积液，或是胰周脂肪间隙的坏死	4
胰腺坏死	
没有	0
面积≤30%	2
面积＞30%	4
胰腺外的并发症（胸腔积液、腹水、血管并发症、实质并发症，或胃肠道受累中的一种或多种）	2

注：0分最低，10分最高，适用于给胰腺炎患者评级并指导治疗（0~2分为轻度，4~6分为中度，8~10为重度）。

要点
- 近些年被报道的各种评分体系很多，但没有一个被证明是完美的。
- 临床应该优先使用这些评估体系，以判断患者是否该接受进一步的治疗。

14.12 影像学检查

- CT和MRI是首选的影像学方法。
- 增强CT（CECT）是评估急性胰腺炎可疑患者的金标准。
- CT（增强CT扫描）的意义在于：确立或排除临床诊断，证实病因，判明严重程度，判断有无并发症，以及为下一步治疗提供指导。
- 对于预估临床转归非常有帮助。
- MRI特别适用于怀孕的患者，以及因为过敏体质或肾功能不全而不耐受碘造影剂的患者。
- 腹部超声是一项既廉价又简便的影像学检查，对于诊断急性胰腺炎是否合并胆囊结石以及胆总管结石有帮助。

要点

- 有临床证据提示病情加重时，增强CT扫描应在住院后的48~72 h内进行，以分辨是间质性胰腺炎还是坏死性胰腺炎。
- 增强CT扫描在早期并不推荐使用，因为此时胰腺的水肿和其血管收缩可能导致提供假阳性的信息。
- 约25%的轻度胰腺炎患者，其胰腺的影像学表现是正常的。

14.12.1　胸部X线

影像学表现

- 胸腔积液（左侧更常见）。
- 下肺不张。
- 横膈抬高。
- 急性呼吸窘迫综合征（ARDS）。

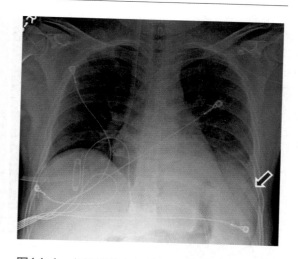

图14.4　急性胰腺炎相关的胸腔积液。43岁女性患者，胆源性胰腺炎，X线胸片提示左侧少量胸腔积液（箭标所示）

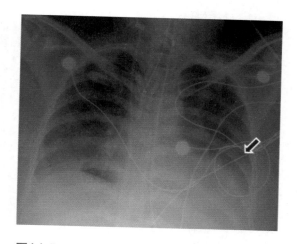

图14.5　急性胰腺炎相关的胸腔积液。54岁女性患者，胆源性间质性胰腺炎、继发胰腺坏死。X线胸片提示左侧中量胸腔积液（箭标所示）

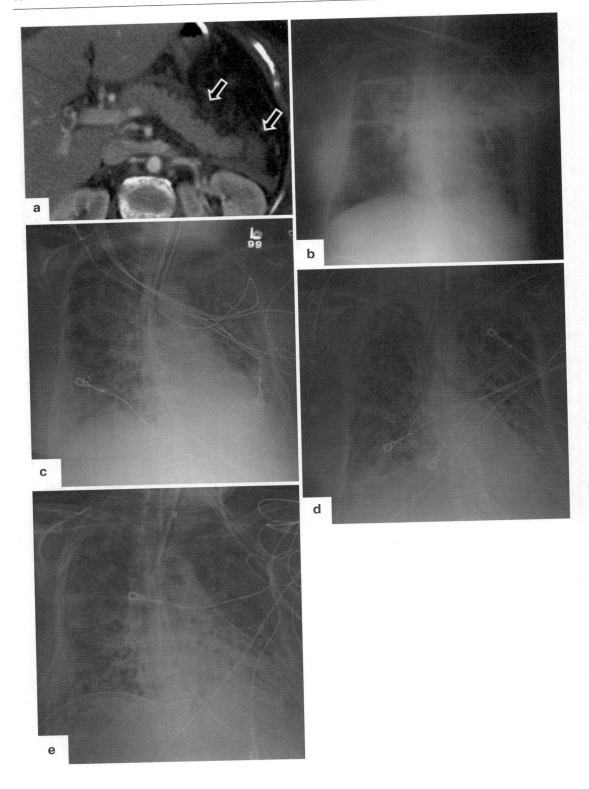

14.12.2 腹部X线（图14.7~图14.10）

影像学表现

- 十二指肠梗阻。
- 局限性肠梗阻（前哨袢征）。
- 腹腔无气征。
- 结肠截断征，因胰腺外炎症继发降结肠功能性痉挛，导致远侧结肠脾曲的结肠积气减少。
- 影像学检查显示胰腺有异常气泡（提示感染性胰腺坏死或胰腺脓肿）。
- 胃肠道的占位效应（大量胰内及胰外积液所致）。

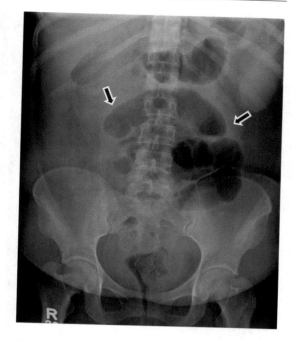

图14.7 急性胰腺炎相关的麻痹性肠梗阻。51岁女性患者，有腹胀和ERCP术后继发性医源性急性胰腺炎病史。腹部X线显示中腹区扩张小肠袢（箭标所示），提示局限性小肠梗阻

图14.6 急性胰腺炎相关的急性呼吸窘迫综合征（ARDS）。75岁女性患者，确诊急性胰腺炎。住院后2天出现低血压、少尿、低氧血症，转入重症监护室。之后，缺氧症状加重需要气管插管。增强CT横断面（**a**）图像显示胰腺密度均匀伴有胰周轻度炎性改变（箭标所示）。住院时（**b**）、1周（**c**）、2周（**d**）和3周后（**e**）的X线胸片显示两肺弥漫性实变加重，提示ARDS。该患者最终因多系统衰竭而死亡

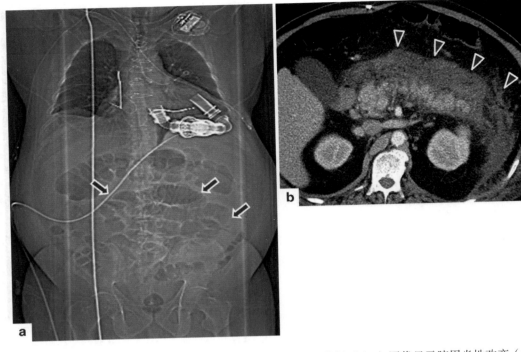

图14.8 急性胰腺炎相关的麻痹性肠梗阻。61岁男性患者，带有左心室起搏器，因上腹痛和腹胀就诊。腹部X线（a）显示中腹区小肠及横结肠扩张（箭标所示），提示麻痹性肠梗阻、小肠梗阻。增强CT横断面（b）图像显示胰周炎性改变（箭头所示），提示急性间质性胰腺炎，但并没有明显肠梗阻的征象

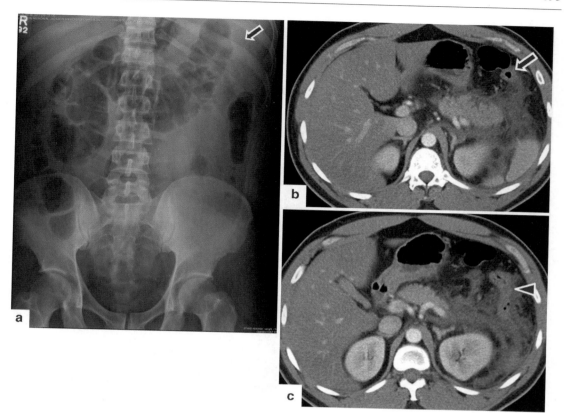

图14.9　急性胰腺炎中的结肠截断征。34岁男性患者，酒精性胰腺炎，腹部X线（**a**）显示升结肠及横结肠扩张，但在结肠脾曲水平有明显的中断征象（箭标所示）。增强CT横断面（**b**，**c**）图像显示横结肠扩张，在结肠脾曲水平其管径截然狭窄。结肠脾曲水平（**b**）示毗邻胰周炎性改变（箭标所示）。（**c**）示降结肠痉挛和含气量减少（箭头所示）

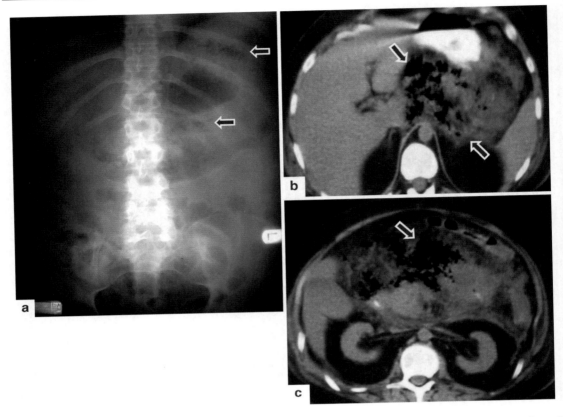

图14.10　腹部X线显示感染性的胰腺坏死。40岁男性患者，有酒精性胰腺炎病史，高热且白细胞增多。腹部X线（a）显示左上腹区胃与横结肠之间有异位积气，上侧腹膜后间隙有积气（箭标所示）。同一天增强CT横断面（b，c）图像显示胰腺的炎性表现，胰腺实质和胰周组织大量积气（箭标所示）

14.12.3 超声（图14.11~图14.19）

影像学表现

- 胰腺体积正常或者增大。
- 胰腺回声的改变（增高或减低）。
- 胰腺边缘可正常，也可不清晰。
- 胰腺内和（或）胰周的渗出积液。
- 合并有胆系结石和（或）胆石症。

> **要点**
> - 超声用于胰腺检查有很大的局限性，腹腔过多气体的存在和患者的肥胖导致胰腺不容易观察。
> - 超声在描述胰腺炎症所累及的范围和（或）分辨胰腺坏死等方面的临床应用价值有限。

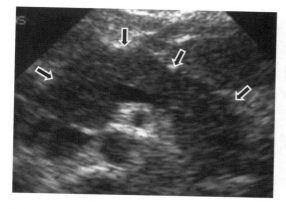

图14.11 超声下的急性胰腺炎。45岁女性患者，酒精性胰腺炎。横断面扫描显示胰腺增大，其回声减低且边界不清（箭标所示）

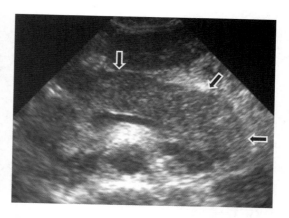

图14.12 超声下的急性胰腺炎。48岁男性患者，酒精性胰腺炎。横断面图像显示胰腺增大，其回声轻度不均匀性改变（箭标所示）

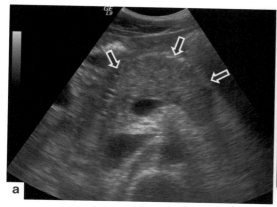

图14.13 超声下的急性胰腺炎。29岁男性患者，药物性急性胰腺炎。横断面（**a**）和矢状面（**b**）

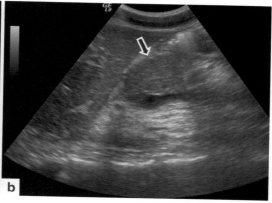

图像均显示弥漫性增大的胰腺。注意回声轻度增强的胰腺实质（箭标所示）

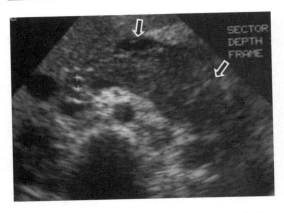

图14.14 超声下的急性胰腺炎。54岁男性患者，酒精性胰腺炎。横断面显示胰腺弥漫性增大和回声减低。注意胰腺边缘不清晰，以及出现的少量胰周液体渗出（箭标所示）

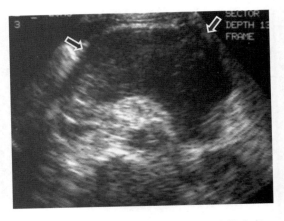

图14.16 超声下的急性胰腺炎。41岁女性患者，胆源性胰腺炎。横断面图像显示胰腺增大，回声减低且后方回声增强（箭标所示），提示胰腺坏死

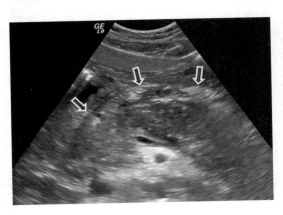

图14.15 超声下的急性胰腺炎。38岁女性患者，胆源性胰腺炎。横断面图像显示增大的胰腺呈低回声，且边缘不清（箭标所示）

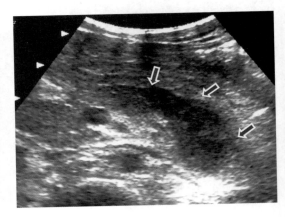

图14.17 超声下的急性胰腺炎。65岁男性患者，酒精性胰腺炎。横断面图像显示低回声的胰腺，边缘不清且后方回声增强（箭标所示）

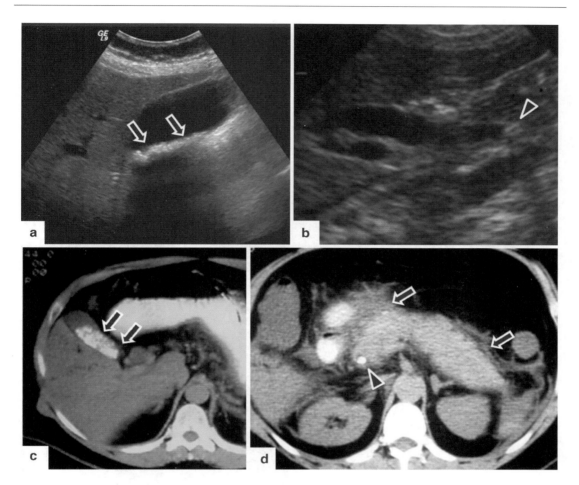

图14.18 超声下的胆源性胰腺炎。29岁女性患者，突发上腹痛、黄疸和高淀粉酶血症。腹部超声用于评估胰腺和胆道系统。胆囊横断面（**a**）图像显示多发胆囊结石（箭标所示）。右上腹斜位（**b**）图像显示扩张的胆总管和远端的嵌顿结石（箭头所示）。本例的胰腺由于腹腔大量积气而显示不清。CT横断面（**c**，**d**）图像证实了胆囊多发性结石（箭标所示）、胆总管末端的结石（箭头所示）和胰周炎性改变

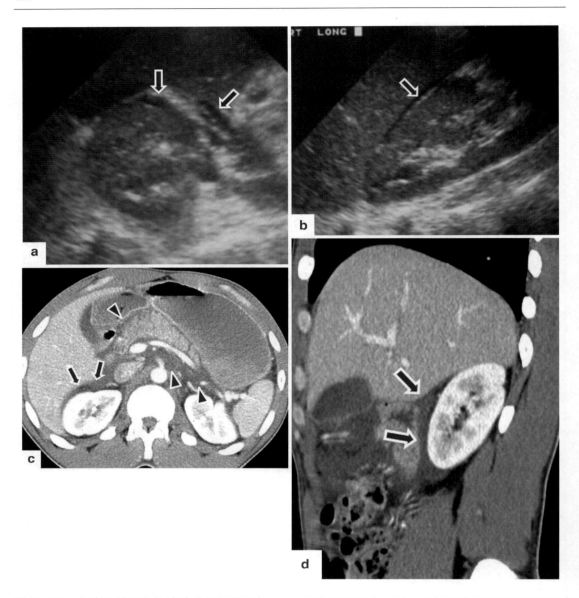

图14.19　超声上关于急性胰腺炎的间接征象。63岁男性患者，上腹痛且血清脂肪酶升高。横断面和矢状面（a，b）图像显示累及右肾上极前部的少量渗出积液（箭标所示）。由于腹部大量积气，胰腺显示不清。同一天做的横断面和矢状面CT（c，d）图像显示轻度增大的胰腺，胰周可见炎性改变（箭头所示），右肾前部可见少量积液（箭标所示）

14.12.4 增强CT

• **急性间质性胰腺炎（AIP）**
（图14.20~图14.29）

影像学表现：
胰腺均匀或不均匀增强（病变是弥漫性或局灶性，取决于胰腺间质或实质的水肿）
— 正常或轻、中度的胰周和腹膜后炎性改变（脂肪索条征），表现依据病情的严重程度
— 不同程度的胰周积液
— 腹膜后间隙的筋膜增厚

• **坏死性胰腺炎（NP）**
（图14.30~图14.43）

影像学表现：
— 局灶性或弥漫性的胰腺强化不全
— 胰腺坏死的范围依照累及腺体数量的多少分为3种类型：
  ○ <30%腺体坏死
  ○ 30%~50%腺体坏死
  ○ >50%腺体坏死
— 胰腺实质内如果出现气泡则提示感染性坏死

• **单纯性胰周坏死**

影像学表现：
— 胰周不均匀区域的不强化
— 常位于腹膜后间隙和小网膜囊
— 包含一部分非液性的成分

• **胰腺和胰周坏死**（图14.44）

影像学表现：
— 包含以上所述的所有表现

• **包裹性坏死**（图14.45~图14.46）
— 胰腺和（或）胰周坏死所致成熟的包裹性积液，已经形成界限清晰的炎性包膜
— 发生在坏死性胰腺炎起病的4周后

影像学表现：
— 胰腺和（或）胰周不均匀性的液性渗出及多囊状的非液性密度影
— 有界限清晰的包膜
— 积液中出现气泡则提示感染的存在

• **胰管坏死**（图14.47~图14.49）
— 坏死灶位于胰颈和胰尾部之间
— 常与胰管的断裂相关
— 属于坏死性胰腺炎的亚型
— 持续性中央腺体的积液（是由于胰尾部的胰液持续分泌）
— 经皮或内镜下介入操作的不良反应
— 许多病例将胰体尾切除术作为根治性治疗

影像学表现：
— 胰头至胰尾部近端之间的腺体积液，常与主胰管的中央断裂相关

要点
• 通常情况下，胰管坏死的患者对经皮或内镜下介入治疗的效果不好。
• 许多病例将胰体尾切除术作为根治性治疗。
• 远端胰管的瘢痕形成可能导致远端孤立胰腺继发慢性胰腺炎。

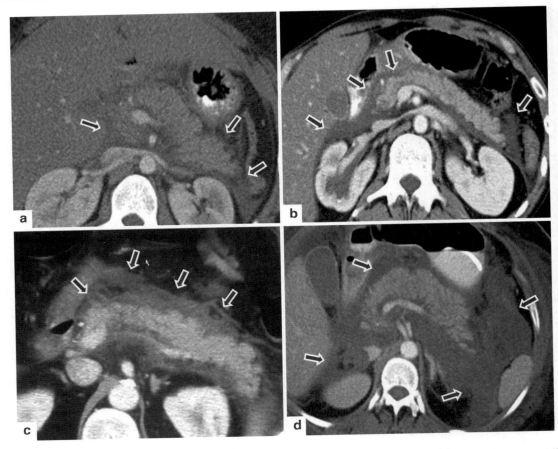

图14.20 4例不同急性间质性胰腺炎的CT表现。病例1：30岁女性患者，既往有糖尿病、双相障碍和特发性胰腺炎病史。增强CT横断面（**a**）图像显示胰腺均匀强化和胰周轻度炎性改变（箭标所示）。病例2：42岁男性酒精性胰腺炎患者，增强CT横断面（**b**）图像显示胰腺均匀强化和胰周轻度炎性改变（箭标所示）。病例3：61岁男性患者，由药物引起急性胰腺炎，增强CT横断面（**c**）图像显示胰腺均匀强化和胰周中度炎性改变（箭标所示）。病例4：53岁男性胆源性胰腺炎患者，增强CT横断面（**d**）图像显示双侧肾前间隙和小网膜囊内的广泛炎性改变（箭标所示）。注意胰腺不均匀强化

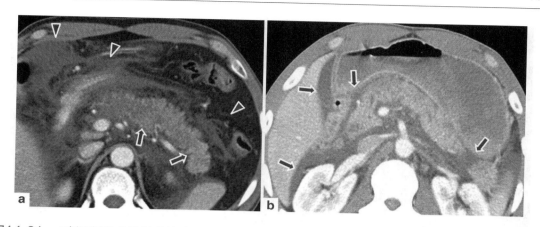

图14.21　2例不同的急性间质性胰腺炎的CT表现。病例1：27岁男性患者，胆源性胰腺炎，增强CT横断面（**a**）图像显示胰腺不均匀强化和胰周轻度炎性改变（箭标所示），以及胰周广泛炎性改变，累及腹膜后间隙的肠系膜（箭头所示）。病例2：63岁男性患者，酒精性胰腺炎。增强CT横断面（**b**）图像显示胰腺肿大，密度不均匀，肾前间隙、小网膜囊及肝下间隙均可见少量积液（箭标所示）

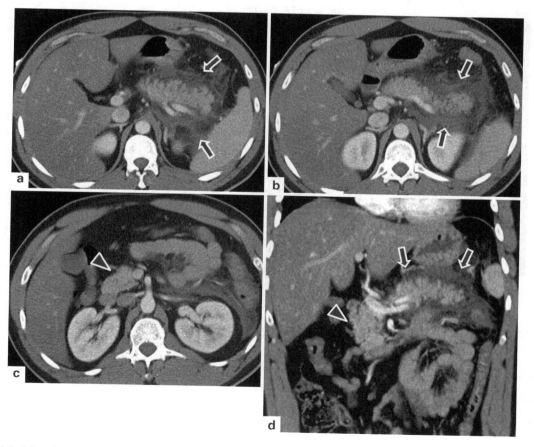

图14.22　未累及胰头部的急性间质性胰腺炎的CT表现。33岁急性间质性胰腺炎患者，有酒精性胰腺炎病史，增强CT横断面（**a~c**）图像和冠状面（**d**）图像显示胰腺体部和尾部的炎性改变（箭标所示）。注意胰头部周围没有炎性改变（箭头所示）

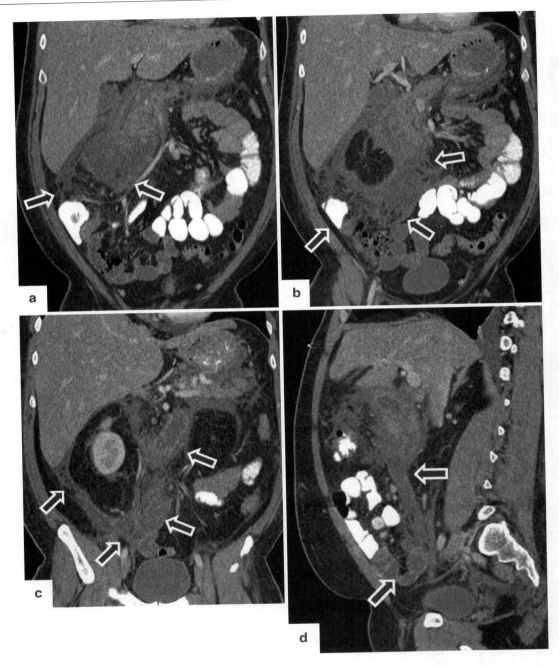

图14.23 急性间质性胰腺炎合并广泛炎性改变的CT表现，临床表现与急性阑尾炎相近。37岁男性患者，糖尿病酮症酸中毒、脱水、白细胞增多，三酰甘油水平升高，主诉脐周疼痛2天。住院期间，疼痛更加局限于右下腹，提示急性阑尾炎。增强CT冠状面（a~c）和矢状面（d）图像显示胰腺强化不明显，胰周广泛炎性改变，范围从肠系膜根部一直到右下腹（箭标所示）

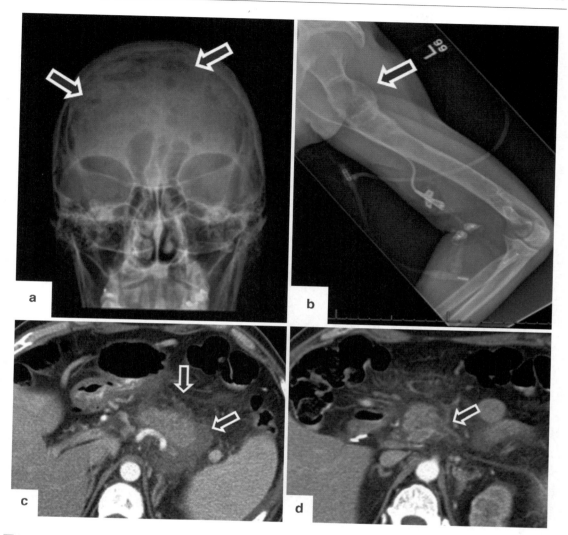

图14.24 甲状旁腺功能亢进继发急性间质性胰腺炎的CT表现。41岁男性患者，既往间歇性腹痛、体虚、骨折、关节痛以及抑郁发作。实验室检查：脂肪酶4 000 U/L，淀粉酶794 U/L，血钙14 mmol/L。前后位头颅X线平片（**a**）显示多发小斑片状溶骨性病灶（箭标所示）。肱骨X线平片（**b**）显示肱骨近端的膨胀性病灶（箭标所示），为棕色瘤。腹部增强CT横断面（**c**，**d**）图像显示密度不均匀且轻度肿大的胰腺，以及胰周炎性改变（箭标所示）

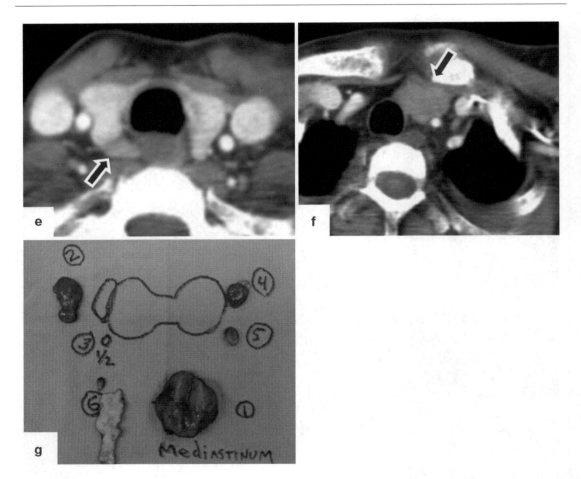

图14.24（续） 放射性核素扫描提示异位甲状旁腺腺瘤，因而做胸部CT检查进行评估。胸部增强CT横断面（**e**，**f**）图像显示2个甲状旁腺腺瘤，1个位于甲状腺右侧叶的后部（**e**）（箭标所示），另1个位于左上纵隔（**f**）（箭标所示）。该患者被确诊为原发性甲状旁腺功能亢进症。手术过程中，6个增大的甲状旁腺被发现。增大的甲状旁腺（**g**）被手术切除

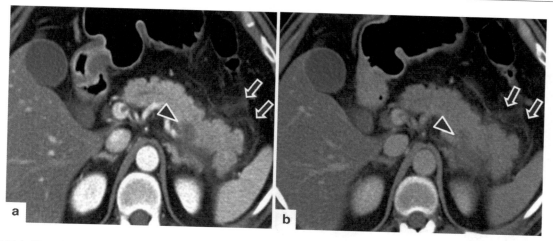

图14.25 胰腺恶性肿瘤相关的局灶性急性间质性胰腺炎的CT表现。65岁男性患者，急性上腹痛，伴有高淀粉酶血症和体重下降。增强CT动脉期（a）和门静脉期（b）图像显示胰腺体尾部局灶性胰周脂肪索条征（箭标所示）。注意在同一区域的低密度肿块（箭头所示）。行胰体尾切除术，病理诊断为胰体部腺癌合并远端急性胰腺炎

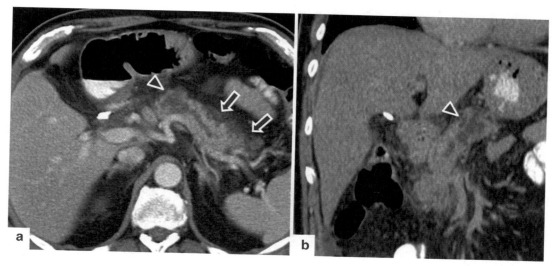

图14.26 胰腺恶性肿瘤相关的局灶性急性间质性胰腺炎的CT表现。70岁男性患者，既往有反复发作性的急性胰腺炎，主诉上腹剧痛。增强CT横断面（a）和冠状面（b）图像显示胰体尾部胰周中度炎性改变（a）（箭标所示）。注意胰腺颈部边界不清晰的囊性肿块（a，b）（箭头所示），与轻度扩张的胰管相通。行扩大性胰十二指肠切除术，诊断病理为IPMN合并局部浸润癌

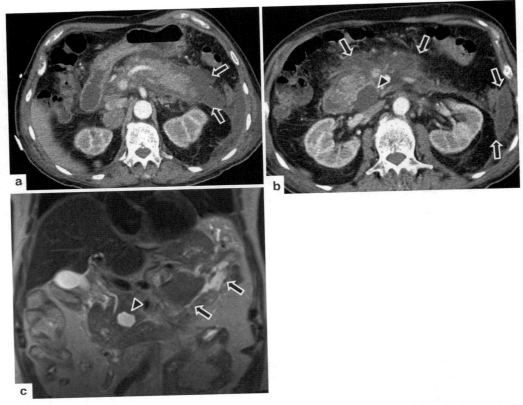

图14.27 胰腺良性IPMN继发的局灶性急性间质性胰腺炎在CT的表现。72岁男性患者，既往有反复发作性的急性胰腺炎。增强CT横断面（**a，b**）图像显示胰周弥漫性炎性改变（箭标所示）和钩突部一个卵圆形、囊性肿块（**b**）（箭头所示）。T2加权单次激发快速自旋回波序列冠状面（**c**）图像证实胰头部囊性肿块（箭头所示）和胰周炎性改变（箭标所示）。行胰十二指肠切除术。术后病理诊断为IPMN合并异型增生

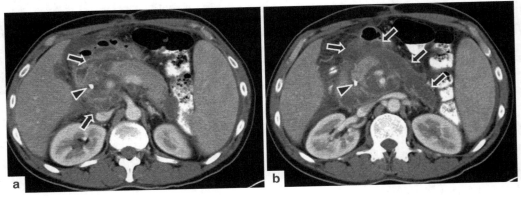

图14.28 ERCP和胆管支架置入术诱发的急性间质性胰腺炎在CT的表现。40岁男性患者，既往患丙型肝炎继发肝硬化，先前接受肝移植手术。术后出现胆道吻合口狭窄，随后在内镜下置入胆管支架。术后第一天，患者主诉上腹剧痛。增强CT横断面（**a，b**）图像显示明显的胰周炎性改变累及肠系膜（箭标所示）。注意胆总管内的支架（箭头所示）

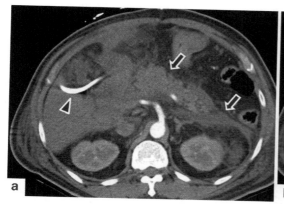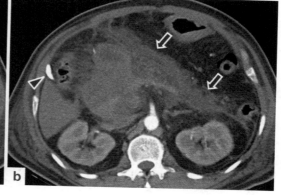

图14.29 术后急性间质性胰腺炎在CT的表现。57岁女性患者，因胰头部的IPMN行胰十二指肠切除术，术后主诉上腹疼痛48h，血清淀粉酶升高。增强CT横断面（a，b）图像显示术后胰头部缺失，胰体尾部胰周明显炎性改变（箭标所示），提示急性胰腺炎。注意肝下间隙内的术后引流管（箭头所示）

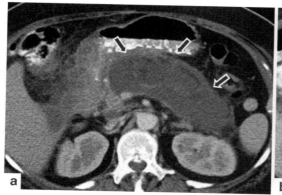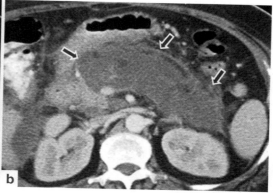

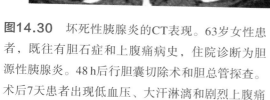

图14.30 坏死性胰腺炎的CT表现。63岁女性患者，既往有胆石症和上腹痛病史，住院诊断为胆源性胰腺炎。48 h后行胆囊切除术和胆总管探查。术后7天患者出现低血压、大汗淋漓和剧烈上腹痛的症状。增强CT横断面（a，b）图像显示胰腺肿大，胰体尾部实质无强化（箭标所示），胰周轻度炎性改变

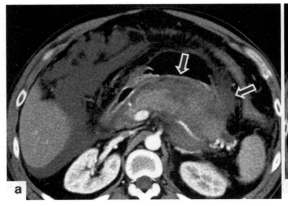

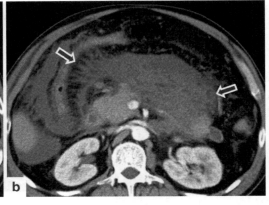

图14.31 坏死性胰腺炎的CT表现。33岁男性患者，主诉进行性腹痛4天，伴恶性呕吐及发热。主诉每日喝啤酒6~12瓶。实验室检查：血清脂肪酶1 400 U/L。患者转入外科重症监护室进行静脉输液

及复苏等治疗。增强CT横断面（**a**，**b**）图像显示胰体尾部实质强化不明显（箭标所示），以及胰周的重度炎性改变

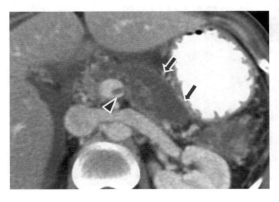

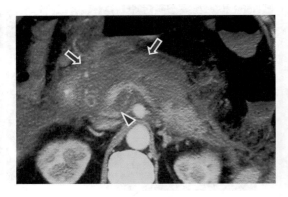

图14.32 坏死性胰腺炎的CT表现。62岁男性患者，既往有酒精性胰腺炎和白细胞增多症。增强CT横断面图像显示胰腺体尾部轻度肿大，实质强化不明显（箭标所示）。注意肠系膜上静脉内血栓（箭头所示）和胰周炎性改变

图14.33 坏死性胰腺炎的CT表现。38岁男性患者，既往酗酒，主诉腹部剧痛。增强CT横断面图像显示胰腺头、体部肿大，实质强化不明显（箭标所示），胰周炎性改变，以及肠系膜上静脉和脾静脉交汇处血栓（箭标所示）

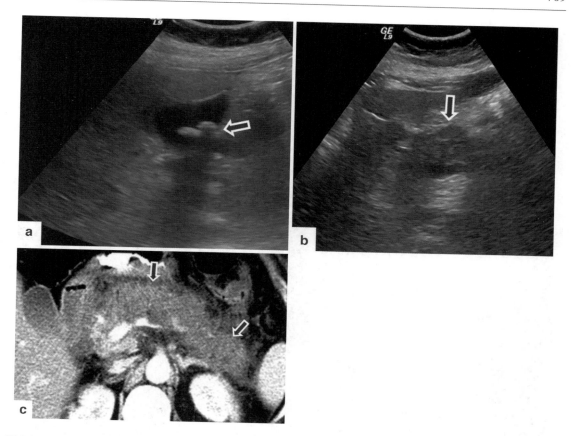

图14.34 坏死性胰腺炎的CT表现。56岁女性患者，上腹痛，血清淀粉酶和脂肪酶升高。患者转入重症监护室进行支持治疗。超声检查横断面（a，b）图像显示胆道结石和轻度肿大的胰腺，胰腺实质回声减低。增强CT横断面（c）图像显示胰腺实质不强化（箭标所示），以及胰周轻度炎性改变

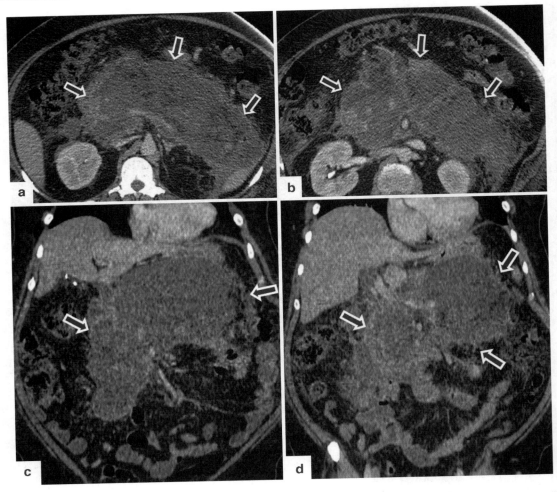

图14.35　坏死性胰腺炎的CT表现。63岁女性患者，既往曾因胆石症和上腹痛，入院检查后诊断为胆源性胰腺炎。入院48h后，行胆囊切除术和胆总管探查。术后7天，患者出现低血压、大汗淋漓和上腹剧痛的症状。增强CT横断面（**a，b**）和冠状面（**c，d**）图像显示胰腺重度弥漫性肿大，实质不强化（**a~d**）（箭标所示），胰周轻度炎性改变

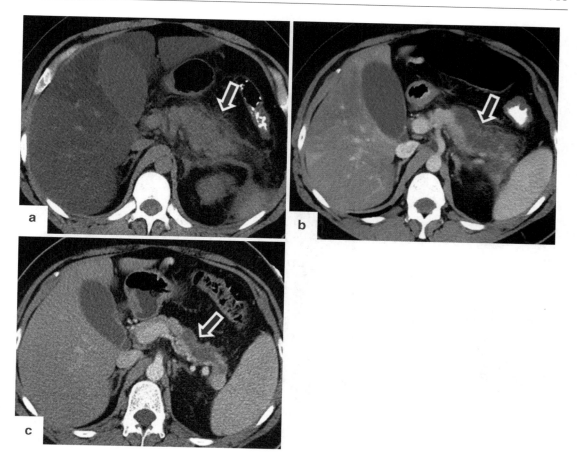

图14.36 坏死性胰腺炎CT表现。38岁男性患者，既往曾患不明病因的急性胰腺炎，主诉持续性腹痛。入院时CT平扫（**a**）图像显示特征性胰周炎性改变（箭标所示）、脂肪肝，以及胆囊增大。3周后增强CT横断面（**b**）图像显示胰腺体尾部的实质强化不明显（箭标所示）。起病20周后增强CT横断面（**c**）图像显示胰腺体尾部轻度萎缩，且实质持续性强化不明显（箭标所示）。由于患者持续性的临床体征和影像学表现不匹配，行胰体尾切除术以排除肿瘤相关性胰腺炎。术后病理诊断为胰腺坏死，未发现任何肿瘤

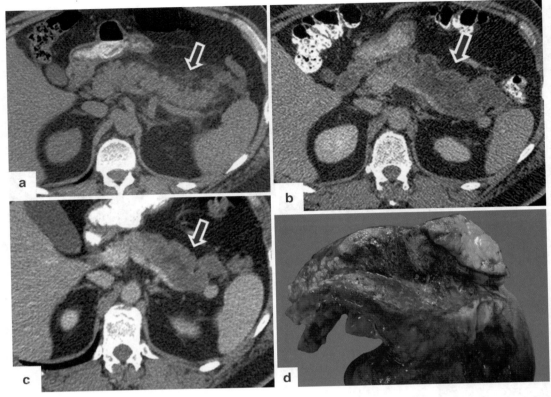

图14.37 坏死性胰腺炎的CT表现。52岁男性患者，6个月前发现急性胰腺炎症状，表现为持续性左上腹痛。住院时平扫CT（**a**）图像显示胰腺体尾部的胰周炎性改变（箭标所示）。4周后，增强CT（**b**）图像显示胰腺体尾部肿大且实质强化不明显。6周时，增强CT（**c**）图像未见明显改变。

基于患者持续性疼痛和CT影像学表现，存在胰腺肿瘤相关性的局灶性炎症可能，行胰体尾脾脏切除术。大体标本（**d**）显示胰腺体尾部的坏死。术后病理诊断为胰腺局灶性坏死，未见肿瘤性病变

图14.38 感染性胰腺坏死的CT表现。25岁男性患者，急性酒精性胰腺炎、发热及白细胞增多。增强CT横断面图像显示胰头部和近端胰体部的大量积气（箭标所示），与胰腺实质无强化和胰周炎性改变有关

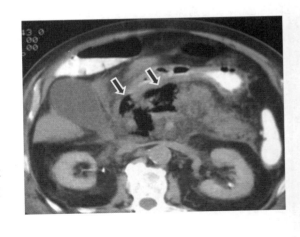

图14.39 感染性胰腺坏死的CT表现。37岁女性患者，胆源性胰腺炎合并多器官衰竭。增强CT横断面图像显示胰腺肿大、实质无强化以及多囊状积气（箭标所示）

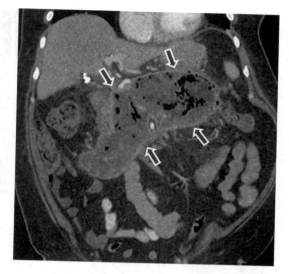

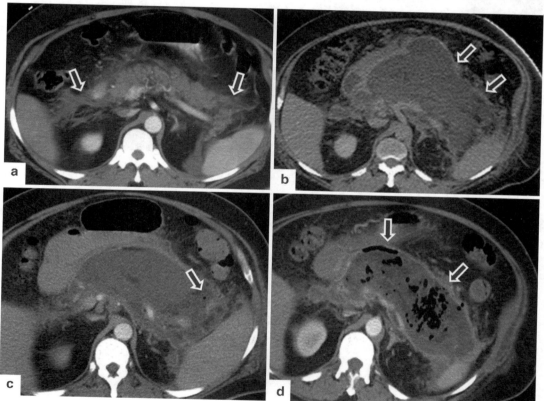

图14.40 急性间质性胰腺炎进展到非感染性坏死性胰腺炎，再到感染性胰腺坏死的CT表现。55岁男性患者，因胆源性胰腺炎住院。72h后，增强CT横断面（a）图像显示胰周轻度炎性改变。3周后，增强CT横断面（b）图像显示胰腺弥漫性肿大，实质无强化（箭标所示）。4周后，增强CT横断面（c）图像显示胰腺持续性坏死，出现少量的气泡（箭标所示）。6周后，增强CT横断面（d）图像显示坏死的胰腺实质中囊状积气量增多（箭标所示）

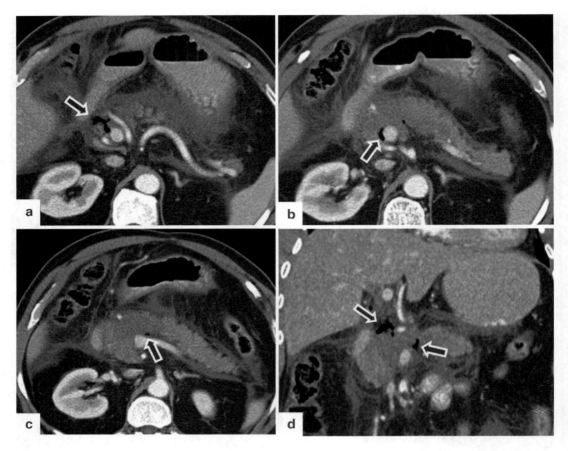

图14.41 与感染性坏死性胰腺炎表现相似的十二指肠溃疡穿孔的CT表现。42岁男性患者，既往有十二指肠溃疡史，主诉突发上腹痛、血清淀粉酶升高。增强CT横断面（**a~c**）和冠状面（**d**）图像显示胰周炎性改变，与胰头部和胰颈部周围的积气（箭标所示）相关。行上腹内镜检查，显示活动性消化性溃疡。患者对质子泵抑制剂治疗敏感，并与1周后出院。复查腹部CT（未显示）清晰显示胰周炎性改变和积气已经完全吸收

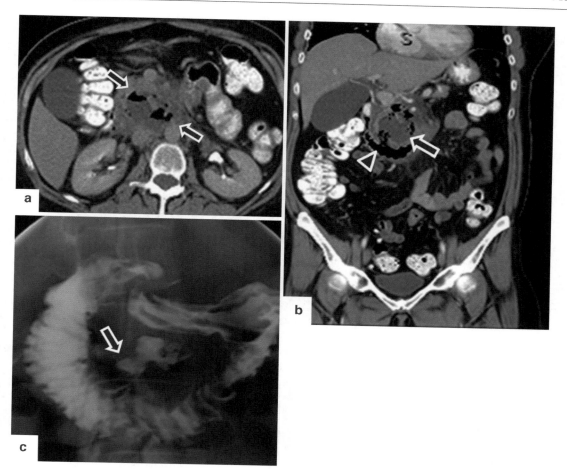

图14.42 与感染性坏死性胰腺炎症状相似的急性十二指肠憩室炎的CT表现。72岁男性患者，既往有十二指肠憩室，主诉急性上腹痛和发热。患者白细胞数升高，血清淀粉酶和脂肪酶正常。增强CT横断面（a）和冠状面（b）图像显示胰头部积液、积气混杂（箭标所示），胰周轻度脂肪索条征。注意十二指肠憩室（箭头所示）的出现与胰头部的积气、积液相关。患者使用抗生素治疗1周后，上消化道透视（c）显示一个较大的十二指肠憩室（箭标所示）

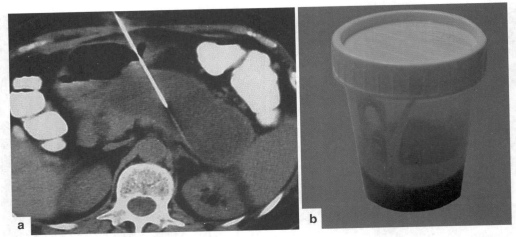

图14.43　坏死性胰腺炎的CT表现。27岁男性患者，既往因酗酒引起坏死性胰腺炎。患者住院后病情稳定，但之后病情突然恶化，发热且白细胞数升高。先前的腹部CT检查（未显示）显示胰腺弥漫性坏死，怀疑为胰腺坏死后的二次感染，继而进行CT引导下穿刺引流，将穿出的坏死物进行革兰染色、培养和药敏实验。CT横断面图像（a）显示18G的穿刺针针尖位于胰体部。图（b）为30 ml的脓性穿出物，从培养液中发现多种微生物。本例为感染性胰腺坏死，通过穿刺引流和抗生素治疗得以有效控制

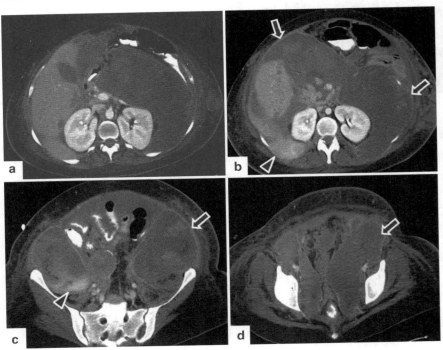

图14.44　胰腺和胰周坏死的CT表现。51岁女性患者，胆源性胰腺炎合并重度肺功能不全。增强CT横断面（a~d）图像显示胰体尾部肿大和坏死，并继发右侧结肠系膜区、左肾前间隙和盆腔内多发包裹性不均匀胰腺外积液（箭标所示），包膜较厚。注意盆腔右侧积液中的高密度影（箭头所示），提示有出血

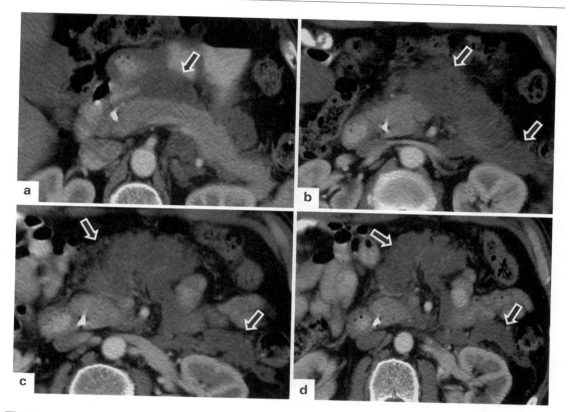

图14.45 包裹性无菌性胰腺坏死的CT表现。52 岁女性患者，胆管支架置入后继发急性胰腺炎。起 病4周后的增强CT横断面（**a~d**）图像显示均匀的 胰周包裹性积液，累及肾前间隙和肠系膜根部（箭 标所示）

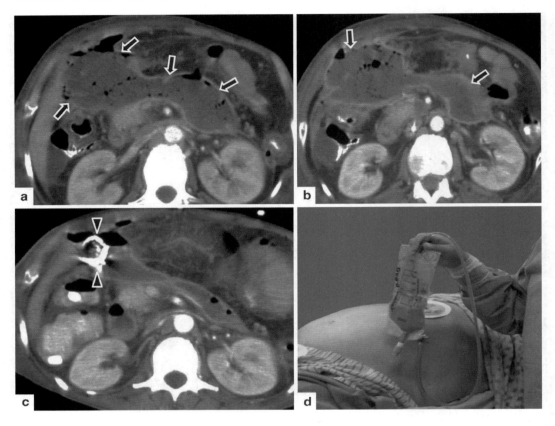

图14.46 感染性包裹性胰腺积液的CT表现。24岁女性患者，确诊急性胰腺炎引起发热和白细胞增高。增强CT横断面（a，b）图像显示界限清晰的腹膜内和结肠系膜下的不均匀积液，内部可见多囊状积气，包膜可见强化。积液经CT引导下的穿刺引流被排出。增强CT横断面图像显示用于引流胰腺外积液的猪尾巴管（箭头所示）。图（d）为穿出的脓性引流物

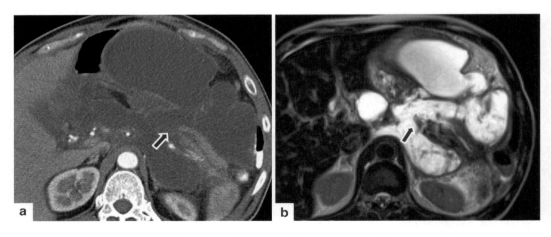

图14.47 急性胰腺炎合并胰管坏死的CT表现。35岁男性HIV阳性的急性胰腺炎患者。增强CT横断面图（a）和T2加权单次激发自旋回波图（b）均显示胰体部的胰内积液较多，其外生部分已经延伸至胰周组织。注意在积液起源处的胰管断裂和胰腺实质（箭标所示）

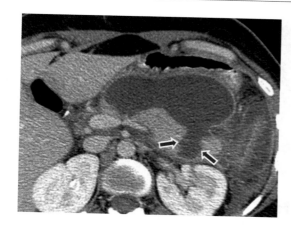

图14.48 急性胰腺炎合并胰管坏死的CT表现。42岁男性患者，既往酗酒，曾有上腹痛和血清淀粉酶及脂肪酶的升高。增强CT横断面图像显示胰体部实质破坏（箭标所示），与之相关的小网膜囊大量积液。注意左侧肾前间隙的胰周重度炎性改变

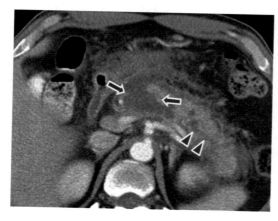

图14.49 急性胰腺炎合并胰管坏死的CT表现。65岁男性患者，既往有酒精性胰腺炎。增强CT横断面图像显示胰腺颈部实质积液（箭标所示），以及远端主胰管轻度扩张（箭头所示）。注意胰周炎性改变

14.12.5　MRI

- **间质性胰腺炎**（图14.50~图14.52）

  影像学表现：
  —— 弥漫性或局灶性的胰腺肿大
  —— 胰腺边界模糊
  —— 胰腺信号正常，或者T1加权信号减低，T2加权信号增高（与肝实质信号相比）
  —— 小叶间出现丝状高信号影（小叶间隔的炎症）
  —— 胰周和（或）胰腺的水肿，或者积液

- **胰腺坏死**（图14.53~图14.54）

  影像学表现：
  —— 局灶性胰腺坏死以MRI增强中斑点状以及斑片状不强化的胰腺实质为特征性改变
  —— 弥漫性胰腺坏死以MRI增强中不强化的胰腺实质为特征性改变

- **感染性胰腺坏死**

  影像学表现：
  —— 局灶性或弥漫性胰腺实质内的不强化低信号区，并含有少量无信号区（胰腺实质的积气）

> **要点**
> - 在MRI图像中识别胰腺实质中的气体难度很大。另一方面，发现无信号区就应高度怀疑是气体。腹部X线和CT检查协助诊断是很有必要的。

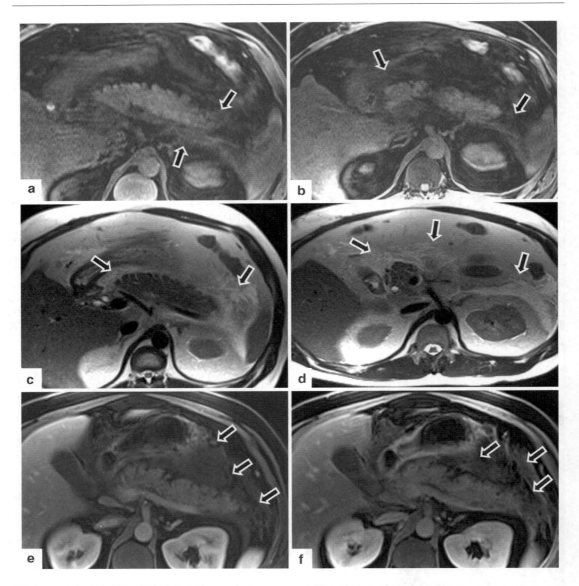

图14.50 轻度急性间质性胰腺炎的MRI表现。48岁男性患者，既往酗酒，主诉上腹痛、恶心呕吐。实验室检查显示血清脂肪酶升高。T1加权抑脂梯度回波横断面（a，b）图像显示胰腺实质信号正常，胰周轻度炎性改变（箭标所示）。T2加权单次激发快速自旋回波横断面（c，d）图像中，胰周炎性改变更加明显（箭标所示）。T1加权增强抑脂梯度回波横断面（e，f）图像显示胰腺均匀强化，更加证实了胰周炎性改变（箭标所示）

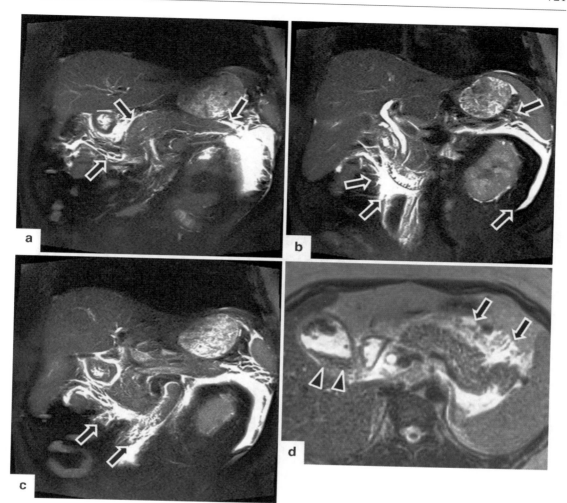

图14.51 急性间质性胰腺炎的MRI表现。47岁男性患者，既往有胆石症、高血压、糖尿病和上腹痛。T2加权单次激发快速自旋回波冠状面（**a~c**）和横断面（**d**）图像显示胰周轻度弥漫性炎性改变（箭标所示）。胰腺的信号强度正常。注意胆囊多发小结石（**d**）（箭头所示）和轻度增厚的胆囊壁。胆道系统表现正常

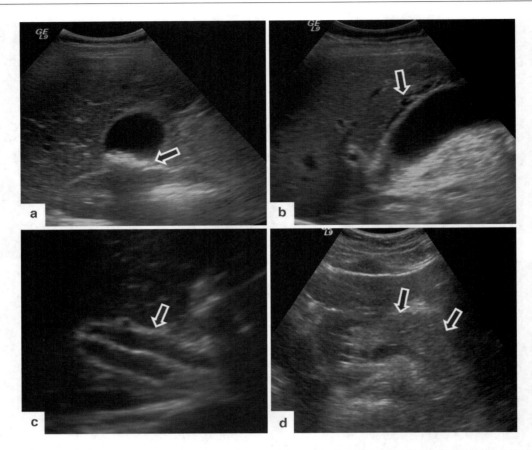

图14.52 急性胰腺炎并发急性胆囊炎的超声、CT和MRI的表现。33岁女性患者，右上腹疼痛，并放射至上腹胃外侧区，主诉恶心、呕吐。肝功能检测异常，脂肪酶18 086 U/L，白细胞数增多。患者先行上腹部超声检查。横断面（**a**，**b**）图像显示胆囊多发结石合并胆囊周边积液（箭标所示）。右腹部斜位（**c**）图像显示胆总管扩张（管径8 mm），胰腺横断面（**d**）图像显示胰腺轻度肿大（箭标所示）

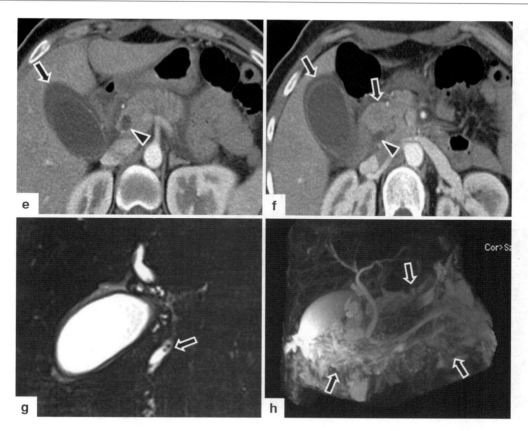

图14.52（续）　增强CT横断面（**e，f**）图像证实胆囊周边积液（箭标所示）和胆总管扩张（箭头）。另外胰周炎性改变需注意（箭标所示）。T2加权单次激发快速自旋回波（**g**）图像显示胆总管小结石（箭标所示）和胆囊周边积液。MRCP厚层（**h**）图像显示胰周弥漫性炎性改变（箭标所示）。行腹腔镜下的胆囊切除术和内镜下括约肌切开术

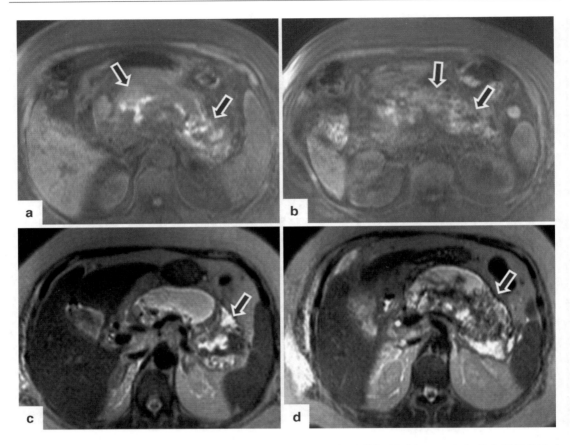

图14.53 坏死性胰腺炎的MRI表现。58岁男性患者，因胆石症引发的胰腺炎住院。患者因临床症状迅速恶化而转入重症监护室进行支持治疗。T1加权抑脂梯度回波（**a**，**b**）图像显示胰腺实质信号不均匀（箭标所示）。T2加权单次激发快速自旋回波横断面（**c**，**d**）图像显示胰腺弥漫性肿大，胰体尾部的低信号区域内有混杂高信号影（箭标所示）

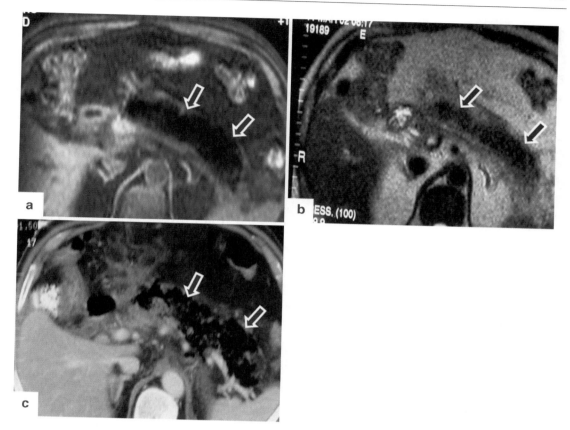

图14.54 感染坏死性胰腺炎的MRI表现。72岁男性患者，因酗酒引发急性胰腺炎，发展为多器官衰竭，发热，白细胞数升高。T1加权抑脂梯度回波横断面（**a**）图像和T2加权单次激发快速自旋回波横断面（**b**）图像显示胰腺肿大，实质信号弥漫性减低（箭标所示），胰腺整体实质内可疑积气。随后的腹部增强CT横断面（**c**）图像证实胰腺整体的大量积气（箭标所示）

14.13 治疗

- 住院患者发生多器官衰竭的死亡率更高。
- 死亡率最高的是患者合并多系统的器官衰竭，并且持续时间＞48h。
- 患者有器官衰竭体征的需要转入重症监护室或二级病房。
- **器官衰竭（急性胰腺炎）**
  - 约10%的患者是一过性的，且死亡率较低。
  - 坏死性胰腺炎的器官衰竭平均患病率为54%（比感染性坏死更为常见）。

要点
- 呼吸衰竭是器官功能不全最常见的表现。

14.13.1 治疗指南

- 重要的体征、氧饱和度和体液平衡需要重点关注：
  - 积极的静脉液体置换是治疗的基础
  - **250~500 ml/h，进行24~48 h，期间需要多次重新评估**

建议：
- 患者卧床时的头部需要垫高
- **乳酸林格液**相较于生理盐水可降低SIRS的发生率

要点
- 有证据表明早期积极液体复苏可以有效预防或减少胰腺坏死并提高生存率。
- 乳酸林格液对维持酸碱平衡具有积极的作用。

- **营养支持：**
  - **轻度胰腺炎**，患者有饥饿感，不再恶心呕吐，疼痛不需要用药物控制，即在3~7天内可恢复进食
  - 建议初期采用低脂饮食
  - **重度胰腺炎**，当患者数周无法经口进食，营养支持应当优先施行
  - 肠内营养比肠外营养优先级更高（因为这样可以稳定肠道菌群，且相比之下更安全和便宜）
    - 鼻胃营养管、鼻十二指肠营养管和鼻空肠营养管是一样的
    - 只有当患者持续干呕和呕吐时，才优先考虑鼻空肠营养管

要点
- 肠内营养对于降低死亡率、全身感染率和多器官衰竭率是有效的。

- **器官功能不全（处置办法）：**
  - 持续性低血压给予**升压药**
  - 呼吸衰竭给予**气管插管和机械通气**
  - 顽固性肾衰竭应给予**血液透析**

14.13.2　感染性坏死的治疗

- **多数感染性坏死的患者同时有系统性中毒、发热和白细胞数增多。**
  - 可疑的感染性坏死是施行CT引导下经皮穿刺并进行革兰染色和细菌培养的指征
  - 如果结果仅仅是革兰阴性菌，推荐的抗生素是：
    - ○ 碳青霉烯类、氟喹诺酮类加甲硝唑，或者第3代头孢类抗生素加甲硝唑，之后依据培养后的药敏试验结果而定
  - 如果革兰染色证实是阳性菌，推荐的抗生素是万古霉素，用至药敏试验的结果出来
- **外科清创术**（图14.55）：
  - **这是对于感染性胰腺坏死的标准化治疗**
- **外科手术类型：**
  - 坏死物清除术，通过引流管闭式灌洗
  - 坏死物清除术，开放式填塞
  - 坏死物清除术，闭式引流不灌洗
- **并发症：**
  - 筋膜撕裂
  - 创口感染
  - 出血
  - 胃肠道瘘
  - 切口疝
- **目前的备选方法：**
  - 微创腹膜后坏死物清除术
  - 腹腔镜下坏死物清除术，外科引导下的大口径引流管置入
  - **对于感染性坏死的经皮体外灌洗**（图14.56）
  - 内镜下的引流和灌洗

要点

- 感染性坏死施行经皮体外灌洗后，其术后并发症的发生率以及死亡率要明显低于外科坏死物清除术后。
- 对于病情稳定的患者最为适用。
- 治疗成功取决于外科与介入放射科医生密切跨学科合作。
- 需要反复复诊，最初阶段每周要进行3次坏死物的灌洗和抽吸。

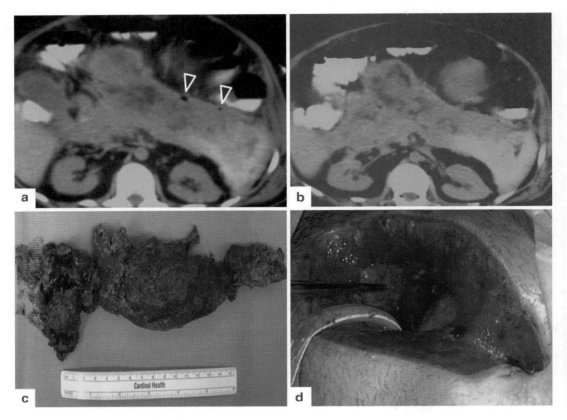

图14.55 以外科袋形缝合术治疗胰腺坏死。45岁男性患者，既往有丙型肝炎、急性胰腺炎、呼吸衰竭和肾衰竭。患者进展为感染性胰腺坏死，进行开放性外科清创术，将小网膜缝合造袋。CT横断面（**a，b**）图像显示胰腺弥漫性肿大，胰腺实质不均匀并出现小气泡（箭头所示）。图（**c**）显示从胰床取出的组织标本。患者术后腹部照片（**d**）显示囊袋缝合后前腹壁的大切口。注意大引流管的位置

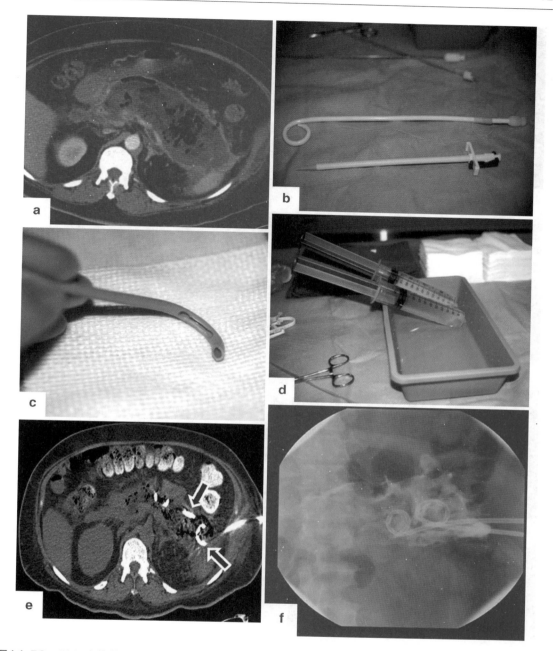

图14.56　以经皮体外灌洗治疗胰腺坏死。38岁男性感染性胰腺坏死患者。以介入放射学手段X线透视下的多处经皮灌洗。术前增强CT横断面（**a**）图像显示胰腺实质弥漫性坏死、积气。（**b~d**）图像显示经皮灌洗时的导管和插管。增强CT横断面（**e**）图像显示2条引流管（箭标所示）经CT引导放置于胰床（箭标所示）。经导管注入稀释对比剂后的透视（**f**）图像显示胰床的不规则空腔

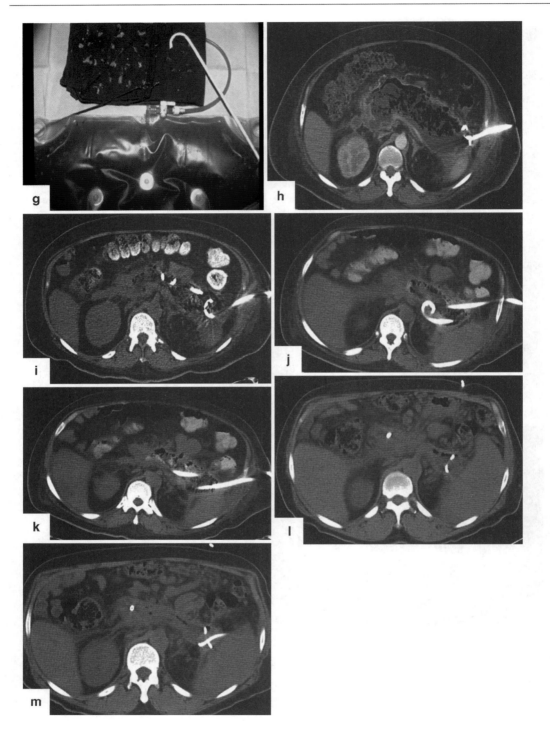

图14.56（续） 　图像（g）显示从坏死性囊腔穿吸出的组织，抽吸前注入少量生理盐水，整个过程在X线透视引导下完成（h）。增强CT图像显示胰腺坏死物在灌洗后的改变。与灌洗前增强CT（i，j）图像对比，6周后（k，l）图像显示胰腺坏死区减小。11周后增强CT（m）图像显示胰腺坏死完全消失。注意胰腺的萎缩

14.13.3　胆源性胰腺炎的处置

- 胆总管内结石潴留可导致器官衰竭。
  - 通过引起返流性胆管炎或是加重胰腺炎
- 立即施行ERCP和胆道乳头括约肌切开术（最好在住院后的48 h内进行）。
  - 适应证：
    - 重度胆源性胰腺炎合并胆管结石潴留
    - 急性胆管炎
- 可选ERCP和胆道乳头括约肌切开术。
  - 适应证：
    - 影像学提示胆总管持续性结石
    - 肝功能检测指标升高
    - 不适合行腹腔镜下胆囊切除术
    - 胆囊切除术后高度怀疑胆管结石
- 使用MRCP或超声内镜的适应证：
  - 由于临床原因不能及时行腹腔镜胆囊切除和术中胆管造影
  - 妊娠患者
  - 行ERCP风险高且难度大
- 胆囊切除术。
  - 腹腔镜下胆囊切除术是预防胆源性胰腺炎再发的有效手段
  - 所有症状消失且实验室检查指标都回归正常，可以行手术切除
  - 住院期间或者病程的前6周推荐外科手术切除

要点

- 早期胆囊切除术的指征是预防胆源性胰腺炎再发，不切除胆囊的再发率高达30%。

14.14　急性胰腺炎的并发症

- 胰周积液。
- 假性囊肿。
- 脓肿。
- 出血。
- 胰瘘。
- 静脉栓塞。
- 胃或肠道梗阻。

14.14.1　急性胰周积液
（图14.57~图14.59）

- 胰周积液仅与间质水肿性胰腺炎相关，与胰腺坏死无关。
- 在间质水肿性胰腺炎起病的最初4周内发生。
- 多数是无菌的，通常自行吸收无需介入治疗。

增强CT特征：
- 均匀的液性密度影
- 局限于正常的胰周脂肪间隙和小肠系膜
- 无明确的边界
- 毗邻胰腺

治疗：
- 保守治疗
- 症状明显的患者需经皮引流

要点

- 大量或多发急性胰周积液的患者，伴有腹痛、恶心、呕吐、呼吸急促或者器官（多器官）衰竭，进行经皮穿刺引流后的症状明显缓解。

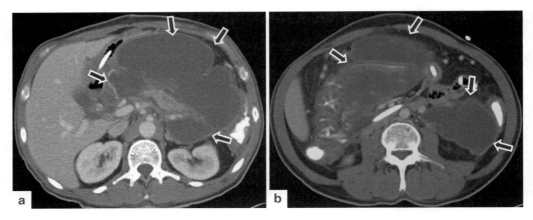

图14.57 急性胰周积液的CT表现。35岁女性患者，既往3周前因腹胀被诊断为胆源性胰腺炎。增强CT横断面（**a**，**b**）图像显示胰周多发积液，包括小网膜囊、肠系膜根部和左肾前间隙（箭标所示）

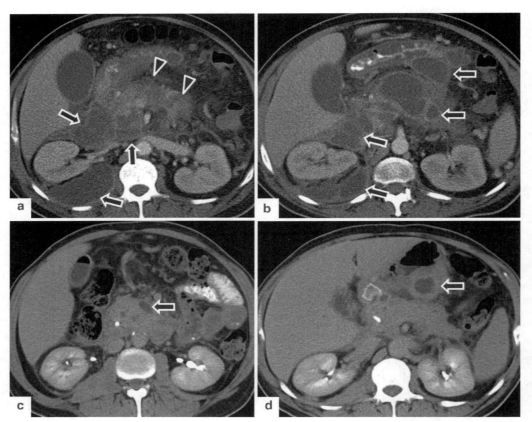

图14.58 急性胰周积液演变过程的CT表现。30岁女性患者，既往有胆源性胰腺炎和急性胰周积液。住院时的增强CT横断面（**a**，**b**）图像显示胰腺肿大且密度不均匀，合并胰周炎性改变（箭头所示），小网膜囊及右侧肾前、肾后间隙的多发性积液（箭标所示）。住院7周后的增强CT（**c**，**d**）图像显示胰周积液的范围和量明显减少。2处残留的积液：范围局限，一处在肠系膜根部（**c**）（箭标所示）；另一处在小网膜囊（**d**）（箭标所示）

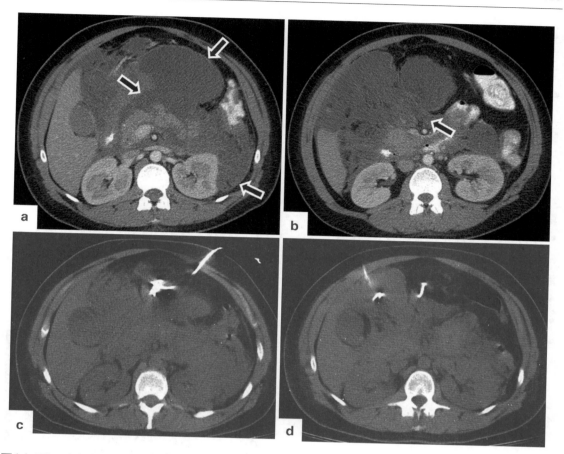

图14.59 症状典型的急性胰周积液的CT表现。27岁女性患者，既往有胆源性胰腺炎、腹痛、呼吸急促和肾功能不全、腹胀明显。增强CT横断面（a，b）图像显示胰周多发积液，薄壁，位于小网膜囊、两侧肾前间隙、肠系膜根部和小肠系膜（箭标所示）。患者呼吸症状进一步恶化，行CT引导下的经皮穿刺引流。之后的增强CT横断面（c，d）图像显示积液范围明显减少，患者的病情明显好转

14.14.2 胰腺假性囊肿
（图像请参阅第18章）

- 急性胰腺炎的继发表现，胰液聚集并被非上皮样囊壁包裹。
- 急性胰腺炎起病后至少要经过4周时间，增生的肉芽组织和纤维组织才能形成一个完整的囊壁。

增强CT特征：
- 有明显包膜的胰内或胰周囊性肿块

治疗：
- 如果患者没有症状，密切观察
- 经皮穿刺或者内镜下置管引流
- 通过外科囊肿–胃造口术，或囊肿–空肠造口术

14.14.3 胰腺脓肿
（图14.60~图14.61）

- 胰腺或胰周积液积脓：
  — 此并发症能危及生命。
  — 可能继发于假性囊肿感染，或者胰内胰周的积液。
- 患者持续性发热或者发病后2周出现发热，应怀疑胰腺脓肿。
  — 其他症状：
    ○ 腹痛，恶心呕吐，腹部压痛，可触及包块，白细胞数增多，突发性高淀粉酶血症。
    ○ 在已使用抗生素的情况下，感染性积液常含有一种或多种肠道菌，或者假酵母菌。
    ○ CT是诊断胰腺脓肿最有效的手段。
- 增强CT特征：
  — 胰腺或胰周积液合并管腔内积气。

— 胰腺或胰周积液的包膜强化。
- 如果出现管腔内积气的鉴别诊断：
  — 与空腔脏器的瘘管相通。
- 治疗：
  — 经皮穿刺或内镜下的置管引流。
  — 当经皮或内镜下的引流积液内含气较多，或者积液部位不容易穿入时，推荐外科引流。

> **要点**
> - 胰腺积液无积气，或者积液包膜不强化时，并不能完全排除胰腺脓肿。在可疑的病例中，推荐超声或者CT引导下细针穿刺抽吸行进一步评估。

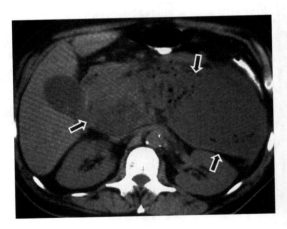

图14.60 胰腺脓肿的CT表现。30岁男性患者，有糖尿病史，住院4周前患急性胰腺炎，住院1周后给予引流。主诉畏寒、发热因而转回监护病房。实验室检查发现白细胞数明显增高，平扫CT横断面图像显示大量积液合并多发性气泡包绕整个胰腺（箭标所示）。经皮穿刺引流后，脓肿完全吸收

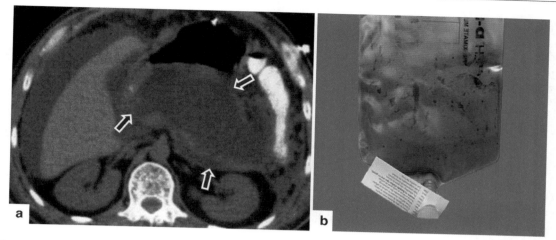

图14.61 胰腺脓肿的CT表现。45岁女性患者，由外院诊断为复杂性急性胰腺炎转入。入院时，患者发热、腹痛、白细胞数增多。平扫CT横断面（**a**）图像显示大量积液包绕整个胰腺（箭标所示）。临床表现与影像学表现相结合提示胰腺脓肿。超声引导下的穿刺引流后，可见大量恶臭的脓性物质（**b**）

14.14.4　出血性胰腺炎

（图14.62~图14.63）

- **急性出血可在重度胰腺炎中发生：**
  - — 是急性胰腺炎一类不常见的并发症
  - — 起因是胰腺实质内和胰周积液中含有被激活的胰酶损伤了胰腺血管网，包括滋养毛细血管、动脉和（或）回流静脉

临床表现
- 腹痛的特点改变，心悸，低血压，大汗淋漓。

实验室检查
- 红细胞比容突然下降。

影像学检查
- MRI在诊断出血性胰腺炎方面优于CT，因为出血信号的改变在磁共振图像上持续时间长，不同的时间段有不同的信号改变。
- **CT表现**
  - — 胰腺实质内和（或）胰周的积血在平扫CT图像上表现为高密度。
- **MRI表现**
  - — T1加权抑脂图像上，胰腺实质内和（或）胰周出现斑点状、斑片状、丝状或者带状的高信号影。

治疗
- 补液复苏和输血。
- 动脉栓塞（假性动脉瘤出血）。

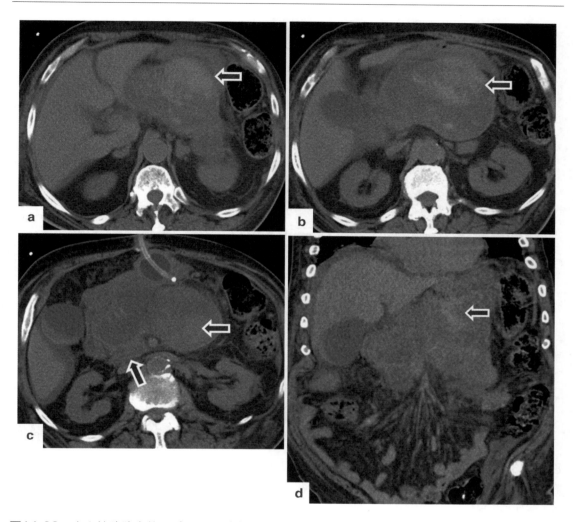

图14.62 出血性胰腺炎的CT表现。78岁男性患者，由外院诊断为复杂性急性胰腺炎转入。入院不久，出现急性上腹剧痛，精神状态改变，呼吸急促，以及急性腹膜炎体征。平扫CT横断面（**a~c**）和冠状面（**d**）图像显示胰腺弥漫性肿大。注意胰腺内弥漫性不规则高密度影（箭标所示），提示急性出血，立即进行剖腹探查，在小网膜囊和胰床发现多处血凝块。这些血凝块是由一处较大的胰腺坏死灶排出的。患者因复杂的术后急性和慢性呼吸衰竭，最终死亡

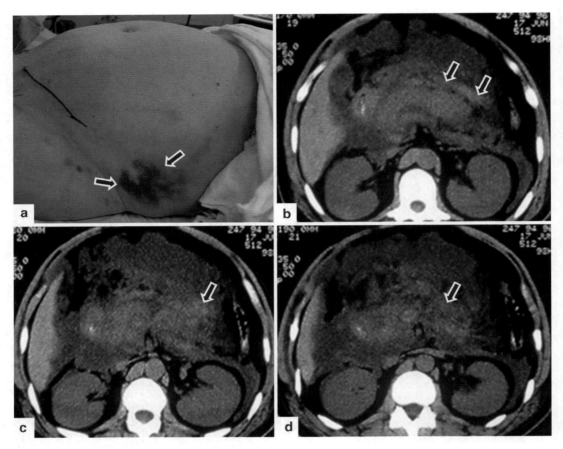

图14.63 出血性胰腺炎的CT表现。58岁女性患者，胆源性胰腺炎，因突然心悸和低血压入院。患者左季肋部出现瘀斑（Grey-Turner征）（**a**）（箭标所示）。平扫CT横断面（**b~d**）图像显示胰周广泛炎性改变，密度增高（箭标所示），提示急性出血

14.14.5 胰瘘（图14.64）

- 急性胰腺炎不常见的并发症。
- 胰瘘继发于主胰管、分支胰管、胰腺实质断裂，或者胰腺假性囊肿破裂。

分类

- 胰内瘘：腹膜腔，腹膜后间隙和胸膜腔。
- 胰外瘘：皮肤、体表。

症状/体征

- 可无明显症状。
- 呼吸急促。
- 腹水。
- 早期出现腹部饱胀感，并有呕吐（胃部受压）。
- 腹部或背部疼痛。

临床疑点

- 腹水或者胸膜渗出对治疗不敏感，会扩大积液范围。

明确诊断

- 腹腔及胸腔穿刺液中淀粉酶水平高。

最佳的影像学检查方法

- ERCP/MRCP。
- ERCP表现：
— 胰管对比剂外渗
- MRCP表现：
— 胰管断裂合并胰内及胰周积液

治疗

- 生长抑素类似物（减少瘘液排出有利于瘘管自愈）。
- 内镜下胰管支架置入以避开断裂的胰管通路。
- 肠外营养。
- 囊肿胃吻合引流术和囊肿肠道吻合引流术（外科吻合术以控制胰液外漏）。
- 外科切除。

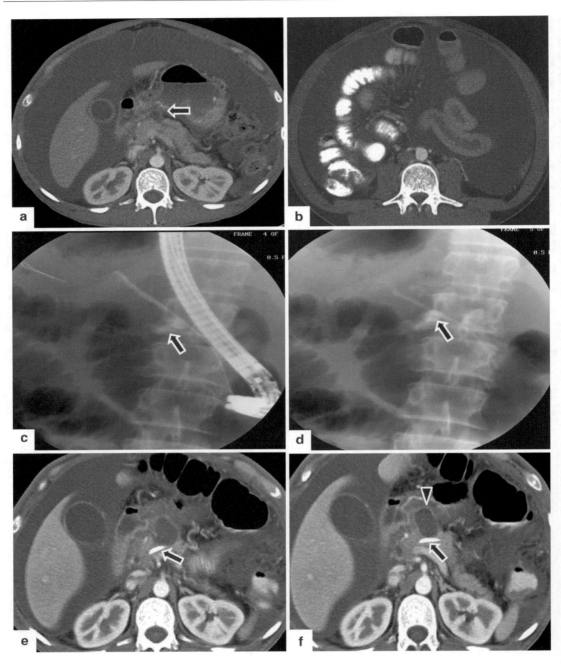

图14.64 急性胰腺炎相关胰瘘的诊断与治疗。29岁男性患者,既往有酒精性胰腺炎、继发顽固性腹水。对于引流出的腹水进行分析发现有淀粉酶升高,增强CT横断面(a,b)图像显示大量腹水和毗邻近端胰体部的小范围积液(箭标所示)。以上征象与临床表现和实验室检查结果共同提示胰瘘可能性。ERCP(c)显示对比剂从近端胰体部的胰管外漏(箭标所示),证实了胰瘘存在。支架(d)经内镜引导被成功放置取代了断裂的胰管(箭标所示)。1周后增强CT横断面(e,f)图像显示腹膜内的积液、胰管内的支架依然存在(箭标所示)。注意胰周积液逐渐增加(f)(箭头所示)

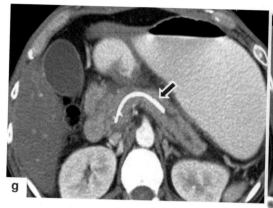

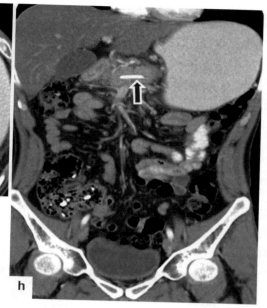

图14.64（续）　4个月后的随访增强CT横断面（g）和冠状面（h）图像显示腹腔积液和胰周积液均已吸收。注意胰管支架位置（箭标所示），支架在2个月后移除

14.14.6　静脉血栓形成/栓塞

（图14.32~图14.34，图14.65~图14.69）

- 静脉血栓形成或栓塞在急性胰腺炎病程中并不罕见：
  — 在酒精性胰腺炎、坏死性胰腺炎和慢性胰腺炎病例中更加常见
  — 常累及的静脉（以出现频率排序，单处或多处）
    ○ 脾静脉
    ○ 门静脉
    ○ 肠系膜上静脉

发病机制

- 由胰周炎症导致的血流阻滞，血管痉挛，占位效应，及由释放的胰酶对血管壁的直接损伤。

临床表现

- 常在影像学检查中偶然发现。
- 上消化道出血。
- 肝衰竭。
- 脾功能亢进。

- 小肠局部缺血。
- 腹水。

最佳的影像学检查方法

- 多普勒超声和增强CT。

表现：
— 静脉血流消失
— 受累血管管腔部分或完全的充盈缺损
— 难以识别脾静脉，多发局灶性静脉曲张是脾静脉血栓形成的典型表现

治疗：
— 保守治疗
— 是否使用抗凝血药物存在争议

要点
- 脾静脉血栓形成可导致胃底静脉曲张，引发出血。
- 如果患者病情严重，常用治疗方法为脾切除术或脾动脉栓塞。

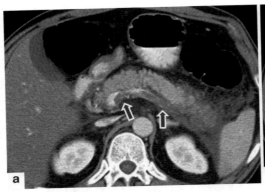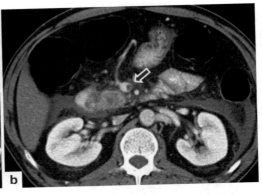

图14.65 急性胰腺炎合并脾静脉和肠系膜上静脉血栓的CT表现。49岁男性患者，酒精性胰腺炎，影像学检查中偶然发现。增强CT横断面（a，b）

图像显示胰周轻度炎性改变和积液，脾静脉和肠系膜上静脉内可见大片状低密度影（箭标所示）

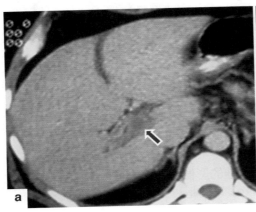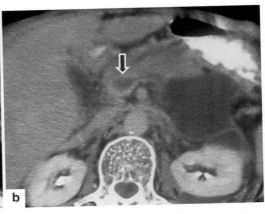

图14.66 急性胰腺炎相关性门静脉血栓形成的CT表现。55岁男性患者，胆结石引发胰腺炎，CT检查中偶然发现。增强CT横断面（a，b）图像显

示在门静脉主干和门静脉右支内的较大血栓（箭标所示）

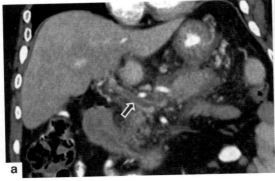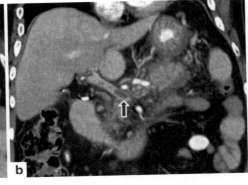

图14.67 急性胰腺炎相关性门静脉血栓形成的CT表现。77岁女性患者，特发性胰腺炎，CT检查中偶然发现。增强CT横断面（a）和冠状面（b）

图像显示在门静脉主干内的较大非闭塞性血栓（箭标所示）

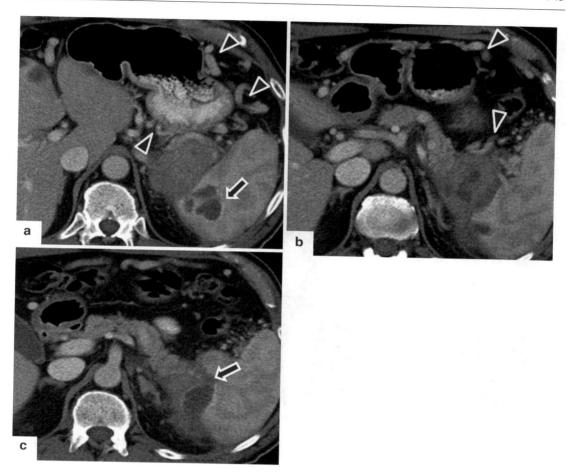

图14.68 急性胰腺炎相关性脾静脉阻塞的CT表现。67岁男性患者，突发胰腺炎。增强CT横断面（**a~c**）图像显示胰尾部的较大混杂积液，累及至脾脏（箭标所示），其余胰腺周围可见轻度炎性改变。注意胃短静脉曲张，胃左静脉走行区域内见多条曲张的静脉（箭头所示），脾静脉难以辨认

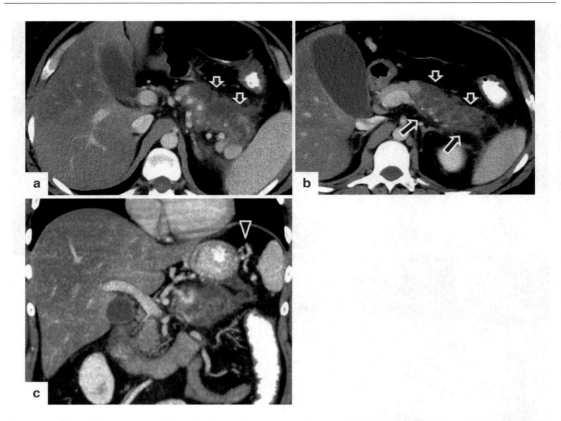

图14.69 坏死性胰腺炎相关性脾静脉阻塞的CT表现。37岁男性患者，既往有酒精性胰腺炎，主诉腹部剧痛。增强CT横断面（**a**，**b**）和冠状面（**c**）

图像显示胰体尾部强化不明显，同时有胰周炎性改变。注意脾静脉未见（箭标所示），胃短静脉曲张（箭头所示）

14.14.7　假性动脉瘤（图14.70~图14.71）

- 急性胰腺炎的罕见并发症。
- 慢性胰腺炎病程中更加常见。
- 多数与假性囊肿相关。
- 假性动脉瘤破裂罕见，一旦发生，死亡率很高。

发病原因
- 胰酶导致动脉壁的自体消化。
- 来自重度炎症的直接损伤。
- 血管壁被假性囊肿里的胰酶侵蚀，或者血管受压或局部缺血。

常累及的动脉根据频率排序
- 脾动脉。
- 胃十二指肠动脉。
- 胰十二指肠动脉。
- 胃动脉。
- 肝动脉。

临床特点
- 不明原因的消化道出血。
- 假性囊肿突然增大。
- 不明原因的红细胞比容下降。
- 影像学检查偶然发现。

最佳的影像学检查方法

- 直接导管造影（能够使小血管显影并随即治疗）。

血管造影和增强CT的诊断依据

- 胰腺假性囊肿内或者毗邻胰腺、胰周动脉的圆形、卵圆形强化部分（与主动脉相似）。

治疗方法选择

- 血管造影引导下的选择性血管线圈栓塞。

可选方法

- 凝血酶栓塞。
- 血管内瓣膜移植。
- 单纯结扎。

> **要点**
>
> - 这一类罕见的患者，往往难以将导管顺利插入相关动脉，备选方案是经皮动脉穿刺放置血管线圈或者直接注射凝血酶。

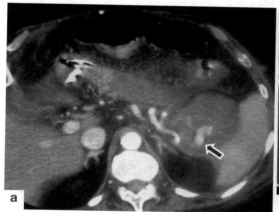
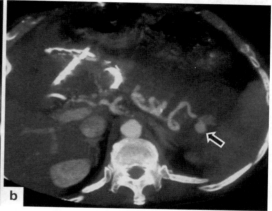

图14.70 急性间质性胰腺炎相关的脾动脉假性动脉瘤的CT表现。71岁男性患者，既往有酒精性胰腺炎和呼吸衰竭史。增强CT横断面（a，b）图像显示胰腺弥漫性肿大，胰尾部有一个小的假性动脉瘤（箭标所示）

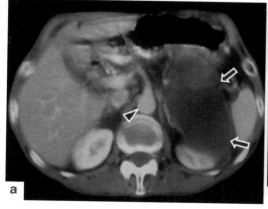
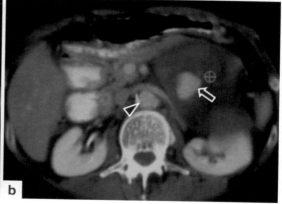

图14.71 急性胰腺炎相关的脾动脉假性动脉瘤的CT表现。55岁男性患者，胰腺炎反复发作病史。增强CT横断面（a，b）图像显示胰尾部的大片积液内含一圆形局灶性病灶（箭头所示），增强程度与腹主动脉（箭标所示）相似。提示为脾动脉内的假性动脉瘤

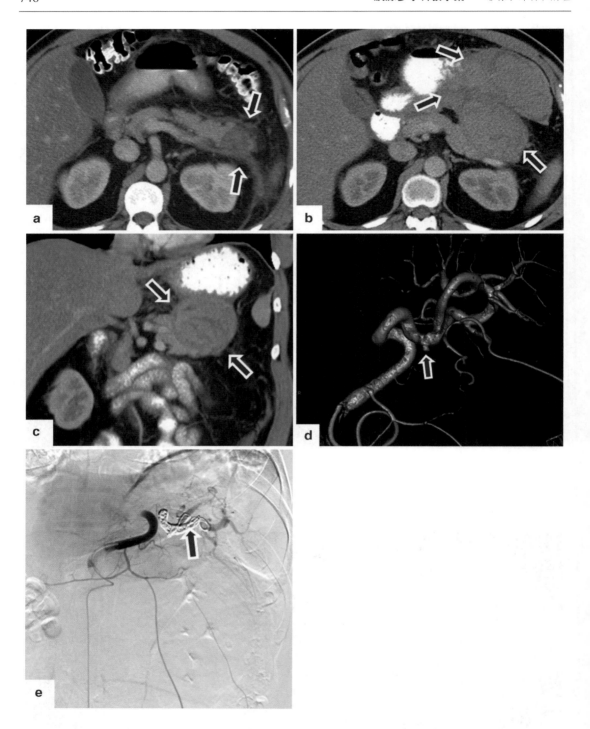

14.14.8　胃肠道梗阻
（参阅第16章，图16.46）

- 急性胰腺炎的罕见并发症。
- 继发于胰周积液和假性囊肿挤压胃、小肠或结肠，或者由胰周炎症引起。

临床表现
- 恶心。
- 呕吐。
- 早饱。
- 腹胀。

最佳的影像学检查方法
- 增强CT。

增强CT诊断依据
- 由胰腺或胰周渗出液引起的胃、小肠或结肠的梗阻，或者由炎症进展引起的胃、小肠或结肠的梗阻。

治疗
- 经皮或内镜下减压，鼻胃管。

14.14.9　胆道梗阻

- 急性胰腺炎的罕见并发症。
- 继发于胆总管，被急性胰腺渗出积液或假性囊肿压迫。
- 慢性胰腺炎中更多见。

临床表现
- 黄疸。
- 呕吐。
- 发热、畏寒、白细胞数增多（急性胆管炎）。

最佳的影像学检查方法
- 增强CT 或 MRCP。

增强CT诊断依据
- 胆道系统扩张继发于胆总管受压，胆总管被胰腺渗出液或假性囊肿压迫。

治疗
- 经皮或内镜下对胰腺积液或假性囊肿减压。

图14.72　急性胰腺炎相关的脾动脉假性动脉瘤的CT表现。50岁男性患者，有酒精性胰腺炎，继发假性囊肿。患者因腹痛加重在外院就诊，诊断为假性囊肿内出血。建议行介入治疗，目的是观察内脏造影情况，以确诊脾动脉的栓塞。在外院的最初增强CT横断面（**a**）图像显示胰尾部有一小片低密度区域（箭标所示），以及胰周轻度炎性改变。4周后随访的增强CT横断面（**b~c**）图像显示胰尾部的高密度大片积液，累及小网膜囊（箭标所示）。提示胰腺假性囊肿内的急性出血。同一天患者加做选择性脾动脉造影（**d**），显示胰尾部脾动脉内一个小的假性动脉瘤（箭标所示）。这个假性动脉瘤被多个弹簧圈治疗成功（**e**）（箭标所示）

14.15　教学要点

急性胰腺炎	
分类	急性间质水肿性胰腺炎（AIEP）85% 坏死性胰腺炎（NP）15%
病因	胆结石，酒精 80% 其他 20%
临床表现	突发急性腹痛 恶心、呕吐 重症：高热、低氧血症、低血压
实验室检查	血清淀粉酶和脂肪酶升高 白细胞数增多，红细胞压积升高（血液浓缩）
急性胰腺炎分期	早期：SIRS 10%~20% 晚期：CARS（菌群移位）
胰腺炎的严重程度 亚特兰大分类标准	轻度 中重度 重度
评分体系	急性胰腺炎床旁严重程度评分（最初的24h） 无害性急性胰腺炎评分 急性生理和慢性健康度（APACHE Ⅱ）评分 改良CT的严重程度指数
影像学表现	**首选增强CT** AIP：均匀或不均匀的胰腺实质强化合并胰周炎症 NP：胰腺实质不强化 感染性的：胰腺或胰周组织内积气
治疗	液体置换 营养支持（肠内营养） 并发症的治疗 器官功能不全：升压药，机械通气，血液透析 感染性坏死：外科清创术或经皮穿刺引流
急性胰腺炎的并发症	胰周积液 胰腺假性囊肿 胰腺脓肿 出血性胰腺炎 胰瘘 静脉血栓形成/阻塞 假性动脉瘤 胃或肠道梗阻 胆道梗阻

急性胰腺炎	
急性胰腺炎并发症的治疗	胰周积液：观察或者引流（如果症状典型） 胰腺假性囊肿：观察或者引流（如果症状典型） 胰腺脓肿：经皮或内镜下引流，抗生素 出血性胰腺炎：补液复苏，输血，动脉栓塞（对于急性动脉出血） 静脉血栓形成/阻塞：存在争议，抗凝药物 假性动脉瘤：线圈栓塞 胃肠道梗阻：经皮或内镜下引流，鼻胃管 胆道梗阻：经皮或内镜下引流

推荐参考文献

Balthazar EJ. Acute pancreatitis: assessment of severity with clinical and CT evaluation. Radiology. 2002;223(3):603–13.

Banks PA, Bollen TL, Dervenis C, et al. Classification of acute pancreatitis–2012: revision of the Atlanta classification and definitions by international consensus.Gut. 2013;62(1):102–11.

Matos C, Cappeliez O, Winant C, Coppens E, Deviere J, Metens T. MR imaging of the pancreas: a pictorial tour. Radiographics. 2002;22(1):e2.

Morgan DE. Imaging of acute pancreatitis and its complications. Clin Gastroenterol Hepatol. 2008;6(10):1077–85.

Mortele KJ, Wiesner W, Intriere L, et al. A modified CT severity index for evaluating acute pancreatitis: Improved correlation with patient outcome. AJR Am J Roentgenol. 2004;183(5):1261–5.

Predicting the severity of acute pancreatitis. 2014. http:// www.uptodate.com/contents/predicting-the-severityof-acute-pancreatitis. Accessed 8 July 2014.

Sandrasegaran K, Tann M, Jennings SG, et al. Disconnection of the pancreatic duct: An important but overlooked complication of severe acute pancreatitis. Radiographics. 2007;27(5):1389–400.

Sleeman D, Levi DM, Cheung MC, et al. Percutaneous lavage as primary treatment for infected pancreatic necrosis. J Am Coll Surg. 2011;212(4):748–52; discussion 752–4.

Thoeni RF. The revised atlanta classification of acute pancreatitis: its importance for the radiologist and its effect on treatment. Radiology. 2012;262(3):751–64.

Urban BA, Fishman EK. Tailored helical CT evaluation of acute abdomen. Radiographics. 2000;20(3):725–49.

Wu BU, Banks PA. Clinical management of patients with acute pancreatitis. Gastroenterology. 2013;144(6): 1272–81.

慢性胰腺炎

15

目录

15.1 自测

1. 下面与慢性胰腺炎影像学表现无关的是：

   a. 主胰管和分支胰管不规则扩张

   b. 胰管内粗大结石

   c. 胰腺实质萎缩

   d. 胰腺实质在T1加权抑脂图像呈高信号

   e. 伴有假性囊肿

2. 慢性胰腺炎患者血清淀粉酶和脂肪酶水平是正常的。

   a. 正确

   b. 错误

3. 下列陈述与慢性胰腺炎无关的是：

   a. 吸烟

   b. 创伤后瘢痕

   c. 胰腺实性-假乳头状肿瘤

   d. 胰腺导管内乳头状黏液性肿瘤

   e. 囊性纤维化

4. 下列哪些叙述是错误的：

   a. 慢性酒精性胰腺炎出现在50~60岁

   b. 遗传性胰腺炎通常出现在10岁

   c. 热带型胰腺炎通常出现在20~30岁

   d. 自身免疫性胰腺炎出现在60岁

   e. 特发性胰腺炎有2个高峰期：早期（20岁），晚期（60岁）

5. 下列哪些表现不会出现在慢性胰腺炎患者：

    a. 黄疸

    b. 火激红斑

    c. 疼痛

    d. 便秘

    e. Grey Turner征

6. 当内科或内镜保守治疗无效时，下列哪项是外科最常用的治疗手段?

    a. 胰体尾切除术

    b. 胰十二指肠切除术

    c. 胰空肠吻合术

    d. 全胰切除术

    e. 胰腺中段切除术

正确答案：1. d, 2. a, 3. c, 4. a, 5. e, 6. c。

15.2　概述

- 慢性胰腺炎是指胰腺内、外分泌腺体发生进行性和不可逆性损害，最终导致内、外分泌功能的持久性损伤。
- 平均发病年龄为35~55岁。
- 慢性胰腺炎有较高的死亡率。
- 慢性胰腺炎患者有较高的胰腺癌风险，最相关的就是遗传性胰腺炎。
- 诊断慢性胰腺炎需结合其临床、功能和形态学特征。
- 影像学表现是诊断慢性胰腺炎的金标准。

分类

- 慢性钙化性胰腺炎（胰管内蛋白质样物质沉积）。
- 慢性阻塞性胰腺炎（胰管周围胰腺实质纤维化和随后的胰管扩张）。
- 慢性炎症性胰腺炎（年龄较大，无酗酒史）。

15.3　发病机制

- 不明原因。
- 多因素。

15.3.1 理论

- 胰蛋白分泌增加导致在小叶间和小叶内导管内蛋白质栓形成
  - 这些栓塞物形成钙化，导致胰管结石形成。
  - 结果导致导管上皮疤痕病变，并阻塞导管引起炎症和细胞损伤。
- 抗氧化剂的消耗
  - 硒、维生素C和维生素E、蛋氨酸。
  - 抗氧化剂的同时减少和应激细胞对抗氧化剂的需求增加可能导致更多的自由基形成。
  - 这种不平衡与脂质过氧化和细胞损伤有关。
- 缺血
  - 胰腺间质压力增高。
- 相关的自身免疫性疾病
  - 干燥综合征、原发性胆汁性肝硬化、肾小管性酸中毒。
  - 自身免疫性胰腺炎。

> **要点**
> - 尽管急性胰腺炎似乎是慢性胰腺炎的前驱病变，但是，各种病因所致的大部分急性胰腺炎患者不会发展为慢性胰腺炎。

15.4 组织病理学

15.4.1 大体表现（图15.1~图15.3）

- 质硬，萎缩，胰腺纤维化。
- 胰腺导管扩张。
- 结石和假性囊肿。

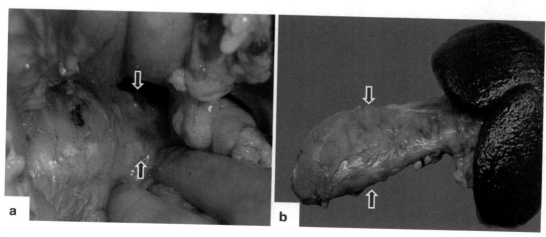

图15.1 慢性胰腺炎的大体表现。术中照片（**a**）可见一小的、纤维化胰腺（箭标所示），大体标本（**b**）可见增大的、质硬的胰腺（箭标所示）

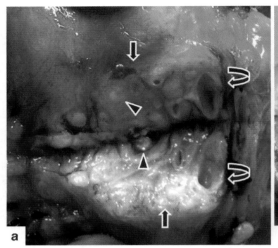

图15.2 慢性胰腺炎的大体表现。Whipple术后标本切面（**a**）可见一个实性、白色、质硬的纤维化区域（箭标所示），其内可见导管扩张（弯箭标）钙化（箭头所示），（**b**）显示一黄色、质硬、边界不清楚的区域

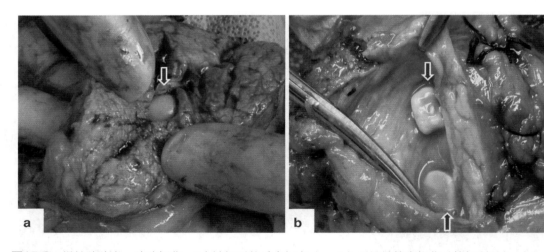

图15.3 慢性胰腺炎、胰腺钙化。2个被切开的手术标本（**a，b**）可见导管内钙化（箭标所示）

15.4.2 镜下表现

- 腺泡萎缩伴胶原纤维化，正常的小叶结构存在。
- 胰岛细胞在轻度病变中可不受累，在严重病变中可消失。
- 单核细胞炎性浸润。

- 胰管呈不同程度梗阻。
- 常见钙化。
- 早期病变分布呈斑片状。
- 每次炎症攻击可致脂肪局灶性坏死，从而形成假性囊肿和纤维化。
- 纤维化可弥漫影响胰腺腺体，偶见不均匀分布，在一些区域内保留小叶结构。

- 胰管受累程度取决于周围纤维化的程度。
- 胰腺小叶纤维化可引起胰管扭曲和扩张，形成潴留性囊肿。
- 主胰管可能只是局部阻塞和扩张，或者呈广泛不规则扩张和扭曲。
- 胰管结石（占80%）。
- 结石由碳酸钙组成。
- 大小：直径≤1mm至≥1cm。
- 结石可能嵌顿在胰管。

- 有些情况下，结石在患病过程中可能会消失。

> **要点**
> - 胰头纤维化可能伴有胆总管狭窄。
> - 胰头部纤维化或假性囊肿形成可能会引发十二指肠狭窄。

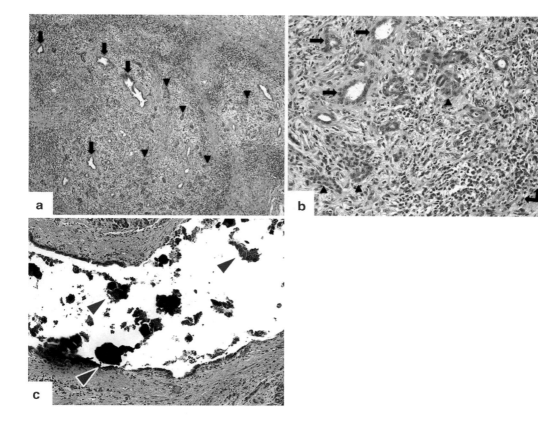

图15.4 慢性胰腺炎的显微镜下表现。图（a）（HE，4×）显示纤维化和慢性炎症背景中胰腺小叶结构保存完好，可见胰管（箭标所示）和萎缩的腺泡（箭头所示）。图（b）（HE，40×）显示腺泡萎缩（箭头所示）、胰管不规则（箭标所示）和淋巴浆细胞性炎性浸润（双箭标所示）伴间质胶原纤维化。图（c）（HE染色，20×）显示胰管扩张，伴管腔内钙化（箭头所示）

15.5　病因学

- 酗酒占70%（最常见病因）。
- **慢性酒精性胰腺炎：**
  - — 发病年龄40~50岁
  - — 以男性为主
- **胰管阻塞：**
  - — 胰腺分裂
  - — 胰腺外伤后瘢痕
  - — 严重损伤后的导管
  - — 结石
  - — 假性囊肿
  - — 肿瘤（导管腺癌，IPMN）
- **特发性胰腺炎：**
  - — 2个发病高峰年龄：早期（20岁），晚期（60岁）
  - — 占所有慢性胰腺炎的10%~25%
  - — 无性别倾向
- **沟槽性胰腺炎。**
- **自身免疫性胰腺炎。**
- **热带型胰腺炎：**
  - — 发病年龄20~30岁
  - — 通常好发于中非、巴西和印度
  - — 与儿童期营养不良有关
  - — 出现在青少年
  - — 胰腺结石形成
  - — SPINK1 基因突变
- **囊性纤维化。**
- **遗传性：**
  - — 证明发病年龄在10岁左右
- **基因。**
- **全身性疾病，如红斑狼疮。**
- **高三酰甘油血症。**
- **甲状旁腺功能亢进。**
- **嗜烟。**

15.6　临床表现

慢性胰腺炎患者通常属于以下四组之一
- 急性或反复发作的胰腺炎。

- 持续的腹痛。
- 局部并发症的症状和体征（假性囊肿、邻近器官阻塞或血管血栓形成）。
- 提示胰腺内和（或）外分泌功能衰减：
  - — 从第1次酒精性胰腺炎发作到**脂肪泻**约需13年
  - — **糖尿病**可以先于或者同时发生或者晚于脂肪泻

要点
- 慢性胰腺炎可以长期无临床症状。
- 仅10%的严重酗酒者发展为该病。
- 酗酒发展至此病约需10年时间。
- 可以表现为纤维性肿块或者不伴有腹痛的胰腺功能不全。
- 当腹泻发生时，约有95%的腺泡细胞功能已经丧失。

疼痛是大部分患者最主要的临床症状
- 疼痛通常可持续1周或更久。
- 疼痛严重者可使患者长期厌食，引起体重下降。
- 开始表现为上腹部疼痛并放射至后背，或者放射至左肩胛下区和左季肋区。
- 疼痛可伴有恶心、呕吐。
- 坐起、身体前倾或者上腹部、脊柱区热敷，疼痛可以缓解。

要点
- 部分慢性胰腺炎可无腹痛。主要发生在年龄较大的特发性或自身免疫性胰腺炎患者。
- 随着胰腺外分泌功能不断下降，疼痛程度会减轻，甚至消失。
- 患者常对麻醉止痛药上瘾。

内分泌功能不足的表现

- 腹泻，脂肪泻，体重减低，代谢性骨质疾病，维生素或矿物质的缺乏。

外分泌功能不足的表现

- 空腹血浆葡萄糖水平≥7 mmol/L（126 mg/dl）。
- 2 h口服葡萄糖耐量试验血糖浓度≥11 mmol/L（200 mg/dl）。
- 糖化血红蛋白≥6.5%。

其他临床表现

- 火激红斑是诊断慢性胰腺炎有参考价值的指标。
- 黄疸提示自身免疫性胰腺炎或者合并导管腺癌。
- 便秘和腹胀提示对麻醉止痛药有依赖。

并发症

- 假性囊肿。
- 静脉血栓（脾静脉、门静脉和肠系膜上静脉）。
- 假性动脉瘤（脾动脉、胃十二指肠动脉和肝动脉）。
- 肠道梗阻。
- 十二指肠或者胃梗阻。
- 胰源性腹水。
- 胸腔积液。

15.7　实验室检查

- 常规实验室检查提示早期糖尿病、高脂血症或者高钙血症。

肝功能异常提示

- 酒精性肝病。
- 非酒精性脂肪肝。
- 硬化性胆管炎。
- 转移（胰腺癌）。
- 胆管结石。
- 胆总管狭窄。

慢性胰腺炎患者血清淀粉酶和脂肪酶水平通常正常。

15.8　影像学检查

最佳影像学检查选择：

- 增强CT（CECT）
- 磁共振（MRI）和磁共振胰胆管造影（MRCP）
- 超声内镜（EUS）

15.8.1　腹部X线（图15.5）

表现

- 胰腺实质钙化（25%~59%）：
  — 粗大或点状钙化（出现在导管内，既可位于主胰管内又可位于分支胰管内）
  — 广泛或局灶性分布
- 骨质软化继发于骨吸收不良。

要点

- 胰腺钙化的出现是酒精性胰腺炎的特征性表现。

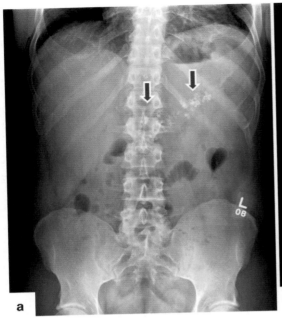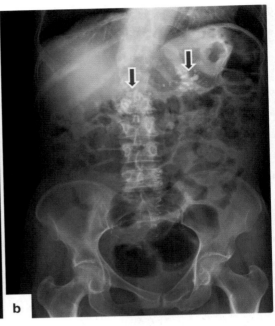

图15.5 慢性胰腺炎的腹部X线表现。2例酒精性
慢性胰腺炎患者腹部X线（**a**，**b**）显示胰腺走行区

多发粗大的钙化（箭标所示）

15.8.2 超声（图15.6~图15.12）

表现
经腹超声

- 胰管扩张。
- 弥漫性或局灶性强回声伴后方无声影（胰管
  结石）。
- 胰腺实质萎缩。
- 胰腺实质：高回声或不均匀回声。
- 局灶性、不均匀肿块（纤维），多出现在
  胰头部。
- 假性囊肿。
- 脾静脉血栓。
- 胆总管梗阻。

超声内镜（EUS）

- 实质区被纤维组织分隔，＜1 mm卵圆形
  低回声区域。

要点

- 慢性胰腺炎患者在超声中胰腺可能表
  现正常。

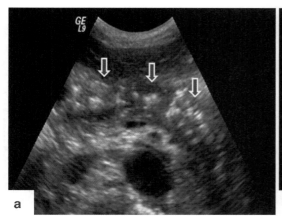 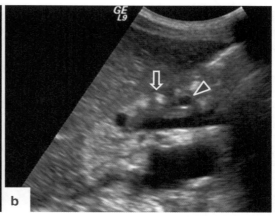

图15.6 慢性胰腺炎的超声表现。45岁男性患者，上腹痛，有酗酒史。胰腺横断面（**a**）和矢状面（**b**）图像显示胰腺实质内多发高回声无声影区（箭标所示），伴胰管轻度扩张。矢状面图像显示更佳（箭头所示）

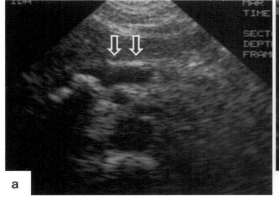 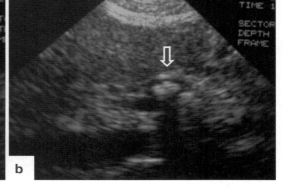

图15.7 慢性胰腺炎的超声表现。52岁女性患者，慢性上腹部和背部疼痛，长期酗酒。胰腺横断面（**a**）和矢状面（**b**）图像显示胰体部主胰管明显扩张（箭标所示），伴有实质钙化和萎缩

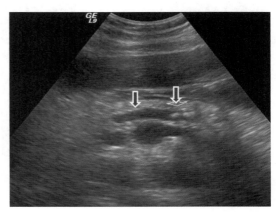

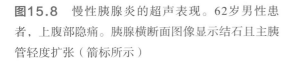

图15.8 慢性胰腺炎的超声表现。62岁男性患者，上腹部隐痛。胰腺横断面图像显示结石且主胰管轻度扩张（箭标所示）

图15.9 慢性胰腺炎的超声表现。52岁女性患者，有长期酗酒史，间断性腹部、后背疼痛。胰腺横断面图像示胰体部主胰管呈串珠样表现（箭标所示）

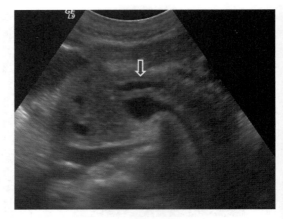

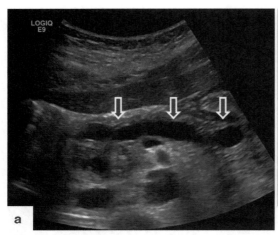

图15.10 慢性胰腺炎的超声表现。19岁男性患者，复发性胰腺炎。胰腺横断面（**a**，**b**）图像显示胰体尾部明显扩张、迂曲、光整的胰管，并在胰颈部截断（箭标所示）。胰头部周围可见一个假性小囊肿（箭头所示）。MRCP显示胰腺分裂症，近端背侧胰管狭窄

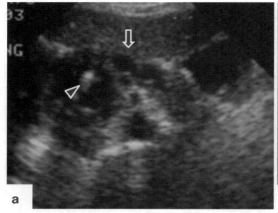
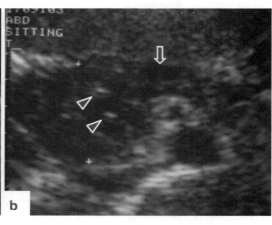
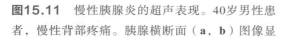

图15.11 慢性胰腺炎的超声表现。40岁男性患者，慢性背部疼痛。胰腺横断面（**a**，**b**）图像显示胰头部明显不均匀回声区，内见点状强回声区（箭头所示）和胰体部胰管扩张（箭标所示）

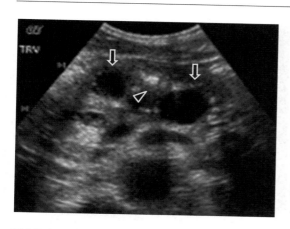

图15.12 慢性胰腺炎的超声表现。49岁男性患者，有酗酒史，复发性急性胰腺炎，背部疼痛。横断面图像显示2个囊性病灶（假性囊肿）（箭标所示）和胰体部多发强回声区（箭头所示）

15.8.3 CT（图15.13~图15.33）

表现
主胰管扩张
- 表现为弥漫性或局灶性。
- 光整的。
- 不规则的。
- 呈串珠样表现。

导管内钙化（胰管结石）
- 主胰管、分支胰管或两者均有。

- 散在的或聚集的。
- 局部的或弥漫的。
- 点状的或粗糙的。

胰腺实质萎缩
- 常见于慢性胰腺炎晚期。
- 弥漫性或局灶性。

胰腺实质局灶性肿大
- 少见。
- 常见部位为胰头部。
- 可引起胆总管阻塞。

要点
- 胰腺实质被纤维和炎性增生组织替代，尤其是胰头部，可能同时伴有胆总管和胰管的阻塞（"双管征"）。这一表现与胰腺癌的鉴别诊断有难度。
- 超声内镜（EUS）细针穿刺对鉴别慢性胰腺炎和胰腺癌具有帮助。
- 在多次腹部CT随访中，胰头部钙化灶变形扭曲，提示早期恶变的征象。

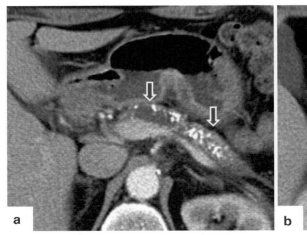
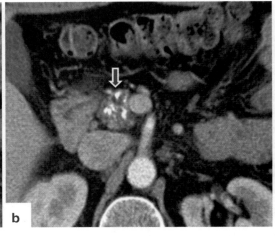

图15.13 慢性胰腺炎的CT表现。57岁男性患者，增强CT横断面（**a**，**b**）图像显示胰管扩张，多发钙化灶（箭标所示）贯穿整个胰腺，实质萎缩

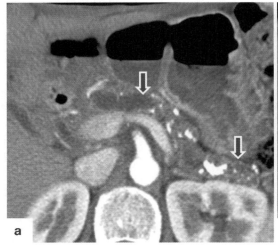
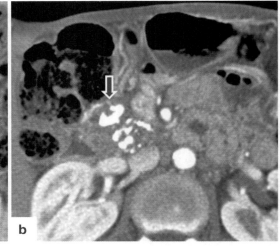

图15.14 慢性胰腺炎的CT表现。48岁男性患者，有1型糖尿病病史，酗酒史，反复发作胰腺炎。增强CT横断面（**a**，**b**）图像显示胰腺实质明显萎缩，主胰管不规则扩张（箭头显示），胰管多发结石，以胰头部为著（箭标显示）

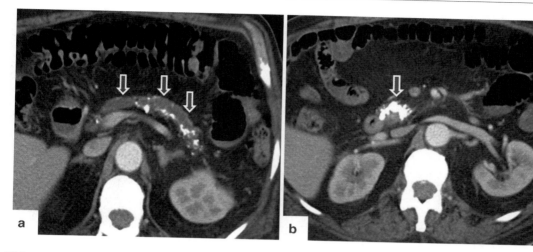

图15.15 慢性胰腺炎的CT表现。73岁酗酒患者，增强CT横断面（**a**，**b**）图像显示主胰管明显扩张（箭标所示），胰腺实质萎缩伴多发钙化灶

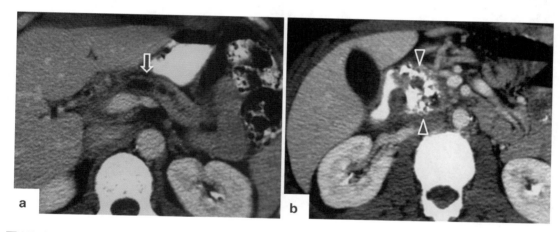

图15.16 慢性胰腺炎的CT表现。45岁女性患者，特发性胰腺炎。增强CT横断面（**a**，**b**）图像显示胰体尾部胰管不规则扩张（箭标所示），胰头部多发钙化灶（箭头所示），胰腺实质萎缩

图15.17 慢性胰腺炎的CT表现。53岁女性患者，复发性胰腺炎。增强CT横断面图像显示胰腺实质萎缩和主胰管内多发结石（箭标所示）

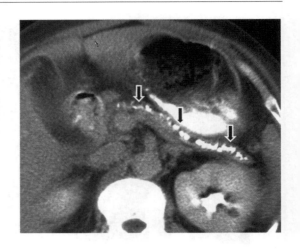

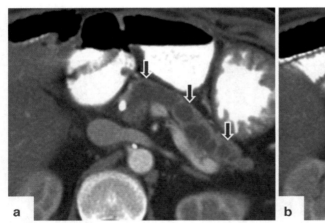

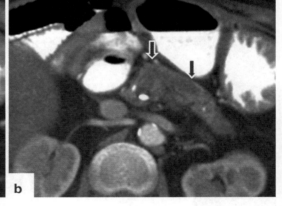

图15.18 慢性胰腺炎的CT表现。52岁女性患者，有淋巴瘤病史和酗酒史。增强CT横断面（a，b）图像显示主胰管不规则扩张（箭标所示），胰腺实质萎缩，胰头和胰尾部见粗点状钙化灶

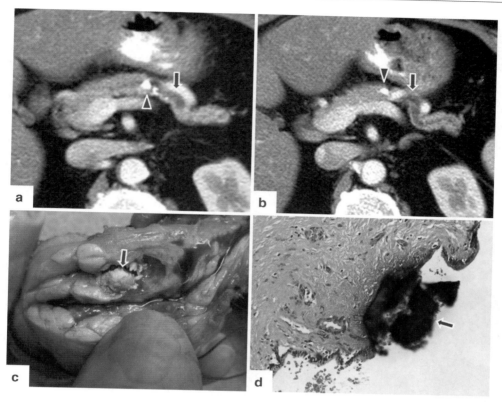

图15.19 节段性慢性胰腺炎的CT表现。71岁女性患者，反复发作性左上腹痛。增强CT横断面（**a**，**b**）图像显示管腔内钙化阻塞远端胰管（箭头所示），远端胰腺实质萎缩。行远端胰腺切除，大体标本切开（**c**）证实胰管内结石（箭标所示）。组织病理切片（**d**）（HE染色，10×）显示胰管内粗点状钙化（箭标所示）伴纤维化

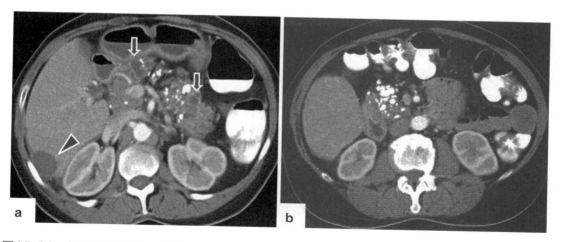

图15.20 慢性胰腺炎的CT表现。52岁女性患者，近期确诊为卵巢癌，有酗酒史。腹部CT检查偶然发现，增强CT横断面（**a**，**b**）图像显示多发粗点状钙化灶贯穿整个胰腺，伴有小假性囊肿（箭标所示）。注意肝右叶包膜下囊性肿块即卵巢癌的转移灶（**a**）（箭头所示）

图15.21 慢性胰腺炎的CT表现。42岁男性患者，有慢性腹痛、酗酒、吸烟史。增强CT横断面图像显示整个胰腺弥漫性钙化

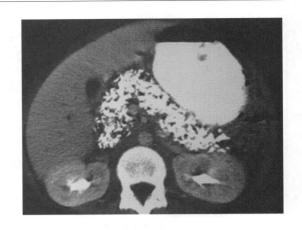

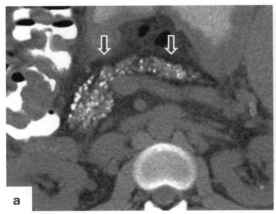

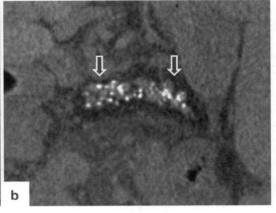

图15.22 慢性胰腺炎的CT表现。37岁男性患者，有囊性纤维化病史。CT横断面（a，b）图像显 示胰腺多发小点状钙化，实质萎缩，伴散在胰腺实质脂肪浸润（箭标所示）

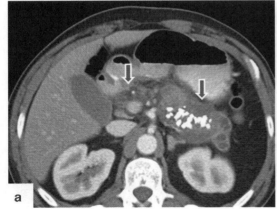

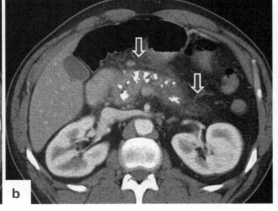

图15.23 慢性胰腺炎急性发作的CT表现。49岁男性患者，酗酒、有慢性胰腺炎病史。因上腹痛进行性加重且向后背放射而来医院急诊。增强CT横 断面（a，b）图像显示胰腺弥漫性肿大，伴多发钙化灶和胰周炎性渗出改变（箭标所示）

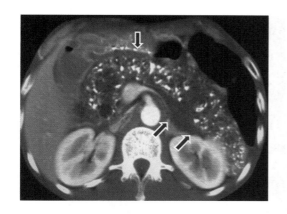

图15.24 慢性胰腺炎急性发作的CT表现。49岁男性患者，有腹痛、慢性胰腺炎病史。增强CT横断面图像显示胰腺不均匀肿大，伴多发钙化灶和胰周积液（箭标所示）

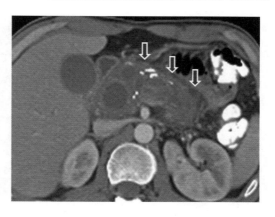

图15.25 慢性胰腺炎急性发作的CT表现。45岁男性患者，每日喝啤酒8~14瓶，因上腹部剧痛来医院急诊。增强CT横断面图像显示胰腺肿大伴胰周炎性渗出改变（箭标所示）、多发胰腺钙化和假性囊肿

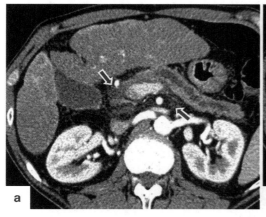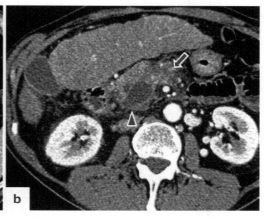

图15.26 慢性胰腺炎急性发作的CT表现。52岁男性患者，有上腹部剧痛，酒精性肝硬化病史。增强CT横断面（a，b）图像显示胰腺实质萎缩，主胰管呈串珠样扩张，胰周炎性渗出改变（箭标所示），胰头部假性囊肿（箭头所示）。注意肝脏的肝硬化表现

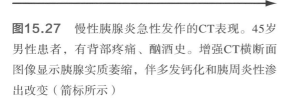

图15.27 慢性胰腺炎急性发作的CT表现。45岁男性患者，有背部疼痛、酗酒史。增强CT横断面图像显示胰腺实质萎缩，伴多发钙化和胰周炎性渗出改变（箭标所示）

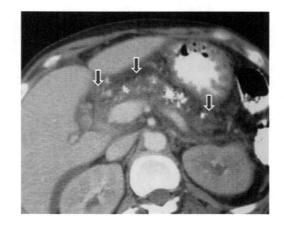

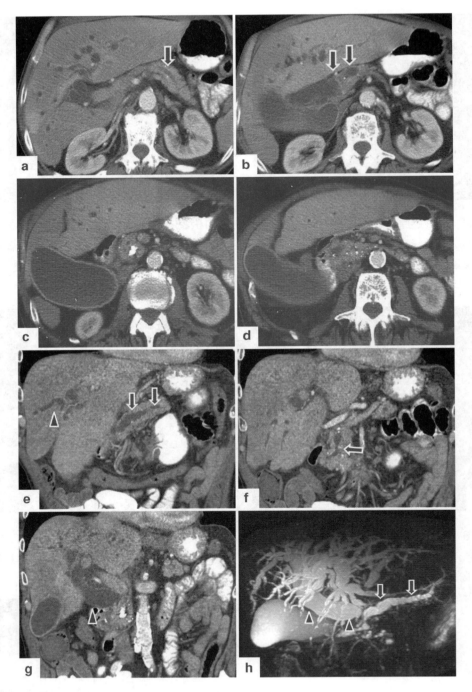

图15.28 慢性胰腺炎伴胰腺癌的CT表现。64岁男性患者，有酗酒史、黄疸。增强CT横断面（**a~d**）和冠状面（**e~g**）图像显示胰头和胰体部小钙化灶，胰颈部水平面主胰管不规则扩张（箭标所示）和肝内外胆管扩张（箭头所示）。MRCP冠状面（**h**）图像显示胰头部梗阻处主胰管（箭）和胆总管（箭头所示）同时扩张（"双管征"）。鉴别诊断主要是阻塞胆总管和胰管的慢性胰腺炎及在此基础上发生癌。在超声内镜（EUS）引导下，对胰头部进行活检，结果提示为腺癌，并经Whipple术证实

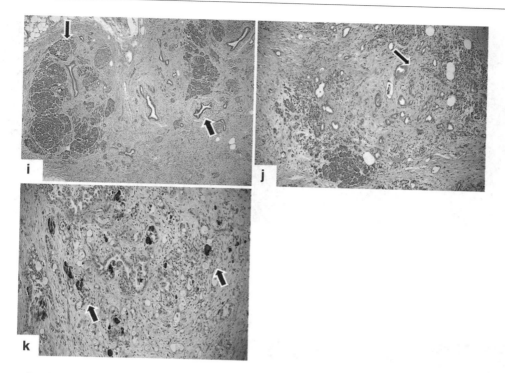

图15.28（续） 组织病理切片（**i**）（HE染色，4×）显示胰腺实质明显纤维化。注意腺泡形成的小叶结构及伴有导管周围慢性炎（箭标所示）的同心性纤维化。图（**j**）（HE染色，10×）显示胰腺实质内浸润的不同形态和大小的肿瘤性腺体，可见致密的促结缔组织反应（箭标所示）。图（**k**）（HE染色，20×）显示胰腺实质内肿瘤区域和小钙化灶（箭标所示）

15.8.3.1 并发症（CT）

（图15.29~图15.33）

- 胰腺假性囊肿（较常见）。
- 假性动脉瘤（脾动脉或胃十二指肠动脉）。
- 静脉阻塞/血栓形成（脾静脉、肠系膜上静脉或门静脉）。
- 胆道梗阻（纤维化）。
- 胰源性腹水。

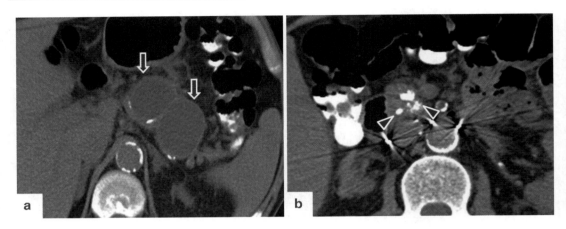

图15.29　慢性胰腺炎和胰腺假性囊肿的CT表现。38岁男性患者，有长期后背疼痛、慢性胰腺炎病史。CT横断面（a，b）图像显示胰头部多发钙化灶（箭标）和胰体尾部双叶状囊肿（箭头所示）

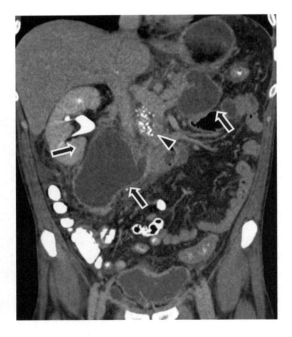

图15.30　慢性胰腺炎和胰腺假性囊肿的CT表现。40岁男性患者，有酒精性肝硬化病史，肝移植术后。患者长期慢性胰腺炎，主诉腹痛、消瘦。增强CT冠状面图像显示胰头部多发钙化灶（箭头所示）和2个假性囊肿，一个位于右肾前间隙，另一个位于胰尾部（箭标所示）

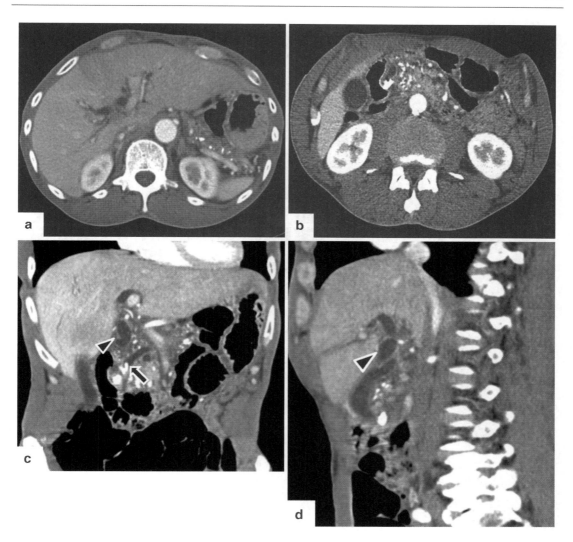

图15.31 慢性胰腺炎伴胆道系统阻塞的CT表现。57岁男性患者，腹痛，肝酶、胆红素、碱性磷酸酶增高。增强CT横断面（**a**，**b**）、冠状面（**c**）、矢状面（**d**）图像显示胰腺实质多发钙化灶、近段主胰管内2块结石（箭标所示）和肝内外胆管扩张。胰头部可见胆管梗阻（箭头所示）

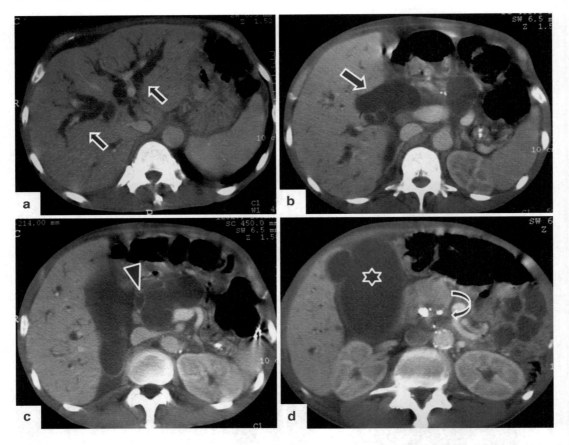

图15.32　慢性胰腺炎伴胆道系统阻塞的CT表现。36岁男性患者，黄疸，上腹部剧痛。增强CT横断面（**a~d**）图像显示由于胰头及胰体部近端的假性囊肿（**c**）（小箭标所示）对胆总管的压迫（箭头所示）梗阻致肝内外胆管系统扩张（箭标所示）。胆囊明显增大（星号所示），胰头部钙化灶（弯箭标所示）

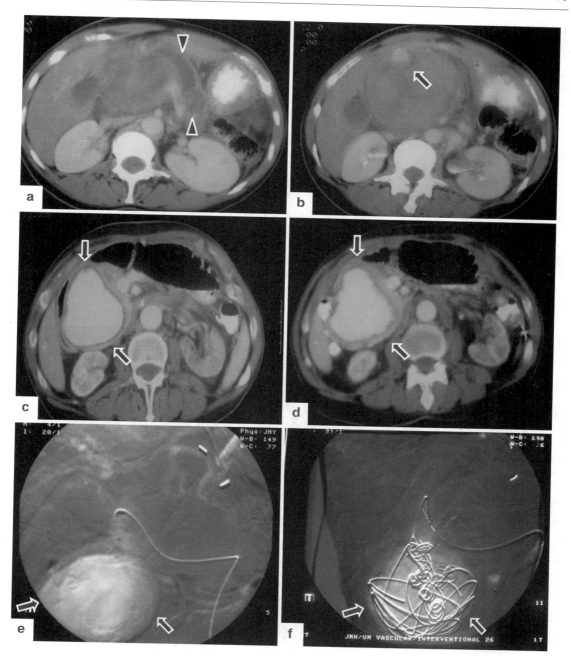

图15.33 慢性胰腺炎伴假性动脉瘤的CT表现。72岁女性患者，有上腹痛、慢性胰腺炎病史。增强CT横断面（**a**，**b**）图像显示胰头部混杂、高密度、大肿块，内见小圆形高密度影（箭标所示），胰体部主胰管扩张（箭头所示）和实质萎缩。诊断为慢性胰腺炎伴胃十二指肠动脉假性动脉瘤。患者拒绝任何治疗并出院。2年后，患者复发右上腹痛，体格检查触及腹部一个搏动肿块。增强CT横断面（**c**，**d**）图像显示胃十二指肠动脉假性动脉瘤明显增大（箭标所示）。行选择性动脉造影术，注入造影剂后证实胃十二指肠动脉存在一个巨大的假性动脉瘤（**e**），后使用多个弹簧圈成功治疗假性动脉瘤（**f**）（箭标所示）

15.8.4　MRI（图15.34~图15.45）

- MRI诊断慢性胰腺炎是依据胰腺实质的形态改变，如信号强度和强化模式的改变，以及MRCP显示胰管的改变。

早期表现

T1加权抑脂梯度回波图像显示

- 胰腺常规的信号强度减低。
- 分支胰管扩张。

增强T1加权抑脂梯度回波图像显示

- 胰腺强化程度减低、延迟。

晚期表现

T2加权和MRCP

- 主胰管呈光整或串珠样扩张。
- 胰管内钙化。
- 胰腺实质萎缩。
- 假性囊肿。
- MRCP诊断解剖变异也具有较高准确度，如可能与慢性胰腺炎相关的胰腺分裂症。

> **要点**
> - MRI显示胰腺钙化比较困难，在MRI阅片评估慢性胰腺炎时，结合CT或腹部X线表现是至关重要的。

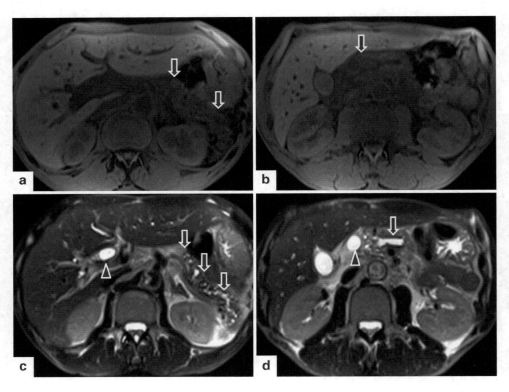

图15.34 慢性胰腺炎的MRI表现。53岁患者，有肝功能异常，长期酗酒史。T1加权抑脂梯度回波横断面（**a**，**b**）图像显示胰腺相比肝脏呈弥漫性低信号（箭标所示），T2加权单次激发快速自旋回波横断面（**c**，**d**）图像显示胰腺萎缩，主胰管及分支胰管扩张（箭标所示）。胆总管下段扩张（箭头所示）

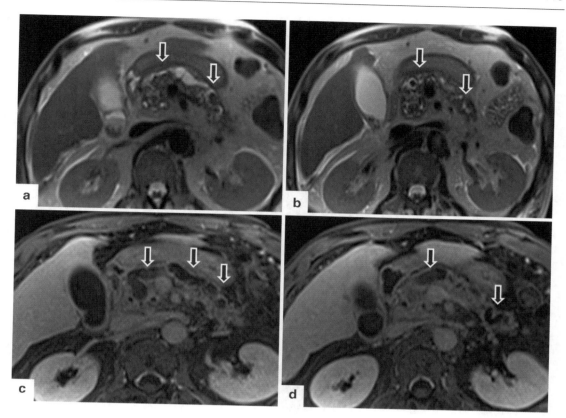

图15.35 慢性胰腺炎的MRI表现。48岁患者，有持续性上腹痛，酗酒史。T2加权单次激发快速自旋回波（**a**，**b**）图像和T1加权增强抑脂梯度回波横断面（**c**，**d**）图像显示主胰管不规则扩张，伴多发结石（箭标所示），胰腺实质萎缩，呈低信号

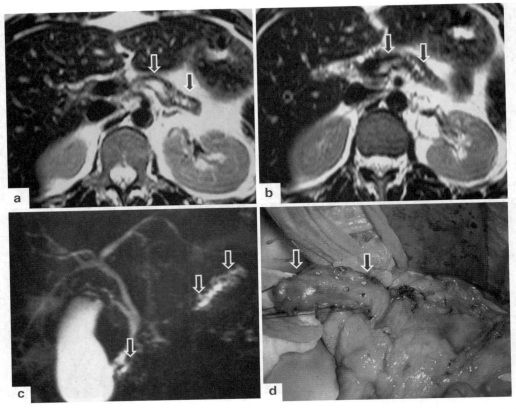

图15.36 慢性胰腺炎的MRI表现。43岁女性患者，有顽固性腹痛、酗酒史。T2加权单次激发快速自旋回波（**a**，**b**）和MRCP单层（**c**）图像显示主胰管扩张，胰体尾主胰管呈明显串珠样改变，胰腺实质萎缩。扩张的分支胰管在MRCP显示明显（箭标所示）。行保留脾脏的远端胰腺切除术。图（**d**）为术后远端胰腺照片。经病理证实为慢性胰腺炎

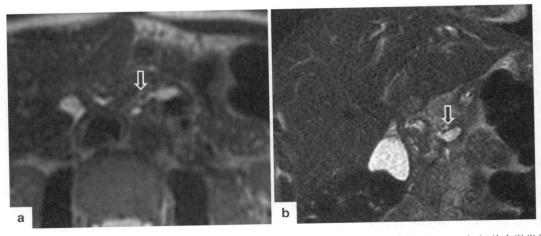

图15.37 慢性胰腺炎的MRI表现。55岁女性患者，既往在外院行胰头部良性IPMN切除术，术后发生胰瘘并给予经皮穿刺引流。自手术切除后，患者持续性慢性腹痛和消化不良。T2加权单次激发快速自旋回波横断面（**a**）和冠状面（**b**）图像显示近端胰管狭窄，远端胰管不规则扩张（箭标所示）

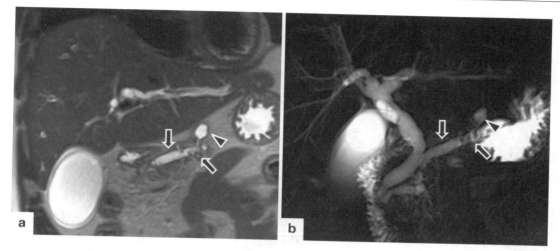

图15.38 慢性胰腺炎的MRI表现。26岁男性患者，不明原因的复发性胰腺炎。T2加权单次激发快速自旋回波横断面（**a**）和MRCP厚层（**b**）图像显示主胰管和分支胰管不规则扩张（箭标所示）。胰尾部可见胰管内多发结石和小假性囊肿（箭头所示），壶腹部狭窄致肝内外胆管扩张

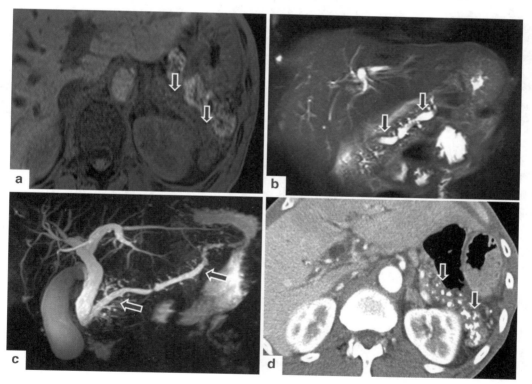

图15.39 慢性胰腺炎MRI局部成像。55岁男性患者，慢性上腹痛。T1加权抑脂梯度回波横断面（**a**）图像显示胰腺相比肝脏呈低信号，伴明显实质萎缩（箭标所示）。T2加权单次激发快速自旋回波冠状面（**b**）和MRCP厚层（**c**）图像显示主胰管呈弥漫性串珠样扩张、分支胰管扩张、胰腺实质萎缩（箭标所示）。增强CT横断面（**d**）图像再次证实胰管病变和胰腺实质萎缩，以及多发胰腺钙化（箭标所示）

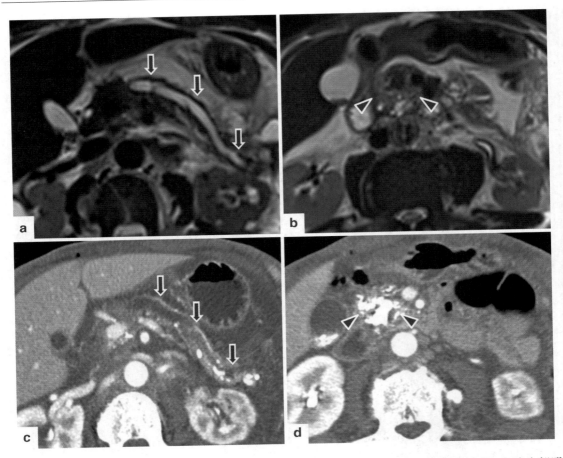

图15.40　慢性胰腺炎的MRI局部成像。59岁男性患者，有胰头颈癌病史。因肿瘤复发至医院就诊，对其进行腹部MRI检查，T2加权单次激发快速自旋回波横断面（a，b）图像显示胰体尾部胰管弥漫性扩张，伴胰尾部萎缩（箭标所示）和胰头部明显异常信号影（箭头所示）。增强CT横断面（c，d）图像证实胰腺萎缩伴胰管扩张（箭标所示），胰头部明显多发钙化灶（箭头所示）

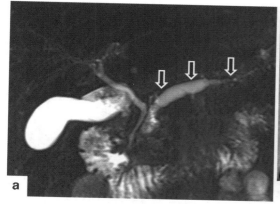 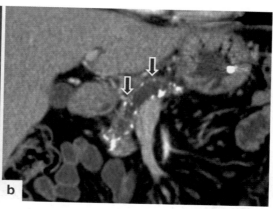

图15.41 慢性胰腺炎MRI的局部成像。57岁男性患者，有酒精性胰腺炎，药物难治，伴慢性上腹部和后背疼痛。MRCP厚层（**a**）图像显示主胰管不

规则扩张伴胰腺萎缩（箭标所示）。增强CT冠状面（**b**）图像证实胰管扩张、胰腺萎缩及胰腺分支胰管内多发小结石（箭标所示）

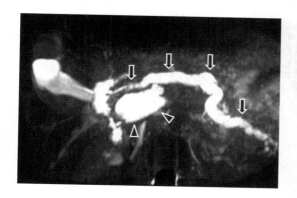

图15.42 继发于胰腺分裂症的慢性胰腺炎MRI表现。15岁患者，复发性急性胰腺炎。MRCP图像显示胰体尾部背侧胰管不规则扩张，伴上壶腹部明显狭窄（箭标所示）。由于胰头部周围（箭头所示）积液（假性囊肿）存在，使腹侧胰管无法识别

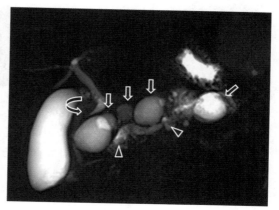

图15.43 继发于胰腺分裂症的慢性胰腺炎MRI表现。41岁男性患者，有慢性腹痛，酗酒史。MRCP厚层图像显示胰腺全段多发假性囊肿（箭标所示）伴背侧胰管呈串珠样扩张（箭头所示）。可见胆总管受假性囊性压迫（弯箭标所示）。腹侧胰管被胰头部假性囊肿遮盖

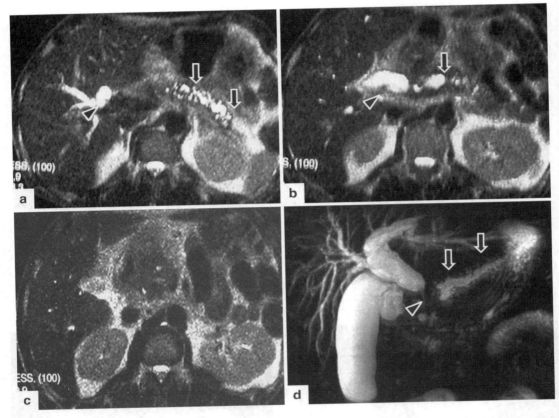

图15.44　慢性胰腺炎伴胆道梗阻的MRI表现。42岁患者，有上腹痛、黄疸、酗酒史。T2加权单次激发快速自旋回波横断面（**a~c**）图像显示胰头部肿大，信号不均匀，伴有胰管（箭标所示）和肝总管（箭头所示）同时梗阻（"双管征"）。MRCP（**d**）图像证实胰管（箭标所示）和胆总管（箭头所示）存在扩张，可见胆总管逐渐变窄

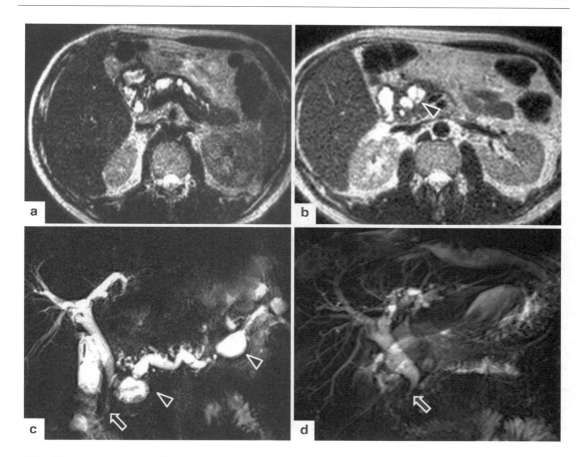

图15.45 慢性胰腺炎伴胆道梗阻的MRI表现。53岁男性患者，有黄疸、慢性胰腺炎病史。T2加权单次激发快速自旋回波横断面（**a**，**b**）和MRCP厚层（**c**，**d**）图像显示主胰管呈"串珠样"扩张（箭头所示），伴肝外胆管系统扩张（"双管征"）。可见胆总管逐渐变窄（**c**，**d**）（箭标所示）和胰腺小假性囊肿（**d**）（箭标所示）

15.8.5　内镜逆行胰胆管造影（ERCP）
（图15.46~图15.48）

表现
早期异常（分支胰管的改变）

- 扩张，不伴狭窄。
- 扩张，伴下游狭窄。
- 管腔内黏膜不规则。
- 管腔内充盈缺损（蛋白栓或结石）。

- 局灶性或弥漫性的，因导管梗阻致不透明分支胰管减少。

晚期异常（主胰管的改变）

- 扩张，不伴狭窄。
- 节段性狭窄或长段狭窄。
- 由蛋白栓或结石导致的充盈缺损。
- 主胰管呈串珠样改变。
- 造影剂充盈假性囊肿。

- 胆总管细长狭窄，由于管周纤维化致远段胆总管逐渐狭窄。

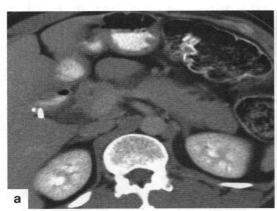 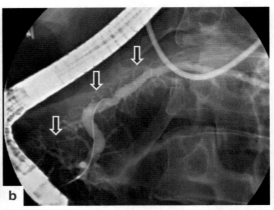

图15.46　早期慢性胰腺炎的ERCP表现。52岁男性患者，慢性上腹痛。增强CT横断面（**a**）图像显示胰腺正常。ERCP（**b**）图像显示主胰管均匀扩张，伴分支胰管扩张（箭标所示）。提示早期慢性胰腺炎

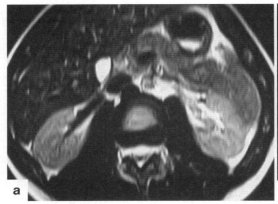 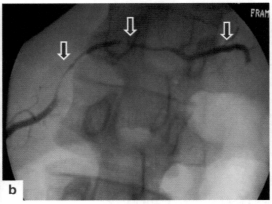

图15.47　早期慢性胰腺炎的ERCP表现。64岁女性患者，间歇性腹泻、上腹痛。T2加权单次激发快速自旋回波横断面（**a**）图像显示胰腺形态正常。ERCP（**b**）图像显示主胰管呈"串珠样"改变（箭标所示）

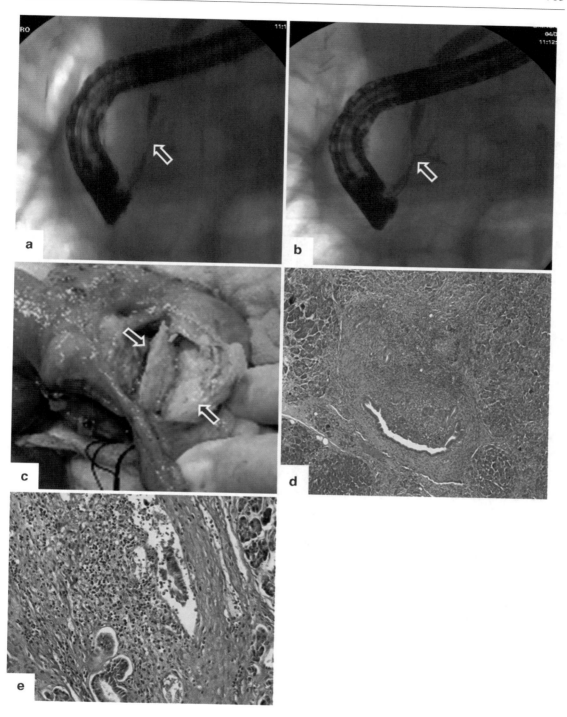

图15.48 慢性胰腺炎的ERCP表现。62岁女性患者，有克罗恩病史、复发性胰腺炎。患者在内镜引导下放置多个支架。在放置最后1个支架前，ERCP（**a**，**b**）图像显示局部胰管狭窄（箭标所示），后行Whipple术，术中标本切开（**c**）可见胰头部呈棕褐色、质硬、纤维化（箭标所示）。组织病理切片（**d**，**e**）（HE染色，10×、40×）提示慢性胰腺炎，局部胰管受累破坏，纤维化伴慢性炎症

15.9 十二指肠旁胰腺炎（沟槽性胰腺炎，GP）

15.9.1 概述

- 慢性胰腺炎的一种亚型。
- 该类型较为罕见，发生在胰头、十二脂肠降段及胆总管之间的解剖区域。
- 沟槽性胰腺炎的炎症发展过程与胰十二指肠沟槽瘢痕组织形成、十二指肠壁内异位胰腺组织继发的囊性扩张有关（图15.49）。
- 酗酒可能是一个长期累积的因素。
- 多发生于40~50岁男性。

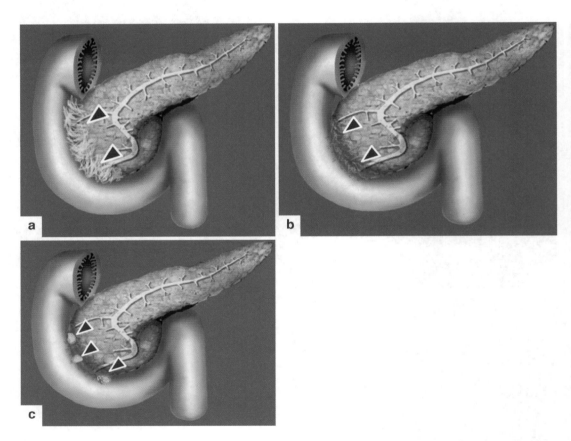

图15.49 十二指肠旁胰腺炎（沟槽性胰腺炎）。图（a）显示胰十二指肠沟槽处纤维组织（箭头所示）、（b）急性炎症改变（箭头所示）、（c）急性炎症和囊性改变（箭头所示）

15.9.2　发病机制（有争议）

- 十二指肠小乳头处的解剖变异，使其特别容易被酒精所损伤。
- 十二指肠小乳头水平处流出道梗阻。
- 背侧胰腺翻转不全。

15.9.3　沟槽性胰腺炎特征

- 胰十二指肠沟槽和胰头上方伴有纤维化的瘢痕组织。

- 十二指肠肠壁常受慢性炎症影响形成瘢痕组织，导致十二指肠纤维化和不同程度狭窄。
- 显微镜下可见十二指肠黏膜下层、十二指肠肠壁，以及邻近胰腺组织存在慢性炎症。
- Brunner腺（布氏腺）增生。
- 囊性病变（沟槽、十二指肠壁的真性或假性囊肿）。

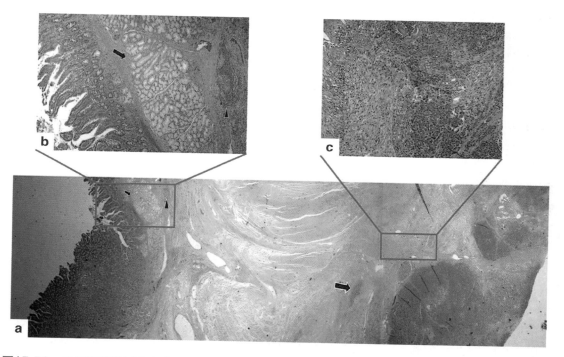

图15.50　组织病理学切片（a）（HE染色，2×）显示十二指肠黏膜及不规则固有肌层，伴纤维化和灶性反应性淋巴细胞聚集（箭标所示）。图（b）（HE染色，10×）显示Brunner腺增生（箭标所示）和具有生发中心的反应性滤泡（箭头所示）。图（c）（HE染色，10×）显示明显的炎性浸润及纤维化

15.9.4 沟槽性胰腺炎类型

- **单纯性**：只累及胰腺沟槽部。
- **节段性**：累及十二指肠壁邻近的胰头部。

15.9.5 临床表现

- 严重腹痛和反复呕吐。
- 早饱感和胃排空障碍（十二指肠梗阻）。
- 黄疸。
- 消瘦。

15.9.6 实验室检查

- 血清胰酶轻度升高。
- 偶可见血清肝酶或碱性磷酸酶升高。

15.9.7 影像学检查

15.9.7.1 超声内镜（EUS）
表现
- 十二指肠壁和胰腺实质之间低回声区。

- 十二指肠壁或沟槽区囊性病变。
- 十二指肠肠腔缩窄。
- 胆总管狭窄。

15.9.7.2 CT（图15.51~图15.54）
表现
- **单纯性**：
  — 弱强化，胰头部与十二指肠近小乳头之间片状低密度影
  — 延迟强化（纤维组织增生致动脉受压缩）
  — 十二指肠壁增厚（狭窄）
  — 十二指肠壁或沟槽区囊性病变
  — 囊肿可能很小或很大，偶尔可见多囊腔性肿块

- **节段性**：
  — 邻近十二指肠壁旁的胰头部局灶性低密度影
  — 主胰管轻度扩张
  — 肝内、外胆管扩张（胆总管下段狭窄）

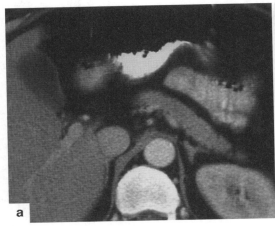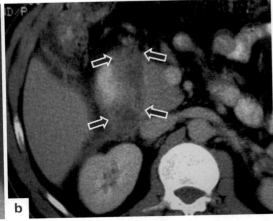

图15.51 单纯性十二指肠旁胰腺炎（沟槽性胰腺炎）的CT表现。48岁男性患者，有慢性上腹痛、酗酒史。增强CT横断面（**a**，**b**）图像显示正常形态的胰腺体尾部，胰头部与十二指肠降段之间可见密度不均匀的低强化区（箭标所示）

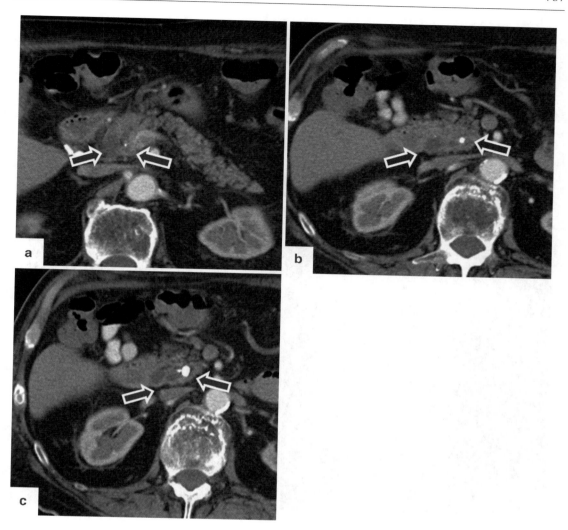

图15.52 节段性沟槽性胰腺炎的CT表现。42岁男性患者，有中上腹部疼痛、酗酒史。增强CT横断面（**a~c**）图像显示胰头部沟槽区周围炎性改变和胰头部粗大结石影（箭标所示）

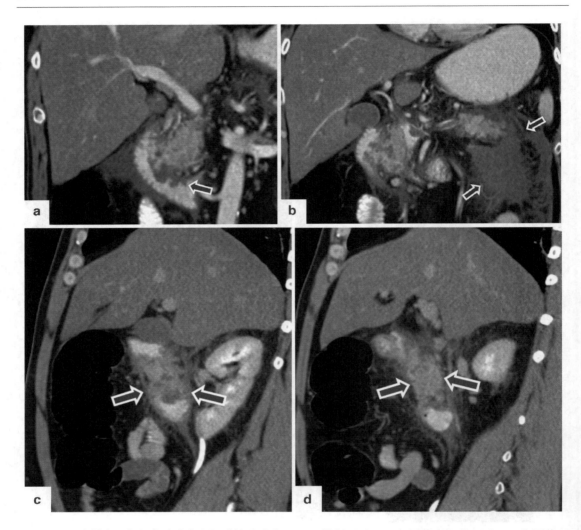

图15.53　合并十二指肠旁胰腺炎和间质性胰腺炎的CT表现。45岁男性患者，长期酗酒，晚上过度饮酒后主诉腹痛、恶心呕吐。血清脂肪酶1 385 U/L。增强CT横断面（a，b）图像和矢状面（c，d）图像显示十二指肠降段（箭标所示）和胰体尾部周围（箭标所示）不规则的炎性渗出改变

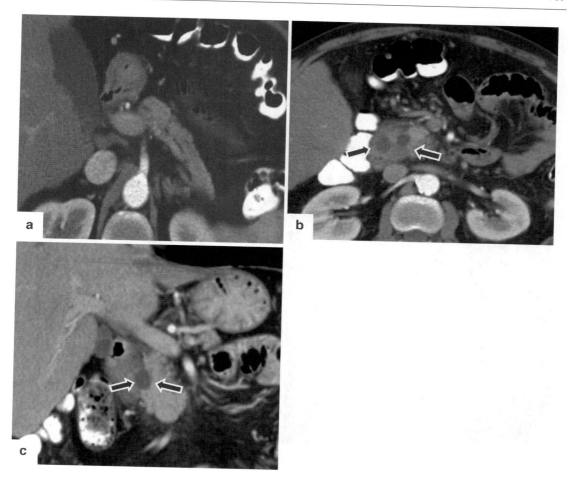

图15.54   单纯性十二指肠旁胰腺炎（沟槽性胰腺炎）的CT和MRI表现。53岁男性患者，有长期酗酒史。增强CT横断面（**a**，**b**）和冠状面（**c**）图像显示邻近十二指肠的胰头部可见小囊性病灶和十二指肠降段肠壁旁小囊性病灶（箭标所示），伴有胰周轻度炎性渗出改变

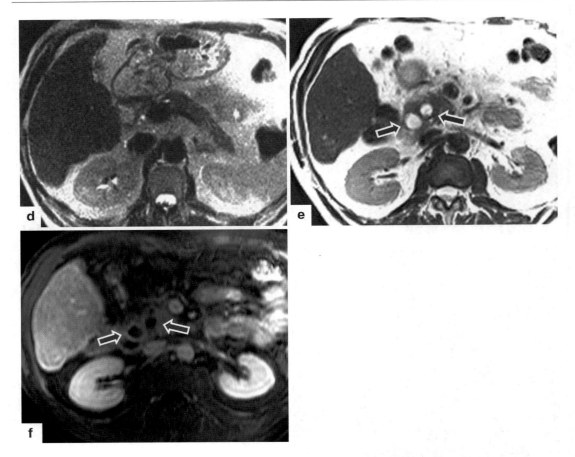

图15.54（续）　T2加权单次激发快速自旋回波横断面（**d，e**）和T1加权增强抑脂梯度回波（**f**）图像再次证实CT的检查结果（箭标所示）。胰腺沟槽区可见小囊性病灶，伴在胰周轻度炎性改变（箭标所示）

15.9.7.3　MRI（图15.54，图15.55）

表现

- 胰头部与十二指肠之间片块影。
- T1加权图像呈低信号，T2加权图像呈稍高信号。
- 动态增强上呈延迟及渐进性不均匀强化（纤维组织）。
- 十二指肠壁、沟槽区、胰头部囊肿。
- 十二指肠壁增厚、肠腔狭窄。
- 胆总管下段逐渐变窄（MRCP）。
- 胰头部胰管渐进性不规则狭窄。

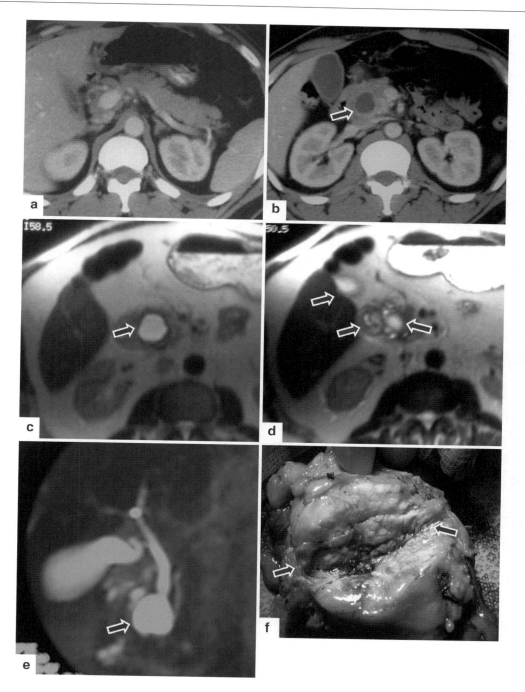

图15.55 节段性十二指肠旁胰腺炎（沟槽性胰腺炎）的CT和MRI表现。75岁男性患者，腹痛剧痛、消瘦、肝功能异常。增强CT横断面（**a**，**b**）图像显示胰头部囊性肿块，胰体尾部胰腺形态正常。T2加权单次激发快速自旋回波横断面（**c**，**d**）图像证实胰头部囊性肿块的存在，胰腺沟槽和十二指肠壁可见小囊性病灶（箭标所示）。MRCP厚层（**e**）图像显示囊性肿块压迫胆总管导致胆道系统扩张（箭标所示）。后行Whipple术，大体标本切开图（**f**）显示一个囊性肿块，内壁光滑，周围被黄色、实性胰腺组织所包绕

15.9.7.4 鉴别诊断

- 胰腺导管腺癌。
- 急性胰腺炎。
- 神经内分泌肿瘤。
- 十二指肠憩室。
- 增大的十二指肠旁或胰周淋巴结。
- 外生型十二指肠癌。

> **要点**
> - 沟槽性胰腺炎（节段型）与胰腺导管腺癌鉴别困难。因为胰腺癌伴有较多纤维成分，增强后延迟强化，与沟槽性胰腺炎相似。

15.10 慢性胰腺炎治疗

- 主要针对其病因和并发症进行治疗。
- 治疗的主要目的是减缓疾病的进展，**包括努力戒烟和戒酒。**
- 止痛治疗包括使用对乙酰氨基酚（扑热息痛）或其他非甾体类止痛药。
- 尽量避免应用麻醉性止痛药。
- 腹泻患者服用胰酶药。
- 对以上治疗无明显效果者，推荐低脂饮食。

> **要点**
> - 慢性胰腺炎患者通常具有骨质疏松、骨质减少或骨折的风险。因此，推荐对其骨密度和维生素D水平进行评估。

- **神经阻滞或神经松解**
  — 当内科治疗不成功时可考虑此方法。
  — 经皮穿刺或内镜引导下进行。
- **内镜治疗**
  — 目的是解除梗阻、狭窄，或者主胰管内结石。
  — 包括胰胆管括约肌切开术，狭窄扩张和支架置入，排石和碎石术。
- **外科治疗**
  — 适用于保守或内镜治疗无效的患者。

外科选择：
  — 远端胰空肠吻合术（胰尾部切除术）
  — 远端胰腺切除术
  — 胰十二指肠切除术（胆总管阻塞和沟槽性胰腺炎）
  — 全胰切除术比较少用，可联合胰岛细胞移植。

> **要点**
> - 慢性胰腺炎的治疗仍有争议，往往不成功。
> - 全球仍未达到共识。

15.11 教学要点

慢性胰腺炎	
定义	在不同致病因素作用下，造成胰腺组织持续炎性损害、纤维化的病理过程，最终引起胰腺形态不可逆性改变，内分泌功能永久性丧失，常伴有钙化、假性囊肿及胰岛细胞减少或萎缩

发病机制	未明
	理论：
	  胰蛋白酶分泌增加
	  氧化应激
	  缺血
	  自身免疫功能失调

病理学	胰腺质硬、萎缩、纤维化 钙化，假性囊肿 胶原纤维和腺泡的萎缩 单核细胞炎性浸润 胰管阻塞 钙化（常见）
病因	酗酒70% 其他多发因素30%
临床表现	腹痛，肩背部放射痛（**最重要的临床症状**） 诊断三要素：钙化、腹泻和糖尿病，高度提示诊断
实验室诊断	血淀粉酶和脂肪酶通常正常
并发症	假性囊肿，静脉血栓，假性动脉瘤，胆管扩张，胰源性腹水
影像学表现	**首选影像学检查**：增强CT/EUS 胰管不规则扩张 胰腺萎缩、钙化，假性囊肿 胆管阻塞
十二指肠旁胰腺炎（沟槽性胰腺炎）	年轻男性（酗酒） 发病机制有争议 特征：胰十二指肠旁沟瘢痕组织，囊性病变形式 十二指肠受累 慢性炎症改变位于十二指肠黏膜下层，十二指肠壁和相邻胰腺 真性囊肿或假性囊肿
治疗	根据病因治疗 戒烟、戒酒 止痛药（避免麻醉药） 神经阻滞 胰酶 维生素D 内镜治疗：括约肌切开，狭窄扩张和支架，排石 外科治疗：远端胰空肠吻合术，远端胰腺切除术，Whipple术

推荐参考文献

Blasbalg R, Baroni RH, Costa DN, Machado MC. MRI features of groove pancreatitis. AJR Am J Roentgenol. 2007;189(1):73–80.

Cappeliez O, Delhaye M, Deviere J, et al. Chronic pancreatitis: evaluation of pancreatic exocrine function with MR pancreatography after secretin stimulation.Radiology. 2000;215(2):358–64.

Etemad B, Whitcomb DC. Chronic pancreatitis: diagnosis, classification, and new genetic developments. Gastroenterology. 2001;120(3):682–707.

Kloppel G. Chronic pancreatitis, pseudotumors and other tumor-like lesions. Mod Pathol. 2007;20 Suppl1:S113–31.

Miller FH, Keppke AL, Wadhwa A, Ly JN, Dalal K, Kamler VA. MRI of pancreatitis and its complications:part 2, chronic pancreatitis. AJR Am J Roentgenol.2004;183(6):1545–52.

Perez-Johnston R, Sainani NI, Sahani DV. Imaging of chronic pancreatitis (including groove and autoimmune pancreatitis). Radiol Clin North Am. 2012;50(3):447–66.

Remer EM, Baker ME. Imaging of chronic pancreatitis. Radiol Clin North Am. 2002;40(6):1229–42, v.

Tamura R, Ishibashi T, Takahashi S. Chronic pancreatitis: MRCP versus ERCP for quantitative caliber measurement and qualitative evaluation. Radiology. 2006;238(3):920–8.

Triantopoulou C, Dervenis C, Giannakou N, Papailiou J, Prassopoulos P. Groove pancreatitis: a diagnostic challenge. Eur Radiol. 2009;19(7):1736–43.

Warshaw AL, Banks PA, Fernandez-Del Castillo C. AGA technical review: treatment of pain in chronic pancreatitis. Gastroenterology. 1998;115(3):765–76.

Yu J, Fulcher AS, Turner MA, Halvorsen RA. Normal anatomy and disease processes of the pancreatoduodenal groove: imaging features. AJR Am J Roentgenol. 2004;183(3):839–46.

胰腺假性囊肿 **16**

目录

16.1 自测

1. 下列选项关于胰腺假性囊肿的叙述错误的是：

    a. 胰腺假性囊肿可能继发于胰腺手术

    b. 胰腺假性囊肿可与胰管相通

    c. 胰腺假性囊肿囊壁内衬立状扁平上皮细胞

    d. 胰腺假性囊肿可能与慢性胰腺炎相关

    e. 胰腺假性囊肿通常为单房性结构

2. 胰外假性囊肿可出现于脾脏、十二指肠、盆腔或纵隔。

    a. 正确

    b. 错误

3. 目前，对于无症状患者，如发现直径＞6 cm的胰腺假性囊肿，应采取以下哪种治疗措施？

    a. 囊肿胃引流术

    b. 经皮导管引流术

    c. 经皮抽吸术

    d. 经内镜引流

    e. 保守治疗

4. 以下所有选项中都需要与胰腺假性囊肿进行鉴别诊断，除了：

    a. 黏液性囊性肿瘤

    b. 多囊型浆液性囊性肿瘤

    c. 寡囊型浆液性囊性肿瘤

    d. 囊性神经内分泌肿瘤

    e. 导管内乳头状黏液性肿瘤（IPMN）

5. 以下所有选项中都是胰腺假性囊肿可能出现的并发症，除了：

    a. 假性动脉瘤

    b. 感染

    c. 胃内低压

    d. 出血

    e. 囊液破裂进入腹腔

正确答案：1. c，2 a，3. e，4. b，5. c。

16.2 概述

- 假性胰腺囊肿本质上是由漏入腹腔的胰液被周围组织机化包裹所形成的囊腔，通常形成时间大于4~6周。
- 囊壁为邻近器官的炎性纤维增生构成（胃、肠、肝、脾或横结肠系膜和部分胰腺）。
- 继发于胰腺炎感染或胰液漏出。
- 可发生于胰腺或腹腔任何部位，少数可见于胸腔。
- 可单发或多发性。
- 直径：1~30 cm。
- 由于与胰管系统相通，囊液由各种胰酶组成，如淀粉酶、脂肪酶、酶原等。
- 囊腔还包括陈旧性出血和坏死组织。

16.3 组织病理学

- **大体表现**（图16.1~图16.3）：
  — 术中发现囊肿与相邻结构黏连
  — 囊肿外层为较厚的纤维组织
  — 囊壁厚薄不均，囊腔内壁欠光整
  — 囊腔通常可见组织碎片
  — **囊液**：透亮黄色，不透亮黄色，褐色（血红蛋白）
- **镜下表现**（图16.4）：
  — 囊肿内壁可见纤维组织、富含巨噬细胞的反应性肉芽组织、坏死组织
  — **要点**：胰腺假性囊肿壁无上皮细胞

要点

- 病理学上，囊壁无上皮细胞层是假性囊肿与胰腺囊性肿瘤的鉴别要点。
- 然而，长期的胰腺囊性肿瘤囊壁的去上皮化，使得其与假性囊肿鉴别存在挑战。因此，病理学家需要提供完整的囊壁病理评估结果。

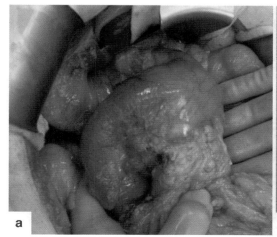
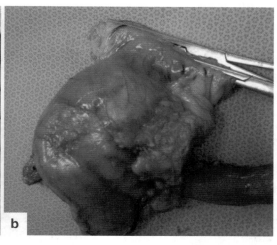

图16.1　胰腺假性囊肿，大体形态。术中胰腺假性囊肿图片（a）和Whipple术后大体样本图片（b）显示胰头部不规则的向外生长的囊性肿块。囊性肿块的浆膜表面光亮，并见不规则、质韧的纤维组织黏连于十二指肠和邻近肠系膜

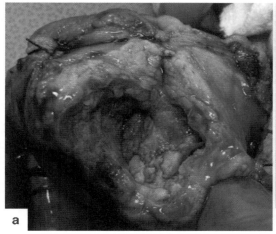
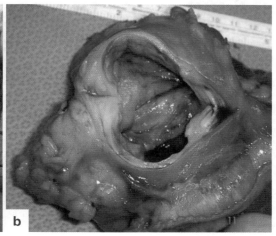

图16.2　2例胰腺假性囊肿切面。2例延长轴切开的囊肿图片（a，b）显示囊肿呈单房性，囊壁为厚壁纤维组织，内壁表面不规则，欠光整

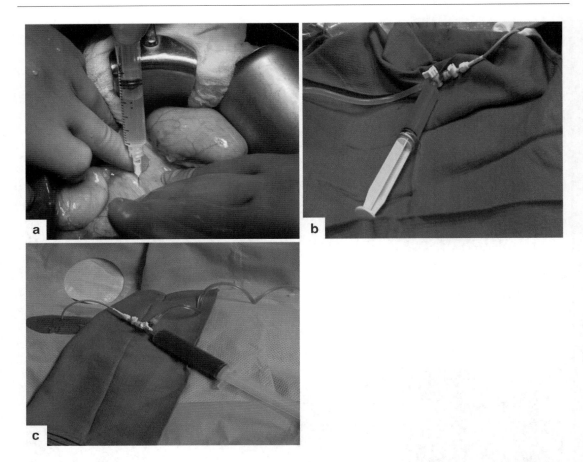

图16.3　3例假性囊肿行原位抽吸术。从外观上观察囊液组成不同：液体呈清澈透亮黄色（a）；液体呈浑浊暗淡色（b）；由于坏死组织和偶发的陈旧性出血，液体呈浓褐色（c）。这些液体的淀粉酶含量都很高

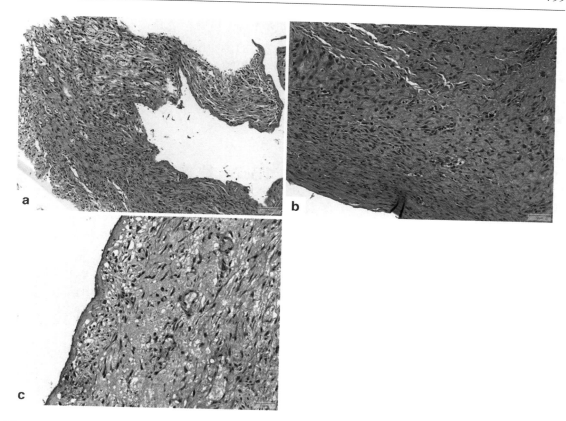

图16.4 胰腺假性囊肿的镜下特点。（a）较厚的纤维结缔组织带不规则排列，形成了囊腔（HE染色，20×）。（b）还可见纤维化的肉芽组织（HE 染色，10×）。（c）高倍镜下，肉芽组织及纤维组织表面缺乏上皮细胞。常可见明显慢性炎症（HE染色，40×）

16.4　病因学

- **急性胰腺炎（10%~20%）**
  （胰腺或胰周组织出现坏死/液化）
- **慢性胰腺炎（20%~40%）**
  （急性加重或进行性导管阻塞）
- **钝挫伤或穿透伤**
  （胰管破裂）
- **胰腺手术**
  （胰管破裂）

> **要点**
> - 胰腺肿瘤患者可能出现假性囊肿(腺癌或IPMN)。
> - 这些情况下，假性囊肿的形成是继发于肿块阻塞胰管系统或继发于导管内黏液物质的存在。

16.5 临床表现

- 假性囊肿较小时通常患者不会出现临床症状。
- **如果假性囊肿出现以下状况，患者可有临床表现：**
  - 增大，感染，侵蚀邻近血管壁，压迫静脉，破裂内容物进入腹腔、胸腔、心包腔
- **胰腺假性囊肿增大可导致：**
  - 腹痛
  - 呕吐，易出现饱腹感（十二指肠或胃梗阻）
  - 黄疸（胆管阻塞）
  - 上消化道出血（血管闭塞/门静脉，脾静脉血栓形成）
- **胰腺假性囊肿感染可导致：**
  - 发热和白细胞数升高
  - 败血症
- **胰腺假性囊肿侵蚀邻近血管可导致：**
  - **动脉性假性动脉瘤**
    - 突发假性囊肿疼痛范围扩大（假性囊肿出血）
    - 消化道出血，假性囊肿破入胰管（**胰管出血**）
    - 不明原因血细胞比容降低（假性动脉瘤漏）
- **胰腺假性囊肿压迫静脉可导致：**
  - 脾静脉、肠系膜上静脉或门静脉血栓形成
  - 上消化道出血
  - 脾大

16.6 实验室检查

- 一般情况下，囊液淀粉酶含量升高。

- 囊液淀粉酶含量升高不能单独作为假性囊肿的诊断依据（IPMN抽取囊液同样可有淀粉酶含量升高）。
- 胰源性腹水或胸水粉酶含量升高（＞1 000 IU/L）同样支持假性囊肿的诊断。

16.7 影像学检查

- 在具有胰腺炎病史或胰腺创伤的患者中，影像学检查如发现单房囊肿，高度提示假性囊肿。
- 以下影像学表现可作为进一步支持假性囊肿诊断的依据：胰腺或胰周组织炎症改变、胰腺组织钙化或萎缩、胰管结石伴不规则扩张。
- 无胰腺炎病史的胰腺囊性占位患者在确诊其他疾病前应首先考虑囊性肿瘤。
- 如对假性囊肿诊断存在疑问，推荐行超声或CT引导下穿刺抽取囊液检查。
- 超声与CT是假性囊肿最常用的影像学检查方式。
- 在假性囊肿的影像学评估上，MRI优于CT。利用MRI，能更好地显示胰腺占位的囊肿性质和内部结构。然而，这种成像技术的局限在于成本和实用性。

16.7.1 超声

表现（图16.5~图16.17）
- 单房，无血管，胰内或胰外，边界清晰的囊性肿块伴或不伴有内部低回声（纤维组织）。
- 陈旧性出血或感染导致囊腔内可见分隔，但临床十分少见。
- 伴胰管扩张或钙化（慢性胰腺炎）。

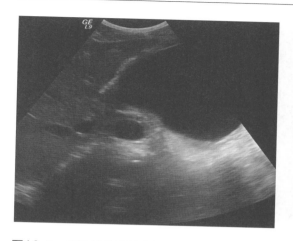

图16.5　胰腺假性囊肿常规超声表现。30岁女性患者，有胆源性胰腺炎史，主诉上腹胀。横断面图像显示胰体尾部卵圆形囊性大肿块

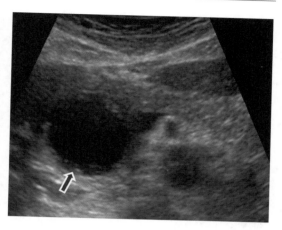

图 16.7　常规超声检查可见胰腺假性囊肿内的碎片。32岁女性患者，有药物性胰腺炎史，主诉持续性上腹痛。横断面图像显示胰头部一个圆形囊性肿块，囊腔内邻近胰腺部分见小片状碎片影（箭标所示）

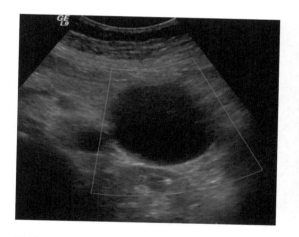

图16.6　胰腺假性囊肿常规超声表现。41岁男性患者，有酗酒史，主诉腹痛向背部放射。横断面图像显示胰尾部一个圆形囊性肿块

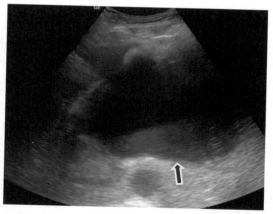

图16.8　常规超声检查可见胰腺假性囊肿的液平面。48岁女性患者，有胆源性胰腺炎史，主诉易出现饱腹感。横断面图像显示胰体部一个囊性肿块，呈低回声信号（箭标所示）

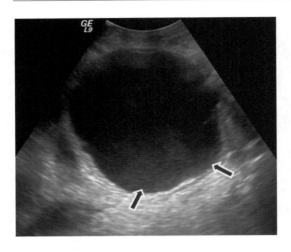

图16.9 常规超声检查可见胰腺假性囊肿内碎片。35岁男性患者，有胆源性胰腺炎史，主诉上腹部区轻度腹胀。胰腺横断面图像显示复杂成分的肿块，相关部位呈低回声信号（箭标所示）

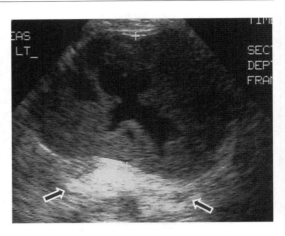

图16.11 出血性胰腺假性囊肿常规超声表现。62岁男性患者，有慢性胰腺炎史，主诉腹痛。胰腺横断面图像显示一个复杂卵圆形肿块，中央无回声，周围不规则低回声，肿块后方回声增强（箭标所示）。经穿刺抽吸、实验室检查发现，囊液的淀粉酶水平升高并见陈旧性出血

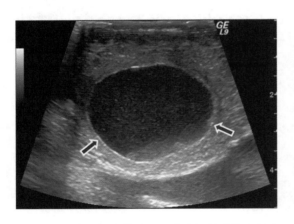

图16.10 常规超声检查可见胰腺假性囊肿内的碎片。43岁女性患者，有酒精性胰腺炎史，主诉持续性上腹痛。横断面图像显示胰头部一个类圆形囊性肿块，多发低回声信号（碎片）（箭标所示）

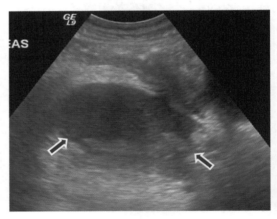

图16.12 感染性胰腺假性囊肿常规超声表现。52岁男性患者，有假性囊肿病史，出血发热及白细胞增多等临床症状。胰腺矢状面（**a**）和横断面（**b**）图像显示一个卵圆形大肿块，内见多发分隔。经穿刺引流，实验室检查发现，囊液的淀粉酶升高

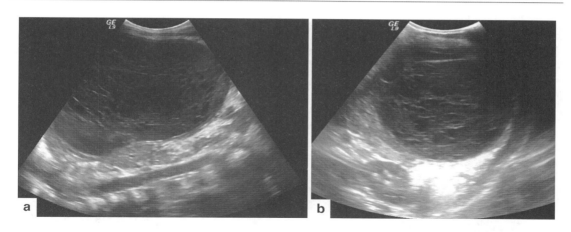

图16.13　常规超声检查可见胰腺假性囊肿内多发分隔。3岁男性患儿，有腹部钝挫伤史，主诉腹痛。胰腺矢状面（**a**）横断面（**b**）图像显示一巨大卵圆形液体聚集伴多个内部分隔，抽吸出的液体内淀粉酶水平高

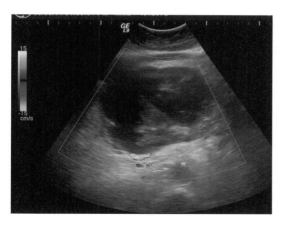

图16.14　胰腺假性囊肿的彩色超声多普勒图。61岁女性患者，有胆源性胰腺炎史。胰腺横断面图像显示一个卵圆形、囊性肿块，内部回声提示无血管成分

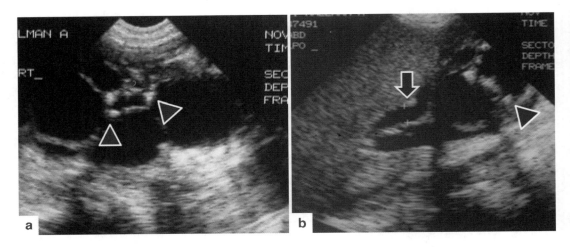

图16.15 常规超声检查显示，继发于胰腺假性囊肿的胆道梗阻。42岁男性患者，有酗酒史和慢性胰腺炎史。横断面（a）图像显示胰头部多发性、囊性肿块。矢状面（b）图像显示继发于多发囊性病灶压迫的胆总管扩张（箭标所示）。邻近胰腺钙化的部位呈高回声（箭头所示）

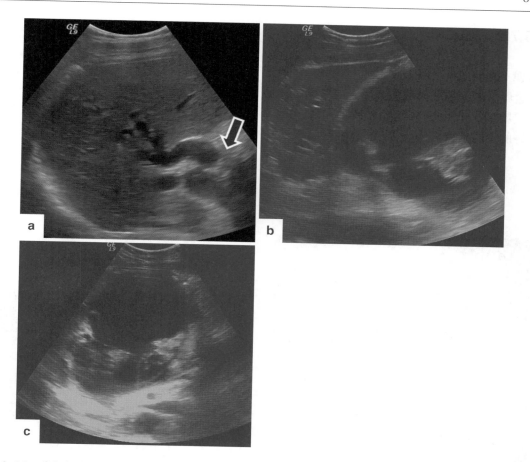

图16.16　常规超声检查显示继发于胰腺假性囊肿的胆道梗阻。40岁男性患者，有胆源性胰腺炎史，主诉腹胀，可见黄疸。肝门矢状面（a）图像显示胰腺假性囊肿（箭标所示）水平上游肝内外胆管扩张。矢状面和横断面（b，c）图像显示胰头部一个大囊肿，内见碎片

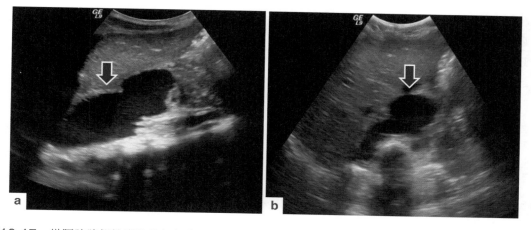

图16.17　纵隔胰腺假性囊肿常规超声表现。9岁男性患儿，有腹部闭合性损伤史并行远端胰腺切除术。矢状面（a）和横断面（b）图像显示一个较大的包裹性积液自胰颈部突向胸腔（箭标所示），内见碎片

16.7.2 增强CT

表现（图16.18~图16.53）

* 边界清晰，呈圆形或类圆形，位于胰腺内或胰周，有边界清晰的光滑的薄壁所围绕的均匀低密度影。

* 以下影像学表现有助于胰腺假性囊肿的诊断：
  — 胰周有炎症性改变
  — 胰外聚集物与胰腺相延续
  — 主胰管扩张和（或）胰腺钙化（慢性胰腺炎）
  — 胰管积气（胰腺感染或与消化道相通）

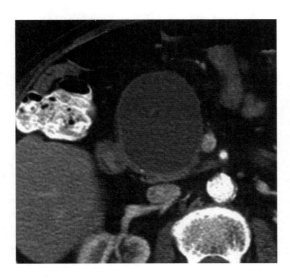

图16.18 胰腺假性囊肿囊壁纤薄的CT表现。41岁男性患者，有胆源性胰腺炎史，因腹部不适前往医院急诊。增强CT横断面图像显示一个较大的圆形囊肿，囊壁较薄，近胰头部的囊壁几乎不可见

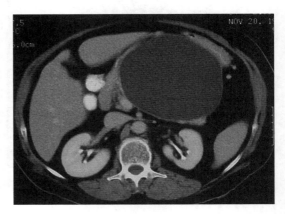

图16.19 胰腺假性囊肿囊壁纤薄的CT表现。50岁男性患者，有急性胰腺炎史。增强CT横断面图像显示一个巨大的卵圆形囊肿，囊壁较薄，胰体尾部的囊壁几乎不可见

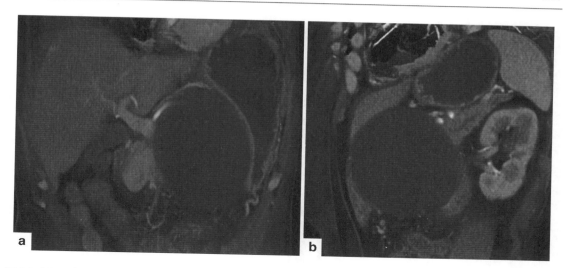

图16.20 胰腺假性囊肿囊壁纤薄的CT表现。54岁女性患者，有高脂血症和急性胰腺炎史，主诉上腹痛。增强CT冠状面（**a**）和斜面（**b**）图像显示一个巨大的圆形囊肿，囊壁较薄，近胰头部的囊壁几乎不可见

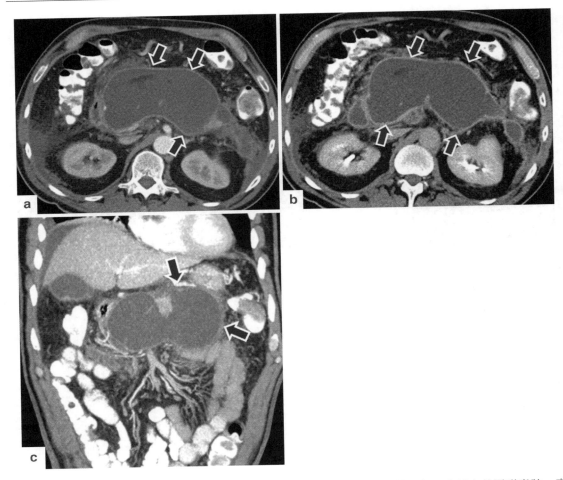

图16.21 胰腺假性囊肿囊壁强化的增强CT表现。62岁男性患者，血脂异常伴上腹痛2天。增强动脉期（a）和门静脉期（b），横断面和冠状面（c）图像显示胰体尾部一个巨大的圆形囊肿，囊壁（箭标所示）可见强化。注意肾前筋膜间隙内的囊肿，并可见胰周炎症改变

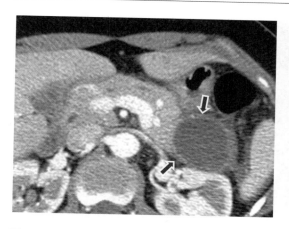

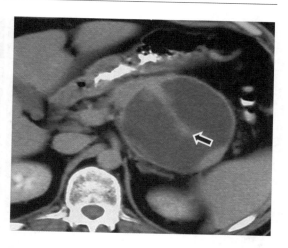

图16.22　胰腺假性囊肿囊壁强化的CT表现。24岁男性患者，有酒精性胰腺炎史。增强CT横断面图像显示胰尾部一个圆形囊肿，囊壁菲薄并见强化（箭标所示）。提示胰周急性炎症改变

图16.23　胰腺假性囊肿内可见内部分隔的CT表现。31岁女性患者，胆源性胰腺炎史伴上腹胀。增强CT横断面图像显示胰体尾部一个圆形囊肿，内见较厚的间隔（箭标所示）

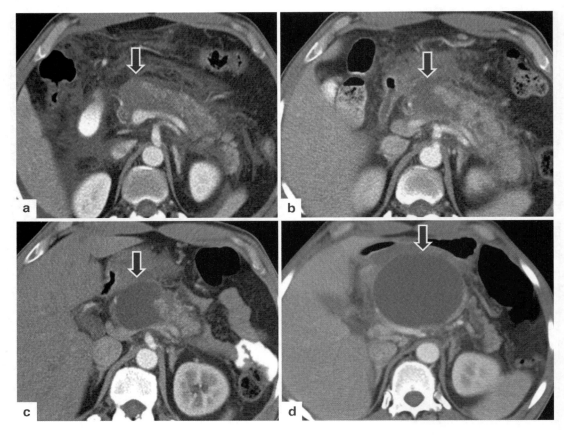

图16.24 胰腺假性囊肿伴胰管破裂的CT表现。26岁男性患者，有酗酒史，剧烈上腹痛。增强CT横断面（**a**）图像见胰颈部低密度区，提示胰管破裂口（箭标所示），破口周围可见胰周炎症改变。随访2周，增强CT横断面（**b**）图像显示胰头部低密度区更加清晰（箭标）。随访3周增强CT（**c**）图像显示胰颈部包裹性积液（箭标所示）。随访6周增强CT（**d**）图像显示胰颈部包裹性积液体积增加（箭标所示）。注意胰周积液形成与转归和胰周炎症的吸收

图16.25 胰腺假性囊肿伴胰管破裂的CT表现。61岁女性患者，有胆源性胰腺炎，伴上腹痛及易饱腹感。增强CT横断面（**a~c**）、3D容积重建的横断面（**d**）、冠状面（**e**）、斜面（**f**）图像显示胰颈体部巨大的包裹性积液压迫胃和十二指肠。提示胰腺近端与远端被包裹性积液隔开（**d**图中的箭标所示）。包裹性积液将肝和脾动脉挤压移位，内见少许低密度组织（脂肪）（**f**）（箭头所示）

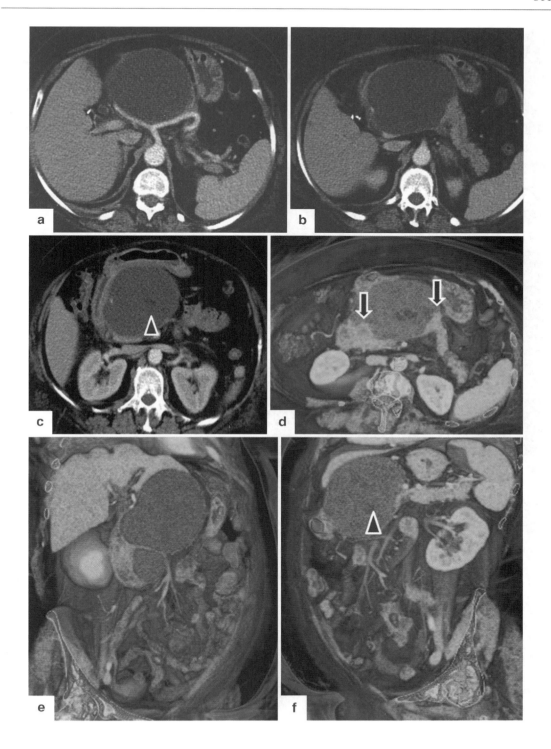

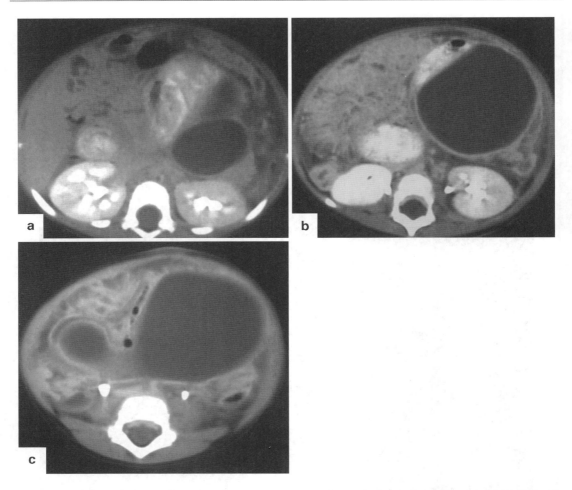

图16.26 外伤后胰腺假性囊肿的CT表现。2岁男性患儿，曾遭遇虐待史，剧烈上腹痛。增强CT（a~c）图像显示腹腔巨大的类圆形囊性积液，位于胃前方，向下延伸至下腹部。积液经皮导管引流处理。囊液经检测提示淀粉酶含量升高

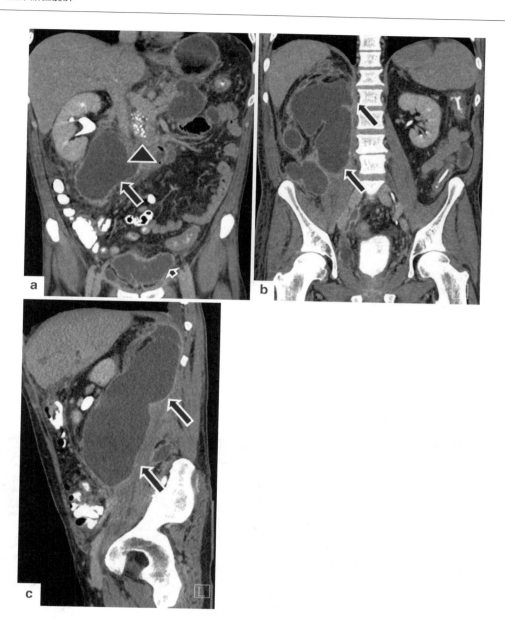

图16.27 胰腺外假性囊肿的CT表现。40岁男性患者，有慢性胰腺炎史，并于7年前因酒精性肝硬化接受肝移植术，主诉腹痛及体重降低18 kg（40磅）。实验室检查：血清淀粉酶1 628 U/L，血清脂肪酶2 912U/L。增强CT冠状面（**a**，**b**）、矢状面（**c**）图像显示右侧肾旁后间隙一个直径较大的囊性包裹（箭标所示），向下延伸至盆腔及膀胱前间隙（**a**）（短箭标所示）。此外，后腹膜腔见多发囊肿。胰头部见多发钙化（箭头所示）。在CT引导下，位于后腹膜腔的大囊肿经皮引流管置入成功

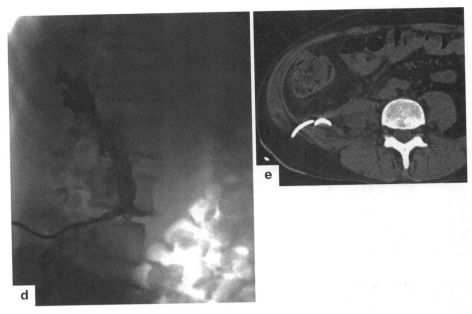

图16.27（续） 透视引导下囊肿注入对比造影剂显示（d）囊腔位于后腹膜腔，体积较大。随访3周后，平扫CT横断面（e）图像显示定位于后腹膜腔的囊肿完全消失

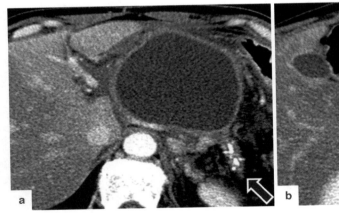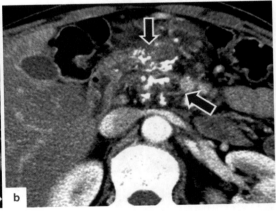

图16.28 慢性胰腺炎伴发胰腺假性囊肿的CT表现。48岁男性患者，有酗酒伴发慢性胰腺炎史，主诉腹痛、恶心和频繁打嗝。增强CT横断面（a，b）图像显示胰体尾部一个直径较大的厚壁囊性肿块。胰头、胰尾部见多发不规则高密度钙化影（箭标所示）

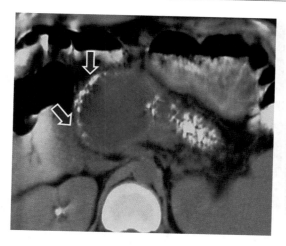

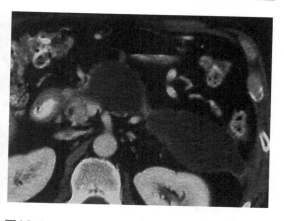

图16.29 慢性胰腺炎伴发胰腺假性囊肿的CT表现。45岁女性患者，有慢性胰腺炎史，主诉腹痛。增强CT横断面图像显示胰头部一个圆形、囊性肿块将胰腺多发钙化灶推向外周（箭标所示）。胰体尾部同样可见胰腺钙化影

图16.31 胰腺假性囊肿的CT表现。37岁女性患者，有慢性胰腺炎史。增强CT横断面图像显示左侧肾前筋膜间隙2个囊性肿块

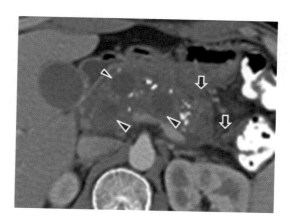

图16.30 多发性胰腺假性囊肿的CT表现。42岁男性患者，有慢性胰腺炎史。增强CT横断面图像显示胰腺实质内多发圆形囊性肿块（箭头所示）与多发钙化。注意胰周炎症改变（箭标所示）

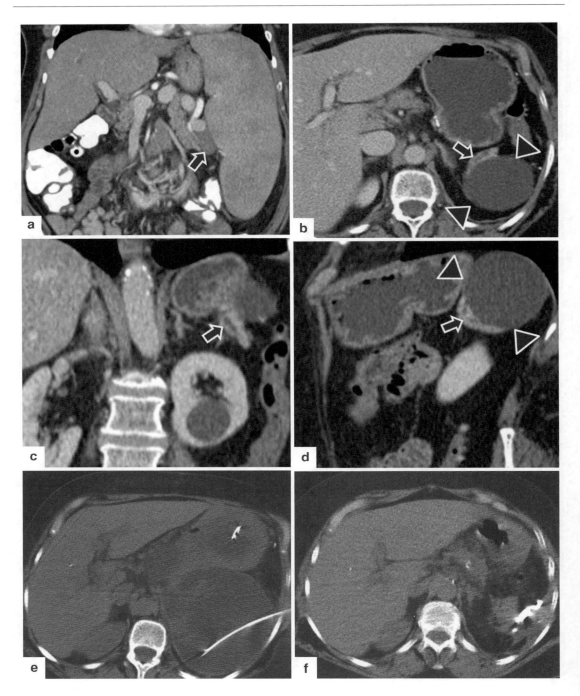

图16.32 继发于残胰的假性囊肿的CT表现。74岁女性患者，有脾边缘区淋巴瘤史，可见脾大、多发性脾动脉淋巴结增大。行脾及远端胰腺切除术。术后2周，因上腹痛至医院急诊。术前增强CT冠状面（**a**）图像显示巨脾、脾门淋巴结增大（箭标所示）。再次入院行增强CT检查，横断面（**b**）和冠状面（**c**，**d**）图像显示左侧上腹部一个较大的囊性包块（箭头所示）。注意残胰远端扩张的主胰管似与囊性包块相通（箭标所示）。CT引导下（**e**），经皮导管引流囊液。引流囊液经实验室检查示淀粉酶含量升高。3周后，平扫CT图像（**f**）显示胰腺假性囊肿完全消失

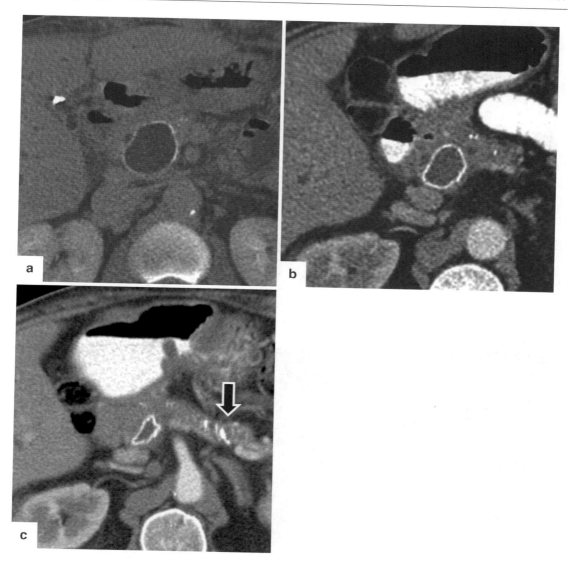

图16.33 钙化胰腺假性囊肿转归的CT表现。51岁男性患者，有数次酒精性胰腺炎发作史。增强CT横断面（**a**）图像显示胰头部一个环形钙化的囊性肿块。12个月后，增强CT横断面（**b**）图像显示钙化囊肿体积减小。25个月后，增强CT横断面（**c**）图像显示钙化囊肿几乎完全吸收。胰尾部（箭标所示）可见多发钙化

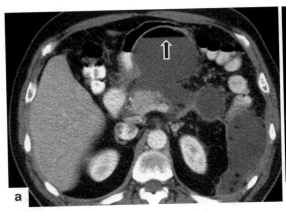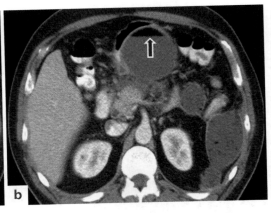

图16.34 胰腺假性囊肿内脂肪成分的CT表现。35岁女性患者，有胆源性胰腺炎史，主诉上腹痛。增强CT横断面（**a**，**b**）图像显示胰体部一个囊性肿块，囊腔内见脂肪液体平面（箭标所示）。注意左侧肾前筋膜间隙也有一个假性囊肿（图片由Jorge Ahuali医师提供）

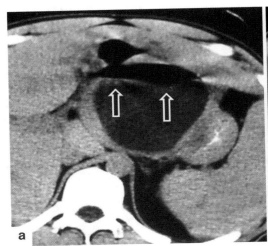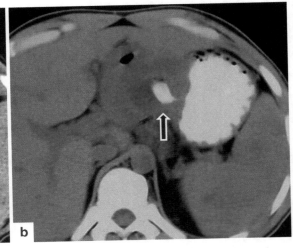

图16.35 胰腺假性囊肿自发破入胃腔的CT表现。51岁女性患者，有胆源性胰腺炎史，主诉上腹痛。平扫CT横断面（**a**）图像显示一个囊性肿块，囊腔内见气液平（箭标所示）。为防止囊肿感染，计划对该患者行经皮导管引流术。次日，患者接受平扫CT检查，横断面（**b**）图像显示囊肿体积明显减小。钡剂由胃腔进入囊腔，提示假性囊肿与胃腔存在瘘道（箭标所示）

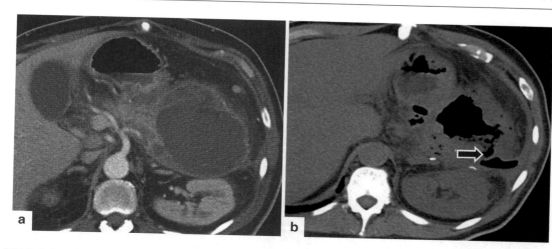

图16.36 胰腺假性囊肿自发破入结肠的CT表现。46岁男性患者，有酒精性胰腺炎、胰腺假性囊肿史，突发高热和白细胞数增多。增强CT横断面（a）图像显示胰尾部一个较大的囊性肿块，及急性炎性表现。随访3周后，CT横断面（b）图像显示囊腔内大量含气透亮影，并于囊腔与结肠腔之间发现瘘道（箭标所示）

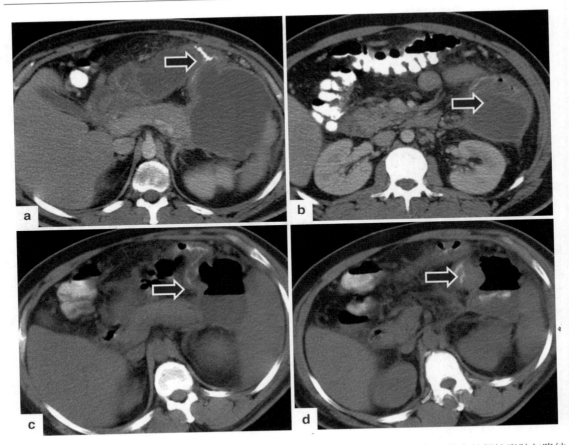

图16.37 胰腺假性囊肿自发破入左侧结肠的CT表现。37岁男性患者，2次胰腺炎发作史。患者因腹痛、发热、夜间盗汗、恶心、腹泻2周急诊。实验室检查发现血细胞数升高。6周前增强CT横断面（a，b）图像显示胰尾部一较大的假性囊肿与降结肠肠壁关系紧密（箭标）。随访平扫CT（c，d）图像显示假性囊肿较前片有明显变化，囊腔可见气液平及口服的造影剂影

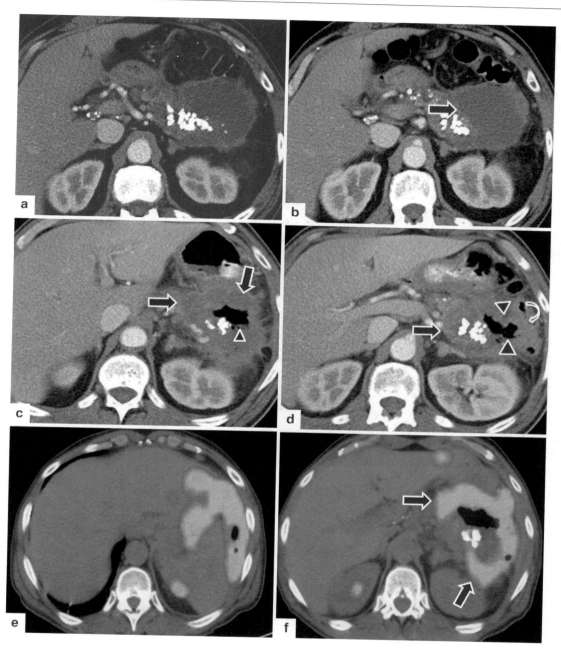

图16.38　结肠恶性肿瘤侵犯胰腺假性囊肿的CT表现。49岁男性患者，有酒精性慢性胰腺炎伴胰腺假性囊肿史，CT检查随访假性囊肿变化情况。首次增强CT横断面（**a，b**）图像显示胰体尾部一个较大的假性囊肿。8周后患者因急性左上腹疼痛来医院急诊，增强CT（**c，d**）图像显示假性囊肿囊壁不规则增厚（箭标所示），囊腔见气体透亮影。此外，邻近降结肠肠壁向心性增厚（弯箭标所示）。假性囊肿与邻近结肠边界显示欠清晰。影像学检查提示结肠占位定位于结肠左曲。PET/CT（**e，f**）图像显示假性囊肿囊壁（**f**，箭标所示）、结肠及结肠周围组织呈高代谢表现。随后，行肝右叶经皮穿刺活检，组织病理学诊断为低分化鳞状细胞癌

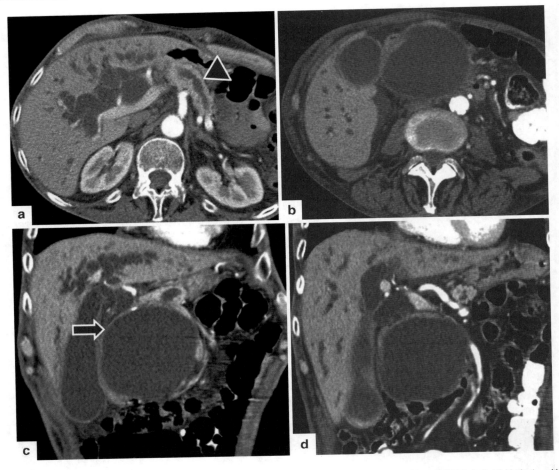

图16.39 胰腺假性囊肿引起胆道阻塞的CT表现。73岁男性患者，有慢性胰腺炎史，主诉腹痛，可见黄疸。增强CT横断面（**a，b**）和冠状面（**c，d**）图像显示一个巨大的囊性肿块压迫胆总管，继发胆道系统阻塞与扩张（**c**，箭标所示）。胰管呈串珠样扩张（**a**，箭头所示）。该患者通过接受囊肿空肠吻合术和肝空肠吻合术，达到囊肿引流及胆道系统减压的目的

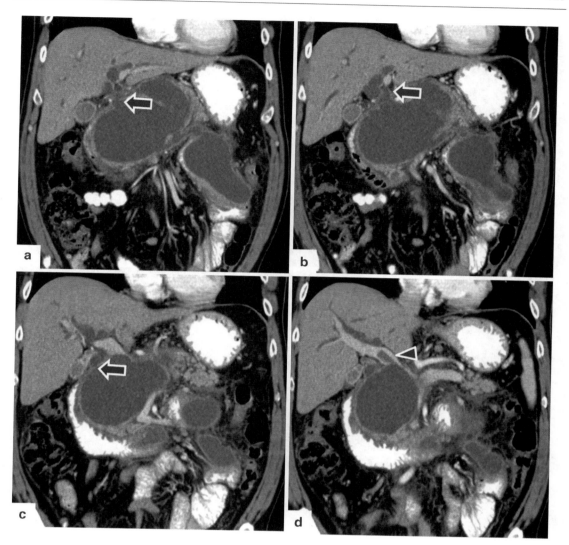

图16.40 胰腺假性囊肿引起胆道阻塞、门静脉血栓形成、胃及十二指肠明显受压的CT表现。41岁男性患者，有胆源性胰腺炎史，因黄疸、呕吐、易饱腹感、肝功能异常转入医院治疗。增强CT冠状面（**a~d**）和3D容积重建（**e~h**）图像显示胰颈体部一个直径较大的囊性肿块压迫胆总管（箭标所示），继发胆道系统阻塞与扩张。此外，门静脉内可见血栓，胃及十二指肠明显受压（**d**，箭头所示）。行超声引导下穿刺引流术，引流效果佳

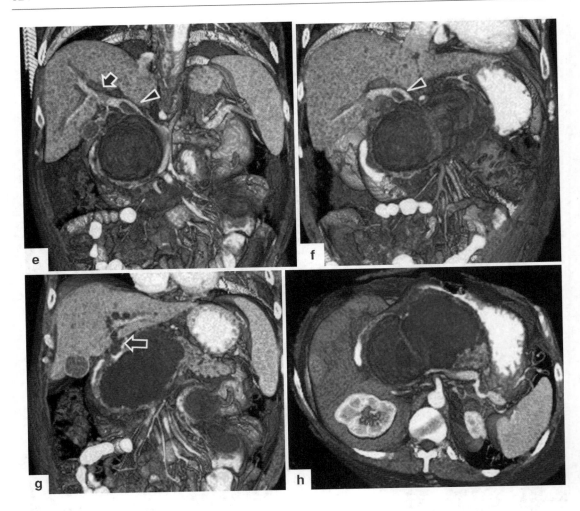

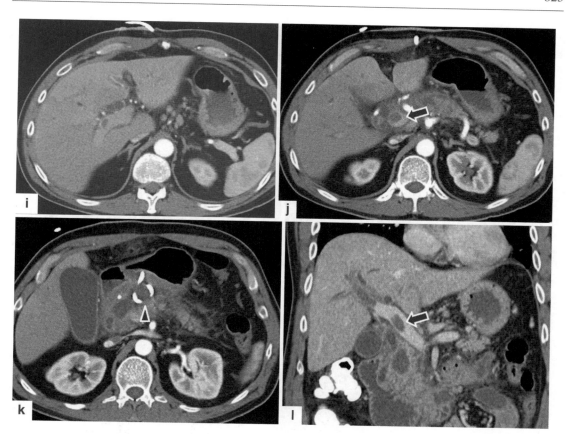

图16.40（续）　随访3天后，增强CT横断面（i~k）和冠状面（l）图像显示胰腺假性囊肿体积明显减小，胆系扩张得到缓解。显示门静脉主干仍可见血栓影（j~l，箭标所示），引流管末端可见囊腔明显缩小（k，箭头所示）

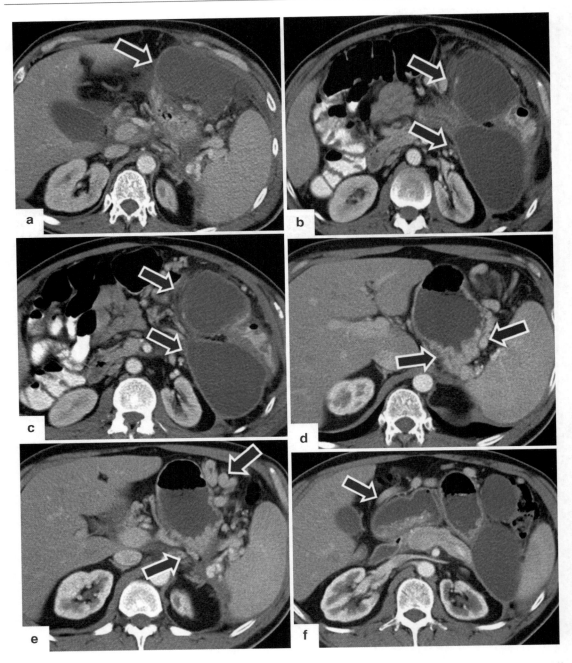

图16.41 胰腺假性囊肿引起脾静脉阻塞的CT表现。43岁男性患者，有高脂血性胰腺炎史，主诉腹痛。首次增强CT（**a~c**）图像显示胰周炎症改变，囊性肿块位于胃和左侧肾前筋膜间隙前方（箭标所示）。随访6个月后，增强CT横断面（**d~f**）图像显示胰周炎症吸收，囊肿体积减小。可见多发胃静脉曲张，其中以胃的短静脉为著（箭标所示）。此外，可见中、远端的脾静脉曲张

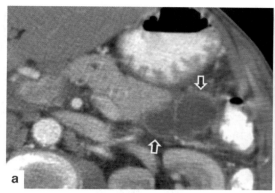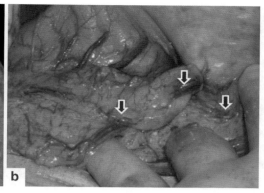

图16.42 胰腺假性囊肿引起脾静脉血栓形成的 CT表现。54岁男性患者,主诉腹痛,并有体重减 轻。实验室检查示血清淀粉酶73 U/L,血清脂肪酶 39 U/L,CEA 1.69 ng/ml和CA19-9为90 u/mL。行超 声内镜细针抽吸检查,但未明确诊断。由于怀疑胰 腺占位性病变,该患者接受手术治疗。增强CT横 断面(**a**)图像显示胰尾部双房的囊性肿块(箭标 所示)。胰周炎症改变与胰周脾静脉扩张(箭标所 示,术中图像**b**)十分显著。病理诊断为慢性胰腺 炎基础上发生的胰腺假性囊肿及脾静脉血栓形成

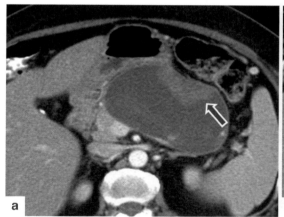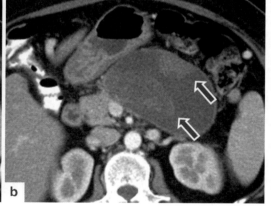

图16.43 胰腺假性囊肿出血的CT表现。46岁女 性患者,有假性囊肿史,曾腹痛急性发作伴血细 胞比容降低。增强CT图像显示胰体尾部一个卵圆 形、囊性肿块,成分复杂,内见实性成分(箭标所 示)。临床及影像学资料显示囊肿近期有出血。该 患者临床体征稳定,给予保守性治疗

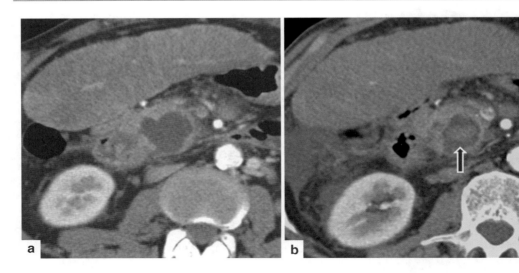

图16.44　胰腺假性囊肿自发性出血的CT表现。36岁男性患者，有慢性胰腺炎、肝硬化和假性囊肿史，主诉呕血与上腹痛。增强CT横断面（**a**）图像显示胰头部一个囊性肿块。随访2周后，增强CT横断面（**b**）图像显示假性囊肿中心高密度影，提示假性囊肿近期持续性出血（箭标所示）。该患者临床体征稳定，计划行保守性治疗

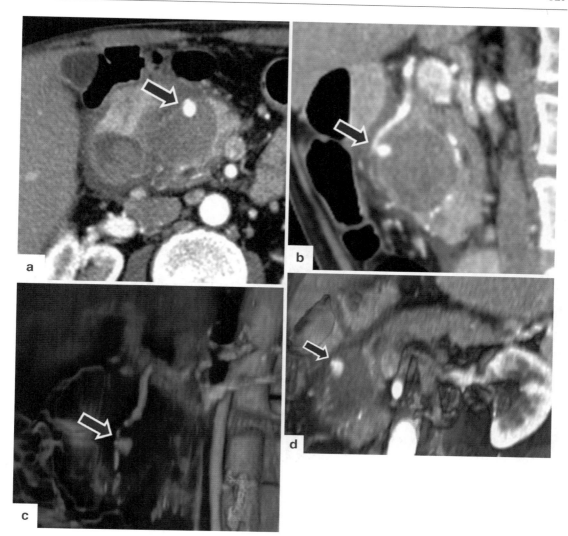

图16.45 胰腺假性囊肿并发假性动脉瘤的CT表现。35岁男性患者，有慢性胰腺炎、假性囊肿史，主诉定位不明腹痛、黑便。增强CT动脉期横断面（a）、矢状面重建（b）、3D容积重建（c）、冠状面（c）、静脉期横断面（e）图像显示胰头部一个囊性肿块。注意假性囊肿周围一个类圆形、明显强化病灶（箭标所示），与胃十二指肠动脉相延续

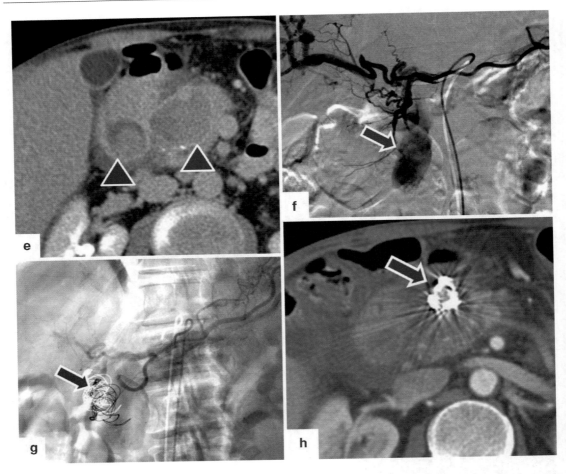

图16.45（续）　图（e）显示假性囊肿内部及
十二指肠降段血管腔内均可见高密度影（血凝
块）。经选择性肝动脉造影证实，假性动脉瘤
起源于胃十二指肠动脉（f）。假性动脉瘤由2个

2×6 mm和3×6 mm大小的微弹簧圈（g）完全栓
塞。增强CT横断面（h）图像显示闭塞的假性动脉
瘤瘤腔内有多个弹簧圈

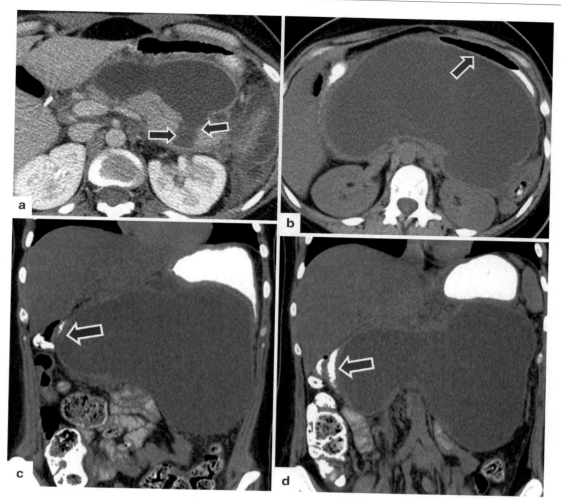

图16.46 胰腺假性囊肿并发胃排空障碍的CT表现。29岁女性患者，有胆源性胰腺炎并胰管扩张，主诉恶心、呕吐、易饱腹感以及腹痛。首次增强 CT横断面（**a**）图像显示胰体部一个巨大、向外生长的囊性肿块（箭标所示）。胰周炎症改变。随访4周后，平扫CT横断面（**b**）、冠状面（**c**，**d**）

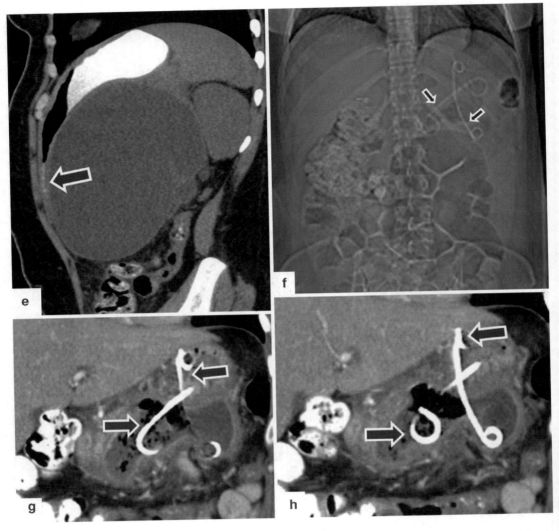

图16.46（续）   矢状面（e）图像显示胰腺假性囊肿，直径较大，压迫胃腔及十二指肠降段（箭标所示）。行内镜引流术治疗，经2根塑料导管引流，将囊液成功导入胃腔。CT定位（f）图像可见2根塑料引流管。增强CT横断面（g，h）图像显示囊腔内引流管（箭标所示）

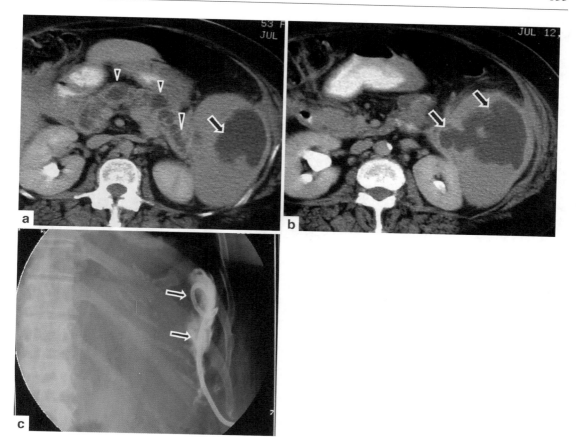

图16.47 胰腺假性囊肿不典型定位——脾脏内部的CT表现。49岁男性患者，有酒精性慢性胰腺炎史，主诉左上腹痛。增强CT横断面（**a**，**b**）图像显示腹腔内一个较大的囊性肿块自胰尾部组织长入脾脏实质内部（箭标所示）。注意胰管呈串珠样扩张改变（箭头所示）。行经皮穿刺治疗，引流脾内囊肿。透视下导管造影检查（**c**）显示脾内囊腔经减压治疗体积减小，并见造影剂影

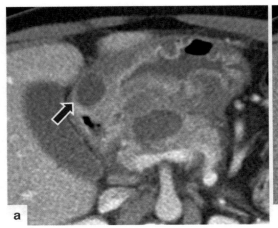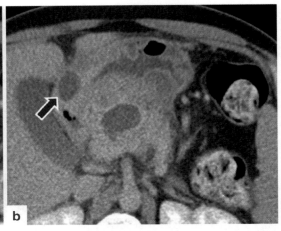

图16.48 胰腺假性囊肿不典型部位——胃壁的CT表现。26岁男性患者，有酒精性胰腺炎史，主诉恶心、呕吐。增强CT横断面（**a**，**b**）图像显示胰颈体部一个囊性肿块，胰周组织呈炎症改变。注意胃窦内一个额外的壁内囊肿（箭标所示），并且胃壁明显增厚。经内镜检查发现继发于胰腺炎的重度胃炎。胃壁假性囊肿自行消退

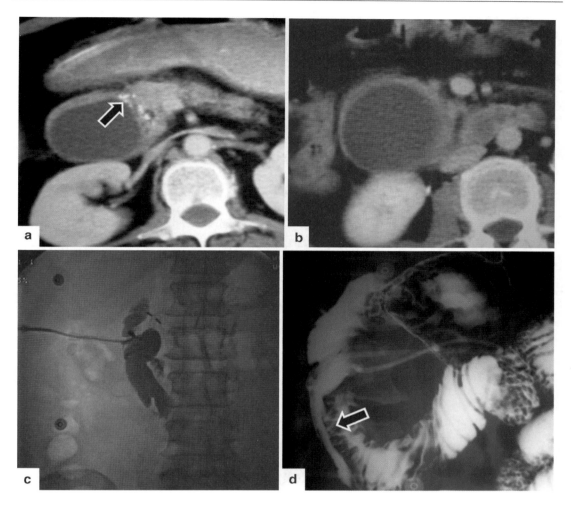

图16.49 胰腺假性囊肿不典型部位——十二指肠壁的CT表现。45岁男性患者，有沟槽性胰腺炎史，主诉恶心、呕吐。增强CT横断面（**a**，**b**）图像显示胰腺与十二指肠降段之间，胰腺沟槽部一个较大的囊性肿块，注意囊肿壁邻近胰腺部分可见多发钙化（箭标所示）。行经皮穿刺治疗。透视下导管造影检查（**c**）显示囊腔形态不规则。随后行胃肠道钡剂造影（**d**）显示囊肿定位于十二指肠降段肠壁内部

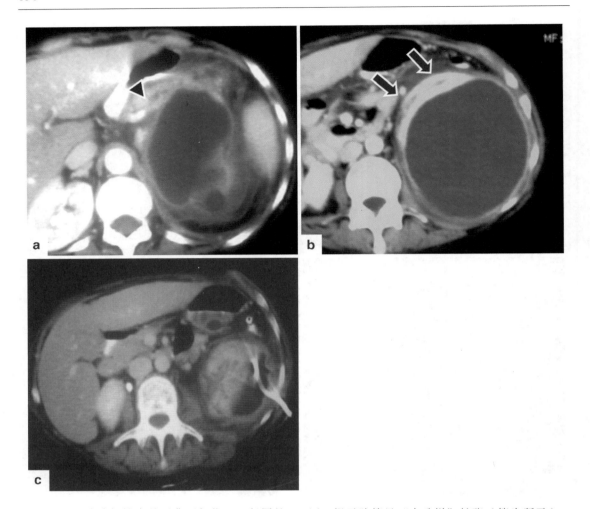

图16.50 胰腺假性囊肿不典型部位——肾周的
CT表现。47岁男性患者，有慢性胰腺炎史，主
诉左侧腰部疼痛。增强CT横断面（**a**，**b**）图像
显示左侧肩胛下一个巨大囊性肿块，左肾严重受

压。提示胰管呈"串珠样"扩张（箭头所示）。
（**c**）行经皮穿刺治疗，囊肿成功引流。引流囊液
经检查提示淀粉酶含量升高

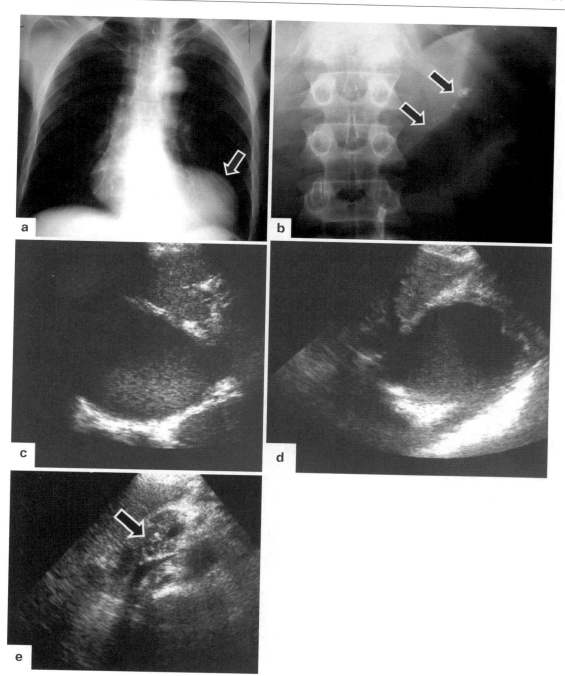

图16.51 胰腺假性囊肿不典型部位——纵隔的CT表现。57岁男性患者，有慢性胰腺炎史，主诉上腹痛。胸部X线后、前位（**a**）显示左心界膨隆。腹部X线直立位（**b**）显示胰腺走行区域多发钙化影（箭标所示）。常规超声横断面（**c**，**d**）图像显示一个较大的囊性肿块，内部回声提示其自胰腺长入胸廓。胰腺可见小钙化灶（**e**，箭标所示）

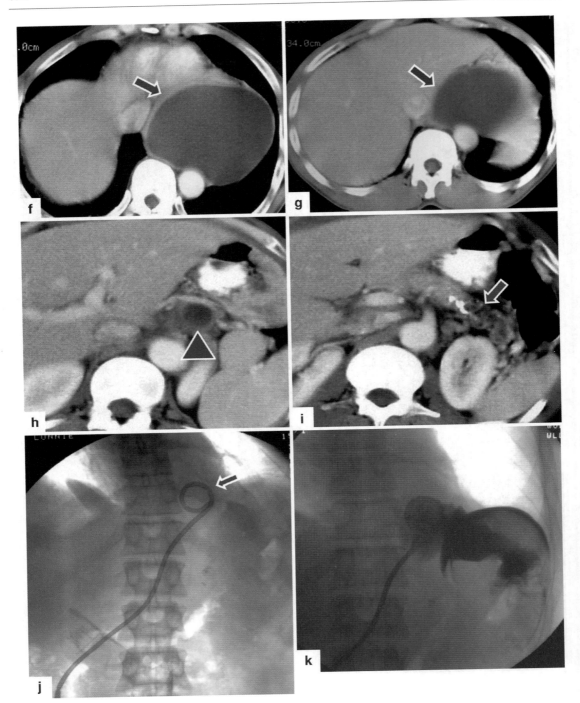

图16.51（续） 增强CT横断面（**f~i**）图像显示纵隔内一个较大的囊性肿块，位于心脏后方，其与胰体部小囊肿相通（箭头所示），提示胰腺远端可见实质萎缩（箭标所示）和钙化（**i**）。行CT引导下经皮穿刺治疗，纵隔假性囊肿引流成功。腹部X线平片（**j**）显示引流管末端位于横膈以上水平（箭标所示）。透视下导管造影术显示纵隔假性囊肿内造影剂填充

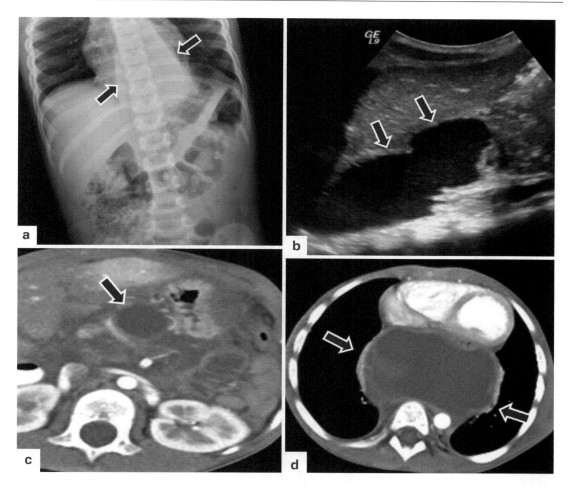

图16.52   胰腺假性囊肿不典型部位——纵隔的CT表现。9岁男性患儿，因挫伤接受远端胰腺切除术治疗。术后数周，患者主诉腹痛。腹部X线（a）显示脊柱旁软组织密度影。腹部超声矢状面（b）图像显示上腹部一个较大的囊性肿块自胰腺延伸至胸廓（箭标所示）。增强CT横断面、冠状面、矢状面（c~f）图像显示一个较大的囊性肿块自胰腺（c，箭标所示）延伸至后纵隔（d~f，箭标所示）

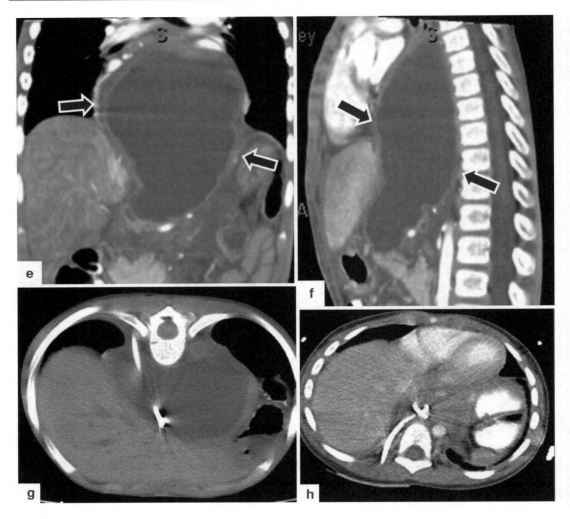

图16.52（续） 行CT引导下经皮穿刺治疗，纵隔假性囊肿成功引流（g）。随访2周后，增强CT （h）图像显示纵隔囊肿完全吸收

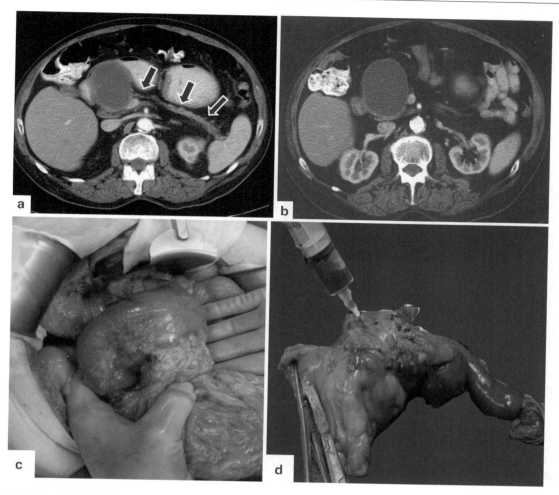

图16.53 胰腺假性囊肿——易误诊为胰腺囊性肿瘤的CT表现。68岁男性患者，有酗酒史，因急性胰腺炎发作怀疑右肺脓肿而接受CT检查，发现胰头部一个囊性肿块。血清标记阴性。超声内镜不能确诊。增强CT（**a，b**）图像显示胰头部一个囊性肿块。提示囊性肿块远端的胰腺体尾部实质明显萎缩（箭标所示），行Whipple术。术中图像显示紧贴十二指肠一个较大的囊性肿块（**c**）。抽吸出数毫升不透明的棕色液体（**d**）

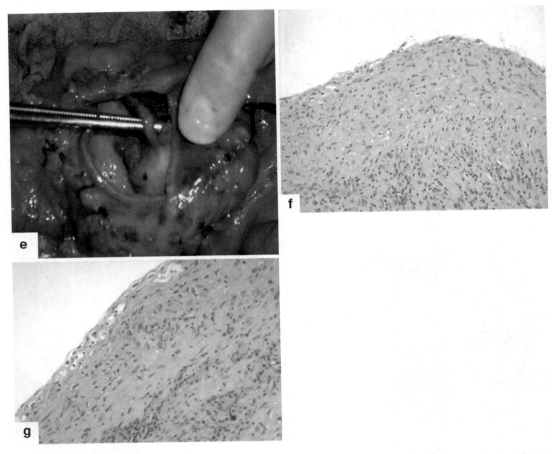

图16.53（续） 囊性肿块表面光滑，切开可见囊内较厚的纤维间隔（e）。显微镜下示较厚的纤维囊壁由伴慢性炎症的反应性增生的成纤维细胞组成，并且内壁没有上皮细胞（f，g）（HE染色，20×）

16.7.3 MRI

影像学表现（图16.54~图16.64)

- T1WI：圆形或类圆形低信号肿块。
- T2WI：高信号肿块，内部可见低信号碎片影。
- **增强**T1WI：囊壁可见强化，囊内组织不强化。
- MRCP：高信号，边界清晰，圆形或类圆形肿块伴或不伴有内部低信号碎片影。邻近胰管可显影。

要点

- 囊内可见碎片影，是MRI诊断胰腺假性囊肿的高度特异性影像学表现。
- MRI主要的局限性是对于慢性胰腺炎患者的胰腺钙化不敏感。

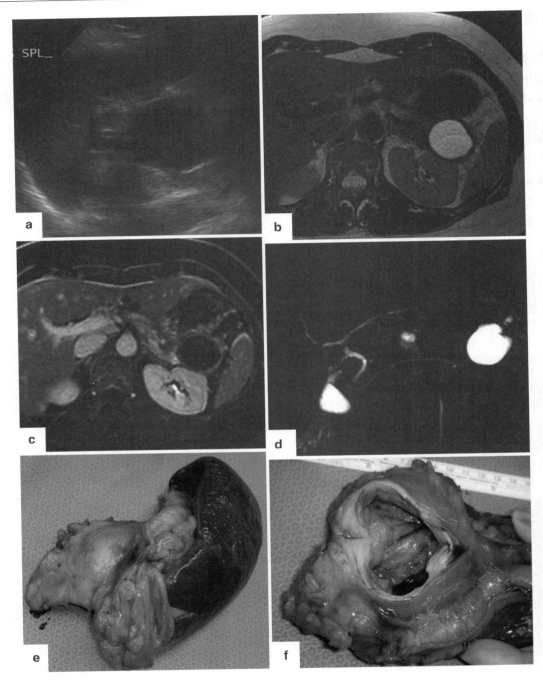

图16.54 胰腺假性囊肿的MRI表现。16岁女性患者，有上腹痛史，接受超声引导下胆囊活检时发现胰腺一个囊性肿块，直径约4 cm。超声横断面（a）图像显示胰头部一个囊性肿块。随后进行MRI检查，包括T2加权单次激发快速自旋回波序列（b），T1加权对比增强梯度回波横断面（c）图像，MRCP厚层（d）显示胰尾部一个圆形囊性肿块。EUS细针穿刺抽吸结果显示CEA含量为51.8 ng/ml。行远端胰腺脾脏切除术（e）。囊性肿块的大体切开图（f），可见囊内壁不规则。病理诊断为胰腺假性囊肿

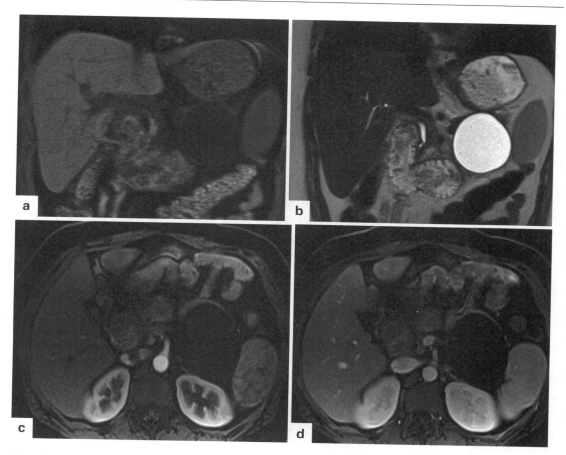

图16.55 胰腺假性囊肿的MRI表现。35岁女性患者，有胆源性胰腺炎史，主诉左上腹痛。T1加权抑脂自旋回波冠状面（**a**）图像显示胰体尾部圆形低信号肿块。T2加权单次激发快速自旋回波序列冠状面（**b**）图像显示囊肿呈高信号强度。T1加权抑脂自旋回波增强横断面（**c**，**d**）图像显示囊性肿块无强化

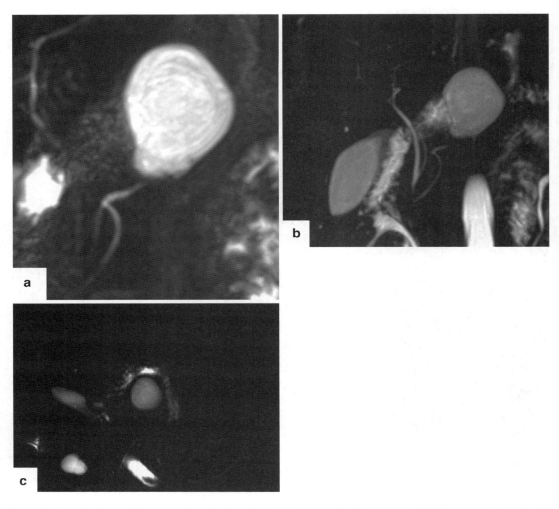

图16.56 远端胰腺切除术后并发胰腺假性囊肿的MRI表现。35岁女性患者，因黏液性囊性肿瘤接受远端胰腺切除术。术后6个月随访，常规MRI检查，T2加权单次激发快速自旋回波序列冠状面（a）图像、MRCP厚层冠状面（b）、横断面（c）图像显示胰体尾部一个较大的囊性肿块。由于患者无症状，故对假性囊肿进行随访，最后发现其自主吸收

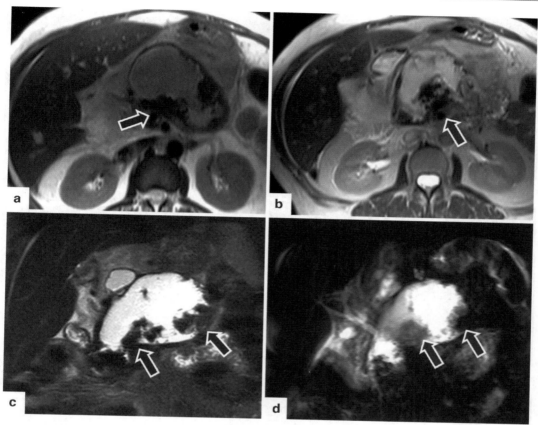

图16.57 胰腺假性囊肿的MRI表现。52岁患者，有酒精性胰腺炎史，主诉上腹痛向背部放射。T2加权单次激发快速自旋回波序列横断面（a，b），冠状面（c）、MRCP厚层（d）图像显示卵圆形肿块呈高信号，囊腔邻近胰腺部分见多发碎片影（箭标所示）

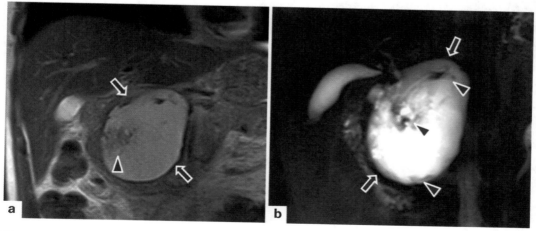

图16.58 胰腺假性囊肿的MRI表现。48岁女性患者，有急性胰腺炎史，主诉持续性上腹痛。T2加权单次激发快速自旋回波序列横断面（a）图像和MRCP厚层（b）图像显示胰头部一个较大的卵圆形囊性肿块（箭标所示），囊腔内见碎片影（箭头所示）

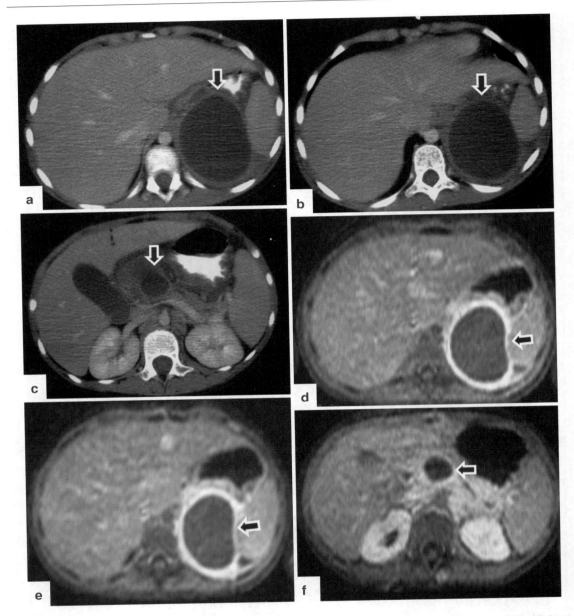

图16.59 胰腺假性囊肿感染的MRI表现。8岁男性患儿，有急性胰腺炎史，4周后出现腹痛、发热。实验室检查结果示白细胞数增多。增强CT横断面（**a~c**）图像显示胰体尾部一个厚壁的囊性肿块（箭标所示）。抑脂T1WI GRE增强横断面（**d~f**）图像显示囊肿壁明显强化（箭标），提示假性囊肿感染，引流囊液呈脓性。行CT引导下经皮穿刺和抗生素治疗后，临床症状迅速好转

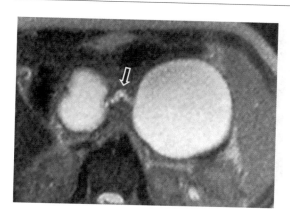

图16.60 慢性胰腺炎伴假性囊肿的MRI表现。41岁女性患者，有反复急性胰腺炎发作史和酗酒史，主诉腹痛。T2加权单次激发快速自旋回波序列横断面（**a**）图像显示胰体尾部2个高信号肿块。可见胰管呈"串珠样"改变（箭标所示）

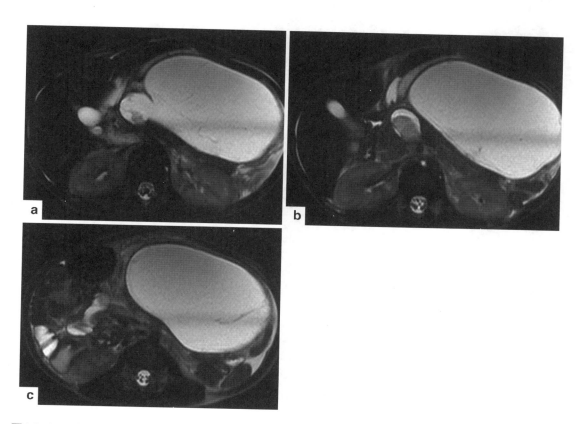

图16.61 创伤后假性囊肿的MRI表现。3岁患儿，有腹部钝挫伤史，可见腹部膨隆。T2加权单次激发快速自旋回波序列横断面（**a~c**）图像显示胰体尾部一个巨大的囊性肿块

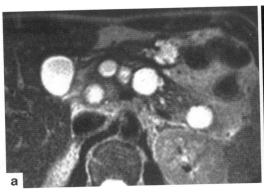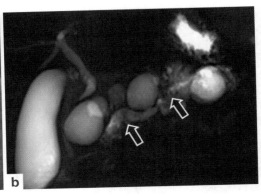

图16.62 慢性胰腺炎伴多发假性囊肿的MRI表现。57岁男性患者，有酗酒史，主诉慢性上腹痛。T2加权单次激发快速自旋回波序列横断面（**a**）和 MRCP厚层冠状面（**b**）图像显示胰腺实质多发囊性肿块。MRCP（箭标所示）提示胰管呈"串珠样"扩张

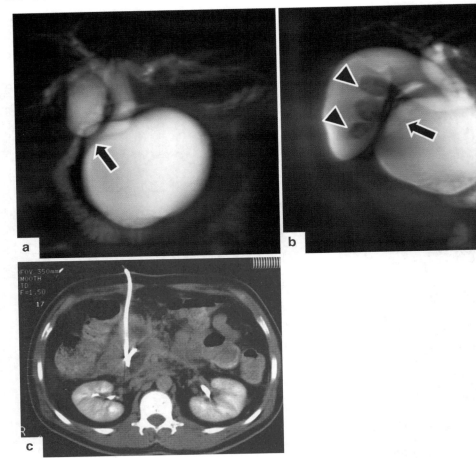

图16.63 胰腺假性囊肿继发胆道阻塞的MRI表现。44岁女性患者，有反复急性胰腺炎发作史，因黄疸和急性上腹痛就诊。MRCP厚层（**a**，**b**）图像显示胰头部一个较大的囊性肿块压迫胆总管，可见胆总管 扩张（箭标所示）。注意胆囊内多发结石（**b**）（箭标所示）。行CT引导下经皮导管引流治疗（**c**）后，黄疸和上腹痛明显缓解

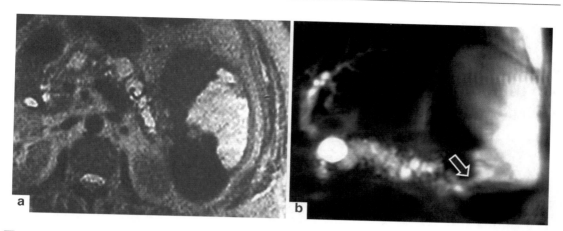

图16.64   脾脏内假性囊肿的MRI表现。48岁男性患者，有酒精性慢性胰腺炎史。T2加权单次激发快速自旋回波序列横断面（**a**）和MRCP厚层冠状面（**b**）图像显示胰管不规则扩张，脾脏内的囊肿由胰尾延伸而来，并与胰管相通（箭标所示），胰管可见不规则扩张（箭标所示）

16.7.4　鉴别诊断（图16.65）

- 寡囊型浆液性囊性肿瘤。
- 黏液性囊性肿瘤。
- 胰腺导管内乳头状黏液性肿瘤。

- 囊性神经内分泌肿瘤。
- 胰腺实性-假乳头状肿瘤。
- 淋巴上皮囊肿。
- 消化道重复囊肿。
- 坏死性胃肠道间质瘤（GIST）。

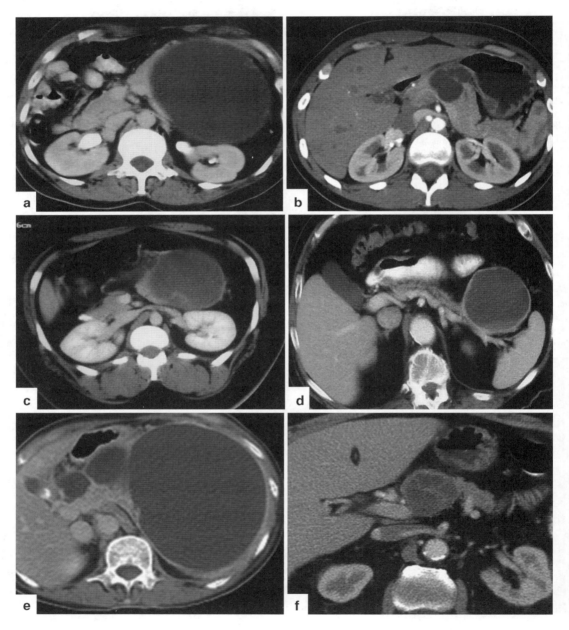

图16.65　胰腺假性囊肿的CT鉴别诊断。增强CT横断面图像：（**a**）黏液性囊性肿瘤；（**b**）寡囊型浆液性囊性肿瘤；（**c**）胰腺实性-假乳头状肿瘤；（**d**）坏死性神经内分泌肿瘤；（**e**）胰腺导管内乳头状黏液性肿瘤（IPMN）；（**f**）淋巴上皮囊肿

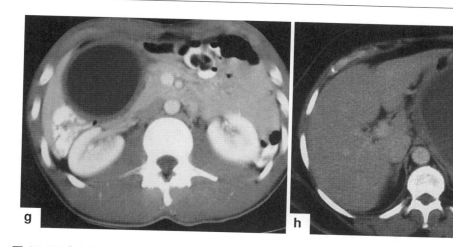

图 16.65（续）　（g）消化道重复囊肿；（h）坏死性胃间质瘤

16.8　假性囊肿：发展过程

- 在不进行干预治疗的情况下，高达60%的假性囊肿在一年内可自行吸收。
- 未被吸收的假性囊肿将稳定存在或者膨胀变大。

要点

- 胰腺假性囊肿可自发破入消化道（胃、十二指肠、结肠）。
- 胰腺假性囊肿破入胃腔或小肠腔时，通常不会引起临床症状。当其破入结肠腔时，患者将引起感染，出现败血症、高热、白细胞数升高。

- 以下因素提示假性囊肿不容易自身吸收：
  - 多发
  - 位于胰尾部
  - 囊壁较厚
  - 与主胰管相通或导致近端胰管狭窄
  - 酒精性慢性胰腺炎向胰外周蔓延
  - 随访过程中体积增大

16.9　假性囊肿治疗

- 目前，只要是无症状的假性囊肿，无论其直径多少，都首先考虑保守治疗。
- 通过影像学检查技术密切监测假性囊肿情况，推荐超声、CT、MRI检查。
- 假性囊肿出现以下情况需要临床干预治疗：
  - 持续疼痛
  - 感染
  - 体积增大
  - 压迫胆道系统
  - 压迫胃或十二指肠
  - 位于纵隔
- 治疗措施：
  - 经皮导管引流术
  - 内镜引流术
  - 外科引流术
  - 手术切除

16.9.1 超声或CT引导下经皮导管引流
（图16.66~图16.68）

- 经皮导管引流治疗和手术治疗对于感染性或非感染性假性囊肿来说，都是有效的治疗手段。
- 穿刺引流治疗并不需要等待假性囊肿成熟（一般为6周）才能实施干预治疗。
- 假性囊肿引流治疗可以在超声和CT引导下进行。
- **导管选择**：猪尾APD导管（口径：8-10-12-14F）。
- **引流途径**：直接引流，经胃引流，经肝引流。
- 停止引流的指征：引流速率<5~10 ml/d。
- 如引流速率未见降低，推荐以50~200 μg/h剂量皮下注射奥曲肽。
- 平均引流时间：3~8周。

要点

- 如经皮穿刺引流失败，极有可能继发胰管破裂、狭窄或继发引流管近端阻塞。
- 如患者逐渐出现发热和引流液体性状改变，提示假性囊肿有细菌感染。此时需要更换引流管。

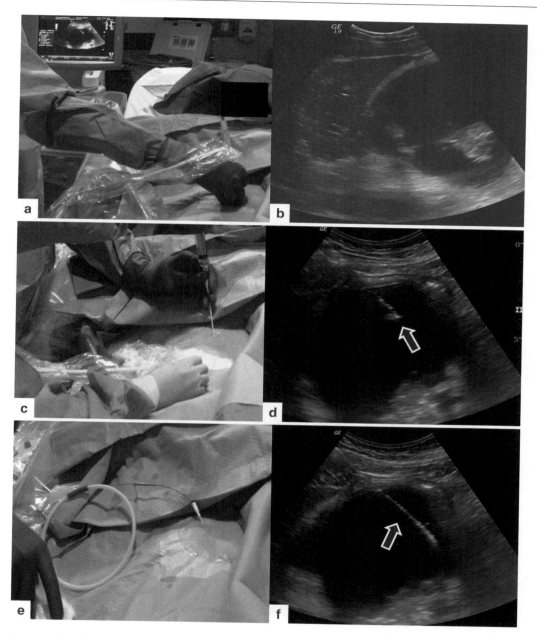

图16.66 超声引导下经皮导管引流胰腺假性囊肿。41岁男性患者，胆源性胰腺炎继发巨大的复杂性假性囊肿，主诉上腹痛及易饱腹感。（a）介入放射科医师在超声引导下对假性囊肿进行定位，并确定经皮穿刺点。超声横断面（b）图像显示胰腺假性囊肿。（c）19号穿刺针已经插入假性囊肿。超声横断面（d）图像证实穿刺针已经进入假性囊肿（箭标所示）。（e）0.035导丝呈环状向囊肿内部推进。超声横断面（f）图像证实导丝已经进入假性囊肿（箭标所示）

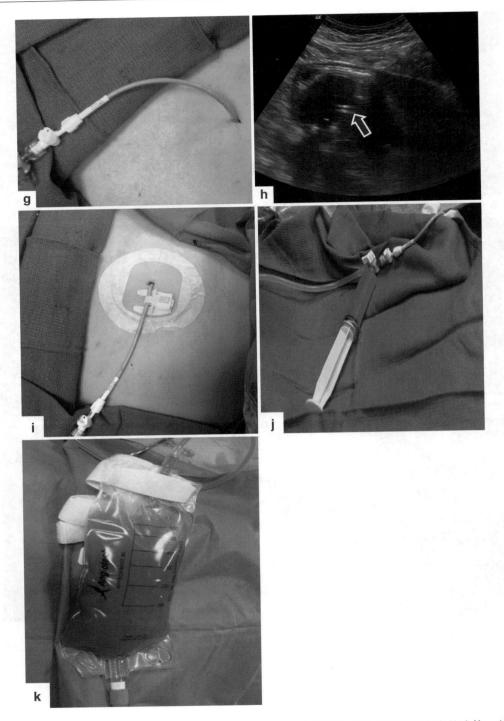

图16.66（续） （g）8 F APDL 导管通过导丝介导，引流管进入囊腔。超声横断面（h）图像证实引流管已经进入假性囊肿（箭标所示）。（i）引流管被固定于前腹壁并与重力引流袋相连接。（j）注射器内可见自囊腔引流出的液体，并准备送往实验室检测其淀粉酶和脂肪酶含量。（k）重力引流袋与引流管相连接（可见约500 cm³引流液）

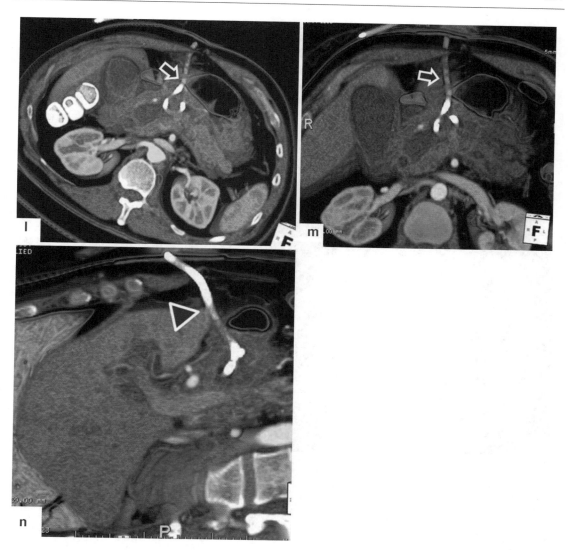

图16.66（续） 穿刺引流2天后，3D容积重建（**l~n**）图像显示引流管越过胃（箭标所示）并且定位于肝脏边缘下方（箭头所示）

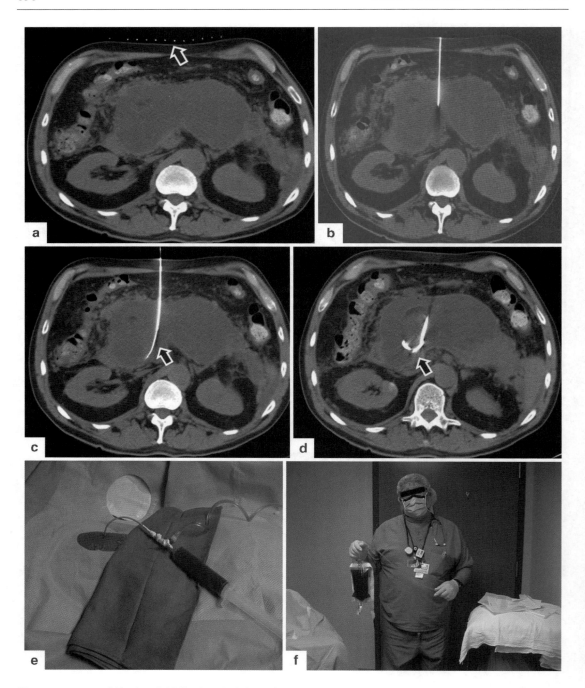

图16.67 CT引导下经皮导管引流胰腺假性囊肿。62岁男性患者，高脂血性急性胰腺炎发作，主诉剧烈上腹痛。平扫CT横断面（**a**）图像示ROI区域射线不透性栅格标记（箭标所示）；（**b**）Yueh 针针尖位于囊腔内；（**c**）0.035导丝在囊腔内略弯曲（箭标所示）；（**d**）引流管头端位于囊腔内；（**e**）自假性囊肿引流出的囊液呈褐色；（**f**）引流袋内可见引流液（约800 cm³）

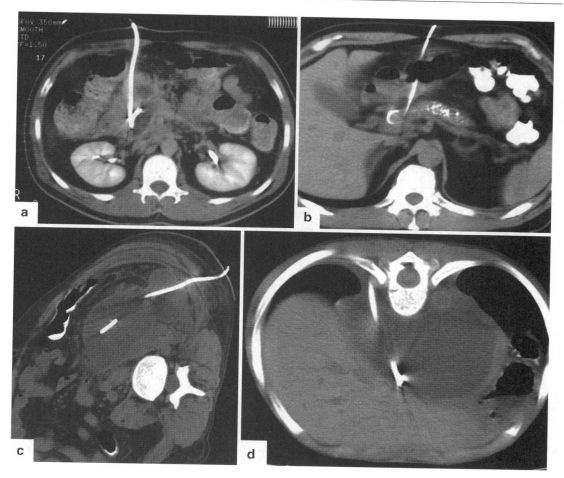

图16.68 CT引导下经皮导管引流胰腺假性囊肿的几种途径。（**a**）直接途径，经前腹壁穿刺；（**b**）穿胃途径，经前腹壁穿刺，穿过胃腔到达囊肿内部；（**c**）直接途径，经侧腹壁穿刺；（**d**）直接途径，经后腹壁穿刺

16.9.2 经内镜引流（图16.69）

- 内镜引导下，将双头猪尾支架置入假性囊肿内部。
- 支架置入方案：
  - 内镜下囊肿胃吻合引流术（假性囊肿与胃贴合紧密）
  - 内镜下囊肿十二指肠吻合引流术（假性囊肿与十二指肠贴合紧密）
  - 经壶腹部将支架置入胰管，囊肿胰管吻合引流术（急性胰腺炎进展期）
- 并发症：
  - 出血，后腹膜穿孔，感染

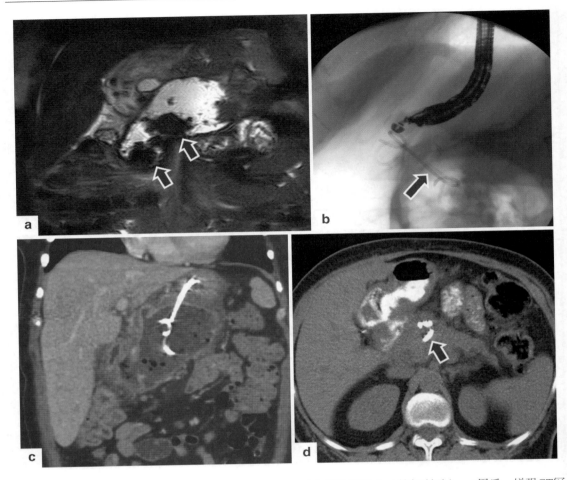

图16.69 内镜引导下引流。65岁男性患者，有酗酒史，主诉急性上腹痛。T2加权单次激发快速自旋回波序列（**a**）图像显示胰体尾部一个较大的囊性肿块，内见碎片影。X线透视（**b**）图像显示胃腔里的内镜影，双头猪尾引流管两头分别位于胃腔和假性囊肿内（箭标所示）。1周后，增强CT冠状面（**c**）图像示胃腔和假性囊肿腔通过引流管相通。3周后，平扫CT（**d**）图像示胰腺假性囊肿完全吸收。注意引流管一端位于囊腔内（箭标所示）

16.9.3　经手术引流

- 目前已不作为胰腺假性囊肿治疗的金标准。
- 术式选择：
  - 囊肿胃吻合引流术
  - 囊肿肠吻合引流术
  - 胰十二指肠切除术（胰腺假性囊肿压迫胆总管，或无法与坏死性恶性肿瘤鉴别时采取该术式）
  - 远端胰腺次全切除术（胰腺假性囊肿继发性脾静脉血栓形成时采取该术式）
  - 远端胰腺切除术（胰尾假性囊肿）
- 这些方法具有很高的发病率（25%）和死亡率（5%）。

要点

- 目前，处理有症状的假性囊肿，主要推荐经皮导管引流治疗。
- 该方法优点：并发症发病率低，复发率低，预后效果佳。

16.9.4　假性囊肿并发症的治疗

- **假性囊肿感染**：经皮导管引流，抗生素治疗。
- **假性动脉瘤**：选择性动脉栓塞（血管内置入弹簧圈）。
- **破入腹膜后间隙**：腹膜脂膜炎经皮引流，内镜引导胰管囊肿引流支架置入。
- **破入胸膜后间隙**：胸膜内炎性胰液经皮引流，内镜引导胰管囊肿引流支架置入。

16.10　教学要点

胰腺假性囊肿	教学要点
定义	由漏入腹腔的胰液被周围组织机化包裹所形成的团块组织，通常形成时间>4~6周
病理学	囊壁缺乏上皮组织；富含成纤维细胞、巨噬细胞、细胞碎片
病因学	慢性或急性胰腺炎，腹部钝挫伤
定位	可发生于胰腺或腹腔任何部位，少数可见于胸腔
临床表现	直径较小：无明显的临床症状 直径较大：腹痛，有饱腹感，呕吐，恶心，黄疸
实验室检查	囊液的淀粉酶含量升高
影像学表现	直接征象：单房囊性肿块，伴或不伴有囊内碎片 间接征象：胰周炎症改变，主胰管呈"串珠样"扩张，伴或不伴有胰腺钙化
鉴别诊断	黏液性囊性肿瘤，寡囊型浆液性囊性肿瘤，IPMN，囊性神经内分泌肿瘤，胰腺实性–假乳头状肿瘤
并发症	感染，出血，假性动脉瘤形成，脾静脉/门静脉血栓形成或闭塞，胆系阻塞，胃/十二指肠受压狭窄
治疗	无临床症状：观察 有临床症状：超声/CT/内镜引导下经皮导管引流

推荐参考文献

Aghdassi AA, Mayerle J, Kraft M, Sielenkamper AW, Heidecke CD, Lerch MM. Pancreatic pseudocysts — when and how to treat? HPB (Oxford). 2006;8(6):432–41.

Andren-Sandberg A, Ansorge C, Eiriksson K, Glomsaker T, Maleckas A. Treatment of pancreatic pseudocysts. Scand J Surg. 2005;94(2):165–75.

Cha SW, Kim SH, Lee HI, et al. Pancreatic pseudocyst filled with semisolid lipids mimicking solid mass on endoscopic ultrasound. World J Gastroenterol. 2010;16(8):1034–8.

Jani N, Bani Hani M, Schulick RD, Hruban RH, Cunningham SC. Diagnosis and management of cystic lesions of the pancreas. Diagn Ther Endosc. 2011;2011:478913.

Nawaz H, Mounzer R, Yadav D, et al. Revised Atlanta and determinant-based classification: application in a prospective cohort of acute pancreatitis patients. Am J Gastroenterol. 2013;108(12):1911–7.

Nuwayhid Z, Kassira N, Neville HL, Casillas J, Sola JE. Percutaneous retropleural drainage of a posttraumatic pancreatic mediastinal pseudocyst in a child. J Pediatr Surg. 2011;46(3):585–7.

Sahani DV, Kadavigere R, Saokar A, Fernandez-del Castillo C, Brugge WR, Hahn PF. Cystic pancreatic lesions: a simple imaging-based classification system for guiding management. Radiographics. 2005;25(6):1471–84.

Sarr MG, Banks PA, Bollen TL, et al. The new revised classification of acute pancreatitis 2012. Surg Clin North Am. 2013;93(3):549–62.

Sun B, Li L. Interpretation of the diagnosis and assessment of acute pancreatitis: determinant-based the consensus of the revised Atlanta classification. Zhonghua Wai Ke Za Zhi. 2014;52(2):85–8.

Walled-off pancreatic fluid collections (including pseudocysts). 2014. http://www.uptodate.com/contents/walledoff-pancreatic-fluid-collections including pseudocysts?source=search_result&search=douglas+Howell+2011:++pseudocysts+in+the+pancreas&selected Title=5~150. Accessed 7/1/2014.

自身免疫性胰腺炎（AIP） 17

目录

17.1 　自测

1. 下列哪一种疾病是自身免疫性胰腺炎最常见的鉴别诊断？

　a. 糖尿病

　b. 胰腺外分泌不足

　c. 胰腺癌

　d. 急性胰腺炎

　e. 原发性硬化性胆管炎

2. 下列哪个选项是1型AIP的特征？

　a. 大多数中年人受累

　b. 不累及胰外器官

　c. 只能通过病理学诊断

　d. 无复发

　e. 血清IgG4升高

3. 下列哪个选项是2型AIP的特征？

　a. 组织病理学检查发现上皮粒细胞损伤

　b. 平均年龄为70岁左右

　c. 反复发作

　d. 血清IgG4水平升高

　e. 多灶性胰腺器官受累

4. 下列哪一项是自身免疫性胰腺炎最典型的影像学特征？

　a. 胰腺肿大伴小叶结构缺失（正常胰腺）

　b. 胰头部局部强化

　c. 胰管扩张

　d. 胰周脂肪间隙模糊

　e. 胰腺实质强化减弱及胰周多发增大淋巴结

5. 什么是诊断2型AIP的最佳方法？

　a. CT增强

　b. MRI增强

　c. MRCP

　d. 检测血清IgG4水平

　e. 组织学活检

6. 关于AIP的治疗下列哪项是正确的?

   a. 免疫抑制疗法是首选方案

   b. 糖皮质激素不能有效防止复发

   c. 若糖皮质激素治疗无效,则AIP的诊断应重新考虑

   d. 血清IgG4升高需要立即治疗

   e. 血清IgG4是治疗的最佳指标

正确答案:1.c,2.e,3.a,4.a,5.e,6.c。

17.2 概述

- AIP推测是由自身免疫因素介导的一类少见的慢性胰腺炎。
- 在过去10年,AIP病例数已不断增加。
- 发病年龄范围较广泛,60~70岁是发病高峰。
- AIP有2种类型,即1型和2型。
- AIP可作为一种原发性胰腺疾病或伴其他器官受累。
- 大部分患者血清IgG4水平升高。

- AIP与IgG4阳性的浆细胞和受累脏器的淋巴细胞浸润有关,导致相应脏器纤维化。
- 诊断标准是一个包括临床、血清学、病理学及影像学相结合的综合判断。
- AIP通常被误诊为胰腺癌。

17.3 组织病理学

17.3.1 大体表现(图.17.1)

- 受累的胰腺组织其正常小叶结构缺失,呈灰色或黄白色、质硬。
- 胰腺局部受累并体积增大。
- 也可表现为胰腺弥漫性受累。
- 大体表现与胰腺导管腺癌相似,因为该炎症通常以胰头部表现为著,类似于胰腺癌。
- 可伴有主胰管和远端胆管梗阻。
- 不像其他类型的慢性胰腺炎,AIP没有假性囊肿、脂肪坏死或浓缩的分泌物。
- 通常不出现胰腺钙化,但在疾病晚期也可能出现。

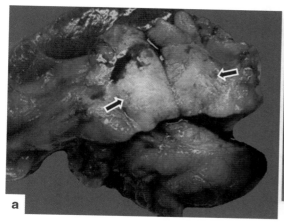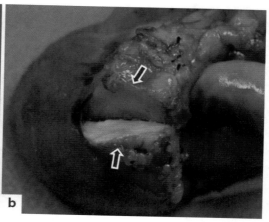

图17.1 自身免疫性胰腺炎的大体表现。2个远端胰腺切除术的大体标本切面（a，b）显示正常胰腺实质结构消失，取而代之的为因明显纤维化而形成的边界不清、白色、质韧肿块（箭标所示）

17.3.2 镜下表现

- 自身免疫性胰腺炎分为2种病理亚型：1型AIP和2型AIP。

17.3.2.1 1型AIP（图17.2）

- 又称为淋巴浆细胞性硬化性胰腺炎（LPSP）。
- 特征为弥漫性淋巴浆细胞浸润，IgG4阳性浆细胞数量增加；大、中型小叶间胰管周围可见席纹状纤维化。
- 伴有淋巴细胞和浆细胞浸润的闭塞性静脉炎。

- 丰富的IgG4阳性浆细胞（＞10个/HP）。
- 进展期，更小导管受累。
- 可能含有一些巨噬细胞，偶见少数中性粒细胞和嗜酸性粒细胞。
- **免疫表型**：大多数是CD8$^+$和CD4$^+$的T淋巴细胞，其内散在分布少许CD20$^+$的B淋巴细胞。
- 浸润的淋巴细胞完全包绕胰管，并使导管上皮内折，管腔缩小（星状）。
- 在后期阶段，由于周围组织纤维化而导致导管壁增厚。

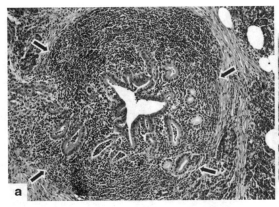

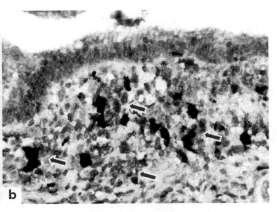

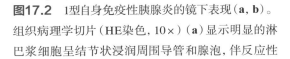

图17.2　1型自身免疫性胰腺炎的镜下表现（**a**, **b**）。组织病理学切片（HE染色，10×）（**a**）显示明显的淋巴浆细胞呈结节状浸润周围导管和腺泡，伴反应性间质纤维化（箭标所示）。IgG4的免疫组化（**b**）突出显示（箭标所示）导致这型自身免疫性胰腺炎的阳性浆细胞（箭标所示）数量增加（＞10/HP）

17.3.2.2　2型AIP（图17.3）

- 又称特发性导管中心性胰腺炎（IDCP），或以粒细胞性上皮损伤为特征的AIP。
- 显示胰管周围淋巴浆细胞浸润和席纹状纤维化。
- 特征性表现为在中小胰腺导管及腺泡中可见明显的中性粒细胞和淋巴浆细胞浸润，并形成微脓肿、导管溃疡和中性粒细胞引起的上皮损伤（GEL）。偶见少量（＜10个/HP）IgG4阳性浆细胞。

要点

- 慢性炎症的进展及严重程度会各不相同，甚至同一个胰腺中不同部位的变化程度也不同。
- 除了胰管及间质硬化改变，血管也会有变化。
- 小静脉性血管炎是最常见的。
- 如果这一炎症过程累及胰头部腺体（80%），它通常也会累及远端胆总管（弥漫性淋巴浆细胞浸润伴席纹状纤维化）。
- 在某些情况下，这种炎症也延伸到肝门部肝管和胆囊壁。

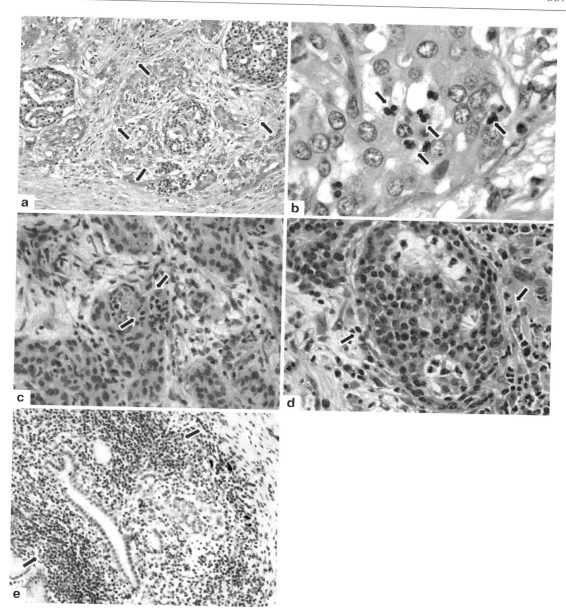

图17.3 2型自身免疫性胰腺炎的镜下表现。组织病理学切片显示：（**a**）（HE染色，10×）急性炎症浸润腺泡和胰岛细胞并破坏正常胰腺结构，间质纤维化（箭标所示）；（**b**）（HE染色，100×）显示胰腺腺泡细胞中的粒细胞性上皮损害（GEL）所致的结构紊乱（箭标所示）；（**c，d**）（HE染色，40×）表明GEL和反应性间质纤维化（箭标所示）；（**e**）（HE染色，10×）显示导管周围密集的淋巴浆细胞浸润（箭标所示）

17.4 临床表现

- 典型的临床表现：腹痛、无痛性黄疸伴疲劳和体重减轻。
- AIP偶尔出现急性胰腺炎的典型特征及症状。
- 其他临床表现包括糖尿病、脂肪泻。

17.4.1 1型AIP

- 通常见于老年男性（60~70岁）。
- 男女发病之比2:1。
- **大多数患者出现血清IgG4水平升高。**

通常伴胰外病变，如：
- 硬化性胆管炎
- 涎腺炎（干燥综合征）
- 泪腺和唾液腺大（Mikulicz综合征）
- 腹腔、腹膜后、肺门及纵隔淋巴结大
- 自身免疫性甲状腺炎
- 间质性肾炎
- 腹膜后纤维化
- 血管疾病
- 肺结节病，肿块样病变

17.4.2 2型AIP

- 好发于年轻人群。
- 无性别差异。
- 通常与炎症性肠病有关。
- **血清IgG4水平大多正常。**

> **要点**
> - 通常与AIP混淆的诊断是胰腺癌；因此，正确诊断AIP可避免很多手术。

- 诊断具有挑战性，因其发病率远低于其他相似疾病，且无单一的临床诊断特征及检测来确诊全部AIP。
- 可作为诊断AIP线索的特征表现是其他器官受累。

17.5 实验室检查

血清抗体升高
- 若IgG4血清浓度≥正常IgG4血清浓度的2倍，则很有可能是1型AIP，但不排除胰腺癌。
- 2型AIP的IgG4血清浓度通常在正常范围。

其他可能升高的血清抗体：
- 抗核抗体
- 抗乳铁蛋白抗体
- 抗平滑肌抗体
- 抗碳酸酐酶Ⅱ抗体

如果伴有急性胰腺炎：
- 血清脂肪酶和淀粉酶水平升高

如果伴有胆道梗阻：
- 高胆红素水平
- 高碱性磷酸酶水平

17.6 影像学检查

- 首选影像学检查：CT或MRI。
- AIP最常见的影像学表现可分为典型或不典型，并且可使用不同的成像方式。

典型表现：

- 40%~60%的患者表现为弥漫性胰腺肿大
- 胰腺小叶轮廓消失
- 胰腺周围可伴有低密度的包膜样边缘

非典型表现：

- 局灶性或多灶性胰腺肿大
- 胰腺实质区的无形变或低密度肿块

17.6.1　超声

- 常规超声。
- 内镜超声（EUS）。

表现：

- 弥漫型（图17.4~图17.6）
  - 胰腺实质呈弥漫性肿大或萎缩，低回声且边缘光滑
  - 可伴有胰管及胆总管梗阻

- 局灶型（图17.7~图17.9）
  - 局灶性低回声，胰腺肿大
  - 线性或网状（龟壳样）回声夹杂（EUS）
  - 胰管可穿透肿块（胰管穿透征）

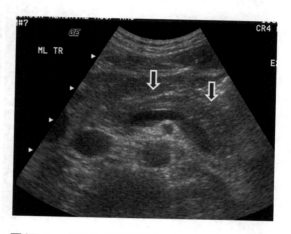

图17.4　自身免疫性胰腺炎的超声表现。68岁男性患者，腹痛、体重减轻、血清IgG4水平升高。横断面图像显示胰腺轻度萎缩，其边缘光滑（箭标所示）

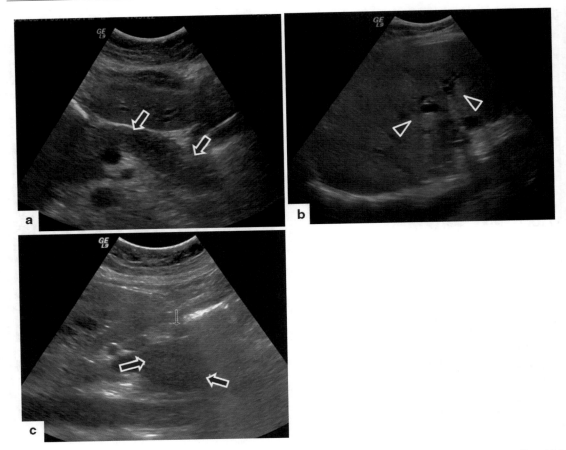

图17.5 弥漫型自身免疫性胰腺炎伴胆道系统梗阻。32岁男性患者，上腹痛、黄疸、体重减轻。横断面（**a**，**b**）和矢状面（**c**）图像显示胰腺头部低回声肿块（箭标所示）（**b**）和相关胆总管、肝内胆管扩张（箭头所示）

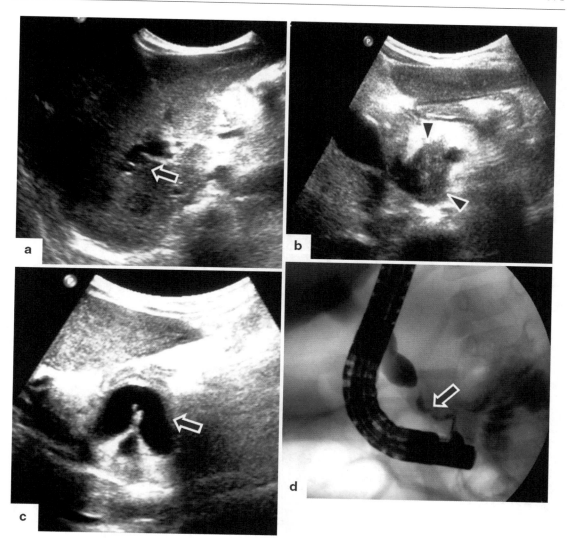

图17.6　自身免疫性胰腺炎的超声及ERCP表现。2岁女性患儿，出现黄疸、胆红素和碱性磷酸酶水平升高。横断面（**a**，**b**）和矢状面（**c**）图像显示在胰头部一个大的低回声肿块（**b**）（箭头所示）与肝内外胆管梗阻相关（**a**，**c**）（箭头所示）。ERCP（**d**）图像显示胆总管远端长段不规则狭窄（箭标所示），而狭窄的胆总管近端是扩张的（箭标所示）。初步诊断为胰腺肿块，行胰十二指肠切除术。病理诊断为自身免疫性胰腺炎

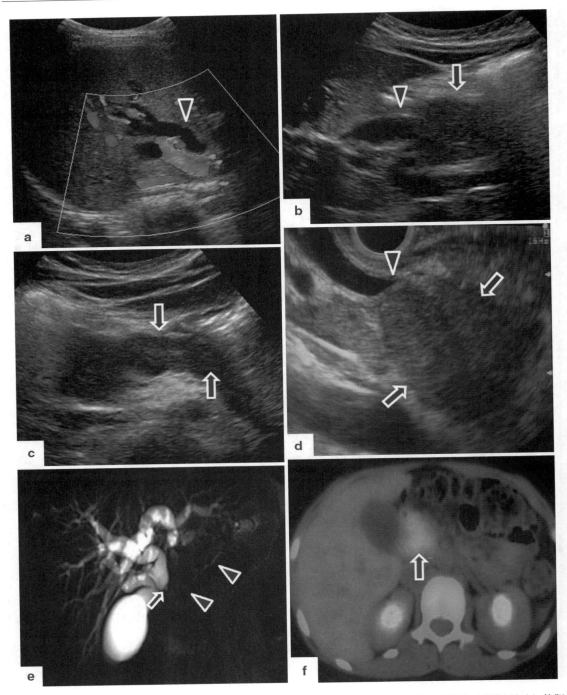

图17.7 自身免疫性胰腺炎的超声、MRCP、PET/
CT表现。8岁女性患儿，出现腹泻、脂肪泻和体重
降低。横断面（**a~c**）图像显示弥漫性低回声特征，
胰腺肿大（**c**）（箭标所示），可见胆道系统明显扩
张，并延伸至胰头部水平（**a，b**）（箭头所示）。
行细针穿刺超声内镜检查（EUS）。超声内镜检查

（**d**）显示胰头部均匀低回声肿块（箭标所示）伴胆
总管阻塞（箭头所示）。MRCP厚层（**e**）见肝内外
胆管明显扩张，伴胆总管下段变细（箭标所示），
胰管呈"串珠样"改变（箭头所示）。PET/CT横断
面（**f**）图像显示胰头部高代谢摄取（箭标所示）。
针吸活组织检查病理诊断为自身免疫性胰腺炎

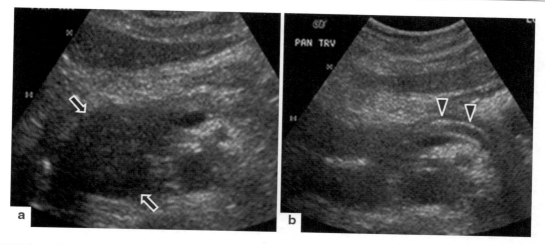

图17.8 局灶型胰腺炎的IOUS表现。69岁男性患者，有轻度腹痛和体重减轻。横断面（a，b）图像胰头部可见一个边界尚清的肿块（箭标所示）并伴胰体部主胰管扩张和萎缩（箭头所示）

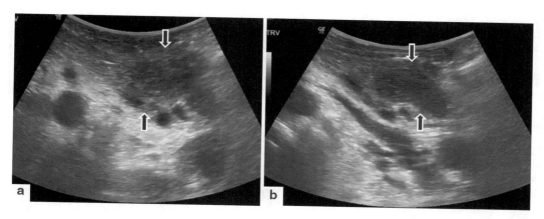

图17.9 局灶型自身免疫性胰腺炎的IOUS表现。31岁患者，急性胰腺炎反复发作。IOUS横断面（a，b）图像显示一个边界不清的低回声肿块并累及胰尾部（箭标所示）。行胰腺尾部及脾切除术。病理诊断为局灶型自身免疫性胰腺炎

17.6.2 CT

表现

- **弥漫型**（图17.10~图17.17）：
  - 胰腺肿大或萎缩
  - 胰腺实质密度降低，增强后呈延迟强化
  - 表面光滑，胰腺沟裂消失，呈"腊肠样"

  - 低密度，胰腺实质周围呈低密度包膜样边缘（周围组织纤维化）
  - 胰管不规则则狭窄，弥漫性或节段性
  - 胆管扩张，增强扫描后呈环形强化

- **局灶型（肿块型或非肿块型）**（图17.18~图17.19）：
  - 胰腺局限性肿大或区域性呈等、低密度，增强后呈延迟强化
  - 主胰管穿过肿块（胰管穿透征）

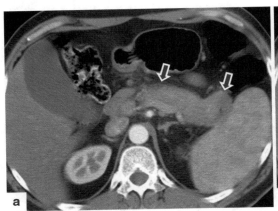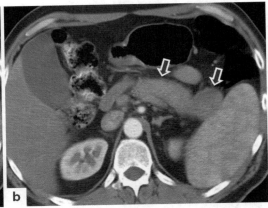

图17.10　自身免疫性胰腺炎的CT表现。54岁男性患者，腹部疼痛。增强CT横断面（**a**，**b**）图像　显示延迟期正常胰腺实质内的低密度晕环影（箭标所示）

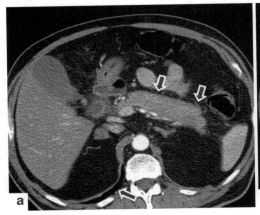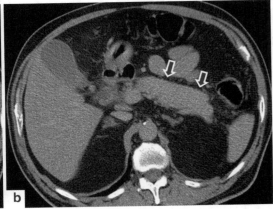

图17.11　自身免疫性胰腺炎的CT表现。79岁女性患者，身体不适并体重减轻。增强CT动脉期　（**a**）和延迟期横断面（**b**）图像显示胰周轻度炎性改变（箭标所示）

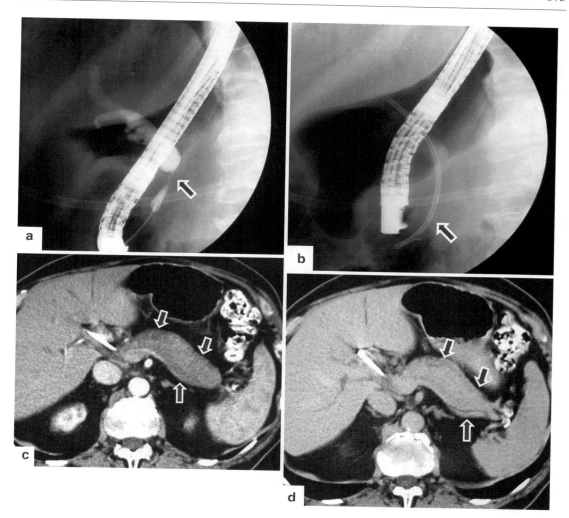

图17.12 自身免疫性胰腺炎的CT表现。84岁男性患者，有黄疸、腹部不适。ERCP（**a**）图像显示肝内外胆管扩张，胆总管在胰头部截断，并呈轻度狭窄（箭标所示）。胆管狭窄旁路支架术（**b**）。增强CT（**c**）动脉期显示胰腺肿大、结构异常，呈"腊肠样"改变（箭标所示）；延迟期（**d**）图像显示胰腺均匀强化，胰周可见增厚的低密度影（箭标所示），胆总管支架亦可见

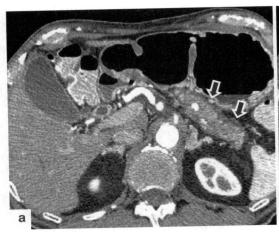
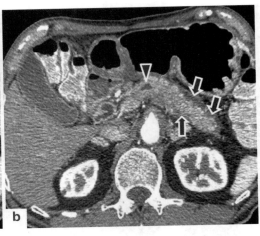

图17.13　自身免疫性胰腺炎的CT表现。77岁男性患者，有腹痛病史，近来体重减轻近4.54 kg（10磅）。增强CT横断面（a，b）图像显示胰腺萎缩，胰管呈轻度节段性扩张（箭头所示），胰周可见薄层低密度"包膜样边缘影"（箭标所示）

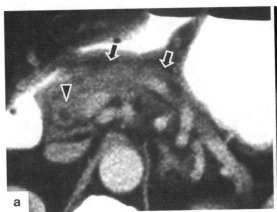
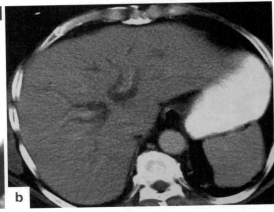

图17.14　自身免疫性胰腺炎的CT表现。54岁男性患者，无痛性黄疸。增强CT横断面（a，b）图像显示正常胰腺实质萎缩（箭标所示），肝内外胆管扩张直达胰头部水平，胆总管周围管壁增厚（a）（箭头所示）

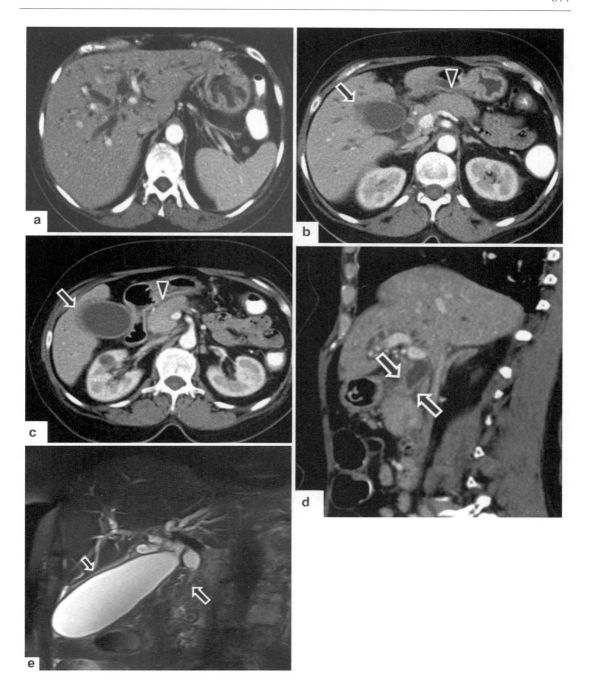

图17.15 局灶型自身免疫性胰腺炎的CT表现。57岁女性患者，有乳腺癌病史，急性黄疸。增强CT横断面（**a~c**）和矢状面（**d**）图像显示胰腺结构正常（**b**，**c**）（箭头所示），胰头部胆总管狭窄导致继发性胆道系统梗阻扩张（**a**，**d**），胆总管和胆囊壁增厚（**c**，**d**）（箭标所示）。T2加权单次激发快速自旋回波冠状面（**e**）图像显示胆总管远端逐渐变细，上游胆管继发性梗阻（箭标所示）。这一研究证实了胆囊壁的轻度增厚（短箭标所示）。推测可能发生了转移性乳腺癌，故患者被以行胆道旁路术。术中于胰头部触及一个肿块，故行Whipple术

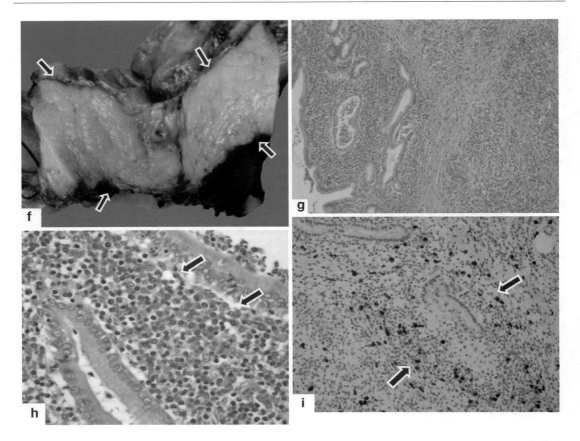

图17.15（续）　　大体标本切面（f）显示胰头部一个黄色、质韧的肿块（箭标所示）。组织病理学切片（g，h）（HE染色，4×，40×）显示胰腺导管周围明显的淋巴浆细胞浸润（h）（箭标所示）并破坏腺泡。免疫组化（i）显示IgG4阳性浆细胞数增多（>10个/HP）（箭标所示），故诊断为1型AIP（免疫过氧化物染色，10×）

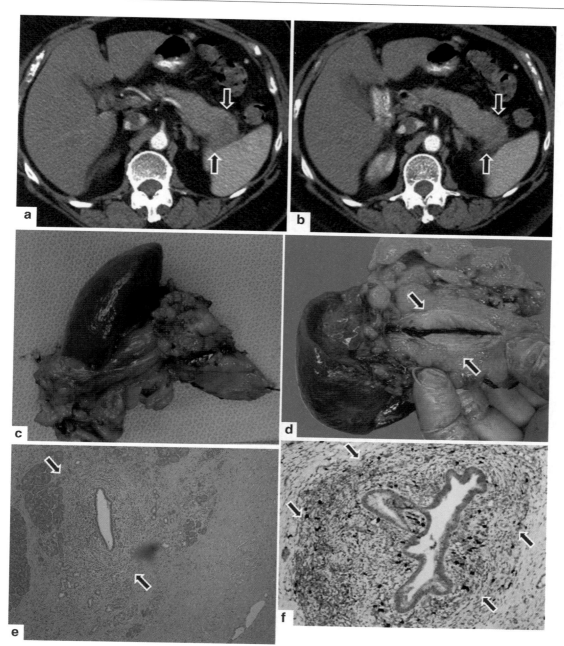

图17.16 局灶型自身免疫性胰腺炎的CT表现。69岁女性患者，消化不良、糖尿病急性发作。增强CT横断面（**a**，**b**）图像显示胰尾部局限性增大，呈低密度，胰周轻度炎性改变（箭标所示）。行远端胰腺及脾脏切除术（**c**）。大体标本（**d**）显示胰腺一个质韧、褐色肿块（箭标所示）。组织病理学切片显示胰管中心性密集的炎细胞浸润（**e**）（箭标所示）（HE染色，4×）。免疫组化染色（**f**）示大量浆细胞IgG4阳性（箭标所示）（IgG4，免疫染色，10×）

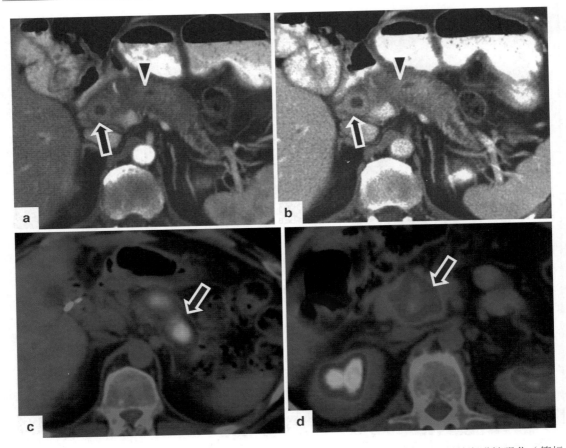

图17.17 自身免疫性胰腺炎的CT和PET/CT表现。64岁男性患者，黄疸、轻度上腹痛、体重减轻。增强CT动脉期（**a**）和门静脉期（**b**）图像显示胰腺体部异常增大，远端主胰管扩张合并胰尾部萎缩，胆总管胰头段环形增厚并渐进性强化（箭标所示），胰管节段性扩张（箭头所示）表现为胰管穿透征。PET/CT横断面（**c**，**d**）图像显示胰体部及胰头部呈弥漫性高代谢改变（箭标所示）

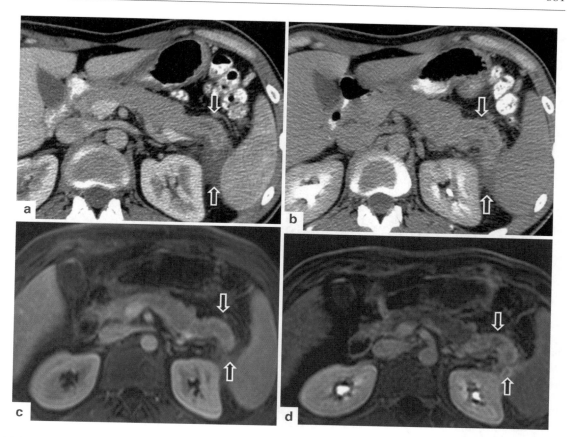

图17.18 局灶型自身免疫性胰腺炎的CT和MRI表现。31岁患者，反复发作性胰腺炎伴和左上腹疼痛并放射至背部。增强CT横断面（**a**，**b**）图像显示胰腺尾部萎缩，胰管轻度扩张，胰腺呈轻度炎性改变（箭标所示）。T1加权增强抑脂梯度回波像静脉期和延迟期（**c**，**d**）表现与CT相同（箭标所示）。行胰体尾切除术

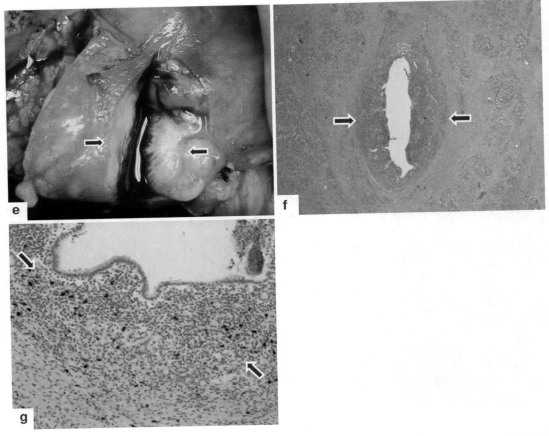

图17.18（续） 大体标本切面（e）显示一个黄色、质韧肿块。组织病理学切片（f）（HE染色，10×）显示特征性导管周围淋巴浆细胞浸润（箭标所示）。免疫组化染色（g）显示IgG4阳性浆细胞数增多（箭标所示）（免疫组化染色，20×）

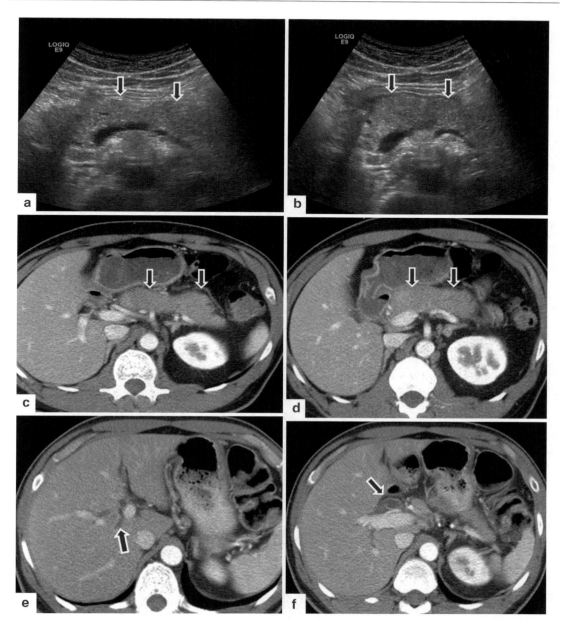

图17.19　自身免疫性胰腺炎的超声、CT及MRI表现。51岁男性患者，因上腹部疼痛在外院治疗6周，行超声和增强CT检查。超声横断面（**a，b**）图像显示胰腺弥漫性肿大，回声欠均匀（箭标所示）。增强CT横断面（**c，d**）图像显示肿大的胰腺呈"腊肠样"改变（箭标所示）。患者被诊断为急性胰腺炎，经内科治疗后出院。随后，出现黄疸4周后，来我院就诊，行增强CT和MRI检查。增强CT横断面（**e~h**）图像显示肝内外胆管扩张，至胰

头部水平，胆总管和胆囊壁呈环形增厚并强化（箭标所示），胰腺呈"腊肠样"改变。T1加权抑脂梯度回波（**i**）图像显示胰腺实质较肝脏信号呈弥漫性减低改变（箭标所示），增强动脉期（**j**）、门静脉期横断面（**k，l**）图像显示胰腺呈不均匀强化，胰周可见"晕环征"（箭头所示），胆管和胆囊管壁增厚并有强化（箭标所示）。实验室检查显示血清CA 19-9正常和血清IgG4水平升高，为270 mg/dl。在超声引导下行经皮穿刺活检

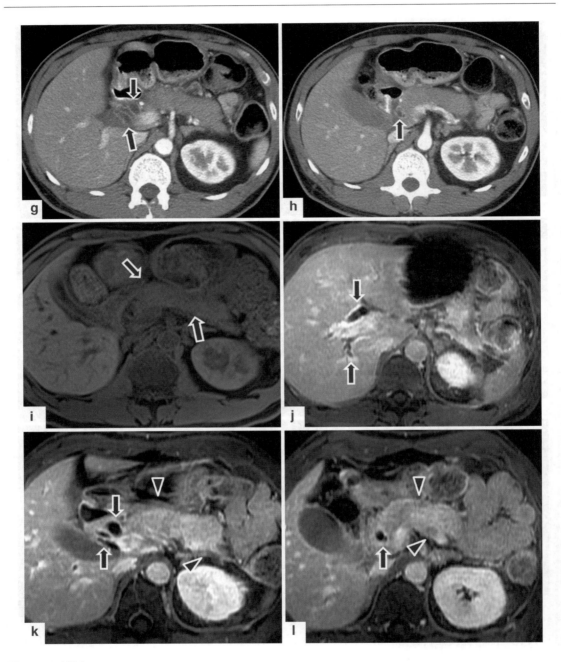

图17.19（续）

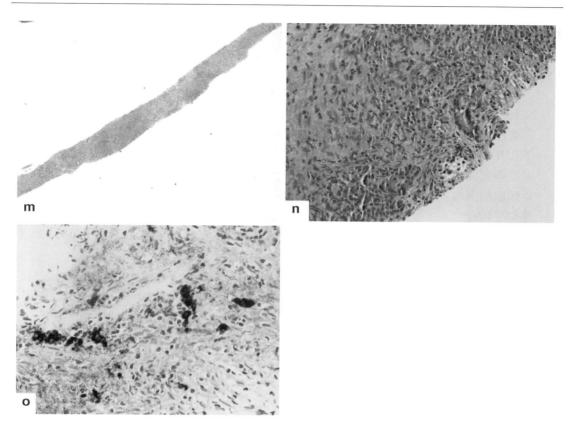

图17.19（续） 活检组织镜下见正常的胰腺组织被密集浸润的淋巴浆细胞所取代（**m**）（HE染色，4×）。高倍镜下（**n**）（HE染色，40×）可见炎细胞在胰管周围呈结节样浸润。免疫组化（**o**）（HE染色，40×）显示IgG4阳性浆细胞增多，＞10/HP。病理诊断为自身免疫性胰腺炎

17.6.3 MRI（图17.18~图17.21）

- 弥漫型：
  - T1WI
    - 与肝脏实质信号相比，胰腺实质呈弥漫性低信号改变
  - T2WI
    - 胰腺实质信号稍高
    - 胰腺周围可见低信号环
  - 增强T1WI
    - 动脉期及延迟期强化较正常胰腺组织减低（纤维化）
    - 延迟增强的早期胰腺周围可见低信号环
  - MRCP（图17.15，图17.21，图17.22）
    - 胰管不规则狭窄，弥漫性或节段性

- 胆总管的局灶性或弥漫性狭窄
- 节段性或全程肝内胆管狭窄，增强后周围管壁呈环形强化

- 局限型（肿块型或非肿块型）：
  - 胰腺局限性肿大或区域性T1加权等、低信号（与胆囊相比），T2加权不均匀信号，T1加权增强扫描呈延迟强化
  - 胰管穿透征（胰管穿过肿块）

影像学鉴别诊断

- 胰腺癌。
- 慢性胰腺炎。
- 急性胰腺炎。
- 炎性肌纤维母细胞瘤。
- 胰腺淋巴瘤。

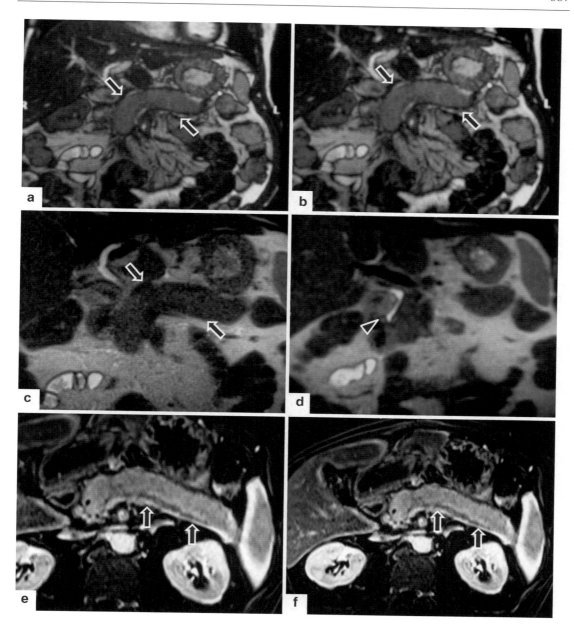

图17.20 自身免疫性胰腺炎的MRI表现。62岁男性患者，上腹痛。T2加权冠状面（**a~d**）图像显示正常胰腺的小叶结构消失（箭标所示），胰周见环形低信号影伴肝外胆管系统轻度扩张（**d**）（箭头所示）。T1加权对比增强抑脂梯度回波（**e，f**）图像显示胰周低信号晕环影均匀强化（箭标所示）

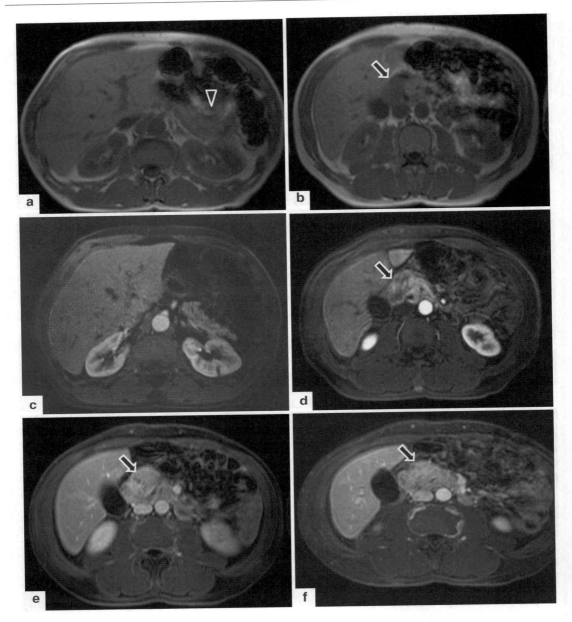

图17.21 局限型自身免疫性胰腺炎的MRI表现。67岁男性患者，上腹部疼痛。T1加权抑脂梯度回波横断面（**a**，**b**）图像显示胰头部一个低信号肿块影（箭标所示），伴有胰尾部轻度萎缩（箭头所示）。T1加权增强对比抑脂梯度回波动脉期（**c**，**d**）及静脉期横断面（**e**，**f**）图像显示肿块及胰头部呈渐进性强化（箭标所示）

图17.22 自身免疫性胰腺炎的MRCP表现。75岁男性患者，体重减轻，上腹疼痛，肝功能异常。MRCP可见主胰管呈弥漫性不规则狭窄（箭标所示）并伴有胆总管远端狭窄（箭头所示）

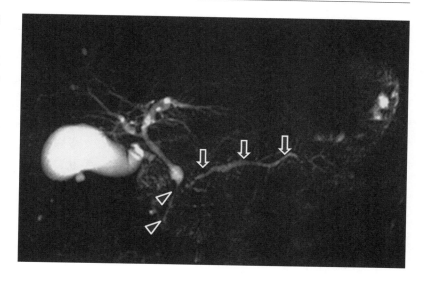

图17.23 自身免疫性胰腺炎的MRCP表现。72岁男性患者，黄疸、乏力及中上腹疼痛。MRCP显示主胰管呈"串珠样"改变（箭标所示）并伴有胆总管远端狭窄（箭头所示）

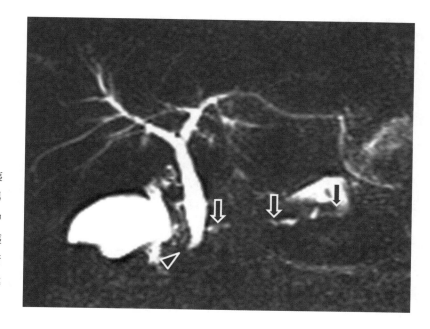

17.6.4 内镜逆行胰胆管造影（ERCP）
（图17.6，图17.12）

- 胰管局灶性或弥漫性不规则狭窄。
- 狭窄胰管的上游主胰管无明显扩张。
- 胆总管不规则狭窄。
- 肝内胆管呈节段性狭窄。

17.6.5 PET/CT（图17.6，图17.7，图17.23，图17.24）

- 弥漫性或局灶性胰腺高代谢摄取。

要点
- 局灶型AIP应该与胰腺癌进行鉴别诊断。
- 局灶型AIP和胰腺癌都可能出现腹痛、糖尿病、黄疸、体重减轻、伴（或不伴）有急性胰腺炎的病史。
- 研究结果表明AIP没有主胰管扩张或渗透的征象，而存在胰周低密度晕环影并累及胰外器官。
- 如果对诊断有疑问，建议随访以排除恶性肿瘤或评估对治疗（激素）的反应。

17.6.6 胰外表现（AIP）

影像学表现（超声/CT/MRI）（图17.23）

胆道系统
- **胆总管：**
  - 最常节段性受累
  - 胆管狭窄，呈局灶性或弥漫性，管壁呈环形增厚伴强化
  - **鉴别诊断：** 胰腺癌、胆总管癌或壶腹部周围癌

- **肝内胆管：**
  - 节段性狭窄或长段狭窄伴上游胆管扩张，管壁呈环形增厚伴强化
  - **鉴别诊断：** 原发性硬化性胆管炎（PSC）（线样狭窄，呈"串珠样""树权样""憩室状""蓬松改变"），肝门部胆管癌

要点
- 胆道疾病可发生胰腺未受累的患者。
- 原发性硬化性胆管炎（PSC）和IgG4相关性硬化性胆管炎的影像表现是不同的。
- PSC往往发生在年轻患者（30~40岁），疾病发展历时数年。
- IgG4相关性硬化性胆管炎患者临床表现更为急性，体征、症状、影像和实验室检查异常的时间更短。通常治疗后有所缓解。

- **胆囊：**
  - 局灶性或弥漫性增厚
  - **鉴别诊断：** 胆囊癌，胆囊腺肌症，慢性胆囊炎

- **胰周纤维化：**
  - 均匀或不均匀低密度，浸润周围软组织并可侵及肾、脾、肝、和（或）与胃、十二指肠、小肠及大肠的浆膜黏连
  - **鉴别诊断：** 淋巴瘤，胰腺导管腺癌，转移瘤

- **淋巴结（大量IgG4阳性的浆细胞浸润）：**
  - 胰周、腹膜后、肝门、肠系膜、肺、肺门和纵隔淋巴结大（大小不同）
  - **鉴别诊断：** 淋巴瘤、转移性肿瘤、反

应性淋巴结大

- **肾脏疾病**：
  - 皮质低密度结节，多发性，双边圆形或楔形
  - 肿块样病变
  - 肾窦：浸润性尿路上皮增厚
  - **鉴别诊断**：肾盂肾炎，尿路上皮癌，淋巴瘤，转移性肿瘤，肾梗死

- **腹膜后纤维化**：
  - 软组织肿块局限于腹膜后及盆腔边缘
  - 典型的腹膜后纤维化，位于腹主动脉和其分支血管周围
  - 若累及输尿管会引起输尿管积水
  - **鉴别诊断**：恶性腹膜后纤维化，淋巴瘤

- **硬化性肠系膜炎（与IgG4阳性浆细胞浸润相关）**：
  - 软组织肿块包绕肠系膜血管
  - **鉴别诊断**：淋巴瘤、转移性肿瘤

- **炎症性肠病**：
  - 病因不明
  - 结肠受累（溃疡性结肠炎）
  - 较少与克罗恩病相关
  - **鉴别诊断**：感染性结肠炎，缺血性结肠炎

- **涎腺炎（与IgG4阳性的淋巴浆细胞浸润有关）**：
  - 累及颌下腺、腮腺或舌下腺

- 弥漫性肿大的腺体并呈均匀强化
- **鉴别诊断**：炎症感染

- **泪腺**：
  - 双侧弥漫性增大
  - 与唾液腺肿胀有关（Mikulicz病）
  - **鉴别诊断**：炎症感染

- **甲状腺**：
  - 甲状腺肿大
  - 导致气管或食管的包裹性压迫
  - **鉴别诊断**：甲状腺恶性肿瘤，结节性甲状腺肿，甲状腺炎

- **肺**：
  - 单发性结节
  - 肿块样病变
  - 支气管血管模式
  - 类圆形或弥漫性磨玻璃密度影
  - 间质性改变
  - **鉴别诊断**：转移性肿瘤，肺腺癌，结节病，支气管肺泡癌，肺间质性疾病

- **血管炎（弥漫性IgG4阳性炎细胞浸润）**：
  - 胰腺动脉或静脉的不规则狭窄
  - 门静脉狭窄或阻塞
  - **其他血管**：主动脉，肝、肠系膜下动脉和锁骨下动脉
  - 受累血管周围的软组织受侵犯
  - **鉴别诊断**：其他血管炎

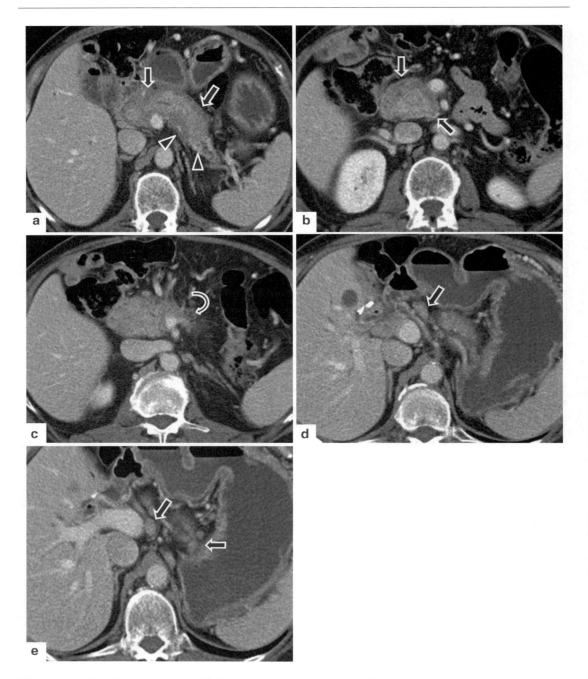

图17.24　自身免疫性胰腺炎胰外的CT和MRI表现。63岁男性患者，有无痛性黄疸和腹痛。增强CT横断面（**a~c**）图像显示胰腺肿大、呈"腊肠样"，胰周可见低密度晕环影（箭标所示）。胰体部主胰管轻度扩张，因静脉炎导致脾静脉狭窄（**a**）（箭头所示），胰周组织炎性改变并蔓延至肠系膜根部（**c**）（弯箭标所示）。横断面（**d**、**e**）图像显示腹腔周围、汇管区和肝胃旁淋巴结大（箭标所示）

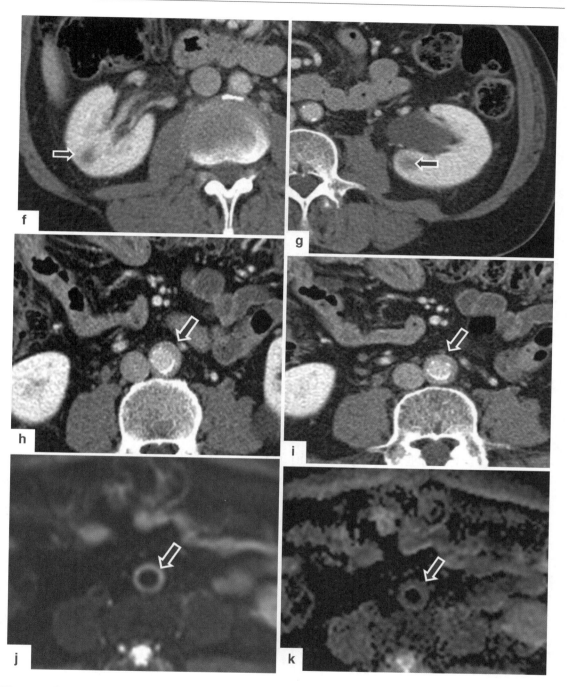

图17.24（续） 横断面（**f**，**g**）图像显示双肾皮质局灶性低密度区（箭标所示），表示肾炎可能；（**h**，**i**）腹主动脉及肾动脉旁亦可见一个软组织影（箭标所示）。MRI横断面弥散（**j**）图像示主动脉壁呈环形弥散受限，其在ADC图（**k**）上也是受限的

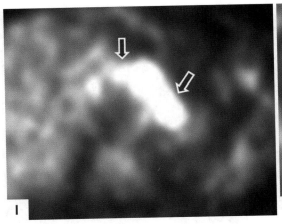
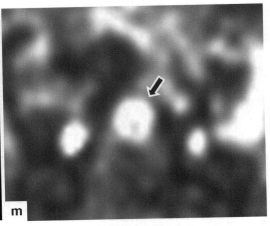

图17.24（续）　PET/CT（l，m）图像显示胰腺及肾动脉高代谢摄取（箭标所示）。这些结果提示为自身免疫性胰腺炎伴血管炎

17.7　诊断标准

- 许多诊断标准已被提出：
  - 其中大部分诊断标准是包括临床、血清学、病理学和影像学检查的综合
  - 通常需要胰腺活检来明确诊断
- **HISORt诊断标准**和**亚洲诊断标准**是目前临床上最常用的方法。

表17.1　HISORt诊断标准（梅奥诊断）

（H）组织学：（必须至少符合1个标准）
导管周围淋巴浆细胞浸润伴闭塞性静脉炎及席纹状纤维化
淋巴浆细胞浸润伴席纹状纤维化及大量IgG4阳性细胞（IgG4阳性细胞≥10/HP）
（I）影像学检查：
胰腺实质弥漫性肿大伴边缘呈延迟强化
主胰管弥漫性不规则狭窄
（S）血清学检查：血清IgG4水平升高（>140 mg/dl）
（O）累及其他器官：胆管狭窄、腮腺/泪腺受累，纵隔淋巴结大，腹膜后纤维化
（Rt）对激素治疗的反应：激素治疗后胰腺和（或）胰腺外病变完全缓解或显著改善

表17.2　亚洲诊断标准

标准1：影像学（必备2条）
胰腺实质：腺体弥漫性/局限性肿大，有时伴有包膜样低密度边缘
胰胆管：弥漫性/局限性胰管狭窄，常伴有胆管狭窄
标准2：血清学（可仅具备1条）
血清IgG或IgG4水平升高
其他自身抗体阳性
标准3：组织学
胰腺病变部位活检显示淋巴浆细胞浸润伴纤维化，有大量IgG4阳性细胞浸润

表17.3 1型和2型自身免疫性胰腺炎的1级和2级诊断标准的国际共识

标准	1级	2级
1型自身免疫性胰腺炎		
胰腺实质成像	典型：弥漫性肿大伴延迟强化	不典型：局灶性肿大伴延迟强化
胰管成像（ERP）	长段或多处狭窄（>1/3胰管长度），不伴有上游胰管扩张	局限性狭窄，有上游胰管扩张（<5 mm）
血清学	IgG4 >2倍上限值	IgG4 1~2倍上限值
其他器官受累情况	胰外器官的组织学表现（以下任意3项）： 1. 淋巴浆细胞浸润和纤维化，无粒细胞浸润 2. 席纹状纤维化 3. 闭塞性静脉炎 4. IgG4阳性细胞>10个/HP 典型的放射学表现（以下任意一项）： 1. 节段性/多发性近端或远端胰管狭窄 2. 腹膜后纤维化	胰外器官的组织学表现包括胆管活检（以下2项均满足）： 1. 显著的淋巴浆细胞浸润并无粒细胞浸润 2. IgG4性细胞有10个/HP 至少有一个生理或影像学证据： 1. 唾液、泪腺肿大 2. 肾脏受累
胰腺组织学表现	淋巴浆细胞性硬化性胰腺炎（LPSP）（以下任意3项）： 1. 导管周围淋巴浆细胞浸润并无粒细胞浸润 2. 闭塞性静脉炎 3. 席纹状纤维化 4. IgG4阳性细胞 > 10个/HP	淋巴浆细胞性硬化性胰腺炎（LPSP）（以下任意2项）： 1. 导管周围淋巴浆细胞浸润并无粒细胞浸润 2. 闭塞性静脉炎 3. 席纹状纤维化 4. IgG4阳性细胞>10个/HP
类固醇治疗反应（Rt）	影像学显示胰腺及胰外组织的表现快速好转（<2周）	
2型自身免疫性胰腺炎		
胰腺实质成像	典型：弥漫性肿大伴延迟强化	不典型：局灶性肿大伴延迟强化
胰管成像	长段（>1/3胰管长度）或多处狭窄，不伴有上游胰管扩张	局限性狭窄，有上游胰管扩张（<5 mm）
其他器官受累情况		临床诊断为炎症性肠病
胰腺组织学表现	特发性导管中心性胰腺炎（IDCP）（以下2项均满足）： 1. 粒细胞浸润管壁，伴或不伴有腺泡炎症 2. IgG4阳性细胞为0~10个/HP	以下均满足： 1. 粒细胞浸润管壁，伴或不伴有腺泡炎症 2.IgG4阳性细胞为0~10个/HP
类固醇治疗反应（Rt）	临床症状显著改善（<2周）	

注：LPSP：淋巴浆细胞性硬化性胰腺炎；IDCP：特发性导管中心性胰腺炎；AIP：自身免疫性胰腺炎；IgG4：免疫球蛋白G4；ERP：内镜逆行胰管造影术；Rt：类固醇激素治疗反应；HP：高倍视野。

17.8 治疗

糖皮质激素:

- AIP一线治疗:
  - 通常在2周内可见治疗效果。
  - 目前,对于类固醇治疗的方案或治疗时间还未达成一致意见。
  - 治疗时间需要12周。
  - CT随访第一个2~4周的治疗疗效。
  - 对于那些不能用类固醇激素治疗的患者可以选择替代药物:免疫抑制剂(如硫唑嘌呤)或单克隆抗体药物(如利妥昔单抗)。
- 1型AIP相比2型AIP复发率较高。

> **要点**
> - 影像学和IgG4水平均恢复到正常需要数周的时间。
> - IgG4减轻可出现在胰腺和其他器官或仅仅是血清学中的减轻。

17.9 教学要点

自身免疫性胰腺炎(AIP)	
病因学	推测与自身免疫相关
病理学	**1型**:IgG4淋巴浆细胞浸润伴有席纹状纤维化 **2型**:胰腺中性粒细胞浸润,也称为粒细胞上皮损坏(GEL)
流行病学	男女发病之比2:1 1型AIP:60~70岁 2型AIP:年轻人好发
临床表现	腹痛,无痛性黄疸伴疲劳和消瘦,急性胰腺炎,糖尿病,脂肪泻 1型AIP可伴胰外表现 2型AIP可伴炎症性肠病

实验室检查	血清抗体升高(1型AIP)
	  一般IgG4抗体升高
	其他可能升高的血清抗体:
	  抗核抗体
	  抗乳铁蛋白抗体
	  抗平滑肌抗体
	  抗碳酸酐酶Ⅱ抗体
	升高:胆红素,淀粉酶、脂肪酶、碱性磷酸酶(可能升高)

影像学表现	表现形式:胰腺弥漫性或局灶性受累
	超声:
	  弥漫性或局灶性低回声增大,胰腺实质无明显异常,主胰管穿透征
	CT/MRI特征
	  增大,不实质均匀,"腊肠样"改变,腺体无异常
	  腺胰周见"环晕征"
	  胰腺局部低密度/低信号灶肿块或区域
	  平滑或不规则的胰管扩张或胰管穿透征
	  胆总管渐进性狭窄、变细(壁厚)胆管扩张
	  相关的胰外表现

自身免疫性胰腺炎（AIP）	
鉴别诊断	胰腺导管腺癌 慢性胰腺炎 急性胰腺炎 炎性肌纤维母细胞瘤 胰腺淋巴瘤
胰外受累器官	胆道系统、胆囊、胰周组织、肠系膜、肺门及腹腔淋巴结、腹膜后组织、血管、唾液腺、泪腺、甲状腺、肺
诊断标准	HISORt 标准（梅奥诊所） 亚洲标准 国际共识诊断标准
治疗	糖皮质激素 激素治疗无效：免疫抑制剂治疗

推荐参考文献

Bodily KD, Takahashi N, Fletcher JG, et al. Autoimmune pancreatitis: pancreatic and extrapancreatic imaging findings. AJR Am J Roentgenol. 2009;192(2):431–7.

Chari ST. Diagnosis of autoimmune pancreatitis using its five cardinal features: introducing the mayo clinic's HISORt criteria. J Gastroenterol. 2007;42 Suppl 18:39–41.

Krasinskas AM, Raina A, Khalid A, Tublin M, Yadav D.Autoimmune pancreatitis. Gastroenterol Clin North Am. 2007;36(2):239–57, vii.

O'Reilly DA, Malde DJ, Duncan T, Rao M, Filobbos R. Review of the diagnosis, classification and management of autoimmune pancreatitis. World J Gastrointest Pathophysiol. 2014;5(2):71–81.

Proctor RD, Rofe CJ, Bryant TJ, Hacking CN, Stedman B. Autoimmune pancreatitis: an illustrated guide to diagnosis. Clin Radiol. 2013;68(4):422–32.

Sah RP, Chari ST. Autoimmune pancreatitis: an update on classification, diagnosis, natural history and management. Curr Gastroenterol Rep. 2012;14(2):95–105.

Shinagare S, Shinagare AB, Deshpande V. Autoimmune pancreatitis: a guide for the histopathologist. Semin Diagn Pathol. 2012;29(4):197–204.

Sugumar A, Chari ST. Autoimmune pancreatitis. J Gastroenterol Hepatol. 2011;26(9):1368–73.

Vlachou PA, Khalili K, Jang HJ, Fischer S, Hirschfield GM, Kim TK. IgG4-related sclerosing disease: autoimmune pancreatitis and extrapancreatic manifestations. Radiographics. 2011;31(5):1379–402.

Wang Q, Zhang X, Zhang F. Autoimmune pancreatitis: current concepts. Sci China Life Sci. 2013;56(3):246–53.

第 5 部分
胰腺损伤

胰 腺 损 伤

18

目录

18.1　自测

1. **单纯性胰腺损伤临床罕见。**

    a. 正确

    b. 错误

2. **下列对胰腺创伤的描述哪个是正确的?**

    a. 发病率低

    b. 发生于20%的腹部多发性钝挫伤

c. 胰腺受到钝挫伤后，十二指肠、肝脏、脾脏也有相关损伤

d. 多达50%主胰管完全断裂的患者，血清淀粉酶可能保持正常水平

e. 对胰腺损伤的预测，血清淀粉酶是非常敏感的

3. **对胰腺创伤患者的预后，下列哪项是最重要的决定因素?**

    a. 胰腺血肿的程度

    b. 血清淀粉酶指标

    c. 邻近器官损伤的严重程度

    e. 十二指肠的完整性

    d. 胰腺导管的完整性

4. **下列对胰腺创伤的正确描述，错误的是:**

    a. CT是评估可疑胰腺损伤的影像学金标准

    b. ERCP是评估胰管完整性最佳的检查方法

    c. CT显示脾脏和胰腺之间液体存在，是提示胰腺受损的直接征象

    d. CT显示胰周脂肪模糊，是提示胰腺受损的间接征象

    e. CT显示胰腺实质低强化区，是提示胰腺受损的直接征象

5. **根据器官损伤量表（OIS），以下胰腺损伤程度所对应的分级，错误的是:**

	分级	损伤	类型
a.	V	裂伤	胰头部大面积损伤
b.	I	血肿	仅轻微挫伤，不伴胰管损伤
c.	II	血肿	严重挫伤，不伴胰管或胰腺实质损伤
d.	III	裂伤	严重撕裂伤，不伴胰管或胰腺实质损伤
e.	IV	裂伤	胰腺近段断裂或胰腺实质损伤，累及壶腹部

6. 胰腺损伤手术修复后，最常见的并发症是什么？

   a. 腹膜后脓肿

   b. 胰管狭窄

   c. 急性胰腺炎

   d. 胰瘘

   e. 慢性胰腺炎

正确答案： 1. a；2. c；3. e；4. c；5. d；6. a。

18.2　概述

- 胰腺创伤并不常见。
- 成人胰腺损伤仅见于严重多发性损伤中。
- 是发病和死亡的主要原因。
- 闭合性胰腺损伤可能在广泛多器官创伤患者中被忽视。
- 闭合性胰腺损伤发生于上腹部受到强大外力作用下，腹膜后组织受脊柱椎体的挤压。
- 闭合性创伤所导致的胰腺损伤分为轻度挫伤至完全断裂。

18.3　病因学

- 成年人中约60%的胰腺损伤源于交通事故，由汽车方向盘挤压造成。
- 儿童中最常见的原因是由自行车把手直接撞击上腹部造成。
- 在刀刺伤中，武器直接刺伤胰腺组织导致损伤。
- 在枪弹伤中，子弹穿过组织及其冲击力会造成更大范围的损伤。
  - 由于胰腺邻近多个重要的组织器官，所以单纯性胰腺损伤是罕见的。
- 闭合性创伤后，胰腺损伤通常伴有其他相关损伤：
  - 十二指肠、肝脏、脾脏
- 穿透性创伤后，伴有损伤：
  - 胃、主要血管结构、肝脏、结肠、脾脏、肾脏和十二指肠

预后：

- 主胰管的完整性是决定损伤预后最重要的因素：
  - 胰腺损伤后发病率45%
  - 如果未及时治疗，发病率可增加至60%
- 伴有胰管断裂的胰腺损伤，未及时诊断将会导致：
  - 二次感染、胰瘘、积液并长期住院治疗

18.4　分级：器官损伤量表

1级

- 血肿
  - 仅轻微挫伤，不伴胰管损伤。
- 裂伤
  - 表面裂伤，不伴胰管损伤。

2级

- 血肿
  - 严重挫伤，不伴胰管或胰腺实质损伤。
- 裂伤
  - 严重撕裂伤，不伴胰管或胰腺实质损伤。

3级

- 裂伤
  - 胰腺远段断裂或胰腺实质损伤，伴胰管损伤。

4级

- 裂伤
  - 胰腺近段断裂或胰腺实质损伤，累及壶腹部。

5级

- 裂伤
  - 胰头部大面积毁损。

要点

- 胰头部损伤的致命性是胰腺体部和尾部损伤的2倍。

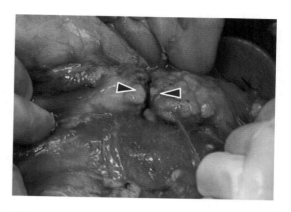

图18.1 胰腺断裂的大体表现。32岁男性患者，腹部闭合性钝挫伤。术中发现胰腺体部完全断裂（箭头所示）。注意胰腺断端的分离

18.5　临床诊断

- 若患者在创伤过程中因减速在前后外力作用下，导致胸前有安全带带痕，此时应该考虑主动脉、小肠、胰腺损伤的可能性。
- 在腹部开放性穿透伤的患者中，胰腺损伤的诊断更加快速。
- 尽管钝性胰腺外伤的即时死亡率可能不如穿透性外伤高，但诊断和处理仍是一个挑战。
- 单纯性胰腺损伤可能很少出现异常的体征，早期诊断可能会延迟。腹痛是最常见的表现。
- 伴有低血压、腹膜炎或内脏脱出的穿透性腹部创伤患者无需进行大量诊断性检查即可直接进入手术室。

18.6　实验室检查

- 血清淀粉酶水平对预测胰腺损伤并没有较高的敏感性和特异性。
- 多达35%主胰管完全断裂的患者，血清淀粉酶可能保持在正常水平。
- 如果血清淀粉酶水平正常，并且患者血流动力学稳定，建议进一步行影像学检查。

18.7　影像学检查

- CT和ERCP是评估可疑胰腺损伤的首选方法。
- CT评估胰腺损伤的最佳时期是注入对比造影剂后的动脉期（20~30 s）和门静脉期（60~80 s）
- CT可以通过三维后处理重建出层厚3 mm和1.5 mm的3D图像重建（MPRs）

18.7.1　增强CT（图18.2~图18.13）

表现
- 间接征象和直接征象。
- **间接征象**：所有征象都出现很罕见。
  - 胰周脂肪模糊
  - 胰腺体部和脾静脉被积液分开
  - 小网膜囊、左前肾周筋膜、肠系膜血管周围积液
  - 邻近的腹腔积液（与腹膜断裂有关）
- **直接征象**：
  - 胰腺裂伤：线条状低强化区，垂直于胰腺长轴
  - 胰腺挫伤：胰腺实质的斑点状低强化区

- **误区和解剖变异（CT）：**
  - 胰周少量积液和腹膜后脂肪在瘦小的患者可能较难识别
  - 在胰腺萎缩的患者中，胰腺损伤更加难以识别（老年人、糖尿病患者、慢性胰腺炎患者）
  - 胰周脂肪模糊、积液、出血并不一定说明胰腺损伤，也可能是邻近器官或血管的损伤所致
  - 假阳性：胰腺小叶之间的少量积液（回流积液）可能被误诊为损伤小裂口

要点
- 胰腺挫伤不一定要外科手术，但主胰管有隐匿裂口时可能需要外科手术治疗。
- 胰腺多发裂伤的严重创伤中，胰腺可显示大范围的低强化区。
- 挫伤也可能挤压损伤主胰管，因为它比胰腺实质更硬，因此更容易损伤。
- 胰管和低强化的胰腺实质对比度消失，可能影响损伤节段的胰管的显示。

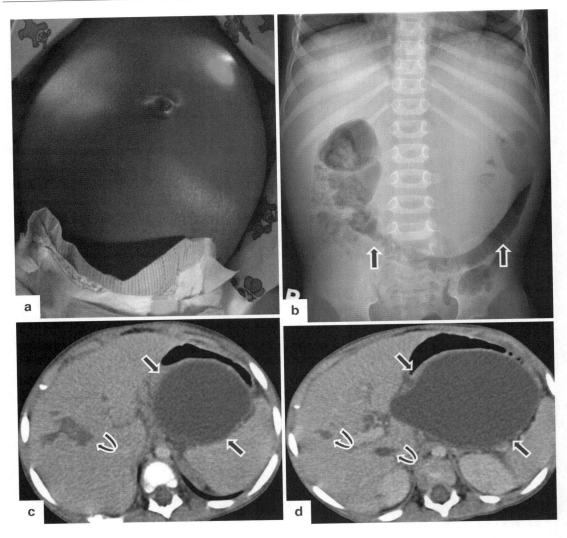

图18.2　闭合性钝挫伤致胰腺裂伤。3岁男性患儿，既往有受虐史。4周前被母亲男朋友击打腹部，主诉腹部不适和呼吸困难。体格检查发现腹部隆起。图（a）显示腹部明显膨隆（平卧位）。图（b）显示横结肠上方巨大肿块压迹（箭标所示）。增强CT横断面（c~f）和冠状面（g，h）图像显示胰颈部断裂（e~h）（箭头所示）和一个巨大假性囊肿（c~h）（箭标所示）。另见肝右叶多发裂伤（c，d，g，h）（弯箭标所示）

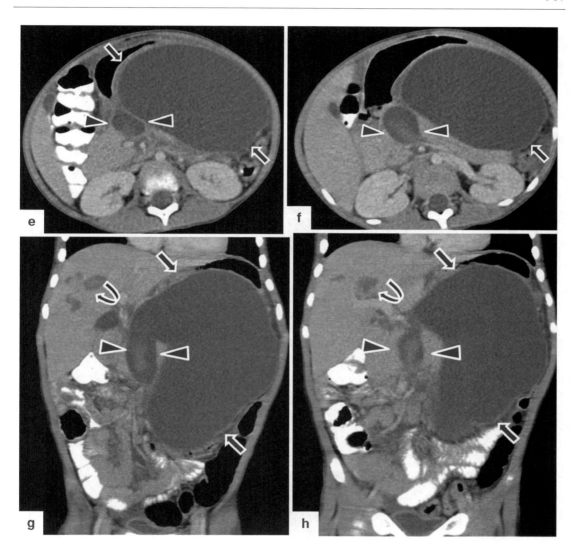

图18.2（续）

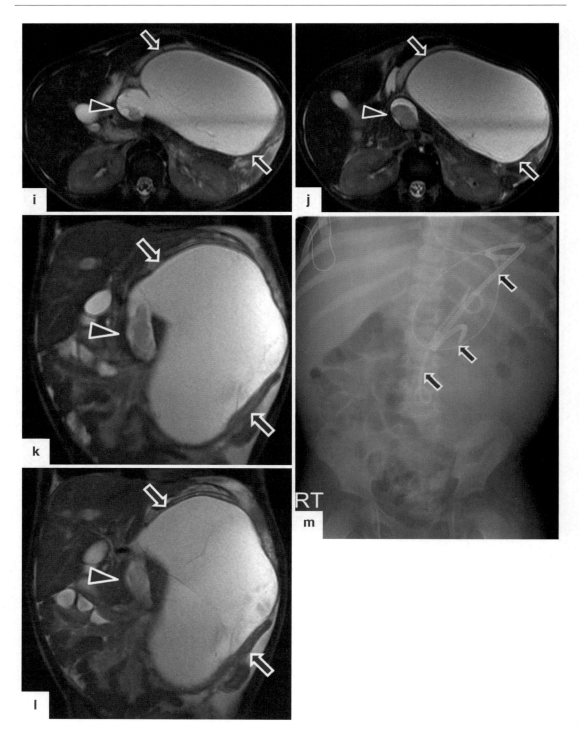

图18.2（续）　T2加权单次激发快速自旋回波横断面（i，j）和冠状面（k，l）图像证实胰腺断裂（箭头所示）伴巨大假性囊肿（箭头所示）和肝脏的撕裂伤。患儿生命体征稳定，故行保守治疗。在内镜引导下，2根经胃塑料支架放置于巨大假性囊肿。腹部卧位X线平片显示经内镜放置的2根支架（箭标所示）。随后，腹部超声（未显示）显示假性囊肿显著减小。患者于3周后出院

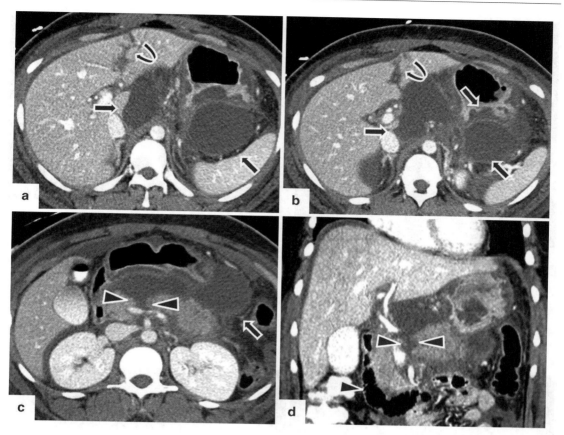

图18.3 闭合性钝挫伤致胰腺裂伤。19岁女性患者，车祸导致腹部闭合性钝挫伤。增强CT横断面（**a~c**）和冠状面（**d**）图像显示胰颈部断裂，胰体部和胰尾部离断（**c~d**）（箭头所示），伴肝脏撕裂伤（**a~b**）（弯箭标所示）和小网膜囊、肾前间隙多发积液（**a~c**）（箭标所示）。因患者血象不稳定，故行胰体尾脾脏切除术

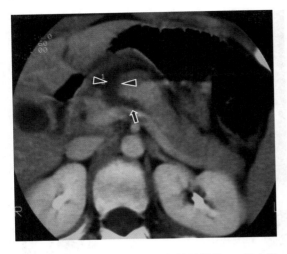

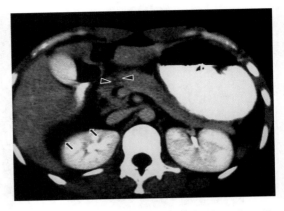

图18.5　胰腺裂伤和腹部闭合性钝挫伤。6岁男性患儿，既往有腹部被自行车把手撞击史。增强CT横断面图像显示胰颈部少许断裂痕（箭头所示）和右肾前间隙积液（箭标所示）。患者生命体征稳定，故行保守治疗

图18.4　胰腺裂伤和腹部闭合性钝挫伤。9岁女性患儿，车祸，主诉腹痛。增强CT横断面图像显示胰颈部断裂（箭头所示），伴胰腺和脾静脉间少量积液（箭标所示）

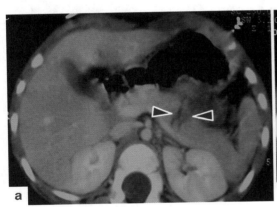

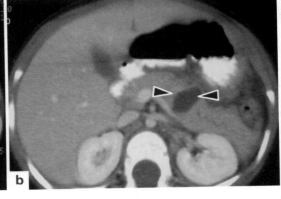

图18.6　闭合性钝挫伤致胰腺裂伤。2岁男性患儿，哭泣，有受虐史。首次增强CT横断面（a）图像显示胰体部2处断裂（箭头所示）。5周后第2次

增强CT横断面（b）图像显示在之前的断裂区形成一个假性囊肿（箭头所示）。患者生命体征稳定，故行保守治疗

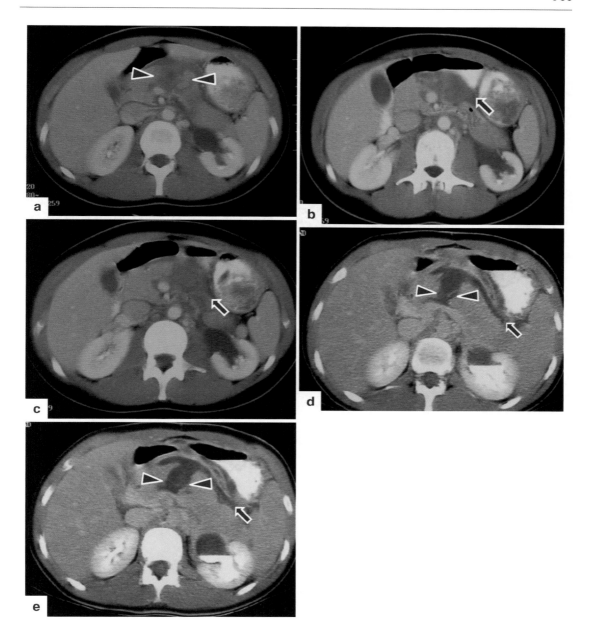

图18.7 闭合性钝挫伤致胰腺裂伤。8岁男性患儿，进行性腹痛加剧，24h前经历自行车事故。首次增强CT横断面（**a~c**）图像显示胰体部与胰尾部断裂（箭头所示），肠系膜根部血肿（箭标所示）和左肾轻度积水，其生命体征稳定，给予保守治疗。3周后，患儿腹痛加剧再次行腹部CT检查，增强CT横断面（**d~e**）图像显示边缘清晰且混杂密度影横跨胰腺实质（箭头所示）及胰周积液（箭标所示）

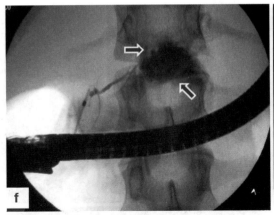
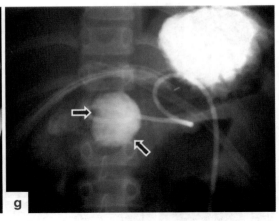

图18.7（续）   ERCP（f）图像显示胰体部主胰管中断，在胰腺断裂处可见外渗的造影剂积液（箭标所示），需要使用超声引导经皮穿刺引流。腹部 X线平片（g）显示胰体部类圆形积液影（箭标所示）。患者恢复良好并于2天后出院

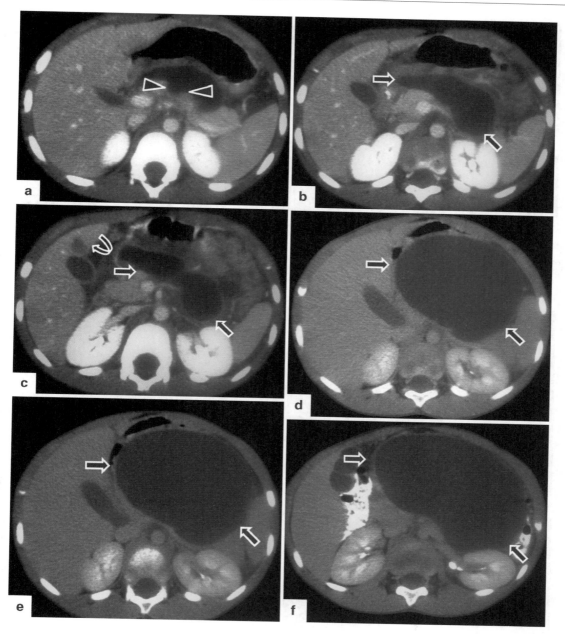

图18.8 腹部闭合性钝挫伤致胰腺裂伤。4岁男性患儿，主诉腹痛，有受虐史。首次增强CT横断面（**a~c**）图像显示胰体部不完全性断裂（**a**）（箭头所示），伴有胰周包裹性积液（**b**，**c**）（箭标所示）和肝左叶挫裂伤（**c**）（弯箭标所示）。患儿体征稳定给予保守治疗。随后数周患儿腹痛逐渐加重，体格检查发现腹部隆起。复查增强CT横断面（**d~f**）图像显示胰周包裹性积液明显增大（箭标所示）。同时ERCP显示胰体部主胰管中断，并见造影剂渗入胰周大量包裹性积液中。结果表明，主胰管的中断与胰周大量包裹性积液有关，经内镜引导下，绕过损伤的胰管放置胰管支架。此后患儿病情立刻改善

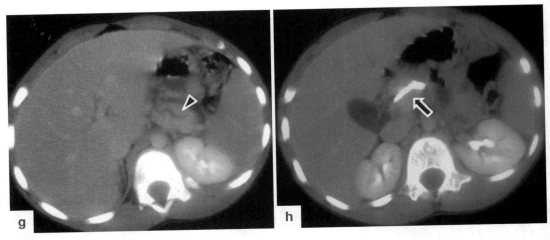

图18.8（续）　4周后再次复查增强CT，横断面（g，h）图像显示胰腺假性囊肿吸收，远端主胰管轻度扩张（g）（箭头）及胰管内支架影（h）（箭标）

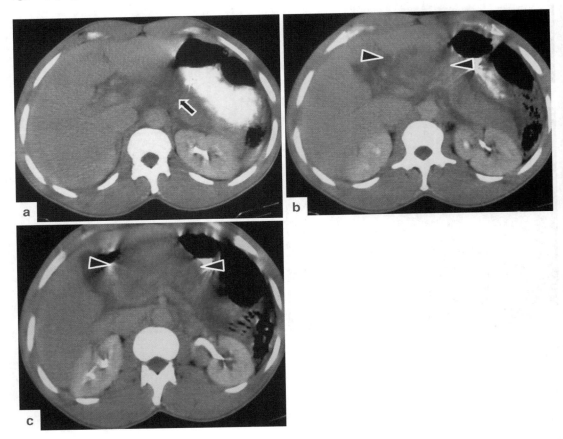

图18.9　腹部闭合性钝挫伤致胰腺裂伤。31岁男性患者，车祸，腹部受汽车方向盘挤压，主诉上腹部剧痛。增强CT横断面（a~c）图像显示胰头部肿大，边缘模糊（箭头所示），胰周和肝门部可见少量积液（箭标所示）。患者血象不稳定，开腹探查，术中可见胰腺断裂，并行胰十二指肠切除术

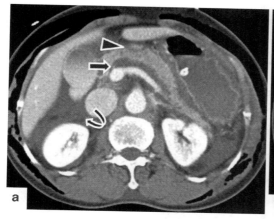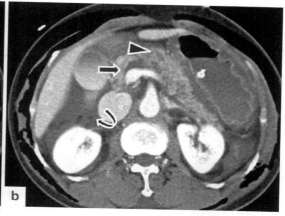

图18.10 腹部闭合性钝挫伤致胰腺裂伤。67岁男性患者，在车祸中腹部钝挫伤，双侧肋骨多发骨折，伴发右侧连枷胸。增强CT横断面（**a**，**b**）图像显示胰体部线状非完全性断裂影（箭头所示），胰体部和脾静脉间积液（箭标所示）。另外，可见肾周积液（弯箭标所示）和胸部创伤所致的腹部皮下气肿。患者生命体征稳定，给予保守治疗

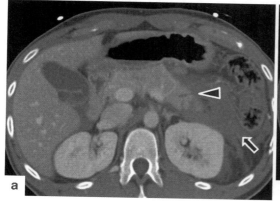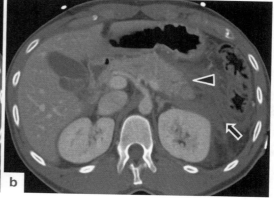

图18.11 刀刺伤致胰腺裂伤。30岁男性患者，因胸部左后侧及左侧胸壁刀刺伤急诊，增强CT横断面（**a**，**b**）图像显示胰体部和胰尾部轻度裂伤（箭头所示）和胰周积血（箭标所示）。开腹探查发现胰腺、结肠、肾脏均有损伤，并行胰体尾、脾脏切除术和肾脏、结肠修补缝合术

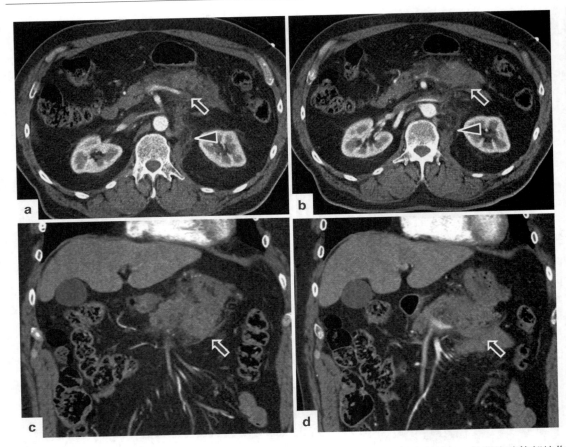

图18.12 胰腺裂伤的CT漏诊。65岁男性患者，6m高处坠落伤，面部多发性骨折伴腹痛。腹部增强CT横断面（a，b）和冠状面（c，d）图像显示胰体部边缘模糊的低强化区（箭标所示）和腹膜后左侧膈肌旁血肿（箭头所示）。诊断为胰体部挫伤伴胰周血肿。患者血象不稳定被送入急诊手术室，开腹探查发现胰体部完全性断裂，并行胰体尾、脾脏切除术

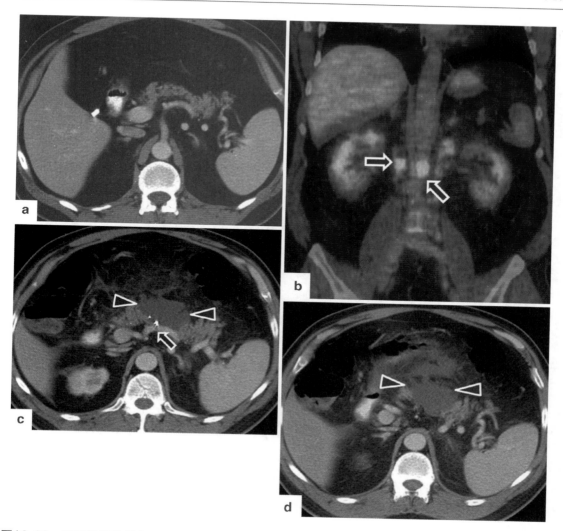

图18.13 医源性胰腺损伤。59岁患者，2天前行腹腔镜下主动脉周围结节活检术后出院。现因发热、剧烈腹痛来医院急诊。增强CT横断面（**a**）和PET/CT冠状面（**b**）图像显示活检术前的正常胰腺（**a**）和腹膜后高代谢摄取的结节影（**b**）（箭标所示）。腹腔镜活检术后增强CT横断面（**c**，**d**）图像显示胰体部边缘清晰低强化影（箭头所示）和术后金属夹影（箭标所示），可见胰头部与胰体部分离，以及胰周积液影。行剖腹探查术，术中证实医源性胰体部损伤，给予腹腔灌洗并在胰周放置引流管

18.7.2 内镜逆行胰胆管造影 (ERCP)（图18.7）

- ERCP可以显示多层螺旋CT（MDCT）无法明确或细小胰腺实质裂伤的病灶。
- ERCP是判断主胰管连续性最可靠的方法。
- 可以通过观察造影剂外渗或胰管截断的位置精准定位胰管损伤的位置，尤其是不能及时确诊的患者。
- ERCP另一个优势在于它可以在胰管中断处放置支架。
- ERCP不足之处包括内镜检查的风险、易诱发急性胰腺炎，以及由过度充盈的断裂胰管所致的脓毒血症。

18.8 治疗

18.8.1 保守治疗

- 密切观察：适用于在CT或ERCP没有明显胰管损伤征象、血清淀粉酶不高、无胰周血肿、复查CT没有创伤性胰腺炎表现的腹部钝挫伤患者。

内镜下支架放置术
- 用于单纯性近段胰管损伤且血象稳定的患者。
- 用于伴有严重脑外伤和颅内压明显增高的患者。

18.8.2 外科治疗

适应证：
- 体格检查提示腹膜炎
- 低血压和超声检查提示腹腔积液
- CT或ERCP图像上显示胰管断裂

单纯性胰腺损伤的治疗方案是依据美国创伤外科学会（AAST）的胰腺损伤标准。

AAST I级治疗方案：
- 密切观察
- 胰腺缝合加单纯引流

AAST II级治疗方案：
- 单纯引流
- 胰腺缝合加单纯引流

AAST III级治疗方案：
- 远段胰腺切除术，保留或不保留脾脏
- 远段胰腺空肠Roux-en-Y吻合术

AAST IV级治疗方案：
- 胰十二指肠切除术
- 远段胰腺空肠Roux-en-Y吻合术
- 近段胰腺空肠Roux-en-Y吻合术
- 内镜支架放置术
- 损伤区域单纯引流

AAST V级治疗方案：
- 胰十二指肠切除术

要点

- 大部分胰腺创伤的患者会伴有其他器官或血管损伤，这些邻近组织发生损伤应该高度怀疑胰腺是否损伤。
- 在对腹部闭合性钝挫伤和开放性穿透伤开腹探查时，重点是控制活动性出血和胃肠道感染。
- 这些要点一般在评估胰腺前就需要实施。
- 一旦胰腺损伤被确诊，处理方法包括止血、清创坏死组织，必要时切除，并给予充分引流。
- 目前对严重胰腺损伤的治疗方案仍有争议：
- 如果患者生命体征稳定，多数给予保守治疗
- 如果患者出现有症状的胰周和（或）胰腺积液，需要在CT引导下经皮穿刺放置导管引流

胰腺十二指肠合并损伤

- 治疗方法复杂，其高发病率、死亡率可能与合并损伤有一定相关性。
- 这种合并复杂损伤，术后经常出现胰瘘、脓肿和出血。

18.9　并发症

- 胰腺损伤患者最常见的术后并发症是腹腔脓肿（左上腹或左膈下）。
- 腹腔脓肿一般可以通过CT引导下经皮穿刺引流。
- 胰瘘是胰腺严重损伤修复术后最常见的胰腺并发症。
- 胰瘘的发病率为5%~37%。
- 术后胰瘘也可形成假性囊肿。
- 另外，假性囊肿可认为是胰管误伤的后期并发症，通常发生在腹部闭合性钝挫伤后。

要点

- 如果患者后期出现创伤性胰腺炎，是由胰腺纤维化阻塞胰管或胰管狭窄所致。
- 该并发症治疗方法包括缓解近段肠道压力、肠外营养或空肠给食。
- 胰管支架内狭窄是胰管支架常见的并发症，可能由于支架内炎症导致阻塞各远端分支。
- 使用过久的支架或者多次重复使用的支架，发生支架内狭窄的可能性更大。
- 推荐使用Teflon支架，其侧面有多个小孔用来引流，每3周更换1次。出现相应症状和（或）胰周积液，积液需再次行CT引导下经皮穿刺放置导管引流。

18.10　教学要点

胰腺损伤	
发生	罕见
概率	腹部闭合性钝挫伤（3%~12%）
	枪弹伤（6%）
	刀刺伤（2%）
相关性	与十二指肠、肝脏、脾脏、主要血管、肾脏、结肠损伤有关
预后最重要因素	主胰管的完整性
发病率	45%
分级	器官损伤量表（OIS）
实验室检查	血清淀粉酶水平对预测胰腺损伤没有较高的敏感性和特异性
影像学表现	CT和ERCP是首选的影像学检查方法
治疗	取决于损伤程度、位置和是否伴有腹部其他部分损伤
	治疗方案依据美国创伤外科学会（AAST）的胰腺损伤标准
并发症	继发性感染、胰瘘、积液

推荐参考文献

Bassi C, Dervenis C, Butturini G, et al. Postoperative pancreatic fistula: An international study group (ISGPF) definition. Surgery. 2005;138(1):8–13.

Dreizin D, Bordegaray M, Tirada N, Raman SP, Kadakia K, Munera F. Evaluating blunt pancreatic trauma at whole body CT: Current practices and future directions. Emerg Radiol. 2013;20(6): 517–27.

Kaman L, Iqbal J, Pall M, et al. Current management of pancreatic trauma. Trop Gastroenterol. 2012; 33(3): 200–6.

Pancreatic trauma, diagnosis and management of practice management guideline. 2014. https://www.east. org/resources/treatment-guidelines/pancreatictrauma-diagnosis-and-management-of. Accessed 15 Oct 2014.

Rekhi S, Anderson SW, Rhea JT, Soto JA. Imaging of blunt pancreatic trauma. Emerg Radiol. 2010;17(1):13–9.

Song Q, Tang J, Lv FQ, et al. Evaluation of blunt pancreatic injury with contrast-enhanced ultrasonography in comparison with contrast-enhanced computed tomography. Exp Ther Med. 2013;5(5):1461–5.

Subramanian A, Dente CJ, Feliciano DV. The management of pancreatic trauma in the modern era. Surg Clin North Am. 2007;87(6):1515–32, x.

第 6 部分

胰腺手术

胰腺手术治疗

目录

19.1 自测

1. 下列哪项是Whipple术后最常见的并发症？
   - a. 胃排空障碍
   - b. 胰瘘
   - c. 肠瘘
   - d. 胆瘘
   - e. 腹内脓肿

2. 下列哪种手术方式的胰瘘发生率最高？
   - a. 胰十二指肠切除术
   - b. 胰体尾脾切除术
   - c. 胰腺节段切除术
   - d. 全胰切除术
   - e. 胰管空肠侧侧吻合术

3. 在胰体部创伤继发主胰管损伤的患者中，主要应用下列哪种手术方式？
   - a. 胰十二指肠切除术
   - b. 胰体尾脾切除术
   - c. 胰腺节段切除术
   - d. 全胰切除术
   - e. 胰管空肠侧侧吻合术

4. 下列哪项不是胰腺节段切除术的指征？
   - a. 侵润性IPMN
   - b. 黏液性囊性肿瘤
   - c. 浆液性囊性肿瘤
   - d. 神经内分泌肿瘤

e. 实性–假乳头状肿瘤

5. 胰岛素依赖性糖尿病常见于胰体尾脾切除术后。

　　a. 正确

　　b. 错误

6. 下列哪项是胰空肠吻合术的指征?

　　a. 急性胆源性胰腺炎

　　b. 伴有胰管梗阻的慢性胰腺炎

　　c. 非侵润性IPMN累及胰尾部

　　d. 累及胰头的神经内分泌肿瘤

　　e. 浆液性囊性肿瘤累及胰尾部

正确答案: 1. a, 2. c, 3. b, 4. a, 5. b, 6. b。

19.2 胰十二指肠切除术(PD)

- 由Allan Whipple推广的标准胰十二指肠切除术是一种复杂的外科手术。切除范围包括十二指肠, 空肠起始部15 cm, 胰头部, 胆总管, 胆囊和远端胃窦(图19.1a, b)。

- 保留幽门的胰十二指肠切除术是一种改良的胰十二指肠切除术, 其保留胃窦、幽门和近端2~3cm的十二指肠, 并与空肠吻合以恢复胃肠道连续性(图19.2a, b)。

- 保留幽门的胰十二指肠切除术通常是为了改善术后营养状况, 并降低术后倾倒、吻合口溃疡和胆汁反流性胃炎的发生率。

- 在经验丰富的临床中心, 胰十二指肠切除术的死亡率在3%~5%。

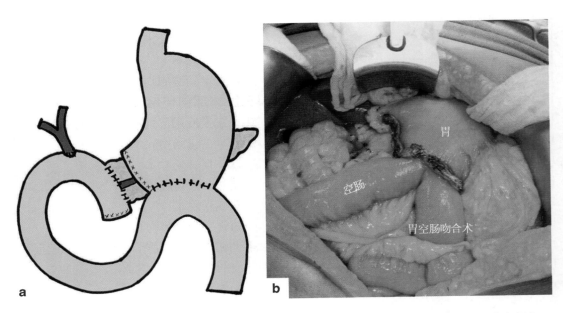

图19.1 标准胰十二指肠切除术的图示(**a**)。术中照片(**b**)显示位该手术方式的胃肠吻合部分

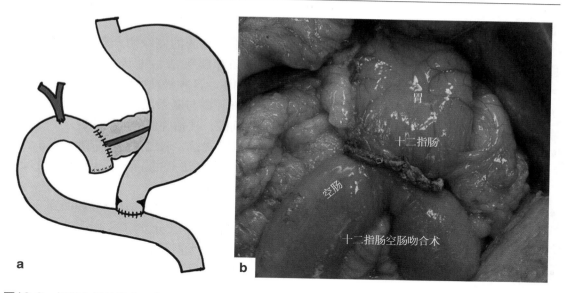

图19.2 保留幽门的胰十二指肠切除术的图示（**a**）。术中照片（**b**）显示该手术方式的十二指肠空肠吻合部分

19.2.1 适应证

恶性病变
- 胰腺导管腺癌。
- 恶性神经内分泌肿瘤。
- 恶性导管内乳头状黏液性肿瘤（IPMN）。
- 壶腹癌。
- 胆总管癌。
- 十二指肠癌。
- 胰腺转移性癌。

良性病变
- 良性壶腹部周围肿瘤不适合行壶腹局部切除术或剜除术。
- 神经内分泌肿瘤。
- 良性十二指肠肿瘤。
- 胰头部创伤。
- 交界性IPMN。
- 慢性胰腺炎。

> **要点**
> - 保留幽门的胰十二指肠切除术与传统的胰十二指肠切除术相比，远期生存率基本一致，但手术时间更短、失血更少。
> - 胆囊切除术是胰十二指肠切除术的一部分。如果留下胆囊，胆囊结石和胆囊炎的发生率明显升高。这是由激素（胆囊收缩素）的缺乏导致胆汁淤积和胆囊收缩引起的神经（迷走神经）刺激引起的。

19.2.2 术前注意事项

影像学表现

- 高分辨率胰腺CT（三期增强）用于显示肿瘤大小、位置，以及与周围器官和血管结构的关系。
- 超声内镜是用于显示肿瘤（区分囊、实性）很好的工具，还可以采取组织和液体样本做病理学诊断，评估恶变潜能。
- MRCP和ERCP是评估肿瘤对主胰腺和胆总管侵犯情况的影像学检查方法。

肠道准备

- 从手术前一天开始给予清洁流质饮食，做柔和的肠道准备。

> **要点**
> - 由于存在中至高度的血栓栓塞风险，建议对接受胰腺肿块切除术的患者进行血栓预防。

19.2.3 手术技巧（图19.3~图19.22）

体位

- 患者处于仰卧位。

入路

- 做正中切口或双侧肋缘下切口。
- 探查腹部4个象限是否有局部扩散或远处转移后，放置固定牵开器。
- 探查横结肠系膜和Treitz韧带，以了解肿瘤直径大小。

暴露和松动

- 从十二指肠的侧缘切开腹膜，抬起十二指肠和胰头部，进行Kocher松动（图19.3）。这种松动可以使术者触诊肿瘤，探查肿瘤与肠系膜上动脉（SMA）之间的间隙，评估肿瘤的可切除性。
- 胃向上提拉，通过胃肠韧带进入胃小囊；另一种方法是将胃与大网膜共同反折（图19.4）。
- 进一步分离大网膜，从结肠脾曲到肝曲。胃网膜的血管分支应尽量保持完整，以保证胃和大网膜的血供。
- 分离出胃网膜右静脉，结扎，并从胃结肠干离断，暴露肠系膜上静脉（图19.5）。
- 分离胰腺下缘，游离出肠系膜上静脉、脾静脉交汇处（图19.6）。
- 分离肝胃韧带（图19.7），解剖出胃右动脉，结扎后离断。沿着胃小弯进行钝性解剖，直至分离出胃十二指肠动脉（GDA）。将该动脉充分游离并测试夹闭（图19.8），在结扎、离断前，确保肝固有动脉的充足血流，帮助暴露和分离门静脉。
- 准备做保留幽门的手术，将十二指肠解剖至GDA上方数厘米距幽门2~3 cm处用直线切割闭合器离断（图19.9）。
- 在10%~15%的患者中，右肝动脉起源于肠系膜上动脉（图19.10）；建议通过触摸胆管右侧的搏动来探查这种变异，避免其结扎。

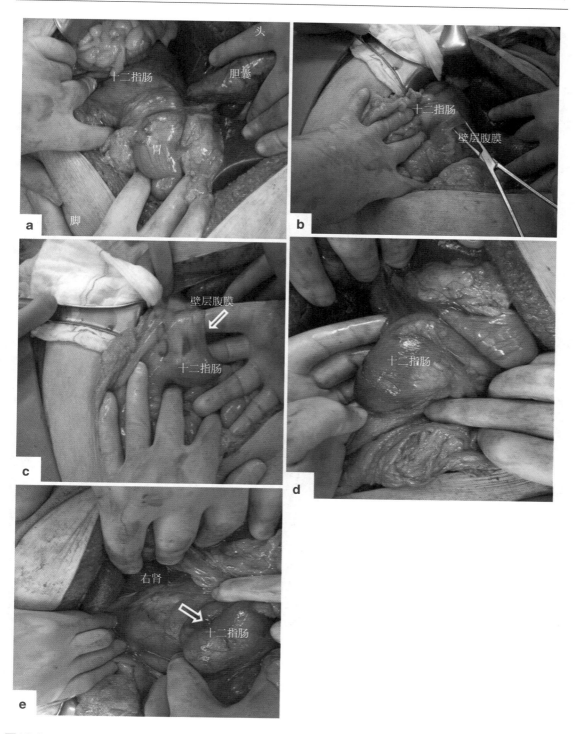

图19.3 Kocher手法（**a~e**）

图19.4 进入小网膜囊

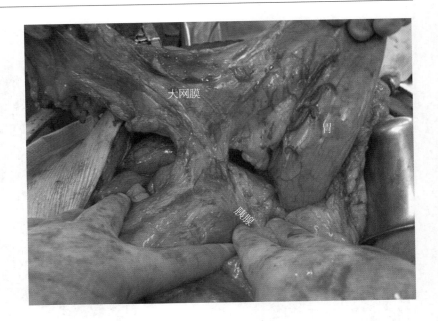

图19.5 胃网膜静脉结扎

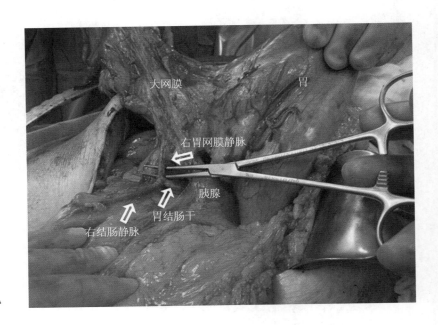

图19.6　胰腺分离

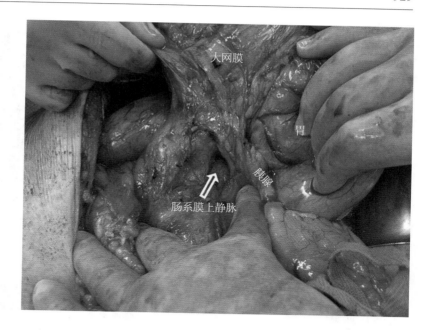

图19.7　肝胃韧带分离

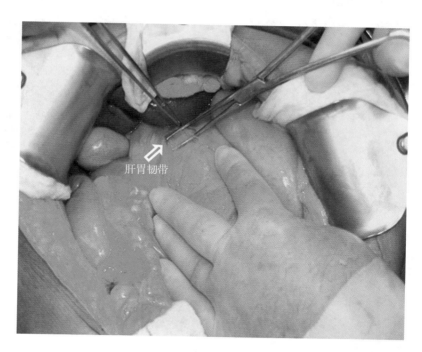

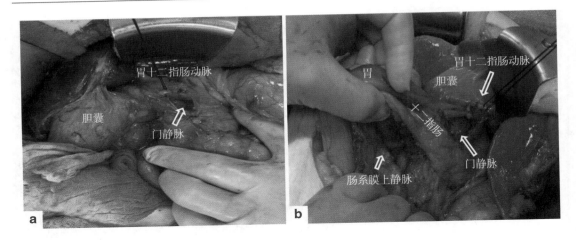

图19.8　沿胃小弯分离（a，b）

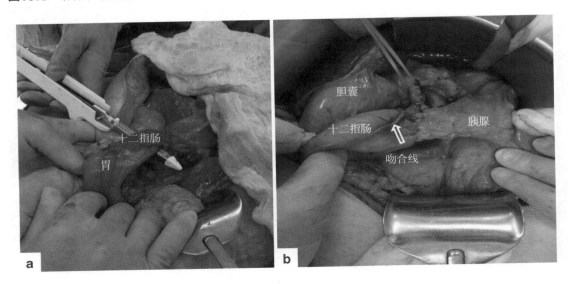

图19.9　十二指肠的分离（a，b）

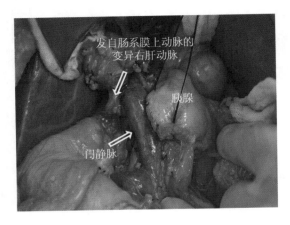

图19.10　起源于肠系膜上动脉的变异右肝动脉

横断胰腺

- 在胰腺颈部两边共4个角各用2-0丝线缝扎一道（图19.11），用于阻断胰腺颈部上、下的交通血管。

- 使用电刀，于胰腺颈部在缝扎线间横断胰腺（图19.12）。在这一步中，识别胰管的位置很重要，避免在胰腺空肠吻合时无意的结扎。

- 然后在横结肠系膜根部找到Treitz韧带，解剖出约10cm的空肠，并结扎相应肠系膜分支（图19.13）。

- 将游离的空肠部分远端用脐带胶布带结扎，并使用直线切割吻合器切断空肠（图19.14）。

- 然后将空肠残端通过结肠后或肠系膜后，放置于右侧腹部。

- 胰头和钩突部分从PV，SMV和SMA的右侧缘分离（图19.15）。所有血管分支分离出即结扎离断。

- 分离出胆总管并离断（图19.16）。应将胆汁样品送至实验室做细菌培养和药敏试验，如果使用了胆管支架，就更加需要。

- 将骨骼化的标本从术区中取出并标记出胆管、胰颈、十二指肠和钩状边缘（图19.17）。SMV-PV沟槽和颈部边缘着墨并检查是否有肿瘤侵犯。如果有侵犯，可以扩大切除范围至胰腺体部，如果切缘仍被侵犯，则进行保留脾脏或不保留脾脏的全胰腺切除术。

- 胰十二指肠切除术后，进行胆囊切除术。

重建

- 在横结肠系膜上造孔，将空肠通过造孔或肠系膜后缺损送至右上腹（图19.18）。仔细操作避免肠系膜扭转。

- 使用电刀在空肠上做一个小切口，并使用5-0 vicryl缝线将黏膜翻转出，然后使用单层5-0 prolene线以间断缝合方式行肝管空肠端侧吻合（图19.19）。

- 使用电刀，在空肠盲端上做一个小切口。在胰管内放置一根红色橡胶管促进吻合（图19.20）。管道扩张器可用于将主胰管扩张到足够的尺寸。

- 胰腺空肠吻合使用单层5-0 prolene线做端-侧管道黏膜吻合。外层以5-0 prolene线间断缝合加强（图19.21）。

- 吻合口应使用大量生理盐水冲洗，检查是否有出血。

- 十二指肠残端和胃放回术区，准备以三角吻合技术行结肠前十二指肠空肠吻合。该方法相当于使用3个直线吻合器（图19.22）。

- 吻合术完成后，在胆肠吻合和胰肠吻合附近放置一个封闭的负压管，预防可能发生的瘘。

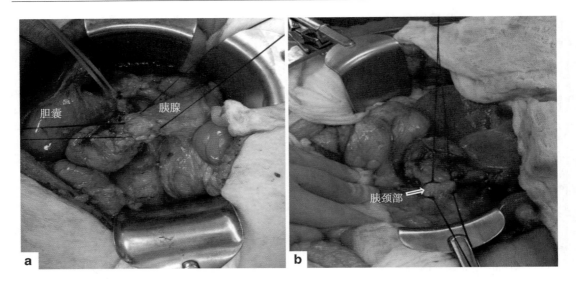

图19.11　胰腺的横断（a，b）

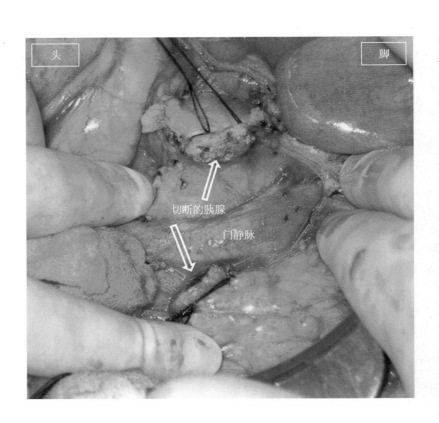

图19.12　胰颈残端

图19.13 肠系膜血管的结扎

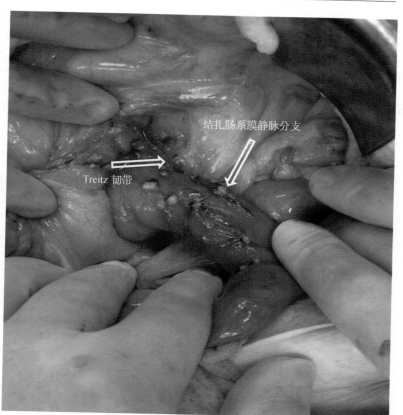

图19.14 空肠的横断

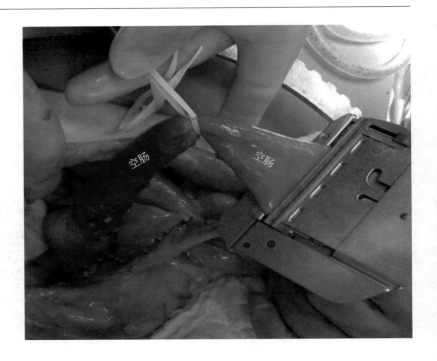

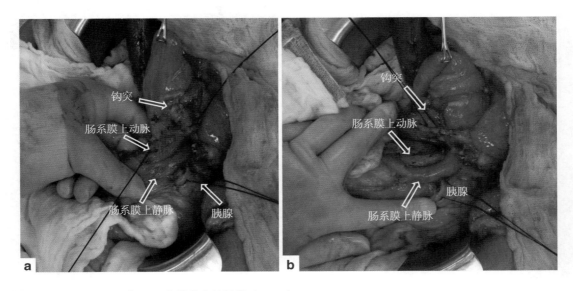

图19.15 PV，SMV和SMA血管分支的结扎（a，b）

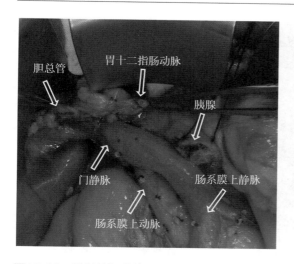

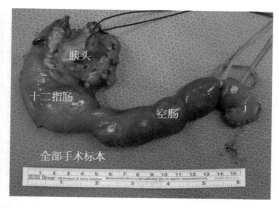

图19.17　骨骼化的标本

图19.16　横断的胆总管

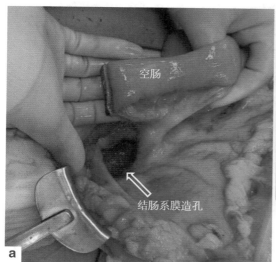

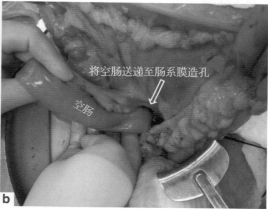

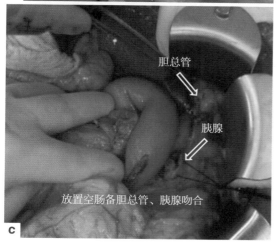

图19.18　送递空肠（a~c）

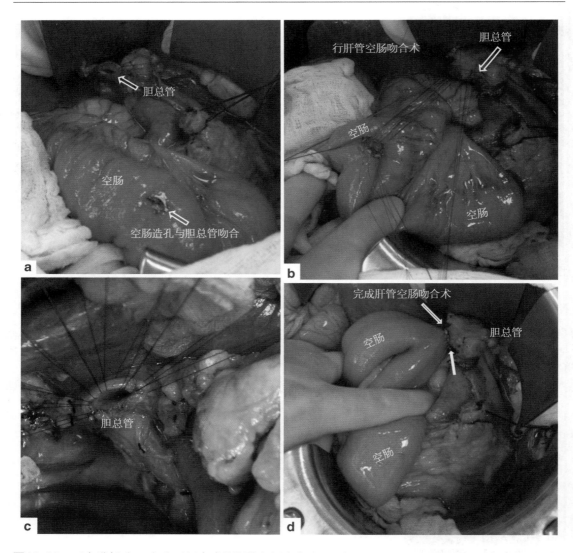

图19.19 正在进行（a~c）和已经完成的肝管空肠吻合（d，e）

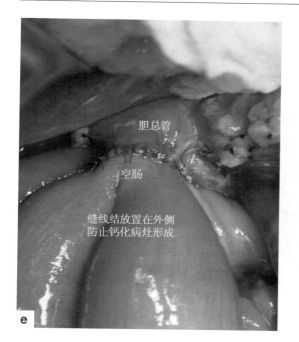

图19.19（续）

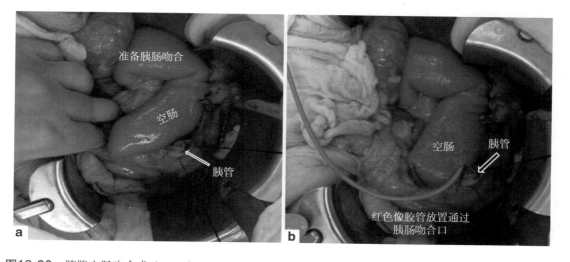

图19.20 胰腺空肠吻合术（a，b）

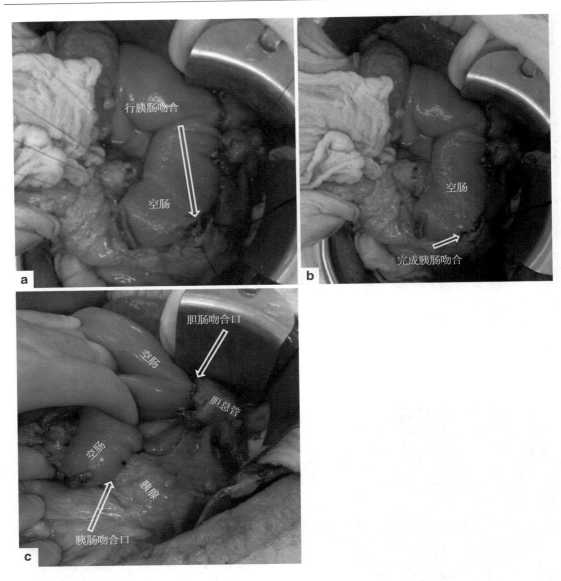

图19.21 正在进行（a，b）和已经完成的胰腺空肠吻合（c）

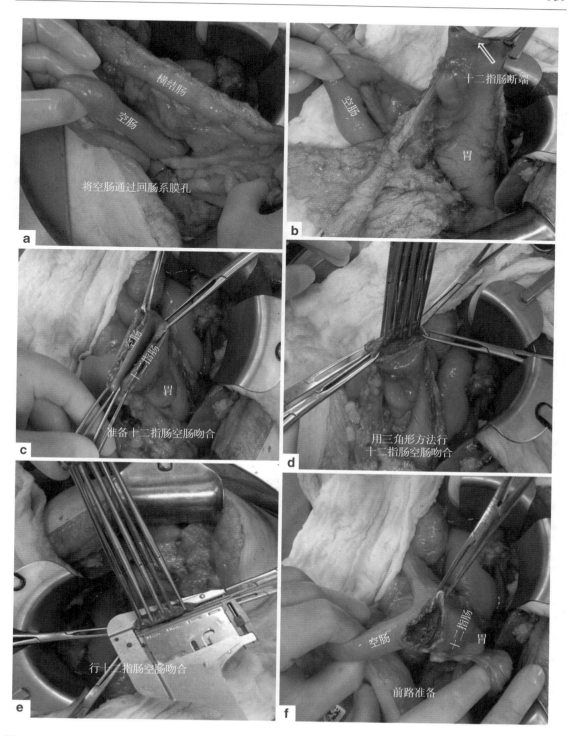

图19.22 进行（**a~f**）和已经完成的十二指肠空肠吻合（**g**）

图19.22（续）

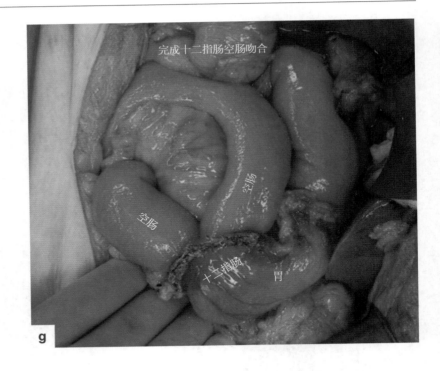

g

19.2.4 术后护理

- 患者被转移到外科重症监护室（SICU）。如果出现心脏或呼吸系统疾病，应留在SICU。
- 胃管（NGT）留至患者恢复胃功能。
- 最初，在拔除胃管后24h开始进流质饮食；如果能够耐受，24h后开始正常饮食。

- 直至低引流量和低引流液淀粉酶水平，并在正常饮食后也如此，才可以拔除引流管。
- 患者平均术后住院日为8~10天。

19.2.5 术后并发症

19.2.5.1 胃排空障碍（图19.23）

- 主要的手术相关的并发症。
- 大多数自行缓解。
- 胰瘘和积液可能是持续性胃动力差的病因。

—**治疗措施**：胃管减压；注意营养支持；促胃动力剂，例如甲氧氯普胺（胃复安）或静脉内红霉素（胃动素激动剂）；密切观察。如果检测到腹腔内积液，应给予经皮穿刺引流。

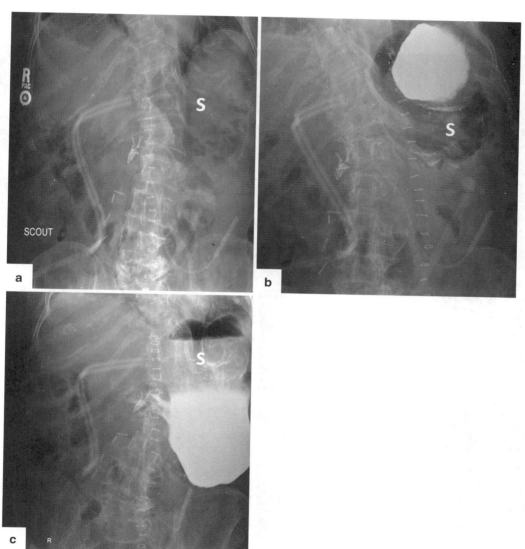

图19.23 保留幽门的胰十二指肠切除术并发胃轻瘫。79岁胰腺癌患者，7天前接受Whipple术，不能进食。仰卧位X线平片检查（**a**）显示胃膨胀（S）。可见在腹中部的引流管和吻合钉。患者进行了一系列上消化道检查。检查显示胃蠕动缺乏和钡餐排空不良。1h（**b**）和5 h（**c**）后获得的腹部检查平片显示在胃中持续的钡餐残留

19.2.5.2 胰瘘（图19.24）

- 怀疑：当术后淀粉酶浓度大于正常血清淀粉酶浓度的3倍时。
- 胰瘘可能与发热、白细胞数升高、败血症或出血相关。
  — 治疗措施：
    ○ 大多数胰瘘为良性过程，只需要术中放置的引流管持续引流。未引流出的胰瘘需要CT引导下经皮穿刺放置引流管
    ○ 给予胰酶以抑制术后饮食患者的胰酶分泌
    ○ 可能需要生长抑素以减少胰液的分泌

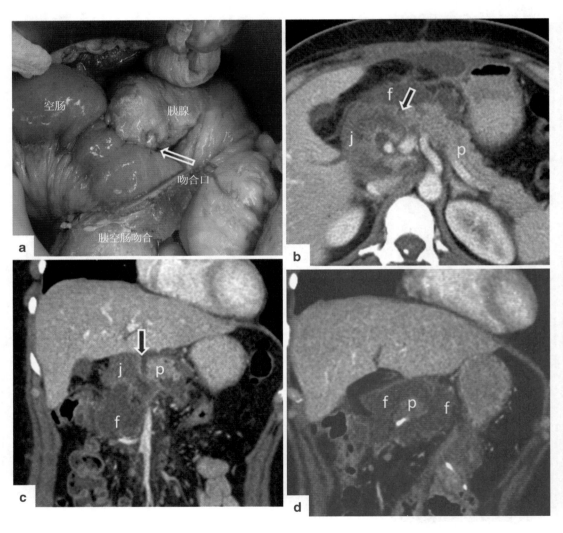

图19.24 胰十二指肠切除术并发胰腺空肠吻合口漏。48岁女性患者，有胰腺头部囊性肿块病史，10天前进行保留幽门的Whipple术。非复杂胰腺空肠吻合术的术中照片（**a**）。患者出院后因腹痛和发热返回医院。增强CT横断面（**b**）和冠状面（**c**、**d**）图像显示靠近胰肠吻合（箭标所示）的混杂胰周积液（**f**），显示胰瘘可能。该积液在CT引导下用10 French-APD导管经皮穿刺引出

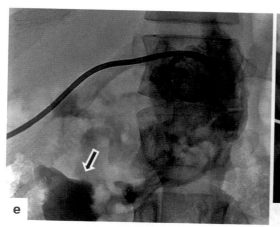

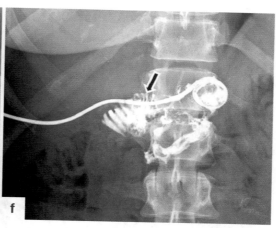

图19.24（续）　1周后进行的脓腔成像（e）显示与空肠连接的胰周积液（箭标所示）。引流管内引流出的液体量逐渐减少。4周后再行脓腔成像（f）显示胰周积液明显减少，但与空肠输入袢持续连接（箭标所示）

19.2.5.3　十二指肠空肠吻合口或胃肠吻合口瘘（图19.25）

腹胀和（或）急性腹膜炎有关。

— 治疗方式：再次手术。

- 少见。
- 这些瘘与发热、白细胞数升高、败血症、

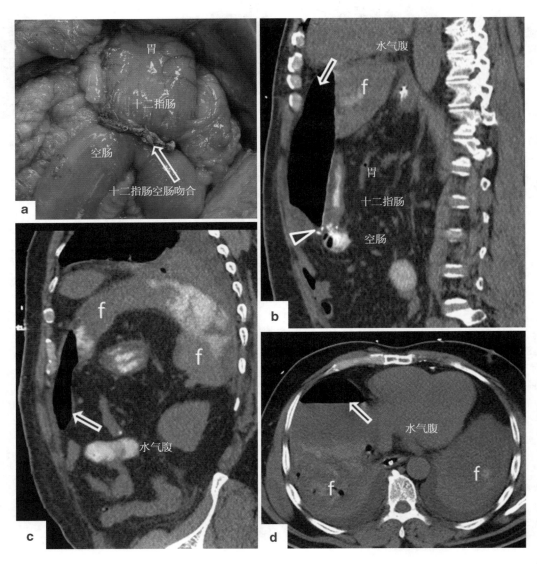

图19.25　胰十二指肠切除术并发十二指肠空肠吻合口瘘。66岁男性患者，有导管内乳头状黏液性肿瘤（IPMN）病史。行保留幽门的Whipple术。术后初期恢复良好；然而在术后第3天，患者表现为心动过速。进行胸部CT和超声心动图检查排除肺栓塞；同时2项检查均未见明显异常。随后，行腹部CT检查。图（**a**）显示非复杂十二指肠空肠吻合的术中照片。增强CT矢状面（**b**，**c**）和横断面（**d**~**f**）图像显示在十二指肠空肠吻合钉（箭头所示）处口服造影剂的外渗。注意在两侧膈下空间大量积液带有外溢的造影剂（**f**）和大量水气腹的存在。立即行急诊手术以进一步探查

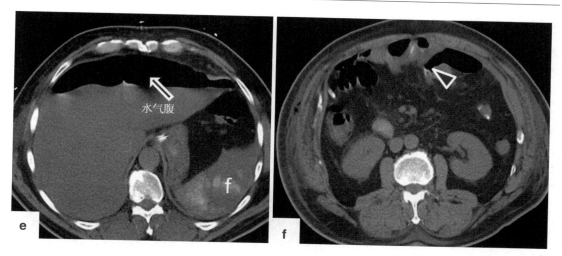

图19.25（续）

19.2.5.4 胆瘘

- 来源于肝管空肠吻合的胆瘘很少见。
- 引流液中出现胆汁则应怀疑胆瘘。
- 引流管应置留到胆瘘停止。如果患者出院时仍有胆瘘，则应带管回家。
- 经皮肝穿刺胆管引流可用于减少胆瘘量，加速愈合。

19.2.5.5 腹内脓肿（图19.26）

- 通常，继发于吻合口瘘，如胰肠吻合口、胆肠吻合口、胃肠吻合口或十二指肠空肠吻合口。
- 污染的胰液、血液及淋巴液混合
- 治疗方式：静脉应用抗生素，在超声或CT引导下经皮穿刺引流。

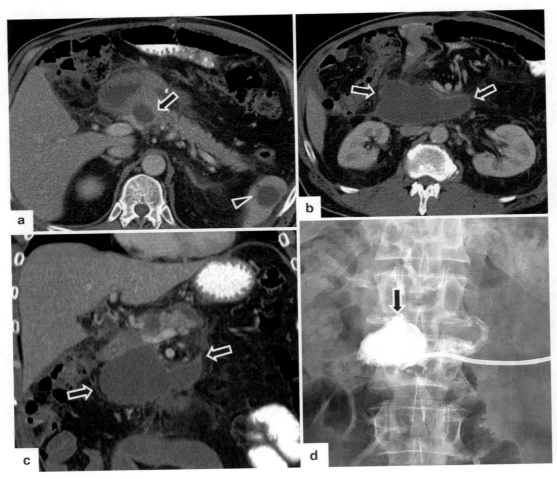

图19.26 胰腺十二指肠切除术并发腹内脓肿。62岁男性患者，2周前行保留幽门的胰十二指肠切除术史。因发热、腹痛急诊。增强CT横断面（a，b）和冠状面（c）图像显示在肠系膜血管和主动脉、下腔静脉（箭标所示）之间存在大量腹膜后积液，并偶然发现一个脾脏囊肿（a，箭头所示）。CT引导下在该位置放置一根8-French APD导管，抽出约100 ml脓性液体。抽取液的培养结果显示有大量大肠埃希菌生长。患者接受抗生素治疗，并每6 h用盐水溶液冲洗导管。1周后进行脓腔显影（d）显示胰床上愈合良好的腔（箭标所示）

19.2.5.6　出血（图19.27）

- **急性出血**：（在第1个24 h内）通常是由于术中止血不充分或胰十二指肠下动脉线结脱落，偶尔可能发生在吻合口处。
- **其他原因**：应激性溃疡或因凝血功能紊乱导致腹膜后创面弥漫性渗血。
  - — 治疗措施：输血，纠正凝血功能或对可能发生的血栓做血管造影评估。如果所有这些措施无效，则需要进一步的手术探查。

- **晚期出血**：（术后1~3周）常继发于吻合口瘘而导致腹膜后血管腐蚀出血，或继发于假性动脉瘤、吻合口溃疡。
  - — **治疗措施**：
    - ○ 吻合口出血或假性动脉瘤：血管造影评估和线圈栓塞。
    - ○ 口腔溃疡：质子泵抑制剂（PPI），内镜钳夹或注射肾上腺素。

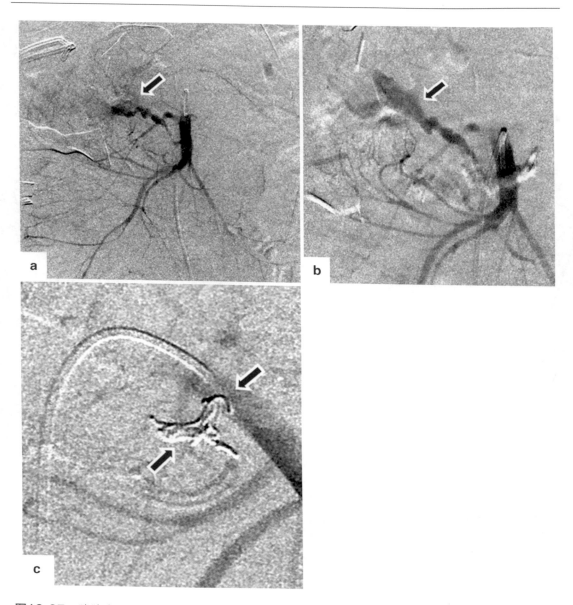

图19.27 胰腺十二指肠切除术并发急性出血。74岁男性患者，有保留幽门的胰十二指肠切除术手术史。患者拔管并转至外科ICU，病情稳定；然而，约2 h后，患者精神状态改变且血压显著下降。红细胞比容从31%下降至19%。患者行腹部血管造影。选择性造影SMA（**a，b**）显示造影剂从胰十二指肠下动脉（箭标所示）外渗。荧光镜图像（**c**）显示用3 mm和4 mm线圈（箭标所示）栓塞该动脉。随后，患者病情逐渐稳定，最后顺利出院

19.2.5.7 急性胰腺炎（图19.28）

- 非常罕见的并发症。
- 与急性胰管狭窄有关。

- 胰管细且无相关的慢性改变，该并发症发生率较高。

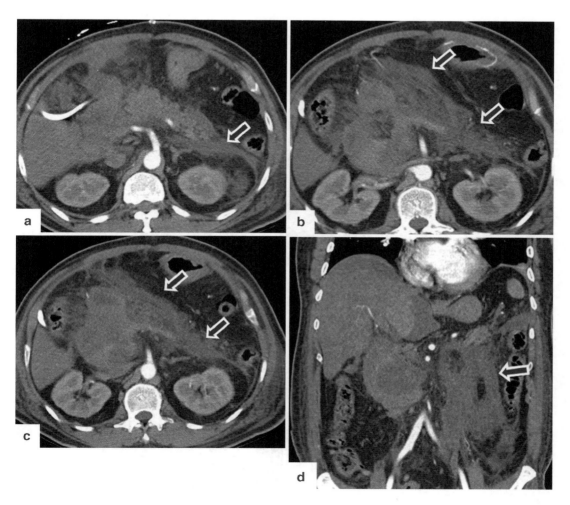

图19.28 胰腺十二指肠切除术并发急性胰腺炎。61岁男性患者，3天前行Whipple术，持续心动过速。胸部增强CT检查排除肺栓塞。腹部增强CT横断面（a~c）和冠状面（d）图像显示胰体尾部周围明显的炎性改变，累及小肠系膜（箭标所示）。这些表现提示急性胰腺炎

19.2.5.8　吻合口边缘溃疡

（图19.29，图19.30）

- 少见并发症。
- 可在外科手术后数年发生。
- 发生于十二指肠空肠吻合或胃空肠吻合。
- 可能与消化道出血或严重的炎症反应导致继发性输入袢或输出袢梗阻有关。

- 上消化道内镜检查是诊断这种并发症的最佳方法。

要点

- 建议在胰十二指肠切除术后每日服用质子泵抑制剂（PPIs），避免发生十二指肠空肠吻合口溃疡或胃空肠吻合口溃疡。

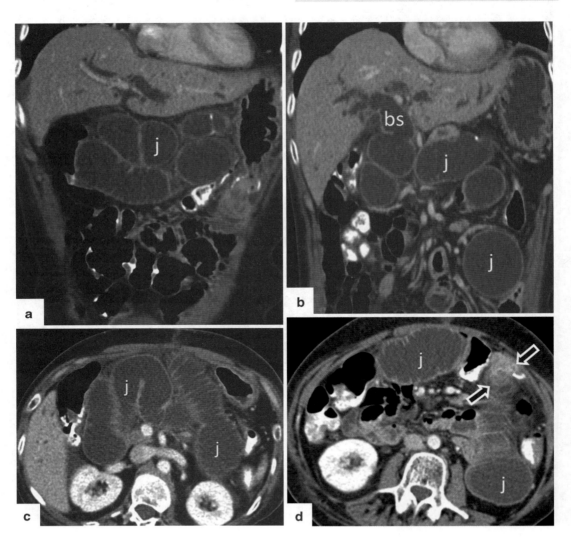

图19.29　胰腺十二指肠切除术并发慢性吻合口边缘溃疡。61岁女性患者，3年前行保留幽门的胰十二指肠切除术。患者出现腹胀和胆管炎的体征。增强CT冠状面（**a**，**b**）和横断面（**c**，**d**）图像显示输入袢明显扩张，内有液体积聚（j）至十二指肠空肠吻合水平，在这个位置可见到模糊的软组织块（箭标所示）。此外，可见肝内和肝外胆管（bs所示）的扩张。行剖腹探查术

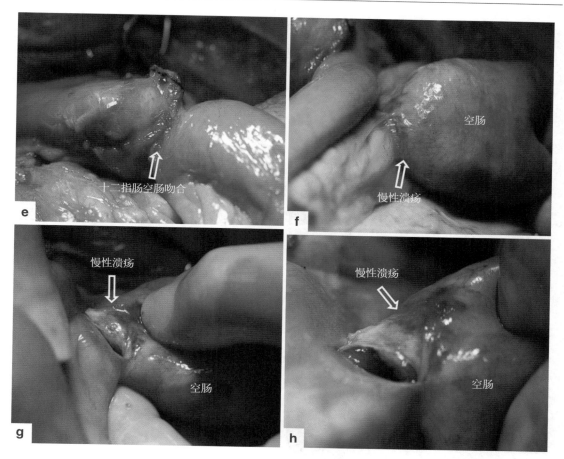

图19.29（续）　十二指肠空肠吻合的术中照片（e）。术中照片（f~h）确定空肠输入袢梗阻且十二指肠空肠吻合口处（箭标所示）见严重局部炎症反应，在此水平可见慢性溃疡的存在（箭标所示）

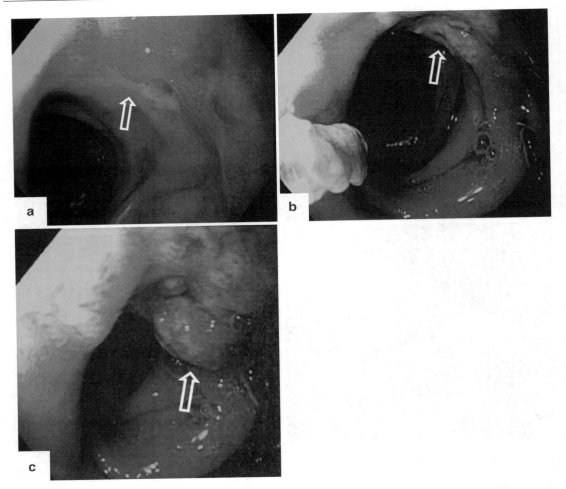

图19.30 胰十二指肠切除术并发慢性吻合口边缘溃疡。51岁女性患者，有慢性胰腺炎史，4年前行Whipple术。近期出现5次上消化道出血，需要多次上消化道内镜检查和输血治疗。上消化道内镜检查（**a~c**）照片显示在十二指肠空肠吻合口处（箭标所示）的大溃疡。行远端胃大部切除术、迷走神经离断术和胃-空肠重建

19.3 胰体尾切除术（图19.31）

- 切除胰体和胰尾部至肠系膜上动静脉的左侧，保留或不保留脾脏。
- 该手术可开腹或通过腹腔镜进行。
- 这种手术方式约占所有胰腺手术的25%。

> **要点**
> - 对于胰体和胰尾部的恶性肿瘤，应行胰体尾脾切除术，旨在保证切缘阴性以及取到至少15个区域淋巴结。
> - 对于延伸至脾门的良性肿瘤应行胰体尾脾切除术，避免损伤脾血管；对于有明显炎症的囊性或良性实体瘤也应该行胰体尾脾切除术，因为此时胰腺远端边界不清。
> - 对于胰体和胰尾部小的神经内分泌肿瘤，多为良性或癌前病变，应尝试进行保留脾脏的胰体尾切除术。
> - 保留脾脏的好处之一是减少围术期感染和避免术后脓毒症综合征。

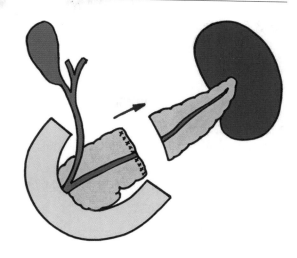

图19.31 胰体尾脾切除术示意图

19.3.1 适应证

恶性疾病：
- 胰腺导管腺癌
- 神经内分泌肿瘤
- 胰腺转移瘤

癌前病变：
- 黏液性囊性肿瘤
- 实性-假乳头状肿瘤
- 导管内乳头状黏液性肿瘤（IPMN）

良性疾病：
- 慢性胰腺炎
- 胰腺假性囊肿
- 胰腺创伤伴主胰管破裂

> **要点**
> - 如果能早期发现，8%~10%患者的胰腺体部和尾部的导管腺癌可切除。

19.3.2 术前注意事项

影像学表现

- 高分辨率胰腺CT应用于显示肿瘤的大小、位置以及与周围结构的关系。
- 超声内镜是用于了解肿瘤特性（囊、实性）很好的工具，并且可以评估肿瘤与门静脉、脾静脉的关系。
- MRCP和ERCP是用于评估主胰管受肿瘤侵犯的影像学检查方式。

免疫

- 胰体尾脾切除术前2周，应进行荚膜细菌的术前疫苗接种。
- 也可以在术后2周给予。

抗生素

- 术前1 h内给予单次剂量的第2代头孢类抗生素。

19.3.3 手术技巧

- 在高度怀疑恶性病变时，通常建议进行腹腔镜检查以发现术前影像学检查中无法检测到的转移性病变。

开放手术技术（图19.32）

体位

- 患者取仰卧位或部分右侧卧位。

入路

- 最常使用上腹部正中切口，或左侧肋缘下切口向右侧延伸跨过中线。
- 探查腹部4个象限是否有局部扩散或远处转移后，放置固定牵开器。
- 探查横结肠系膜和Treitz韧带，以了解肿瘤直径大小。

暴露和松动

- 找到胃结肠韧带，以超声刀或类似器械切断，进入小网膜囊。
- 分离网膜，从脾曲至肝曲。如有可能，应保存胃网膜血管。
- 分离胃大弯，结扎并离断脾胃韧带。
- 在保脾手术中，只结扎一半胃短血管。
- 胃后壁从胰腺的前表面游离下来，并向上提拉。
- 横结肠/脾结肠韧带向下牵拉，暴露胰腺前表面。
- 胰腺的前表面暴露后，游离胰腺体部和尾部下缘，注意保护肠系膜下静脉。
- 分离胰腺体部和尾部上缘，该上缘在脾动脉水平之上。进行胰腺触诊确定病变位置。
- 在不保留脾脏的手术中，脾动脉在其起源处结扎。在结扎前，应当在脾动脉上放置夹子，然后术者触摸肝动脉搏动，确保结扎正确的血管。
- 游离脾脏与膈面和后腹膜（脾肾韧带）的黏连，进行内侧松解。
- 在胰腺颈部和体部横断处结扎胰腺上下缘血管，结扎脾静脉并分离。
- 然后用Bovie烧灼器切断胰腺，将标本进行病理学检查。
- 近端胰管在切缘处用5-0 prolene线做"8"字缝合式闭合。
- 胰腺残端以2-0 丝线做间断垂直褥式缝合，行"三明治式闭合"。

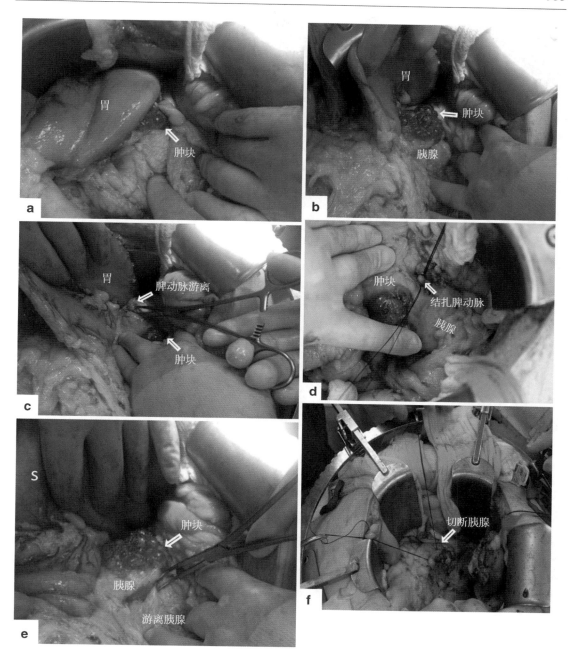

图19.32 开放胰体尾切除术照片（**a~h**）。照片显示进入小网膜囊后的胰体部（**a**，**b**），暴露和结扎脾动脉（**c**，**d**），游离胰腺（**d**），切断胰腺（**f**）

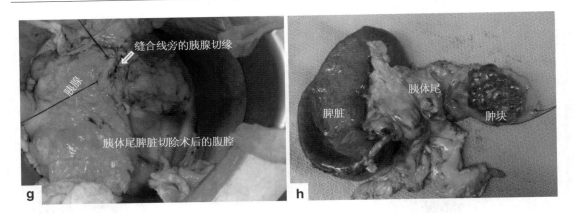

图19.32（续） 照片显示残腔（g）和切除的手术标本（h）

胰体尾切除术（腹腔镜手术）

- 该手术方式需打4~5个孔（图19.33）。
- 2个大孔用于内镜和闭合器，2~3个较小的孔用于牵拉和分离设备。
- 手术于腹部脐上方做一个切口，可置入一个10mm的内镜。
- 将筋膜解剖出来，准备2个UR6 vicryl针，然后切开筋膜。
- 随即进入腹腔，放置Hasson钝头套管针。
- 然后用二氧化碳（CO_2）气体将腹内压充至15 mmHg。
- 在达到气腹并评估转移情况后，打2个5 mm的孔。一个在剑突下；另一个在右肋缘下区。10 mm孔放置在左肋缘下区。此外，还可在左下腹再打一个5 mm孔。
- 通过胃结肠韧带进入小网膜囊。
- 通过小网膜囊探查胰腺。线性腹腔镜超声可用于评估切缘及肝脏小转移结节。
- 进一步贴近胰腺，切断胃短血管。
- 松解结肠脾曲，暴露胰腺下缘。从胰腺下缘到脾下极切开后腹膜，从后腹膜上松解胰腺。
- 由中心向边缘进行分离。
- 如果拟行脾切除术，胰腺后方完全游离后，脾动脉和脾静脉可以分离出来，用血管闭合器离断或在外科夹之间离断。
- 若进行保留脾脏的手术，脾血管可以保留。需要分离和凝结脾动、静脉来源的胰腺分支。即使结扎脾动脉和脾静脉，脾脏也可以保留，只要保留胃短血管即可。
- 使用血管闭合器切断胰腺。
- 如果要移除脾脏，需要切断脾脏韧带。
- 然后将endo-GIA袋通过脐部孔置入。
- 将整个样本置于取物袋中，通过延长12 mm套管针孔或做Pfannenstiel切口取出。
- 脾脏可以在袋子内粉碎，以允许通过较小的切口取出。

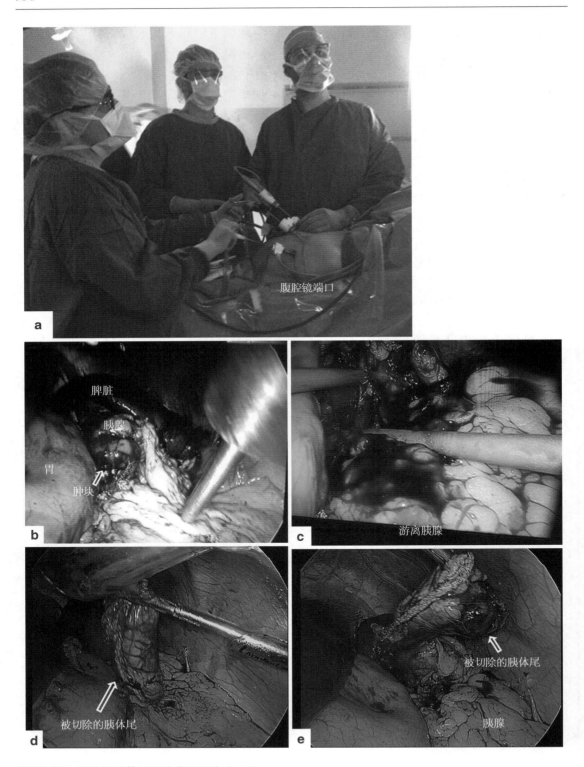

图19.33 腹腔镜胰体尾切除术的照片（a~i）

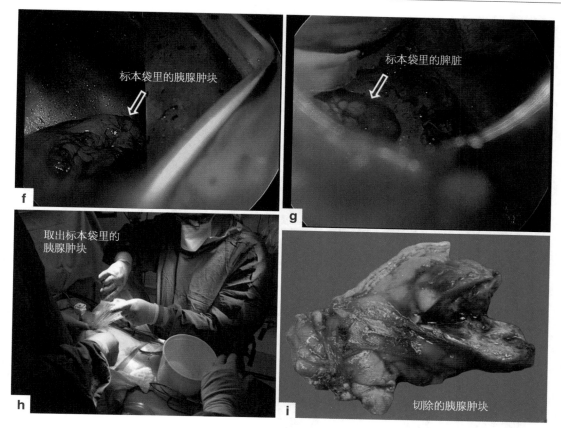

标本袋里的胰腺肿块

标本袋里的脾脏

f

g

取出标本袋里的
胰腺肿块

h

切除的胰腺肿块

i

图19.33（续）

术后并发症（DP）
- 死亡率<5%。

19.3.3.1　胰瘘（图19.34）
- 胰瘘是致病率和死亡率的重要原因，发生率可高达40%。
- 8%~9%的病例可新发胰岛素依赖性糖尿病。

19.3.3.2　其他并发症
- 腹腔脓肿（图19.35）。
- 腹腔出血。
- 血小板增多症（与脾切除术相关）。用低剂量乙酰水杨酸治疗（ASA）。
- 8%~9%的病例可新发胰岛素依赖性糖尿病。

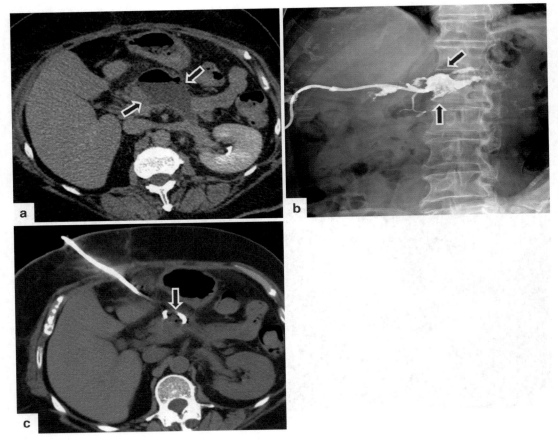

图19.34 胰体尾切除术并发胰瘘。63岁女性患者，有胰体尾切除术史。入院后8天出院。随后主诉高热。增强CT横断面（**a**）图像显示在胰床处（箭标所示）有大量边界清晰的包裹性积液，其内有气液平面。该积液在CT引导下进行穿刺。脓腔显影（**b**）显示不规则积液（箭标所示）。3周后随访，CT横断面（**c**）图像显示胰腺积液的完全吸收，可见胰床处（箭标所示）的猪尾引流管

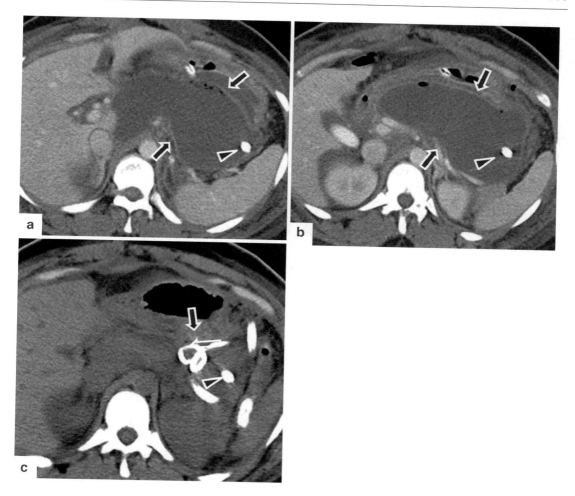

图19.35 胰体尾切除术并发腹腔脓肿。19岁女性患者，因腹部创伤导致胰体部断裂行胰体尾脾切除术。主诉腹痛和发热。实验室检查显示白细胞显著升高。增强CT横断面（a，b）图像显示在胰床处（箭头所示）有大量积液伴有多个小气泡，提示腹腔脓肿。可见脓腔积液内有引流管通过。CT引导下放置一个10F APD导管，抽出200 ml脓液。2周后随访腹部平扫CT显示腹膜后积液已完全吸收

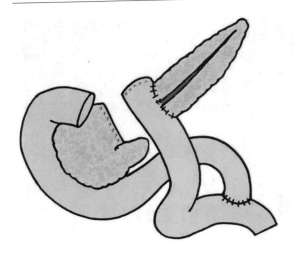

图19.36 胰腺节段切除术示意图

19.4　胰腺节段切除术

（图19.36）

- 胰腺的节段性切除是指切除胰颈、胰体部良性或低度恶性肿瘤，而保留胰头和胰尾部。
- 主要优点：保留胰腺的内分泌和外分泌功能，保留脾脏。
- 缺点：相比于其他胰腺手术方式，胰瘘发生率更高。

19.4.1　适应证

低度恶性肿瘤

- 非侵润性导管内乳头状黏液性肿瘤（IPMNs）。
- 黏液性囊性肿瘤。
- 实性-假乳头状肿瘤。
- 神经内分泌肿瘤。

良性病变

- 浆液性囊性肿瘤。
- 局灶性慢性胰腺炎。
- 局部创伤性病变。

19.4.2　手术技巧（图19.37）

- 正中切口，右肋缘下切口向左延伸，或双侧肋缘下切口。
- 探查腹部4个象限是否有局部扩散、远处转移或肠系膜血管包绕后，放置固定牵开器。
- 解剖出胰腺下缘的肠系膜上静脉，从腺体充分游离。
- 打开肠系膜上静脉前方间隙，向头侧分离至脾静脉汇合处。
- 解剖出胰腺上缘头侧的肝动脉。
- 分离胰腺上缘与肝动脉之间的组织，暴露门静脉。
- 解剖门静脉前方间隙，直至遇到尾管。
- 在胰颈部上下缘各做一个垂直褥式缝合，需缝到足够胰腺组织，结扎该部位间质中主要的胰腺动脉。
- 横断胰腺组织。
- 翻起胰体部，分离后腹膜的黏连。
- 从脾脏血管上分离下胰腺。
- 使用手术刀切断远端胰腺，"8"字缝合止血。
- 如果术中冷冻切片确定切缘阴性，则将胰腺残端与空肠做Roux-en-Y吻合或直接与胃后壁吻合。
- 如果切缘为阳性，应行胰十二指肠切除术或胰体尾切除术。

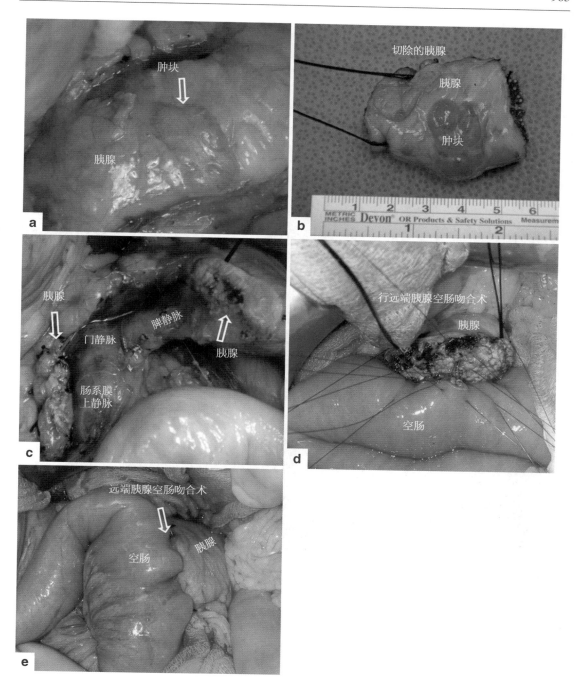

图19.37　胰腺节段切除术的照片。图（a）显示进入小网膜囊后的一个胰体部肿块（箭标所示）；图（b）切除的手术标本；图（c）胰腺肿块切除后留下的空腔；图（d）显示远端胰腺空肠吻合术；图（e）已完成的胰腺空肠吻合术

19.4.3　术后并发症

● 胰瘘，最常见的并发症（图19.38）。

● 腹腔脓肿。

● 动脉出血（假性动脉瘤，胃十二指肠动脉（GDA）（图19.39）。

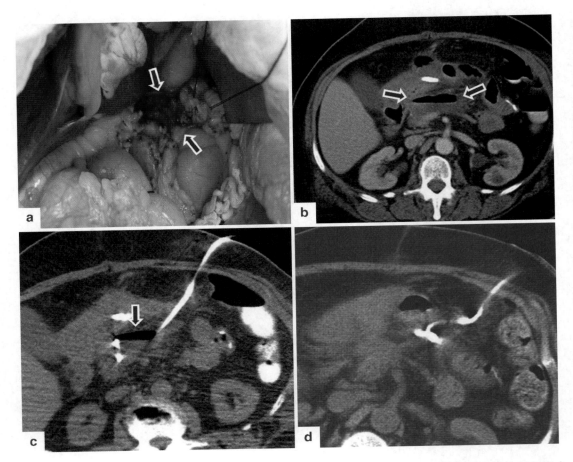

图19.38　胰腺节段切除术并发胰瘘。57岁女性患者，5天前因胰腺良性肿瘤行胰腺节段切除术（**a**），患者出现高热和白细胞数升高。增强CT横断面（**b**）图像显示胰床处大量积液伴气液平面（箭标）。该积液在CT引导下经皮穿刺引出。增强CT横断面（**c**）图像显示猪尾导管位于积液中（箭标所示）。抽取液检查结果提示高浓度淀粉酶。3周后随访增强CT横断面（**d**）图像显示胰瘘完全吸收

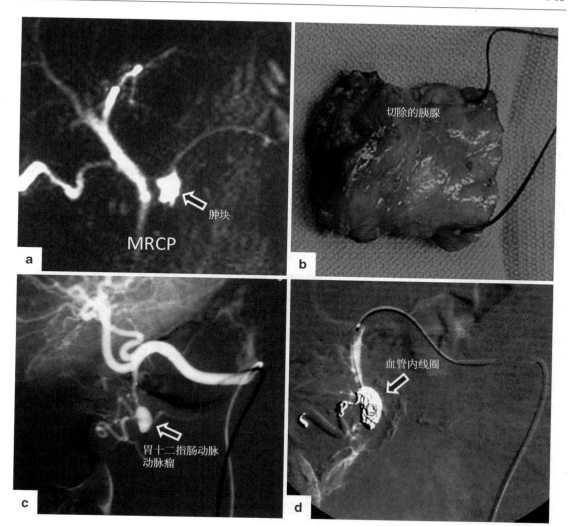

图19.39 胰腺节段切除术并发假性动脉瘤。50岁男性患者，MRCP（**a**）图像上可见胰腺囊性占位（箭头所示），4周前行胰腺节段切除术（**b**）。患者因黑便、不适及心动过速来医院急诊。实验室检查示低血红蛋白和低血细胞比容。上消化道内镜检查显示十二指肠第2部分来源的活动性出血，病因不清。行腹部血管造影。选择性造影肝动脉（**c**）显示来自胃十二指肠动脉的假性动脉瘤（箭标所示）。该假性动脉瘤成功用多个血管内线圈栓塞（**d**）（箭标所示）

19.5 剜除术

- 在此手术方式中，肿瘤从胰腺上剜除，不切除明显的胰腺组织。

- 该手术方式可在经腹或腹腔镜下进行。

19.5.1 适应证

- 针对直径<2 cm的神经内分泌肿瘤（胰岛

素瘤）或小的良性囊性肿瘤。

- 对于病变直径＞2 cm或存在淋巴结转移或肿块靠近胰管、胆管的患者，不应选择该手术方式。

19.5.2 手术技巧（图19.40）

- 做术中超声检查判断肿瘤与胰管的位置关系。
- 使用手术刀或电刀直接在肿瘤周围胰腺实质处进行切割。
- 使用钝性分离、双击电凝、小夹子、缝合等方法分离胰腺组织，暴露肿瘤。
- 做一个简单缝合或"8"字缝合穿过肿瘤组织，以便剜除。
- 从周围胰腺实质游离肿瘤组织，靠近胰管处避免使用能量器械，防止胰管损伤。
- 肿瘤剜除后，根据需要使用电凝或prolene线缝合止血。
- 在剜除部位放置引流管。

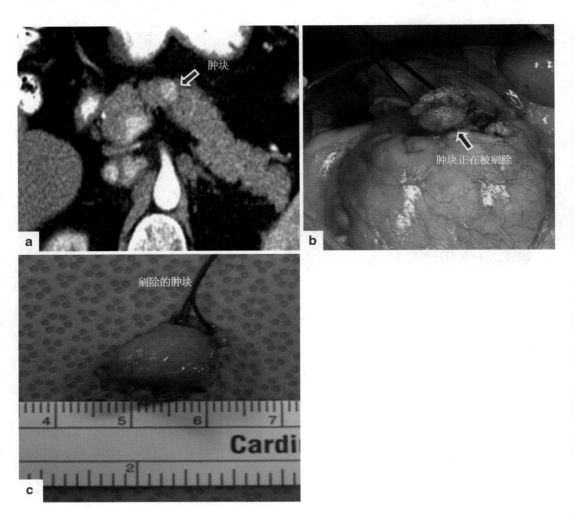

图19.40 肿瘤剜除。增强CT横断面（**a**）图像显示胰体部一个小的富血供肿块（箭标所示）。术中照片（**b**）显示肿块剜除过程（箭标所示）。照片（**c**）显示剜除的肿块

19.5.3 术后并发症

- 胰腺渗漏。
- 腹腔出血。
- 腹腔内脓肿。

19.6 全胰切除术

- 全胰切除术是指胰腺全部切除，适用于

胰腺的良性、交界性和恶性疾病（图19.41）。

- 该手术方式导致胰腺内、外分泌功能不足，而带来终身的代谢并发症。
- 与其他胰腺手术方式相比，恶性肿瘤的全胰切除术并未显示出任何生存期优势。

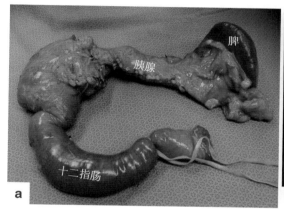
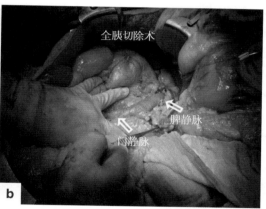

图19.41 来自全胰切除术的照片。(**a**)显示胰腺、十二指肠、近端空肠和脾；(**b**)显示术后遗留的空腔

19.6.1　适应证

恶性疾病
- 胰腺的多灶性腺癌。
- 多灶性或大范围的神经内分泌肿瘤。
- 遗传性胰腺癌。

癌前疾病
- 多灶性导管内乳头状黏液性肿瘤（IPMNs），伴交界性改变。

良性疾病
- 慢性胰腺炎伴有难治性疼痛和胰管阻塞。

19.6.2　手术技巧

入路
- 从剑突上到肚脐下的正中切口，向左延伸的右肋缘下切口或双侧肋缘下切口。
- 探查腹部4个象限是否有局部扩散、远处转移或肠系膜血管包绕后，放置固定牵开器。

暴露和松动
- 松动右侧结肠和结肠肝曲，暴露十二指肠第二部分。
- 对十二指肠和胰头部做扩大的Kocher切口，以更好地暴露下腔静脉和腹主动脉，提供更好的下腔静脉和主动脉的暴露。

- 分离胃结肠韧带，进入小网膜囊，暴露胰腺。
- 松解横结肠系膜的黏连，游离胰腺下缘。
- 解剖胃肠干找到肠系膜上静脉。
- 游离肠系膜上静脉前方。
- 使用Cushing静脉牵开器，抬起胰腺颈部，游离肠系膜上静脉至与门静脉融合处。
- 在胰腺上方，解剖出肝脏血管系统，评估肿瘤侵犯情况。

横断
- 胆囊切除术后，进行肝十二指肠韧带的淋巴结切除术，同时仔细解剖胆总管和肝总动脉。
- 分离出胃十二指肠动脉，结扎并离断，以便在胰腺上边缘解剖门静脉。
- 离断脾肾韧带，将脾脏和胰尾部向内侧翻转，单独结扎脾血管。
- 松解胃的远端部分并切断。
- 如果做保留幽门的手术，在幽门下方约2cm，直线切割闭合器切断十二指肠。
- 十二指肠空肠曲位于Treitz韧带，将其从后腹膜游离下来。
- 十二指肠空肠曲远端10~15cm，离断肠系膜内血管后，切断小肠。在肠系膜内的血管和随后的小肠分开。
- 胰腺、远端胃、十二指肠和脾脏整块移除，行肝管空肠端侧吻合，然后将胃与空肠做2层吻合。

19.6.3 术后并发症

19.6.3.1 糖尿病
- 胰高血糖素和胰岛素完全缺乏。
- 增加对胰岛素的敏感性（缺乏糖异生）。
- 胰岛素治疗后发作性餐后低血糖。
- 细致的胰岛素方案下控制良好。

19.6.3.2 外分泌功能不全
- 完全缺乏胰酶导致脂肪和碳水化合物的吸收不良。
- 临床表现为脂肪泻。
- 需要高能量饮食、脂溶性维生素和大量胰酶补充剂。

19.6.3.3 脂肪肝和肝衰竭
- 缺乏糖异生会增加肝脏脂肪沉积。
- 建议定期复查肝功能。

19.6.3.4 吻合口边缘溃疡或消化性溃疡
- 继发于空肠暴露于胃酸和缺乏碳酸氢盐分泌，需要质子泵抑制剂治疗。

19.7 胰腺空肠侧侧吻合术
（图19.42）

- 胰腺空肠侧侧吻合术是一种简单、安全的手术方式。
- 已被证实可以有效改善慢性胰腺炎患者的顽固性疼痛。
- 致病率低，死亡率为0~5%。

19.7.1 适应证

- 慢性胰腺炎伴难治性疼痛。
- 慢性胰腺炎伴胃十二指肠动脉左侧的主胰管梗阻、扩张。
- 胃十二指肠动脉左侧胰腺的炎症性疾病。

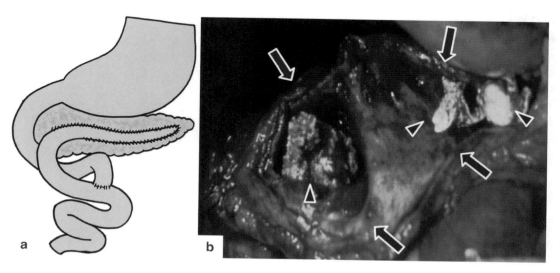

图19.42 胰腺空肠侧侧吻合术示意图（a）。术中照片（b）显示纵向打开的主胰管（箭标所示）。注意胰管内存在多个胰腺结石（箭头所示）

要点

- 施行这类手术，胰管直径应＞1 cm。

- 胰管侧向打开的程度取决于术前和术中超声影像。
- 对于远离胰腺头部的灶性狭窄，导管于GDA的左侧打开，并延伸到无狭窄的区域。

19.7.2　手术技巧

入路

- 取腹部双侧肋下切口。体型较瘦的患者可选择上腹部正中切口。
- 在探查腹部4个象限后放置固定牵开器。

暴露和松解

- 分离胃结肠韧带，进入小网膜囊。
- 分离大网膜，左至结肠脾曲，右至结肠肝曲。尽量保留胃网膜血管。
- 从胰腺前表面游离胃后壁，并向上提拉。
- 向下牵拉结肠脾曲，暴露胰腺前表面。
- 完全暴露胰腺前表面，触诊探查主胰管扩张位置及胰管结石位置。
- 用19号注射器抽吸清亮液体，找到扩张胰管。

打开胰管

- 进入部位做针尖样大小电凝标记，并纵向切开。

胰腺空肠侧侧吻合术

- 选择一段40~60 cm的小肠，作Roux-en-Y吻合，从横结肠系膜穿过，放置于靠近胰管侧口打开的位置。
- 近端吻合肠袢，做纵向切口，长度与胰管侧口相一致。
- 用4-0缝线或单股5-0 prolene线单层缝合胰肠吻合口下缘。
- 用4-0缝线或单股5-0 prolene线连续缝合或间断缝合胰肠吻合口上缘。
- 在小网膜囊内放置密闭的负压引流管，控制瘘。

19.7.3　术后并发症

- 胰瘘（＜5%）。
- 腹腔内脓肿。

19.8 教学要点

胰十二指肠切除术（PD）

标准PD：切除十二指肠，起始部15cm的空肠、胰头、胆总管、胆囊和远端胃窦

保留幽门的PD：保留胃窦，幽门和近端2~3cm的十二指肠

适应证：

恶性疾病（胰腺癌、十二指肠癌、胆总管癌或壶腹癌）

良性疾病（壶腹周围肿瘤、十二指肠肿瘤、交界性IPMN、慢性胰腺炎、胰头创伤）

术后并发症：

胃排空障碍（最常见）、胰瘘和腹腔内脓肿（常见）。其他：胆瘘、十二指肠空肠吻合口瘘、胃肠吻合口瘘、出血及吻合口边缘性溃疡

胰体尾切除术

切除肠系膜上血管左侧的胰腺体部和尾部，伴有或不伴有脾切除术

适应证：

恶性疾病（胰腺癌、恶性神经内分泌肿瘤）

癌前疾病（黏液性囊性肿瘤、实性–假乳头状肿瘤，IPMN）

良性疾病（慢性胰腺炎、胰腺假性囊肿、神经内分泌肿瘤、胰管破裂的胰腺创伤）

术后并发症：

胰瘘、腹腔内脓肿或出血

胰腺节段切除术

节段性切除胰腺

适应证：

低度恶性肿瘤（无侵润性IPMN、黏液性囊性肿瘤、实性–假乳头状肿瘤和神经内分泌肿瘤）

良性病变（浆液性囊性肿瘤和慢性胰腺炎）

术后并发症：

胰腺渗漏、腹腔内脓肿和出血

肿瘤剜除术

在该手术中，肿瘤从胰腺上剜除下来，不切除明显胰腺组织

适应证：

<2cm的小胰岛素瘤或小的良性囊性病变

术后并发症：

胰瘘、腹腔内脓肿和出血

全胰切除术

切除全部胰腺

适应证：

恶性疾病（多灶性腺癌、多灶性恶性或交界性IPMN、遗传性胰腺癌）

良性疾病（慢性胰腺炎）

术后并发症：

糖尿病、外分泌功能不全、脂肪肝和肝衰竭、吻合口边缘性溃疡或消化性溃疡

胰腺空肠侧侧吻合术

纵向切开的胰腺前表面与胰管，与行纵向切口的空肠做Roux-en-Y吻合

适应证：

慢性胰腺炎伴有难治性疼痛，慢性胰腺炎伴有胃十二指肠动脉左侧主胰管梗阻、扩张

术后并发症：

胰瘘和腹腔积液

推荐参考文献

Casadei R, Ricci C, Antonacci N, Minni F. Indications and technique of central pancreatectomy. In: Siquini W, editor. Surgical treatment of pancreatic diseases. Milan: Springer; 2009. p. 329–36.

Ceppa EP, Pappas TN. Modifi ed puestow lateral pancreaticojejunostomy. J Gastrointest Surg. 2009;13(5):1004–8.

Heidt DG, Burant C, Simeone DM. Total pancreatectomy: Indications, operative technique, and postoperative sequelae. J Gastrointest Surg. 2007;11(2):209–16.

Iacono C, Bortolasi L, Serio G. Indications and technique of central pancreatectomy-early and late results. Langenbecks Arch Surg. 2005;390(3):266–71.

Kulu Y, Schmied BM, Werner J, Muselli P, Buchler MW, Schmidt J. Total pancreatectomy for pancreatic cancer: Indications and operative technique. HPB (Oxford). 2009;11(6):469–75.

Wolf AM, Lavu H. Pancreaticoduodenectomy and its variants. Cancer J. 2012;18(6):555–61.

胰腺移植 20

目录

20.1　自测

1. 下列哪项是胰腺移植最常见的类型？

   a. 胰岛细胞移植

   b. 独立胰腺移植

   c. 肾移植后的胰腺移植

   d. 肾脏–胰腺同期移植

   e. 以上都不是

2. 关于手术技术，下列哪项是正确的？

   a. 弃十二指肠取得胰腺同种异体移植物

   b. 静脉引流至循环系统导致高C-肽血症

   c. Y形移植物由供体的腹腔干和肝、脾动脉组成

   d. 胰腺分泌物的膀胱引流为常用操作

   e. 系统的静脉引流具有较少的代谢性并发症

3. 下列哪项在胰腺移植中比在其他实性器官移植中更常见？

   a. 移植排斥

   b. 移植物血栓形成

   c. 反复发作性自身免疫性

   d. 吻合口胰液渗漏

   e. 感染

4. 下列哪项是诊断急性移植排斥的最佳工具？

   a. 尿淀粉酶

   b. 彩色多普勒超声

   c. 超声引导经皮活检

   d. CT检查

   e. MRI检查

5. 在胰腺移植后，患者可以改善下列哪些症状？

　　a. 三酰甘油（甘油三酯）
　　b. 左心室射血分数
　　c. 外周神经病
　　d. 视网膜病变
　　e. 以上所有

正确答案：1. d，2. b，3. b，4. c，5. e。

20.2　概述

- 移植是与肾移植联合治疗1型糖尿病肾衰竭患者的最佳方案。
- 手术步骤包括尸源胰腺整体移植，使用"Y"形移植物进行动脉供血，外分泌液引流至膀胱（图20.1）或胃肠道。
- 该手术的目标是通过提供足够的β细胞当量来恢复患者正常的血糖调控，从而减少糖尿病相关潜在并发症和改善患者的生活质量。

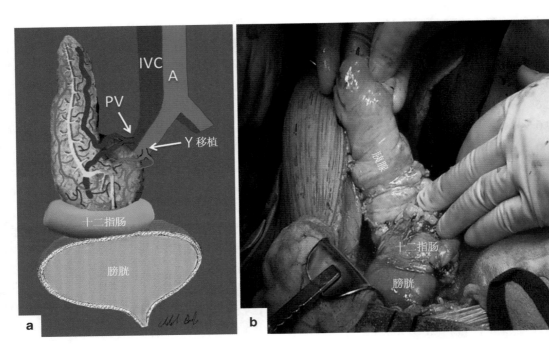

图20.1　示意图（**a**）和术中照片（**b**）显示我院最常见的胰腺移植类型（膀胱外分泌物引流）。主动脉（A），下腔静脉（IVC），门静脉（PV）

20.3　适应证

- 1型糖尿病（T1D）患者伴有继发性并发症风险（如肾病、视网膜病变或神经病）。
- 具有致残或致死的无意识低血糖症状的糖尿病患者。

20.4　胰腺移植的类型

- 最常见胰腺移植类型是胰腺-肾联合移植（SPKT），占胰腺移植75%以上（图20.2）。
- 第2常见的胰腺移植类型是肾移植后的胰腺移植（PAK）（16%）。
- 单独胰腺移植（PTA）是最少见的（7%），一般移植物存活率较低。

20.5　手术流程

20.5.1　胰腺供体处理

- 标准供体操作包括肝脏、双侧肾脏和十二指肠在内的整个胰腺的采集。
- 通过抗生素冲洗（两性霉素B，制霉菌素或稀释的聚维酮碘）置入幽门水平位置的鼻胃管进行十二指肠的消毒。
- 供体腹主动脉的远端用冰冷的晶体保存液冲洗，后用组氨酸色氨酸酮戊二酸盐（HTK）器官保存液或Belzer（UW）器官保存液冲洗。
- 器官冷却并且心胸器官获取团队完成心脏/心肺采集后，即刻将肝脏和胰腺"整体"或单独分离。
- 将胰腺、十二指肠、脾置于盛有Belzer

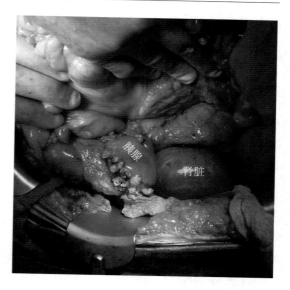

图20.2　同期胰腺和肾移植的术中照片

UW溶液的无菌袋中，保存至准备移植。

20.5.2　后台准备（图20.3~图20.10）

- 将胰腺、十二指肠、脾置于盛有冰冷Belzer（UW）溶液的无菌金属盆中。
- 准备工作从去除胰腺周围的脂肪组织开始。
- 结扎脾动、静脉，去除脾脏。
- 进行膀胱引流时，移植物的十二指肠部分仅保留第2段。
- 十二指肠的近端和远端均用缝合器分开，并吻合（图20.5）。
- 进行肠道引流时，十二指肠保留部分较长，包括十二指肠的第3~4段。
- 最常见的动脉重建技术是从供体中取得自然分叉的动脉，用作动脉"Y"形移植物。
- 最常用的分叉是分流至髂内动脉和髂外动脉的髂总动脉，分别使用6-0丙二烯缝合线与脾动脉和肠系膜上动脉吻合。
- 供体的肠系膜上动脉将供血胰头部，供体的脾动脉将供血胰体尾部。

- 分叉血管节段存储在后台上盛放的Belzer（UW）溶液的容器中。
- 在器官捐献手术期间或在后台，经胰腺边缘整体取得肝脏和胰腺时，将门静脉横断。
- 在后台，门静脉用细线轻柔牵拉，并向肠系膜上静脉（SMV）和脾静脉（SV）的结合部分离解剖，结扎和分离上部胰十二指肠和冠状静脉。

要点

- 如果髂血管不理想或不可用（创伤或动脉粥样硬化），可以使用颈总动脉和锁骨下动脉的头臂干（图20.11）。
- 缩短门静脉具有防止扭结和确保免受周围组织压迫的作用，周围组织的作用类似于龟甲状静脉吻合。

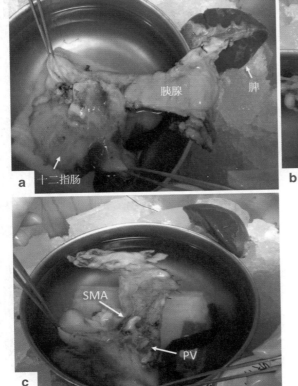
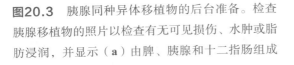
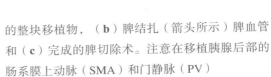

图20.3 胰腺同种异体移植物的后台准备。检查胰腺移植物的照片以检查有无可见损伤、水肿或脂肪浸润，并显示（a）由脾、胰腺和十二指肠组成的整块移植物，（b）脾结扎（箭头所示）脾血管和（c）完成的脾切除术。注意在移植胰腺后部的肠系膜上动脉（SMA）和门静脉（PV）

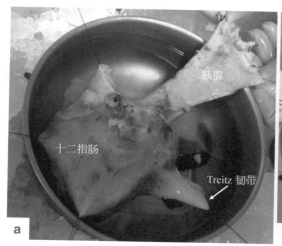

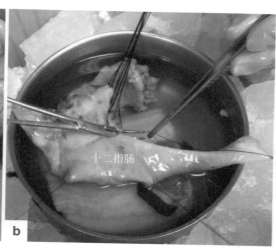

图20.4 准备置入十二指肠。照片（a）显示十二指肠从远端幽门暴露于Treitz韧带附近的十二指肠的第4段和胰体尾部；照片（b）示十二指肠的第 3~4段的解剖。该技术用于形成较短的十二指肠节段

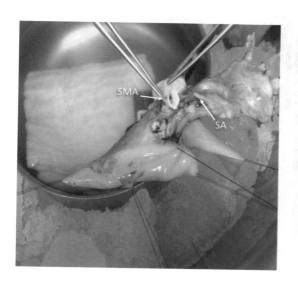

图20.5 胰管。照片示横断的肠系膜上动脉（SMA）和脾动脉（SA）

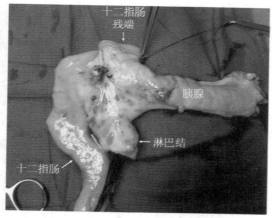

图20.6 十二指肠段准备期间的胰腺。照片（前视图）显示十二指肠以及附着的小肠系膜和淋巴结。并且标注了幽门十二指肠节段（箭标所示）和胰腺

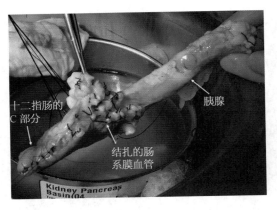

图20.7 胰腺及十二指肠残端和结扎的肠系膜血管。照片显示胰腺的整个长度，十二指肠段的C部分突出（箭标所示）和结扎的肠系膜血管（箭标所示）

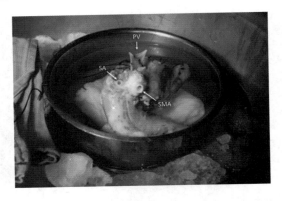

图20.8 胰腺血管。照片显示肠系膜上动脉（SMA）（箭标所示）相对于脾动脉（SA）（箭头所示）和门静脉（PV）（PV）的解剖关系

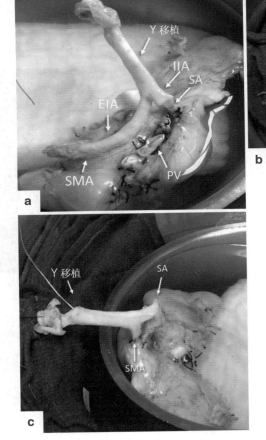

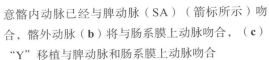

图20.9 用"Y"形移植物重建胰动脉血管系统。照片（a，b）显示"Y"形移植物的解剖结构，由髂总动脉和髂内动脉和髂外动脉组成。注意髂内动脉已经与脾动脉（SA）（箭标所示）吻合，髂外动脉（b）将与肠系膜上动脉吻合，（c）"Y"移植与脾动脉和肠系膜上动脉吻合

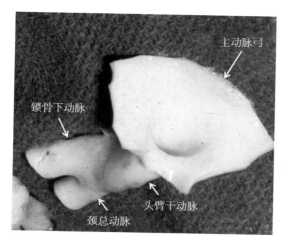

图20.10 头臂干, "Y" 形移植。照片显示头臂干包括主动脉瓣和右颈总动脉和头臂动脉

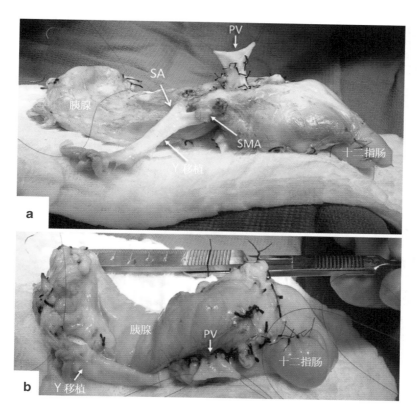

图20.11 重建血管的胰移植物。照片（**a**，**b**）显示胰腺和十二指肠节段，其中 "Y" 形移植物吻合到肠系膜上动脉（SMA）、脾动脉（SA）和门静脉的残端（PV）。门静脉将与髂总静脉进行系统引流和 "Y" 形移植到髂总动脉

20.5.3　受体处理

20.5.3.1　血管吻合术
（图20.11~图20.14）

- 执行受体右侧髂总和髂外静脉的解剖，分离所有髂内静脉分离和髂外动脉。
- 血管钳位于双侧动脉和静脉的近端和远端。

> **要点**
> - 连续放松血管钳，释放每个夹钳以维持胰腺内的止血。

- 含有胰腺内分泌分泌物的静脉出口可通过受体门静脉系统或全身静脉系统排出。
- 门静脉引流技术包括接受者肠系膜上静脉与供体门静脉吻合。

- 体循环静脉引流方案包括供体门静脉与受体髂静脉或下腔静脉吻合。这种方案会导致第一时相胰岛素被肝脏降解，以及高C-肽蛋白血症。
- 然后将"Y"形移植物的供体髂总动脉部分与6-0聚丙烯缝线缝合接受者的髂总动脉或髂外动脉吻合。

> **要点**
> - 高胰岛素血症的缺点是加速动脉粥样硬化、高胆固醇血症和高血压。
> - 与在升高的HbA1c的情况下发生高C-肽蛋白血症的2型糖尿病相反，胰腺移植表现在正常HbA1c下具有高C-肽蛋白血症的独特代谢状态。可以减轻动脉粥样硬化、高胆固醇血症和高血压。

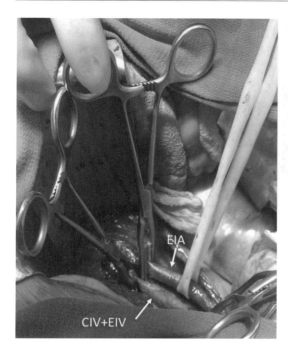

图20.12 胰腺移植物吻合的受体血管。腹膜后切开术后照片显示受体的髂外动脉（EIA）（箭标所示）、髂总静脉（CIV）和髂外静脉（EIV）（箭标所示）

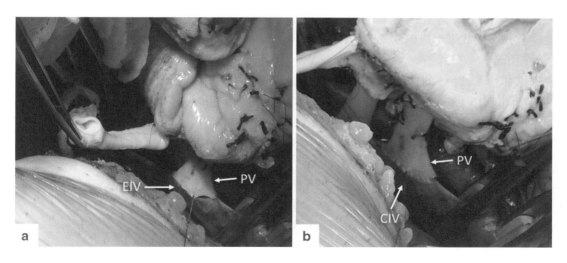

图20.13 受体血管的静脉吻合。术中照片（**a**，**b**）显示与（EIV）（箭标所示）吻合的PV（箭标所示）。用5-0聚丙烯缝线端对端进行吻合

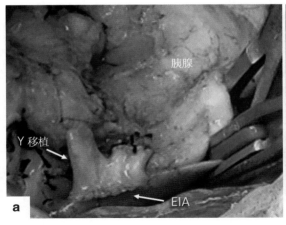

图20.14 受体血管的动脉吻合。术中照片显示（**a**）在"Y"形移植物和EIA之间进行的动脉吻合，以相同的端侧吻合与6-0聚丙烯缝线和（**b**）再灌注的胰腺和十二指肠在"Y"形移植物吻合（箭标所示）

20.5.3.2　外分泌

- 胰腺同种异体移植物可以通过供体十二指肠排入受体的胃肠道（肠道引流），或受体的膀胱（膀胱引流）。
- **肠道引流**
  - 最常用。
  - 供体十二指肠节段和受体小肠的吻合，形成或未形成Roux-en-Y环。
- **膀胱引流**
  - 供体十二指肠的吻合和膀胱的上方（图20.15）。
  - 该技术的主要优点之一是在移植时避免腹内肠道溢液。

- 此外，尿淀粉酶的测量在这种术式下是可行的，可用于监测胰腺移植功能。
- 尿淀粉酶减少50%表明排斥反应发作。并通过经皮活检来确诊。

> **要点**
> - 动脉再灌注后，十二指肠开始充满外分泌物；应尽快进行止血，以尽量减少十二指肠膨胀和潜在的阻塞性胰腺炎。

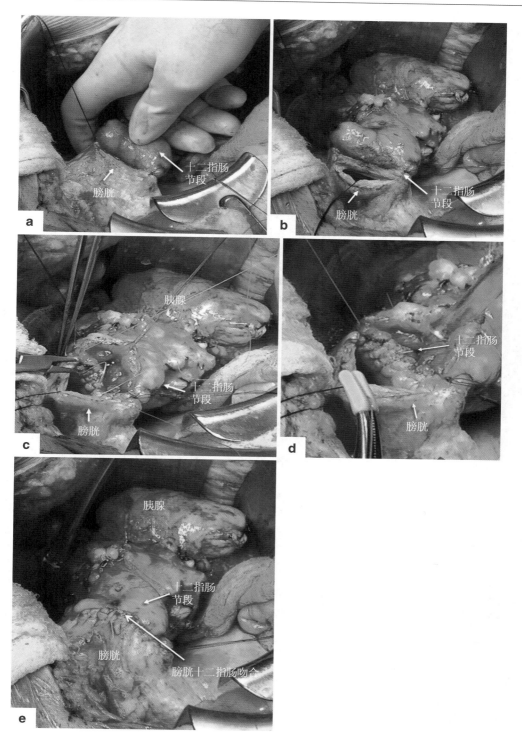

图20.15 囊性十二指肠吻合术。术中照片（**a~e**）显示在十二指肠节段移植物和受体膀胱之间进行的膀胱吻合术。注意膀胱和十二指肠段（**b**）（箭标所示）的初始解剖。使用可吸收的4 Vicryl / 4-OPDS缝合材料（**c, d**），膀胱十二指肠吻合（**e**）（长箭标所示）从一侧到另一侧进行

20.6　影像学检查

20.6.1　超声（图20.16~图20.18）

- 评估移植的胰腺最常用的成像模式。
- 在超声图像中，移植的胰腺相对于相邻脂肪表现为低回声、均匀的软组织结构。
- 双向超声（不确定）对于评估动脉供血［"Y"形移植物及其分支，脾动脉（SA）和肠系膜上动脉（SMA）］和静脉引流［门静脉（PV），脾静脉（SV）

肠系膜上静脉（SMV）］是必要的。
- 在双向多普勒超声上"Y"形移植物和移植动脉显示快速收缩上行和连续舒张血流。门静脉和胰静脉表现出单相波形。

要点

- 移植胰腺的超声评估可能在肥胖患者中或由于腹部气体的存在而受到限制。这种技术可以用作胰周积液引流，或用于活检移植胰腺的引导方法。

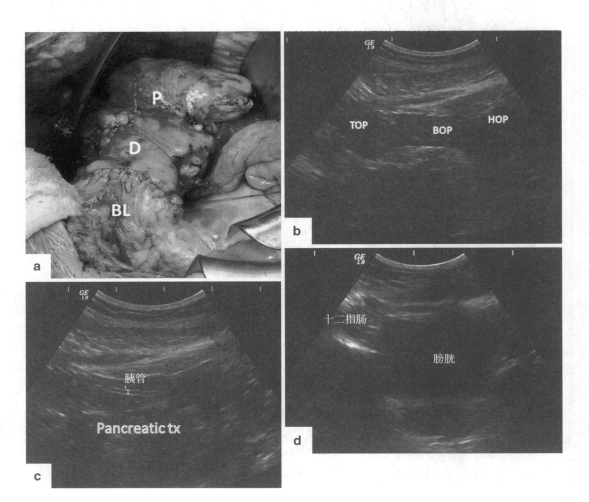

图20.16　超声下的正常胰腺移植。术中照片（a）显示胰腺移植引流入膀胱、胰腺（P所示）、十二指肠（D所示）和膀胱（BL所示）。超声下矢状面（b，c）和横断面图像（d）显示具有外分泌功能引入膀胱的明确指征，均质的低回声胰腺同种异体移植物（胰尾，TOP；胰体，BOP；胰头，HOP）

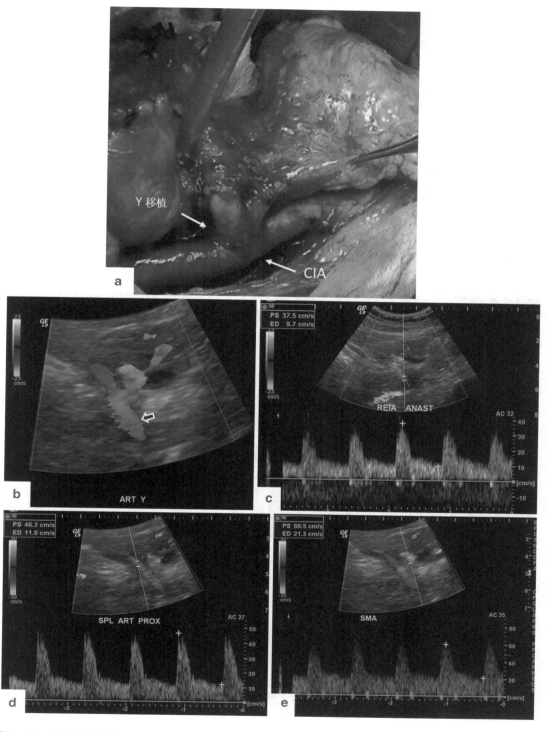

图20.17 胰腺同种异体移植物动脉供应的超声表现。正常 "Y" 形移植物的术中照片（**a**）。彩色多普勒和光谱分析纵向图像（**b~e**）表明 "Y" 形移植吻合右髂总动脉（**b**）（箭标所示）及其分支到脾动脉（**d**）和肠系膜上动脉（**e**）。注意这些动脉中的正常低阻动脉波形（**c~e**）

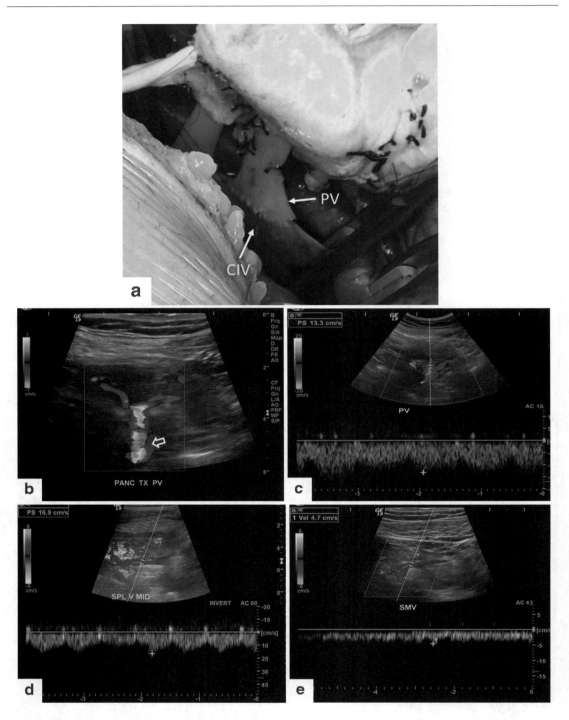

图20.18 超声下胰腺同种异体移植静脉引流。正常门静脉吻合术的术中照片（**a**）。双向超声纵向（**b~e**）图像显示门静脉移植（**b，c**）吻合右髂总静脉（箭标所示）、脾静脉（**d**）和肠系膜上静脉（**e**）。注意这些静脉结构中的单相波形

20.6.2 CT（图20.19）

- 这种成像模式主要用于评估难以通过超声检测的术后并发症。它还可用作引导胰腺移植物的经皮活检或引导经皮导管引流胰周积液。

- 首选平扫CT技术，以避免肾病患者的肾损伤。
- 增强CT用于评估血管异常和胰腺实质强化情况。
- 在CT上，移植的胰腺表现为密度均匀的软组织影，难以与相邻的小肠环区分开。

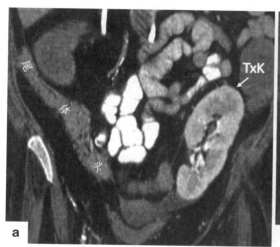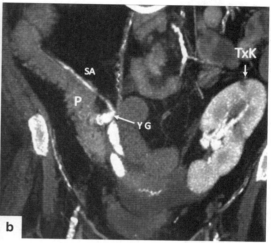

图20.19 胰腺同种异体移植的CT表现。增强CT冠状面（**a**，**b**）图像显示在右下象限中具有均匀密度的胰腺同种异体移植物和在左下象限中的肾移植（TxK所示）。注意：胰腺（P所示）、Y移植物（YG所示）和脾动脉（SA所示）（**b**）

20.6.3 MRI（图20.20）

- MRI和MRA可评估胰腺移植物的动脉和静脉并发症，以及胰腺炎症改变或胰周情况。
- 在T1加权移植的胰腺呈现为具有相对于肝实质的高信号强度的均匀结构。在T2加权胰腺的信号强度介于液体和肌肉之间。在增强的T1图像，胰腺呈均匀强化。寻找血管并发症时，推荐使用增强的动脉和门静脉期。

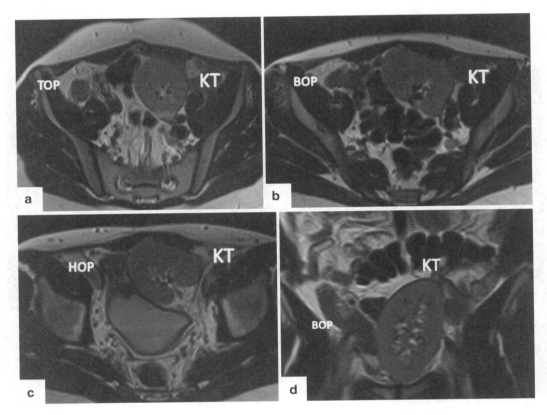

图20.20 胰腺同种异体移植。T2加权单次激发快速自旋回波横断面（**a~c**）、冠状面（**d**）和矢状面（**e**，**f**）图像显示胰腺同种异体移植在右下象限（**a**）TOP，胰腺尾部；（**b**）BOP，胰腺体部；（**c**）HOP，胰腺头部以及肾移植（KT）。注意正常胰腺同种异体移植物和膀胱十二指肠吻合的中间信号强度（**c**，**f**）（箭头所示）

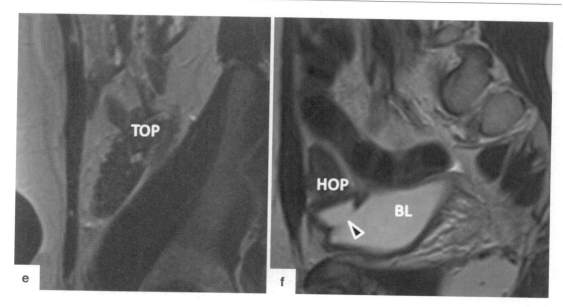

图20.20（续）

20.7 移植后并发症

20.7.1 移植物排斥

- 尽管新型免疫抑制剂已经应用于临床，移植物排斥仍是移植物丢失的主要原因。
- 急性排斥通常发生在移植后1周至3个月，但也可以发生在数年后。
- 通常，膀胱引流胰腺移植患者血清淀粉酶和脂肪酶升高，尿淀粉酶降低。
- 移植物排斥的诊断和类型鉴别，通常由超声或CT引导下进行的经皮活检确诊（图20.21）。
- 常规用于术后维持的免疫抑制方案，包括他克莫司联合霉酚酸酯和使用短期类固醇与抗体诱导免疫抑制。

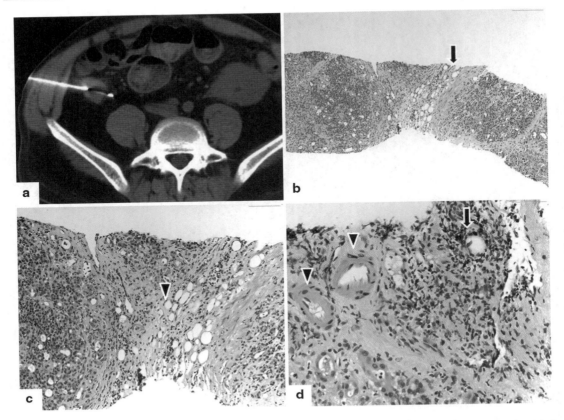

图20.21　胰腺同种异体移植与急性排斥并发症。36岁男性患者，有同期胰腺/肾脏移植史，4年后临床可疑胰腺排斥反应。行CT引导下的经皮活检。增强CT横断面（**a**）图像显示在胰腺内的经皮放置的18号针（箭头所示）。活检组织显微镜下检查（**b**）（HE染色，低倍镜下）显示胰腺实质的小叶结构与纤维带，周围可见炎性反应。（**c**，**d**）（高倍镜下）显示炎性浸润由淋巴细胞（箭头所示）组成明显的慢性炎症（箭标所示），主要是由明显的淋巴细胞浸润小静脉（静脉炎）组成。淋巴细胞延伸至纤维基质并与浆细胞和偶见的嗜中性粒细胞混合。2个小动脉（箭头所示）未见明显炎细胞浸润。结果支持急性排斥反应的诊断

20.7.2　血栓形成

- 属于非常早期的并发症，可能发生在48 h内，通常在移植后24 h内。
- 这是移植失败最常见的技术原因。
- 与膀胱引流术相比，肠引流术中移植物血栓形成更为常见。
- 静脉血栓形成比动脉血栓形成更常见，并可导致移植物坏死（图20.22）。
- 血栓形成的原因是多因素的［捐赠者死亡前供体灌注不足，保存不良，技术或机械问题，免疫问题，败血症和（或）高凝状态］。
- 症状包括高血糖，移植物压痛或肿大；在膀胱引流移植物中，血尿或尿中淀粉酶水平降低。
- 可以使用超声（图20.23，图20.24）、CTA、MRA成像或常规血管造影进行移植物血栓形成的诊断。
- 紧急血栓切除术（图20.25）有小概率挽

救血栓形成的胰腺移植物；然而，胰腺切除术通常需要防止进一步的并发症，例如渗漏或败血症。

- 高凝状态可以通过以下方式识别：
  — 凝血酶原时间（PT）缩短，INR<1，部分凝血活酶时间（PTT）缩短，纤维蛋白原升高，血小板数升高，血细胞比容升高，血脂异常。
  — 凝血事件，高血压和最终术中血栓弹力图（TEG）的临床史，以确认超凝固状态。
- 可以在手术中使用肝素以预防血栓形成。

在2个术后期间使用血小板抑制剂或使用其他抗凝治疗也已被推荐。

> **要点**
>
> - 移植物的静脉血栓形成是最常见的并发症。它由超声多普勒检查后诊断，并且通常不伴有血糖、淀粉酶或脂肪酶的变化。肝素是有效的治疗方法。

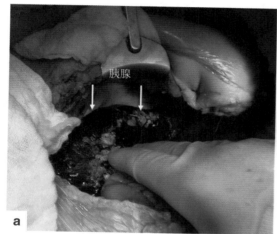
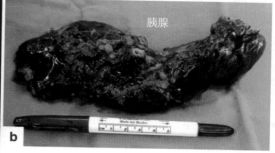

图20.22 胰腺移植术后并发静脉血栓形成的超声表现。术中照片（**a**）和切除的胰腺移植物照片（**b**）显示胰腺完全坏死

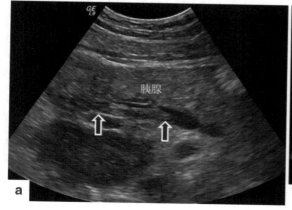
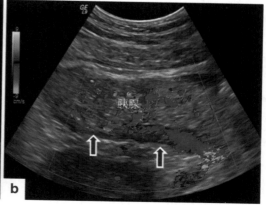

图20.23 胰腺移植术后并发脾静脉血栓形成的超声表现。8岁女性患者，3天前行胰肾移植。彩色多普勒超声矢状面（**a，b**）图像显示部分填充脾静脉管腔的回声（箭标所示）

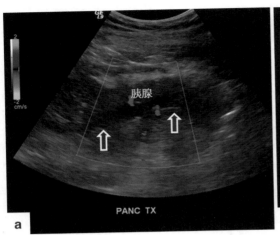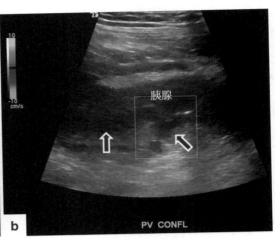

图20.24　胰腺移植术后并发复杂门静脉血栓形成的超声表现。38岁男性患者，1天前行胰腺移植。彩色多普勒矢状面（**a**，**b**）图像显示门静脉、脾和肠系膜上静脉的完全血栓形成（箭标所示）。注意这些血管中没有血液（箭标所示）

20.7.3　移植物胰腺炎（图20.26）

- 术后早期发生的常见事件，可导致移植物血栓形成。
- 这个过程是由于缺血/再灌注损伤导致微循环受损。
- 一般来说，早期的缺血再灌注胰腺炎可自发消退。
- 风险因素包括供体年龄、供体血象不稳定性，保存方法（包括溶液体积、冷缺血保存时间和术中操作）。
- 症状包括腹痛、血清淀粉酶和脂肪酶水平升高。
- CT确诊此病是通过胰腺增大、胰周脂肪异常和（或）积液（图20.27）。
- 膀胱引流相关的反流胰腺炎可用Foley导管引流治疗。
- 可导致并发症，如胰周脓肿、胰腺坏死、胰瘘和假性囊肿（图20.28），并且可以通过影像学进行鉴别。
- 可以通过谨慎选择捐献者和改进器官获取和保存技术，减少移植胰腺再灌注损伤。

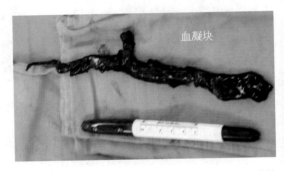

图20.25　紧急血栓切除术。照片显示从脾静脉摘除的大血栓，最终成功抢救胰腺移植物

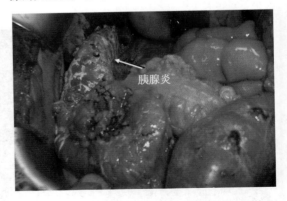

图20.26　胰腺移植术后并发急性胰腺炎。术中照片显示肿大并伴有弥漫性脂肪皂化的胰腺同种异体移植物（箭标所示）

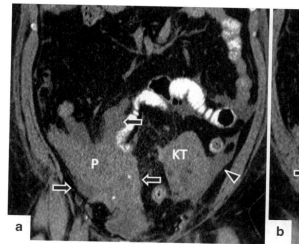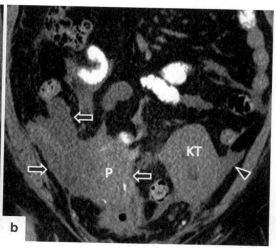

图20.27　胰腺移植术后并发急性胰腺炎。56岁女性患者，1天前行SPKT。增强CT冠状面（**a**，**b**）图像显示胰腺移植物肿大伴有明显的胰周炎症（箭头所示）和肾移植旁左结肠旁沟内的积液（箭标所示）。胰腺（P所示），肾移植（KT所示）

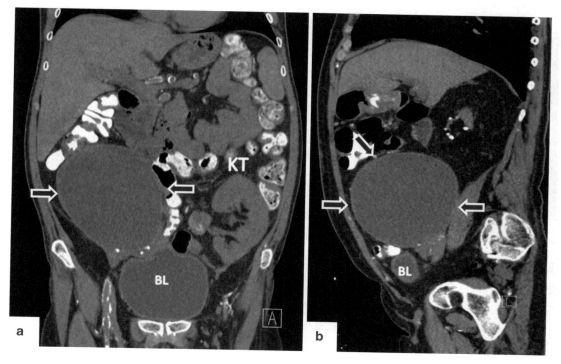

图20.28　胰腺移植术后并发胰腺假性囊肿。43岁女性患者，3年前有行尸体肾脏胰腺移植史。主诉恶心、呕吐和腹泻。实验室结果显示胰腺移植物功能恶化。增强CT冠状面（**a**）和矢状面（**b**）图像显示累及移植胰腺的巨大假性囊肿（箭标所示）。该假性囊肿通过超声引导经皮成功排出。（**a**，**b**）膀胱（BL所示），（**a**）肾移植（KT所示）

20.7.4 动静脉瘘/假性动脉瘤

- 罕见的并发症。
- 多种因素，包括移植物操作、技术、感染、胰腺炎、活检或通过动静脉在肠系膜中的缝合位置。

- 包括移植物缺乏症、出血和移植物血管杂音。
- 多普勒超声、CT或MRI检查可用于诊断（图20.29）。
- 通常用血管弹簧圈栓塞治疗（图20.30）。
- 偶尔可能需要外科介入治疗。

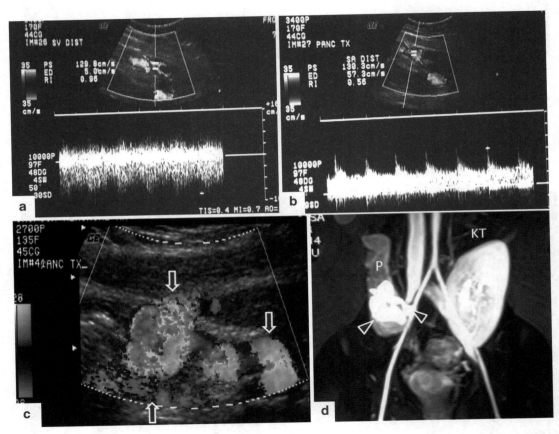

图20.29 胰腺移植术后并发动静脉瘘（AVF）。28岁女性患者，3年前行胰腺肾脏移植。彩色多普勒超声矢状面（**a**，**b**）图像显示脾静脉的动脉化，在脾动脉中具有高峰值收缩速度和低电阻波形。注意此区域膨胀的管状结构和湍流（**c**）（箭标所示）。T1加权增强对比抑脂梯度回波冠状面动脉期（**d**）图像显示在近端胰腺体部、颈部和头部的大管状回旋结构（箭头所示），并且同时快速早期填充右髂外静脉和下腔静脉。胰腺（P所示），肾移植（KT所示）。结果表明血管内弹簧圈成功治疗AVF

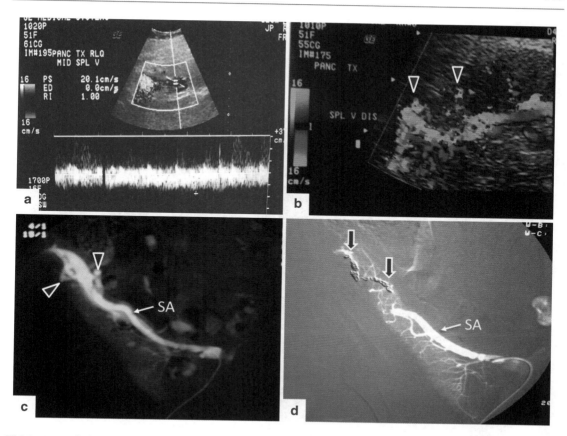

图20.30 胰腺移植术后并发AVF。3岁男性患者，1年前有胰腺和肾脏移植史。彩色多普勒超声矢状面（**a**，**b**）图像显示在胰尾部的突出管状结构和与湍流（箭头所示）相关的脾静脉动脉化。在动脉造影术期间选择性注射脾动脉（**c**）显示胰腺尾部的正常脾动脉和显著的早期引流静脉（箭头所示）。此征象即可确诊AVF。该AVF用多个弹簧圈血管内栓塞治疗。栓塞后进行的动脉造影（**d**）显示在远端脾动脉（箭标所示）中的多个线圈和AVF完全消失

20.7.5　腹内脓肿

● 罕见。

● 可能继发于血液、胰液或两者的感染。

● CT是首选影像学检查（图20.31）。

● 治疗：CT导引下的经皮导管引流。

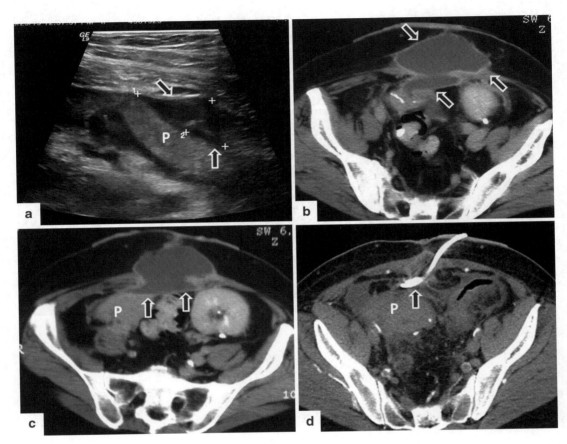

图20.31　胰腺移植术后并发腹腔和腹壁脓肿。42岁男性患者，有发热病史伴手术伤口渗出棕色液体。患者在5天前行胰腺移植。超声矢状面（**a**）图像显示在胰腺移植物周围大量低回声积液（箭标所示）。增强CT横断面（**b**，**c**）图像确定存在胰周积液，并延伸到前腹壁（箭头所示）。该积液经CT引导的经皮导管（箭标所示）被成功排出（**d**）

20.7.6 移植后淋巴增生性疾病（PTLD）

- 在移植后的第1年最常见，多发性移植受者最常见，其次是肠、心/肺和肺受者。
- 胰腺移植物本身的PTLD是罕见的。当存在时，通常并发其他部位病变。

- 虽然典型症状在复杂的免疫受损患者中可能比较复杂，但移植物疼痛伴持续性胰腺炎和EB病毒血症可能怀疑潜在PTLD。
- 可能涉及任何器官系统，疾病表现和器官受累的解剖模式高度依赖于移植的类型。
- CT诊断首选影像学检查（图20.32）。

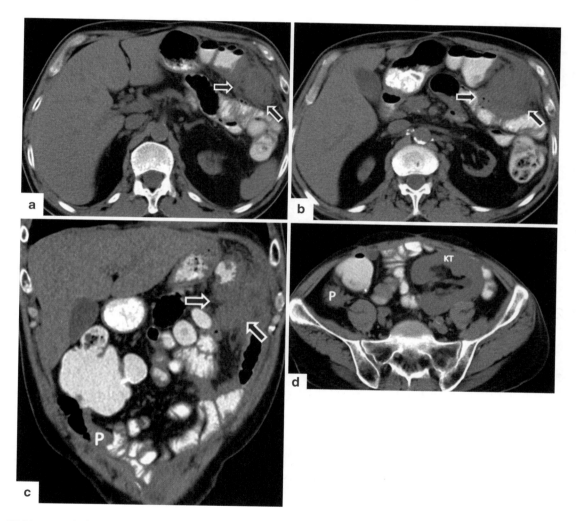

图20.32　胰腺移植术后并发移植后淋巴结增生疾病（PTLD）。42岁男性患者，胰腺和肾脏移植病史1年。平扫CT横断面（a~c）和冠状面（d）图像显示边界模糊的软组织肿块（箭标所示），与左上腹小肠分界不清。注意胰腺移植位于右侧髂窝（P所示）、肾移植位于左侧髂窝（KT所示）。该肿块经手术切除。病理学确诊移植后淋巴增生性疾病（PTLD）

20.7.7 膀胱引流式胰腺同种异体移植相关的并发症

- 与多种泌尿系统和代谢并发症相关。
- 症状可能包括血尿、尿路感染、尿道炎、代谢性酸中毒和脱水。

- 尿漏
  - 通常在术后第1周内检测到，但可能发生在3个月后。
  - 症状包括腹部疼痛、血清淀粉酶活性升高、类胰腺炎或急性排斥反应。
  - 影像学如膀胱造影或CT检查用于诊断。
  - 早期尿漏通常是由于技术问题和（或）缺血再灌注损伤，并且在大多数情况下通过外科手术修复或长时间的Foley导管引流进行治疗。
  - 晚期尿漏通常与病毒感染、排异、胰腺炎、十二指肠炎或缺血相关。
  - 在复杂的情况下，可能需要进行十二指肠吻合或肠道转换的外科修复。

20.7.8 肠道引流式胰腺同种异体移植相关的并发症

- 肠漏
  - 肠道引流胰腺同种异体移植最严重的并发症之一。
  - 在十二指肠空肠吻合术发生。
  - 通常在移植后1~6个月可以检测出。
  - 症状包括腹痛、发热、腹膜炎和败血症。

  - 早期肠漏通常是由于技术问题和（或）缺血再灌注损伤。
  - 晚期肠漏与感染、排异、胰腺炎、十二指肠炎或缺血相关。
  - 口服对比剂的腹部CT是诊断的最佳检查方法。
  - 需要立即手术干预并修复吻合。

- 胃肠道出血
  - 通常发生在十二指肠缝线处。
  - 存在于胰腺移植的第7天内。
  - 与系统性抗凝或不充分的止血有关。
  - 通常需要外科手术预防血肿或感染。

20.8 胰腺移植预后

- SPKT是使用ESRD的1型DM治疗金标准。
- 提高生活质量。
- 长期保留移植物功能可以改善糖尿病相关并发症，特别是低血糖时意识的丧失。
- 虽然肾移植的寿命对于T1D／ESRD患者的生存最重要，但胰腺移植的长期存活（正常血糖）可能有助于改善患者的预后。

要点
- 胰腺移植功能性的10年生存率为91%。
- 5%的SPKT接受者可能在调查区域复发自身免疫性疾病。

20.9　教学要点

胰腺移植	
类型	同时胰肾移植（SPKT）（75%）
	肾移植后胰腺移植（16%）
	单独胰腺移植（7%）
适应证	具有继发性并发症如肾病、视网膜病或神经病风险的糖尿病患者
	糖尿病患者具有致残或危及生命的低血糖症意识丧失
外科技术	膀胱引流
	肠道引流（最常见）
术后并发症	影像学引导活检可确诊移植物排斥反应
	静脉血栓形成（最常见）
	其他少见的并发症：急性胰腺炎，动静脉瘘，假性动脉瘤，出血，尿漏，腹内脓肿，肠漏，肠梗阻和PTLD
结果	显著提高患者的生活质量
	胰腺移植可使糖化血红蛋白水平正常，改善血脂
	改善长期心血管疾病、糖尿病视网膜病或糖尿病肾病

推荐参考文献

Boggi U, Amorese G, Marchetti P. Surgical techniques for pancreas transplantation. Curr Opin Organ Transplant. 2010;15(1):102–11.

Borhani AA, Hosseinzadeh K, Almusa O, Furlan A, Nalesnik M. Imaging of posttransplantation lymphoproliferative disorder after solid organ transplantation. Radiographics. 2009;29(4):981–1000; discussion 1000–2.

Burke 3rd GW, Ciancio G, Figueiro J, et al. Hypercoagulable state associated with kidney-pancreas transplantation. Thromboelastogram-directed anti-coagulation and implications for future therapy. Clin Transplant. 2004;18(4):423–8.

Burke 3rd GW, Vendrame F, Pileggi A, Ciancio G, Reijonen H, Pugliese A. Recurrence of autoimmunity following pancreas transplantation. Curr Diab Rep. 2011;11(5):413–9.

Ciancio G, Olson L, Burke GW. The use of the brachiocephalic trunk for arterial reconstruction of the whole pancreas allograft for transplantation. J Am Coll Surg. 1995;181(1):79–80.

Ciancio G, Sageshima J, Chen L, et al. Advantage of rapamycin over mycophenolate mofetil when used with tacrolimus for simultaneous pancreas kidney transplants: randomized, single-center trial at 10 years. Am J Transplant. 2012;12(12):3363–76.

Ciancio G, Sageshima J, Chen L, Pugliese A, Burke GW. Current status of pancreas transplantation. In: Orlando G, Lerut J, Soker S, editors. Regenerative medicine applications in organ transplantation. Boston: Elsevier Press; 2014.

第 7 部分
最终测评

最终测评

目录

21.1 病例

例1

72岁女性患者，轻度上腹不适，MRI显示
胰腺占位（箭标所示），你的诊断是？

（a）胰腺癌
（b）胰腺腺泡细胞癌
（c）浸润性导管内乳头状黏液性肿瘤（IPMN）
（d）胰腺神经内分泌肿瘤
（e）浆液性囊性肿瘤（微囊型）

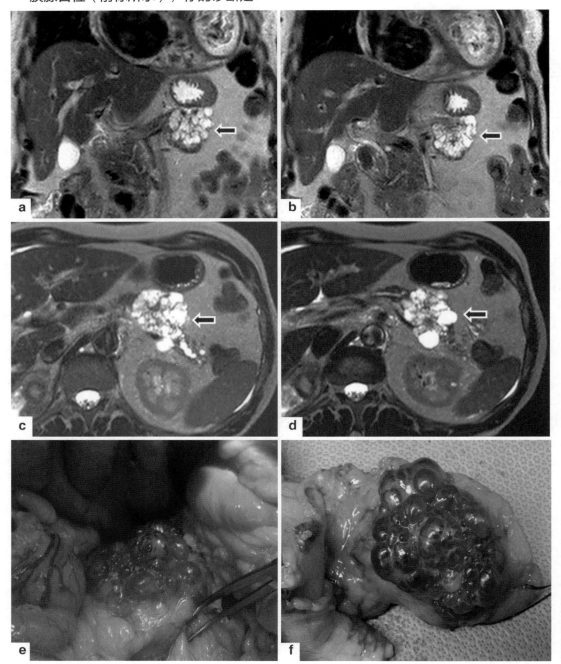

图21.1 T2WI单次激发快速自旋回波冠状面（**a**，**b**）和横断面（**c**，**d**）图像。术中胰腺肿块（**e**）、大体标本（**f**）

例2

56岁女性患者，因肺炎行胸部CT检查时偶然发现胰腺占位（箭标所示）。你的诊断是？

（a）IPMN基础上发展成的胰腺癌

（b）胰腺腺泡细胞癌

（c）黏液性囊腺癌

（d）中分化导管腺癌，伴胰周脂肪、淋巴管血管侵犯及外周神经侵犯

（e）低分化神经内分泌肿瘤，伴胰周脂肪、淋巴管血管侵犯及外周神经侵犯

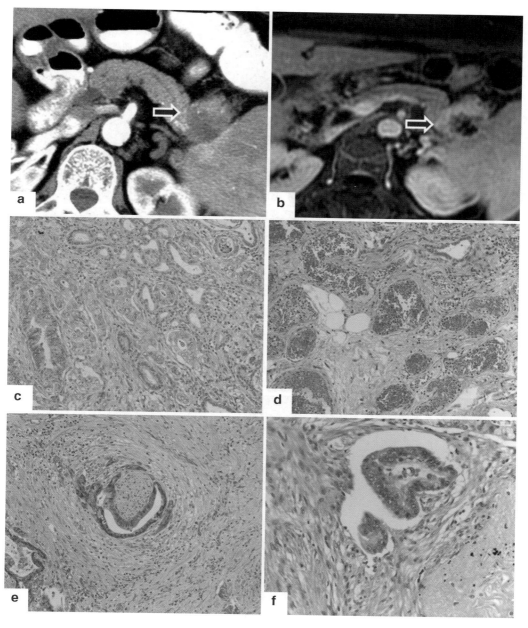

图21.2 增强CT横断面（**a**）和T1加权抑脂增强横断面（**b**）图像。镜下HE染色图（**c~f**）

例3

51岁男性患者,有慢性咳嗽史,胸部CT(a)和腹部MRI检查(b,c)发现一处右肺病灶(箭标所示)和2处胰腺病灶(短箭头所示)。PET/CT显示这些病灶呈FDG高摄取(d,e)(箭头所示),(f)(箭标所示)。最可能的诊断是?

(a)多发性胰腺癌伴肺转移

(b)肺、胰腺结核

(c)原发性肺癌伴胰腺转移

(d)原发性肺癌,同时伴胰腺浆液性囊性肿瘤

(e)弥漫性大B细胞淋巴瘤

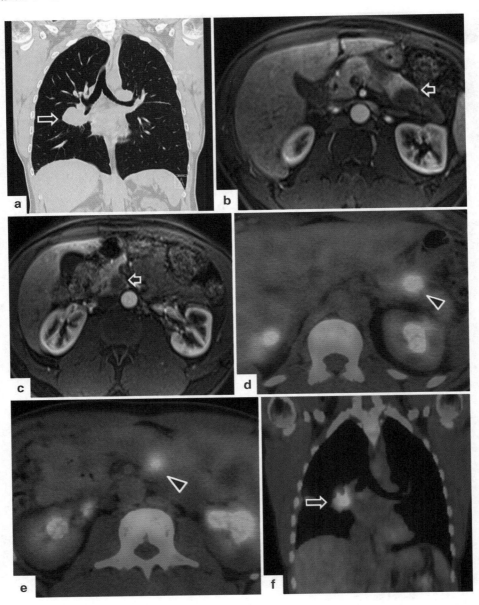

图21.3 增强CT冠状面(胸部肺窗)(a)图像,胰腺T1加权抑脂增强横断面(b,c)图像。PET/CT胰腺横断面(d,e)图像和胸部冠状面(f)图像

例4

胰腺导管内乳头状黏液性肿瘤（IPMN）上
皮细胞亚型配对：

1. 肠型（　）
2. 嗜酸细胞型（　）
3. 胃型/小凹型（　）
4. 胰胆管型（　）

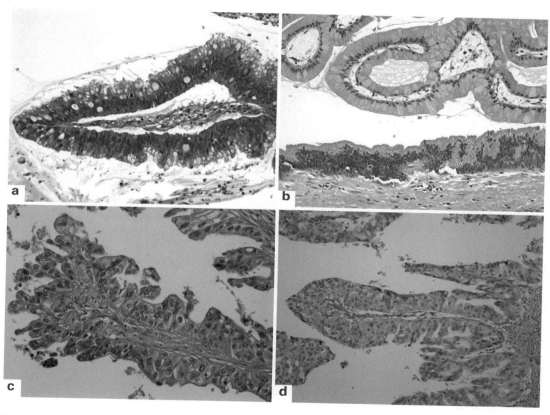

图21.4　HE染色图（**a~d**）

例5
下列超声检查的诊断配对：

1. 慢性胰腺炎（ ）
2. 急性胰腺炎（ ）
3. 胰腺坏死（ ）
4. 自身免疫性胰腺炎（ ）

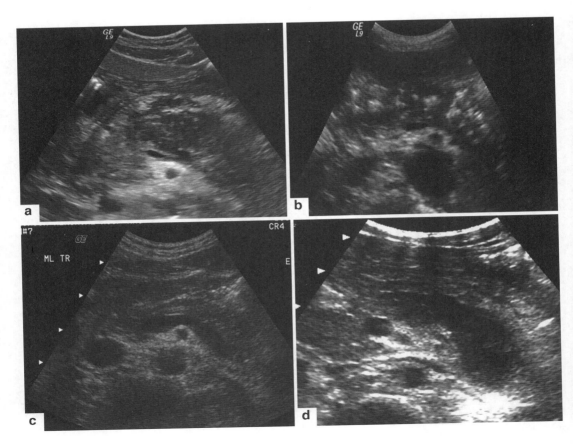

图21.5 胰腺超声横断面图（a~d）

例6

患者胰腺占位性病变，并行远段胰腺、脾脏切除术，组织病理学诊断是？

（a）恶性导管内乳头状黏液性肿瘤（IPMN）

（b）胰腺淋巴瘤

（c）胰腺癌

（d）胰腺腺泡细胞癌

（e）自身免疫性胰腺炎

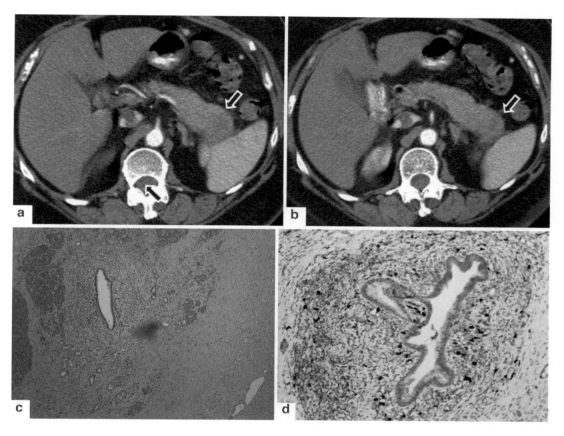

图21.6 胰腺增强CT横断面（**a，b**）图像。切除标本的HE染色（**c**）和IgG4免疫组化染色图（**d**）

例7

40岁女性患者，CT检查偶然发现异常，你
  的诊断是？

（a）门静脉型环状胰腺
（b）十二指肠绒毛状腺瘤
（c）环状胰腺
（d）十二指肠腺癌
（e）异位胰腺

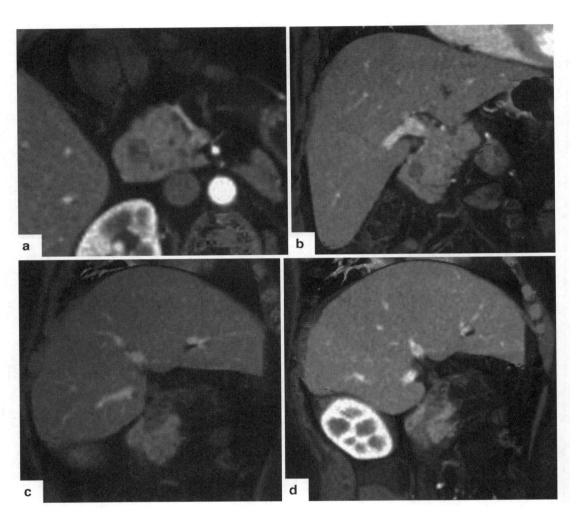

图21.7 胰腺增强CT容积显像：横断面（a）、冠状面（b）、斜面（c）、矢状面（d）图像

例8

下列增强CT图像，可能的诊断是？

（a）自身免疫性胰腺炎
（b）弥漫型胰腺癌
（c）急性间质性胰腺炎
（d）胰腺中央坏死
（e）坏死性胰腺炎

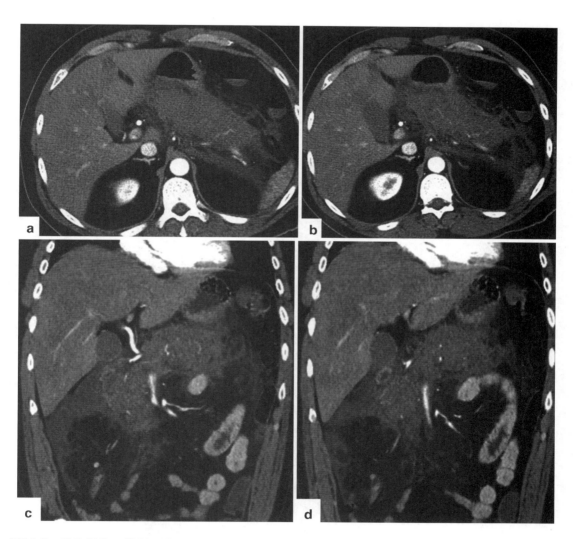

图21.8 胰腺增强CT横断面（**a**，**b**）、冠状面（**c**，**d**）图像

例9

38岁女性患者，左腹部轻度疼痛，伴恶心呕吐。腹部CT检查肾结石时偶然发现胰腺占位性病变，行腹腔镜下远段胰腺、脾脏切除术。你的诊断是什么？

（a）黏液性囊性肿瘤

（b）胰腺实性–假乳头状肿瘤

（c）多囊性浆液性囊性肿瘤

（d）胰腺假性囊肿

（e）囊性神经内分泌肿瘤

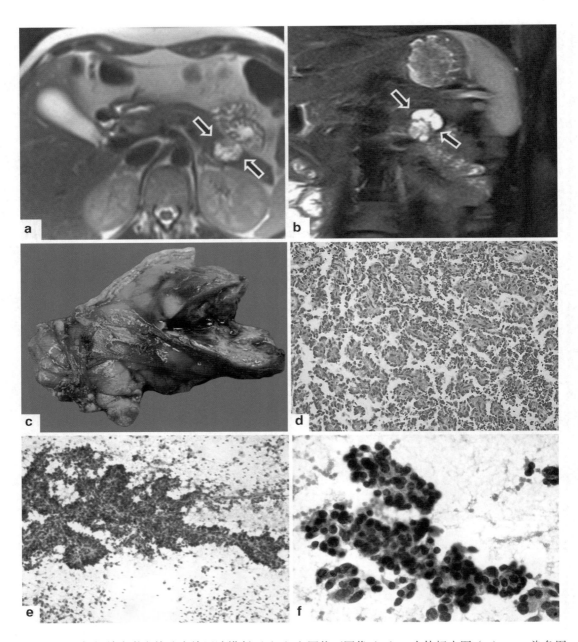

图21.9　T2加权单次激发快速自旋回波横断面（**a**）和冠状面图像（**b**）。大体标本图（**c**）。HE染色图（**d**，**e**）和β-连环蛋白免疫标记图（**f**）

例10

急性胰腺炎患者，持续性上腹痛、腹胀，
  MRI检查提示？

（a）胰腺假性囊肿
（b）急性间质性胰腺炎
（c）胰腺中央坏死
（d）出血性胰腺炎
（e）感染性胰腺坏死

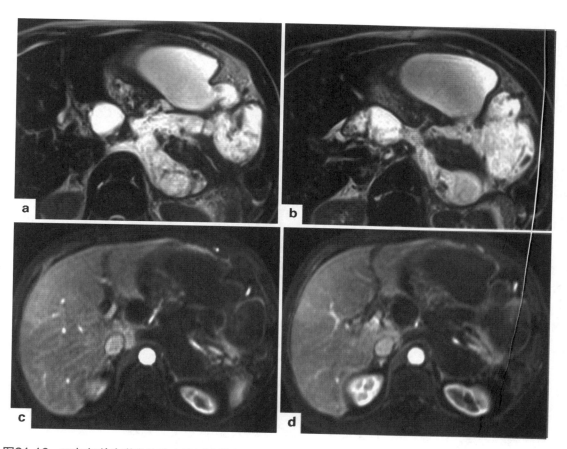

图21.10 T2加权单次激发快速自旋回波横断面（**a，b**）和T1加权增强抑脂横断面（**c，d**）图像

例11

患者上腹部疼痛，5天前行保留幽门的胰
十二指肠切除术，CT检查提示？

（a）胰腺假性囊肿

（b）胰腺出血

（c）胰腺空肠吻合口瘘

（d）十二指肠空肠吻合口瘘

（e）输入袢梗阻

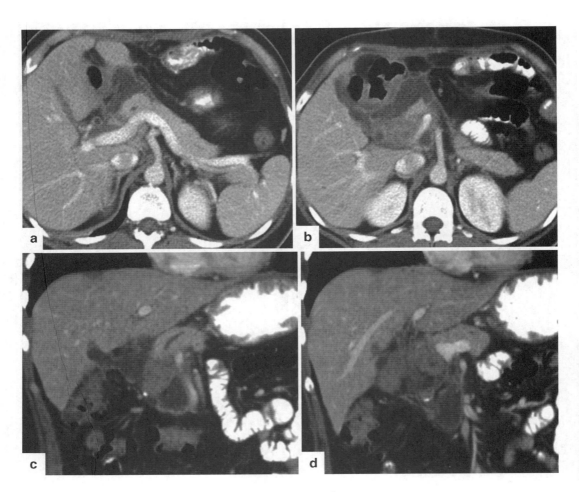

图21.11　胰腺增强CT横断面（a，b）、冠状面（c，d）图像

例12

CT和MRI检查提示与胰腺、肾脏病变相关
的是？

（a）Birt-Hogg-Dube综合征
（b）Erdheim-Chester病
（c）Von Hippel-Lindau综合征
（d）MEN 1型
（e）MEN 2型

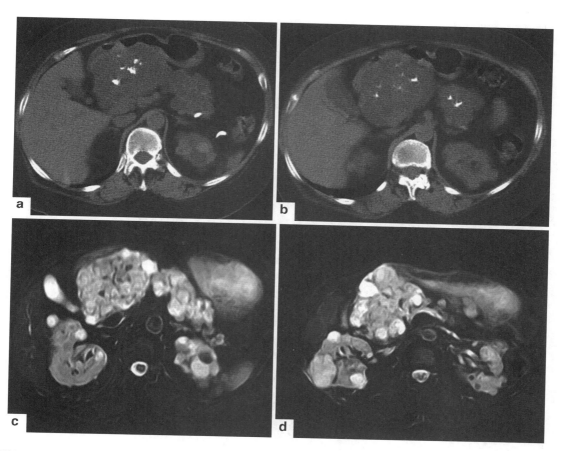

图21.12 胰腺平扫CT横断面（**a**，**b**）和T2加权抑脂横断面（**c**，**d**）图像

例13

40岁男性患者，有艾滋病病史，慢性腹泻，你的诊断是?

（a）腺泡细胞癌
（b）沟槽性胰腺炎
（c）继发性胰腺淋巴瘤
（d）胰岛素瘤
（e）胃泌素瘤

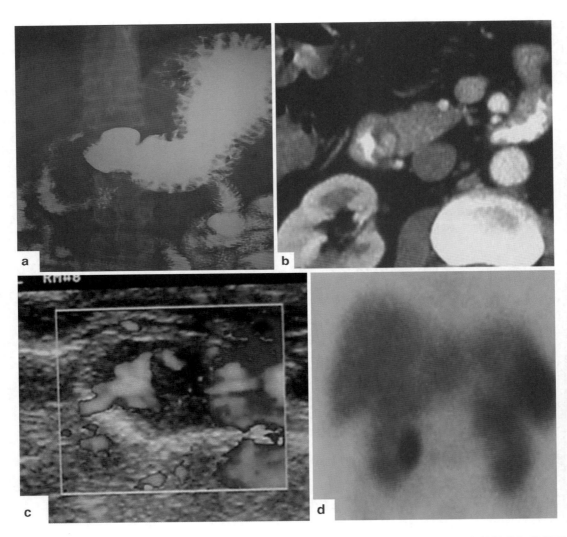

图21.13 上消化道胃肠造影正位X线片（a）。胰腺增强CT横断面（b）图像。肿块多普勒彩超横断面（c）图像。奥曲肽扫描冠状面（d）图像

例14

对下列4张胰腺囊性占位性病变的超声图与
诊断进行配对：

1. 浆液性囊性肿瘤（　）
2. 黏液性囊性肿瘤（　）
3. 实性–假乳头状肿瘤（　）
4. 主胰管型IPMN（　）

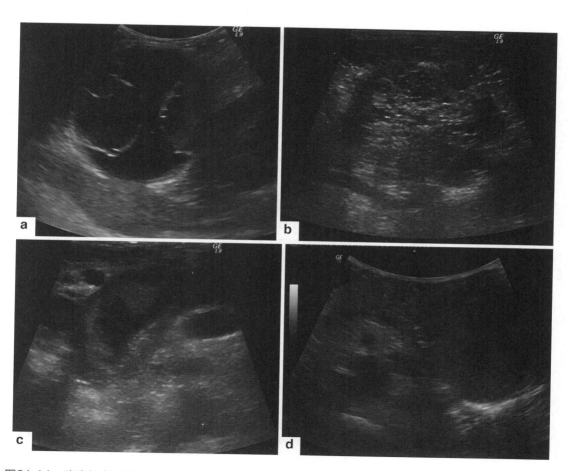

图21.14　胰腺超声图像（**a~d**）

例15

39岁女性患者，CT检查显示胰头部可疑占位，并进一步做了胰腺MRI检查，你的诊断是？

（a）胰腺神经内分泌肿瘤
（b）胰腺腺泡细胞癌
（c）恶性浸润性IPMN
（d）异位胰腺（十二指肠）
（e）胰头部形态正常变异

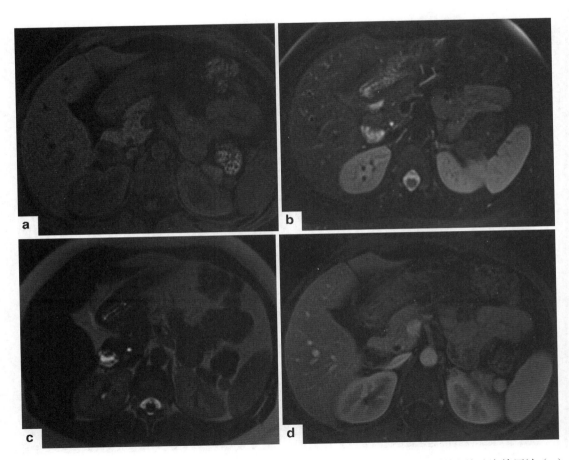

图21.15 T1加权抑脂梯度回波（**a**）图像，T2加权抑脂（**b**）图像，T2加权单次激发快速自旋回波（**c**）图像，T1加权增强抑脂梯度回波（**d**）图像

例16

对下列CT检查结果与诊断配对：

1. 黏液性囊性肿瘤（　）
2. IPMN（　）
3. 浆液性囊性肿瘤（　）
4. 实性-假乳头状肿瘤（　）

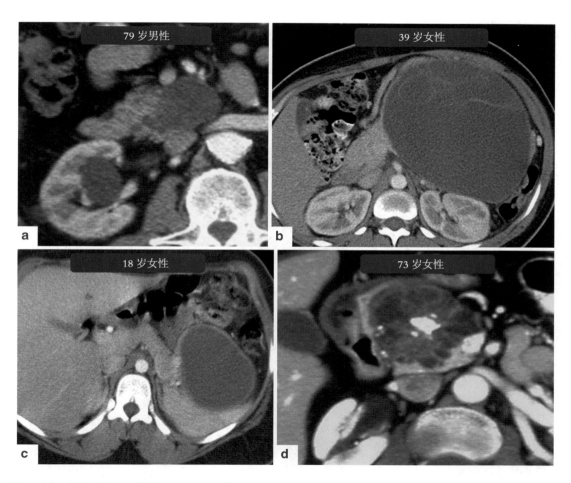

图21.16 胰腺增强CT横断面（**a~d**）图像

例17

下列4张胰腺肿块术后大体标本，你的诊断是？

1. 胰腺实性–假乳头状肿瘤（ ）
2. 浆液性囊性肿瘤（ ）
3. 黏液性囊性肿瘤（ ）
4. IPMN（ ）

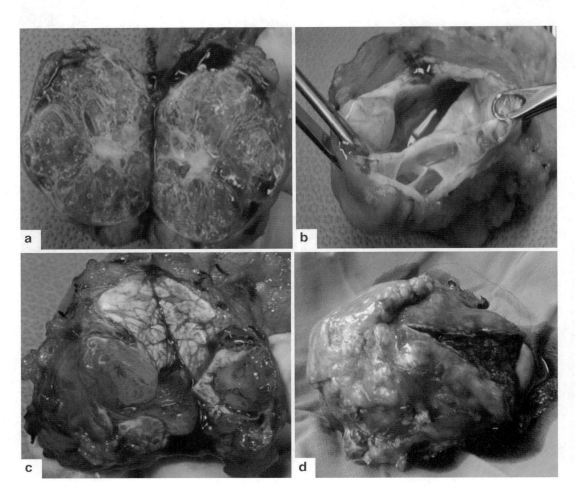

图21.17 胰腺肿块大体标本图（a~d）

例18

73岁男性患者，消瘦，左上腹疼痛，脐周肿块。CT检查提示：

（a）弥漫性淋巴瘤伴胰腺受侵

（b）胰腺坏死，伴肝脾脓肿

（c）多发性肝细胞癌，伴胰腺转移、脾梗死、结节性脐部转移性肿瘤

（d）紫癜性肝病，伴急性胰腺炎、脾梗死

（e）胰腺癌包绕脾动脉继发脾梗死，伴恶性腹水和结节性脐部转移性肿瘤

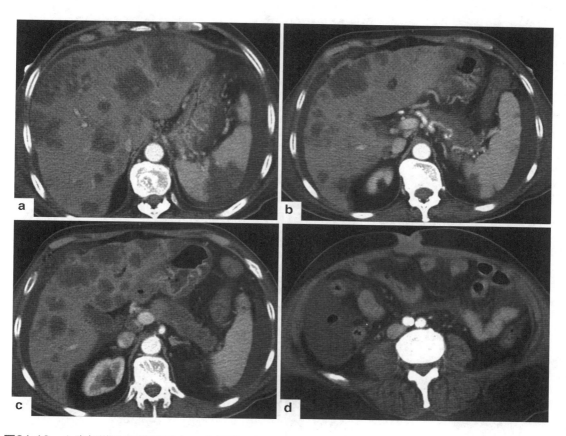

图21.18 上腹部增强CT横断面（**a~d**）图像

例19

83岁女性患者，腹部隐痛，腹部CT检查偶
　　然发现胰腺占位性病变（箭标所示），
　　你的诊断是？

（a）胰腺畸胎瘤
（b）胰腺肌纤维母细胞瘤
（c）胰腺炎性假瘤
（d）胰腺脂肪瘤
（e）胰腺分裂症

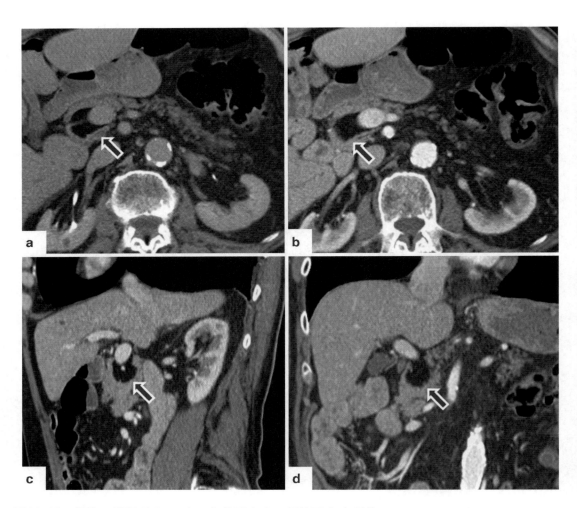

图21.19　增强CT横断面（**a**，**b**）、矢状面（**c**）、冠状面（**d**）图像

例20

患者被脚踢中腹部后感到上腹部疼痛，腹
部CT检查显示胰腺2处损伤（箭标所
示）。根据器官损伤分级标准，该损伤
级别是？

（a）Ⅰ级
（b）Ⅲ级
（c）Ⅴ级
（d）Ⅱ级
（e）Ⅳ级

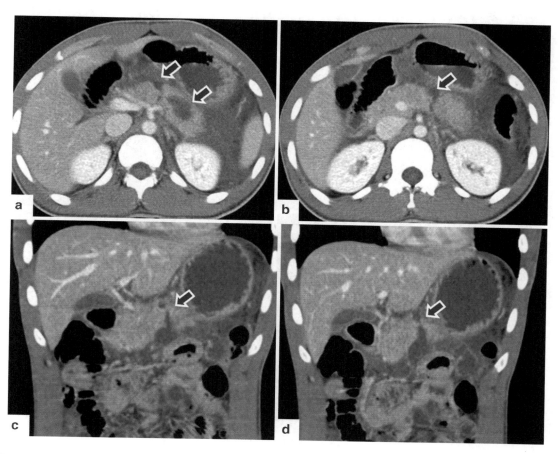

图21.20 胰腺增强CT横断面（**a**，**b**）和冠状面（**c**，**d**）图像

例21

48岁女性患者，上腹部不适，MRI、增强
　　CT、超声检查均显示胰腺占位性病变
　　（箭标所示）。行远段胰腺、脾脏切除
　　术，结合影像学、大体标本、内部物质
　　和组织学病理，你的诊断是?

（a）胰腺实性–假乳头状肿瘤
（b）胰腺黏液性囊性肿瘤
（c）胰腺假性囊肿
（d）淋巴上皮囊肿
（e）IPMN

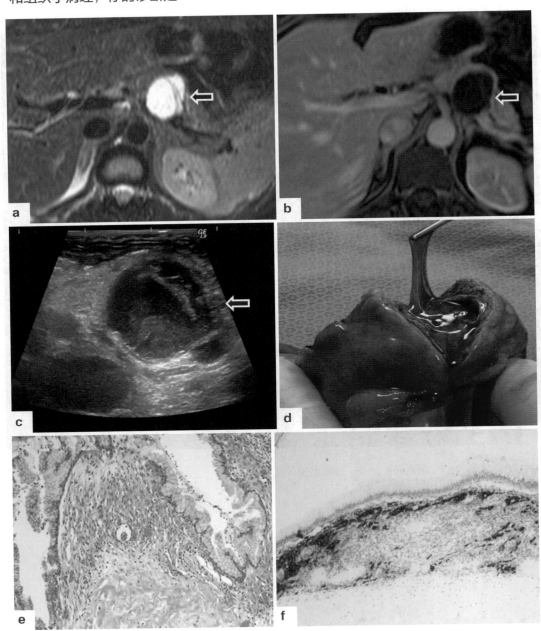

图21.21　胰腺T2加权横断面（**a**）和T1加权增强抑脂梯度回波横断面（**b**）图像，超声横切面（**c**）图像，囊性肿块大体标本（**d**），组织病理学HE染色和抑制素免疫组化染色图（**e**，**f**）

例22

青年男性患者，腹痛不适，最可能的诊断是？

（a）淋巴瘤，胰腺受累
（b）急性间质性胰腺炎
（c）自身免疫性胰腺炎
（d）Erdheim-Chester病
（e）腹膜后纤维化

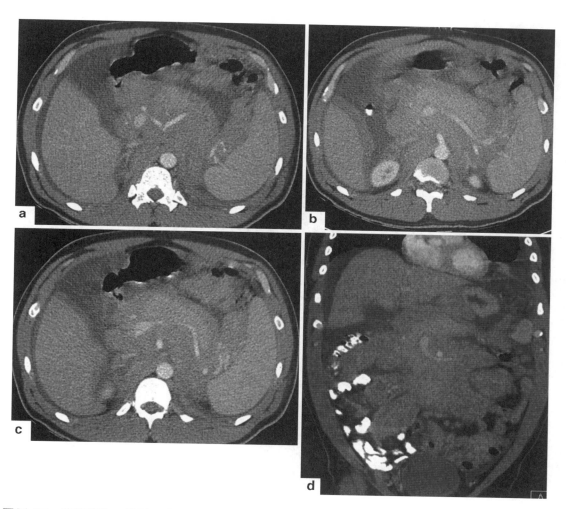

图21.22 胰腺增强CT横断面（a～c）和冠状面（d）图像

例23

29岁女性患者，上腹部疼痛，胰腺占位。
结合影像学、大体标本、组织病理学检
查结果提示：

（a）胰腺假性囊肿
（b）黏液性囊性肿瘤
（c）实性-假乳头状肿瘤
（d）IPMN
（e）寡囊性浆液性囊性肿瘤

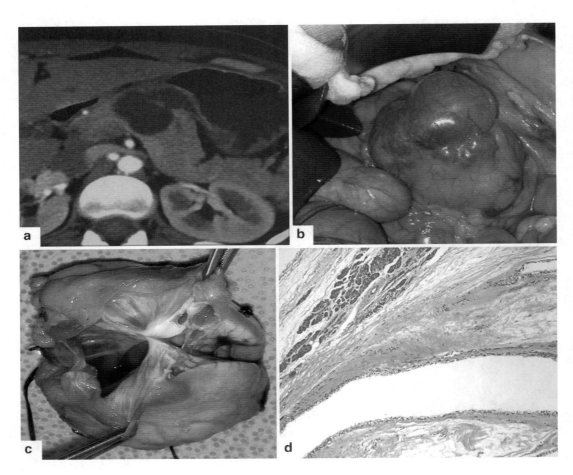

图21.23 胰腺增强CT横断面图像（**a**），胰腺肿块术中图（**b**），大体标本（**c**），组织病理学HE染色低倍图（**d**）

例24

54岁男性患者，肝硬化，腹部CT检查偶然发现胰腺病变，你的诊断是：

（a）胰腺转移瘤

（b）多发性脾动脉动脉瘤

（c）门静脉海绵样变性，继发胰腺静脉曲张

（d）胰腺动静脉畸形

（e）胰腺神经内分泌肿瘤

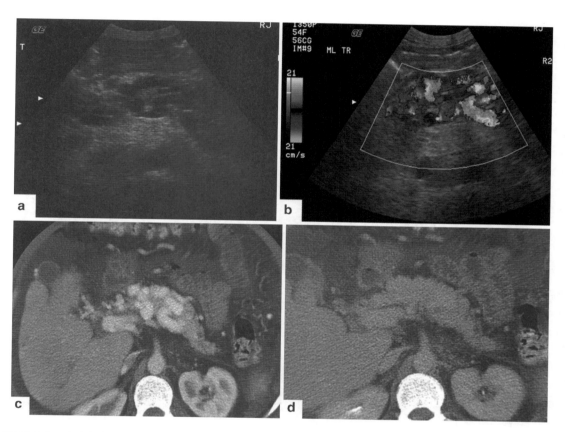

图21.24　胰腺超声横断面（a），彩色多普勒（b），增强CT横断面静脉期（c）和延迟期（d）图像

例25

胰腺切除后大体标本，大体表现、镜下表现和免疫组化染色具有特征性，你的诊断是：

（a）胰腺癌
（b）神经内分泌肿瘤
（c）胰腺实性-假乳头状肿瘤
（d）胰腺腺泡细胞癌
（e）局灶型自身免疫性胰腺炎

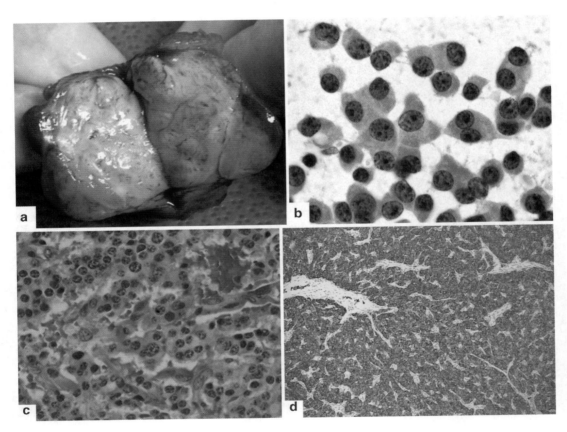

图21.25　大体标本照片（a），细胞切片图（b），组织病理学HE染色图（c），Syn免疫标记图（d）

例26

19岁女性患者，Von Hippel–Lindau综合征，CT检查发现胰腺病灶（b，c）（箭标所示）和右侧肾上腺病灶（a，d）（箭头所示），提示的诊断是：

（a）胰腺神经内分泌肿瘤，伴肾上腺转移

（b）胰腺神经内分泌肿瘤，伴肾上腺嗜铬细胞瘤

（c）恶性嗜铬细胞瘤，伴胰腺转移

（d）胰腺癌，伴肾上腺转移

（e）肾上腺癌，伴胰腺转移

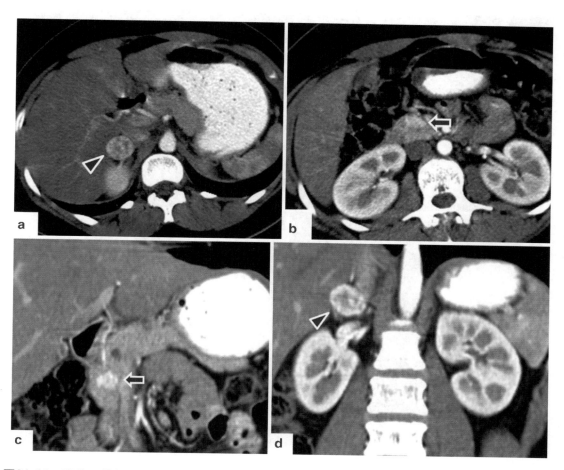

图21.26 增强CT横断面（a，b）和冠状面（c，d）图像

例27

患者数年前行左肾切除术，腹部CT检查发
　现胰头部密度不均匀、富血供肿块（箭
　标所示），后行胰十二指肠切除术，你
　的诊断是：

（a）转移性透明细胞性肾细胞癌
（b）高分化神经内分泌肿瘤
（c）胰腺肌纤维母细胞瘤
（d）胰腺孤立性纤维瘤
（e）胰腺实性–假乳头状肿瘤

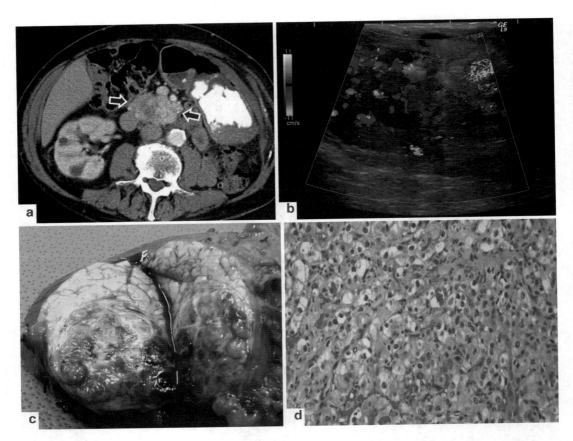

图21.27　胰腺增强CT横断面（a）图像，彩色多普勒超声（b）图像，大体标本切开照片（c），组织病
理学HE染色高倍图（d）

例28

患者胰体部见一个实性、富血供、密度均
匀肿块影，侵入脾静脉（箭标所示），
肿块被切除，你的诊断是：

（a）胰腺癌
（b）胰腺实性–假乳头状肿瘤
（c）胰腺淋巴瘤
（d）神经内分泌肿瘤
（e）胰腺颗粒细胞肉瘤

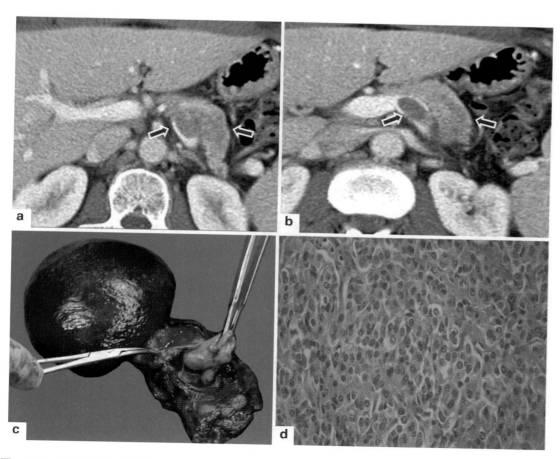

图21.28　胰腺增强CT横断面（**a**，**b**）图像，大体标本照片（**c**），组织病理学HE染色低倍镜图（**d**）

例29

53岁女性患者，长期后背疼痛，CT检查
提示：

（a）主胰管型IPMN
（b）自身免疫性胰腺炎
（c）慢性胰腺炎
（d）坏死性胰腺炎
（e）沟槽性胰腺炎

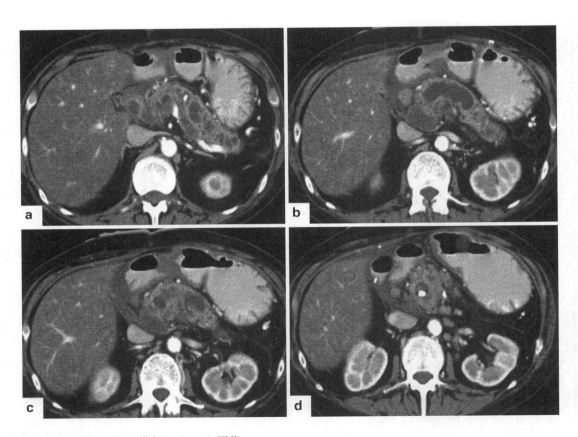

图21.29　胰腺增强CT横断面（**a~d**）图像

例30

27岁男性患者，慢性咳嗽、腹胀。胸部CT和腹部CT检查提示：

（a）Von Hippel-Lindau综合征

（b）慢性胰腺炎

（c）囊性纤维化

（d）Kartagener综合征

（e）播散型肺结核

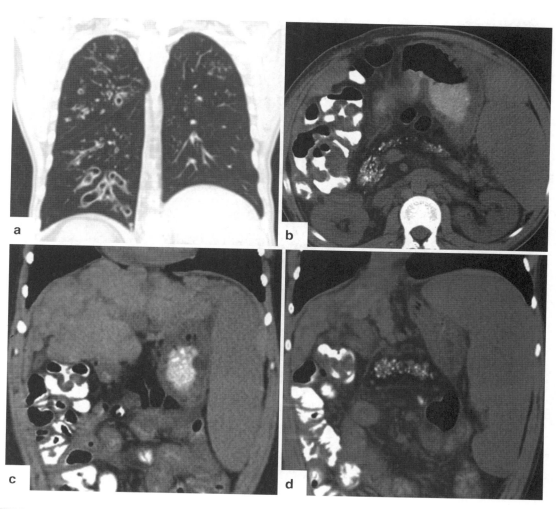

图21.30 胸部CT冠状面（肺窗）（**a**），胰腺增强CT横断面（**a**）和冠状面（**c**，**d**）图像

例31

49岁男性患者，急性胰腺炎，上腹部饱胀
感，最可能的诊断是：

（a）黏液性囊性肿瘤
（b）胰腺假性囊肿
（c）胰腺癌坏死
（d）IPMN
（e）胃、十二指肠动脉假性动脉瘤

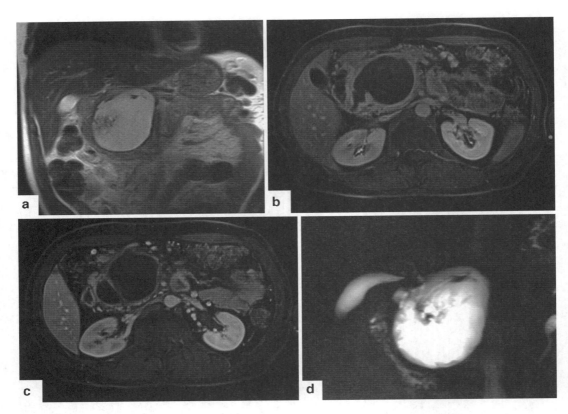

图21.31 T2加权单次激发快速自旋回波冠状面（**a**）、T1加权增强抑脂（**b, c**）和MRCP厚层（**d**）图像

例32

68岁男性患者，偶然发现胰腺小肿块（箭标所示），并行手术切除，你的组织病理学诊断是：

（a）腺泡细胞癌
（b）IPMN伴中级别异型增生，胃型
（c）高分化胰腺癌
（d）IPMN伴低级别异型增生，肠型
（e）IPMN伴重度异型增生，胰胆管型

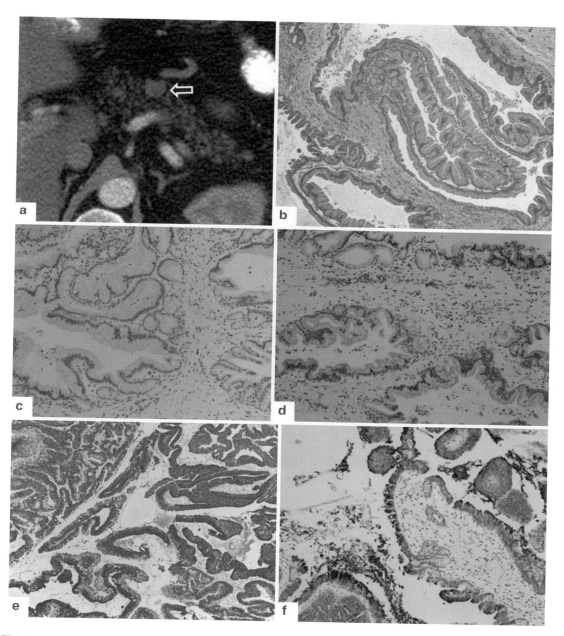

图21.32 增强CT横断面（a）图像。组织病理学HE染色图（b）；（c）CDX2，D；（d）MUC1；（e）MUC2；（f）MUC5

例33

64岁男性患者，上腹部疼痛、恶性呕吐，
CT和MRI检查提示：

（a）坏死性胰腺炎
（b）自身免疫性胰腺炎
（c）慢性胰腺炎
（d）出血性胰腺炎
（e）胆源性胰腺炎

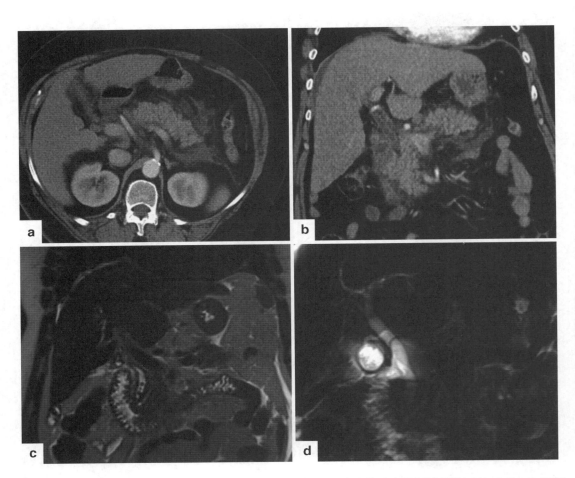

图21.33　增强CT横断面（a）和冠状面（b），T2加权单次激发快速自旋回波冠状面（c）和MRCP厚
层（d）图像

例34

对下例组织病理学和胰腺囊性占位性病变
进行配对：

1. 黏液性囊性肿瘤（　）
2. 假性囊肿（　）
3. 浆液性囊性肿瘤（　）
4. IPMN（　）

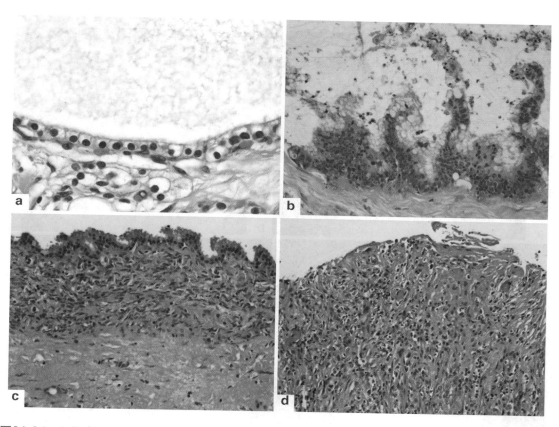

图21.34 组织病理学HE染色图（a~d）

例35

64岁男性患者，上腹部疼痛、消瘦，CA19-9升高。增强CT扫描发现胰腺占位性病变（箭标），患者的首选治疗是：

（a）外科手术切除

（b）肿块活检+新辅助化疗（化疗和放疗）

（c）放疗

（d）纳米刀消融

（e）外科手术切除+辅助化疗

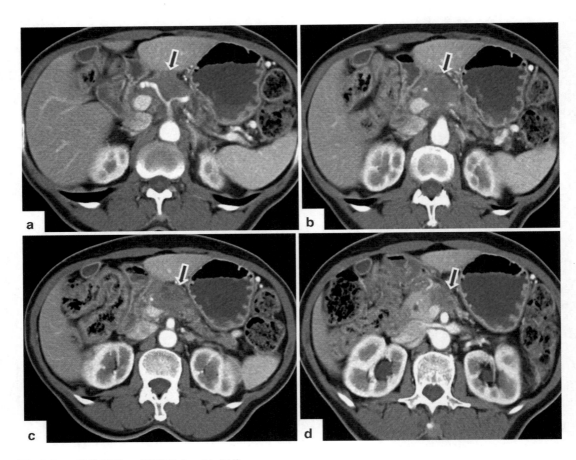

图21.35　胰腺增强CT横断面（**a~d**）图像

例36

51岁男性患者，偶然发现胰腺占位性病变（箭标所示），各项血液检查指标正常，切除肿瘤后你的诊断是：

（a）胰尾部正常胰腺小叶
（b）神经内分泌肿瘤
（c）胰腺内副脾
（d）胰腺癌
（e）胰腺转移瘤（肾）

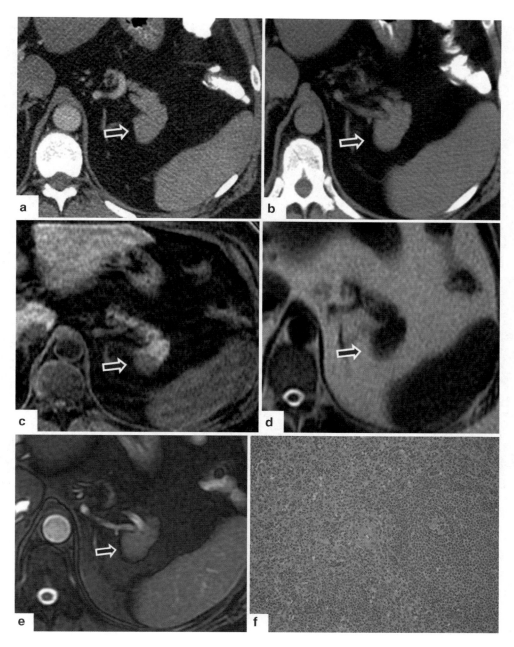

图21.36 胰腺的增强CT门静脉期（a）和延迟期横断面（b）图像，T1加权抑脂梯度回波（c）图像，T2加权单次激发快速自旋回波和T2加权抑脂（d）图像，组织病理学HE染色图（f）

例37

对下例MRCP和诊断配对：

1. 主胰管型IPMN（　　）
2. 分支胰管型IPMN（　　）
3. 慢性胰腺炎（　　）
4. 胰腺癌（　　）

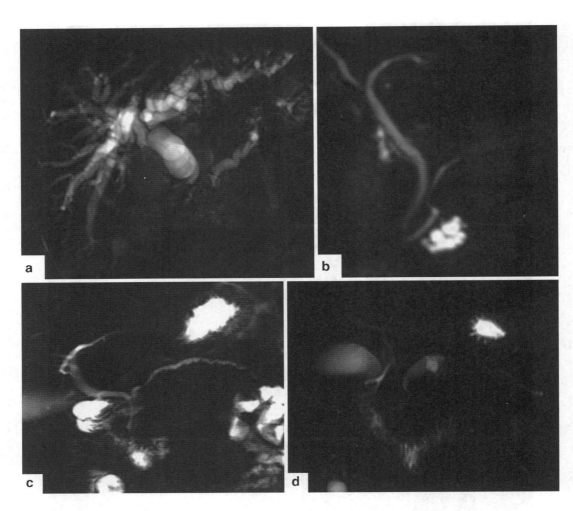

图21.37　MRCP厚层（**a~d**）图像

例38

对下列胰腺肿块大体标本与诊断配对：

1. 神经内分泌肿瘤（　）

2. 胰腺癌（　）

3. 浆液性囊性肿瘤（微囊及蜂窝型）（　）

4. 胰腺内副脾（　）

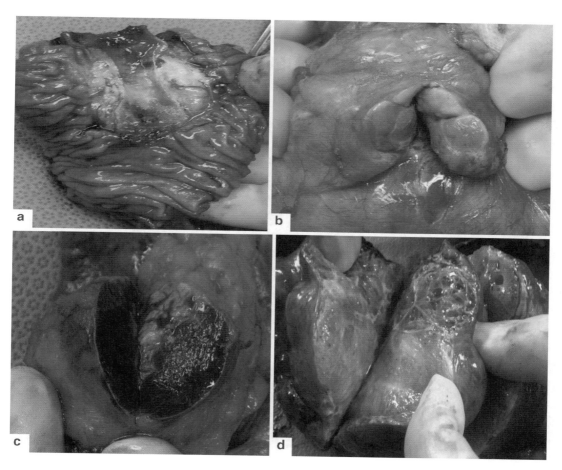

图21.38　大体标本照片（a~d）

例39

你能否从CT上辨别出先天性变异吗？

（a）肠系膜上动脉替代右肝动脉

（b）环状胰腺

（c）门静脉型环状胰腺

（d）胰腺分裂症

（e）动脉型环状胰腺

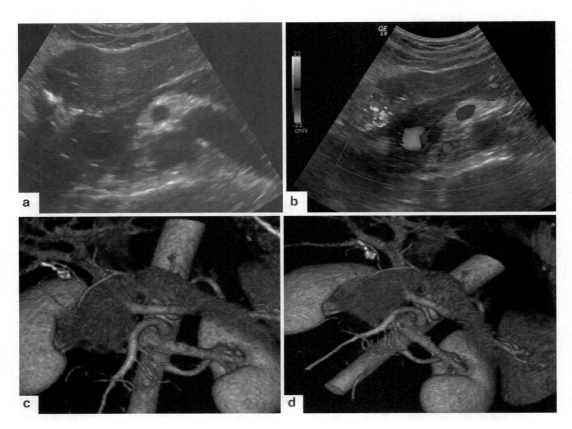

图21.39　超声灰度（a）和彩色多普勒（b）图像，胰腺增强CT容积呈现横断面（c）和斜面（d）图像

例40

62岁女性患者，近4个月消瘦、精神不振，行腹部CT-奥曲肽扫描检查，你的诊断是：

（a）胰腺癌，伴肝脏多发性转移

（b）胰腺神经内分泌肿瘤，伴肝脏多发性转移

（c）胰腺神经内分泌肿瘤，正常肝脏

（d）弥漫型肝细胞癌，伴胰腺转移

（e）肝脏血管肉瘤，伴脾脏、胰腺转移

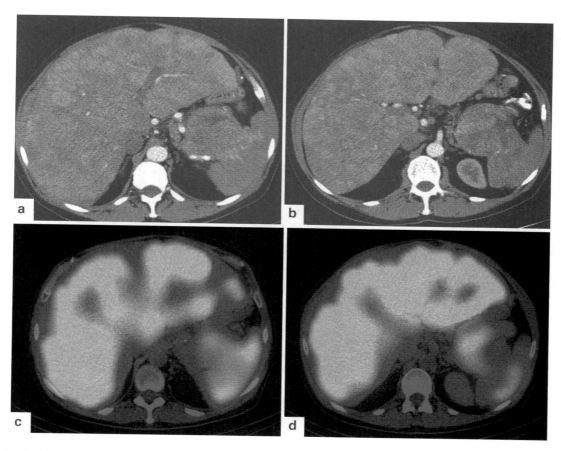

图21.40　增强CT（**a**，**b**）-奥曲肽扫描横断面（**c**，**d**）图像

例41
在下列超声图像中标出胰腺各解剖标志

1. 下腔静脉（ ）
2. 胰管（ ）
3. 胃（ ）
4. 肠系膜上动脉（ ）
5. 椎体（ ）
6. 左肾静脉（ ）
7. 肝脏左叶（ ）
8. 脾静脉（ ）
9. 主动脉（ ）

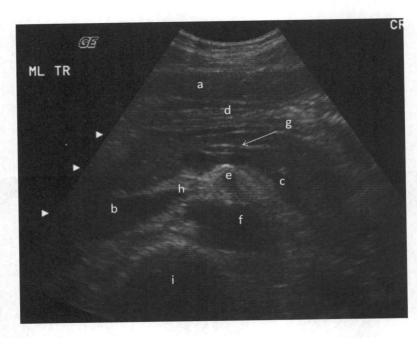

图21.41　胰腺超声横断面图像

21.2 病例答案

例1：e

例2：d

例3：c

例4：1. a，2. d，3. b，4. c

例5：1. b，2. a，3. d，4. c

例6：e

例7：c

例8：e

例9：b

例10：c

例11：c

例12：c

例13：e

例14：1. b，2. a，3. d，4. c

例15：e

例16：1. b，2. a，3. d，4. c

例17：1. d，2. a，3. b，4. c

例18：e

例19：d

例20：b

例21：b

例22：a

例23：e

例24：c

例25：b

例26：b

例27：a

例28：d

例29：c

例30：c

例31：b

例32：b

例33：e

例34：1. c，2. d，3. a，4. b

例35：b

例36：c

例37：1. d，2. b，3. c，4. a

例38：1. b，2. a，3. d，4. c

例39：c

例40：b

例41：1. b，2. g，3. d，4. e，5. i，6. h，
7. a，8. c，9. f